T0213405

Hefte zur Zeitschrift „Der Unfallchirurg"

Herausgegeben von:
L. Schweiberer und H. Tscherne

241

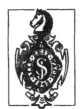

57. Jahrestagung

der Deutschen Gesellschaft
für Unfallchirurgie e.V.

17.-20. November 1993, Berlin

Kongreßthemen: Schaftfrakturen, Differentialindikation in der Marknageltechnik – Beckenverletzungen – Offene Frakturen: Obere Extremität – Schulterinstabilitäten – Ellenbogenfrakturen – Frakturstabilisierung mit resorbierbaren Materialien – Spätergebnisse nach Wirbelsäulenverletzungen – Knorpeltransplantation – Forum: Experimentelle Unfallchirurgie – Arbeitsgruppen/ Spezialisten: Sporttraumatologie Insertionstendopathien – Handchirurgie. Frakturen und Luxationen der Fingergelenke – Becken. Verletzungen des Sakroilialgelenkes – Arthroskopie. Gegenwärtige Technik für den Ersatz des vorderen Kreuzbandes – Kindertraumatologie. Korrektureingriffe am wachsenden Skelett – Laser. Laser in der Unfallchirurgie - gegenwärtiger Stand – EDV und Qualitätssicherung. Qualitätssicherung, Anspruch, Leistungsfähigkeit und Risiken – Intensivmedizin. Postprimäre Frakturversorgung des Schwerverletzten – Physiotherapie bei Schulterinstabilitäten und Verletzungen des Ellenbogens und der Wirbelsäule – Vorlesung: Ambulante Thromboseprophylaxe – Vorlesung: Infektionsprophylaxe – Kuratorium ZNS – Schlußveranstaltung– Fortbildungskurse

Präsident: U. Holz

Zusammengestellt von K.E. Rehm

Springer-Verlag Berlin Heidelberg GmbH

Reihenherausgeber

Professor Dr. Leonhard Schweiberer
Direktor der Chirurgischen Universitätsklinik München-Innenstadt
Nußbaumstraße 20, D-80336 München

Professor Dr. Harald Tscherne
Medizinische Hochschule, Unfallchirurgische Klinik
Konstanty-Gutschow-Straße 2, D-30625 Hannover

Deutsche Gesellschaft für Unfallchirurgie:

Geschäftsführender Vorstand 1993:

Präsident: Prof. Dr. U. Holz
1. Vizepräsident: Prof. Dr. R. Rahmanzadeh
2. Vizepräsident: Prof. Dr. A. Rüter
Generalsekretär: Prof. Dr. J. Probst
Schatzmeister: Prof. Dr. P. Hertel

Schriftführer und Zusammenstellung des Berichts:

Prof. Dr. med. K. E. Rehm
Klinik für Unfall-, Hand- und Wiederherstellungschirurgie
Joseph-Stelzmann-Straße 9, D-50924 Köln

Mit 234 Abbildungen

ISBN 978-3-540-57889-5   ISBN 978-3-662-00855-3 (eBook)
DOI 10.1007/978-3-662-00855-3

CIP-Eintrag beantragt

Die Wiedergabe von Gebrauchsnamen, Handelsnamen, Warenbezeichnungen usw. in diesem Werk be-
rechtigt auch ohne besondere Kennzeichnung nicht zu der Annahme, daß solche Namen im Sinne der
Warenzeichen- und Markenschutz-Gesetzgebung als frei zu betrachten wären und daher von jedermann
benutzt werden könnten.

Produkthaftung: Für Angaben über Dosierungsanweisungen und Applikationsformen kann vom Verlag
keine Gewähr übernommen werden. Derartige Angaben müssen vom jeweiligen Anwender im
Einzelfall anhand anderer Literaturstellen auf ihre Richtigkeit überprüft werden.

Satz: Fa. M. Masson-Scheurer, 66424 Homburg
Herstellung: PRO EDIT GmbH, 69126 Heidelberg

SPIN: 10129563   24/3130-5 4 3 2 1 0 - Gedruckt auf säurefreiem Papier

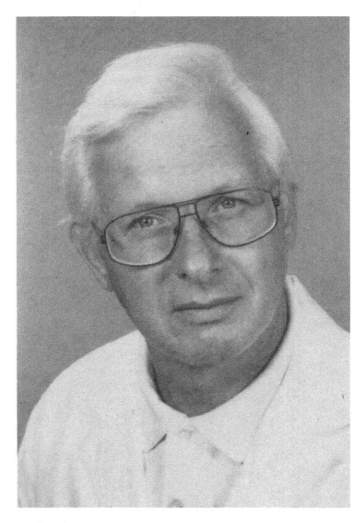

Prof. Dr. med. U. HOLZ

Vorwort

Dieser Kongreßband entspricht erstmals vollständig den Vorgaben des Präsidiums: Einmal enthält der Bericht Ansprachen und Ehrungstexte, was zur Chronik der Gesellschaft gehört. Zum anderen ist der wissenschaftliche Teil geprägt durch die ungekürzte Wiedergabe von jüngsten experimentellen Ergebnissen. Dies wurde für besonders wichtig gehalten, weil die junge Generation unseres Schwerpunkts zu Wort kommt mit Aspekten, die unsere zukünftige Arbeit prägen können.

Von den thematisch festgelegten Sitzungen sind die Vorträge der Referenten ausführlich dargestellt, wogegen die Kurzvorträge und freien Vorträge dazu bereits – ebenfalls erstmalig – im Abstractband zum Kongreß vorlagen.

Die Themen der Fortbildungskurse sind im Anhang enthalten und erlauben dem Leser die Aktualisierung seines Wissens aus der Hand anerkannter Spezialisten.

Der Umfang des Bandes ist auf stattliche 886 Textseiten angestiegen, wir hoffen, daß auch der Informationswert im selben Maße zugenommen hat.

Trotz aller Anstrengungen konnte der Erscheinungstermin nicht noch zeitiger realisiert werden, wenngleich in diesem Jahr der bislang früheste Termin gelungen ist. Wir werden uns aber auch in Zukunft bemühen, den Band im Frühjahr nach dem Kongreß zu publizieren. Helfen können uns dazu neben einer weiteren Straffung der Verlagsarbeit ganz entscheidend die Autoren, indem die Manuskripte und Abbildungen rechtzeitig, vollständig und in einem druckfähigen Zustand eingereicht werden.

Klaus E. Rehm
Schriftführer

Ulrich Holz
Präsident 1993

Inhaltsverzeichnis

Referentenverzeichnis

* Beitragsbeginn

Wissenschaftliches Programm

Begrüßung und Eröffnung durch den Präsidenten

Professor Dr. med. Ulrich Holz

Hochverehrte Gäste, liebe Kollegen, meine sehr verehrten Damen und Herren.

Ich eröffne die 57. Jahrestagung der Deutschen Gesellschaft für Unfallchirurgie und heiße Sie herzlich willkommen.

Mein besonderer Gruß gilt den Ehrenmitgliedern und korrespondierenden Mitgliedern, die unserer Gesellschaft zu Wachstum und Erfolg verholfen haben. Unter Ihnen befindet sich mein chirurgischer Lehrer, Professor Siegfried Weller, den ich besonders herzlich willkommen heiße.

Es ist mir eine Ehre, den Senator für Wissenschaft und Forschung, Herrn Professor Dr. Manfred Erhardt zu begrüßen, der zugleich den Regierenden Bürgermeister Berlins, Eberhard Diepgen vertritt.

Ich begrüße herzlich den Präsidenten des Deutschen Ärztetages und der Bundesärztekammer Herrn Dr. Vilmar, der in diesen Zeiten der Reform einen sehr strengen Terminplan hat. Als Unfallchirurg durfte er heute nicht fehlen!

Mit großer Freude heiße ich den Präsidenten der Akademie der Künste, Professor Dr. Walter Jens und seine liebe Frau willkommen. Auch als Philologen wissen Sie viel von den Stärken und Schwächen des Arztes.

In besonderer Verbundenheit begrüße ich die Präsidenten der unfallchirurgischen Gesellschaften unserer Nachbarländer, die Professoren und Dozenten

Rudolf Szyszkowitz aus Österreich
Jiri Latal aus der Slowakei
Vladimir Pokorny aus der Tschechei
J. H. Pot aus Holland
Miroslav Batista aus Slowenien
Antal Renner und Georg Berentey aus Ungarn

Willkommensgrüße richte ich an die Vertreter der Berliner Universitäten und hier besonders an die Dekane der medizinischen Fakultäten

Hefte zu „Der Unfallchirurg", Heft 241
K. E. Rehm (Hrsg.)
© Springer-Verlag Berlin Heidelberg 1994

Professor Scheffner aus dem Universitätsklinikum Rudolf-Virchow
Professor Mau aus der Charité
Professor Förster aus dem Universitätsklinikum Steglitz

Einen herzlichen Gruß entbiete ich dem Präsidenten der Deutschen Gesellschaft für Chirurgie, Herrn Professor Trede sowie den Präsidenten der Deutschen Gesellschaft für Orthopädie und Traumatologie, Herrn Professor Puhl und Herrn Professor Zichner sowie dem Präsidenten der Deutschen Gesellschaft für Plastische und Wiederherstellungschirurgie, Professor Rahmazadeh aus Berlin.

Die Zahl der Ehrengäste, die im Gesundheitswesen, in der Fortbildung, in den Berufsverbänden und in karitativen Organisationen tätig sind, ist groß und so bitte ich um Verständnis, daß ich nicht jeden namentlich begrüßen kann. Ich freue mich sehr über Ihr Kommen und danke Ihnen für Ihren Einsatz im Bemühen unser Gesundheitssystem weiterhin human und gut zu gestalten.

Die Unfallchirurgen erfreuen sich einer traditionellen und stets konstruktiven Zusammenarbeit mit den gewerblichen Berufsgenossenschaften. Ich begrüße daher besonders den stellvertretenden Hauptgeschäftsführer des Hauptverbandes Herrn Dr. Greiner sowie alle Vertreter der Landesverbände der Berufsgenossenschaften.

Trotz eingreifender Restriktionen durch das Gesundheitsstrukturgesetz wird unser Kongreß begleitet von einer großen medizintechnischen und pharmazeutischen Ausstellung. Ich danke allen Ausstellern für ihr Engagement bei unserem Jahreskongreß und ich bitte alle, diese interessante Ausstellung zu besuchen. Eine Sonderführung für die Damen findet im Anschluß an unsere Eröffnungsfeier statt und wurde bereits im Rahmenprogramm angekündigt.

Besonders begrüßen möchte ich auch die Vertreter von Presse und Funk. Über 8 Millionen Unfälle wurden 1992 ermittelt und 28 140 Menschen starben nach einem Unfall. Ist es da nicht eine vordringliche und lohnende Aufgabe über unfallchirurgische Anstrengungen in Wissenschaft und Praxis so zu berichten, daß das Vertrauen zum Arzt gestärkt wird auch oder gerade in Zeiten einer schwierigen Reform unseres Gesundheitswesens.

Meine Damen und Herren seien Sie alle herzlich willkommen auf unserer Jahrestagung. Ich bitte nun Herrn Senator Erhardt um sein Grußwort.

Grußworte

Professor Dr. Manfred Erhardt

Senator für Wissenschaft und Forschung der Stadt Berlin

Herr Präsident Holz, meine sehr verehrten Damen und Herren,

ich freue mich, Sie im Namen des Senats von Berlin und insbesondere des Regierenden Bürgermeisters Eberhard Diepgen sehr herzlich bei der 57. Jahrestagung der Deutsche Gesellschaft für Unfallchirurgie willkommenheißen zu dürfen. Ihre Jahrestagungen nehmen ja im Berliner Veranstaltungskalender inzwischen einen festen Platz ein. Wir alle erinnern uns noch an die 56., die letztjährige Tagung, die zugleich mit dem 70jährigen Jubiläum des Bestehens Ihrer Gesellschaft zusammenfiel. Meine sehr verehrten Damen und Herren, wenn ich sehe, wie Ihre Gesellschaft, aber auch andere Organisationen und Verbände noch längst vor Bundestag und Bundesregierung und Bundeskanzler hierher nach Berlin gekommen sind, dann erinnert mich dies an jenen Sergeanten während der Französischen Revolution, der, als er plötzlich seine Gruppe vorbeimarschieren sah, rief: „Da drüben marschieren meine Leute, ich muß sehen, wohin sie ziehen, damit ich sie führen kann".

Meine Damen und Herren, der hohe Standard der unfallchirurgischen Versorgung in Deutschland ist auch ein Verdienst Ihrer Gesellschaft. Dafür gebührt Ihnen Dank, aber Dank gebührt auch meinen Berliner Universitätsklinika und der in den unfallchirurgischen Abteilungen geleisteten Arbeit. Die vielen Menschen, deren Gesundheit nach einem Unfall wiederhergestellt werden konnte, sind Beweis für die gute Arbeit, die hier geleistet wird und damit wächst auch die Motivation, die diagnostischen und therapeutischen Verfahren in Zusammenarbeit von Medizin, Medizintechnik und Pharmaindustrie weiterzuentwickeln. Auch in finanziell angespannten Zeiten darf dieses Ethos nicht erlahmen. Wegen Einsparungen in den Hochschulen sind wir in der Hochschulmedizin besonders hart betroffen von der Gesundheitsstrukturreform. Für die Universitätsklinika besonders schmerzhaft ist dabei der Umstand, daß sie wie ganz normale Krankenhäuser behandelt werden, daß also der spezifische Ausbildungsauftrag und der spezifische Forschungsauftrag ausgeblendet werden, denn beide führen zwangsläufig dazu, daß dort neue Verfahren und neue Methoden entwickelt werden müssen, und dies bedeutet eben auch, daß jedenfalls bis zur Routineanwendung besondere Kosten in den Universitätsklinika entstehen.

Hefte zu „Der Unfallchirurg", Heft 241
K. E. Rehm (Hrsg.)
© Springer-Verlag Berlin Heidelberg 1994

Das Gesundheitsstrukturgesetz hat Ärzte, Krankenhäuser und die Pharmaindustrie als die Verursacher der Kostenexplosion im Gesundheitswesen ausfindig gemacht und nach dem Motto 'Haltet den Dieb' sie auf die Anklagebank gesetzt. Das ist aber nur ein Teil der Wirklichkeit und es ist nur die halbe Wahrheit. Denn wenn künftig Schmalhans Küchenmeister sein soll, dann müssen Gesundheitspolitiker und Kassen als Kostenträger redlicherweise dem Patienten als dem Kostgänger sagen, daß seine Gesundheit ein relatives Gut sei, daß nicht alles, was nach dem Stand einer höchst entwickelten medizinischen Kunst möglichst sei, künftig in Vorsorge und in Therapie zum Einsatz komme, sondern eben das, was nach einer je individuellen Abwägung von Alter, von Kosten und von Erfolgsaussichten angezeigt erscheine. Nun kenne ich keinen Gesundheitspolitiker und keinen Vorsitzenden oder Geschäftsführer einer Allgemeinen Ortskrankenkasse, der bereit wäre, dies seinen Wählern, bzw. seinen Versicherten zu sagen. Also wird weiter so getan, als ob nicht die Ansprüche der Patienten auf eine bestmögliche gesundheitliche Versorgung die Ursache sei, sondern ein System aus Ärzten, Pharmaherstellern und Krankenhäusern. Ob Honorarbindung, Richtgrößen, Budgetdeckelung oder Leistungspauschalen, alle sogenannten Reformansätze setzen nur indirekt darauf, daß endlich der Leistungsumfang eingeschränkt werde. Aber bitteschön so, daß es zwar der Kostenträger spürt, aber der Patient nicht merkt. Dabei weiß jeder, daß eine angemessene Kostenbeteiligung des Patienten diesen auch finanziell dann in die Verantwortung für seine Gesundheit und seine Gesundung einbeziehen würde.

In Berlin haben die drei Universitätsklinika mit je 1350 Planbetten einen besonders hohen Anteil an der Maximalversorgung der Bevölkerung. Dies lassen wir uns mit einem jährlichen Aufwand von rund oder sogar über sechshundert Millionen D-Mark im Jahr für Forschung und für Lehre einiges kosten, aber ich glaube sagen zu dürfen, daß sich nicht nur die Zuschußhöhe, sondern vor allem auch die Leistungshöhe unserer Universitätsmedizin im überregionalen und im internationalen Vergleich sehen lassen kann. Es ist deshalb mein Ziel, Charité, Virchow und Steglitz als selbständige, im Wettbewerb stehende, aber auch arbeitsteilig im Verbund zusammenarbeitende Universitätsklinika leistungsstark und zugleich kostenbewußt zu erhalten und deren Entwicklung zu fördern. Berlin behält drei Universitätsklinika. Die Tatsache, daß Sie Ihre Jahrestagung wieder in Berlin abhalten, stärkt mich in diesem Bemühen, denn die Wahl dieses Veranstaltungsortes ist ja nicht nur eine Empfehlung unserer Stadt, sondern ist zugleich auch eine Anerkennung für die Berliner Hochschulmedizin und eine Reverenz an die Leistungsfähigkeit ihrer Unfallchirurgie. Ein Blick auf das Rahmenprogramm, meine Damen und Herren, zeigt mir, daß Sie nicht nur tagen, sondern daß Sie auch die Kultur in Ihr Programm mit einbezogen haben. Wissenschaft und Kultur sind die beiden Hauptstärken Berlins, und seit der Wiedervereinigung sind wir hier noch reicher geworden. In der Wahl von Walter Jens als dem Festredner haben Sie diese beiden Stärken in einer Person vereinigt. Als Emeritus einer Universität und als Präsident der Akademie der Künste steht er für die Schwerpunkte dieser Stadt.

Ich wünsche Ihnen einen ertragreichen Erfahrungsaustausch, ich wünsche Ihnen aber auch vor allem einen angenehmen Aufenthalt in unserer Stadt. Seien Sie herzlich willkommen in Berlin.

Der Präsident

Vielen Dank, Herr Senator Erhardt, für die offenen Worte, die einmal nicht aus dem Munde eines Arztes kommen. Wir alle wissen, daß das Bedürfnis nach Gesundheitsleistungen prinzipiell unbegrenzt ist von vielen Seiten her, nicht nur von Seiten des Patienten, und niemand möchte der sein, der sagt: das bekommst Du nicht. Politiker weichen hier aus und für die Ärzte war es nie die Aufgabe, mögliche Hilfe zu verweigern. Die Unfallchirurgen werden auch weiterhin gerne nach Berlin kommen. Es ist nicht so, daß dies unsere letzte Tagung in Berlin sein wird. Und wir kommen trotz des Novemberwetters alle Jahre gerne wieder.

Ich darf nun Herrn Dr. Karsten Vilmar, Präsident der Bundesärztekammer und des Deutschen Ärztetages um sein Grußwort bitten.

Dr. med. Karsten Vilmar

Präsident der Bundesärztekammer und des Deutschen Ärztetages

Herr Präsident, Herr Senator, meine sehr verehrten Damen, meine Herren, liebe Kolleginnen und Kollegen,

allen Teilnehmerinnen und Teilnehmern dieser 57. Jahrestagung der Deutschen Gesellschaft für Unfallchirurgie überbringe ich die besten Grüße der Bundesärztekammer und wünsche diesem Kongreß einen erfolgreichen Verlauf.

Die Tagung findet statt in den zuende gehenden ersten Jahr nach dem wohl tiefstgreifenden Eingriff in unser Gesundheitswesen seit Begründung der sozialen Krankenversicherung durch Bismarck vor nun über hundertzehn Jahren. Einem tiefgreifenden Eingriff mit Reglementierung und Budgetierung, aber auch mit Strangulierung der Selbstverwaltung. Wir alle merken das allmählich, wie die Budgetierung greift. Der große Spareffekt, der im Sommer noch verkündet wurde: „die Krankenversicherung ist wieder gesund" war wohl etwas voreilig, denn wir stellen jetzt fest, gerade in vielen Krankenhäusern der Maximalversorgung, daß die Budgets nicht reichen, daß die Verwaltungen sich genötigt sehen darauf hinzuweisen, daß alles unternommen werden möge, um das Budget dennoch einzuhalten, daß Wahleingriffe, vor allen Dingen solche unter Verwendung von teuren Implantaten, auf das nächste Jahr verlagert werden müssen. Gleiches gilt auch für die konservativen Disziplinen, wo teure Arzneimitteltherapien und andere Dinge möglichst auf das nächste Jahr verlagert werden sollen. Damit werden die Probleme aber nur verschoben und keineswegs gelöst. Daß überhaupt die medizinische Qualität so einzuhalten war, ist dem unermüdlichen Einsatz der Ärztinnen und Ärzte und der Pflegekräfte zu verdanken. Wir werden uns weiter um die medizinische Qualität der Versorgung der Patienten bemühen, auch wenn nicht mehr all' das möglich war, was vielleict angenehm und nützlich in der Vergangenheit verordnet werden konnte. Wir sollten aber jetzt nicht nur klagen, sondern auch Seehofer beim Wort nehmen, der gesagt hat, daß diese Budgetierung nur für einen Zeitraum von drei Jahren angesetzt vorgesehen sei, weil dann im Jahre 1995 die eigentliche, wirkliche, grundlegende Dritte Stufe der Gesundheitsreform wobei man sich immer fragt, was bei der Gesundheit eigentlich reformiert werden soll – also dieser Reform erfolgen soll und wir müssen jetzt schon darauf hinwirken, daß dann vermehrt ärztliche Argumente auch in den politischen Entscheidungsprozeß einfließen, daß man sich an die Grundlagen der sozialen Sicherung wieder erinnert, nämlich Eigenverantwortung, Subsidiarität und Solidarität. Wir werden mit dem Sachverständigenrat für die konzertierte Aktion reden, daß diese Grundsätze auch in dem Gutachten mitbeachtet werden, das ja in Auftrag gegeben worden ist mit dem Thema „Eigenverantwortung und Solidarität" neu bestimmen und wir müssen als Ärzte immer wieder darauf hinweisen, daß in Folge der demographischen Veränderungen mit einem zunehmenden Anteil älterer Menschen und in Anbetracht der Fortschritte der Medizin eine effiziente Versorgung nach dem heutigen Stand medizinischer Wissenschaften unter dem Deckel der Beitragssatzstabilität, die ja im GSG sogar den Charakter einer Rechtsnorm erhalten hat, nicht möglich ist. Die Dinge sind nicht aufzufangen allein durch Rationalisierung. Wir werden dieses tun. Wir müssen in der Argumentation darauf hinweisen, daß eine weitere starre Budgetierung zwingend Rationierung zur Folge hat. Und aus dem Grunde hat sich auch der Deutsche Ärztetag dieses Jahr schon mit der künftigen Gestaltung unseres Gesundheitswesens beschäftigt. Er wird es im nächsten Jahr wieder tun und gesundheits- und sozialpolitische Vorstellungen in überarbeiteter Form verabschieden. Dabei wird er auch Aussagen machen zur Gestaltung der Versorgung im Krankenhausbereich und durch niedergelassene Ärzte, die sich ja verändern kann durch die Öffnung der Krankenhäuser, durch prästationäre Diagnostik, poststationäre Therapie ebenso wie die Möglichkeit des ambulanten Operierens auch im Krankenhaus trotz aller damit verbunderer Probleme. Das schwerste dabei ist ja die fehlende Kostendeckung. Vor allen Dingen wird es darum gehen, den Leistungskatalog zu straffen, sich wieder auf das Notwendige, Zweckmäßige und Ausreichende zu konzentrieren, aber das unter Zugrundelegung medizinischer Orientierungsdaten, die wir sicher von der medizinisch-wissenschaftlich und ärztlichen Seite her erarbeiten müssen. Wir brauchen eine stärkere Selbstbestimmung des mündigen Bürgers. Wir werden nicht mehr alles umfassend versichern können. Wir müssen das Verursacherprinzip auch in der gesetzlichen Krankenversicherung berücksichtigen, denn viele Menschen schädigen ja vorsätzlich ihre Gesundheit im Wissen um die gesundheitlichen Gefahren und es ist einfach nicht einzusehen, daß diese individuelle Lust dann zur sozialen Last werden soll. Wir erarbeiten entsprechende Vorschläge und hoffen, daß wir bei der Politik dann mehr Gehör finden als bei dem jetzigen Gesundheitsstrukturgesetz. In Anbetracht der schwierigen Situation werden wir uns aber auch vermehrt um Qualitätssicherung bemühen, Qualitätssicherung der ärztlichen Berufsausübung, aber bitte auch nicht nur zur Einhaltung ökonomischer Bezugsgrößen, wie das manche Vertreter der Politik und der Krankenversicherung erwarten. Hier geht es um andere Dinge. Wir werden sie entwickeln. Wir haben gerade im Dezember jetzt endlich erreicht, daß eine konstituierende Sitzung eines Kuratoriums zur Förderung der Qualitätssicherung der ärztlichen Berufsausübung gebildet werden kann, in dem mitwirken die Spitzenverbände der gesetzlichen Krankenkassen, die Deutsche Krankenhausgesellschaft, die Bundesärztekammer und die Kassenärztliche Bundesvereinigung. Wir hoffen, daß es dann gelingt, auch viele Methoden und Kriterien überhaupt erstmals zu entwickeln in Bereichen, wo sie uns heute noch fehlen. Die politische Diskussion der vergangenen Tage und Wochen war nun fast wider Erwarten einmal nicht so sehr von der Kostenentwicklung geprägt, wie von der Problematik um die Verseuchung von einigen Blutprodukten durch HI-Viren.

Hier ist meines Erachtens durch die Politik in völlig unangemessener Weise eine Panik herbeigeredet worden, die viele Menschen in Angst und Schrecken versetzt hat und die zu Anstürmen in Krankenhäusern und Praxen geführt hat aus Sorge darum, ob ihnen möglicherweise eine Infektion vorliegen könnte. Es besteht begründeter Anlaß zu der Sorge, daß durch diese Panik und die dann auch folgende Verweigerung von lebensnotwendigen Operationen mehr Menschen zu Schaden kommen könnten als jemals die Chance gehabt hätten, sich infizieren zu können. Denn das Risiko bleibt weiterhin bei Eins zu einer Million und die Fahrt mit dem Auto zu einem AIDS-Test ist wesentlich riskanter als das Risiko, sich infizieren zu können. Wir haben öffentlich darauf hingewiesen, um die vom Gesundheitsminister verursachte Panikstimmung wieder zu beheben. Ich hoffe, daß dieses gelingt und der Minister nicht so kontert, wie er es leider versucht hat, daß er Vorwürfe an die Ärzteschaft und die Bundesärztekammer nun öffentlich erhebt, sie hätte hier Versäumnisse verursacht. Man fragt sich, wo hier eigentlich die staatliche Aufsicht geblieben ist. Nicht die Ärzteschaft hat versagt, sondern die staatliche Aufsicht. Die ist nämlich zuständig, gegebenenfalls auch kriminelle Handlungen zu überwachen und zu ahnden. Ich meine, wir sollten jetzt zu sachlicher Arbeit und zu einem sachlichen Dialog zurückkehren. Auch der Minister sollte damit seiner Verantwortung gerecht werden. Es gilt nicht Personen abzulösen, sondern Probleme zu lösen, und die werden auch nicht gelöst, indem man voreilig bewährte Institutionen wie das Bundesgesundheitsamt zerschlägt. Wir werden uns in der gesamten weiteren Diskussion wesentlich mehr als in der Vergangenheit in die politischen Auseinandersetzungen einschalten müssen, wenn wir Gehör finden wollen. Ich meine aber, daß wir dieses auch müssen aus unserer ärztlichen Verpflichtung heraus. Wir sind nämlich verpflichetet nicht nur dem einzelnen Patienten, sondern auch der gesamten Bevölkerung. Wir müssen uns bemühen, daß dafür Voraussetzungen erhalten bleiben, um auch künftig ein leistungsfähiges Gesundheitswesen zu haben, das auch finanziert werden kann. Das geht nicht, wenn wir uns verwickeln lassen in Ideologien und Glaubenskämpfe auf der Grundlage unbewiesener Heilslehren. Wir müssen konsequent auf medizinisch-wissenschaftlichem Boden unsere Auffassung vertreten. Wissenschaftliche Grundlagen waren schließlich auch die Voraussetzung nicht nur in der Medizin für den Fortschritt in unserer Gesellschaft, sie sind auch die Voraussetzung für wirtschaftliche Prosperität und damit auch für die Sicherstellung der Finanzierung unserer sozialen Sicherheit. Wir sind also als Ärzte geradezu aufgerufen, jetzt nicht zu resignieren und die Politik beiseitezuschieben, Staatsverdrossenheit an den Tag zu legen, sondern gerade nach Überwindung der sozialistischen Diktaturen im Osten und nach Überwindung des Extremismus uns dagegen zu stemmen, daß jetzt hier Reglementierungen und Dirigismus Einzug hält.

Wir müssen uns in den Wahlen dafür einsetzen, daß in Zukunft eine vernünftige Gesundheitspolitik gemacht werden kann. Es ist mir wohl bewußt, daß wir die Wahl nicht haben zwischen dem Ideal und dem Übel, aber dann haben wir eine Wahl zwischen größeren und kleineren Übeln und dann sollten wir das kleinere wählen. Dieses sind wir der Demokratie unserem Staat schuldig, gerade auch in einer Situation, wo Deutschland eine Rolle auch findet im Zusammenlegen mit unseren östlichen Nachbarn, die wesentlich größere Sorgen haben als wir, die sich um freiheitliche Gesundheitssysteme bemühen. Sie erwarten unsere Hilfe dabei nicht nur in Geld, sondern vor allem in Unterstützung, in know-how-Transfers und wir können diese Unterstützung auch dadurch liefern, daß wir uns selbst in unserm Lande um freiheitliche Strukturen bemühen, um dann letztendlich den Menschen in Europa nicht nur in Deutschland, sondern in ganz Europa ein Leben in Gesundheit und sozialer Sicherheit und in Frieden und Freiheit zu ermöglichen.

Möge auch diese 57. Jahrestagung der Deutschen Gesellschaft für Unfallchirurgie dazu einen Beitrag leisten. Dankeschön.

Der Präsident

Lieber Herr Kollege Vilmar, vielen Dank insbesondere für Ihren Aufruf, daß wir nun nicht allein in Skepsis und Depression verfallen, sondern daß wir uns in der Tat mitbeteiligen an der Problemlösung und daß wir unverzagt sein sollen. Im unfallchirurgischen Gebiet ist es nicht so schwierig, unverzagt zu bleiben, denn unser Fach ist voll von Faszination. Ich glaube, wir haben keinen Grund zu verzagen, auch wenn Gesundheitspolitik uns nicht den Wind in den Rücken, sondern gerade jetzt ins Gesicht bläst. Ich danke Ihnen, daß Sie das Fähnlein der Ärzte so wacker aufrecht halten.

Ich darf nun Herrn Professor Scheffner, Dekan des Universitätsklinikums Rudolf Virchow bitten, zu uns zu sprechen.

Professor Dr. Dieter Scheffner

Dekan des Universitätsklinikums Rudolf Virchow, Berlin

Herr Senator, meine Herren Präsidenten, meine sehr verehrten Damen und Herren,

seit zwanzig Jahren kommt Ihre Gesellschaft in ununterbrochener Folge nach Berlin. Das ist schon einmal erwähnt worden. Wir sind dankbar dafür und ich habe mit Freude gehört, daß Ihr Präsident heute morgen gesagt hat – er hat nicht all' das gesagt, was ich jetzt sage – trotz steigender Preise bei der Veranstaltung eines solchen Kongresses werden Sie nicht müde, nach Berlin zu kommen. Dankeschön dafür. Sie kommen nach Berlin inzwischen als alte Freunde, als alte Bekannte und Sie kommen auch neugierig nach Berlin. Was hat sich da wohl alles verändert, was ist passiert in Berlin, einer Stadt, die Sie über diesen langen Zeitraum liebgewonnen haben. Nun, Sie werden sehr viel Gelegenheit haben zu sehen, was sich verändert hat. Liebe

Freunde empfängt man häufig mit einem Gastgeschenk. Nehmen Sie diese Mitteilung als Gastgeschenk, daß die Freie Universität es fertiggebracht hat, in dieser Zeit der Restriktionen aufgrund vorausschauender Planung, sehr systematischer Planung, den zweiten Lehrstuhl für Unfallchirurgie am Universitätsklinikum Rudolf Virchow einzurichten. Das ist mein Gastgeschenk für Sie und das ist gleichzeitig eine Vermehrung unfallchirurgischer Kompetenz und damit dürfte Berlin fast die Stadt sein mit der größten Anzahl unfallchirurgischer Abteilungen. Nun, die Berufung eines Unfallchirurgen an das Universitätsklinikum Rudolf Virchow ist auch Programm. Programm, das zusammengefaßt werden kann in der kompetenten klinischen Aufgabe, etwa der Versorgung des polytraumatisierten Patienten und in der wissenschaftlichen Aufgabe der Erforschung der Umstände und der sinnvollen therapeutischen Maßnahmen des Polytrauma.

Der Unfallchirurg, meine Damen und Herren, ist wie wenige andere Vertreter anderer Disziplinen aufgerufen, interdisziplinär, fachübergreifend zu arbeiten und er tut es tagtäglich. Das erfordern die Patienten. Und er arbeitet nicht nur fachübergreifend, er arbeitet auch berufsübergreifend. Das ist eine Devise und das ist ein Programm, nach dem das neue Universitätsklinikum Rudolf Virchow eingerichtet wurde und hoffentlich auch dermaleinst immer besser arbeiten wird. Die Verantwortung des Unfallchirurgen endet aber nicht mit der Bewältigung einer schwierigen Operation oder an der Schwelle seiner Klinik. Ich meine, seine Verantwortung erstreckt sich ganz wesentlich auch auf die Nachbehandlung seiner Patienten, denn mit der Nachbehandlung steht und fällt ja sehr häufig sein akutes Handeln und sein Eintreten. Das heißt, er braucht Konzepte. Konzepte, die er selbst verfolgen kann und die er nicht aus der Hand geben muß in der Nachversorgung. Und ich meine, es ist wünschenswert und dringend notwendig, daß die Verlaufsbeobachtung gerade der Patienten Ihres Fachgebietes in einer Hand bleiben muß und daß wir Konzepte entwickeln, wo es möglich ist, diese Verlaufsbeobachtung und die Verlaufsforschung und die Ausbildung so wohl wie die Weiterbildung der Studenten und der Assistenten an diesen unterschiedlichen Phasen des Krankseins in Ihrem Bereich auszurichten. Das heißt, daraus ergeben sich eigentlich drei Konsequenzen: Die eine Konsequenz ist, wir brauchen ein abgestuftes, aber integriertes Versorgungssystem, bei dem die Akutklinik der Maximalversorgung mit höchster Kompetenz sehr bald ihre Patienten in eine Nachsorgeklinik, die aber nicht getrennt zu sein hat, sondern die in einer sinnvollen Weise assoziiert integriert sein muß, weiterverlegen kann, um dann schließlich über die vollstationäre, teilstationäre, poliklinische Betreuung bis hin zum Hausarzt den Patienten in einem Konzept betreuen zu können. Das bedeutet zweitens, daß natürlich die Assistenten einer Klinik, die Mitarbeiter einer Klinik nicht nur in dieser Klinik arbeiten, sondern in einem sinnvollen Rotieren auch den Verlauf, die Nachbehandlung solcher Patienten verfolgen können und alle Maßnahmen verfolgen und lernen können, die für die Wiedereingliederung in Familie und Gesellschaft notwendig sind. Und das ist auch die Aufgabe und das wäre auch eine Chance für die Ausbildung unserer Studenten für die Vorbereitung auf das, was sie in der Praxis erwartet und es wäre auch eine sinnvolle Ergänzung der Weiterbildung für die Assistenten. Das bedeutet aber drittens, daß wir ein neues Konzept und neue Überlegungen starten zwischen betriebswirtschaftlichen Gesichtspunkten und volkswirtschaftlichen Gesichtspunkten, die im Augenblick noch etwas wenig versöhnlich nebeneinander und auch konkurrierend nebeneinander stehen, wo es eben sinnvoll erscheint, in dieser abgestuften Versorgung auch abgestufte Kosten und dennoch eine hochqualifizierte Betreuung der Patienten haben zu können.

Meine Damen und Herren, in Ihrem Programm werden hochspezielle Themen, wissenschaftliche Erfahrungen und praktische technische Themen behandelt. Ich wünsche Ihnen einen streitbaren Kongreß, damit das Wichtige und das Wesentliche und das Richtige herauskommt. Ich wünsche mir, daß Sie ein wenig von diesen Gedanken aufnehmen und in Ihre Arbeit einfließen lassen. Schöne Tage in Berlin.

Der Präsident

Lieber Herr Kollege Scheffner, vielen Dank für Ihr korrektes Bild, das Sie sich vom Unfallchirurgen gemacht haben. Ich freue mich darüber, daß Sie mit Stolz einen unfallchirgischen Lehrstuhl als Dekan an Ihrer Fakultät eingerichtet haben. Ich wünschte, daß diese Auffassung in unserer Republik breiteren Raum finden würde. Für die Unfallchirurgie und für die Versorgung der Patienten wäre es günstig, für die Lehre ohnehin.

Meine sehr verehrten Damen und Herren, wir wollen nun derer gedenken, die uns vorausgegangen sind.

Totenehrung

Die Erde ist erfüllt von den Seelen unserer Vorfahren. Der Boden unter unseren Füßen ist von Ihnen vorbereitet worden.

Wir trauern um unsere Mitglieder, die seit der letzten Jahrestagung verstorben sind.

Unter Ihnen finden sich Ärzte, die der Unfallchirurgie besondere Impulse gegeben haben. Nahe stand mir Professor Fritz Gross, der in bescheidener Zurückhaltung sehr früh das Fundament für eine gegliederte Chirurgie im Katharinenhospital in Stuttgart gelegt hat.

Ich bitte Sie, sich zum Gedächtnis dieser Kollegen zu erheben.

Franz Josef Bergenthal, Münster
Carl Blumensaat, München
Hermann Brandt, Detmold
Kurt Denecke, Fürth
Rolf Dohrmann, Berlin
Fritz Gross, Stuttgart
Walter Hage, Siegen
Odo Krawinkel, Hamburg
Erik Moberg, Göteborg
Werner Pahde, Plettenberg-Lettmecke

Gerhard Schulz, Schwelm
Hanns Thole, Vechta
Georg Weber, Bayreuth
Kurt Wehler, Wiesbaden
Karl Heinrich Weygold, Weener

Eröffnungsansprache des Präsidenten

Bei der Eröffnungssitzung des Deutschen Reichstages vor 112 Jahren am 17. November 1881, wurde durch Otto von Bismarck im Auftrag Kaiser Wilhelms unter anderem kundgetan, daß „Er es für seine kaiserliche Pflicht halte, dem Reichstag die Heilung der sozialen Schäden ans Herz zu legen und daß Er mit größerer Befriedigung auf die sichtlichen Erfolge der Regierung dereinst das Bewußtsein mitnehmen wolle, dem Vaterland neue und dauernde Bürgschaften seines inneren Friedens und den Hilfsbedürftigen größere Sicherheit und Ergiebigkeit des Beistandes, auf den sie Anspruch haben, zu hinterlassen".

Die Grundlagen eines sozialen Gesundheitssystems wurden gelegt und verwirklicht und trotz zwei großer Kriege zu einem der bestfunktonierenden, allerdings inzwischen sehr teuren Versorgungs- und Betreuungssystem ausgebaut. Unter den mannigfachen Ursachen der Teuerung ist die steigende Anspruchshaltung von Patienten und Ärzten kein geringer Faktor, denn die Nachfrage nach medizinischen Leistungen ist prinzipiell unbegrenzt.

In dieser Entwicklung hat schließlich auch die Unfallchirurgie in Deutschland mit ihren Bereichen Notfallrettung, Behandlung und Rehabilitation keinen ungestörten, aber letztlich einen guten Aufschwung genommen. Sie wird in der Welt anerkannt.

Neben den traditionellen berufsgenossenschaftlichen Unfallkliniken wurden seit 1964 auch an den größeren Krankenhäusern eigenständige unfallchirurgische Abteilungen gegründet. An etlichen Universitäten wurden unfallchirurgische Lehrstühle eingerichtet und schließlich hat sich die Gliederung des Faches Chirurgie auf die mittleren Krankenhäuser ausgedehnt mit großem Vorteil für die Qualität der Krankenversorgung und positivem Effekt für die Nutzung der Krankenhauseinrichtungen.

Chirurgische Schwerpunkte

Die Unfallchirurgie ist nach den Beschlüssen des Deutschen Ärztetages 1992 zusammen mit der Viszeral-, Gefäß- und Thoraxchirurgie unter einem Dach verblieben und in diesen Schwerpunkten soll in Zukunft die Qualität unserer Arbeit kontinuierlich verbessert werden.

Das Verlangen nach Qualität und ständiger Verbesserung gehört zum Selbstverständnis des Arztes und Kontrollen der Güte unserer Arbeit müssen von uns selbst wahrgenommen werden.

Hefte zu „Der Unfallchirurg", Heft 241
K. E. Rehm (Hrsg.)
© Springer-Verlag Berlin Heidelberg 1994

Dazu genügt es nicht, Dokumentationssysteme über Verletzungen und Erkrankungen zu perfektionieren und damit den unmittelbaren Operationserfolg und etwaige Frühkomplikationen zu erfassen, sondern es müssen die Langzeitergebnisse geprüft werden, damit Fragen nach dem Wert und Nutzen einer Behandlungsmethode umfassend beantwortet werden können. Vergleichende Studien neuer und spezieller Operationsmethoden sind nur ein Teil dieser Prozeßqualität. Ziel muß es sein, Fehler und Unzulänglichkeiten von vornherein weitgehend auszuschalten, anstatt sie zu beheben, nachdem sie aufgetreten sind. Eine solche Dokumentation beansprucht Zeit und Personal. Nachdem Qualitätskontrolle in unser aller Interesse liegt, sollte die Gemeinschaft der Versicherten auch die Mittel dafür bereitstellen.

Der Anspruch auf Qualität und das Verlangen nach Kompetenz richtet sich nicht nur an den Chirurgen am Krankenhaus der verschiedenen Versorgungsstufen, sondern gleichwohl an den niedergelassenen Kollegen und ganz besonders an den als Vorbild in Forschung und Lehre Tätigen an der Universität. Die Erfüllung von Qualitätsnormen setzt Mittel voraus, die den einzelnen Fächern gleichermaßen zugänglich sein müssen.

Die Finanzknappheit der Länder sollte keinen sein Land beratenden Chirurgen dahingehend motivieren, aus betriebswirtschaftlichen Gründen die vernünftige Gebietsgliederung der Chirurgie dadurch in Frage zu stellen, daß die Lehrstühle der Schwerpunkte allzu ungleich ausgestattet werden. Allen Beratenden sei ans Herz gelegt, daß die glückliche Zukunft der Chirurgie in der Stärkung all ihrer Säulen liegt. Dies bedeutet Ansporn, Ausbau und Hilfestellung bei Lehre und Forschung für alle in der Chirurgie zusammengefaßten Schwerpunkte. Die Arbeitsbedingungen müssen dem Tüchtigen der Nachbardisziplin auch eine Entfaltung ermöglichen. Chancengleichheit ist ein anerkannter Weg zur Motivation und zum Erfolg! Nur so wird die Chirurgie weit mehr sein als die einfache Summe ihrer Schwerpunkte und nur so wird unter Beweis gestellt, daß das Gemeinwohl ein ernsthaftes Anliegen aller Beteiligten darstellt. Beklagte Defizite in der medizinischen Forschung können nicht allein auf eine Reduktion der Forschungsmittel zurückgeführt werden. Weitere Ursachen sind ungleiche Verteilung und Personalausstattung sowie mangelnde Integration verschiedener Fächer, Spezialgebiete und Forschungseinrichtungen bei der Bearbeitung gemeinsamer Grundprobleme.

Es ist zu hoffen, daß nicht allein die Zeit, sondern vielmehr die Vernunft und das Bedürfnis nach interdisziplinärer Kollegialität – übrigens beides Zeichen menschlicher Stärke – eine einvernehmliche Lösung in der Weiterbildung und wissenschaftlichen Fortbildung entstehen läßt.

Die Gründung einer Föderation operativer medizinisch-wissenschaftlicher Fachgesellschaften bietet für die chirurgischen Schwerpunkte eine gute Möglichkeit, Gemeinsames zu fördern und Spezielles fair abzugrenzen. Auch in der Zukunft werden spezialisierte Chirurgen an gemeinsamen nationalen und europäischen Kongressen Interesse haben, um wechselseitig Anregungen wissenschaftlicher und operationstechnischer Art zu erhalten, allerdings nur dann, wenn die Strukturierung solcher Tagungen deutlich die gemeinsame Handschrift erkennen läßt.

Gesundheits-Struktur-Gesetz

In unsicheren Zeiten einer Gesundheits-Reformbewegung, deren Auswirkungen niemand so recht abschätzen kann und deren Ziele an Kontur verlieren, ist es nicht klug, wenn eine Gruppe um eines kleinen Vorteils willen andere ausgrenzt. Die gesamte Ärzteschaft sollte mehr Solidarität beweisen. Ist es nicht besser, sich auf das gelungene Unternehmen der Arche Noahs zu verlassen und gemeinsam in einem Boot die Sintflut zu überstehen? Unser Kurs ist gleich geblieben – Versorgung des Verletzten und Kranken mit allen geeigneten Mitteln! Betriebswirtschaftliche Regulierungen dürfen nicht den Kurs, allenfalls die Takelage und den Ballast beeinträchtigen. Und wenn es gilt, im Haus der Medizin durch Gesetz vorgegebene Änderungen umzusetzen, so sollen wir unseren Studenten und Auszubildenden nicht nur die Mühen und Nachteile solcher Maßnahmen erklären, wir sollen vielmehr die Sehnsucht nach einer durch und für den Menschen entwickelten, guten Medizin lehren, wie es große Lehrer von jeher getan haben.

Die Auseinandersetzung mit den Organen der Gesetzgebung sollten wir keinesfalls alleine den Interessensvertretern in Kammern und Verbänden überlassen, sondern, weil es ganz offensichtlich nottut, soll jeder vor Ort sich engagieren. Denn in der Unfallchirurgie geht es um viel. Der Unfall bedeutet Unglück und ungünstiges Schicksal mit all seinen Auswirkungen auf das seitherige Leben, auf die Familie und die umgebende Gesellschaft. Bei einer so weiten und vielschichtigen Betroffenheit darf die Steuerung nicht den Politikern allein überlassen werden. Wir müssen bereit sein, die Herausforderung anzunehmen, die mit dem Wechsel verbunden ist und wir müssen uns an der Problemlösung aktiv beteiligen um zu verhindern, daß ein total staatlich verwaltetes Versorgungssystem entsteht.

Formulierungen wie „globales Ziel muß es sein, den Versorgungsauftrag Ihres Hauses quantitativ und qualitativ *gerade noch* zu erfüllen" zeugen von inhumanen Absichten des Gesetzgebers und der Kostenträger.

Wohl gemerkt, es handelt sich derzeit weniger um die Regulierung einer Krise der Medizin, sondern vornehmlich um eine Krise in der Ressourcenbeschaffung. Es werden also ökonomische Kriterien vorrangig betrachtet und damit besteht die große Gefahr, daß Humanität zur Sekundärangelegenheit werden könnte. Es entsteht der Eindruck, daß Prioritäten und Werte gar nicht mehr gemeinsam abgewogen werden, sondern es wird nur noch taktiert. Dabei wäre doch gerade eine gemeinsame Neubestimmung der Werte in unserem sozialen System erforderlich. Der Hierarchie des Geldes werden Frondienste geleistet und diejenigen, die sich kreativen und konstruktiven Aufgaben zur Bewahrung und Zukunftssicherung einer menschlichen Gesellschaft widmen, werden mehr kritisiert als anerkannt.

Wenn Regierung und Medien vorwiegend die Ärzteschaft in die Rolle des Verursachers hoher Kosten drängen – so erwächst bei den Ärzten der Zweifel, ob es in dieser Gesundheitsreform vornehmlich um das Gemeinwohl oder mehr um eine Maßregelung eines freien Berufsstandes geht.

Das humane Anliegen der im Krankenhaus Tätigen, nämlich Pflege, Fürsorge, Behandlung und Barmherzigkeit – an denen die Qualität eines Systems der Gesundheitsversorgung und der ganzen Gesellschaft zu messen ist – spielt keine Rolle mehr, wenn nur noch auf Effizienz und Mobilisierung von Wirtschaftlichkeitsreserven geachtet wird.

Eine sinnvolle Reform muß die Bedürfnisse nach Gesundheitsleistungen, den medizinischen Fortschritt und die demographische Entwicklung mit steigenden Zahlen älterer Bürger in Einklang bringen mit den angestrebten Zielen der Ausgabendämpfung und dem Wunsch nach Beitragsstabilität. Die in unserem Lebensraum gewachsene, prinzipiell unbegrenzte Nachfrage nach medizinischen Leistungen kann in der Tat nicht uneingeschränkt durch die gesetzliche Krankenversicherung abgedeckt werden. „Keine gesundheitspolitische Maßnahme läßt sich durchsetzen, ohne daß Individuen dazu überredet werden, im Interesse der allgemeinen Wohlfahrt irgendwelche Zugeständnisse zu machen." (2. Jahresbericht des New Yorker Gesundheitsamtes, 1860)

Aber auch in einer neu zu bestimmenden Solidarität muß eine Grundversorgung gut und für jeden – auch den Armen – zu erlangen sein! Wenn wir bei der Lösung von Aufgaben des Gesundheitswesens in Zukunft aus Kostengründen Abstriche machen müssen, so sollten wir sehr auf der Hut sein, mühsam erkämpfte Errungenschaften nicht zu verlieren, die es schließlich ermöglicht haben, daß hierzulande auch dem Geringsten unter uns Hilfe geboten wird. Dies unterscheidet uns bislang positiv von vielen anderen Ländern.

Andererseits muß verstanden werden, daß unser Gesundheitssystem kein Automat bleiben kann, aus dem sich Patienten und Ärzte ungehemmt selbst bedienen. Die Medizin der Zukunft wird sich ökonomischer Beeinflussung nicht entziehen können, aber die ärztlichen Entscheidungen müssen unverrückbar von menschlicher und idealistischer Grundhaltung geprägt sein. Andernfalls wird eine vom Finanzrahmen bestimmte Reparaturmedizin entstehen, die weit entfernt ist vom Primat des *Salus aegroti*.

Und all denjenigen in unserer Gesellschaft, die im Gesundheitswesen der Wirtschaftlichkeit mehr Bedeutung beimessen als der Humanität, sei der englische Sozialreformer John Ruskin (1819–1900) in Erinnerung gerufen: „Es gibt kaum etwas auf der Welt, das nicht irgend jemand ein wenig schlechter machen und etwas billiger verkaufen könnte, und die Menschen, die sich nur am Preis orientieren, werden als erste die Beute solcher Machenschaften. Es ist unklug, zu viel zu bezahlen, aber es ist noch schlechter, zu wenig zu bezahlen! Wenn sie zuviel bezahlen, verlieren sie etwas Geld, das ist alles. Wenn sie zu wenig bezahlen, verlieren sie manchmal alles, da das Gekaufte, die ihm zugedachte Aufgabe nicht erfüllen kann. Das Gesetz der Wirtschaft verbietet es, für wenig Geld viel Wert zu erhalten. Nehmen sie das niedrigste Angebot an, müssen sie für das Risiko, das sie eingehen, etwas hinzurechnen. Und wenn sie das tun, dann haben sie genug Geld, um etwas Besseres zu bezahlen".

Fragen wir unsere Patienten, so sind viele bereit, besondere Risiken in eigener Verantwortung zu tragen. Auch nach der Reform sollten wir als Individium die Möglichkeit haben, eine Eigenvorsorge zu betreiben, die sich an unserem persönlichen wirtschaftlichen Leistungsvermögen orientiert.

Auf der Suche nach Einsparungen im Gesundheitswesen sind Maßnahmen wie Budgetierung und Controlling in unsere alltägliche Arbeit eingedrungen. Gegen die wohlüberlegte Aufstellung eines Leistungsrahmens, eine rational ausgerichtete Organisation zur Ausfüllung des Rahmens und eine Planung der dafür nötigen Mittel ist im

Prinzip nichts einzuwenden. Die Ärzte müssen sich aber erst an eine solche Handlungsweise gewöhnen. Man muß ihnen die Chance des Erlernens solcher Maßnahmen ermöglichen, denn Studium und Berufsausbildung vermitteln in dieser Hinsicht keinerlei Information. Legt nun der nur wirtschaftlich ausgerichtete Verwalter ein Budget vor, so kann der Arzt zunächst die Tragweite eines solchen gar nicht ermessen. Auf der anderen Seite fehlen dem Verwalter viele Details aus dem medizinischen Bereich, damit er eine für die spezifische Situation zugeschnittene, vernünftige Budgetierung vornehmen kann.

In diesem Zusammenhang sind die regionalen Vereinigungen von Unfallchirurgen zu begrüßen, die in kurzer Zeit sachliche Informationen über ihre Tätigkeit zusammengetragen haben, die in vielerlei Hinsicht Argumentationshilfe sein können. Nur der praktizierende Unfallchirurg kennt seine Leistungsskala! Seien wir auf der Hut vor beamteten oder freien Prüfern, die nach Stichproben anhand einer Skala abschätzen, was wir leisten und tun dürfen!

Um mehr Information für diesen Entscheidungsprozeß zu erhalten, müssen aber leider Ärzte, Schwestern und Pfleger immer mehr Leistungsdokumente ausfüllen und bei der ohnehin schon überladenen Bürokratie werden die besten Pflegekräfte auf den Schreibstuhl gedrängt oder, was noch schlimmer ist, sie ziehen sich gar freiwillig an ein Schreibpult zurück. Geht dies nicht alles zu Lasten der Pflege und Betreuung unserer Patienten?

Nach Jahren der Unruhen und Unzufriedenheit im Pflegebereich sind für diesen Berufsstand über eine Personalverordnung mit vernünftigen Schlüsselzahlen akzeptable Bedingungen eingetreten. Die Bundesregierung hat es aber bis heute noch nicht für nötig erachtet, eine zeitgemäße Personalverordnung für den ärztlichen Dienst im Krankenhaus zu erarbeiten und zu verabschieden. Dies wirkt sich in den operativen Fächern besonders ungünstig aus.

Man verläßt sich also weiterhin auf den Idealismus solcher Ärzte, die den Grundfesten ärztlichen Handelns, nämlich Hilfsbereitschaft und Zuwendung, Gewissenhaftigkeit und Selbstkritik treu geblieben sind. Diese Ärzte haben sich auch das Vertrauen der Patienten trotz störender Einflüsse von außen erhalten können.

Wird sich aber die Zahl dieser Engagierten nicht nach und nach vermindern angesichts der ungleichen Verteilung der Bürden und vor dem Hintergrund einer zunehmenden Zahl von Hochschulabsolventen, die keine Anstellung und keinen Ausbildungsplatz erhalten werden und für die auch die künftige Niederlassung in einer Praxis außerordentlich erschwert wird?

Meine Kritik möchte nicht außer acht lassen, daß die Lust an der Zensur Anderer oftmals verbunden ist mit der Unfähigkeit der Zensur eigener Unzulänglichkeiten. Durch Selbstkritik und Selbstkontrolle der Ärzte hätte die uns vorgeworfene Ausuferung diagnostischer Maßnahmen durch nicht streng indizierte Mehrfach- und Paralleluntersuchungen vermieden werden können und auf der Seite der Regierenden wäre es schon immer gut gewesen, nicht aus parteipolitischem Kalkül heraus Versprechungen auf weitere soziale Segnungen zu machen, obgleich schon lange absehbar ist, daß die Ressourcenknappheit ein anderes Verhalten gebietet. Alle scheinen überfordert zu sein: Regierungen und ihre Parteien, Institutionen, Verbände und zuletzt wir selbst, die wir alle Abschied nehmen müssen von einem Zeitalter der Überversorgung.

Nicht zuletzt wegen der versäumten Eigenzensur auf unserer Seite werden jetzt Korrekturen verordnet, die tief in die freiheitliche Ordnung eingreifen und die vor allem der künftigen Ärztegeneration Chancen nehmen. Wir müssen auf der Hut sein, daß nicht allein aus Gründen der Finanzierbarkeit die Bürgschaft für den inneren Frieden verloren geht. Es würde unserem Land gut anstehen, weiterhin ein Vorbild sozialer Ausgewogenheit zu sein.

In dieser schwierigen Situation sei die Frage erlaubt, ob die ungleichen Scharmützel und Feldzüge zur Ordnung der Gebühren wirklich die wichtigsten Aufgaben darstellen, oder ob die Besinnung auf die Grundmotivation des Arztes nicht Priorität haben muß, nämlich dem Leben und Wohl des Patienten zu dienen und dafür gemeinsam auf der Grundlage gesicherter, naturwissenschaftlicher Erkenntnisse zu kämpfen. Mit dieser Einstellung wäre uns das Vertrauen der Patienten gewiß und unter ihnen sind schließlich auch die Regierenden.

Vertrauen in den Arzt

Das Vertrauen in den Arzt ist in der Vergangenheit öfters in Zweifel gezogen worden. Dies mag im Einzelfall begründet gewesen sein in unangemessenen diagnostischen und therapeutischen Maßnahmen. Vielmehr liegt der Grund in der Enttäuschung des Patienten darüber, daß der gewünschte Heilerfolg nicht eingetreten ist. Wir sollten im Umgang mit unseren Patienten stets bedenken, daß die erfolgreiche Therapie ohne weiteres aus sich selbst verstanden wird, daß aber die Komplikationen und der Mißerfolg einer besonderen Erklärung und einer verstärkten menschlichen Zuwendung bedürfen. Dies wird nicht abgefangen oder ersetzt durch einen langen Aufklärungsbogen für alle Eventualitäten. Aus den Entscheidungen im Bezug auf die Aufklärungshaftung ist zu erkennen, daß es viel mehr auf das persönliche Gespräch und die individuelle Erklärung ankommt. Die gegengezeichnete Dokumentation eines solchen Gesprächstermins und Stichworte oder Skizzen des Gesprächsinhaltes sind erfreulicherweise mehr wert als seitenlange, standardisierte Aufklärungsbroschüren.

Als ein Indiz für die zunehmende kritische Einstellung unserer Patienten gegenüber dem Arzt wird immer wieder eine steigende Zahl von Arzthaftpflichtfällen vor den Gerichten und Kommissionen der Ärztekammern aufgeführt. Nach Auskunft des Vorsitzenden eines Arzthaftungssenates hat aber die Zahl solcher Gerichtsverfahren seit 1985 nicht zugenommen und in Süddeutschland ist auch die jährliche Zahl der Verfahren bei der Gutachterkommission der Ärztekammern in etwa gleichgeblieben. Es sind derzeit also keine „amerikanischen Verhältnisse" in der Zahl der Haftungsfälle zu fürchten. Eine deutliche Änderung ist allerdings eingetreten bei der Höhe der Forderungen von Kompensationen. Von der Sache her gewinnen betriebliche Unzulänglichkeiten – das Organisationsverschulden – bei der Arzthaftung immer mehr an Bedeutung.

Der Vertrauensbezug zwischen Arzt und Patient ist demnach nicht so gestört, wie es die Überhöhung des Problems in den Medien oftmals vermitteln möchte. Chirurgisches Handeln ist von großer Tragweite und setzt Vertrauen und Empathie voraus und ich hoffe, daß diese persönliche ärztliche Leistung auch in Zukunft wieder den Platz erhalten wird, der ihr unnötigerweise durch unverhältnismäßig hohe Bewertung der Interpretation technisch gewonnener Daten streitig gemacht wurde.

Bildung, Ausbildung

Was ist zu tun im rauhen Wind einer Reform, um die Erwartungen an den Arzt als dem Vertrauten und Helfenden nicht zu enttäuschen? Zuerst muß der Arztberuf weiterhin Wunsch und Verpflichtung – also eine innere Angelegenheit sein. Schon von daher paßt dieser Beruf nicht in einen Rahmendienstplan.

Der Arzt muß dafür sorgen, daß dem Patienten geholfen wird. Die dazu erforderliche Diagnostik muß zielstrebig auf das Problem des Patienten ausgerichtet sein. Betriebswirtschaftliche Überlegungen für die Praxis sind unterzuordnen.

Die Therapie muß unverändert dem Ethos des *Nihil nocere* gehorchen! Dies erwähne ich unter anderem mit Blick auf die ansteigenden Zahlen arthroskopischer Eingriffe mit Manipulationen an Knorpel und Menisken, die zum Teil mehr Alibifunktion als nachweisbaren Nutzen haben. Hat die durch das Endoskop geschaffene Distanz zwischen dem Patienten und der Hand des Chirurgen nicht nur unseren Tastsinn verändert, sondern zugleich auch eine Entfremdung mit sich gebracht?

In der Arthroskopie verführen natürlich auch die Vergrößerungseffekte der Optik dazu, über die Beobachtung des Schadens hinaus instrumentell einzugreifen und Stufen und Rauhigkeiten an Knorpel oder Menisken zu „glätten". Ein Gelenk in seiner komplexen Anatomie und Physiologie kann dadurch allerdings kaum verbessert werden.

An diesem Beispiel der Arthroskopie – oder allgemein der endoskopischen Operationen – wird deutlich, wieviel Wissen und Erfahrung über die sichtbar zu machenden Parameter hinaus nötig sind, um eine Operationsindikation zu stellen, die für den Patienten Hilfe und Heilung bringt. Es ist also mehr denn je die umfassende, kritische Analyse der anamnestischen Angaben, die klinische Untersuchung und der gezielte Einsatz bildgebender diagnostischer Verfahren gefragt, um Sicherheit in der Indikationsstellung zu erreichen.

In allen Krankenhäusern sollte eine ausführliche, patientenorientierte Konferenz täglich im Zentrum der Ausbildung stehen. Vorgetragene Anamnese, Befunde und Therapieempfehlung müssen diskutiert werden – immer wieder aufs Neue – und die Erfahrenen sollten durch Fragen zur Äthiologie, Pathologie, Differentialdiagnose und therapeutischen Alternative die kritische Auseinandersetzung stimulieren und schließlich das deduktive Denken und den Algorithmus für eine fundierte Problemlösung schulen.

Dadurch verringern wir das Risiko für den Patienten und vermeiden weitgehend erfolglose Eingriffe. Mancher unter ihnen wird denken, daß dies doch selbstverständlich sei und keiner Erwähnung bedürfe. Leider ist es aber nicht so.

Wir brauchen naturgemäß handwerklich talentierte, durch häufiges Assistieren und Operieren gut geschulte Chirurgen, die das ganze Konzept der individuellen Behandlung umsichtig bedenken. Dazu müssen wir die Auszubildenden sorgsam betreuen und ihnen viel Aufmerksamkeit und Zeit schenken. Auf solche Weise wird auch die vielerörterte Motivation entstehen. Vermittlung von Erfahrung an seine Kollegen muß ein Bedürfnis des Arztes sein! Billroth hat eine solche Schulung als eine „unbewußte Contagion" bezeichnet.

Für die Publikationen aus klinischer und wissenschaftlicher Arbeit wird sich eine derartige Ausbildung positiv auf die Qualität und angenehm reduzierend auf die Quantität auswirken. „Ein guter Aufsatz kommt selten zu spät" hat mir in diesem Zusammenhang ein Freund offenbart. Er hat diese Weisheit von seinem Lehrer erfahren und sich mit gutem Erfolg daran gehalten; denn kreatives Denken und die Verwirklichung des Gedachten braucht Zeit! Schöpferische Lösungen lassen sich nicht erzwingen; sie brauchen Zeit und Raum zur Reifung.

Zur Ausbildung gehört auch die Öffnung des Blicks durch Förderung von Austauschprogrammen, die nicht nur den Universitäten reserviert sein sollen. Bei den Partnerschaften unserer Städte und Gemeinden mit Kommunen anderer Länder sollten sich nicht nur die politischen Funktionäre gegenseitig besuchen können, sondern diese Möglichkeit sollte auch den Ärzten und dem medizinischen Dienst eröffnet werden.

Es ist nämlich erstaunlich, mit welch unterschiedlichen Methoden und Mitteln gleichartige Probleme der Medizin erfolgreich gelöst werden können. Auch diese Beobachtung ist wertvoll, daß es noch viele Patienten in der Welt gibt, die in der Zeit der Heilung nicht ungeduldig und unzufrieden werden und die Genesung nicht als einfache „Instandsetzung", sondern als besondere Gabe erleben.

Wenn wir einen Überblick über den Stand unserer Zunft, über Stärken und Schwächen erhalten wollen, darf unser Blick nicht voller Genugtuung nur auf das Eigene gerichtet sein!

Für eine gute Zukunft der Unfallchirurgie unseres Landes braucht es begabte, tüchtige und begeisterungsfähige Ärzte, die dem Fortschritt der Technik gewachsen sind. Sie werden künftig nicht nur mit der bereits etablierten computergestützten Bildanalyse zu tun haben sondern in irgend einer Form auch mit computergestützter „Roboter-Chirurgie".

Mit der Dynamik der technologischen Entwicklung wird es jedoch gleichzeitig immer schwieriger zu entscheiden, ob die aktuelle Errungenschaft tatsächlich eine Verbesserung für unseren Patienten mit sich bringt, oder ob die Neuerung vorwiegend ein Produkt industrieller Begehrlichkeit ist, welches den „Medizinmarkt" erobern soll. Nicht nur Faktenwissen, sondern Orientierungswissen gilt es zu vermitteln, um in diesen Entscheidungen sicher zu werden. Die Lehrer an den Universitäten sind hier besonders aufgerufen.

Aus den anerkannten Erfolgen unfallchirurgischer Arbeit erwächst eine besondere Motivation. Theorie und Praxis unseres Fachgebietes sind voller Faszination. Von daher muß um die Zukunft der Unfallchirurgie nicht gebangt werden. Doch wie die meisten erfolgreichen Unternehmungen, so braucht auch die Unfallchirurgie Vorbilder an der Spitze. Für Sie wünsche ich mir, daß Sie handwerklich Gediegenes meisterlich vermitteln, das Interesse an der Analyse und Erforschung von Verletzungen und Erkrankungen wach halten und bei Ihren Mitarbeitern ein Bewußtsein dafür wekken, daß zwischen dem heute medizinisch Machbaren und dem verantwortlichen Wollen und Tun streng zu unterscheiden ist. Die Indikationsstellung ist deshalb so schwierig, weil Gesundheit nicht meßbar ist, sondern vielmehr eine innere Angelegenheit und Übereinstimmung des Menschen mit sich selbst darstellt.

Literatur

Arnold, Martin Michael: Solidarität 2000. Die medizinische Versorgung und ihre Finanzierung nach der Jahrtausendwende. Enke, Stuttgart 1993
Briefe von Theodor Billroth: Hahnsche Buchhandlung. Hannover und Leipzig 1910
Gadammer, Hans-Georg: Über die Verborgenheit der Gesundheit. Suhrkamp, Frankfurt am Main 1993

Ehrungen

Der Präsident

Es ist ein Privileg des Präsidentenamtes, im Namen der Gesellschaft auszuzeichnen und Ehrungen vorzunehmen.

Ehrenmitgliedschaft:
Professor Horst Cotta

Nach dem Beschluß des Präsidiums der Deutschen Gesellschaft für Unfallchirurgie vom 25. Juni 1993 ist es mir eine besondere Freude, Herrn Professor Horst Cotta die Ehrenmitgliedschaft unserer Gesellschaft zu verleihen.

Horst Cotta ist in Berlin geboren und studierte in Berlin und in Zürich. Zusammen mit anderen aus der Schule von A.N. Witt im Berliner Oscar-Helene-Heim hat er sich besonders in der operativen Orthopädie engagiert und er wurde 1967 auf den angesehenen Lehrstuhl für Orthopädie an der Universität Heidelberg berufen. Er führt seit dem mit großem organisatorischen Geschick diese Klinik und hat ihre Leistungsfähigkeit erhöht durch Gründung von Abteilungen für die Behandlung und Rehabilitation von Querschnittsgelähmten, eine Abteilung für Dysmelie, eine für orthopädische Technik und eine Abteilung für Physiotherapie und Sportorthopädie. Darüber hinaus hat er Sektionen für Handchirurgie, septische Chirurgie und Tumorchiurgie geschaffen. Viele seiner Mitarbeiter haben leitende Positionen an Universitäten und namhaften orthopädischen Kliniken übernommen.

Seine Öffentlichkeitsarbeit für die Medizin ist herausragend und er hat erfolgreich die Präsidentschaft für Orthopäden, Plastische Chirurgen und 1986 für unsere damalige Deutsche Gesellschaft für Unfallheilkunde übernommen.

Wegweisend für eine gute Kooperation zwischen Orthopäden und Unfallchirurgen sollen Horst Cotta's Verdienste um unsere Gesellschaft mit der Ehrenmitgliedschaft gewürdigt werden.

Hefte zu „Der Unfallchirurg", Heft 241
K. E. Rehm (Hrsg.)
© Springer-Verlag Berlin Heidelberg 1994

Prof. Cotta

Ein außergewöhnliches Erlebnis, ein außergewöhnlicher Tag in meiner Heimatstadt Berlin. Ich bin Ihnen ganz besonders, Herr Präsident, und dem Präsidium für diese hohe Ehrung dankbar. Vor 35 Jahren – ich war damals Assistent bei A.N. Witt – sagte Walter Schwarz, der große Verdienste für diese Gesellschaft hat, zu mir: „Hör' auf mit der Orthopädie, mach Deine Chirurgie weiter und dann kannst Du eines Tages – er war ja ein typischer Berliner – meinen großen, den ärztlichen Laden, hat er gesagt, übernehmen. Nun, die Universitätsklinik mit A.N. Witt an der Spitze hatte ein leichtes Übergewicht. Aber meine Damen und Herren, ich kann Ihnen versichern, ein Großteil meines Herzens ist bei Schwarz geblieben. Ich habe sehr viele echte Freunde in diesem Kreise gefunden und ich durfte mit Herz und Hand im Präsidium und wichtigen Kommissionen als Orthopäde an der gemeinsamen Sache mitarbeiten und ich habe, wie Sie schon betonten, Herr Präsident, und das ist für mich ein ganz besonderes Erlebnis gewesen, 1986 an dieser Stelle die 50. Jahrestagung der Deutschen Gesellschaft für Unfallheilkunde präsidieren dürfen. Heute bin ich glücklich und stolz dazuzugehören und bin Ihnen sehr dankbar dafür.

Korrespondierende Mitgliedschaft:
Professor P. V. A. Mohandas, Madras

Der Präsident

P. V. A. Mohandas wurde in Madras, Indien geboren. Er hat dort am Medical College Madras studiert. Seine traumatologische und orthopädische Ausbildung erhielt er im Royal Liverpool Children's Hospital in England. Seit 1976 ist er Professor für Orthopaedic Surgery im Kilpauk Medical College in Madras und 1986 hat er das Madras Institute of Orthopaedics und Traumatology gegründet in dem heute moderne Traumatologie und Orthopädie einschließlich der Wirbelsäulenchirurgie durchgeführt wird. Er ist Mitglied nationaler und internationaler wissenschaftlicher Gesellschaften und er hat zahlreiche Kongresse in seinem Land erfolgreich geleitet.

Für seine Verdienste um die Orthopädie in Indien wurde er 1992 vom Präsidenten seines Landes ausgezeichnet.

Seit 1976 hospitiert er fast jedes Jahr in Deutschland und es ist eindrucksvoll wieviel er von unserer traumatologischen Konzeption in seinen Wirkungskreis eingebracht hat.

Für seine Verdienste um die Unfallchirurgie ernennt ihn die Deutsche Gesellschaft für Unfallchirurgie e.V. zu ihrem korrespondierenden Mitglied.

Prof. Mohandas

Professor Dr. U. Holz, President of the German Association of Trauma, my colleagues, ladies and gentlemen, I am indeed conscious of the unique honour, you have bestown on me by electing me as a fellow of your association. I consider your gesture as a great tribute to the fellow surgeons in my country. It is an honour to my State and to my country India. In the last two or three decades, Germany and Germans have exhibited unique and rare trait of helping poverty across the world. By poverty I mean both economic as well as intellectual. And several of you, present on this occasion, several times have visited my country and by lectures, seminars and symposia have indeed developed modern traumatology in my country. You have in the last thirty years helped us to modernize the management of trauma in my country, which the British could not achieve in two hundred years. You have indeed contributed to foster relations between your country and my country and helped to *bring apart or narrow what divides* between East and West. We are indeed very grateful to you for what you are doing to my country. Thank you very much.

Korrespondierende Mitgliedschaft:
Professor Marvin Tile

Der Präsident

Marvin Tile wurde in Toronto geboren und hat an der Universität von Toronto studiert und seine Ausbildung in Orthopädie und Chirurgie erhalten. Er wurde 1965 mit dem Detweiler Reisestipendium des Royal College of Physicians and Surgeons of Canada ausgezeichnet und er konnte dadurch verschiedene Kliniken in Europa besuchen. Auf diese Weise hat er die damals in der Schweiz und in Deutschland schon weitverbreitete Frakturversorgung durch moderne Osteosynthesen kennengelernt. Seit 1971 ist er im Sunnybrook Health Science Centre in Toronto Chef der Orthopädischen Chirurgie und derzeit Chefchirurg dieses Hopitals und Professor der Universität Toronto.

Sein besonderes Interesse galt schon immer der Ausbildung und Fortbildung. Zahlreiche Gastprofessuren und Mitgliedschaften in nationalen und internationalen wissenschaftlichen Gesellschaften zeugen davon. 1991/1992 war er Präsident der kanadischen orthopädischen Gesellschaft und z.Z. ist er Präsident der AO Foundation.

In der Traumatologie hat er insbesondere mit Untersuchungen zur Biomechanik des Beckens und mit einer Klassifikation sowie mit Vorschlägen zum Mangement des Beckentraumas internationales Ansehen erlangt. Er wird als Lehrer und Kliniker außerordentlich geschätzt.

In Anerkennung seiner Verdienste um die Unfallchirurgie wird er zum korrespondierenden Mitglied unserer Gesellschaft ernannt.

Marvin Tile ist vor wenigen Tagen erkrankt, seit vorgestern erfreulicherweise auf dem Wege der Besserung. Hoffentlich kann er nächstes Jahr wieder dabeisein.

Johann-Friedrich-Dieffenbach-Büste für Professor Stephan Perren

Am 25. Juni 1993 hat das Präsidium der Deutschen Gesellschaft für Unfallchirurgie einstimmig beschlossen, die Johann-Friedrich-Dieffenbach-Büste an Herrn Professor Stephan Marcel Norbert Perren zu verleihen.

Stephan Perren wurde in Zermatt geboren und hat an der Universität in Zürich Medizin studiert. Schon während seiner chirurgischen Ausbildung war er im Laboratorium für experimentelle Chirurgie im schweizerischen Forschungsinstitut in Davos tätig, das er seit 1967 leitet. 1992 hat er auch die Leitung des neuen Davoser Instituts für Forschung und Entwicklung der AO-Stiftung übernommen. Bis 1982 hat er sich noch regelmäßig am chirurgischen Notfalldienst des Davoser Krankenhauses beteiligt.

Sein Hauptinteresse galt dem Aufbau einer biomechanischen Arbeitsgruppe, die in der Zwischenzeit mehr als 75 Mitarbeiter umfaßt. Er sorgte für einen kontinuierlichen Ausbau des Laboratoriums, für die Erneuerung der Tierställe, den Aufbau eines Lern- und Übungssystems mit Kunstknochen und für herausragende praktische und theoretische Fortbildungskurse in Davos und anderswo. Er hat die audiovisuellen Lehrmittel sehr früh und erfolgreich eingesetzt.

Neben seiner Forschungstätigkeit in Davos hat er Vorlesungen an den Universitäten Basel, Zürich und Bern gehalten. Er ist seit 1980 außerordentlicher Professor der Universität Basel und seit 1988 Honorarprofessor der Universität Bern. Die Universität Guelph (Kanada) hat ihn 1987 mit der Ehrendoktorwürde ausgezeichnet.

Professor Perren ist Mitglied zahlreicher nationaler und internationaler wissenschaftlicher Gesellschaften, die sich vor allem mit Biomechanik, Metallurgie und der experimentellen Chirurgie im weitesten Sinne beschäftigen. Er hat, wie kein anderer, die Entwicklung der Traumatologie, in Sonderheit die Forschung der Biomechanik und der frakturbezogenen Biologie gefördert und dabei Kollegen aus Deutschland, Österreich und der Schweiz mit großem Erfolg zu schöpferischer Arbeit angeregt.

Für seine Kreativität und seinen Mut zur Innovation und in Würdigung seiner außerordentlichen Verdienste um die Unfallchirurgie wird ihm heute die Johann-Friedrich-Dieffenbach-Büste verliehen.

Prof. Perren

Lieber Uli Holz, Herr Senator, liebe Freunde, lassen Sie mich zwei Gedanken mit Ihnen teilen. Wissenschaftliche Leistung ist äußerst selten eine Einzeltat. Ich möchte in diesem Zusammenhang ein kreatives, begeistertes, interdisziplinäres Team in Davos erwähnen, das die meisten Arbeiten gemacht hat oder ermöglicht hat. Im weiteren liegt es mir daran zu erwähnen, daß für die Wissenschaftler vor allem ein Freundeskreis außerordentlich wichtig ist und bedeutend. Die AO bietet mir Freundschaft, kritische Freundschaft und Unterstützung. Sie hat all' diese Arbeiten auch wirtschaftlich getragen. Ich bin stolz auf diese Gruppe von Freunden, die in den letzten Jahren gezeigt hat, daß sie zu ganz grundsätzlichen Umbrüchen imstande ist. Nicht zuletzt möchte ich meine Familie erwähnen, die all' das mitgetragen und meist auch ertragen hat. All' diese Gruppen, die ich hier erwähne, haben beharrlich und zuverlässig mitgearbeitet.

Vielleicht noch ein zweiter Gedanke. In der Unfallchirurgie, vor allem bei den Knochenbrüchen, vergessen wir oft, daß weit über drei Viertel der Kosten nicht durch die medizinische Tätigkeit erzeugt werden, sondern durch die Folgekosten der Unfälle, durch permanente oder temporäre Arbeitsunfähigkeit oder Rente. Die medizinische Handlung, die sehr oft hochgespielt wird mit ihren Kosten, stellt einen kleinen Teil dar. So gesehen würde ich gerne bemerken, daß die Forschung in diesem Zusammenhang, die Forschung und Entwicklung auf dem Gebiet nicht nur Luxusartikel ist und wir nicht nur Bittsteller sind, sondern wirtschaftlich einen wesentlichen. Faktor darstellen. Ich möchte nochmals herzlich für diese große und geschätzte Ehre danken.

Goldene Ehrennadel
für Professor Dr. med. Dr. phil. Siegfried Borelli

Der Präsident

Siegfried Borelli wurde 1924 in Berlin geboren. Er studierte an den Universitäten in Berlin, Prag und Hamburg und promovierte in Medizin und Philosophie. 1967 wurde er als erster Ordinarius und Direktor der Dermatologischen Klinik und Poliklinik der Technischen Universität München berufen.

Seit 1970 ist er Mitglied unserer Gesellschaft und von ihm wird die Sektion Berufskrankheiten Dermatologie/Allergologie geleitet.

Auf Anregung des damaligen Präsidenten der Deutschen Gesellschaft für Unfallheilkunde, Professor Georg Maurer hat Professor Borelli das Gebiet „Allergologie und Immunologie in der Unfallheilkunde" ständig bearbeitet und auf mehreren Jahrestagungen zu diesem Thema Sitzungen gestaltet. 1979 wurde unter seiner Leitung eine eigene Tagung der Sektion Berufskrankheiten abgehalten. Sein besonderes Interesse galt den allergologischen Auswirkungen von Implantaten bei der operativen Knochenbruchbehandlung.

Zu den Schwerpunkten Berufshautkrankheiten und Allergologie in der Dermatologie und Medizin im Allgemeinen hat er zahlreiche Publikationen, Monographien und Handbuchbeiträge verfaßt.

Professor Borelli ist Mitglied und Ehrenmitglied nationaler und internationaler dermatologischer Gesellschaften und er hat sich auch in den ärztlichen Standesorganisationen engagiert.

Für Ihre besonderen Verdienste um die Unfallchirurgie werden Sie mit der Goldenen Ehrennadel unserer Gesellschaft ausgezeichnet.

Prof. Borelli

Herr Präsident, Herr Präsident der Bundesärztekammer des Deutschen Ärztetages, Herr Senator, meine sehr verehrten Damen und Herren, insbesondere liebe Kolleginnen und Kollegen, es war mir immer eine Arbeitsverpflichtung, dieser Gesellschaft angehören zu können, in die mich – wie erwähnt wurde – Georg Maurer veranlaßt hat, einzutreten. Ohne Zweifel ist es so, daß in dieser Gesellschaft natürlich viele Möglichkeiten bestehen, die weit über das hinausgehen, was die reine Unfallchirurgie anbelangt. Als ich seinerzeit hier Mitglied wurde, war diese Gesellschaft noch eine Gesellschaft der Unfallheilkunde, Versicherungs-, Versorgungs- und Verkehrsmedizin. Nun, meine Damen und Herren, ein Ausschnitt aus diesen verschiedenen Arbeitsbereichen können Sie allein erkennen an der Plurienz der drei heute hier ausgezeichneten deutschsprachigen Mitglieder der Gesellschaft. Herr Professor Cotta vertritt die Orthopädie, d.h. die orthopädische Chirurgie, Herr Professor Perren die orthopädische Mechanik und Biomechanik und die wissenschaftliche Erarbeitung von Hilfsmitteln, mit denen die Unfallchirurgie arbeiten kann. Ich selbst als Dermatologe, Allergologe arbeite wieder mit gleich Interessierten aus der Gesellschaft an den Allergien der Unfallchirurgen selbst, die von diesen leider zu wenig beachtet werden, und wieder an Allergien durch die Hilfsmittel, wenn Unfallchirurgen berufsgemäß tätig werden, operieren und dabei Hilfsmittel implantieren. Es gilt natürlich stets Wege zu suchen, die Entstehung von Allergien auszuschalten. Herr Cotta, Herr Perren und ich verkörpern gewissermaßen das früher durch den Begriff der Gesellschaft für Unfallheilkunde zum Ausdruck gebrachte arbeitsmäßige Umfeld der Unfallchirurgen, die ja das Zentrum darstellen. Was Herrn Professor Perren und mich selbst anbelangt, möchte ich nicht unerwähnt lassen, daß wir nicht allein wissenschaftlich arbeitsmäßig miteinander verflochten sind, sondern auch noch ganz lokal, denn die Arbeitsgemeinschaft Osteosynthese hat ihr Forschungszentrum unter Herrn Professor Perren in Davos. Ich habe zusammen mit meiner engsten Arbeitsgruppe aus der mit unterstehenden Deutschen Klinik für Dermatologie und Allergologie in Davos heraus in Kenntnis der dort mitunter besonders aktiven unfallchirurgischen Arbeit unter Anwendung der Osteosynthese mit der Forschung über Allergien in der Unfallchirurgie und bei der Anwendung der Osteosynthese in Davos ab 1970 zusammen mit dem Kreisspital in Davos begonnen. Ich wiederhole noch einmal zum Abschluß: ich wünsche mir, daß die Deutsche Gesellschaft für Unfallchirurgie über ihr Zentrum hinaus der eigentlichen Unfallchirurgie, die Arbeitsbereiche und Arbeitsgruppen innerhalb der Gesellschaft erhält und pflegt, die um das rein operative Zentrum heraus gebildet worden sind. Man soll ja nicht retirieren, sondern expandieren. Meine Damen und Herren, ich bin natürlich besonders erfreut, als geborener und aufgewachsener Berliner in einer Gesellschaft Mitglied sein zu dürfen, die regelmäßig in Berlin getagt hat und mich damit nach Berlin wieder führte, und auch an dieser Stelle eine Anerkennung empfangen zu haben. Ich danke Ihnen sehr herzlich.

Preisverleihungen

Preis der Vereinigung der Berufsgenossenschaftlichen Kliniken (Herbert-Lauterbach-Preis)

Der Präsident

In der Vereinigung Berufsgenossenschaftlicher Kliniken haben sich die Träger von neun Berufsgenossenschaftlichen Unfallkliniken, zwei Kliniken für Berufskrankheiten und zwei Unfallbehandlungsstellen zusammengeschlossen. Neu hinzugekommen sind seit Oktober 1992 die Träger der künftigen Berufsgenossenschaftlichen Unfallkliniken in Berlin-Marzahn und Halle sowie der Klinik für Berufskrankheiten in Falkenstein. Die im Jahr 1968 gegründete Vereinigung will nach ihrer Satzung auch zur Förderung der wissenschaftlichen Arbeit auf dem Gebiet der Unfallmedizin und der Rehabilitation beitragen.

Aus Anlaß des 100jährigen Bestehens der gesetzlichen Unfallversicherung im Jahr 1985 hat daher die Mitgliederversammlung der VBGK die Stiftung eines Preises für besondere wissenschaftliche Leistungen auf dem Gebiet der Unfallmedizin beschlossen.

Da der langjährige Hauptgeschäftsführer des Hauptverbandes der gewerblichen Berufsgenossenschaften, Dr. Herbert Lauterbach, zugleich Ehrenmitglied der Deutschen Gesellschaft für Unfallchirurgie war, und hierin die enge Verbindung der Deutschen Gesellschaft für Unfallchirurgie mit den Berufsgenossenschaften zum Ausdruck kommt, lag es nahe, den Preis nach ihm zu benennen.

Der Preis, der in diesem Jahr zum siebten Mal verliehen wird, ist mit 10.000,- DM dotiert.

Ich darf Herrn Böhmer, den Vorsitzenden der Vereinigung Berufsgenossenschaftlicher Kliniken bitten, die Preisverleihung vorzunehmen.

Herr Böhmer

Sehr geehrter Herr Präsident, sehr geehrte Damen und Herren,

ich möchte mich zunächst für die Gelegenheit bedanken, den diesjährigen Preis der Vereinigung Berufsgenossenschaftlicher Kliniken im Rahmen der Eröffnungsver-

Hefte zu „Der Unfallchirurg", Heft 241
K. E. Rehm (Hrsg.)
© Springer-Verlag Berlin Heidelberg 1994

anstaltung zur 57. Jahrestagung der Deutschen Gesellschaft für Unfallchirurgie e.V. übergeben zu können.

Das Preisrichterkollegium hat sich große Mühe gegeben, die nach der Preisausschreibung eingereichten Arbeiten zu bewerten. Übereinstimmend sind die Arbeiten von Herrn Dr. Ulrich Brunner, Chirurgische Klinik und Poliklinik der Ludwig-Maximilians-Universität München und Herrn Priv.-Doz. Dr. Axel Ekkernkamp, Berufsgenossenschaftliche Kliniken Bergmannsheil Bochum, als gleichwertig und als die preiswürdigsten Arbeiten beurteilt worden.

Ich darf die Herren Dr. Brunner und Dr. Ekkernkamp bitten, auf das Podium zu kommen.

Sehr geehrter Herr Dr. Brunner, sehr geehrter Herr Dr. Ekkernkamp,

ich habe die Ehre, Ihnen im Namen der Mitgliederversammlung der Vereinigung Berufsgenossenschaftlicher Kliniken den diesjährigen Herbert-Lauterbach-Preis zu überreichen. Zuvor möchte ich aus dem Text der Urkunden und der Kurzbegründung des Preisrichterkollegiums folgendes wiedergeben: Die Vereinigung Berufsgenossenschaftlicher Kliniken verleiht an

Herrn Dr. Ulrich Brunner und an Herrn Priv.-Doz. Dr. Axel Ekkernkamp zu gleichen Teilen den **Herbert-Lauterbach-Preis 1993.**

Bei der Arbeit von Herrn Dr. Brunner

„Die Überbrückung von langstreckigen Schaftdefekten der Tibia durch Segmentverschiebung entlang eines Marknagels"

handelt es sich nach Auffassung des Preisrichtergremiums um eine sehr solide tierexperimentelle Studie, die Originalität besitzt und eine besondere klinische Relevanz hat, da die Wiederherstellung ausgedehnter Tibia-Schaftdefekte nach wie vor eine erhebliche Herausforderung an Behandler und Patient darstellt. Der hier experimentell untersuchte, eingeschlagene Weg könnte diesen langwierigen und häufig komplikationsreichen Weg etwas vereinfachen.

Auch die Arbeit von Herrn Priv.-Doz. Dr. Ekkernkamp

„Die Wirkung extrakorporaler Stoßwellen auf die Knochenbruchheilung"

ist eine sehr interessante tierexperimentelle Studie. Untersucht wurde ein Therapieansatz zur Beschleunigung der Knochenbruchheilung.

Bei dieser Arbeit besticht die klare Darstellung des Experiments und die sehr gute Diskussion der Bedingungen, unter denen die tierexperimentellen Ergebnisse zu sehen sind. Die Arbeit ist von besonderer Originalität und hohem wissenschaftlichem Wert.

Herr Dr. Brunner, Herr Dr. Ekkernkamp, ich übergebe Ihnen hiermit die Urkunde mit eingeheftetem Scheck.

Gerhard-Küntscher-Preis

Der Präsident

Der letzte Preis, den wir anläßlich dieser Veranstaltung zu verleihen haben ist der Gerhard-Küntscher-Preis, den der Präsident des Gerhard-Küntscher-Kreises, Professor Vécsei, überreichen wird.

Prof. Vécsei

Sehr geehrter Herr Präsident, meine sehr verehrten Damen und Herren,

der diesjährige Gerhard-Küntscher-Preis geht an ganz junge Forscher an Frau Dr. Martina Müller, in der Zwischenzeit Frau Dr. Schilling, und an Herrn Dr. Tobias Schilling für ihre Arbeit

„Das systemische akzeleratorische Phänomen (SAP) – lokale Knochenreparatur führt zur systemischen Osteogenesestimulation am Gesamtskelett".

Die beiden haben einen kontrollierten Versuch durchgeführt an Defekten der Rattentibia und konnten neben dem bereits bekannten, lokalen akzeleratorischen Phänomen eine systemische Auswirkung auf das spongiöse Kompartment des Gesamtskelettes beweisen. Das war bis jetzt nicht bekannt. Sie haben auch die Substanzen, die für diesen Effekt verantwortlich zu machen sind, eingekreist. Die Substanzen sind nicht definiert. Und nicht zuletzt der Grund für die Preisverleihung ist die Hoffnung, daß es den beiden gelingen könnte, sie auch zu identifizieren. Frau Dr. Schilling, Ihr Mann ist leider erkrankt, kann also an der Preisverleihung nicht teilnehmen. Sie erhalten die Urkunde für den Gerhard-Küntscher-Preis und den Scheck über zehntausend Mark, in dem Fall geteilt mit Ihrem Mann.

Der Präsident

Nun bitte ich alle im Saal um Vergebung, daß sich dieser Teil der Eröffnung – wie so oft – etwas in die Länge gezogen hat. Das soll aber nicht unsere Aufmerksamkeit schmälern und ich darf jetzt Herrn Professor Walter Jens bitten, den Festvortrag zu unsere Eröffnung zu halten.

Festvortrag

Ärzte und Patienten im Spiegel der Literatur –
Über Chirurgen und Literaten

Walter Jens

Friedrich Grabow kennt sich aus, in Kreisen seiner Klientel; er kommt, wenn man ihn ruft, artikuliert das stereotype *Das hat nichts zu bedeuten,* und zwar „guten Gewissens" – *halb*guten zumindest; denn eines Tages, dies ist gewiß, wird er die Hand eines Notabeln halten, der soeben seinen letzten gefüllten Puter verzehrt hatte: zu spät, um noch einmal Franzbrot und Taube zu rezeptieren.

Dr. med. Friedrich Grabow: Das ist ein Musterexemplar jenes Hausarztes, der seit der Zeit, als Balzac und George Eliot, Trollope und Dickens ihre Romane publizierten, zum festen Bestand der guten Gesellschaft gehört, ranggleich mit den Juristen, denen die Besorgung der Rechtsgeschäfte obliegt, und den Theologen, natürlich, die, zumindest am Sonntag, auf das Wahren von Ordnung und Sitte bedacht sind.

Hier Hagenström, da Wunderlich (oder Pringsheim) und dort, wir bleiben bei den „Buddenbrokks", Friedrich Grabow: So lautet die Trias der außerfamiliären Honoratioren in der Literatur des neunzehnten, ins zwanzigste hineinreichenden Jahrhunderts. Und der Mediziner immer voran: „Der Arzt", läßt Goethe brieflich verlauten, „hat den Vorteil, daß er in allen Fällen brauchbar, und gerade am willkommensten ist. wenn es am übelsten hergeht" ... also in den letzten Stunden zum Beispiel, in der die Mediziner zu beweisen haben, daß sie nicht nur um die Grenzen ihrer Heilkunst wissen, sondern ihre Kenntnis auch einfühlsam und taktvoll zu umschreiben verstehen: Man beginnt, wie der gute Grabow, mit dem Satz: „Für irgendwelche ernstliche Beunruhigung ist ... platterdings keine Ursache vorhanden", läßt hernach, eher beiläufig (aber mit ernster und korrekter Verbeugung) das Wort „pneumonia" fallen, weil das beruhigender klingt als *Lungenentzündung,* um ein paar Tage später, immer noch in umschreibender Rede, aber der Wahrheit schon näher, hinzuzufügen: „Ja, mein lieber Herr Senator ... wir haben es nicht verhindern können, es ist nun doppelseitig, und das ist immer bedenklich."

Lübeck, im Herbst 1835, ein Oktober-Donnerstag: die Familie Buddenbrook ist versammelt, man erwartet Hausfreunde, für vier Uhr nachmittags – und zwar, hanseatischen Bräuchen entsprechend, *auf ein ganz einfaches Mittagsbrot ...* und das bedeutet, die Tische drohen zu bersten, wenn die Gerichte, zubereitet nach Rezepten aus Julia Manns Kochbuch, aufgetischt werden, vom „kolossalen, ziegelrot panierten

Hefte zu „Der Unfallchirurg", Heft 241
K. E. Rehm (Hrsg.)
© Springer-Verlag Berlin Heidelberg 1994

Schinken mit der obligaten Schalottensauce bis zum Plettenpudding", der, wie üblich, das Diner krönt – vor dem Käse-Dessert.

„Die Teller wurden gewechselt", schreibt Thomas Mann. *Mehrfach* gewechselt, und das bedeutet, daß einer aus der fidelen Talfelrunde sich zurückziehen muß – Friedrich Grabow, der Hausarzt: der *gute* Grabow, wie er genannt wird. (Gegen Ende des Buchs schon ergraut, aber einem jüngeren – und weniger sympathischen – Kollegen namens Langhals (einem Schönling, der die Visiten im Zylinder absolviert) immer noch assistierend.)

Wo man viel ißt, heißt die Devise, wird der Doktor nicht arm; er hat seine Rezepte, wenn die Jungen und Alten, nach gehabtem Mittagsbrot, unter Beschwerden leiden: „Mir ist *verdammt* übel" wimmert Christian, der Gymnasiast, *verdammt* gesperrt gedruckt, denn eine solche Ausdrucksweise ziemt sich unter lübischen Patriziern nicht; der Arzt jedoch kümmert sich nicht um die Diktion, sondern die Pulsfrequenz: „Sein gutes Gesicht schien noch länger und milder geworden zu sein: 'Eine kleine Indestigation ... nichts von Bedeutung ... Es dünkte das Beste zu sein, ihn zu Bette zu bringen ... ein bißchen Kinderpulver, vielleicht ein Tässchen Kamillentee zum Transpirieren. Und strenge Diät, Frau Konsulin. Ein wenig Taube, ein wenig Franzbrot.'"

Kurzum, der wahre Hausarzt, wie die Literatur ihn ein Jahrhundert lang beschrieben hat, wiegelt ab, doch er lügt nicht; er beschwichtigt, aber dies in einer Art, die anzeigt: *Es geht zu Ende*. (Wenn, nur aus Schonung für die Angehörigen natürlich, die sich nicht länger überanstrengen sollten, eine barmherzige Schwester herbeigeholt oder dem fernen Sohn nicht etwa eine brandeilige Depesche, sondern „ein kleines Telegramm" geschickt werden soll, dann weiß der Leser, daß er bald Zeuge des Todeskampfs, des Exitus und der funebren Festivität sein wird.)

Natürlich, ich möchte nicht mißverstanden sein, gibt es in der Reihe der von den Literaten beschriebenen Ärzte auch Scharlatane – die zuallererst –, auch Pseudowissenschaftler, skrupellose Geldeintreiber. Dilettanten und alberne Käuze, von Jean Pauls Dr. Katzenberger bis zu Tolstojs korrupten Gesellen – auch ein präfigurierter KZ-Arzt, der Doktor in Büchners „Woyzeck" gehört dazu: aber die große Mehrheit der Mediziner ist von Grabows und nicht von Rasputins (oder gar Mengeles) Schlag.

Die Hausärzte, einerlei, ob sie nun bei Fontane oder Stifter als Haupt- und Nebenfiguren agieren, beherrschen ihr Handwerk, aber, wichtiger noch, sie kennen, als alte Vertraute, auch die Kunst verständiger Psychagogie, wissen, meist generationenlang tätig (die Ärzte in der Literatur erreichen im allgemeinen ein gesegnetes Alter), die Seelenlage ihrer Patienten (*utriusque generis)* im allgemeinen schon auf den ersten Blick zu erkennen und ihre Anweisungen danach zu richten.

Wenn Effi Briest dem alten Doktor Rummschüttel, der schon ihre Mutter behandelte, die Krankheits-Symptome beschreibt: „Ach, Herr Geheimrat, ich komme in Verlegenheit, Ihnen auszudrücken, was es ist. Es wechselt beständig. In diesem Augenblick ist es wie weggeflogen ... Mein Papa leidet an Neuralgie ... vielleicht ein Erbstück von ihm", dann konstatiert der Arzt sogleich: „Schulkrank und mit Bravour gespielt. Evastochter comme il faut" – aber er läßt sich's natürlich nicht anmerken (das souveräne, an der Grenze von Spiel und Ernst angesiedelte Eingehen auf die Patienten ist ein zentraler Topos der literarischen Beschreibung familiärer Mediziner), sondern verschreibt Aqua Amygdalarum amarum, eine halbe Unze, sowie Syrupus florum Aurantii, zwei Unzen: ein Medikament, das, dank seiner lateinischen Formulierung, der Patientin das Gefühl des echten Krankseins gibt, während es sich in Wahrheit nur um Bittermandelwasser und Orangenblütenhonig handelt: Wir dürfen gewiß sein, daß der Apotheker Fontanes das Rezept mit pharmazeutischem esprit gewählt haben wird.

Rumschüttel, der, in seiner Jugend, als *Damenmann* galt – will heißen: als vorzüglicher Kenner der weiblichen Psyche, gehört zu jenen Artfiguren der Literatur, deren Menschlichkeit darin besteht, daß sie, eher amüsiert als verärgert, die Inszenierungen am Krankenbett mittragen, aber den Spaß unverzüglich in Ernst, Entschiedenheit und insistierende Bitten verkehren, sobald es um Tod und Leben der ihnen Anvertrauten geht: Wenn kein Brunnenwasser und kein Sich-Ergehen im Prinz Albrecht'schen Garten mehr hilft und der Gedanke an eine Badekur der Patientin geradezu Grauen einflößt (Kein Wunder: Es war in Schlangenbad, wo Effi erfuhr, daß ihr Ehebruch entdeckt worden sei), dann hat der Familienarzt seine Pflicht zu erfüllen – unbesorgt um den Einbruch ins Privateste.

„Gnädigste Frau!" (so Rumschüttel an Frau von Briest) ... „Es geht so nicht weiter ... Verzeihen Sie einem alten Mann dies Sicheinmischen in Dinge, die jenseits seines ärztlichen Berufes liegen. Und doch auch wieder nicht, denn es ist schließlich auch der Arzt, der hier spricht und seiner Pflicht nach, verzeihen Sie dies Wort, Forderungen stellt." Forderungen, die, wie wir wissen, erfüllt werden: Effi kehrt heim, nach Hohen-Cremmen – freilich nur, um, nach einem letzten kurzen Glück, an einer Krankheit zu sterben, die, wie keine andere, die Schriftsteller fasziniert hat: die Schwindsucht.

Gepflegt von ihren Eltern und betreut von einem Arzt, der, wiewohl nur einfacher Landdoktor, nicht minder urban als Friedrich Grabow zu parlieren versteht: „Daß Sie so fiebert, gefällt mir nicht. (Herr von Briest), aber wir werden es schon wieder runterkriegen, dann muß sie nach der Schweiz oder nach Mentone. Reine Luft und freundliche Eindrücke, die das Alte vergessen machen" – woraufhin Herr von Briest („eigentlich weit über seine Verhältnisse", pflegte Fontane zu sagen) das Wort *Lethe* hinzufügt. „Ja, Lethe", lächelte Wiesicke. „Schade, daß uns die alten Schweden, die Griechen, bloß das Wort hinterlassen haben und nicht zugleich auch die Quelle selbst."

Hausbesuche also, familiäres Dabeisein in guten und erst recht in schlechten Tagen, Visite am Krankenbett: Das sind die Situationen, in denen die Literatur Ärzte, Patienten und Angehörige agieren und ins Gespräch kommen läßt – und zwar aus gutem Grund. Praxen, Wartezimmer, Besuchszeiten: dergleichen gab es nicht vor der zweiten Hälfte des neunzehnten Jahrhunderts – auch nicht für Chirurgen: Wenn der große Theodor Billroth seinen Tagesablauf beschreibt, dann beginnt er den Bericht mit der Erwähnung der Hotel-Lohndiener, die „Stunden für Konsilien" von seiten des Meisters verlangen – wer auf sich hielt, durfte, zwischen St. Petersburg und Budapest, erzählen, wie Geheimrat Billroth im *Imperial* oder *Sacher* die Appendicitis kuriert habe. Zuerst, nachzulesen in einer Eintragung vom 5. März 1890, kamen Besuche „bei gestern privat Operierten", danach erst der Dienst in der Klinik. Ein Bruch wurde durch den Chirurgen im Hause behandelt – wenn der Patient sich weigerte und die Angehörigen handgreiflich wurden, half oft nur die List: Von Johann Friedrich Dieffenbach, einem berühmten Berliner Chirurgen, wird – nachzulesen in Edith Heischkel-Artelts Studie „Die Welt des praktischen Arztes" – berichtet, daß Dieffenbach zu einer Patientin, die an einem eingeklemmten Bruch litt, nur mit Hilfe einer List vordringen konnte: im Schutz von einer Schar glücklich Operierter aus gleichem Milieu.

Gut, das ist eine Anekdote: doch wo findet sich eine literarische Beschreibung der Praxis von Armenärzten, von Gesprächen nicht im Ambiente des lübischen oder märkischen Patriziats, sondern im Londoner East-End, oder in Berlin-O? Nun, es gibt sie – geschrieben von einem Mann, der, wie so viele, von Smollett über Conan Doyle und Cechow bis hin zu Gottfried Benn, Mediziner und Poet in Personalunion war: Alfred Döblin – ein Kassenarzt von Profession, tätig auf dem Feld der Nerven- und Gemütsleiden im Umkreis des Alexanderplatzes: einer der wenigen, der die „Gebildeten" mit Vergnügen verließ, weil er seine Leistungen für nicht kaufbar ansah und sich dort wohler befand, wo Arzt und Patient – nachzulesen in dem Essay „Arzt und Dichter" – einander anonym begegneten, da das Finanzielle von vornherein aus dem Spiel blieb.

Alfred Döblin – ein Autor, der freimütig bekannte, er würde, wenn die Zustände ihn drängten, lieber die Schriftstellerei als den inhaltsvollen, anständigen. wenn auch sehr ärmlichen Beruf eines Arztes aufgeben – ein Mann, dem keine Konsulin Buddenbrook und keine Baronin Innstetten begegnete? Gewiß! Wohl aber ein Franz Biberkopf, eine Prostituierte namens Mieze und ein Zuhälter, der Reinhold heißt – Figuren, die so präzise, überzeugend und ergreifend wahrscheinlich nur ein Arzt beschreiben konnte – einer, der das Milieu kannte und zugleich die Distanz des erfahrenen Mediziners und Psychologen besaß – ein Mann, der am Alex so gut wie zuhause war wie in der Nervenheilanstalt von Berlin-Buch, und darum seine literarische Kundschaft mit der gleichen Einfühlungskraft und Phantasie darstellen konnte wie die Klientel im Wartezimmer: „Lauter Männer, an die zwanzig Männer, eine einzige alte Frau in der Ecke ... einer kommt herein; er sieht mich zweifelnd an, ich sei wohl ein Vertreter von dem Fräulein Doktor, und ich geleite ihn brüderlich zur Tür; er hat sich ... in der Hausnummer geirrt: aber das schadet nichts, sagt er, nächstes Mal kommt er zu mir, falls sie ihn gesund schreibt."

Der Arzt, wie die Literatur ihn darstellt, ist nicht nur Kenner der Anatomie, des Seelenhaushalts und der psychologischen Prädispositionen seiner Patienten – er kennt auch ihr soziales Umfeld, kümmert sich – man denke an Stifters „Aus der Mappe meines Urgroßvaters" oder Balzacs „Landarzt" – um die Verbesserung von dörflichen Infrastrukturen, um ökologische Eingriffe, Meliorierung der Landwirtschaft, Schutz der Gesunden durch Absonderung der Kretins ... immer nach der Devise: Schone die Armen, aber genier dich nicht, die Reichen zur Kasse zu bitten.

Der Arzt – ein Ratgeber in Lebensfragen: Ja, so hat ihn zumal der Roman des 19. Jahrhunderts beschrieben. Dann aber gesellte sich zu den Freundlich-Schlichten, dem *guten* Doktor und verläßlichen Freund, in der Jahrhundertmitte, eine species anderer Art: Der geniale Wissenschaftler und besessene Forscher, der Mann mit den vielen Büchern und meisterlich gehandhabten Geräten – Mitglied der Akademie der Wissenschaften und Praktiker in einer Person –. Ein Arzt wie Balzacs Despleins, der, im Roman „Modeste Mignon", selbst eine Blinde zu kurieren versteht – kein Wunderheiler. sondern ein Heros des kommenden, von der Naturwissenschaft geprägten Zeitalters – dazu einer, der zu imponieren und seiner Klientel Respekt einzuflößen versteht: „Modeste war erstaunt, wie kostbar die Zeit für diesen berühmten Mann war; sie sah, daß sein Reisewagen voll von Büchern war, die der Gelehrte auf seiner Rückkehr nach Paris lesen wollte; am Abend vorher war er abgereist und benutzte so die Nacht zum Fahren und zum Schlafen. Die schnellen und klaren Antworten, die Despleins auf jede Antwort von Frau Mignon hin abgab, sein kurzer Ton und sein Auftreten: alles gab Modeste zum ersten Mal eine richtige Vorstellung von einem Genie."

In einem – hoffentlich bald zu schreibenden – „who is who" besonderer Art, einem Kompendium, in dem die literarischen Figuren, Beruf für Beruf, aufgeführt sind, würden die Ärzte deshalb einen Primpart spielen, weil sie sich zugleich als ehrenwerte, am Familientisch der *upper ten* gern gesehene Praktiker, wie als geniale, aber dank ihrer Tätigkeit, dem Alltag nicht entfremdete Forscher präsentierten. („Despleins (war) ein Mensch, dessen unermeßliches Talent darin bestand, bereits gefundene Gesetze gut anzuwenden, mit Hilfe einer natürlichen Gabe die kleinsten Wesenheiten jedes Temperaments zu beobachten und die von der Natur für die Operation gegebene Stunde wahrzunehmen": Besonderheiten der Physiologie und Klimatologie – antizipiert von der Literatur!)

Welch eine imposante Phalanx stellt sich uns vor, wenn wir die Wissenschaftler unter den Ärzten: gespiegelt durch das Medium der Poesie, aneinanderreihten: den großen Despleins (mitsamt seinem Schüler Bianchon, der Balzac so nah stand, daß der Romancier auf seinem Sterbebett sagte: „Ach, wäre doch Doktor Bianchon hier – er, als einziger, könnte mir helfen") – und dann Dr. Lygdate natürlich, in George Eliots Roman „Middlemarsh", den ersten Mediziner der Weltliteratur, der, dank seiner Besessenheit und der damit verbundenen Zurückstellung seiner Familie das Seufzen von Tausenden Arztgattinnen unserer Tage literarisch antizipiert: „Wer einen Kliniker heiratet, teilt Tisch und Bett mit einem Phantom."

Arme Mrs. Lygdate! Verehelicht mit einem Mann, der familiäre Verpflichtungen („Ich habe schließlich auch noch eine Familie" schreibt Billroth – mit einem Seufzer!) der Wissenschaft gegenüber für nachgeordnet hält: „Lygdate ... las bis weit über Mitternacht hinaus; und bei diesem pathologischen Studium ging er mit viel kritischerem Blick auf Einzelheiten und Beziehungen ein, als er beim Eindringen in die komplizierten Verhältnisse von Liebe und Ehe je für nötig befunden hätte, denn dies waren Gebiete, über die nach seiner Meinung die Literatur und das überlieferte Wissen, das Männer einander in heiteren Gesprächen weitergeben, hinreichend informiert hätten" – eine These, die nicht etwa ein weltfremder Gelehrter artikuliert, sondern ein Mann, der Theoretiker und Praktiker in einer Person ist: glücklich in einem Beruf, der ihn zu höchster geistiger Tätigkeit reizt und trotzdem „in gutem warmen Kontakt mit seinen Nächsten erhält."

An den Hohepriestern der Forschung gemessen, einem Mann wie dem aus Deutschland nach Amerika emigrierten Schüler von Koch und Helmholtz, Max Gottlieb, dem wahren Helden von Sinclair Lewis' Arztroman „Arrowsmith" (auf deutsch: Dr. med. Arrowsmith), ist Lygdate übrigens eher eine moderate Figur.

Wissenschaft als Religion! Der Forscher: ein Mann. der alles, was existiert, für ein Element erklärt, das unwiderruflichen Gesetzen untertan ist, und der sich zu schade dafür ist, auf die Straße zu gehen, um den Leuten zu erklären, wie sehr er sie liebe: Das ist erst eine Vision des 20. Jahrhunderts, die 1925 in Sinclair Lewis' Roman formulierte Magna Charta naturwissenschaftlich-medizinischer Forschung – freilich, wie sich versteht, nicht ohne Ironie vorgetragen. Wenn Ärzte diskutieren, und sie debattieren in Lewis' Roman unentwegt miteinander, dann ist der forschende Arzt nur *eine* species medicinae, freilich die erlauchteste (wenngleich durch die Leidensgeschichte seines Fürsprechers infrage gestellte); doch es gibt noch andere – und alle werden, mit ihrem pro und contra, bedacht. Wie – fragen sich die Jungmediziner unter dem Aspekt: „What shall we do after graduation?" – lebt man als Arzt am sinnvollsten? Als Allgemein-Mediziner: „heiter und vernünftig, gelassen unter weit offenen Himmeln? – halb Priester und halb Vater? Sehr edel also – doch vielleicht ein bißchen schlicht" Oder eher als Gynäkologe: herzlich willkommen geheißen von gesprächigen Frauen, mit einer Tasse Tee in der Hand? Aber das Elend dabei! Die Verzweiflung im Antlitz sterbender Mütter! Bleibt also – die Chirurgie: „Surgery! Drama! Fearless nerves! Adoring assistants ... make money!" Chirurgie: Die Domäne der Könige: „The operator: the lion, the eagle, the soldier among doctors."

Freilich: ein bißchen verkommen sei sie schon, eher monetär als szientifisch strukturiert, die Chirurgie – und ihre Vertreter: brauchbare Handwerksmeister (merely good carpenters) und leider nicht wahre Künstler.

Am Ende bleibt offen, wem unter den medizinischen Disziplinen die Siegespalme gebührt ... und diese Offenheit, die Sinclair Lewis, durch den Bakteriologen Paul de Kruif verläßlich beraten, zum Struktur-Prinzip eines Romans erhoben hat, in dessen Mittelpunkt die Frage steht: „Worauf darf medizinische Forschung sich einlassen, und wo sind ihre Grenzen?", diese Offenheit kennzeichnet auch die Literatur, wenn sie das Verhältnis zwischen Arzt und Patient zu beschreiben versucht.

Offenheit meint: Die Frage bleibt in der Schwebe, ob der Mediziner mehr durch Distanz oder durch Kompassion, durch kühle Behandlung des Falls oder durch Mitleiden mit einer bestimmten, ihm anvertrauten Person zu wirken vermag. Hier wie anderswo werfen die Schriftsteller Fragen auf, aber die Antworten kennen sie nicht. Dafür ist ihr Respekt vor den Ärzten zu groß – kein Wunder, daß viele der eindrucksvollsten Figuren der Dichtung des zwanzigsten Jahrhunderts Mediziner sind, an deren Beispiel zum ersten das Verhältnis von Aufklärung und Glaube, humanem Ethos und vorgegebener religiöser Verpflichtung, zum anderen aber, wichtiger noch, die Dialektik von Rationalität und Erbarmen dargestellt wird: Wie spricht ein Arzt zu einem ihm bekannten Patienten – das Problem von Carson Mc.Cullers' Roman „Uhren ohne Zeiger", wenn er ihm erklären muß: „Sie haben Leukämie"? Wie verwandelt der Sachwalter der Heilkunst sein aufs Quantifizieren angelegtes Wissen in die Qualifikation angesichts des *einen*, über ein Leben entscheidenden Falls, der kein Fall ist, sondern konkretes Leiden einer menschlichen Existenz? (Dargestellt in Camus' Roman „Die Pest".) Was sagt der Freund, der Arzt Dr. Robert Klopstock zu seinem Patienten Franz Kafka, der ihn mit den Worten um eine finale Morphium-Dosis bittet: „Töten Sie mich oder Sie sind ein Mörder"? Wie krank *darf* und wie gesund *muß* ein Arzt sein, um in jener Grenzsituation nicht einer handlungslähmenden Identifizierung mit der elenden Kreatur zu verfallen, die der Arzt in Hofmannsthals Drama „Der Turm" mit den Sätzen charakterisiert: „Die ganze Welt ist gerade genug, unser Gemüt auszufüllen, wenn wir sie aus sicherem Haus durchs kleine Guckfenster ansehen ! Aber wehe, wenn die Scheidewand zusammenfällt!"

Wieder und wieder hat die Literatur jene Grenzsituation zu beschreiben versucht, in der dem Arzt die Gefahr droht, selbst zum Patienten zu werden, weil er plötzlich erkennt – Cechows Erzählung „Krankensaal Nr. 6" –, was es bedeutet, ein Leben als

Vernichteter verbringen zu müssen: und dies, zumal in den Bezirken der Psychiatrie, womöglich noch grundlos: eingewiesen von einem Arzt, der, dank seiner Gleichgültigkeit, eher zu den „Anderen" gehört als der Patient, der sich plötzlich als ein Genie erweist, das Phantasie und Scharfsinn miteinander verbindet.

Und nun sage niemand, das Problem des Arztes, dessen Größe sich danach bemißt, in welcher Weise er den seiltänzerischen Akt zwischen Distanzierung und Sich-Hineinversetzen, zwischen unabdingbarer Kälte und nicht minder gefordertem Erbarmen zu meistern versteht ... dieses Problem sei ein Psychiater- oder Internisten-Problem und gehe den Chirurgen allenfalls in zweiter Linie an. Operateure seien nun einmal Praktiker und keine meditierenden Künstler-Naturen.

Einspruch – Einspruch im Namen eines Operateurs, der zu den Ersten seiner Zunft gehörte: Otto Nordmann, der – allen Löwen und Adlern ins Stammbuch geschrieben! – auf der vierundsechzigsten Tagung der deutschen Gesellschaft für Chirurgie die These vertrat: „Die Chirurgie ist nicht nur eine Wissenschaft, sondern auch eine Kunst. Fehlt dem Chirurgen ... künstlerische Begabung, so wird er immer nur mäßige Erfolge erzielen. Legen Sie sich stets die Frage vor: Würdest du bei dir unter den gleichen Bedingungen den beabsichtigten Eingriff machen lassen und deine Nächsten unter derselben Bedingung auch operieren? Geben Sie sich nach jedem Mißerfolg Rechenschaft darüber, ob Sie an dem unglücklichen Ausgang Schuld waren und ob dieser vermeidbar gewesen wäre, wenn Sie anders gehandelt hätten!"

Kein Zweifel, das klingt, als habe ein Schriftsteller einem Chirurgen über die Schulter geschaut und ihm Sätze souffliert, die genausogut, bei S. Fischer veröffentlicht, in einem Roman wie einem chirurgischen Verhandlungsbericht stehen könnten.

Die Grenzen zwischen den Disziplinen sind fließend; wenn im Bezirk der *belles lettrés* Chirurgen auftauchen, dann sind sie, entgegen landläufigem Vorurteil, im allgemeinen redegewandt, und gehören derart in die Reihe der von Friedrich dem Großen geforderten *lettrés*. (Wobei freilich zu berücksichtigen ist, daß der Begriff *lettré* in Berlin zu einer Zeit in Ehren gesetzt wurde, als die Operateure noch weit davon entfernt waren, dem illustren Kreis der akademischen Ärzte zuzugehören, und sich eher in examinibus bewähren mußten, deren Kuriosität Tobias Smolletts Roman „Die Abenteuer des Roderick Ransom" auf den Begriff bringt: „Was würden sie unternehmen, Herr Kandidat, wenn man Ihnen in einem Seegefecht einen Mann brächte, dem eine Kanonenkugel den Kopf weggenommen hätte?")

Später aber, seit der Nobilitierung der Chirurgen, sind Operateure und Poeten Geschwister geworden ... und dies schon seit Goethes Tagen: Wilhelm Meister war, auch wenn sich das noch nicht herumgesprochen hat, schließlich Chirurg – ein gebildeter, der Sprache weiß Gott mächtiger Wundarzt, der sich für seine Profession im Hinblick auf die von ihm vorgetragene These entschied, daß man den Chirurgen alle Zeit – jetzt! In diesem Augenblick ! – brauche, den Internisten nur en passant.

Wilhelm Meister, wie ihn Goethe reden läßt, denke ich, ist ebensowenig ein Stilist zweiten Grades wie Hofrat Behrens im „Zauberberg" Thomas Manns – ein wenig burschikos parlierend, gewiß („Nun muß ich zu einem Moribundus", sagte er (zu Hans Castorp), „auf siebenundzwanzig hier. Finales Stadium, wissen Sie. Durch die Mitte ab. Fünf Dutzend Fiaskos Oxygene hat er gestern und heute noch ausgekneipt, der Schlemmer. Aber bis Mittag wird er wohl ad penates gehen. Na, lieber Reuter", sagte er, indem er eintrat, „wie wäre es, wenn wir noch einen den Hals brächen") ... in der Tat, etwas korpstudentisch spricht er schon, der nach der Natur gezeichnete Hofrat (sein Vorbild heißt: Jessen), aber nicht ohne Geist, dazu von klarer Erkenntnis geleitet, was Laien von einem Mediziner sprachlich zugemutet werden kann: Als Hans Castorp, der zu ahnen beginnt, daß sein Vetter an Kehlkopftuberkulose erkrankt sei, sich dem Chefarzt mit der Frage „Larnyx?" nähert: Dilettant, der Castorp ist, kommt ihm Behrens nicht etwa mit einer Przyrembel-Korrektur, sondern sagt nur „Laryngea", ohne sein Gegenüber darüber aufzuklären, daß er natürlich die Laryngea tuberculosis meine – und nicht etwa die luetische oder karziöse Kehlkopferkrankung.

Kurzum, der Hofrat spricht, wie sich's für einen guten Literaten geziemt (und einen guten Rhetor erst recht), situativ und adressatenbezogen, stellt sich auf sein Gegenüber ein und beachtet damit auch, in parlierendem Umgang, jene eigenwillige Souveränität, die er bei dem von Thomas Mann mit Hilfe immer neuer Variationen beschriebenen Anlegen des Pneumothorax bewahrt.

Kein Zweifel, daß der Horizont der Literaten sich erweitert hat: Waren vor hundert Jahren Landärzte die Beherrscher der Szene, so haben ihnen heute Operateure und Gynäkologen den Rang abgelaufen – zumindest im Bereich der Fortsetzungsromane, wo sich mittlerweile eine kaum reflektierte Hierarchie durchgesetzt hat: Chirurgen und Gynäkologen im Penthouse, Internisten in der Beletage und Urologen im Keller: Was zählt schon eine Prostata-Ektomie, verglichen mit einer Bypass-Versorgung?

Gottlob, daß, nach dem Blick in die Niederungen der Trivialliteratur, sich der Horizont des dem Thema „Arzt und Patient" nachsinnenden Betrachters rasch wieder erweitert; wenn der Leser den Disput zwischen Internisten und Chirurgen im Drama „Professor Bernardi", einem Stück, das mit zwei Ausnahmen nur aus Ärzten besteht, oder, in Camus' „Pest", die Auseinandersetzung, hier Dr. Rieux, dort Peter Paneloux, über die Absurdität des kindlichen Sterbens verfolgt – dankbar dafür, daß die Schriftsteller, die nicht Medizin studiert haben, bis zum heutigen Tag den Rat der Sachkundigen einholen – und sie tun gut daran ... wie gut, das zeigt der Briefwechsel zwischen Thomas Mann und dem kundigen Arzt Frederick Rosenthal, in dessen Folge der Poet, bei der Schilderung von Frau von Tümmlers Unterleibs-Erkrankung, in der „Betrogenen", davor bewahrt wurde, einen Gebärmutterkrebs mit einem von den Eierstöcken ausgehenden Karzinom zu verwechseln.

Ja, sie respektieren einander, die Ärzte und Literaten – und wissen wechselseitige Sachkenntnis zu schätzen – auch Hochachtung übrigens: Emile Zola schloß nicht ohne Grund die „Rougons-Macquarts" mit der Meditation über einen Arzt ab, Dr. Pascal, der die Geschichte seiner Familie im Stil einer von Erkenntniswillen und gnadenloser Introspektion bestimmten Pathographie beschrieb.

Literatur und Medizin im Wechselgespräch: da wird, auf die gemeinsamen Forschungsobjekte, die Patienten, bezogen, ein Dialog geführt, bei dem, in wenigen, aber umso markanteren Fällen, die medizinische Beschreibung von Tatbeständen, unter artistischen Aspekten, nicht hinter der literarischen zurückbleibt, so daß eine künftige, nicht länger mehr Literatur mit Belletristik verwechselnde Geschichte der deutschen Prosa zumindest drei Mediziner ranggleich an die Seite Fontanes oder Thomas Manns rücken sollte: einen Psychoanalytiker – natürlich Freud: seine Anamnesen haben den Rang von künstlerisch perfekten Novellen –, und dann zwei Operateure, einen Pathologen, Rudolf Virchow – man denke an die Beschreibung der Notleidenden in Oberschlesien –, und einen Chirurgen, Theodor Billroth, von dem zum Beispiel zu lernen ist, anschaulich und geistreich, wie der Tagesablauf eines medizinischen Großmeisters gegen Ende des letzten Jahrhunderts verlief: „Endlich zur Klinik! Assistenten, Operateure, Direktionserlässe, jeder will etwas. *Himmelsakrament*, es ist schon 20 Minuten nach 10 Uhr!

Zwei Stunden Schulmeisterei und Operation, die über zwei Stunden dauert. Kühne Vorsicht, endlich Sieg. Alles geht gut. Rasch zwei Glas Kognak! Zu Haus: Sechs Patienten, teils mit Bagatellen, teils unheilbar: Lüge, Lüge als Trost. 15 Minuten für *Five o'clock tea* mit Familie. Nun wieder vier Krankenbesuche . . . Eine halbe Stunde Ruhe. Welch ein Glück! " Ruhe? Wirklich? Wenn Lektüre, Konzert, nächtliches Briefeschreiben, oft weit über Mitternacht hinaus, Ruhe bedeutet ... dann allerdings!

Auf Billroth blickend, stelle ich mir vor, träten die Meister des Heroenzeitalters, Langenbeck, Volkmann und Esmarch (die meisten von Adel) in die Versammlung der Unfallchirurgen ein: in Uniform oder im Gehrock, allesamt Männer (Frauen waren erst nach 1918 zu Kongressen zugelassen), kuriose Gestalten darunter (Volkmann mit Samtjacke und knallbuntem Binder); man setzte sich, prüfte die Tagesordnung und hörte den Redenden zu: wie, frage ich mich, lautete das Urteil, im Hinblick auf die Vortragenden dieser Tagung? Großes Erstaunen: Wie viel farbiger, konkreter, aber auch kontroverser werde heute gesprochen als zu Beginn des Jahrhunderts! Und mit welcher Exaktheit, dabei!

Kann, fragt mit den großen Chirurgen von gestern auch, hier und jetzt, der Schriftsteller, ein Thema fachspezifischer sein als die geschlossene Marknagelung nach Gerhard Küntschers Methode? Falsch, ganz falsch! Sobald Otto Nordmann die Arena mit den Worten betritt: „Wenn Herr Küntscher erst einmal so viele Knochenbrüche behandelt hat wie ich und dann ebenso viele gute Erfolge gemacht hat wie (in den von ihm vorgeführten) fünf Fällen, dann werde ich mich bekehren lassen", beginnt dem Hörer der Atem zu stocken, und er spürt, hier beginnt, über Jahrzehnte hinweg, jener große Disput, in dem die Protagonisten, Küntscher, Allgöwer, Böhler e tutti quanti, wahrhaft homerische Zweikämpfe führen: hier starr und dort biegsam, hier beharrend, dort mit lautem „Halt! Ich habe mich geirrt!", hier kühl und dort engagiert, einmal in der Positur des großen Solitairs, dann mal wieder in fester Schlachtordnung: die Mitte behauptend, auf der Spur Wilhelm Tells, im Kreis der AO, einer Kongregation, deren Abbreviatur der Festredner erst nach Wochen durchschaute: Arbeitsgemeinschaft für Osteosynthesefragen – nun wird er's behalten ... und nicht zu bewundern aufhören, mit welcher akriben Definitionskraft die Bataille zwischen den Küntscherianern und den Konservativen, die AO in der Mitte, ausgeführt wurde: Ja, ich sehe ihn leibhaftig vor mir, Bürkle de la Camp, wie er sich anno 1964 ins Getümmel stürzt: Es geht *noch* genauer, meine Damen und Herren: „Unter stabiler Osteosynthese versteht Herr Küntscher etwas ganz anderes als die Herren der AO. Nach der jetzigen Ausführung (à la Küntscher) marschiert der Operierte gewissermaßen unmittelbar vom Operationstisch weg mit beinah voller funktioneller Belastung der operierten Gelenke ... Die AO ist damit zufrieden, daß der Operierte gleich alle Gelenke, Muskeln und Bänder funktionell üben kann, wenn auch zunächst ohne Belastung, nennt das aber auch 'stabile Osteosynthese'. Es erscheint mir notwendig zu sein, daß die Vertreter der beiden Methoden sich (zunächst einmal) über die Bezeichnung 'stabil' einigten."

Ich muß gestehen, als ich diese Sätze las, fühlte ich mich an die Debatten im Kreise der Schriftstellergruppe 47 erinnert – Dispute über die Bedeutung eines Worts, oder die Präzisionskraft einer Metapher. *So nah*, dachte ich, sind sich Chirurgen und Literaten, wenn es um den rechten: einzig vernünftigen Begriff geht. Doch ist das ein Wunder? Poeten und Operateure betreiben schließlich das gleiche Geschäft: die kurativ wirkende Beurteilung des Menschen in seinem realen Elend und seiner möglichen Prosperität, seiner Hoffnung und seiner Verzweiflung, seinen gerechten Erwartungen und seiner gesellschaftlich bedingten Misere.

Unter diesen Aspekten gilt, was Goethe, der Poet und Naturwissenschaftler, von der Medizin gesagt hat, für *beide* Bereiche: Auch die Literatur wird sich dort gemeint – und verstanden! – fühlen, wo es in „Dichtung und Wahrheit" von der Medizin heißt: „Die Gegenstände ihrer Bemühungen sind die sinnlichsten und zugleich die höchsten, die einfachsten und die kompliziertesten. Die Medizin beschäftigt den ganzen Menschen, weil sie sich mit dem ganzen Menschen beschäftigt."

Genau dies aber definiert auch die – der Medizin in vielfacher Weise geschwisterlich verbundene – Poesie.

Der Präsident

Lieber Herr Jens,

es ist mir eine große Freude, daß Sie als Hamburger einem Stuttgarter in Berlin so gut beigesprungen sind und mit Ihren nachsichtigen Worten über die Ärzteschaft uns alle herzlich erfreut haben. Es ist tröstlich, zu wissen, daß Sie die Grenze zwischen den Poeten und den Chirurgen nicht so weit auseinander rücken, und vielen von uns sind heute Namen genannt worden, die sie ganz sicher in den Wintertagen im Bücherschrank heraussuchen und nachlesen, welcher Arzt und Dichter miteinander viel zu tun hatte. Diese Anregung wollen wir gerne mitnehmen und Ihnen nochmals herzlich danken.

I. Schaftfrakturen, Differentialindikation in der Marknageltechnik I

Vorsitz: S. Weller, Tübingen, U. Pfister, Karlsruhe

Intramedulläre Stabilisierung, Stand der Entwicklung

N. Haas und M. Schütz

Unfall- und Wiederherstellungschirurgie, Universitätsklinikum Rudolf Virchow, Augustenburger Platz 1, D-13353 Berlin

Die erste intramedulläre Nagelung einer Femurfraktur wurde 1939 von Gerhard Küntscher durchgeführt [1]. Bereits 1943 entwickelte er den Y-Nagel aus dem später der Gamma-Nagel und der Classic-Nagel hervorgegangen sind. Ebenfalls war es Küntscher, der 1947 erstmalig den Markraum aufbohrte, um eine höhere Stabilität zu erreichen. Mit der Entwicklung der flexiblen Bohrwelle wurde dieses Verfahren 1955 standardisiert. Die Möglichkeiten für diese klassische Marknagelung ohne Verriegelung waren oder sind begrenzt auf stabile Frakturen mit knöcherner Abstützung im mittleren Drittel von Tibia oder Femur, d.h. bei Querfrakturen, kurzen Schrägfrakturen und bei verzögerten Heilungen oder Pseudarthrosen.

1968 wurde, ebenfalls von Küntscher, der sogenannte Detensor-Nagel entwickelt. Aus ihm ist später der Verriegelungsnagel hervorgegangen. Hierdurch wurden die Indikationen auf alle Frakturtypen des Schaftes erweitert, weswegen der Verriegelungsnagel häufig auch als Universalnagel bezeichnet wird. Die Verriegelungsnagelung ist im speziellen bei allen instabilen Frakturen ohne knöcherne Abstützung der mittleren 60–70% von Tibia und Femur notwendig.

Marknagelungen der Tibia

Bei Tibiafrakturen hat Küntscher bereits früh erkannt, daß bei begleitenden Weichteilschäden die Marknagelung mit Aufbohrung mit einer hohen Komplikationsrate einhergeht, die ähnlich der von Plattenosteosynthesen ist [1]. Auf Grund dieser Erfahrungen wurden im letzten Jahrzehnt Unterschenkelfrakturen mit Weichteilschaden überwiegend mit dem Fixateur extern behandelt. In einer Serie von über 200 Tibiaschaftfrakturen der Medizinischen Hochschule Hannover [2], die alle mit einem Fixateur behandelt wurden, betrug die Infektrate 3,4%. Jedoch bestanden nicht unerhebliche Spätprobleme, wie verzögerte Heilungen, Refrakturen und Fehlstellungen. Dies führte zur Strategie nach initialer Versorgung mittels Fixateurs einen Verfah-

Hefte zu „Der Unfallchirurg", Heft 241
K. E. Rehm (Hrsg.)

renswechsel auf den Marknagel vorzunehmen. Wenn dies jedoch nicht rechtzeitig erfolgte, war auch dieser Wechsel mit einer hohen Rate von Infektionen begleitet.

Während Klein et al. [3] erneut den negativen Einfluß des Aufbohrvorganges auf die kortikale Durchblutung wissenschaftlich untermauerten, wurde ein neuer Tibiamarknagel entwickelt, der in unaufgebohrter Technik eingebracht werden konnte. Wie beim Verriegelungsnagel bietet dieser Nagel proximal die Möglichkeit einer statischen und dynamischen Verriegelung. Mechanische Testungen zeigten, daß dieser neue solide Nagel gegenüber anderen Nägeln, im speziellen dem AO Universalnagel, eine hohe Torsionssteifigkeit besitzt, eine gleiche Biegesteifigkeit besteht, jedoch auf Grund dünnerer Verriegelungsbolzen eine geringere axiale Festigkeit aufweist. Auch bei zyklischen Belastungstest traten keine Nagelfehler, sondern nur Probleme im Bereich der Bolzen auf. Bei einer ersten Serie aus Hannover und München mit 116 unaufgebohrten Tibiamarknägeln bei geschlossenen und offenen Frakturen mit Weichteilschäden, traten keine Infektionen, keine klinisch relevanten Probleme mit verzögerten Heilungen, keine Refrakturen oder Ermüdungsbrüche auf [4]. Die Materialentfernung erfolgte frühestens nach 2 Jahren und sicherer knöcherner Konsolidierung, und nicht wie bei der Fixateur externe Behandlung bereits nach 3–4 Monaten. Die Rate der Fehlstellungen nach unaufgebohrter Nagelung war mit 25,0% ähnlich gelagert, wie bei der bereits erwähnten Fixateurserie aus Hannover (20,0%).

Jedoch kann das neue Nageldesign auch zu Schwierigkeiten führen. Auf Grund eines verringerten Nagelquerschnittes und hiermit auch verringertem Nagelknochen-

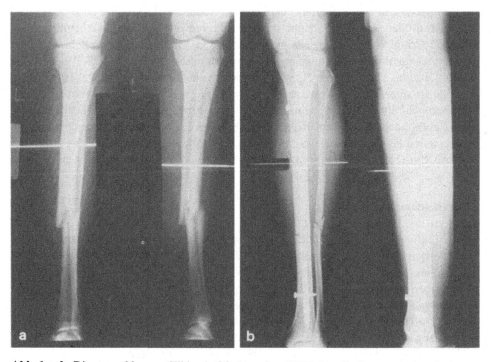

Abb. 1 a, b. Diese geschlossene Tibiaschaftfraktur einer 28jährigen Patienten wurde mit einem unaufgebohrten Tibiamarknagel stabilisiert und heilte problemlos aus

kontakt bei relativ dünnen Bolzen, besteht bei erweiterten Indikationen die Gefahr der Instabilität. Dies im besonderen bei Frakturen des 2. und 4. Fünftels der Tibia, die dann häufig nur mit zusätzlichen Maßnahmen genügend stabilisiert werden können. Zusammenfassend läßt sich sagen, daß der unaufgebohrte solide Tibianagel nur zu einer geringen Schädigung der Knochendurchblutung führt. Dieser Nagel ist somit das ideale Implantat für Frakturen mit schwerem Weichteilschaden, zumal er nicht so viele Spätprobleme in sich birgt wie die Fixateur-Behandlung. Dafür ist die Nagelung jedoch technisch anspruchsvoller und es besteht eine geringere Stabilität, so daß im Bereich erweiterter Indikationen oft zusätzliche Maßnahmen erforderlich sind.

Marknagelungen am Femur

Neben der deutlich gestörten Knochendurchblutung findet sich beim Bohrvorgang noch ein weiteres Problem, das der intramedullären Druckerhöhung, welches sich besonders am Femur auswirken kann. Bereits Küntscher erkannte das Problem und hat die möglichen Folgen in seinem Buch beschrieben [1]. Er sah frühzeitig einen Zusammenhang bei schwerverletzten Patienten mit begleitender Oberschenkelfraktur und Fettembolien im Rahmen der Marknagelung. Die von ihm beschriebenen Fettembolien führten häufig zu Todesfällen. Er empfahl daraufhin bereits 1950 bei Patienten mit schweren Schock zurückhaltend mit der Marknagelung zu sein.

Es hat jedoch verhältnismäßig lange gedauert, bis dieses Problem wissenschaftlich erneut aufgearbeitet wurde. Erst in neueren Publikationen und Untersuchungen wurden die Erkenntnisse von Küntscher bestätigt, daß es beim Bohrvorgang am Femur zu einer deutlichen pulmonalen Belastung kommt, meßbar am Anstieg des Pulmonalarteriendruckes [5, 6, 7].

Aufgrund dieser Ergebnisse und den guten Erfahrungen mit der unaufgebohrten Technik an der Tibia, sind mittlerweile auch für das Femur Marknägel entwickelt worden, die unaufgebohrt in den Markraum eingebracht werden können. Hierbei wurden gleichzeitig die Verriegelungsmöglichkeiten weiterentwickelt, um die Stabilität insbesondere bei sehr proximalen Femurfrakturen zu erhöhen. Der neue unaufgebohrte solide Femurmarknagel der Arbeitsgemeinschaft für Osteosynthesefragen hat neben der bekannten dynamischen und statischen Verriegelung ein modulares System für diverse proximale Verriegelungen. Abhängig des Frakturtyps können eine antegrade und retrograde Verriegelung, wie auch eine Verriegelung mit einer Spiralklinge gewählt werden. Die Anwendung der Spiralklinge bietet sich besonders bei subtrochantären Frakturen an. Alle Verriegelungsmöglichkeiten sind unabhängig der Seite mit dem gleichen Nagelgrundmodell kombinierbar.

Auch für das schwierige Problem der Doppelfrakturen, d.h. Femurschaftfraktur in Kombination mit einer Schenkelhalsfraktur, gibt das modulare System eine weitere Hilfe. Ein aufsteckbares Zielgerät Miss-A-Nail gibt die sichere Möglichkeit am eingebrachten Nagel vorbei den Schenkelhals zu verschrauben.

Generell kann man sagen, daß bei dem unaufgebohrten soliden Femurnagel ein verringerter intramedullärer Druckanstieg besteht und eine geringere Schädigung der Durchblutung. Dies alles zusammen mit einem modularen Verriegelungssystem, führt

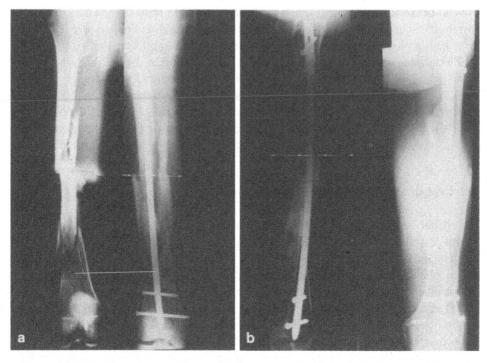

Abb. 2 a, b. 42jähriger polytraumatisierter Patient, dessen Oberschenkelfraktur unmittelbar mit einem unaufgebohrten soliden Femurmarknagel versorgt wurde. Die Röntgenbilder nach 6 Monaten zeigen die gute knöcherne Konsolidierung

zu einer deutlich erweiterten Indikation und Anwendung bei einer gleichzeitigen Erhöhung der Stabilität und Sicherheit.

Marknagelungen am Humerus

Auch für Schaftfrakturen des Humerus stehen verschiedene unaufgebohrte solide Marknagelsysteme zur Verfügung, die entweder retrograd oder antegrad eingebracht werden. Beide Vorgehensweisen können jedoch problematisch sein. Bei der antegraden Insertion kann es erstens durch eine Irritation des intakten Schultergürtels zu einem massiven Schulterschmerz kommen, und zweitens besteht bei der distalen Verriegelung am Humerus eine erhöhte Gefahr von Nerven- und Gefäßverletzungen. Bei der retrograden Insertionstechnik besteht hingegen bei der proximalen Verriegelung eine gesteigerte Komplikationsgefahr und die Lagerung des Patienten kann problematisch sein.

Momentan sind mehrere Nagelsysteme in der klinischen Erprobung. Ein vielversprechendes Modell ist der Krallennagel aus Hannover, der retrograd eingebracht und proximal indirekt mit einer Krallenverriegelung verriegelt wird.

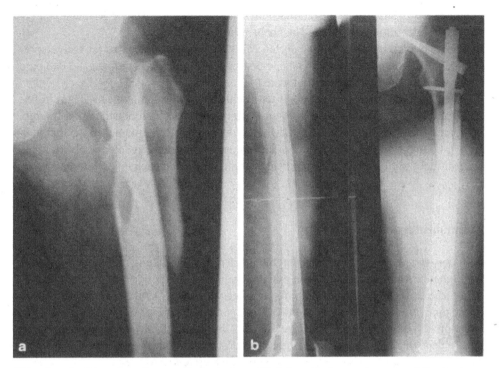

Abb. 3 a, b. Die subtrochantäre Fraktur eines 78jährigen Patienten konnte stabil mit einer Spiralklinge versorgt werden. Das Einbringen der Klinge in den Schenkelhals erfolgt nach vollständigem Einführen des Nagels über einen Führungsdraht. Durch das Design der Klinge ist bei geringen Implantatausmaßen eine hohe Stabilität bei proximalen Femurfrakturen erreicht worden

Diskussion

Die Vorteile der unaufgebohrten soliden Nägel bestehen in einer geringen Schädigung der Knochendurchblutung, dies ist besonders im Bereich der Tibia wichtig. Am Femur wiederum ist besonders die Verringerung der intramedullären Druckerhöhung durch den fehlenden Bohrvorgang entscheidend. Die soliden Nägel besitzen eine hohe mechanische Festigkeit und haben keinen Totraum. Dies alles hat an Tibia und Femur die bisherigen Nagelindikationen erweitert. Primär bei Frakturen mit schwerem Weichteilschaden und sekundär beim frühen Verfahrenswechsel vom Fixateur auf den Marknagel. Im besonderen auch für Femurfrakturen bei polytraumatisierten Patienten bzw. Patienten mit schweren Thoraxtrauma.

Die Nachteile dieser unaufgebohrten soliden Nägel dürfen jedoch nicht verschwiegen werden. Es kommt zu keinem Verklemmen der dünnen Nägel im Markraum, hierdurch besteht kaum Stabilität durch direkten Nagelknochenkontakt. Deswegen ist eine Verriegelung immer notwendig, bei der die Verriegelungsbolzen hohen Belastungen ausgesetzt sind. Dies trifft besonders zu für die Verwendung der Nägel im Bereich der erweiterten Indikationen mit der Gefahr von primärer und sekundärer Fehlstellung und Instabilität. Oft sind deshalb ergänzende Maßnahmen erforderlich oder zumindest ist die Nachbehandlung schwieriger.

Die Entwicklung der unaufgebohrten Marknagelung am Humerus ist vielversprechend, jedoch sind die meisten Systeme erst in der klinischen Erprobung, so daß eine abschließende Beurteilung verfrüht wäre.

Mit dem Universalnagel in gebohrter Technik und mit dem soliden Nagel in unaufgebohrter Technik besitzen wir optimale Implantate zur individuellen und frakturgerechten Stabilisierung von Schaftfrakturen der langen Röhrenknochen, so daß man sich mit Küntscher bei jeder Tibia- oder Femurschaftfraktur fragen darf, ob ich diese Fraktur nicht mit einem Nagel stabilisieren kann, bevor ich nach einer Alternative suche.

Zusammenfassung

Seit der ersten von Küntscher durchgeführten Marknagelung 1939, ist die Entwicklung der Marknagelsysteme in einem ständigen Fluß. Solide Verriegelungsmarknägel, die in unaufgebohrter Technik eingebracht werden, sind der neuste Entwicklungsstand. Die Vorteile dieser soliden Nägel sind eine geringe Schädigung der Knochendurchblutung und eine Verringerung der intramedullären Druckerhöhung durch den fehlenden Aufbohrvorgang. Durch diese Vorteile konnten sowohl an der Tibia, als auch am Femur die Nagelindikationen deutlich erweitert werden.

Summary

Since Küntscher did the first IM nailing in 1939, the development of nail systems is still ongoing. The newest state of development is the solid interlocking IM nail, which is inserted in an unreamed technique. The advantages of these solid nails are less damage to the bone vascularity and less increase of intramedullar pressure because of the lack of reaming. These advantages due to an extension of nail indications for tibial as well as for femoral fractures.

Literatur

1. Küntscher G. Die Praxis der Marknagelung (1962). Schattauer Verlag
2. Krettek C., Haas N., Tscherne H. (1989) Behandlungsergebnisse von 202 frischen Unterschenkelschaftrakturen versorgt mit einem unilateralen Fixateur externe (Monofixateur) Unfallchirurg 92:440–452
3. Klein M., Rahn BA., Frigg R., Kessler S., Perren SM. (1989) Die Blutzirkulation nach Marknagelung ohne Aufbohren. Proceedings, Gerhard Küntscher Kreis, Vienna
4. Haas N., Krettek C., Schandelmaier P., Frigg R., Tscherne H. (1993) A new solid unreamed tibial nail for shaft fractures with severe soft tissue injury. Injury 24 (1):49–54
5. Wenda K., Ritter G., Ahlers J. (1990) Nachweis und Effekte von Knochenmarkeinschwemmungen bei Operationen im Bereich der Femurmarkhöhle. Unfallchirurg 93(2):56–61
6. Pape HC., Dwenger A., Regel G. (1991) Hat die Lungenkontusion und allgemeine Verletzungsschwere einen Einfluss auf die Lunge nach Oberschenkelnagelung? Unfallchirurg 94(8):381–389

7. Stürmer KM., Schuchardt W. (1980) Neue Aspekte der gedeckten Marknagelung und des Aufbohrens der Markhöhle im Tierexperiment. II. Der intramedulläre Druck beim Aufbohren der Markhöhle. Unfallheilkunde 83(7):346–352

II. Beckenverletzungen I

Vorsitz: H. Tscherne, Hannover; H.J. Egbers, Kiel

Klassifikation und Management instabiler Beckenfrakturen*

M. Tile

Orthopedic Surgery Sunnybrook, Medical Centre, CND Toronto, Ont. Man 3M5

Im letzten Jahrzehnt kam es zu einem Wiederaufleben des Interesses an Beckenverletzungen, insbesondere an der Stabilisierung von Beckenfrakturen. Die Literatur über Langzeitergebnisse beim Beckentrauma ist spärlich. Es gab in der Vergangenheit Berichte, die auf viele anhaltende Probleme bei instabilen Beckenverletzungen hinwiesen, hier schließe ich die Arbeiten von Holdsworth, Pennal, Slatis, Huittinen, Monaghan und Taylor ein.

Wir haben eine Studie mit 248 Beckenfrakturen abgeschlossen, die in 30% der Fälle Langzeitprobleme aufzeigen konnte, eingeschlossen sakroiliakale Beschwerden und Kreuzschmerzen, Heilung in Fehlstellung, ausbleibende Heilung, Nervenverletzung und urogenitale Probleme mit einer Komplikationsrate von bis zu 60% bei instabilen Frakturen.

Die Biomechanik des Beckens zeigt folgendes:

1. Wenn der Beckenring an einer Stelle frakturiert ist, muß er es auch an anderer Stelle sein.
2. Die Stabilität des Beckenringes hängt ab von der Unversehrtheit der hinteren gewichtstragenden sakroiliakalen Region. Kürzliche Untersuchungen zur Biomechanik in unserem Labor haben gezeigt, daß die Symphyse und der vordere Bogen ebenfalls wichtig für die allgemeine Stabilität des Beckenringes sind, wobei diese ca. 40% zur gesamten Stabilität des Ringes beitragen.
3. Gewalteinwirkungen auf das Becken kommen von außen.
4. Der Effekt der verschiedenen Verletzungskräfte auf die Eingeweide und Weichteile ist sehr verschieden. Äußere Rotation und Scherkräfte haben eine Berstung der Eingeweide und Rissverletzungen an Gefäßen und Nerven zur Folge, wohingegen seitliche Kompressionskräfte penetrierende Verletzungen der Eingeweide, z.B. der Blase, bewirken sowie Kompressionsverletzungen von Nerven.

---

* Übersetzt von Sabine Sorgaz, Köln.

Hefte zu „Der Unfallchirurg", Heft 241
K. E. Rehm (Hrsg.)
© Springer-Verlag Berlin Heidelberg 1994

Die Klassifikation der Beckenfrakturen ist:

Typ A – stabil,

Typ B – rotationsinstabil und vertikal stabil und

Typ C – sowohl rotationsinstabil als auch vertikal instabil.

Bei den Typ B-Verletzungen finden wir die „open book fracture" (B 1), welche einseitig oder beidseitig vorkommen kann. Bei dieser besonderen Art der Verletzung ist außerdem die Weite der Symphysenöffnung zu berücksichtigen. Beträgt diese weniger als 2,5 cm, so deutet dies auf einen stabilen Beckenboden hin, bei einem größeren Abstand als 2,5 cm ist der Hinweis auf eine Ruptur des Beckenbodens sowie der anterioren sakroiliakalen Ligamente gegeben. Laut Definition ist keine vertikale Dislokation möglich, denn die hinteren Haltebänder des Beckens sind intakt.

Laterale Kompressionsverletzungen sind häufig. Sie sind stabil in der vertikalen Ebene, denn entweder ist der Beckenboden intakt und/oder die hinteren Haltebänder. Hierbei gibt es zwei wichtige Unterteilungen, und zwar die ipsilaterale, bei der sich vorderen und hinteren Läsionen an derselben Seite befinden, und die kontralaterale (bucket handle type), wobei sich die Läsionen an entgegengesetzten Seiten befinden.

Die instabilen Frakturen vom Typ C können unilateral oder bilateral auftreten, wobei die posteriore Läsion entweder eine Kreuzbeinfraktur, eine dislozierte Sakroiliakalfraktur oder eine Dislokation mit deutlicher Darmbeinfraktur darstellt, was eher ungewöhnlich ist.

Die Behandlungsstadien beim Management der Beckenzerreißungen beinhalten:

1. Einschätzung des Verletzungsmusters, sowohl im allgemeinen als auch im spezifischen Sinne
2. Sicherstellung der Vitalfunktionen beim akut verletzten Patienten
3. provisorische Frakturstabilisierung und
4. definitive Stabilisierung.

Die Stabilität des Beckens wird sowohl klinisch als auch radiologisch bewertet. Eine CT ist hierbei wertlos. In der Phase der Stabilisierung der Vitalfunktionen ist ein Flüssigkeitsersatz unumgänglich notwendig. Die pneumatische Antischockhose kann im Extremfall helfen, hat aber ihre Komplikationen. Gelegentlich ist eine Embolisation oder chirurgische Kontrolle einer Blutungsquelle notwendig. In dieser initialen Phase kommt der Frakturstabilisierung eine besondere Bedeutung zu. Deshalb empfehlen wir bei instabilen Frakturen des Beckens einen einfachen externen Rahmenfixateur, der schnell perkutan angebracht werden kann. Diese Fixateurrahmen können jedoch eine Stabilität bei einem instabilen Becken nicht gewährleisten, sie helfen jedoch in der frühen Phase, eine eventuell lebensbedrohliche Blutung zu stoppen.

Die definitive Stabilisierung hängt ab vom Verletzungstyp. Bei der „open book fracture" (B 1), bei der eine minimale Symphysendiastase vorliegt (weniger als 2,5 cm), reicht Bettruhe als alleinige Behandlungsmethode aus. Wenn die Symphyse weiter als 2,5 cm zerrissen ist, wird die Behandlung mit einem vorderen externen Fixateur oder der Plattenosteosynthese der Symphyse empfohlen.

Die meisten lateralen Kompressionsverletzungen (B 2, B 3) können mit alleiniger Bettruhe behandelt werden. In einigen Fällen kann es notwendig werden, einen externen Rahmenfixateur zu benutzen, z.B. bei polytraumatisierten Patienten zur Schmerzreduzierung und zur Erleichterung der Pflege. Eine interne Fixierung ist hier selten notwendig.

Bei der instabilen Beckenfraktur vom Typ C wird die Behandlung vom Allgemeinzustand des Patienten abhängen. Befindet sich der Patient im Schock, so kann ein vorderer Fixateur externe das Beckenvolumen des Patienten verkleinern (Reduktion des intrapelvinen Raums von 4/3 auf 1/3), wodurch eine Tamponade des Beckens erreicht wird und hierbei eine Reduktion der Blutung. Da dieser anteriore Rahmen die Stabilität des Beckens nicht wiederherstellen kann, sollte in der frühen Behandlungsphase eine Extensionsbehandlung durchgeführt werden. Eine weitergehende definitive interne Fixierung ist abhängig von den Fortschritten des Patienten. In der Akutphase, wenn sich der Patient nicht im Schock befindet, kann die Behandlung aus knöcherner Reposition ohne externen Rahmen bestehen, welcher die Anwendung einer internen Stabilisierung auch erschweren kann.

Die offene Reposition und interne Fixierung des Beckens bietet viele Vorteile einschließlich einer verbesserte Fixierung, jedoch auch viele Nachteile wie den Verlust der Tamponade und massive Blutungen, Wundinfektionen mit Sepsis und neurologische Schäden. In jeder individuellen Situation müssen die Vorteile die Risiken überwiegen.

Indikationen für einen Fixateur externe am Becken sind zur Zeit folgende:

Die anteriore Fixation der Symphyse sollte gewählt werden bei Symphysenrupturen, wenn ohnehin eine Laparotomie durchgeführt wird, bei Knochendislokation in das Perineum und bei gleichzeitig vorhandenen vorderen Azetabulumfrakturen. Fäkale Kontamination ist eine Kontraindikation .

Die hintere Fixierung sollte beschränkt sein auf jene Patienten, die einen unreponierten instabilen posterioren Komplex aufweisen, hierbei besonders in einer Polytraumasituation, insbesondere bei der selten vorkommenden offenen Fraktur mit posteriorer Wunde, aber ohne perineale Wunde, sowie bei gleichzeitig vorhandener hinterer Azetabulumfraktur.

Kürzlich in unserem Labor durchgeführte biomechanische Untersuchungen haben die besondere Wichtigkeit einer anterioren Fixierung zur Herstellung einer Stabilität bei unstabilen Beckenringzerreißungen bestätigt. Deshalb verstärkt bei Symphysenrupturen die anteriore Fixierung bedeutend die posteriore Fixierung und wird daher empfohlen. Zwei anteriore Platten, eine oberhalb und eine vor der Symphyse, erhöhen die anteriore Stabilität um ca. 50%. In Zusammenhang mit dieser anterioren Fixation ist die bevorzugte Methode einer internen Fixierung bei sakroiliakaler Dislokation das Einbringen von zwei Iliosakralschrauben, entweder perkutan oder offen. Eine andere Möglichkeit ist eine anteriore Platte, die allerdings biomechanisch weniger stabil ist. Bei Kreuzbeinfrakturen empfehlen wir zwei iliosakrale Schrauben oder hintere transiliakale Gewindestangen, die biomechanisch weniger stabil sind, jedoch sicherer sein können bei Kreuzbeinfrakturen. Schließlich bevorzugen wir bei Darmbeinfrakturen die offene Reposition und interne Fixierung der Iliakalfraktur selbst.

III. Offene Frakturen: Obere Extremität

Vorsitz: G. Muhr, Bochum; R. Szyszkowitz, Graz; K. Welz, Cottbus

Die Behandlung komplex offener Frakturen der oberen Extremität

G. Muhr

Chirurgische Klinik und Poliklinik, Berufsgenossenschaftliche Kliniken Bergmannsheil, Universitätsklinik, Gilsingstraße 14, D-44789 Bochum

Neben der Infektionsvermeidung ist die frühzeitige Wiederkehr einer funktionellen Stabilität oberstes Behandlungsziel bei offenen Frakturen der oberen Extremität. Um dieses Ziel zu erreichen, muß ein individuell veränderbares Therapieprotokoll gelten.

Pathophysiologie

Ursache für nahezu alle Probleme bei offenen Frakturen ist die Kombination von lokaler Durchblutungsstörung (Knochen und Weichteile) mit bakterieller Kontamination (Trauma, Operation). Das therapeutische Konzept besteht in rascher, umfassender Beseitigung der Durchblutungsstörung, Begrenzung der Kontamination und Beseitigung des kontagiösen Gewebes. Längerdauernde Ruhigstellungen sind zu vermeiden, da durch die komplexe Weichteilstruktur der oberen Extremität rasch posttraumatische Vernarbungen mit Funktionsverlusten entstehen können.

Erstbehandlung und Diagnostik

Die Erstmaßnahmen orientieren sich an den allgemeinen, notfallmedizinischen Kriterien. Erhebliche Dislokationen müssen eingerichtet werden, um den Fragmentdruck auf die Weichteile zu verringern und die Extremitätenzirkulation zu verbessern. Offene Wunden werden steril abgedeckt, die Extremität in einer Schiene ruhiggestellt. Unbedingt ist die periphere Durchblutung zu kontrollieren und zu dokumentieren, ebenso die Motorik der drei Handnerven und die Sensibilität. Die Röntgenuntersuchung umfaßt die verletzte Region mit den angrenzenden Gelenken, klinisch und, wenn notwendig radiologisch, wird die gesamte obere Extremität untersucht. Parallel dazu wird hochdosiert ein Antibiotikum verabreicht.

Hefte zu „Der Unfallchirurg", Heft 241
K. E. Rehm (Hrsg.)
© Springer-Verlag Berlin Heidelberg 1994

Wundversorgung

Da offene Frakturen Notfälle sind, werden sie möglichst unverzüglich (Allgemeinzustand, Narkosefähigkeit) in den Operationsbereich gebracht. Als Narkose ist bei Verletzungen unterhalb der Oberarmschaftmitte eine Plexusanästhesie von Vorteil, da ein Katheter über mehrere Tage belassen werden kann und Verbandswechsel oder operative Revision vereinfacht. Mit sterilen Handschuhen werden Schiene und Verband entfernt, ein Wundabstrich genommen und der Wundbereich gesäubert und ausgespült. Nach erneuter Durchblutungskontrolle wird die Haut mit einem Desinfektionsmittel bestrichen und die Extremität in ein steriles Papiertuch eingewickelt. Im Operationssaal selbst wird nach erneuter Hautdesinfektion und Abdecken zunächst die Wunde ausgeschnitten. Alles gequetsche und nekrotische Gewebe muß entfernt werden, die Wunde wird erweitert, sämtliche Wundbuchten werden dargestellt und von losen Knochenfragmenten und von Schmutzresten gesäubert. Intensives Ausspülen fördert die mechanische Reinigung. Durch diese Maßnahmen läßt sich die bakterielle Wundkontamination von 74% auf 16% senken.

Osteosynthesetechniken

Nach Wechsel von Operationskittel und Handschuhen wird die Fraktur freigelegt und stabilisiert. Im Gegensatz zum Unterschenkelschaft ist an der Diaphyse der oberen Extremität die Plattenosteosynthese eine durchaus erfolgreiche Stabilisationsform (bessere Durchblutung und Weichteildeckung). Dennoch sind mehrere Punkte zu beachten. So sind in dem potentiell infizierten Gebiet Titanimplantate dem Stahl überlegen. Um die Fragmentdurchblutung maximal zu schonen, darf das Periost nicht abpräpariert werden, Fragmente werden im Muskelverbund belassen, Länge, Achse und Rotation wieder hergestellt (Überbrückungsplatte). Die klassischen Prinzipien der interfragmentären und axialen Kompression gelten nur für einfache Bruchformen. Die externe Fixation hat an der oberen Extremität zwei Anwendungsgebiete, die Frakturstabilisation und die Transfixation (Gelenkruhigstellung zur Wundheilung). Als Frakturfixation ist der Fixateur dann eine Alternative zur Überprückungsplatte, wenn bei Mehrfragment- oder Trümmerbrüchen ein biologisch vitaler Bereich ruhiggestellt werden soll. Zwar können auch die Unterarmknochen durch den Fixateur externe stabilisiert werden, nachteilig ist jedoch die chronische Weichteilirritation in den gelenknahen Abschnitten um die Schanz'schen-Schrauben (Infektionsgefahr).

Im eigenen Patientenkollektiv hat sich die Plattenosteosynthese bei externer Fixation bei Diaphysenfrakturen an der oberen Extremität überlegen gezeigt. Wenn immer möglich, wird primär die Platte unter vitale Weichteile plaziert und der Fixateur externe als zusätzliche Transfixationsmaßnahme temporär angelegt. Insbesondere gilt dies auch für Gelenkfrakturen, wo die notwendige Rekonstruktion den Einsatz von Kleinfragmentmaterialien erfordert und zur Weichteilberuhigung anstelle eines Gipsverband die externe Transfixation angebracht wird. Nach Wundheilung kann der Fixateur entfernt werden, danach stabilisiert die interne Osteosynthese bis zur Bruchheilung.

Wundverschluß

Da bei offenen Frakturen in der Regel ein komplexer, kontaminierter Weichteilschaden vorliegt, verbietet sich eine primäre Hautnaht. Nach Osteosynthese muß das Implantat und das gesamte bradytrophe Gewebe durch vitale Weichteile gedeckt werden. Primär verschlossen wird nur das offene Gelenk, bradytrophe Gewebe sind frühzeitig zu decken (innerhalb der ersten 5 Tage), die freiliegende Muskulatur nach Abschwellung. Unter täglicher Verbandskontrolle wird abgewartet, bis eine Sekundärnaht möglich ist oder ein Restdefekt mit Spalthaut gedeckt werden muß.

Revisionschirurgie

Bei ausgedehnten Weichteilschäden mit hohem Kontaminationsgrad kann bei der Erstversorgung nicht unbedingt das gesamte Ausmaß der Durchblutungsstörung abgesehen werden. Nach 24 h bis 48 h wird daher in Narkose ein Verbandswechsel durchgeführt. Finden sich weitere schlecht oder nicht durchblutete Areale, werden diese bis an die Vitalitätsgrenze ausgeschnitten (Nekrosenausschneidung = Infektausschneidung). Die Wunde wird ausgespült, um die Kontamination zu reduzieren (Jet-Lavage), lokale Antibiotikaverbände vermeiden eine Kolonisierung. Verbleiben große Defekte, so ist nach Wundstabilisierung ein frei transplantiertes, mikrochirurgisches Muskeltransplantat notwendig, da ortsständiges Gewebe in der Regel nicht in ausreichender Menge vorhanden ist. Eine an der oberen Extremität nur eingeschränkte Möglichkeit zur Durchblutungsverbesserung und Weichteilsanierung ist die Verkürzung der Fragmente. Dies kann am Oberarm 20 bis 25 mm betragen, am Unterarm nur eher sparsam und auch parallel (Kontrolle des distalen Radio-Ulnargelenkes), um Funktionsbehinderungen zu vermeiden.

Nachbehandlung und Sekundareingriffe

Frühzeitig ist die Muskulatur zu trainieren, um den venösen Abfluß zu fördern und die Trophik zu verbessern. Die zunehmende Abschwellung erlaubt eine Steigerung der Aktivität, Funktionsbehinderungen werden dabei am besten vermieden. Bei Luxationsfrakturen im Ellenbogenbereich kann das Risiko der heterotopen Ossifikation durch eine Röntgenbestrahlung gesenkt werden. Eingriffe zur Knochenrekonstruktion (Spongiosaplastik sollten erst 3–4 Wochen nach abgeschlossener Wundheilung erfolgen. Verbleiben stärkere Funktionsverluste, die eine Arthroylse erfordern, so sollte diese innerhalb der erste 6–8 Monate, möglichst bei gleichzeitiger Metallentfernung, erfolgen.

Eigene Ergebnisse

In den letzten 14 Jahren wurden am Bergmannsheil Bochum 245 komplex offene Frakturen an der oberen Extremität versorgt. 24mal (9,8%) war der Oberarmschaft, 68mal (27,8%) die Ellenbogenregion und 153mal (62,4%) der Unterarm diaphysär und distal betroffen. Insgesamt waren 7 Weichteilinfektionen (2,8%) und 13 Osteitiden (5,3%) zu beklagen. Am Oberarmschaft gab es keinen tiefen, aber zwei oberflächliche Infekte, in der Ellenbogenregion 3 Weichteil- und 5 Knocheninfektionen, am Unterarmbereich 2 Weichteil- und 8 Knocheninfekte.

Schlußfolgerung

Eine durchaus zufriedenstellende Funktion mit verbesserungswürdiger Komplikationsrate ist ein standardisiertes Vorgehen nach komplex offenen Frakturen zu erreichen. Dazu gehört der frühzeitige Kontaminationsschutz, eine Antibiotikaprophylaxe, eine sorgfältige Wundausschneidung mit biologischer Osteosynthese, eine frühzeitige Weichteildeckung des bradytrophen Gewebes, zur Wundheilung eine Gelenktransfixation und die ehestmögliche, funktionelle Nachbehandlung.

IV. Schulterinstabilitäten I

Vorsitz: R. Rahmanzadeh, Berlin; A. Rüter, Augsburg

Formen der Instabilität und Standards der Diagnostik

H. Resch

AKH Salzburg, Abteilung Unfallchirurgie, Müllner Hauptstraße 48, A-5020 Salzburg

Die Unterscheidung der einzelnen Formen der Instabilität ist sehr wichtig, da jede Form einer eigenen Behandlung bedarf. Gemeinsam ist ihnen lediglich das teilweise oder vollständige Herausgleiten des Kopfes aus der Pfanne. Grundsätzlich ist zwischen der traumatischen und der atraumatischen Instabilität zu unterscheiden. Handelt es sich um ein einmaliges Verrenkungsereignis, so spricht man von Luxation bzw. Subluxation. Treten diese Ereignisse wiederholt auf, spricht man von Instabilität.

Traumatische Instabilität

Je nach Richtung unterscheidet man die vordere und die hintere traumatische Instabilität. Da die Luxations- bzw. Subluxationsrichtung immer nur in einer Richtung stattfindet, spricht man auch von unidirektionaler Instabilität. Immer sind sekundäre Läsionen an Kopf und Pfanne in unterschiedlicher Ausgeprägtheit vorhanden. Bei stattgefundener vollständiger Luxation ist darüberhinaus auch die Kapsel überdehnt.

Vordere traumatische Instabilität

Bei vorderer traumatischer Instabilität befindet sich die Läsion am Pfannenrand im Bereich des vorderen unteren Drittels der Pfanne (Bankart-Läsion). Der Schaden am Pfannenrand, der in seinem Ausmaß im wesentlichen schon nach der Erstluxation vorliegt, ist in Abhängigkeit von der Scherkraft während des Kopfaustrittes unterschiedlich ausgeprägt. Er reicht von einer einfachen Auffaserung des Labrums bis hin zur ausgedehnten Ablösung, welche bis zum oberen Pfannenpol und darüberhinaus sowie im unteren Bereich bis nach hinten reichen kann.

Häufig ist auch ein mehr oder weniger großes Knochenstück mitabgerissen.

Hefte zu „Der Unfallchirurg", Heft 241
K. E. Rehm (Hrsg.)
© Springer-Verlag Berlin Heidelberg 1994

Die im dorso-lateralen Bereich des Humeruskopfes gelegene Hill-Sachs-Läsion ist in ihrer Größe ebenfalls sehr unterschiedlich und stellt eine Impressionsfraktur, die durch den vorderen Pfannenrand entsteht, dar. Durch den vollständigen Austritt des Kopfes aus der Pfanne ist immer auch die Kapsel überdehnt, was bei der Operation berücksichtigt werden muß. Durch wiederholtes Auftreten von Luxationen kommt es zu zunehmender Erosion des randständigen Knorpels im Bereich des Austrittsweges, so daß in Abhängigkeit von der Frequenz mit der Zeit eine Rutschdelle entsteht. Ist der Kopf niemals vollständig aus der Pfanne ausgetreten (Subluxation), so ist meist nur ein Schaden am Pfannenrand (Bankart-Läsion), nicht aber am Humeruskopf anzutreffen. Auch die Kapsel ist nicht überdehnt.

Inadäquat traumatische Instabilität

Von der klassischen traumatischen Form ist eine Sonderform zu unterscheiden bei der die Erstluxation durch keine oder inadäquate äußere Gewalteinwirkung ausgelöst wurde. Wie bei der klassischen traumatischen Form ist auch bei dieser Form die Luxation meist vollständig und bedarf einer Reposition. Die sekundären Läsionen sind meist nur gering ausgeprägt aber fast immer anzutreffen. Die meist primär zu große Kapsel (hyperlaxe Schulter) ist durch die Luxation noch zusätzlich überdehnt. Häufig liegt Beidseitigkeit vor. Bei dieser Gruppe von Patienten konnten primär prädisponierende Faktoren wie flache Pfanne, antevertierte Pfanne sowie eine primär zu große Gelenkkapsel signifikant gehäuft angetroffen werden. Bei der Operation ist auf die zu Grunde liegende Pathologie einzugehen.

Diagnostik

Bei vollständiger Luxation ist die Diagnose durch röntgenologische Luxationsbilder meist eindeutig. Bei rezidivierender Subluxation wird auf Grund der Anamnese und der klinischen Untersuchung eine Verdachtsdiagnose gestellt, die dann durch Doppelkontrast-CT oder Arthroskopie bestätigt werden muß.

Traumatische vordere Erstluxation

Nach Reposition einer Erstluxation ist eine ap und axiale Röntgenaufnahme zum Ausschluß eines großen knöchernen Bankart-Fragmentes (mehr als 2 mm Breite) notwendig. Liegt kein knöcherner Schaden vor, so ist eine weitere Abklärung nicht unbedingt erforderlich, da sich das weitere Vorgehen nach dem Alter und der Aktivität des Patienten richtet (Operation bei Patienten mit schulterbeanspruchenden Sportarten, konservative Behandlung bei wenig sportiven Patienten).

Rezidivierende vordere Schulterluxation

Bei rezidivierender Schulterluxation sind ap und axiale Röntgenaufnahme von guter Qualität zum Ausschluß eines größeren knöchernen Pfannenrandschadens ausreichend, sofern der offenen Operation der Vorzug gegeben wird. Bei Unsicherheit über den Zustand des knöchernen Pfannenrandes kann bei der Operation vorsichtshalber auch der Beckenkamm mitabgedeckt werden. Stellt sich die Frage nach einer arthroskopischen Stabilisierung, so empfiehlt sich präoperativ eine Doppelkontrast-Computertomographie zur Beurteilung des Weichteilschadens, aber auch zur Beurteilung der Form des knöchernen vorderen Pfannenrandes (scharfer vorderer Pfannenrand erschwert das Aufsetzen von Bohrern oder Stiften).

Bei der inadäquat traumatischen rezidivierenden Schulterluxation ist hingegen ein präoperatives CT, nach Möglichkeit als Doppelkontrast-CT, zum Nachweis von prädisponierenden Faktoren notwendig. Bei Vorliegen von primären Veränderungen ist die Operation danach auszurichten.

Hintere traumatische Instabilität

Sie stellt das Gegenstück zur vorderen traumatischen Instabilität dar. Wegen der in Relation zur Frontalebene des Körpers nach vorne und medial gerichteten Pfannenebene sind Luxationen nur durch direkte Gewalteinwirkung von ventral oder aber auch durch einseitige dorsale Muskelkontraktionen (Stromunfälle, Epilepsie) möglich. Wegen des schärferen hinteren Pfannenrandes ist die Hill-Sachs-Läsion, welche nun im ventralen Bereich des Humeruskopfes gelegen ist, üblicherweise wesentlich größer und nimmt nicht selten ein Drittel bis zur Hälfte der Gelenkfläche des Humeruskopfes ein. Wegen der Größe der Hill-Sachs-Läsion steht sie bei der Behandlung im Zentrum des Interesses.

Diagnostik

Präoperativ ist ein Nativ-CT äußerst wünschenswert, da dadurch die Größe der Hill-Sachs-Läsion als auch ein etwaiger hinterer knöcherner Pfannenrandschaden beurteilt werden kann. Sowohl die Operationstechnik (Defektaufstößelung, Tuberculum minus Transfer, Defektauffüllung) als auch die Lagerung des Patienten (Rücken- oder Seitenlagerung) hängen davon ab. Ist ein CT nicht sofort erhältlich, sollten axiale Röntgen-Bilder in Narkose angefertigt werden (eine verhakte hintere Schulterluxation sollte niemals ohne Narkose reponiert werden, da Frakturgefahr besteht).

Atraumatische Instabilität

Zwei Formen sind voneinander zu unterscheiden:

Muskulär induzierte Instabilität: Einzelne Muskeln oder Muskelgruppen verursachen durch einseitiges Anspannen eine Subluxation. Bei Nachlassen der Anspannung kommt es zur Spontanreposition des Kopfes. Meist ist die Instabilität nach hinten gerichtet, seltener nach vorne, manchmal aber auch in beide Richtungen. Das Leiden beginnt meist im Kindesalter und ist anfänglich dem Willen des Patienten vollständig unterworfen. Später verselbständigt sich der Prozeß und die Subluxationen unterliegen nun nicht mehr der Kontrolle des Patienten. Beim Armheben in der Sagittalebene kommt es bereits zur spontanen Subluxation nach dorso-caudal. Im Unterschied zur multidirektionalen Instabilität (siehe unten) sind am Labrum meist Auffaserungen bedingt durch höhere Scherkräfte beim Subluxationsereignis zu erkennen. Die Operation ist erst nach Ausschöpfung aller zur Verfügung stehenden konservativen Maßnahmen angezeigt. Wegen der sehr häufig anzutreffenden dorsalen Pfannenabflachung (zwischen 60 und 70%), sollte präoperativ unbedingt ein Nativ-CT durchgeführt werden.

Nicht muskulär induzierte Instabilität (Multidirektionale Instabilität): Bei dieser Instabilitätsform subluxiert der Kopf in mehrere Richtungen. Im Unterschied zur oben angeführten Instabilitätsform kommt es beim lediglichen Hängenlassen des Armes durch dessen Schwerkraft zum Hinausgleiten des Kopfes aus der Pfanne in caudaler Richtung. Dabei kommt es zu einer Einziehung der Haut zwischen dem Acromion und dem Humeruskopf (Sulcus-Zeichen). Sekundäre Veränderungen an Kopf oder Pfanne sind niemals anzutreffen. Häufig besteht ein schweres Impingementsyndrom, da die Instabilität auch in cranialer Richtung besteht. Eine Acromioplastik würde in diesem Fall zu manifesten Subluxationen in cranialer Richtung führen. Sekundäre Veränderungen an Kopf oder Pfanne sind bei dieser Form niemals anzutreffen, weshalb differentialdiagnostisch präoperativ immer eine arthroskopische Abklärung durchgeführt werden sollte. Liegen sekundäre Veränderungen vor, so handelt es sich nicht um eine multidirektionale Instabilität, sondern um eine unidirektionale Instabilität bei hyperlaxer Schulter (inadäquat traumatische Instabilität).

V. Ellenbogenfrakturen I

Vorsitz: G. Hierholzer, Duisburg, K.H. Jungbluth, Hamburg

Kombinierte Verletzungen von Radius und Ulna im proximalen Unterarmsegment

U. Heim[1] und M. Bühler[2]

[1] Mattenstraße 17, CH-3073 Gümlingen
[2] AO-Dokumentationszentrale Bern/Davos

Kombinationsverletzungen der beiden Unterarmknochen im proximalen Segment 21 sind selten [19] und werfen zahlreiche Fragen auf:

Bei 5–10% der Radiusköpfchenfrakturen besteht gleichzeitig eine Ellenbogenluxation [20]. Die Frage, ob nach Reposition die Stabilität des Gelenkes in der Frontalebene vermindert ist, hängt vom Ausmaß der Zerreißung des Bandapparates, vor allem des ulnaren Kollateralbandes ab. Geht man von der Ulna-Luxation aus, so ist diese bei etwa 10% mit Frakturen des Processus coronoideus vergesellschaftet [7, 16, 23] und ungefähr im gleichen Ausmaß mit Frakturen des Radiusköpfchens [15]. Diese dreifache Kombination wird neuerdings vermehrt beachtet. Man weiß aber nur wenig über die seltene Kombination von Radiusköpfchenfraktur mit dorsaler artikulärer Ulnafraktur („Olecranon") [2, 22]. Dasselbe gilt auch für die Kombination von Olecranon plus Koronoidfraktur mit Radiusköpfchenbeteiligung [2, 12, 23]. Die metaphysäre extraartikuläre Form der Ulnafraktur, kombiniert mit Radiusköpfchenfraktur wird als Äquivalent der Monteggia-II-Verletzung aufgefasst [1, 2, 24].

Bisherige Publikationen befassen sich fast ausschließlich mit *einer* „Hauptverletzung". Die wenigen „zusätzlichen Läsionen" erfahren kaum Beachtung. Zahlen sind selten (Tabelle 1). Statistiken beruhen zudem mehrheitlich auf einem Krankengut, welches aus einer Zeit stammt, wo die gegenwärtigen operativ-technischen Möglichkeiten noch kaum bekannt, jedenfalls nicht verbreitet waren.

Zur Bearbeitung dieser Problematik ist ein neueres, größeres und einigermaßen homogenes Krankengut erforderlich. Wir haben alle Kombinationsverletzungen im Segment 21, welche in den Jahren 1979–89 in der AO-Dokumentationszentrale erfaßt waren und mit klinischer und röntgenologischer Jahreskontrolle vollständig dokumentiert sind, herausgesucht. Alle Patienten waren Erwachsene.

Ziel unserer Analyse war die Suche nach Gesetzmäßigkeiten unter Berücksichtigung aller Komponenten im Sinne einer Synthese, gleichzeitig auch nach Richtlinien für eine geeignete chirurgische Therapie. Wie haben dabei auf die Morphologie abge-

Hefte zu „Der Unfallchirurg", Heft 241
K. E. Rehm (Hrsg.)
© Springer-Verlag Berlin Heidelberg 1994

62

Tabelle 1. Publikationen mit Zahlen über Kombinationsverletzungen

Autor	Jahr	Verletzungstyp	Zahlen der Frakturen	I LR	IIa LCR	IIb CR	III OR	IV COR	V MR
Willenegger	69	Ellb.Fr.	6		2				
Trillat	69	Monteggia	30				2?	7	
Dürig	76	Luxation Ellb.	14	6	2		1		
Marotte	82	Olekranon	10				1	2	
Oestern	82	Olekranon	81				8		
Beaufils	83	Kombin.-Fr. Ulna-Rad.	35				3	5	10
Häfele	86	Coronoid-Fr.	12		4	2		4	
Broberg	87	Luxation + RK Fr.	24	15	5^a		2	2^a	
Regan	89	Coronoid-Fr.	35		4^a			6^a	
Kelberine	91	RK-Fr.	80	21	3	3			
King	91	RK-Fr.	20	4					
Wallenböck	92	RK-Fr.	44	4	1	1			
Meeder	92	Coronoid-Fr. + Luxation	19		19				
				50	40	6	17	26	10

^{a} u. U. gleiches Krankengut (gleiche Klinik).

stellt, während im französischen Sprachbereich jeweils vor allem der Unfallmechanismus analysiert wird [2, 3, 17, 24]

Krankengut

Das erfaßte Krankengut zählt 97 Radiusköpfchenfrakturen, welche Kombinationsverletzungen mit der proximalen Ulna aufweisen. Darunter fanden sich 5 Monteggia-II-Frakturen, welche wir ausgeschlossen haben, weil die Ulnafraktur diaphysär, also nicht im Segment 21 lokalisiert war.

Es verbleiben somit im Segment 21 92 Kombinationsverletzungen zur Auswertung.

Die Unfallmechanismen sind jeweils vielfältig und oft ungenau zu ermitteln. Häufig taucht jedoch die Bezeichnung: „Verkehrsunfall – Fussgänger" auf, was auf direkte Verletzungen hinweist.

Bei der großen Mehrheit unseres Krankengutes handelt es sich um ein Monotrauma.

An zusätzlichen Frakturen fanden sich: 3 Spaltbrüche am Condylus radialis humeri (alle durch Verschraubung versorgt) sowie 3 Abscherungen am Kapitellum [13, 23, 26].

Bei 5 Patienten bestanden ferner Frakturen des distalen Radiussegmentes 23 [13, 14, 15, 22, 25].

Weitere Frakturen anderer Lokalisationen erlitten 6 Patienten (2 Polytrauma), 2 zusätzlich ein Schädelhirntrauma.

Bei 23 Frakturen wurden Hautkontusionen angegeben, 15 waren offen, 4 zweiten Grades. Neurovaskuläre Zusatzverletzungen bestanden nicht.

Zwei Patienten hatten bilaterale Radiusköpfchenfrakturen. Beim einen (Typus I) bestand auf der Gegenseite eine isolierte Radiusköpfchenfraktur, beim zweiten rechts eine Fraktur vom Typ IV, links eine vom Typ III, beide offen.

Die Operation wurde bei 77 Patienten als Notfall oder am ersten Tag ausgeführt, bei 10 weiteren innerhalb der ersten Woche und nur bei 5 später (Tabelle 2). 14 Patienten bekamen einen Gips für 1–4 Wochen (z.T. Schienen), 7 für länger. Bei 3 sind die Unterlagen diesbezüglich nicht verwertbar.

Bei der Analyse der 92 Kombinationsverletzungen zeigte sich, daß – obwohl wir von der Fraktur des Radiusköpfchens ausgegangen waren – die Ulnaverletzung zur Bewertung des Schweregrades dominant ist [2, 24]. Dabei muß die Stabilität des Gelenkes in der Sagittal- und in der Transversalebene berücksichtigt werden. Die Wiederherstellung der Mobilität der drei anatomisch zu reponierenden Ellenbogengelenke ist davon abhängig. Eine bisher nicht beachtete Rolle spielen auch Fragen der Fragmentvaskularität.

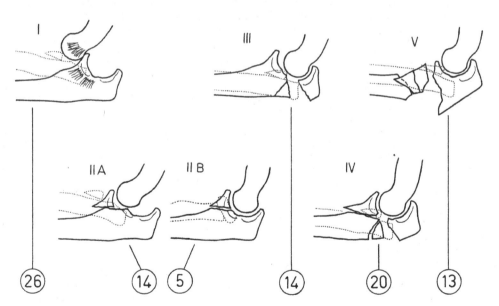

Abb. 1. Das Verletzungsmuster an der Ulna: *Typ I* = reine Luxation mit Radiusköpfchenfraktur; *Typ IIa* = Koronoidfraktur, Luxation und Radiusköpfchenfraktur; *Typ IIb* = Koronoidfraktur und Radiusköpfchenfraktur ohne Luxation; *Typ III* = dorsale Ulnafraktur (Olecranon) + Radiusköpfchenfraktur; *Typ IV* = dorsale und ventrale Ulnafraktur + Radiusköpfchenfraktur; *Typ V* = metaphysäre Ulnafraktur + Radiusköpfchenfraktur

Wir fanden 5 deutlich verschiedene Verletzungsmuster (Abb. 1). Sie beruhen auf der Topographie der Ulna und es lassen sich bei ihnen therapeutisch – prognostische Unterschiede ermitteln. Wir können sie mit römischen Zahlen I–V bezeichnen. Vielleicht ist aber eine Kodifizierung nach Buchstaben besser geeignet, weil daraus Art und Zahl der verletzten Strukturen direkt hervorgeht.

Typ I: LR: Kombination von Ellenbogenluxation und Radiusköpfchenfraktur: 26 Frakturen

Typ IIa: LCR: Luxation des Ellenbogens mit Fraktur des Processus coronoideus und Fraktur des Radiusköpfchen: 14 Frakturen

Typ IIb: CR: Fraktur des Processus coronoideus mit Radiusköpfchenfraktur ohne nachweisbare Luxation: 5 Frakturen

Typ III: OR: Dorsale artikuläre Ulnafraktur („Olecranon"), kombiniert mit Radiusköpfchenfraktur: 14 Frakturen

Typ IV: COR: Kombination ventraler (Processus coronoideus) und dorsaler („Olecranon") artikulärer Ulnafraktur mit Radiusköpfchenfraktur: 20 Frakturen

Typ V: MR: Metaphysäre Ulnafraktur mit Radiusköpfchenfraktur: 13 Frakturen.

Die Fraktur des Radiusköpfchens spielt demgegenüber nur eine Nebenrolle. Ihre Bedeutung für die Stabilität in beiden Ebenen und für die Mobilität ist zwar erwiesen [19, 21], in therapeutischer und prognostischer Sicht ist sie jedoch zweitrangig. Zur Analyse war eine Vereinfachung der Einteilung erforderlich. Diese basiert auf der Vaskularität. Wir unterscheiden lediglich partielle und totale Frakturen des Radiusköpfchens und zählen zu den letzteren auch die seltenen Halsfrakturen (6 Fälle). Bei diesen ist – sofern sie disloziert sind – die Blutzufuhr sowohl aus dem Periost als auch aus dem arteriolären diaphyso-metaphysären Netz unterbrochen (Abb. 2 + 7).

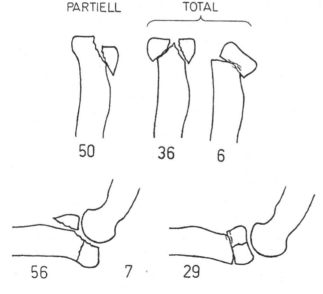

PARTIELL   TOTAL

50   36   6

56   7   29

Abb. 2. Einteilung und Häufigkeit der Radiusköpfchenfrakturen (obere Reihe). Anzahl der Luxationen des frakturierten Radiusköpfchens bzw. dessen Anprallposition *(untere Reihe)*. Details siehe Text

50 Radiusköpfchenfrakturen waren partiell, 42 total (inklusive 6 Halsfrakturen). Die partiellen Frakturen sind in der Mehrheit bei den Ulnatypen I (17p/9t) und V (8p/5t). Die Relation ist ausgeglichen beim Typus IIa und III. Beim Typus IIb (4t/lp) und IV (llt/9p) überwiegen die Totalen. Luxationen des frakturierten Radiusköpfchens sind in der Mehrzahl (56). Mit einer Ausnahme (offene Fraktur beim Typ I) gehen sie stets nach dorsal (dorso-radial). Bei 29 Frakturen ist das gebrochene Radiusköpfchen jedoch nicht luxiert, sondern steht nach Anprall am Kapitellum an, meist mit Dorsalneigung und oft mit Impaktion. 7 Röntgendokumente lassen keine Zuteilung zu (Abb. 2).

Befunde und Ergebnisse

Zur Beurteilung der Ergebnisse benutzten wir folgende Kriterien:

In anatomischer Hinsicht waren aufgrund der Röntgendokumente periartikuläre Verkalkungen, Arthrosen, sekundäre Dislokationen, Nekrosen des Radiusköpfchens, verzögerte Konsolidation an der Ulna und Pseudarthrosen sowie Implantatbrüche bzw. Lockerungen zu berücksichtigen. Die Erfassung von Verkürzungen des Radius nach Resektion sowie der Valgusstellung bereitete Schwierigkeiten, indem keine standardisierte Röntgenaufnahmen in vergleichbaren Stellungen vorliegen. Diese Fehlstellung wird deshalb nur in gesicherten Fällen für die Beurteilung verwendet.

Mit der klinischen Nachkontrolle wird der Bewegungsumfang bezüglich Flexion und Extension sowie Pronation und Supination erfaßt. Einschränkungen um weniger als einen Viertel der normalen Bewegung werden als mittleres Resultat, die Einschränkung bis zur Hälfte der normalen Bewegung als schlechtes Resultat bewertet.

Diese relativ grobe Einschätzung der Beweglichkeit erlaubt zusammen mit dem anatomischen Befund eine zuverlässige Gesamtbeurteilung.

Wir verzichteten auf die Bewertung der Angaben über Schmerzen, welche bekanntlich außerordentlich unzuverlässig sind. Sie waren selten erheblich. Auffallend war, daß auch bei schlechter Funktion und erheblicher Arthrose bei der Jahreskontrolle nur wenig über Schmerzen geklagt wurde.

Typ I: RL: 26 Frakturen

Bei dieser Kombination steht die Frage der Stabilität des Gelenkes in der Transversalebene nach der Reposition bzw. der Bedeutung des vor allem ulnar gerissenen Bandapparates im Vordergrund. Die periartikulären Verkalkungen gehen darauf zurück. Bandnähte wurden 7mal radial (Zugang für die Radiusköpfchenfraktur) und nur 3mal ulnar ausgeführt.

Bei 12 der 17 partiellen Frakturen des Radiusköpfchens wurden primär Osteosynthesen mit Minischrauben ausgeführt. 10 anatomische und funktionelle Resultate sind perfekt. Bei 2 Fällen, wo zusätzlich Frakturen bzw. Abscherungen am Humerus bestanden, waren sie schlecht.

Die Verwendung anderer Implantate (Kirschnerdrähte, größere Schrauben) ergab ungünstige Ergebnisse, bezüglich Funktion, Verkalkung und Arthrose in 4 von 5 Fällen.

Bei drei totalen und einer partiellen Radiusköpfchenfraktur wurden primäre Resektionen ausgeführt (dabei ein Ersatz durch Silastikprothese). Drei haben ein gutes, eines ein mittelmäßiges funktionelles und anatomisches Ergebnis.

Von den sechs Osteosynthesen bei totalen Frakturen kam es zu drei sehr guten bzw. guten Ergebnissen. Bei den drei übrigen mußte die sekundäre Resektion ausgeführt werden, bzw. es kam zu einer Nekrose mit schlechtem bzw. mäßigem Resultat.

Reluxationen sind in unseren 26 Fällen nicht aufgetreten.

Verkalkungen und Arthrosen wurden bei 10 Fällen (davon 4 gravierende) festgestellt, jedoch nie nach Miniosteosynthese einer typischen partiellen Radiusköpfchenfraktur.

Zusammenfassend ist beim Typ I die Stabilität im Humero-Ulnar-Gelenk durch Reposition wiederhergestellt. Die Bedeutung des gerissenen ulnaren Kollateralbandes ist offensichtlich gering. Therapeutisch bringt die Osteosynthese der partiellen Radiusköpfchenfraktur mit Miniimplantaten die besten Ergebnisse.

Typ IIa: LCR: 13 Frakturen

In dieser Gruppe befinden sich alle im Röntgenbild erkennbaren und dokumentierten Fragmente des Koronoids mit Luxation. Sie sind mehrheitlich klein. Eine klare Unterscheidung ihrer Größe – wie sie von Regan vorgeschlagen wird [23] – war aufgrund der Dokumente nicht möglich. Sie dürfte auch präoperativ nur durch Tomogramme einigermaßen messbar sein.

Dort, wo das Koronoidfragment zu klein war für eine Osteosynthese (8 Fälle) sind die funktionellen Ergebnisse bei den 4 partiellen Radiusköpfchenfrakturen, die durch Osteosynthese mit Miniimplantaten versorgt waren, sehr gut.

Wo ein größeres Koronoidfragment operativ stabilisiert wurde, sind die anatomischen und funktionellen Ergebnisse weniger gut. Die Reposition des Koronoids ist nie anatomisch. Die retrograde Fixation, sei es mit Schrauben (2 Fälle) (Abb. 3) oder mit Kirschner-Draht (1 Fall) läßt technisch stets zu wünschen übrig.

Nach Resektion des Radiusköpfchens (7 Fälle) sind drei Gelenke instabil (eine Transfixation humero-ulnar, ein Fixateur externe humero-ulnar, eine Reluxation).

In sechs Fällen ist die Arthrose erheblich, bei vier besteht eine deutliche Valgität. Die Funktion nach einem Jahr ist jedoch nur mäßig eingeschränkt.

Fünf Verkalkungen sind unwesentlich.

Typ IIb: CR: 5 Frakturen

Im Gegensatz zur vorhergehenden Gruppe IIa sind hier die anatomischen und funktionellen Ergebnisse besser, obwohl auch bei diesen größeren Fragmenten das Koronoid 4mal nicht exakt reponiert und retrograd verschraubt wurde und bei drei totalen

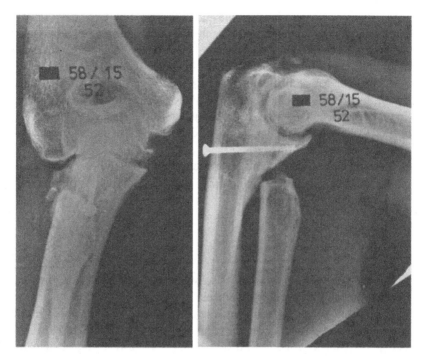

Abb. 3. Jahreskontrolle einer Fraktur des Typs IIb: Arthrose und Valgusstellung nach unvollständiger Reposition eines grossen, von dorsal fixierten Fragmentes des Processus coronoideus und Resektion des Radiusköpfchens

Radiusköpfchenfrakturen die primäre Resektion gewählt wurde. Bei diesem Typ ohne Luxation bleibt offensichtlich das Humero-Ulnar-Gelenk stabiler.

Nur in je einem IIa- und einem IIb-Fall findet sich ein perfektes funktionelles und anatomisches Resultat: bei einem wurde eine direkte Verschraubung des Koronoids (von ventral) und die Osteosynthese einer totalen Radiusköpfchenfraktur mit Minischrauben ausgeführt. Der zweite hatte nur ein kleines, nicht operativ angegangenes Koronoid. Die hier partielle Radiusköpfchenfraktur wurde mit Minischrauben versorgt.

Zusammenfassung (IIa und IIb): Bei IIa ist die sagittale Stabilität schlechter als bei I. Ein rekonstruiertes Radiusköpfchen verbessert sie. Das technische Problem bei II ist die exakte Reposition und Fixation eines größeren Koronoidfragmentes.

Typ III: OR: 15 Frakturen

Bei diesem Typ muß zwischen den einfachen und den mehrfachen Ulnafrakturen unterschieden werden.

Bei 9 von 10 einfachen Ulnafrakturen führte die einfache Osteosynthese mittels klassischer Zuggurtung zu einer Stabilisierung des humero-ulnaren Gelenkes in der Sagittalebene. Sowohl die Osteosynthese mit Miniimplantaten partieller (in einem

Fall auch einer totalen) Fraktur wie auch die Resektion bei totalen Frakturen (2 Fälle) führen durchwegs zu guten funktionellen und anatomischen Ergebnissen.

Anders ist es mit den 4 mehrfachen Ulnafrakturen: wir finden hier an der Ulna z.T. atypische Zuggurtungsmontagen. Die Stabilität ist ungenügend. In 3 Fällen ist nach einem Jahr der Durchbau noch unsicher oder es besteht eine eindeutige Pseudarthrose. Es überrascht daher nicht, daß die Resektion des Radiusköpfchens nur in zwei von vier Fällen zu einem guten funktionellen Resultat führt.

Periartikuläre Verkalkungen sind selten (2 Fälle) und Arthrosen (4 Fälle) sind nicht schwerwiegend.

Zusammenfassend besteht bei diesem Typ ein deutlicher Unterschied zwischen den Resultaten bei einfacher, durch Zuggurtung stabil rekonstruierter und der mehrfachen artikulären Ulnafraktur.

Typ IV: COR: 20 Frakturen

Es handelt sich hier um die weitaus schwerwiegendste Verletzung im Segment 21. Sie führt zur Instabilität in beiden Ebenen (Abb 4).

Die funktionellen und anatomischen Ergebnisse sind am schlechtesten: mit zwei Ausnahmen weisen alle Gelenke Arthrosen auf, davon 10 diffuse. In 10 Fällen findet sich an der Ulna verzögerte Konsolidation, Pseudarthrose oder sekundäre Dislokation.

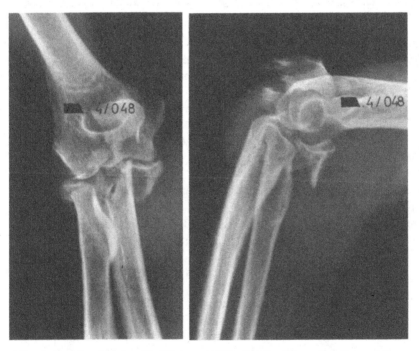

Abb. 4. Charakteristisches Unfallröntgenbild beim Typ IV: großes Koronoidfragment, mehrfache dorsale Ulnafraktur, vollständige Radiusköpfchenfraktur mit typischem Anschlagphänomen am Kapitellum

Funktionell ist nur in 3 Fällen nach einem Jahr eine vollständige Flexion – Extension und in 4 Fällen eine vollständig freie Pronation – Supination festzustellen. Fünf Einschränkungen der Rotation sind erheblich, ebenso fünf Einschränkungen der Flexion – Extension.

Die Reposition des meist großen Koronoidfragmentes ist wegen der Notwendigkeit des dorsalen Zugangs erschwert, sodaß wir keine anatomischen Rekonstruktionen im auseinandergebrochenen Humero-Ulnar-Gelenk vorfinden.

Operativ technisch ist an der Ulna mehrheitlich die dorsale Plattenosteosynthese (7 DCP, 6 Drittelrohrplatten) ausgeführt worden. Die Zuggurtung bewährt sich bei diesem Frakturtyp nicht: auf 4 Fälle treten 2 Pseudarthrosen und eine Reluxation auf. Diese Technik wurde dort gewählt, wo das Koronoidfragment relativ klein war, wo also eine größere dorsale Kontaktfläche der Fragmente bestand. Die Kompression führt dann aber zu einer zusätzlichen Dislokation (Wegschieben) des Koronoids. Drittelrohrplatten schneiden auch deutlich schlechter ab, als die kräftigeren DCP- oder Rekonstruktionsplatten.

Beim Radiusköpfchen wurde 12mal die Resektion ausgeführt. Bei 4 partiellen Frakturen wurde auf die radiale Operation verzichtet: 3 haben eine diffuse Arthrose und 2 eine schlechte Funktion. 3 partielle Frakturen wurden durch Osteosynthese mit Minischrauben versorgt. Bei dieser schweren ulnaren Instabilität heilt das Radiusköpfchen rasch und stützt ab, konnte aber nur in 2 Fällen einen positiven Einfluß auf die Funktion ausüben.

Möglicherweise ist die große Zahl von Heilungsstörungen an der Ulna auch Ausdruck der technischen Schwierigkeiten eines sicher langwierigen Eingriffes. Es ist aber nur eine oberflächliche Infektion bei geschlossener Fraktur registriert (4 waren offen 1. Grades).

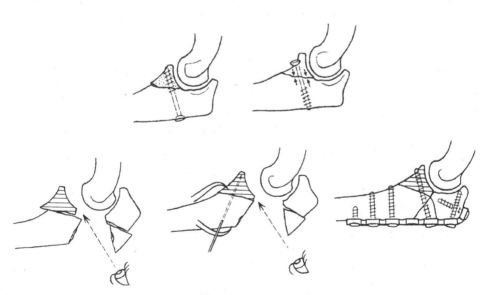

Abb. 5. Vorschläge zur Fixation des Processus coronoideus. *Obere Reihe:* direkte Verschraubung von ventral. *Untere Reihe:* Beim Typ IV Beginn mit Reposition und provisorischer Fixation des Koronoids unter Sicht. Definitive Stabilisierung mit Rekonstruktionsplatte

Zusammenfassung: Diese schwerste Form der Kombinationsverletzung steht unter dem Zeichen der ungenügenden Reposition und Stabilisierung des humero-ulnaren Scharniergelenkes, vor allem des Koronoids und der häufigen ulnaren Heilungsstörung (Abb. 5).

Typ V: MR: 13 Frakturen

Bei der extra-artikulären Ulnafraktur befindet sich die transversale Instabilität distal des Gelenkes. Arthrosen sind hier nur selten und leicht (3 Fälle) und auffallende Verkalkungen fehlen. Die funktionellen Ergebnisse sind sehr viel besser als beim Typ IV mit 6mal einwandfreier Beweglichkeit und nur drei leichten Einschränkungen der Rotation. Die partielle Radiusköpfchenfraktur ist wieder häufiger (8/13). Sie wurde 3mal mit Minischrauben versorgt. Eine primäre Resektion wurde 4mal, eine sekundäre einmal erforderlich.

Das Schwergewicht der Verletzung liegt aber wiederum bei der Ulna: die Stabilität von Drittelrohrplatten ist ungenügend. Aber auch DCP- und Rekonstruktionsplatten reichen nicht aus, wenn gleichzeitig Resektionen des Radiusköpfchens erfolgen. Dann kommt es zur verzögerten Konsolidation an der Ulna. Bei 4 Fällen wurden deshalb infolge deutlicher Tendenz zur Valgusdeviation Sekundäreingriffe nötig. Bei denjenigen Fällen, wo Radiusosteosynthesen ausgeführt wurden, fanden sich an der Ulna keine derartigen Heilungsstörungen. Das rekonstruierte Radiusköpfchen heilt rasch und nimmt früh die Funktion des lateralen Pfeilers auf. Beaufils [2] hat dies bereits 1983 beschrieben.

Zusammenfassung: Bei diesem Typ bewährt sich die Kombination einer kräftigen Ulnaplatte mit Osteosynthese am Radius. Die häufigen metaphysären Heilungsstörungen in der Ulna weisen möglicherweise auf eine schlechtere Vaskularität in diesem Bereich hin (Abb. 6).

Lokale Nebenverletzungen

Am gegenüberliegenden Humerus wurden die 3 epikondylären bzw. kondylären Frakturen durch Verschraubung fixiert, die 3 Abscherungen am Kapitellum nicht operiert. 4 haben ein schlechtes funktionelles Ergebnis. Die Ursache liegt jedoch an Ulna

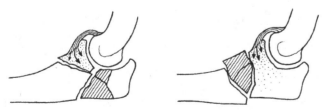

Abb. 6. Die vaskulären Verhältnisse an der Ulna: der Processus coronoideus ist von der ventralen Gelenkkapsel aus gut vaskularisiert, während dorsale Trümmerzonen und metaphysäre ventrale Fragmente nekroseanfällig sind

und Radius. Nur in 2 Fällen kann ein Zusammenhang mit der humeralen Fraktur bestehen [26].

Komplikationen

Postoperative Frühkomplikationen waren selten: 1 Hautnekrose, 3 oberflächliche, rasch ausgeheilte Infekte, ein Infekt mit Fistel, ausgeheilt nach Hautplastik. Keine Osteoarthritis.

Neurale uncharakteristische Spätläsionen leichter Art (Parästhesien, Hypästhesien) sind bei 5 Patienten angegeben, dabei 3 nach offenen Frakturen. Vaskuläre Schäden bestanden nicht. Bei 2 Patienten ist „Dystrophie" registriert.

Analyse der Funktionsstörungen

Bei der Bewertung der Funktion des Ellenbogens liegt das Schwergewicht vorwiegend bei der Pronation – Supination. Leichte Einschränkungen der Extension werden kaum bemerkt. Hinderlich ist die Einschränkung der Rotation um ca. die Hälfte. Dies bestand bei 14 Ellenbogen in der Jahreskontrolle.

Bei 12 fanden wir folgende Befunde bzw. Komplikationen, welche als Ursache anzusehen sind:

- 6 Störungen der Frakturheilung an der Ulna
- 3 Nekrosen am Radiusköpfchen
- 1 Abscherung am Kapitellum
- 2 undefinierte Knorpelschäden.

Bei 2 Frakturen ließ sich keine sichere Ursache aus Dokumenten und Verlauf identifizieren. Teilweise lagen mehrfache Befunde vor, jedoch nicht gleichzeitig an Radius und Ulna. 3 synostotisch wirkende Verkalkungen wurden nicht als Ursache, sondern als Folgeerscheinung aufgefaßt.

Ähnlich stehen die Verhältnisse bezüglich der 5 distalen Radiusfrakturen (davon 2 bilateral): alle haben eine verminderte Pronation – Supination. Aber in keinem Fall läßt sich diese Einbuße auf die distale Verletzung zurückführen. Die Ursachen sind lokal: Pseudarthrosen der Ulna, Nekrose des Radiusköpfchens, Immobilisation des Ellenbogens nach offener Fraktur zweiten Grades, Polytrauma.

Bei den Patienten mit anderen Frakturen entspricht die Funktion dem lokalen Ellenbogenbefund.

Bei den 2 polytraumatisierten und den 2 Patienten mit Schädelhirntrauma hingegen konnte Versorgung und Nachbehandlung des Ellenbogen nicht prioritär sein, was sich auf die Ellenbogenfunktion auswirkt.

Von den 14 Ellenbogen mit deutlicher Einschränkung der Rotation besteht auch bei 7 eine erhebliche Einschränkung der Flexion – Extension. davon gehen 4 auf Heilungsstörungen an der Ulna zurück, 2 auf Nekrosen des Radiusköpfchens und eine ist eine Synostose nach offener Defektfraktur.

Tabelle 2. Zeitpunkt der Operation und Art der Nachbehandlung im Krankengut der AO Dokumentation

Operationszeitpunkt		Nachbehandlung	
Unfalltag oder		Funktionell	48
erster Tag	77	Frühmobilisation aus Schiene	20
1. Woche	10	Gips 1 bis 4 Wochen	14
später	5	Gips über 5 Wochen	7
		unbekannt	3

Zusammenfassend kann also festgestellt werden, daß die funktionelle Einschränkung bei kombinierten Frakturen am Ellenbogen praktisch ausschließlich mit den lokalen Läsionen und deren Behandlung im Zusammenhang ist.

Dabei beeinträchtigen Heilungsstörungen an der Ulna die Funktion mehr als Komplikationen am Radiusköpfchen.

Zu untersuchen ist noch der Einfluß des Operationszeitpunktes und der Nachbehandlung auf die Funktion (Tabelle 2):

- bei 10 Patienten wurde die Operation innerhalb der ersten Woche, aber nach dem 1. Tag, bei 5 später ausgeführt. Die funktionellen Ergebnisse sind bei Operation innerhalb der ersten Woche nicht schlechter als bei notfallmäßigem Eingriff.
- bei 14 Patienten ist eine Gipsfixation für 1–4 Wochen (z.T. in Schienenform) dokumentiert, bei 7 weiteren eine längerdauernde Immobilistion. Es zeigt sich, daß eine kurzdauernde Ruhigstellung unter 4 Wochen ohne Nachteil auf die Funktion in der Jahreskontrolle ist.

Diskussion

Anhand unseres Krankengutes haben wir versucht eine Art Synthese zu erarbeiten, welche bei den verschiedenen Morphologien sowohl die Aspekte der Stabilität vor und nach Reposition und Fixation sowie der Biologie (Fragmentvitalität) berücksichtigt, aber auch das funktionelle Resultat einschließt.

Die Verletzungen führen in ihren einfacheren Formen zunächst zur Instabilität in der sagittalen Ebene (Monoplane Instabilität) – die Typen I, III. Erst die ventrale bzw. metaphysäre Beteiligung der Ulna führt zur Mitbeteiligung der transversalen Ebene (Biplane Instabilität) – die Typen II, IV, V. Alle sind Operationsindikationen, aber technisch von sehr verschiedenem Anspruch.

Das große Krankengut der AO erlaubt es auch, die vielfältigen Operationstechniken vergleichend nach ihrer Zweckmäßigkeit zu überprüfen.

Hilfreich ist im Gegensatz zu früheren Publikationen die hier fast ausnahmslos eingehaltene AO-Doktrin: die möglichst frühzeitige Operation und die funktionelle Nachbehandlung (Tabelle 2). Deren Vorteil ist insofern evident, als Zahl und Bedeutung der periartikulären Verkalkungen in unserem Krankengut gering ist und die funktionellen Resultate i.A. besser ausfallen als es die anatomischen Befunde erwarten ließen.

Auch die überraschend geringe Zahl postoperativer Komplikationen der Weichteile spricht für eine vergleichsweise sehr qualifizierte Operationstechnik [25].

Unsere Kasuistik enthält ausschließlich Fälle, wo auch Frakturen des Radiusköpfchens vorliegen. Bezüglich Kombinationsverletzung ist sie insofern nicht ganz vollständig, als französische Autoren [2, 3, 17] Ulnatrümmerfrakturen mit Luxation beider Knochen nach ventral beschrieben haben, wo allerdings keine Radiusfraktur beteiligt ist.

Am häufigsten ist die Kombination von Radiusköpfchenfraktur mit Luxation der Ulna [5, 10, 14, 15, 25]. Diese Form wird von Morrey [20] als Typ Mason IV bezeichnet. Es scheint erwiesen zu sein, daß sich das Gelenk trotz Zerreißung des Bandapparates nach Reposition (und ev. kurzfristiger Immobilisation) weitgehend erholt und daß Reluxationen bzw. permanente Instabilitäten selten sind [21]. Nach Resektion des Radiusköpfchens kommt es zwar zu Arthrosen und Valgusstellung, diese sind jedoch mehrheitlich nicht gravierend. Die besten Resultate fanden wir aber nach Osteosynthese partieller Frakturen mit Miniimplantaten.

Sobald nun aber eine Fraktur des Processus coronoides vorliegt, ändert sich das Bild und die Ulna tritt wieder dominierend in den Vordergrund. Über die Kombination von Luxation, Koronoidfraktur und Radiusköpfchenfraktur sind schon früh einzelne kasuistische Beiträge erschienen [10, 27], in letzter Zeit aber verschiedene Statistiken und biomechanisch orientierte Publikationen [6, 9, 12, 13, 18, 23].

Größere Koronoidabbrüche sollten operativ stabilisiert werden. Aus unserer Serie geht hervor, daß schon bei kleineren Fragmenten eine vermehrte Instabilität besteht und daß sich deshalb die Wiederherstellung des lateralen Pfeilers empfiehlt.

Das Problem des großen Koronoidfragmentes besteht aber in der von dorsal her kaum befriedigenden Reposition und Fixation. Diese ist zur anatomischen Wiederherstellung des Scharniergelenkes der Ulna zu fordern. Nur die Reposition unter Sicht, also von ventral, wird beiden Postulaten gerecht. Die entsprechenden Zugänge sind bekannt, werden aber – weil anspruchsvoll und unbequem – nicht warm genug empfohlen [9, 18, 23] (Abb. 6).

Die einfache Fraktur des Olecranons, kombiniert mit Radiusköpfchenfraktur, bereitet weder diagnostische noch therapeutische Probleme [7, 8, 11, 22]. Bei der nicht seltenen Mehrfachfrakturen hingegen muß immer wieder auf die mechanisch ungenügende Stabilisierung mit Zuggurtungsmontagen hingewiesen werden.

Über die Kombinationsverletzung mit dorsaler (Olecranon) und ventraler (Koronoid) Ulnafraktur und Radiusköpfchenfraktur liegen nur wenige Beobachtungen vor [6, 12, 17, 23]. Es ist erstaunlich, daß Trillat [24] schon 1969 die Reposition und Fixation des Koronoidfragmentes als ersten Schritt der Osteosynthese empfohlen hat. Auch Beaufils [2] spricht sich in diesem Sinn aus. Nur mit dieser Taktik bestehen Aussichten auf eine einigermaßen anatomische Wiederherstellung des humero-ulnaren Scharniergelenks. Operativ-technische Fortschritte sind also bei dieser gravierenden Verletzung dringend erwünscht (Abb. 5).

Die metaphysäre Ulnafraktur, kombiniert mit Fraktur des Radiusköpfchens, ist bisher nur von Beaufils [2] mit 10 Beobachtungen systematisch analysiert worden. Deren Besonderheit liegt in der häufigen Heilungsstörung an der Ulna und des dadurch auftretenden Valgusdruckes.

Beaufils sieht darin – wie auch bei der Kombination vom Typ IV – rein mechanische Ursachen und empfiehlt kräftige Platten sowie eine Wiederherstellung des lateralen Pfeilers. Wir neigen zur Ansicht, daß bei mehrfachen Frakturen, sowohl bei den Typen III und IV, aber auch in der Metaphyse eine Minderdurchblutung im Vordergrund steht. Die Ulnaplatte sollte daher im Sinne der Überbrückung unter Miterfassung des stets von der Gelenkkapsel aus gut vaskularisierten Koronoids – fixiert werden. Die Tangierung der dorsalen Frakturzone soll minimal bleiben. Die Alternative wäre eine zusätzliche primäre Spongiosaplastik.

Was die Behandlung der Radiusköpfchenfraktur anbelangt, so sind die Ansichten immer noch kontrovers. Eine Hinwendung zur Osteosynthese ist als Tendenz in der neueren Literatur deutlich spürbar. Diese wurde vielfach mangels Ausrüstung mit Miniimplantaten unterlassen. Es sind dazu mehrere Statistiken publiziert. Wir berücksichtigen hier nur diejenigen Arbeiten, welche Kombinationsverletzungen betreffen [2, 6, 12, 14, 15, 20, 25] und verweisen auf die Tabelle 1.

Auch in unserer Zusammenstellung manifestieren sich verschiedene Ansichten zur Behandlung der Radiusköpfchenfraktur. Unsere Kasuistik zeigt aber deutlich, daß für diese Osteosynthesen nur die Verwendung von Miniimplantaten gewebeschondend und verträglich ist.

Die Einteilung dieser Frakturen haben wir aufgrund zahlreicher Beobachtungen nach den Gesichtspunkten der Fragmentvaskularität vereinfacht (Abb. 7): Es zeigt

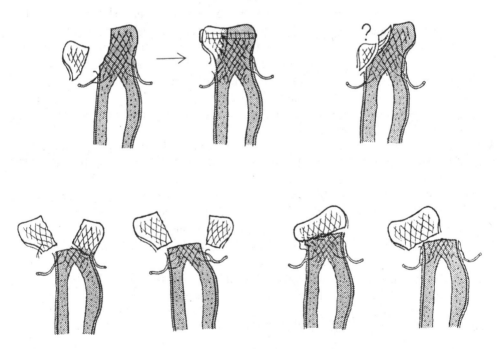

Abb. 7. Die Zirkulationsverhältnisse am Radiusköpfchen. *Obere Reihe:* partielle einfache Frakturen heilen, auch nach erheblicher Dislokation, nach Osteosynthese mit Minischrauben rasch ein. Bei Impressionszonen ist die Heilungschance geringer. *Untere Reihe:* Bei vollständigen Frakturen bestehend Einheilungschancen nur dann, wenn das Periost auf einer Seite noch intakt ist. Dasselbe gilt für die subkapitalen Frakturen

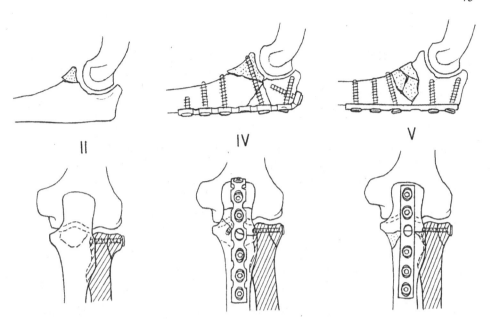

Abb. 8. Frakturtypen, bei welchen sich die Rekonstruktion des „Lateralen Pfeilers" als vorteilhaft erwiesen hat: Typ IIa LCR: das kleine Koronoid, welches nicht operativ angegangen wird. Typ IV COR: die partielle Fraktur, welche schneller heilt als die mehrfache Ulnafraktur. V MR: die rasch heilende und die Ulnametaphyse abstützende partielle Fraktur

sich in der Tat, daß auch stark dislozierte partielle Frakturen, wenn sie mit Miniimplantaten fixiert werden, fast ausnahmslos rasch einheilen und den lateralen Pfeiler als tragfähige Struktur wiederherstellen.

Damit wird eine mehrfache Ulnafraktur in der Transversalebene gestützt und ihre Heilung begünstigt. Dies ist deutlich bei unseren Typen IV und V (Abb. 8).

Bei den totalen Frakturen hingegen (inkl. Halsfrakturen) hängt die Chance einer Einheilung davon ab, ob noch periostale Verbindungen zwischen den Fragmenten erhalten sind. Mit Sicherheit läßt sich dies nur in situ feststellen [15]. Ein schonendes Handling ist dann die Voraussetzung der Einheilung (Abb. 7). In unserem Krankengut sind 6 von den 11 Osteosynthesen bei totalen Frakturen problemlos geheilt (davon je eine beim Typ III mehrfach bzw. Typ V) Bei den übrigen 5 traten Nekrosen bzw. Pseudarthrosen auf, welche 4mal zur sekundären Resektion führten.

Ob es sinnvoll ist, im Zweifelsfall eine Osteosynthese der primären Resektion vorzuziehen oder ob die Osteosynthese als temporären „Spacer" – ähnlich einer primären Prothese auszuführen wäre um das Radiusköpfchen dann – bei einer Nekrose – sekundär zu resezieren [5], ist zur Zeit noch Ansichtssache. Unser Krankengut ist diesbezüglich beschränkt und läßt keine Aussage zu.

Die primäre Resektion bleibt indiziert, wenn keine Revitalisierung dislozierter Fragmente erwartet werden kann. Wenn das humero-ulnare Scharniergelenk rekonstruiert bzw. stabil ist, bringt sie nur wenig Nachteile [21].

76

Zusammenfassung

Es wird über 92 Kombinationsverletzungen von Ulna und Radius im proximalen Unterarmsegment 21 berichtet, welche im Material der AO-Dokumentationszentrale von 1979–89 vollständig dokumentiert sind.

Die Ulnaverletzung ist dominant, nach ihr werden die Verletzungen topographisch aufgeteilt in:

I   = Ulnaluxation + Radiusköpfchenfraktur = LR = 26 Frakturen
IIa = Ulnaluxation + Coronoid- + Radiusköpfchenfraktur = LCR = 14 Frakturen
IIb = Koronoidfraktur ohne Ulnaluxation + Radiusköpfchenfraktur = CR = 5 Frakturen
III = Olekranonfraktur + Radiusköpfchenfraktur = OR = 14 Frakturen
IV = Koronoid + Olecranon + Radiusköpfchenfraktur = COR = 20 Frakturen
V   = Fraktur der Ulnametaphyse + Radiusköpfchenfraktur = MR = 13 Frakturen

Bei der Radiusköpfchenfraktur wird in partielle (50) und totale (42, inklusive Hals) unterschieden.

15 Frakturen waren offen (4 zweiten Grades). Bei 77 wurde die Operation am Unfall- oder ersten Tag ausgeführt.

Beim Typ I finden sich nur 5 ungünstige Ergebnisse. Arthrosen und Verkalkungen sind nicht häufig und nicht schwerwiegend. Optimale Resultate bestehen nach 10 Osteosynthesen partieller Radiusköpfchenfrakturen mit Miniimplantaten.

Beim Typ IIa treten nach Reposition Instabilitäten auf. Arthrosen mit Valgusabweichung sind häufig nach Radiusköpfchenresektion, jedoch nicht nach Osteosynthesen partieller Frakturen. Die Reposition und Stabilisierung großer Koronoidfragmente von dorsal ist unbefriedigend.

Beim Typ IIb sind die Ergebnisse besser als IIa, auch nach Resektion des Radiusköpfchens.

Beim Typ III sind die Ergebnisse sehr gut (9/10) nach einfacher Olekranonfraktur mit typischer Zuggurtung, auch nach Resektion des Radiusköpfchens. Nach mehrfacher Olekranonfraktur werden Störungen der Frakturheilung beobachtet (3/4).

Beim Typ IV ließ sich in keinem Fall eine anatomische Reposition erreichen. Arthrosen sind häufig (18/20), Heilungsstörungen an der Ulna ebenfalls (10/20), die funktionellen Ergebnisse mehrheitlich ungünstig.

Beim Typ V entsteht nach Resektion des Radiusköpfchens infolge verzögerter Konsolidation in der Ulnametaphyse ein Valgusdruck mit Ulnarabweichung.

68 Verletzungen wurden funktionell nachbehandelt. Es traten nur 4 oberflächliche Infekte auf.

Operationstechnisch wird vorgeschlagen die Reposition und Stabilisierung des Processus coronoideus von ventral (direkt) oder zuerst (Typ IV) auszuführen und bei mehrfacher Ulnafraktur grundsätzlich kräftige Platten (DCP oder Rekonstruktionsplatten) zu verwenden (Typ III, IV, V).

Die Osteosynthese des gebrochenen Radiusköpfchens verbessert die Stabilität bei den Typen I, IIa, IV und V. Sie ist mit Miniimplantaten auszuführen. Bei den partiellen Frakturen führt sie zur raschen Heilung. Bei totalen kann sie nur dort erfolgreich sein, wo zwischen den Fragmenten eine Periostverbindung (6 Heilungen auf 11 Frakturen) besteht.

Summary

We report about 92 Injuries of Ulna and Radius in the proximal Forearm Segment 21. They were observed between the years 1979 and 1987 and fully documented in the material of the AO Documentation Center in Bern/ Davos. The lesions of the Ulna are dominant, which leads to the following classification.

Type I = Dislocation of the Humero-ulnar Joint + fracture of the Radial Head = DR = 26 fractures.

IIa = Dislocation of the Humero-ulnar Joint + fracture of the Coronoid Process and of the Radial Head = DCR = 14 fractures

IIb = fractures of the Coronoid Process without dislocation, combined with fractures of the Radial Head = CR = 5 fractures

III = combined fractures of the Olecranon and Radial Head = OR = 14 fractures

IV = fractures of the Coronoid Process and the Olecranon + Radial Head fractures = COR = 20 fractures

V = fractures of the Metaphysis of the Ulna and of the Radial Head = MR = 13 fractures

We distinguish between partial fractures of the Radial Head (50) and total fractures (42, including neck).

15 fractures were open (4 grade two). The operation was performed as an emergency or at the next day in 77 injuries.

In type I we found only 5 unfavourable results. Arthrosis and calcifications were not frequent and not severe. The best results were observed after the internal fixation of 10 partial fractures of the Radial Head with Mini Implants.

In type IIa we observed instabilities after reduction. Arthrosis with Valgus Deviations are frequent after resection of the Radial Head. They did not occur after internal fixation of partial Radial Head fractures. The reduction and fixation of larger Coronoid Fragments from the dorsal side is unsatisfactory.

In type IIb the results are better than in IIa, even after resection of the Radial Head.

In type III we found good results after simple Olecranon fractures fixed with typical tension band wiring procedures, even after resection of the Radial Head. In cases of multiple Olecranon fractures delayed and non-union are present in 3 of 4 cases.

In type IV no anatomical reduction was achieved. Arthrosis was frequent (18/20), also delayed and non-union of the Ulna (10/20). The functional results were mainly poor.

In type V a Valgus drift is observed after resection of the Radial Head due to delayed or non-union of the Ulna.

The after-treatment was functional (partly with removable splints) in 68 injuries. There were only 4 superficial infections.

We propose to reduce and stabilise the Coronoid fragments by means of the interior (direct) approach in type II or as the first step in type IV fractures. In multiple Ulna fractures we advocate the use of strong well-shaped plates fixed in the main fragments (type III, IV, V).

Internal fixation of the Radial Head improves the stability in types I, IIa, IV and V. Only Mini- Implants (screws 1.5 or 2.0 mm) should be used. The fracture healing occurs quickly in partial fractures. In total fractures the success depends on the remaining periostial connections between the fragments (in our material in 6 of 11 cases) .

Literatur

1. Bado JL (1967) The Monteggia Lesion. Clin Orthop 50:71–86
2. Beaufils Ph, Audren JL, Lortat-Jacob A, Benoit J, Perreau M, Ramadier JO (1983) Traumatismes complexes de l'extremite superieure des deux os de l'avant-bras. Rev Chir Orthop 69:303–316
3. Biga N, Thomine JM (1975) La luxation transolecranienne du coude. Rev Chir Orthop 60:557–567
4. Boyd HB (1969) The Monteggia Lesion. Clin Orthop 66:94–100
5. Broberg MA, Morrey BF (1986) Results of Delayed Excision of the Radial Head after Fracture. J Bone Joint Surg 68A:669–674
6. Broberg MA, Morrey BF (1987) Results of Treatment of Fracture Dislocations of the Elbow. Clin Orthop 216:109–119
7. Cabanela ME (1985) Fractures of the Proximal Ulna and Olecranon. In: Morrey BF The Elbow and its Disorders. WB Saunders, Philadelphia:382–399
8. Colton CL (1973) Fractures of the olecranon in adults: classification and management. Injury 5:121–129
9. Copf F, Holz U, Schauwecker HH (1980) Biomechanische Probleme bei Ellenbogenluxationen mit Frakturen am Processus coronoideus und Radiusköpfchen. Langenbecks Arch Chir 350:249–254
10. Dürig M, Gauer EF, Müller W (1976) Die operative Behandlung der rezidivierenden und traumatischen Luxation des Ellenbogengelenkes nach Osborne und Cotterill. Arch orthop Unfall-Chir 86:141–156
11. Eitel F, Schweiberer L (1983) Olecranonfrakturen. Unfallhk 86:143–151
12. Häfele W (1986) Seltene Luxationsverletzungen am Ellenbogen. Inaugural-Dissertation Tübingen
13. Huten D, Duparc J (1990) Fractures de l'extremite superieure des deux os de l'avant-bras chez l'adulte. Enclyclopedie Medico-Chirurgicale 14043A:10
14. Kelberine F, Bassares B, Curvale G, Groulier P (1991) Fractures de la tete radiale. Rev Chir Orthop 77:322–328
15. King GJ, Evans DC, Kellam JF (1991) Open Reduction and Internal Fixation of Radial Head Fractures. J Orthop Trauma 1:21–28
16. Linscheid RL (1985) Elbow Dislocations. In: Morrey BF The Elbow and its Disorders. WB Saunders, Philadelphia:414–432
17. Marotte JH, Samuel P, Lord G et al (1982) La fracture-luxation conjointe de l'extremite superieure des deux os de l'avant-bras. Rev Chir Orthop:103–114
18. Meeder PJ, Weller S, Holz U (1992) Die operative Behandlung von Frakturen des Processus coronoideus ulnae bei komplexer Ellenbogengelenkverletzung. Op Orthop und Tramatologie 4:11–20
19. Morrey BF (1985) The Elbow and its Disorders. WB Saunders, Philadelphia
20. Morrey BF (1985) Radial Head Fracture. In: The Elbow and its Disorders. WB Saunders, Philadelphia:355–381

21. Morrey BF, Tanaka S, An K-N (1991) Valgus Stability of the Elbow. Clin Orthop 265:187–195
22. Oestern HJ, Tscherne H (1982) Olecranonfrakturen, Therapie und Ergebnisse. Hefte Unfallhk 155:97–109
23. Regan W, Morrey BF (1989) Fractures of the Coronoid Process of the Ulna. J Bone Joint Surg 71A:1348–1354
24. Trillat A, Marsan C, Lapeyre B (1969) Classification et traitement des fractures de Monteggia. Rev Chir Orthop 55:639–658
25. Wallenböck E, Plecko M (1992) Komplikationen nach operativer Versorgung von Radiusköpfchenfrakturen. Unfallchirurgie 18:339–343
26. Ward WG, Nunley JA (1988) Concomitant Fractures of the Capitellum and Radial Head. J Orthop Trauma 2:110–116
27. Willenegger H (1969) Problems and Results in the Treatment of Comminuted Fractures of the Elbow. Reconstr. Surg. Traumat. 11:118–127

VI. Frakturstabilisierung mit resorbierbaren Materialien

Vorsitz: K. Rehm, Köln; P. Matter, Davos; G. Lob, München

Bioresorbierbare Polymere in der Knochenbruchbehandlung. Derzeitiger Stand und Entwicklung[*]

S. Gogolewski

AO/ASIF-Forschungsinstitut, Abteilung Polymere, Clavadelerstraße, CH-7270 Davos

Einleitung

Knochenbrüche werden üblicherweise mit Systemen für innere oder äußere Befestigung behandelt. Es ist allgemein anerkannt, daß diese Systeme die folgenden Eigenschaften haben sollten: Sie sollten eine angemessene Festigkeit und Elastizität besitzen, ihre Verformbarkeit (Duktilität) soll das Anpassen der Implantate im Op.-Raum erlauben, sie sollen widerstandsfähig gegen Belastung und Ermüdung sein. Das In vivo-Verhalten innerer biokompatibler Befestigungssysteme wird in einem großen Ausmaß durch ihre physikalische und chemische Stabilität während der Heilungsperiode und durch zum Knochen unterschiedliche Elastizitätsmoduli bestimmt werden.

In manchen Situationen dürften gewisse Unterschiede im Elastizitätsmodul zwischen Knochen und Implantaten zur inneren Befestigung erforderlich sein, um die angemessene Befestigung des Knochenbruches zu gewährleisten. In Kombination jedoch mit einer verminderten Blutzufuhr zum Implantatort können zu hohe Modulus-Unterschiede zu Knochenresorption und „re-modelling" führen. Daher werden die konventionellen Metallimplantate, welche zur inneren Befestigung von Knochenbrüchen verwendet werden, in vielen chirurgischen Situationen entfernt, sobald die Frakturheilung abgeschlossen ist. Dieser Eingriff ist besonders nachteilig, wenn Implantate zur Behandlung von osteochondralen Defekten oder in der Kiefergesichtschirurgie verwendet werden. Zusätzlich birgt der Zweiteingriff das Risiko der Infektion und vermehrt die Kosten der Krankenhausbehandlung.

Diese Nachteile metallischer Implantate und die Möglichkeit der Korrosion von Stahlimplantaten stimulieren die Anstrengungen, nach Alternativen zu metallischen Osteosynthesesystemen zu suchen [1, 2].

---

[*] Übersetzt von H.J. Helling, Köln.

Hefte zu „Der Unfallchirurg", Heft 241
K. E. Rehm (Hrsg.)
© Springer-Verlag Berlin Heidelberg 1994

Es kann angenommen werden, daß ein optimales internes Implantat die folgenden Eigenschaften haben sollte: Es sollte ausreichend fest sein, um eine stabile Fragmentadaptation beizubehalten und eine sofortige Wiederherstellung der Beweglichkeit der betroffenen Extremität zu erlauben, es sollte einen angemessenen Elastizitätsmodul besitzen, es sollte zunehmend Last auf den Knochen übertragen können und die Blutzufuhr zum Knochen nicht beeinträchtigen, es sollte aus einem Material hergestellt sein, welches mit großer Sicherheit nach Abschluß des Heilungsprozesses im Körper belassen werden kann, z.b. aus einem biologisch inerten oder bioresorbierbaren Material [1, 2].

Bioresorbierbare Materialien sind Biomaterialien, welche bewußt entworfen werden, um in vivo zu nicht schädlichen Nebenprodukten abgebaut zu werden. Nebenprodukte sind im Körper üblicherweise als Metaboliten (z.b. Milchsäure) oder Komponenten des Gewebes selber (z.b. Hydroxlylapatit) vorhanden. Sie werden schließlich assimiliert oder ausgeschieden.

Resorbierbare Materialien mit möglichen Anwendungen zur Osteosynthese sind Polymere, Gläser, Keramiken und Verbundstoffe, die auf diesen 3 Materialien basieren, obwohl zum gegenwärtigen Zeitpunkt resorbierbare Keramiken oder resorbierbare glasverstärkte Verbundwerkstoffe ihre mechanischen Eigenschaften in vivo nicht für eine genügend lange Zeit beibehalten, welche ausreichend für eine angemessene Frakturheilung ist.

Dies ist hauptsächlich auf Schwierigkeiten zurückzuführen, verläßliche Verbindungen zwischen der Polymermatrix und den verstärkenden Strukturen zu erhalten. Als ein Ergebnis nicht angemessener Verbindungen entstehen an den resorbierbaren Polymer-Keramikverbundwerkstoffen oder Polymer-Glasimplantaten bereits einige Tage nach Implantation zunehmende Aufspleißungen, und dies ist von einem Verlust mechanischer Eigenschaften begleitet.

Eine Anzahl resorbierbarer Polymere ist bereits seit vielen Jahren in klinischer Anwendung, hauptsächlich als Nähte oder Medikamenten-Abgabesysteme. Nähte zeigen gewöhnlich eine gute Biokompatibilität. Es kann angenommen werden, daß die gute Gewebsverträglichkeit von Nähten mit ihrem kleinen Querschnitt auf die geringe Menge von Abbauprodukten zurückzuführen ist, welche in die umgebenden Gewebe während des Abbaus abgegeben werden. Es sollte jedoch beachtet werden, daß dieselben Polymere in der Form von großen, massereichen Implantaten wie Marknägeln, dicken Knochenplatten und Schrauben, Blöcken usw. schwere örtliche Entzündungsreaktionen hervorrufen können, da in diesem Fall die Konzentration der Abbauprodukte im Gewebe deutlich höher sein wird. Dies ist besonders deutlich bei resorbierbaren Polymeren mit hohen Abbauraten.

Wenn man resorbierbare Polymere für Osteosynthessysteme auswählen möchte, sollte man von einem praktischen Standpunkt aus die folgenden Kriterien in Betracht ziehen: Sind diese Polymere in hoher, reproduzierbarer Reinheit kommerziell verfügbar, können sie zu Implantaten verarbeitet und mit Sterilisationstechniken behandelt werden, welche nicht grundsätzlich ihre molekularen Eigenschaften ändern, sind diese Polymere als Implantate beim Menschen bereits benutzt worden?

Resorbierbare Implantate zur Osteosynthese sollten die folgenden Eigenschaften haben: Sie sollten gute mechanische Eigenschaften in vivo haben, eine angemessene Resorptionsrate in vivo aufweisen (es sollten nicht zu schnell große Mengen von Nebenprodukten entstehen, sollten jedoch auch nicht zu lange Zeit am Implantationsort verbleiben, so daß langdauernde Entzündungsreaktionen entstehen könnten), die während der Implantatresorption entstehenden Abbauprodukte sollten die umgebenden Gewebe nicht irreversibel beeinflussen oder systemische Auswirkungen haben.

Resorbierbare Polymere, welche die obengenannten Anforderungen zu erfüllen scheinen, sind Polyhydroxysäuren, insbesondere Polylaktide in ihren unterschiedlichen chemischen Konfigurationen.

In vitro- und In vivo-Abbau von Polyhydroxysäuren

Abbildung 1 zeigt das Schema für den Abbau von Biomaterialien in vitro und in vivo [3].

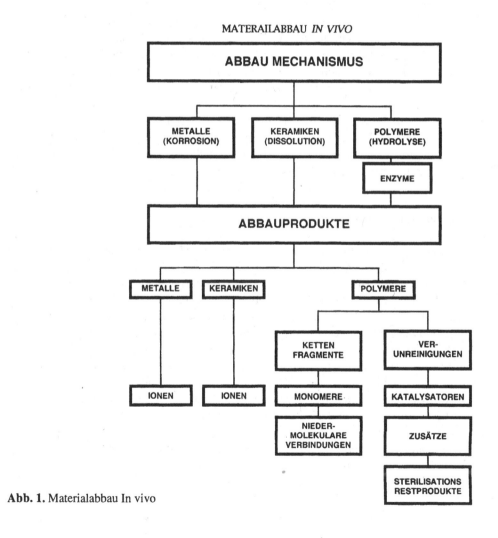

Abb. 1. Materialabbau In vivo

Polymere, die in eine wässrige Umgebung eingebracht werden, erfahren normalerweise eine Hydration, welche von Unterbrechung der van der Waals-Kräften und/oder Wasserstoffbindungen innerhalb des Systems begleitet sind. Dieser Abschnitt des Polymerabbaus wird gefolgt von Festigkeitsverlust durch beginnende Auflösung von kovalenten Bindungen im Polymergerüst. Die fortschreitende Auflösung kovalenter Bindungen mündet in Materialfragmentierung, Verminderung des Molekulargewichts und Ansteigen der Polymer-Polydispersität. Während der Endphase des Polymerabbaus kommt es zur Lösung von Fraktionen mit niedrigem Molekulargewicht im wässrigen Milieu. Zusätzlich werden kleine Fragmente, die aus der Implantatfragmentation stammen, von Phagozyten und Riesenzellen aufgenommen.

In vitro geht der Abbau von Polyhydroxysäuren im wässrigen Milieu mit einer dem Zufallsprinzip überlassenen Massenhydrolyse von Esterbindungen in der Polymerkette einher. Dieses führt zu einer Abnahme des Molekulargewichts des Polymers und zu einem Gewichtsverlust. Abbauprodukte sind monomere Karboxylsäuren, welche zusätzlich noch den Abbauprozeß katalysieren.

Es ist kürzlich berichtet worden, daß der Abbauprozeß großer Implantate aus Polylaktiden im Implantatzentrum beginnt und eine äußere Schale hinterläßt, welche zu einem späteren Zeitpunkt abgebaut wird [4]. Es wird jedoch angenommen, daß dieser Abbautyp kein allgemeingültiger Mechanismus ist, der für Polyhydroxysäuren jeglicher Art gültig wäre. Dieses Phänomen erscheint nur bei Materialproben aufzutreten, welche mit speziellen Herstellungstechniken produziert wurden, die zu einer Kettenorientierung an der Implantatoberfläche führen (z.B. Spritzguß, Druckguß, Schmelz-Extrudierung) [5]. Da die Rate des Polymerabbaus mit zunehmender Kettenorientierung abnimmt, kann so der oben beschriebene nicht homogene Abbautyp von Polylaktiden leicht verstanden werden [4].

Gewebereaktionen auf Polyhydroxysäuren

Das Ausmaß der lokalen Gewebereaktion und der Makrophagenaktivität gegenüber resorbierbaren Polymerimplantaten kann von einer Zahl unterschiedlicher Faktoren beeinflußt werden. Diese Faktoren sind: die Bioverträglichkeit (Biokompatibilität) resorbierbarer Polymere, die Biokompatibilität der Nebenprodukte, welche während des Polymerabbaus entstehen, die Rate des Polymerabbaus, die äußere Form (Geometrie) des Implantates, seine Masse und physikalische Struktur, die Reinheit des Polymers, welches zur Implantatherstellung verwendet wurde, die Anwesenheit von Komponenten innerhalb des Implantats, welche während der Herstellung oder während Nachbehandlungsprozeduren entstehen oder in das Implantat gelangen, die Plazierung und das Ausmaß der mechanischen Befestigung des Implantates am Implantatort.

Allgemein gesprochen haben große massereiche Implantate mit scharfen Kanten, welche von nicht gereinigten, rasch degradierenden Polymeren hergestellt wurden und Implantate, welche Last- und Streßkräften ausgesetzt sind, eine ausgedehntere Entzündungsreaktion zur Folge als solche Implantate, welche eine niedrige Masse, gerundete Kanten, gereinigte Ausgangsprodukte haben und aus langsam degradierenden Polymeren bestehen und in einer nicht lastausgesetzten Situation implantiert werden. Subkutan lokalisierte Implantate können mehr Gewebereaktionen hervorrufen als

Implantate, die von einer dickeren Gewebeschicht bedeckt sind. Implantate, die kontinuierlichen Bewegungen am Implantatort unterworfen sind, werden mehr Gewebereaktionen hervorrufen, verglichen mit Implantaten, welche sicher befestigt sind. „Bewegliche" Implantate könnten sogar Schmerz hervorrufen, welcher verschwindet, sobald das Implantat entfernt worden ist. In diesem besonderen Fall ist die Gewebereaktion natürlich von einer unangemessenen Wahl der Implantatlage und nicht von einer unzureichenden Biokompatibilität des Implantatmaterials abhängig.

Gereinigte Polyhydroxybutyrate und Polylaktide werden vom Gewebe gut toleriert [5]. Es ist jedoch betont worden, daß bisher nur unzureichende Informationen über die Gewebereaktionen auf die Implantate die aus diesen Polymeren in der Endphase ihres Abbaus, d.h. nach 2–4 Jahren nach Implantation, vorliegen.

Berichte aus letzter Zeit lassen die Frage möglicher Knochenresorptionen in der Gegenwart resorbierbarer Implantate aufkommen, welche zu monomeren Säuren abgebaut werden und so den pH des umgebenden Knochengewebes vermindern. Diese Ergebnisse stehen im Widerspruch zu den Befunden anderer Arbeitsgruppen, bei denen Implantate aus Polyhydroxysäuren nach vergleichbaren Zeitabschnitten die Knochenbildung zu stimulieren schienen. Das Thema der Knochenresorption kann dennoch ohne weitere Klärung durch zusätzliche ausgedehnte und vergleichbare Studien mit Implantaten desselben Ursprungs nicht ignoriert werden.

Wirkung der Herstellungsmethoden auf die mechanischen Eigenschaften resorbierbarer Implantate

Es wurde eingangs herausgestellt, daß resorbierbare, polymere Osteosyntheseimplantate angemessene mechanische Eigenschaften in vivo haben sollten, um stabile Fixierungen beizubehalten und eine sofortige Rehabilitation der Extremitätenbeweglichkeit zu erlauben. Die mechanischen Eigenschaften von Polymerimplantaten hängen im allgemeinen sehr stark von ihrem Molekulargewicht und ihrer molekularen Polydispersität ab, weiterhin von Kettenorientierung und dem Anteil der kristallinen Phase, von der Anwesenheit verstärkender Elemente in der polymeren Matrix und von der Reinheit des Ausgangsmaterials. Die Zug- u. Biegungsfestigkeit und Moduli resorbierbarer Polymerimplantate steigen an mit zunehmender Kettenorientierung, zunehmendem Anteil der kristallinen Phase und zunehmendem Molekulargewicht des verwendeten Ausgangspolymers, vorausgesetzt das Polymer ist während der Verarbeitung zu Implantaten keinem Abbau ausgesetzt. Die mechanischen Eigenschaften dieser Implantate können durch verstärkende Strukturen in der Polymermatrix, z.B. resorbierbare Glasfibern oder -fäden, deutliche verstärkt werden. Unreinheiten oder unerwünschte Zusätze im Ausgangspolymer können einen Verlust der mechanischen Eigenschaften des Implantates bewirken und können die Bioverträglichkeit des Implantates beeinflussen.

Resorbierbare Implantate zur Osteosynthese können die Form von Schrauben mit nicht selbst schneidenden Gewinden, Platten, Stiften, Pins usw. haben. Die Herstellungsmethoden für solche Implantate umfassen überlicherweise: Spritzguß, Druckguß, Schmelz-Extrusion und/oder spanabhebende Bearbeitung schmelzextrudierter, druckgegossener oder formlos polymerisierter Polymerblöcke. Die spanabhebenden

Verfahren beeinträchtigen – sofern sie vorsichtig ausgeführt werden – weder Molekulargewicht noch Kettenorientierung oder Kristallinität des Polymers.

Schmelzverfahren (Spritzguß, Extrusion) und Kompressionsguß bei hohen Temperaturen führen zu erheblichem Abbau auf Molekülebene (Verminderung des Molekulargewichts) der Polyhydroxysäuren. Dies begrenzt die Fähigkeit der Polymerketten optimal verknäuelte Netzwerke zu schaffen, die für einen hohen Grad an Molekülorientierung nötig sind, und es erhöht den Anteil der Fraktionen mit niedrigem Molekulargewicht im Polymerimplantat. Die mechanischen Eigenschaften resorbierbarer Implantate sind aufgrund dieser unerwünschten Phänomene, welche während der Schmelzverarbeitung auftreten, zum gegenwärtigen Zeitpunkt noch weit vom Opitmum entfernt.

Das Hauptproblem der Implantate, welche durch Druckguß aus resorbierbaren Nähten hergestellt werden, liegt in dem hohen Risiko der Splinterung des Implantats. Dies tritt insbesondere auf, wenn das Implantat z.b. als Pin zur Behandlung osteochondraler Defekte gekürzt werden muß, um an den Implantationsort angepaßt zu werden. Es sollte auch bedacht werden, daß die erhöhten Temperaturen während des Druckgusses die molekulare Orientierung der verstärkenden Fasern mindern, somit ihre Festigkeit vermindern und einen teilweisen Abbau des Polymers bewirken.

Es werden daher neue oder modifizierte hocheffiziente Technologien benötigt, um die Verarbeitung resorbierbarer Polymere zu hochfesten Osteosyntheseimplantaten mit hohem Modulus zu erlauben, ohne ihre molekulare Stabilität zu beeinträchtigen.

Gelverarbeitung der resorbierbaren Polymere, gefolgt vom Festzustand des resultierenden Extrudates (Ram-Extrusion), war die in den frühen siebziger Jahren verwendete Technik, um mechanische Eigenschaften nicht resorbierbarer kommerzieller Polymere zu verbessern. Dies könnte die Verarbeitungstechnik der Wahl sein, welche zu resorbierbaren Polymerimplantaten führt mit molekularen und mechanischen Eigenschaften, die für die Osteosynthese angemessen sind.

Sterilisierung resorbierbarer Polymerimplantate

Resorbierbare Polymerimplantate werden üblicherweise mit Äthylenoxid sterilisiert (ETO), dennoch sind zunehmend Bedenken über den Gebrauch dieser Technik der Sterilisation entstanden. Äthylenoxid ist toxisch, das Gas verbleibt in den Implantaten und kann, wenn es in die Gewebe freigesetzt wird, schwere toxische Reaktionen hervorrufen. Dampf- und Hitzesterilisationen können zur Deformation und zum Abbau des Implantats führen. Hochenergiebestrahlung (Gamma und Beta) führen zu ausgedehntem Abbau der Implantate aus Polyhydroxysäuren. Es gibt Ansätze, um die Probleme der Bestrahlungssterilisation zu überwinden. Z.B. werden die Polylaktidimplantate aus hoch- oder ultrahohem Molekulargewicht im Gebiet von 600–1 000 000 Dalton hergestellt. Die thermischen Verarbeitungsmethoden der Polymere mit solch hohen Molekulargewichten resultiert üblicherweise in einem thermooxydativen Abbau, welcher das Molekulargewicht um bis zu 50%, also auf 300–500 000 Dalton mindert. Nachfolgende Bestrahlungssterilisation bewirkt weiteren Abbau um 40–50%. Das hieraus resultierende Implantat mit einem Molekulargewicht im Gebiet von 150–300 000 Dalton besitzt immer noch mechanische Eigenschaften, welche für bestimmte Osteosynthesemethoden geeignet sind (Behandlung osteochondraler Defekte, Knochenaugmentation, Kiefer-Gesichts-Chirurgie).

Testung resorbierbarer Implantate

Resorbierbare Polymerimplantate müssen jeweils in vitro getestet werden, bevor in vivo Tests mit Versuchstieren ausgeführt werden können. Routine in vitro Tests werden in Phosphatpuffer (Ringer-Lösung) bei pH = 7,4 und 37° Celsius ausgeführt. Die ISO TC 194/WG 2 hat Anstrengungen unternommen, um Standards für die in vitro Testung resorbierbarer Polymermaterialien/Polymerimplantate zu entwickeln. Wenn in vitro Testresultate beurteilt werden, dann muß bedacht werden, daß Degradation und Abbau mechanischer Eigenschaften der Implantate in vivo mit einer höheren Rate vor sich gehen können als die Degradation derselben Implantate in vitro. Aus diesem Grund sind Tierversuche weiterhin notwendig, um eine annähernde Einschätzung zu erreichen, wie sich diese Implantate in klinischen Situationen verhalten mögen. Andererseits bedeuten positive Testresultate in Tierversuchen nicht notwendigerweise, daß die Implantate auch beim Menschen ideal funktionieren werden.

Resorbierbare Implantate in der orthopädischen Chirurgie/ Traumatologie

Knochenplatten und Schrauben

Resorbierbare Platten und Schrauben aus Polylaktiden, Polyglykolide, Poly(glykolid-co-laktid) und Polydioxanon sind zur Befestigung von Knochenbrüchen bei Tieren und Menschen verwendet worden. Die Implantate können im Op.-Saal geformt werden. Sie können zu einem „Ein-Stück-System" verschweißt oder verschmolzen werden, um Stabilität und Ruhigstellung der Fragmente zu erreichen. Von resorbierbaren Implantaten ist zu fordern, daß sie für den Körper gut verträglich sind und eine gute Stabilität für die Zeit, welche für die Frakturheilung notwendig ist, aufweisen. Im allgemeinen ist die Knochenheilung mit resorbierbaren Implantaten gut und geht ohne Kallusbildung einher.

Fasern, Kordeln, Bänder

Polylaktidnähte sind als transossäre Fixationsmaterialien benutzt worden, um Kieferbrüche bei Affen zu befestigen. Alle Frakturen sind ohne Verzögerung und ohne verbleibende Fehlstellung knöchern geheilt. Die Fasern weisen eine Längsschrumpfung auf, wenn sie nicht zuvor wärmebehandelt worden sind. Diese Eigenschaft kann unterstützend wirksam sein, um die Knochenstücke in guter Annäherung zu halten. Der Materialabbau hat keine Wechselwirkungen mit knöcherner Vereinigung und Heilung. Resorbierbare Kordeln und geflochtene Implantate aus Polydioxanon werden für Bandnähte, zum Bandersatz und zur inneren Unterstützung und Fixierung, z.B. an Stelle von Kirschnerdrähten, verwendet.

Resorbierbare Pins

Polydioxanonpins (Ethipin, Orthosorb) werden zur Befestigung von Fingerbrüchen, Positionierung von Knochentransplantaten, Befestigung kleiner Mehrfragmentbrüche verwendet, weiterhin zur Unterstützung während der Rekonstruktion von Tossy III-Instabilitäten, zur Fixierung osteochondraler und chondraler Fragmente bei Kondylenbrüchen von Femur und Tibia, bei Malleolenbrüchen, zur Stabilisierung ausgewählter Frakturen des Radiuskopfes, bei Frakturen des Talus usw. Biofixpins wurden in ähnlichen Situationen eingesetzt. Es wurden jedoch klinische Probleme bei Einsatz der Biofiximplantate berichtet, welche aus Polyglykolsäure hergestellt worden waren. Solche Probleme könnten mit der Abbaurate der Implantate zu tun haben, welche zu hoch für eine wirksame Metabolisierung des Abbauproduktes Glykolsäure sein könnten [6]. Das neue Biofiximplantat aus Poly(L-Laktid) scheint jedenfalls in klinischen Situationen ein befriedigendes Verhalten zu zeigen.

Es ist wert daraufhinzuweisen, daß die Reaktion von Einzelpatienten auf resorbierbare Implantate unterschiedlich sein kann zur Reaktion der „Standard"-Patientenpopulation auf resorbierbare Implantate.

Individuelle Unterschiede zwischen den Patientenreaktionen auf verschiedene Implantate oder verabreichte Medikamente sind Klinikern seit zahlreichen Dekaden gut bekannt. Der Chirurg, der resorbierbare Implantate einsetzt, sollte daher nicht enttäuscht sein, wenn das Implantat in einzelnen individuellen Situationen nicht entsprechend seinen Erwartungen funktioniert, wenn es also z.B. entfernt werden muß. Letztlich sollte die Erfahrung des Chirurgen das entscheidende Kriterium für die Auswahl des Implantats, metallisch oder resorbierbar, in einer speziellen klinischen Situtation sein.

Weitere Implantatformen

Resorbierbare Polymere, insbesonders Polylaktide, sind als implantierbare Systeme zur Freisetzung von „bone morphogenetic protein" vorgeschlagen worden, um so die Entstehung von neuem Knochen zu induzieren. Es ist vorgeschlagen worden, poröse resorbierbare Implantate in der Form von Blocks oder Membranen zur Behandlung neu entstandener Knochendefekte einzusetzen. Kohlefaser-Polylaktid-Komposit-Werkstoffe wurden zum Ersatz von Kollateralbändern verwendet, auch wenn der Gebrauch resorbierbaren Materials in Kombination mit einem nicht resorbierbaren Material eher kontrovers zu sein scheint. Polylaktid-Hydroxylapatit-Komposit-Werk sind als resorbierbare Knochenfüller bei Tieren und menschlichen Patienten implantiert worden. Es sind Vermutungen angestellt worden, daß das Hydroxylapatit, welches in die Polymermatrix eingefügt worden ist, eine aktive Rolle in der Neuentstehung von Knochen spielen könnte. Polylaktidimplantate zur Knochenaugmentation sind erfolgreich verwendet worden, um Defekte der Rotatorenmanschette zu behandeln [7].

Resorbierbare Membranen aus Polylaktid mit unterschiedlichen Porengrößen und unterschiedlicher chemischer Zusammensetzung wurden bei Kaninchen und Schafen implantiert, um Defekte von 10 mm Größe im Radius und 70 mm Größe der Tibia zu bedecken. Es entstand eine direkte Knochenneubildung innerhalb des Defektes unter der schützenden tubulären resorbierbaren Membran [8].

Schlußbemerkungen

Resorbierbare Polymere wie Polyhydroxysäuren zeigen eine gute Biokompatibilität und haben gute Möglichkeiten im Einsatz zur Entwicklung von Osteosyntheseimplantaten.

Metallische Implantate mit resorbierbaren Implantaten zu kopieren, ist kein guter Ansatz zur erfolgreichen Behandlung von Frakturen. Neue Implantattypen, z.B. Klammern, Dübel, Nieten, mikroporöse Bänder, Knochenanker usw., können Beispiele solcher „neuen Implantate" sein, deren Design die besonderen Eigenschaften resorbierbarer Polymere nutzt und zugleich die mechanischen Grenzen dieser Materialien mit berücksichtigt.

Es werden neue Produktionstechnologien benötigt, um eine Verarbeitung resorbierbarer Polymere zu Osteosyntheseimplantaten mit hohem Elastizitätsmodul und hoher Festigkeit zu erlauben, ohne molekularen Abbau zu bewirken.

Die langsamen in vivo Resorptionsraten von Osteosyntheseimplantaten aus ausgewählten Polyhydroxysäuren, z.B. Polylaktiden, gemeinsam mit ihrer langsamen Freisetzung von Nebenprodukten (Monomeren) können wegen der nur milden Fremdkörperreaktion/entzündlichen Reaktion vorteilhaft sein.

Es müssen mehr Informationen über das Langzeitschicksal und die Gewebereaktionen auf resorbierbare Polymerimplantate gesammelt werden, insbesondere zu den späten Zeitpunkten des Abbaus, wenn oligomere und Komponenten mit niedrigem Molekulargewicht in den umgebenden Geweben mit hohen Konzentrationen auftreten.

Gut geplante Multicenterlangzeitstudien müssen unternommen werden, um die Frage zu beantworten, ob in der dynamischen in vivo Situation durch erniedrigten pH in den die Implantate umgebenden Gewebe Möglichkeiten zur Knochenresorption entstehen können.

Resorbierbare Polymere auf der Basis von Trimethylenkarbonat (TCM) und/oder TCM und verschiendener Laktide, welche einen geringeren Anteil der Säurekomponente während des Abbaus produzieren würden, abhängig vom TCM-Anteil, können als Kandidaten zur Ergänzung der Familie der Polyhydroxysäuren angesehen werden, welche zur Zeit für Osteosyntheseimplantate verwendet werden.

Die resorbierbaren Osteosyntheseimplantate, welche zur Zeit entwickelt werden, scheinen ihre Einsatzmöglichkeiten nur unter Bedingungen begrenzter Lasteinwirkung zu finden.

Massereiche resorbierbare Implantate sollten in Situationen, in denen sie anhaltenden Bewegungen ausgesetzt werden, nicht verwendet werden. Dies könnte verlängerte Gewebsirritationen und Entzündungsreaktionen hervorrufen und in einem vorzeitigen Verlust der mechanischen Eigenschaften der Implantate münden.

Die Entscheidung, ein resorbierbares Implantat anstatt eines metallischen Implantates zur Behandlung von Knochenfrakturen zu verwenden, sollte klug abgewogen werden und die möglichen Vorteile beim Einsatz resorbierbarer Implantate sollten klar auf der Hand liegen. Zum gegenwärtigen Zeitpunkt der Entwicklung sind resorbierbare Osteosyntheseimplantate noch weit davon entfernt, die letzte Lösung für alle Probleme zu sein, welche während Knochenbruchbehandlungen auftreten können.

Literatur

1. Gogolewski S (1991) Resorbable materials in orthopaedic surgery in „Die Plattenosteosynthese und ihre Konkurrenzverfahren", Wolter/Zimmer (Hrsg), 340, Springer-Verlag
2. Gogolewski S (1992) Resorbable polymers for internal fixation. Clinical Materials 10, 13
3. Gogolewski S (1992) Degradation of implantable polymers, Regulatory Affairs 4, 75
4. Li S, Gareau H, Vert M (1990) Structure-property relationships in the case of the degradation of massive aliphatic poly(a-polyhydroxyacids) in aqueous media. Part 1, Poly(DL-lactic acid), J Mater Sci, Mater in Med. 1, 131
5. Gogolewski S, Jovanovic M, Perren SM, Dillon JG, Hughes MK (1993) Tissue response and in vivo degradation of selected polyhydroxyacids: polylactides, poly(3-hydroxybutyrate) and poly(3-hydroxybutyrate-co 3 hydroxyvalerate), J Biomed Mater Res [in press]
6. Hoffman R, Krettek C, Haas N, Tscherne H (1989) Die distale Radiusfraktur. Frakturstabilisierung mit biodegradablen Osteosynthese-Stiften (Biofix), Unfallchirurg 92, 430(1989)
7. Gerber Ch (to be published)
8. Meinig RP, Rahn B, Perren SM, Gogolewski S (1990) Regeneration of diaphyseal defect using resorbable poly(L-lactide) tissue separation membranes, J Artif Organs 13, 577

VII. Spätergebnisse nach Wirbelsäulenverletzungen I

Vorsitz: D. Wolter, Hamburg; J. Poigenfürst, Wien; Ch. Eggers, Hamburg

Spätergebnisse geschlossener Operationsserien von instabilen Verletzungen der Wirbelsäule

U. Bötel

Abteilung für Rückenmarkverletzte an den Berufsgenossenschaftlichen Krankenanstalten Bergmannsheil – Universitätsklinik, Gilsingstraße 14, D-44789 Bochum

Bestanden noch vor 20 Jahren kaum allgemein anwendbare Operationsverfahren zur Stabilisierung einer verletzten Wirbelsäule und wurde zu dieser Zeit noch energisch vor operativer Therapie gewarnt [1, 7], hat die operative Behandlung seither eine stürmische Entwicklung genommen und ist jetzt fester Bestandteil der Therapiekonzepte für die Behandlung instabiler Wirbelsäulenverletzungen mit und ohne neurologische Ausfälle. Entscheidend war hierbei die Entwicklung geeigneter Implantate, wobei die dynamische Konzeption der Weiss-Feder [12] auch in Kombination mit Zusatzimplantaten [2, 10] den Ansprüchen nicht genügen konnte. Der entscheidende Durchbruch gelang mit der transpedikulären Plattenverankerung [9, 11] und ihren Modifikationen [4, 5] sowie der Entwicklung des Fixateur interne [6, 8]. Erhebliche Bedeutung erhielt auch die transpedikuläre Spongiosaplastik [5]. Nur die letzteren Verfahren entsprechen den heute gültigen Richtlinien eines Wirbelsäulenimplantats zur Kurzstreckigkeit und Winkelstabilität.

Einigkeit bestand immer darüber, daß Wirbelsäulenverletzungen, die sich reponieren und retinieren lassen, konservativ behandelt werden können und sollten, was auf die Mehrzahl der Wirbelsäulenverletzungen zutrifft, wobei primär stabile Frakturen ohne Achsenknick auch funktionell behandelt werden können. Entscheidend ist die korrekte primäre Klassifizierung, um Fehlergebnisse der Behandlung zu vermeiden.

Die operative Behandlung der Halswirbelsäule ist inzwischen gut standardisiert und ergibt seit Jahren auch gute Spätergebnisse, weshalb die instabilen Verletzungen der Halswirbelsäule nicht Gegenstand dieser Untersuchung sein sollen.

Um Behandlungsergebnisse vergleichen zu können, ist eine Klassifikation der Wirbelsäulenverletzung nach einheitlichen Kriterien unbedingt erforderlich. Als sehr hilfreich hat sich dabei die Klassifikation von Harms, Magerl, Gertzbein, Aebi und Nazarian erwiesen [zitiert bei 3], da diese Klassifikation einerseits morphologische Besonderheiten erfaßt, zum anderen den Grad der Instabilität berücksichtigt und da-

Hefte zu „Der Unfallchirurg", Heft 241
K. E. Rehm (Hrsg.)
© Springer-Verlag Berlin Heidelberg 1994

mit sowohl Hinweise auf die Prognose der Verletzung gibt als auch mögliche Therapiekonzepte.

Verglichen wurden die Ergebnisse einer geschlossenen Operationsserie von Juli 1981 bis Juni 1982 mit den Ergebnissen einer weiteren geschlossenen Serie von Juli 1991 bis Juni 1992. Dabei erwiesen sich die Operationsziele als relativ gleich, wenn auch 1981 die grobe Reposition mehr im Vordergrund stand, da damals ein Computertomograph noch nicht zur Verfügung stand und damit auch keine subtilen Erkenntnisse über die Wirbelkörperhinterwand und Kanaleinengung vorlagen. Sofortmobilisation und Korsettfreiheit standen im Vordergrund, während eine Verbesserung der neurologischen Situation zwar erhofft wurde, nur selten und bei den wenigen absoluten Indikationen jedoch die neurologische Operationsindikation in Vordergrund stand. Hauptsächlich erfolgte die operative Stabilsierung der Wirbelsäule aus statisch-dynamischen Gründen damals wie heute.

Material

1981/82 führten wir bei 36 Patienten (27 Männer, 9 Frauen) primäre Stabilisierungen nach Verletzungen der Brust- und Lendenwirbelsäule durch, während 1991/92 62 Patienten (41 Männer, 21 Frauen) primär operiert wurden. Bei annähernd gleichem Anteil der Altersgruppe von 15–35 Jahren fiel 1991/92 ein Anstieg der über 50jährigen auf.

Unterschiede fanden sich im Verteilungsmuster der Frakturen, wobei Verletzungen des dorso-lumbalen Überganges überwogen wie auch in anderen Statistiken (Tabelle 1). Entscheidende Veränderungen ergaben sich bei der operativen Versorgung der Brustwirbelsäulenverletzungen (BWK 1–10), was auf die Zunahme schwerer Zweiradunfälle zurückzuführen ist. Nur schwer erklärlich ist die zufällig hohe Zahl der Verletzungen von LWK 4 und 5 1981/82, ebenso der hohe Anteil der instabilen Verletzungen des LWK 2 1991/92, letztere besonders häufig bei Frauen.

1981/82 mußten nur 2 Patienten mit ausgeprägtem Polytrauma behandelt werden, 1991/92 dagegen 6, immerhin 10%. 1981/82 wurden nur 4 Patienten ohne neurologische Ausfälle operativ behandelt, während 18 Patienten eine vollständige Querschnittlähmung aufwiesen, 14 eine unvollständige, von denen 9 eine funktionell deutliche Verbesserung neurologischer Ausfälle erlebten (Tabelle 2). 1991/92 waren 42 Patienten ohne neurologische Ausfälle, während bei 11 Patienten eine vollständige

Tabelle 1. Frakturverteilung

7/81–6/82 n = 37 bei 36 Pat.		7/91–6/92 n = 62 bei 62 Pat.	
BWK 1–10	2	BWK 1–10	12
BWK 11/12	11	BWK 11/12	8
LWK 1	12	LWK 1	21
LWK 2	2	LWX 2	11
LWK 3	1	LWK 3	7
LWK 4	6	LWK 4	2
LWK 5	3	LWK 5	1

Tabelle 2. Instabile BWS/LWS-Verletzungen

7/81–6/82 n = 36 Pat.		7/91–6/92 n = 62 Pat.	
Polytrauma	2	Polytrauma	6
Komplette Paraplegie	18	Komplette Paraplegie	11
Inkompl. Paraplegie	14	Inkompl. Paraplegie	9
ohne neurol. Ausfälle	4	ohne neurol. Ausfälle	42
Funktionelle Verbesserung		Funktionelle Verbesserung	
neurol. Ausfälle	9	neurol. Ausfälle	5

Querschnittlähmung vorlag und bei 9 Patienten eine unvollständige, von denen 5 erhebliche funktionelle Verbesserungen der ursprünglichen Lähmungserscheinungen erlebten, eine davon mit einer vollständigen Restitution der Funktion bei geringfügiger Restspastik. Der Rückgang der primär bei uns durchgeführten Stabilisierungsoperation bei Querschnittlähmung erklärt sich dadurch, daß in den letzten Jahren zunehmend auch an anderen Häusern operative Stabilisierungen durchgeführt werden und die Patienten bereits operiert zur Aufnahme kommen, wobei teilweise jedoch wegen mangelhaften Operationsergebnisses Sekundäroperationen erforderlich waren, die hier jedoch nicht mit erfaßt sind wegen der Voroperation.

Als Implantate wurden 1981/82 überwiegend Weiss-Federn in der Kombination mit transpedikulär verankerten Platten angewendet, 1991/92 überwiegend transpedikulär mit USIS-System in Kombination mit einer Kerbenplatte in der von Daniaux angegebenen Weise (Tabelle 3). Zur Spondylodese wurden 1981/82 ausschließlich Onlay-Spongiosaplastiken mit autologer Spongiosa durchgeführt, häufig kombiniert mit einer intertransversalen Spondylodese. Intra- oder interkorporäre Spananlagerungen erfolgten nicht, die überwiegend 1991/92 Anwendung fanden, kombiniert entweder mit dorsolateralen oder intertransversalen Spongiosaanlagerungen oder reinen Arthrodesen der Wirbelbogengelenke. Nur in einem Fall erfolgte keine Spongiosaanlagerung bei einem Patienten mit Bechterew'scher Erkrankung.

Kasuistik

Die bis 1985 bei uns überwiegend angewandte Kombination von Weiss-Federn mit kurzstreckigen transpedikulär verankerten Platten erwies sich bei der frischen Versorgung von Flexions-Distraktionsverletzungen (Typ B 1 und B-2) als durchaus sinnvoll und auch im Langzeitergebnis befriedigend. Die über den Platten verspannten Weiss-

Tabelle 3. Wirbelsäulenimplantate

7/81–6/82		7/91–6/92	
Weissfedern	1	Fixateur interne (Kluger)	9
Weissfedern u. Platten	30	Platte/USIS (Daniaux)	52
Platten	4	Minifixateur	1
Magerlschrauben	2		

Tabelle 4. Fehler und Komplikationen

7/81–6/82		7/91–6/92	
mangelhafte Primärkorrektur	3	mangelhafte Primärkorrektur	3
falsche Frakturbeurteilung	4	falsche Frakturbeurteilung	2
fehlerhafte Schraubenlage	20	fehlerhafte Schraubenlage	5
erheblicher Korrekturverlust	4	erheblicher Korrekturverlust	2
tiefer Infekt	1	tiefer Infekt	2
Exitus	1	Lungenembolie	2

Federn bewirkten eine Verbesserung der Winkelstabilität, führten jedoch auch dazu, daß ein Segment mehr in die Instrumentation einbezogen werden mußte als unbedingt notwendig. Die damaligen Repositionstechniken berücksichtigten die ausgesprengten Oberhinterkantenfragmente bei kompletten Berstungs-Spaltbrüchen nur ungenügend, da eine Direktmanipulation der Fragmente nicht erfolgte, weshalb auch nur eine un-

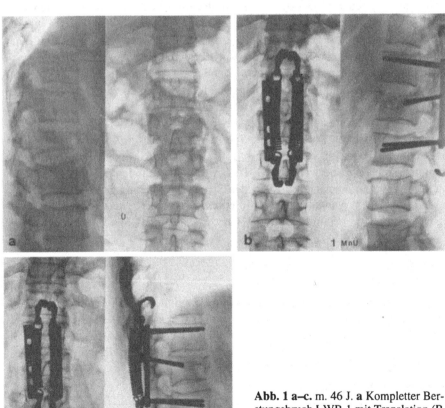

Abb. 1 a–c. m. 46 J. **a** Kompletter Berstungsbruch LWR 1 mit Translation (B 1.2) mit inkompletter Paraplegie, **b** 1 Monat nach Sofortoperation und Vollbelastung im Rollstuhl, **c** 10 Jahre nach Unfall nur geringer Korrekturverlust. Remodelling der Oberhinterkante L 1. Gehfähigkeit, weiterbestehende Blasen-Mastdarmlähmung

befriedigende Reposition erfolgte. Trotzdem ließen sich bei inkompletten Lähmungen durchaus Lähmungsrückbildungen beobachten. In Einzelfällen konnte ein Hinterkantenremodelling beobachtet werden (Abb. 1).

So befriedigend die Langzeitergebnisse bei primär guter Reposition waren, zeigte sich bei Operationen, die erst spätprimär (2. bis 3. Woche) durchgeführt wurden, daß sich einerseits die ursprüngliche Fehlstellung nur graduell bessern ließ und danach Korrekturverluste auftraten, die bereits 3–6 Monate nach dem Eingriff zu beobachten waren, dann jedoch im Langzeitverlauf über 10 Jahre keine Veränderungen mehr erfuhren. Erstaunlich blieb, daß in einigen Fällen trotz sehr schlechter Pedikelschraubenlage bei primär guter Reposition auch über Jahre hinweg das Ergebnis völlig stabil blieb, wenn auch Aushakungen der Feder beobachtet wurden oder Spätschraubenbrüche im distalen Segment, die jedoch nicht mehr zu Korrekturverlusten führten. Fehleinschätzungen des Frakturtyps führten auch zu einem taktisch falschen operativen Vorgehen mit ungenügender Implantatwahl. Die Fehleinschätzungen betrafen vor allem die hochinstabilen Rotationsfrakturen, die mit solchen Implantaten nicht zuverlässig behandelt werden konnten, zumal die exakte Rekonstruktion der vorderen Säule mit definitiver interkorporärer Spondylodese nicht durchgeführt wurde und damit schlechte Ergebnisse erzielt wurden.

Plattenosteosynthesen wurden 1981/82 ausschließlich in der nicht winkelstabilen Form durchgeführt, wobei die Wahl ausreichend langer Platten im Brustwirbelsäulenbereich jedoch durchaus gute Ergebnisse mit Halten der ursprünglich erzielen Reposition bringen konnten, wenngleich häufig im Verlauf eine Schraubenauslockerung zu beobachten war, auch kam es zu Schraubenbrüchen vor allem im distalen intakten Segment aufgrund der hohen Wechselbeanspruchungen. Einen Schraubenbruch erst 7 Jahre nach der Operation beobachteten wir einmal, ohne daß hierdurch das Gesamtergebnis noch gefährdet wurde.

Das operative Vorgehen änderte sich in den folgenden Jahren grundlegend, indem später primär winkelstabile Implantate zur Verfügung standen in Form von Fixateur interne und Platteninstrumentierungen in Kombination mit dem USIS-System, wodurch auch die Platte winkelstabil wurde.

Grundsätzlich änderten sich auch die Spondylodeseformen, indem zunächst bei Berstungsbrüchen die intrakorporäre Spongiosaplastik zur Auffüllung der durch die Reposition bedingten Hohlräume eingeführt wurde, seit Ende 1991 auch zusätzlich die transpedikuläre interkorporäre Spongiosaplastik. Dorsale Spondylodesen wurden nur als zusätzliche Maßnahmen noch angesehen, wobei zunehmend dazu übergegangen wurde, ausschließlich die betroffenen Wirbelbogengelenke auszuräumen und mit Spongiosa zur definitiven Arthrodese aufzufüllen.

Wie auch in der ersten Operationsserie zeigte sich, daß die Reposition am besten gelang, wenn sie in den ersten 3 Tagen nach dem Unfall erfolgte, wobei häufig zunächst eine Überkorrektur zu beobachten war, die im weiteren Verlauf zurückging, nicht aber das physiologische Endergebnis gefährdete (Abb. 2).

Waren keine idealen Repositionsergebnisse zu erzielen, mußten trotz interkorporärer Spongiosaplastik mäßige, jedoch noch tolerable Korrekturverluste hingenommen werden. Wirklich einsegmentige Verletzungen ließen sich auch ausschließlich einsegmentig versorgen.

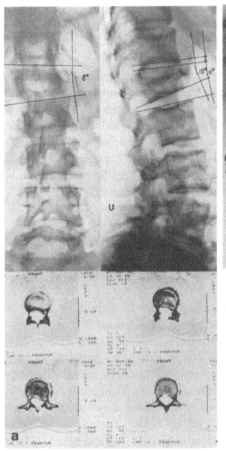
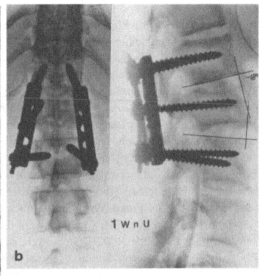

Abb. 2 a, b

Neben der zuverlässigen Reposition sehen wir in der interkorporären transpedikulären Spongiosaplastik ein gutes Mittel, die Stabilität der vorderen Säule allein vom dorsalen Zugang aus herzustellen, wobei allerdings berücksichtigt werden muß, daß es sich nicht um eine druckfeste Wiederherstellung der vorderen Säule handelt, so daß der Wettlauf zwischen dem Durchbau der vorderen Säule und dem Implantatversagen mit Schraubenbruch gewonnen werden muß. Dies zeigt sich besonders in den Fällen, in denen die Wiederherstellung der physiologischen Achse nur unter Zwang möglich ist, der Wirbelkörper selbst jedoch nicht in seine ursprüngliche Höhe gebracht werden kann, so daß ein wesentlicher Teil der Reposition auf Aufspreizung im Bandscheibenraum beruht. Auch bei sehr ausreichender Spongiosaplombe ist deshalb das Endergebnis nicht mehr so gut wie das Erstergebnis, jedoch tolerabel, wenn die Patienten beschwerdefrei bleiben und der Kyphoseknick 10 bis 15 Grad nicht überschreitet. Neben der erzwungenen Reposition führt auch eine ungenügende Spongiosaauffüllung des Zwischenwirbelraumes zu sekundären Korrekturverlusten. In Fällen von begleitender Osteoporose beobachteten wir verschiedentlich konzentrische Sinterungen, nicht aber gravierende Korrekturverluste im Hinblick auf die Wirbelsäulenachse.

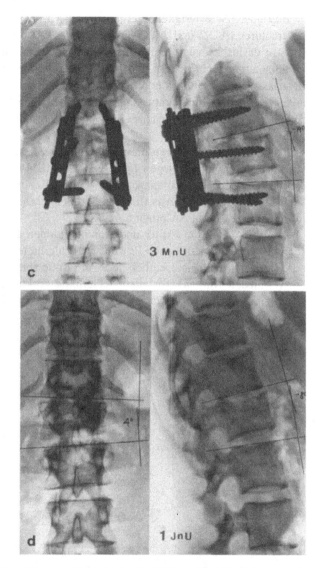

Abb. 2 a–d. w. 15 J. **a** Kompletter Rotations-Berstungsbruch LWK 1 (C 1.1), **b** Intra- und interkorporäre Spondylodese D 12/L 1, Kerbenplatten-USIS BWK 12 bis LWK 2, **c** Drei Monate nach OP Verringerung der Überkorrektur. Die interkorporäre Spongiosa ist noch gut erkennbar, **d** 1 Jahr nach Unfall und Teilentfernung sagittal physiologische Achse. Die interkorporäre Spongiosa hat keinen sicheren Anschluß an die Grundplatte D 12

Bei Verletzungen der oberen Brustwirbelsäule mit häufig gleichzeitigem Vorliegen einer vollständigen Querschnittlähmung bewährte sich nach postero-lateraler Enttrümmerung des Frakturbereichs die Implantation kortiko-spongiöser Späne zusammen mit Spongiosa. Zu einem Implantatversagen kam es jedoch bei den hoch-instabilen Flexions-Rotationsverletzungen vom Typ C 2 und C 3 wenn nicht alle Pedikelschrauben ideal lagen und eine Rotationssicherung durch Querstabilisierung fehlte.

Besondere Schwierigkeiten ergeben sich bei der operativen Versorgung von Pincer-fractures (A.2.2 und A.2.3) insbesondere in Kombination mit einer Distraktion (B.2.2), da insbesondere bei weiten Bandscheibenräumen eine genügende Spongiosaimplantation nicht gelingt und trotz Spongiosaplastik bei breiter Spaltbildung die zuverlässige Ausheilung der Wirbelkörperfraktur ausbleibt, so daß sekundärer Korrekturverlust und Implantatversagen unausweichlich folgen, es sei denn, daß nach dorsalem Ersteingriff möglichst bald eine ventrale druckfeste Spondylodese angeschlossen wird (Abb. 3).

Da erst seit gut 2 Jahren die transpedikuläre interkorporäre Spongiosaplastik bei uns durchgeführt wird, liegen Spätergebnisse nicht vor, so daß auch keine Aussage darüber getroffen werden kann, inwieweit der Bandscheibenraum sich definitiv verblockt und umgestaltet. Aus früheren Serien wissen wir, daß der Umgestaltungsprozeß sehr lange Zeit in Anspruch nimmt.

Analysiert man die Fehler und Komplikationen aus dem Jahre 1981/82 wird erkennbar, daß in einem hohen Prozentsatz fehlerhafte Schraubenlagen gefunden werden, die 1991/92 eine wesentlich geringere Rolle spielten, jedoch auch nicht vollständig vermieden wurden. Vor allem fehlerhafte Frakturbeurteilungen im Hinblick auf Rotationsverletzungen führten 1981/82 in 4 Fällen zu erheblichen Korrekturverlusten,

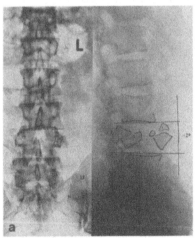

Abb. 3 a, b

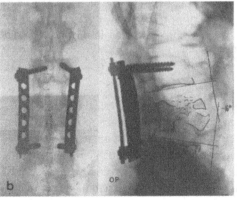
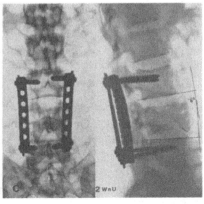

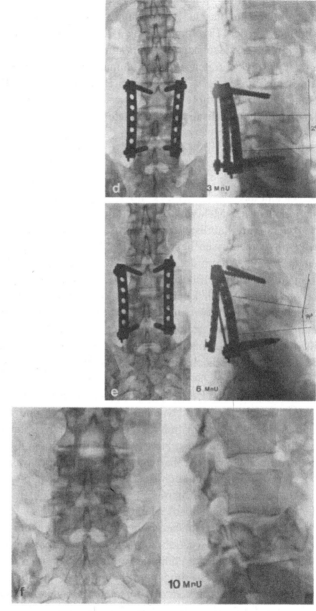

Abb. 3 a–f. m. 24 J. **a** Pincer-fracture LWK 4 mit Flexion-Distraktion (B 1.2), **b** Physiologische Achse nach OP. Spongiosa überwiegend intrakorporär. Weite Bandscheibenräume. Fehlende Rotationssicherung, **c** 2 Wochen nach OP und axialer Belastung noch regelrechte Verhältnisse, **d** 3 Monate nach OP zunehmende Kyphosierung, fehlender zentraler Durchbau. Bruch der Pedikelschraube L 3 re. und L 5 li., **e** 6 Monate nach OP vollständiges Implantat- und Spondylodeseversagen, **f** Zustand n. Metallentfernung, lumbale Kyphose, Wirbelkörperpseudarthrose

während 1991/92 zwar wiederum zweimal der Frakturtyp unterschätzt wurde. Dreimal mußten in diesem Beobachtungszeitraum erhebliche Korrekturverluste hingenommen werden. Erhebliche Mängel der Primärkorrektur wegen verspätetem Eingriff waren in beiden Beobachtungszeiträumen nachweisbar. Tiefe Infekte traten 1981/82 einmal auf, 1991/92 zweimal. Im ersten Beobachtungszeitraum war ein Todesfall bei Polytrauma zu beklagen, während wir 1991/92 keinen Patienten verloren, jedoch zweimal Lungenembolien trotz Thromboseprophylaxe und Frühmobilisation beobachteten.

Diskussion

Vergleicht man die beiden geschlossenen und unausgewählten Operationsserien, zeigt sich, daß in der Mehrzahl der Fälle unabhängig vom Implantat gute Ergebnisse bei der operativen Stabilisierung der Brust- und Lendenwirbelsäule erzielt werden konnten, trotzdem müssen heute kurzstreckigen Implantaten, die ausschließlich das verletzte Segment überbrücken und die winkelstabil sind, der Vorzug gegeben werden. Von entscheidender Bedeutung ist die korrekte Klassifizierung des Frakturtyps, insbesondere im Hinblick auf instabile Rotationsverletzungen, die hohe Ansprüche an die operative Technik und Instrumentierung stellen. Es hat sich gezeigt, daß bei primärer, zwangfreier anatomiegerechter Reposition auch im weiteren Verlauf keine Korrekturverluste nennenswerten Ausmaßes befürchtet werden müssen, insbesondere dann nicht, wenn auch eine Rekonstruktion der vorderen Säule durchgeführt wird. Repositionen unter Zwang sowie mangelhafte Lage der Pedikelschrauben führen zu Korrekturverlusten. Bei transpedikulärer interkorporärer Spongiosaplastik muß der Wettlauf zwischen Durchbau der vorderen Säule und Implantatversagen gewonnen werden, wobei die Qualität der interkorporären Spongiosaspondylodse verbessert werden kann durch Benutzung von reichlich Spongiosamaterial, vor allem jedoch dem Aufmeißeln der darüberliegenden Grundplatte, was mit einem 6 mm breiten gebogenen Meißel gut möglich ist. Der Anschluß der Spongiosaplombe an den darüberliegenden Wirbel wird hierdurch wesentlich erleichtert, die alleinige Entknorpelung der Grundplatte reicht häufig nicht aus.

Wird in der Verlaufsbeobachtung ein beginnender Korrekturverlust erkennbar, muß umgehend eine ventrale druckfeste interkorporäre Spondylodese erfolgen, während uns ein primär kombiniertes Vorgehen nur in Ausnahmefällen erforderlich erscheint. Eine Verbesserung der Stabilität bei instabilen Rotationsverletzungen ist durch Querstabilisatoren an den dorsalen Implantaten möglich und notwendig.

Durch Berücksichtigung dieser Richtlinien läßt sich auch das bisher schon recht gute Ergebnis der operativen Behandlung der instabilen Verletzungen der Brust- und Lendenwirbelsäule weiter verbessern.

Literatur

1. Bedbrook GM (1963) Treatment of thoraco-lumbar dislocation and fracture with paraplegia. Chir Orthop 112:27
2. Bötel U (1982) Indikation and Technik des operativen Vorgehens bei der traumatischen Querschnittlähmung. Unfallheilkunde 85:51–58
3. Bötel U (1992) Klassifikationen und Indikationsstellung bei Wirbelsäulenverletzungen. Langenbecks Arch Chir Suppl (Kongressbericht 1992)
4. Breitfuß H, Bötel U, Russe O, Diamadis C (1991) Dorsale Instrumentierung der Brust- und Lendenwirbelsäule durch Kerbenplatten in Kombination mit USIS. Unfallchirurg 94:545–553
5. Daniaux H (1982) Technik und erste Ergebnisse der transpedunkulären Spongiosaplastik bei Kompressionsbrüchen im Lendenwirbelbereich. Acta Chir Austr (Suppl) 43
6. Dick, W (1984) Innere Fixation von Brust- und Lendenwirbelfrakturen. Aktuelle Probleme in der Chirurgie und Orthopädie, Bd 28. Huber, Bern Stuttgart Toronto
7. Guttmann L (1973) Spinal cord injuries. Comprehensive management and research. Blackwell, Oxford London Edinburgh Melbourne
8. Kluger P, Gerner H J (1986) Das mechanische Prinzip des Fixateur externe zur dorsalen Stabilisierung der Brust- und Lendenwirbelsäule. Unfallchirurgie 12:68–79
9. Magerl F (1980) Operative Frühbehandlung bei traumatischer Querschnittlähmung. Orthopäde 9:34
10. Muhr G, Bötel U, Russe O (1985) Operative Standardtechnik bei frischen Frakturen der Brust- und Lendenwirbelsäule. Akt Traumatologie 15:232–237
11. Roy-Camille R, Saillant G, Marie-Anne S, Mamoudy P (1980) Behandlung von Wirbelfrakturen und -Luxationen am thorako-lumbalen Übergang. Orthopäde 9:63
12. Weiss M (1975) Dynamic spine alloplasty (spring-loading corrective devices) after fracture and spinal cord injury. Clin Orthop 112:150

VIII. Knorpeltransplantation

Vorsitz: H. Cotta, Heidelberg; P. Regazzoni, Basel; O. Cech, Prag

Stand der Entwicklung experimenteller und klinischer Knorpeltransplantationen (KnT)

G. Helbing

Unfallchirurgische Klinik, Klinikum Ludwigsburg, Posilipoststraße 49, D-71631 Ludwigsburg

Einleitung

Die Therapie bei größeren Gelenkknorpelläsionen ist nach wie vor problematisch und Gegenstand klinischer wie experimenteller Forschung.

Die Spontanheilung kennt nur zwei Mechanismen:

- proliferierende Fibroblasten aus dem subchondralen Knochen bilden ein defekt-füllendes Narbengewebe oder
- Pannus wächst von den synovialen Randschichten über den lädierten Knorpel.

Das Resultat ist in beiden Fällen Narbengewebe, aus dem durch metaplastische Umwandlung wohl Faserknorpel entstehen kann, nicht aber hyaliner Knorpel. Zu reparativen Leistungen ist erwachsener Gelenkknorpel nicht fähig. Ziel ist aber die Wiederherstellung der ungestörten Gelenkfunktion auf Dauer.

Nachdem Knorpel seit Jahrzehnten mehr oder weniger erfolgreich transplantiert wird, erhebt sich die Frage, ob die Knorpeltransplantation die in sie gesetzten Erwartungen erfüllt. Die Knorpeltransplantation beinhaltet verschiedene Probleme wie strukturelle Kompatibilität, Immunsituation und Logistik.

Historische Entwicklung

Im Jahr 1908 berichtete Judet über experimentelle Gelenkstransplantationen. Im gleichen Jahr referierte Lexer über vier Halbgelenks- und zwei Ganzgelenkstransplantationen, die er erfolgreich durchgeführt hatte [7]. Der anfänglich spektakuläre klinische Erfolg mußte später relativiert werden. Bürkle De La Camp hat 1929 zwei von Lexer operierte Kniegelenke nachuntersucht. Sein Resümee von damals enthält folgende Aussage: „Nach zunächst guter Einheilung findet sich, wenn das verpflanzte

Hefte zu „Der Unfallchirurg", Heft 241
K. E. Rehm (Hrsg.)
© Springer-Verlag Berlin Heidelberg 1994

Gelenk dem Lager gut angepaßt war, eine gute Beweglichkeit, welche aber unter mehr oder weniger starker Veränderung der Form des Gelenkes, etwa im zweiten Jahr, sich verschlechtert. Der hyaline Knorpel wird teilweise umgebildet oder verschwindet nach verschieden langer Zeit" [5].

Noch 1972 hat sich Wagner zurückhaltend zu „einer biologisch und funktionell vollwertigen und lebenslangen Einheilung homologer Gelenkflächentransplantate" geäußert [11].

Strukturelle Kompatibiltät

Die strukturellen Eigenschaften gesunden Gelenkknorpels gewährleisten ein Minimum an Reibung zwischen den korrespondierenden Gelenkflächen sowie eine Art Stoßdämpfung.

Proteoglykangehalt und Fasertextur variieren stark je nach Knorpelregion und funktioneller Beanspruchung. Deswegen kann auch bei einem Transplantat vom nicht belasteten in den belasteten Bereich eines Femurkondylus die Matrixtextur nicht stimmen. Klinisch scheinen solche Transplantate trotzdem brauchbar zu sein, weil eine gewisse Anpassung über den Proteoglykangehalt möglich ist.

Für die Transplantation als „Routineeingriff" kommen derzeit drei Varianten in Frage, autogene, frisch allogene und konserviert allogene Transplantate. Autogene Knorpelstücktransplantate haben im wesentlichen die Funktion eines Platzhalters ohne Anspruch auf dauerhaften und vollwertigen Ersatz des defekten Knorpels, da es für eine Kollagensynthese und somit eine echte Neubildung aller Matrixbestandteile im erwachsenen Gelenkknorpel keine Beweise gibt.

Immunsituation

Knorpelgewebe besteht aus Chondrozyten und Matrix. Die wesentlichen Komponenten der Matrix sind knorpelspezifisches Kollagen und jene Füllsubstanz, die neben Chondroitinsulfat und Hyaluronsäure im wesentlichen aus Protein-Polysaccharidkomplexen, den Proteoglykanen, besteht. Sie verleihen der Matrix die notwendige Elastizität.

Immunologisch gesehen ist Knorpelgewebe eigentlich ein ideales Transplantat: Die Chondrozyten sind von Matrix umgeben und somit isoliert („gecoated"). Außerdem ist Knorpel avaskulär; ohne zirkulierendes Blut können immunkompetente Zellen nicht an die Zelloberfläche gelangen. Anders als bei der Transplantation parenchymatöser Organe kann man das immunologische Problem deshalb vernachlässigen.

Logistik der Knorpeltransplantation

Die *autogene* Transplantation ist von der Handhabung her sicher die unproblematischste Form. Allerdings muß man in Kauf nehmen, daß das Transplantat aus gesunden Knorpelarealen entnommen wird, daß das Reservoir an Spenderknorpel äußerst begrenzt ist und daß das Transplantat in puncto Knorpeldicke und Matrixtextur nicht dem Knorpel auf der Empfängerseite entspricht. Ungeachtet dieser Prämissen ist die autogene Transplantation definierter Knorpelzylinder z.Z. das für die klinische Routine relevanteste Verfahren.

Limitierte Verfügbarkeit und strukturelle Inkompatibilität können prinzipiell durch die Verwendung *frischer, allogener* Transplantate umgangen werden. Nicht konserviertes Spendermaterial setzt allerdings die Bereitschaft des Empfängers voraus, sich jeweils auf Abruf bereitzuhalten. Für ein Routineverfahren ist dieser nicht unbeträchtliche Organistationsaufwand hinderlich.

Eine Überlebensanalyse solcher Transplantate bei posttraumatischen Knorpel-Knochen-Defekten findet sich in einer Publikation aus dem Jahr 1992: 75% der 5-Jahres-Resultate und 63% der 10- bzw. 14-Jahres-Resultate wurden für gut befunden. Sogenannte monopolare Transplantate an Femur oder Tibiakopf ergaben bessere Resultate als bipolare Transplantate an korrespondierenden Gelenkflächen [2].

Diese sehr günstige Beurteilung basiert auf rein klinischen Kriterien und steht etwas im Gegensatz zu den Erfahrungen der letzten Jahrzehnte. Im Vergleich zu den Transplantationen Wagners, der seine Ergebnisse immer sehr kritisch kommentiert hat, sind keine prinzipiell neuen Elemente erkennbar, die eine derart hohe Erfolgsquote begründen könnten.

Mit der *allogenen* Transplantation *konservierten* Knorpels läßt sich das Problem der Spender-Empfänger-Synchronisation lösen, allerdings um den Preis der Transplantatvitalität. Die Konservierung von Knorpelgewebe bei Plus-Temperaturen ist nur begrenzt möglich, da Chondrozyten längere Zeit nicht überleben; die Angaben dazu bewegen sich zwischen 36 Stunden und äußerstenfalls 6 Wochen. Bei der Kryopräservierung mit Temperaturen von mindestens 30 °C unter dem Gefrierpunkt wird der größte Teil der Chondrozyten bereits beim Einfrieren zerstört. Das Verfahren ist deshalb für Knorpelstückpräparate nicht brauchbar. Es ist davon auszugehen, daß mit einem konservierten auch ein weitgehend devitalisiertes Transplantat zur Verfügung steht wie auch die klinischen Resultate vermuten lassen [8].

Wesentliche Fortschritte sind trotz Verbesserungen an den operativ-technischen Details durch die „konventionellen" Methoden der Knorpeltransplantation nicht zu erwarten. Knorpeltransplantate sind zwar durchaus funktionfähig, aber nur vorübergehend. Für die allmählich oder abrupt eintretende Verschlechterung werden verschiedene Ursachen wie mangelnde Transplantatstabilität, mechanische Überlastung, immunologischer Angriff durch die Synovia und Inkongruenz der Gelenkflächen angeschuldigt. Ungeachtet der möglichen Ursachen sind Knorpeltransplantate ein temporärer Ersatz. Ihr Regenerationspotential ist bestenfalls so schlecht wie das des ortsständigen Knorpels, wenn nicht schlechter.

Experimentelle Knorpeltransplantation

Publikationen aus jüngster Zeit befassen sich zunehmend mit dem Regenerationspotential von geeignetem Spenderknorpel [1, 4, 6]. Dem liegt die Annahme zugrunde, daß ein Transplantat zur Anpassung an die Umgebung auf der Empfängerseite befähigt sein muß, wenn es auf Dauer funktionieren soll. Wie weit die im Grundlagenbereich gewonnenen Erkenntnisse in absehbarer Zeit klinisch angewendet werden können, bleibt noch abzuwarten. Forschungsschwerpunkte sind

– proliferationsfähiges Spendermaterial,
– knorpelspezifische Wachstumsfaktoren und
– geeigneten Trägersubstanzen für Chondrozyten.

Zwei Beispiele sollen die aktuelle, klinische Relevanz belegen: Im Primatenversuch wurde mit Faserknorpel aus dem Kiefergelenk ein Gewebe hoher Regenerationspotenz gefunden, welches in experimentelle Gelenkknorpeldefekte integriert und inkorporiert wurde. Dieses einzigartige Regenerationspotential wird auf die Existenz einer Schicht prächondroblastischer Bindegewebszellen inmitten des Knorpels zurückgeführt [6].

In Versuchen am Schaf konnte gezeigt werden, daß kostales Perichondrium in experimentell gesetzten Defekten hyalin-ähnlichen Knorpel bildet. In den Transplantaten wurde sogar das für hylinen Knorpel charakteristische Kollagen II nachgewiesen [4].

Chondrogenese und Wachstumsfaktoren

Knorpelzellen entstehen aus pluripotenten, mesenchymalen Vorläuferzellen. Irgendwann während des zellulären Generationswechsels findet eine Differenzierung statt; die Zellen aus dieser Linie sind dann während des weiteren Wachstums als Knorpelzellen determiniert [6, 9]. Dies geschieht unter dem Einfluß humeraler Substanzen, deren Zusammenwirken letztlich noch nicht genau definiert ist.

Einzelne, Knorpelzellen spezifisch stimulierende Faktoren sind bekannt und können biochemisch dargestellt werden: IGF I und IGF II (Insulinlike Growth Faktor) wirken während verschiedener Entwicklungsphasen sowohl proliferativ als auch die Matrixsynthese fördernd (Wachstumshormon selbst hat weder am Epiphysenknorpel noch am Gelenkknorpel eine unmittelbare Wirkung). bFGF (basic Fibroblast Growth Faktor) hat experimentell eine starke mitogene Wirkung auf Vorläuferzellen, beeinflußt aber kaum differenzierte Chondrozyten [10]. Das Resultat ist eine Verschiebung des Volumenverhältnisses von Zellen und Matrix: Beim Neugeborenen enthält 1 mm^3 ca. 100.000 Chondrozyten, beim Erwachsenen noch 15.000.

Die Knorpelreifung besteht sozusagen in einem Verlust an Proliferationsfähigkeit (= Regenerationspotential) zugunsten einer Zunahme an Syntheseleistung für bestimmte Matrixbestandteile. Das Kollagengerüst scheint sich zeitlebens allerdings nicht mehr zu verändern.

Trägersubstanzen für Chondrozyten

Gegenstand aktueller Forschung ist auch die Isolierung, In-vitro-Züchtung und Konditionierung geeigneter Knorpelzellen für Transplantationszwecke. Dabei werden geeignete Trägersubstanzen sowohl für Zellkulturen als auch zur Transplantation benötigt [1]. Neben Agar, Methylzellulose, Kollagen, Kohlenstoffasern und Fibrinkleber wurde in allerjüngster Zeit auch Hydroxylapatit erfolgreich getestet.

Perspektiven

Es ist durchaus denkbar, daß in naher Zukunft isolierte Chondrozyten kostochondraler, fötaler, vielleicht auch perichondraler Herkunft als Transplantat zur Verfügung stehen und die anfangs genannten Erwartungen, nämlich die Wiederherstellung von Form und Funktion auf Dauer, erfüllen. Die Kenntnisse über spezifisch stimulierende Faktoren sind fortgeschritten, In-vitro-Verfahren zur Kultivierung ebenso verfügbar wie Methoden der Kryopräservation von Einzelzellen ohne Viabilitätsverlust. Immunologische Komplikationen sind nicht zu erwarten, weil Chondrozyten wegen ihrer Matrixisolierung als „immunologisch privilegiert" gelten.

Literatur

1. Aston JE, Bentley G (1986) Repair of Articular Surfaces by Allografts of Articular and Growth-Plate Cartilage. The Journal of Bone and Joint Surgery, 68B:29–34
2. Beaver B, Mahomed M, Backstein D, Davis A, Zukor DJ, Gross AE (1992) Fresh Osteochondral Allografts for Post-Traumatic Defects in the Knee. The Journal of Bone and Joint Surgery, 74B:105–110
3. Beit-Or A, Nevo, Z, Kalina M, Eilam Y (1990) Decrease in the Basal Levels of Cytosolic Free Calcium in Chondrocytes During Aging in Culture: Possible Role as Differentiation-Signal. Journal of Cellular Physiology, 144:197–203
4. Bruns J, Kersten P, Lierse W, Silbermann M, (1993) Die autologe Transplantation von Rippenperichondrium zur Behandlung von tiefen Knorpeldefekten am Kniegelenk des Schafs. Der Unfallchirurg, 96:462–467
5. Bürkle-de la Camp H (1929) Die Untersuchungsbefunde von zwei homoplastisch verpflanzten Kniegelenken. Deutsche Zeitschrift für Chirurgie, 217:109–122
6. Girdler NM (1993) Repair of Articular Defects with autologous Mandibular Condylar Cartilage. The Journal of Bone and Joint Surgery, 74B:710–714
7. Lexer E (1908) Die Verwendung der freien Knochenplastik nebst Versuchen über Gelenkversteifung und Gelenktransplantation. Archiv für Klinische Chirurgie, 86:939–948
8. Rogge D (1985) Transplantation von Spongiosa und Knorpel. Zeitschrift für Allgemeimmedizin, 61:366–373
9. Robinson D, Halperin N, Nevo, Z (1990) Regnerating Hyaline Cartilage in Articular Defects of Old Chickens Using Implants of Embryonal Chick Chondrocytes Embedded in an New Natural Delivery Substance. Calcified Tissue International, 46:246–253
10. Trippel S, Wrobleswski J, Makower AM, Whelan MC, Schoenfeld D Doctrow SR (1993) Regulation of Growth-Plate Chondrocytes by Insulin-Like Growth-Factor I and Basic Fibroblast Growth Factor. The Journal of Bone and Joint Surgery, 75A:177–189
11. Wagner H (1972) Möglichkeiten und klinische Erfahrungen mit der Knorpeltransplantation. Z Orthop 110:705–708

IX. Forum: Experimentelle Unfallchirurgie I – Die 10 besten Scores

Vorsitz: S. Perren, Davos; L. Schweiberer, München; B. Friedrich, Bremen

Möglichkeiten und Grenzen der Knorpelversiegelung durch Laseranwendung

J. Raunest und E. Derra

Zentrum für Operative Medizin I der Heinrich-Heine-Universität Düsseldorf, Abteilung für Allgemein- und Unfallchirurgie, Moorenstraße 5, D-40225 Düsseldorf

Die operative Behandlung traumatischer und degenerativer Knorpelläsionen bildet in quantitativer Hinsicht eine der häufigsten Eingriffe im Spektrum der arthroskopischen Chirurgie. Entgegen dieser weitverbreiteten Anwendung fehlt es an operativen Standards, und in anerkannten klinischen und experimentellen Untersuchungen konnte belegt werden, daß eine Resektion geschädigten Knorpels bzw. eine Abrasionschondroplastik regelhaft einer Progression des degenerativen Prozesses Vorschub leistet. So konnte in klinischen Studien gezeigt werden, daß eine Abtragung degenerierter Knorpelflächen regelhaft zu progredienten fibrillären Strukturaufbrüchen basaler Knorpelschichten führt [1]. In rasterelektronenmikroskopischen Studien konnten Schmid et al. nachweisen, daß ein Knorpelshaving bei der Chondromalazie Grad II und III eine signifikante Progression des Degenerationsvorgangs induziert [2]. Darüber hinaus konnten biochemische Analysen zeigen, daß im chondralen Ersatzgewebe zwar eine Synthese des ursprünglichen Kollagen Typ II stattfindet, jedoch Kollagen Typ I bis über das erste Jahr hinaus nachweisbar ist und im Langzeitverlauf eine stetige Reduktion der Proteoglykankonzentration auftritt [3]. Biomechanische Untersuchungen wiesen dementsprechend eine signifikante Reduktion der Mukoelastizität im chondralen Reparationsgewebe nach [4].

Unter morphologischen Gesichtspunkten werden diese Sekundärschäden durch eine irreversible Schädigung der kollagenen Faserarchitektur induziert, deren Tangentialfaserschichten im Rahmen der operativen Behandlung abgetragen werden. Ein therapeutischer Ansatz zur Verhinderung derartiger fibrillärer Degenerationen ergibt sich in der Möglichkeit einer Oberflächenversiegelung, die durch eine Laseranwendung in-vitro bereits erfolgreich durchgeführt wurde.

Ziel der vorliegenden Studie ist eine kontrollierte in-vivo-Analyse der laserassistierten Knorpelversiegelung mit der Fragestellung, inwiefern die Laseranwendung

Hefte zu „Der Unfallchirurg", Heft 241
K. E. Rehm (Hrsg.)
© Springer-Verlag Berlin Heidelberg 1994

eine sekundäre Knorpelauffaserung verhindern kann und in welchem Maße weiterreichende Degenerationen durch die Laserapplikation herbeigeführt werden.

Material und Methodik

An drei randomisierten Versuchsgruppen von jeweils 14 Kaninchen (New Zealand White Rabbit) mit ausgewachsenem Skelettsystem wurden in einer Ketamin-Xylazin-Narkose partielle Schichtdickendefekte des hyalinen Knorpels in der Hauptbelastungszone der Femurkondylen angelegt. In der Versuchsgruppe I erfolgte eine Knorpelablation mit Hilfe des XeCl Excimer-Lasers bei einer durchschnittlichen Energiedichte von 40 mJ/mm^2, einer Pulsdauer von 20 ns und einer Repetitionsrate von 40 Hz. In der Gruppe II wurde eine mechanische Abtragung oberflächlicher Knorpelschichten mit einer Strukturversiegelung kombiniert, die mit einem 1064 nm Nd:YAG-Dauerstrichlaser bei einer mittleren Leistungsdichte von 12 W/mm^2 erfolgte. Die als Kontrolle dienende Versuchsgruppe III wurde mit konventionellen mechanischen Instrumenten operiert.

Die seriellen Nachuntersuchungen in einem postoperativen Intervall von 4 Tagen, 1 Woche, 2 Wochen, 4 Wochen, 2 Monaten, 4 Monaten und 6 Monaten stützten sich auf a) den licht- und rasterelektronenmikroskopischen Befund der Knorpelflächen, b) den Röntgenbefund des Kniegelenkes, c) ein histologisches Synovitis-Scoring zur Erfassung reaktiver Synovialveränderungen, d) eine semiquantitative Erfassung des Proteoglykangehaltes im hyalinen Knorpel sowie e) eine Analyse der Diffusionskinetik des hyalinen Knorpels durch Messung der Isotopenaufnahme intraartikulär instillierten $^{35}SO_4$.

Die statistische Analyse gründete sich auf den Student-t-Test sowie den Chi-Quadrat-Test.

Ergebnisse

Morphologische Befunde. Eine Laserversiegelung führt zu einer glattbegrenzten Oberfläche, die im licht- und rasterelektronischen Bild mit einem Film amorphen Materials bedeckt ist (Abb. 1). Die Ausdehnung dieser Übergangszone beträgt nach Anwendung des Excimer-Lasers im Durchschnitt 20 mm, nach Nd:YAG-Laserexposition 500–600 mm. Im weiteren Beobachtungszeitraum finden sich in beiden Versuchsgruppen degenerative Strukturveränderungen, die sich zunächst in Form einer zunehmenden Eosinophilie der Grundsubstanz manifestieren und schließlich über eine Phase der Karyopyknose der Chondrozyten zu ausgedehnten Clusterbildungen in der gesamten Knorpelschichtdicke führen. Dieser Vorgang ist nach Laser-Versiegelung bereits in der zweiten postoperativen Woche nachweisbar und zeigt eine deutliche Progredienz, wobei die das Ausmaß degenerativer Veränderungen in der mittels Nd:YAG-Laser exponierten Gruppe deutlich größer ist. In der Kontrollgruppe stellen sich degenerative Veränderungen auf dem Boden rasch fortschreitender Knorpelauffaserungen ein, die nach Ablauf von 6 Monaten zu einer schweren Destruktion der

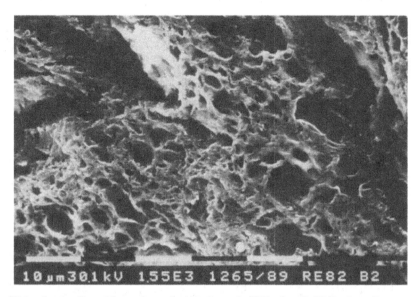

Abb. 1. Oberfläche des hyalinen Knorpels nach Ablation mit Hilfe des XeCI Excimer Lasers (REM, Balkenbreite = 10 mm). Glatte Oberfläche mit Nachweis einer Oberflächen-„versiegelung" im Sinne einer amorphen Deckschicht

Gelenkflächen geführt haben. In den Lasergruppen wurden diese fibrillären Degenerationsformen in keinem Fall beobachtet.

Röntgenbefunde. Erste röntgenologisch faßbare Arthrosezeichen stellen sich mit der 4. postoperativen Woche in allen Gruppen dar. Im einzelnen sind Inzidenz und Schweregrad der Arthrosezeichen nach Knorpelablation mit dem Excimer-Laser geringer als in den anderen Versuchsgruppen; zum Ende des Beobachtungsintervalls können degenerative Veränderungen im Sinne einer Kompartmentarthrose bei allen Röntgenuntersuchungen objektiviert werden.

Synovitis. Unmittelbar postoperativ besteht unabhängig von der angewandten Operationstechnik in allen Versuchsgruppen eine deutlich ausgeprägte Synovitis, die als Reaktion auf die Arthrotomie aufzufassen ist. Im weiteren Verlauf reduziert sich der Schweregrad synovitischer Veränderungen (Synovitis-Scoring nach Lindblad und Hedfors [5], Abb. 2) und die Häufigkeit seröser Gelenkergüsse. Mit Ablauf des zweiten postoperativen Monats kommt es zu einer progredienten Synovitis, die als Ausdruck degenerativer Knorpelveränderungen zu interpretierten ist. Hierbei ist der Schweregrad synovitischer Veränderungen nach Excimer-Lasereingriffen im Vergleich zu Nd:YAG-assistierten Knorpelversiegelungen und konventionellen Knorpelresektionen sifgnifikant reduziert ($p < 0,01$).

Proteoglykan-Gehalt. Der semiquantitativ nach einem Score von Mankin [6] im histologischen Präparat erfaßte Proteoglykangehalt des hyalinen Knorpels ist nach einer Laserversiegelung gegenüber der Kontrollgruppe signifikant reduziert ($p < 0,01$) (Abb. 3). Im Beobachtungsverlauf findet sich nach mechanischer Knorpelresektion

Score (Makroskop.Befund)

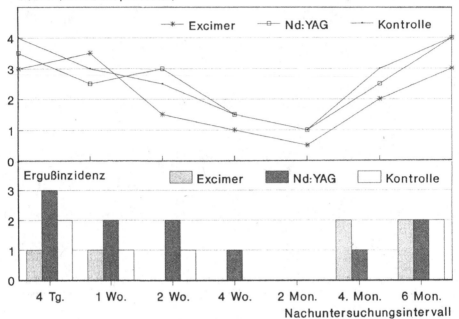

Abb. 2. Beurteilung der operativ induzierten Synovitis anhand des makroskopischen Befundes der Synovialmembran und der Inzidenz von Gelenkergüssen. Score-Kriterien: Granulationen (1 Punkt), villöse Hypertrophie (2 Punkte), vermehrte Vaskularisation (1 Punkt), lokale Hyperämie (1 Punkt)

als Ausdruck eines degenerativen Prozesses eine geringgradige, kontinuierliche Abnahme des Proteoglykangehaltes; währenddessen stellt sich insbesondere in Folge einer Nd:YAG-Laser-Versiegelung eine sprunghafte Reduktion der Proteoglykankonzentration mit stetiger Abnahme ein. Vergleichbare Veränderungen stellen sich nach Excimer-Ablation dar, wobei im postoperativen Kurzzeitverlauf lediglich ein mäßiggradiger Proteoglykanverlust festzustellen ist.

Diffusionskinetik des hyalinen Knorpels. Die Oberflächenversiegelung führt zu einem vollständigen Diffusionsdefekt im basalen Bereich der Knorpeltextur, so daß hier im autoradiographischen Präparat keinerlei Isotopen des Sulfats nachweisbar sind. Abb. 4 stellt die Ausdehnung der marginalen Übergangszone dar, die einen Diffusionsdefekt aufweist. Hierbei finden sich nach Nd:YAG-Laserexpositionen ausgedehnte marginale Knorpelbereiche, die ihre biochemische Transportfunktion eingebüßt haben, jedoch im Langzeitverlauf eine gewisse Resititutionsfähigkeit erkennen lassen. Nach Excimer-Laserablation stellt sich nur ein gering ausgedehntes Übergangsareal dar, das im weiteren Verlauf keine Progressionstendenz besitzt. Dem gegenüber findet sich in der Kontrollgruppe nach einer initial ungestörten Diffusionskapazität eine progrediente und über weite Teile des benachbarten Knorpels ausgedehnte Degenerationszone, die ihre Sulfataufnahmefähigkeit verloren hat.

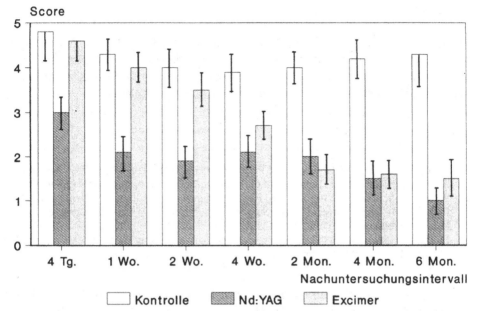

Abb. 3. Semiquantitative Erfassung der Proteoglykankonzentration am hyalinen Knorpel durch Safranin-O-Färbung. Histochemischer Score nach Mankin

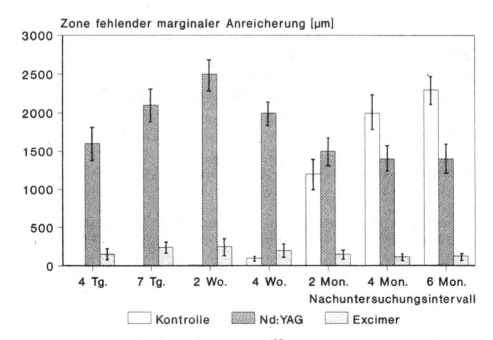

Abb. 4. Ausdehnung der Übergangszone reduzierter $^{35}SO_4$-Anreicherung im Randbereich der Laserexposition bzw. mechanischen Resektion am hyalinen Knorpel

114

Schlußfolgerungen

Die Laseranwendung kann bei gezieltem Einsatz im Randbereich einer Knorpeldegeneration weitere fibrilläre Strukturveränderungen wirkungsvoll verhindern. Bei einer flächenhaften Anwendung wird jedoch auf dem Boden einer Diffusionsbariere ein irreversibler Degenerationsprozess des hyalinen Knorpels eingeleitet.

Literatur

1. Friedman MJ, Berasi CC, Fox J, Del Pizzo W, Sneider SD, Ferkel RD (1983) Abrasionarthroplasty for the medial compartment of the knee. Preliminary results. Field of View 2:125
2. Schmid A, Schmid F, Tiling T (1988) Electron microscopy findings after cartilage shaving. In: Müller W, Hackenbroch W (eds) Surgery and arthroscopy of the knee. Springer-Verlag, Berlin Heidelberg New York, S 426–432
3. Mitchell N, Shephard N (1980) Healing of articular cartilage in intra-articular fractures in rabbits. J Bone Joint Surg [Am] 62:628
4. Suzuki Y (1983) Studies in the repair tissue of injured articular cartilage. J Jpn Orthop Ass 57:741
5. Lindblad S, Hedfors E (1985) Intraarticular variation in synovitis: Local macroscopic and microscopic signs of inflammatory activity are significantly correlated. Arthritis Rheum 28:977
6. Mankin HJ, Dorfmann H, Lipiello L, Zarins A (1976) Biomechanical and metabolic abnormalities in articular cartilage from osteoarthritic hips. J Bone Joint Surg [Am] 58:230

Pathologische subchondrale Dichtemuster nach erfolgreicher freier Patellarsehnenplastik zur Rekonstruktion des vorderen Kreuzbandes (VKB)

Magdalena Müller-Gerbl[1], M. A. Scherer[2], H. Anetzberger[1], S. Scharvogel[2], G. Metak[2] und G. Blümel[2]

[1] Anatomische Anstalt, Pettenkoferstr. 11, D-80336 München
[2] Institut für Experimentelle Chirurgie der TUM, Ismaningerstr. 22, D-81675 München

Die isolierte vordere Kreuzbandruptur ist eine der häufigsten Bandverletzungen des Kniegelenkes. Bei einer daraus resultierenden chronischen Instabilität treten in vielen Fällen sekundär Meniskusschäden und schließlich eine Arthrose auf. Bessere Therapieerfolge werden bekanntermaßen durch eine operative Rekonstruktion des Kreuzbandes erwartet, wobei sich die Verwendung des mittleren Patellarsehnendrittels als Transplantat durchgesetzt hat. Allerdings ergibt sich aus Langzeitstudien, daß sich bei sämtlichen Verfahren zur Rekonstruktion des vorderen Kreuzbandes mit zunehmendem postoperativen Intervall eine Tendenz zur Auslockerung zeigt. Diese Laxizitäts-

Hefte zu „Der Unfallchirurg", Heft 241
K. E. Rehm (Hrsg.)
© Springer-Verlag Berlin Heidelberg 1994

zunahme wird als der Grund für die Entwicklung einer späteren Arthrose angesehen. Unter dem Aspekt einer dynamischen Biomechanik muß nun davon ausgegangen werden, daß eine zunehmende Laxizität zu einer veränderten pathologischen Spannungsverteilung führen muß, die sich unter kausalhistogenetischen Aspekten frühzeitig noch vor Auftreten klinischer Symptome in einem entsprechenden morphologischen Korrelat niederschlagen muß.

Wir haben deshalb in einer experimentellen Studie untersucht, ob sich mittels der CT-Osteoabsorptiometrie (Müller-Gerbl et al. 1992) Veränderungen des subchondralen Knochens als Reaktion auf veränderte mechanische Beanspruchungen nach vorderer Kreuzbandplastik im Sinne des Wolffschen Gesetzes nachweisen lassen.

Material und Methoden

Nach Versuchsgenehmigung (Reg. v. Obb.) wurde bei 6 Schafen in allgemeiner Intubationsnarkose eine freie Patellarsehnenplastik am linken Kniegelenk durchgeführt. Bis zur schmerzlosen Tötung mit einer Überdosis Pentobarbital 1 Jahr postoperativ wurden die Tiere regelmäßig klinisch und radiologisch untersucht. Die rechten Kniegelenke wurden als Kontrollgruppe verwendet.

1. Nicht-zerstörende Testung der anteroposterioren Translation (Markolf 1976, Daniel 1985).
2. CT-Osteoabsorptiometrie (Müller-Gerbl 1992)

Zur osteoabsorptiometrischen Untersuchung wurden anschließend von allen Kniegelenken CT-Datensätze in sagittaler Richtung mit einer Schichtdicke von 2 mm angefertigt. Dazu werden über ein CT-Programm zur dreidimensionalen Rekonstruktion zunächst die Gelenkfläche selbst wie auch die diversen Dichtestufen getrennt aufgebaut und anschließend mit Hilfe eines Bildanalysesystems reproduzierbare, farbcodierte Verteilungsmuster erstellt. Die Quantifizierung der Mineralisierungsverschiebung erfolgte über eine definierte Unterteilung des Tibiaplateaus.

Ergebnisse

Bei allen Kontrollknien fand sich ein einheitliches Dichtemuster. Die Maxima der Gelenkflächen liegen sowohl lateral wie auch medial jeweils zentral am Übergang der Fläche 2. bis 3. Ordnung. Projiziert man die Maxima der Gelenkflächen von allen Kontrollkniegelenken in eine Graphik, so wird deutlich, daß auf der gesunden Kontrollseite immer ein konstantes Verteilungsmuster mit zwei zentralen Maxima vorliegt (Abb. 1 a).

Bei den operierten Kniegelenken (1 Jahr postoperativ) liegt das Dichtemaximum der lateralen Gelenkfläche zwar ebenfalls zentral in der Fläche 2. Ordnung ist aber im Vergleich zur Kontrollgruppe leicht nach ventral oder dorsal verschoben.

Das mediale Dichtemaximum dagegen zeigt eine deutliche Verschiebung in den medio-dorsalen Randbereich und kommt somit im Bereich der Fläche dritter Ordnung zu liegen. Die Übereinanderprojektion der Dichtemuster aller operierter Kniegelenke

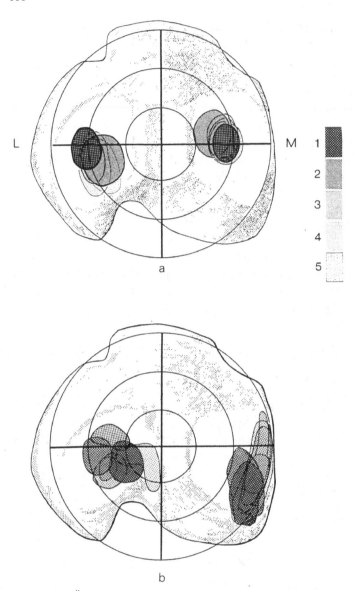

Abb. 1 a, b. Übereinanderprojektion der Dichtemuster aller Versuchstiere im Tibiaplateau. **a** rechte Kniegelenke (Kontrollseite), **b** linke Kniegelenk (operierte Kniegelenke). Die unterschiedlichen Grauwerte stellen die einzelnen Präparate dar

zeigt ebenso wie auf der Kontrollseite ein konstantes Dichtemuster mit einer Verschiebung des medialen Dichtemaximums in den medialen Randbereich (Abb. 1 b).

Diskussion

Während das Dichtemuster der Kontrollseite Ausdruck einer normalen Spannungsverteilung im Kniegelenk ist, muß bei der operierten Seite (1 Jahr postoperativ) von einer exzentrischen Spannungsverteilung mit Druckspitzen im medialen Randbereich ausgegangen werden, also dem Bereich, der normalerweise vom Meniskus bedeckt ist. Diese abnorme Druckerhöhung kann das Entstehen von sekundären Meniskusschäden und die Entwicklung einer späteren Arthrose erklären.

Nachdem aber diese Untersuchungen am Schafsknie durchgeführt wurden und das Schafsknie sich vom menschlichen Kniegelenk in verschiedenen Dingen erheblich unterscheidet, stellt sich die Frage der Übertragbarkeit dieser Befunde auf die Situation am Menschen. Erste Ergebnisse einer prospektiven Studie an Patienten mit operativem Ersatz des vorderen Kreuzbandes zeigen aber, daß auch beim Menschen ähnliche pathologische Mineralisierungsmuster auftreten wie beim Schaf.

Während die Entstehung der Meniskusschäden und einer späteren Arthrose aufgrund der nachgewiesenen pathologischen Muster gut zu erklären sind, macht die Interpretation der Faktoren, die zu der vorliegenden Pathomechanik führen, noch erhebliche Schwierigkeiten. Die gefundenen Dichtemuster deuten auf eine Medialverschiebung der Resultierenden, die entweder auf eine Änderung der Kinematik, also der passiven Steuerung zurückzuführen ist, wofür die bestehende Laxizität sprechen würde. Aber auch eine Dysbalance der Muskulatur, die normalerweise dafür sorgt, daß die Resultierende relativ konstant und zentral einfällt, könnte zu den gefundenen Mineralisierungsmustern führen. Ursache dafür könnte das Fehlen der Mechanorezeptoren im gesunden vorderen Kreuzband sein, die für die Feinkoordination der Muskeltätigkeit verantwortlich sind.

Zusammenfassend kann gesagt werden, daß auch bei Patellarsehnentransplantaten mit mechanischen Folgeschäden zu rechnen ist. Unseres Wissens wird damit erstmals der Nachweis geführt, daß auch eine klinisch und meßtechnisch erfolgreiche vordere Kreuzband-Rekonstruktion, zwar temporär Stabilität gewähren, die Entwicklung einer Arthrose aber nicht verhindern, sondern bestenfalls in ihrer natürlichen Entwicklung verlangsamen kann.

Literatur

Daniel (1985) J Bone Jt Surg 67A:720–725
Markolf (1976) J Bone Jt Surg 58A:583–593
Müller-Gerbl (1992) Bone Min Res 7:411–418

Sonografische, dynamische Diagnostik der Knieinstabilität nach vorderer Kreuzbandruptur

R. Klose, C. Chylarecki und G. Hierholzer

Berufsgenossenschaftliche Unfallklinik, Großenbaumer Allee, D-47249 Duisburg

Ermutigt durch die Ergebnisse einer bereits im vorigen Jahr durchgeführten Studie zum Stellenwert der Sonographie in der Diagnostik der Kreuzbandverletzungen haben wir neben der statischen Darstellung der Kniegelenkstrukturen die Methode durch eine dynamische Prüfung unter sonographischer Sicht erweitert. Ziel war es die klinische Diagnostik zu ergänzen und bereits präoperativ eine zuverlässigere Prognose stellen zu können.

Das Phänomen der echofreien Raumforderung am femoralen Ursprung des vorderen Kreuzbandes wurde auch bei dieser Untersuchungsreihe mit beurteilt. Es war nur allein mit diesem Kriterium jedoch wie in der ersten Studie nur eine Spezifität von 75% zu erreichen.

Bei der dynamischen Prüfung stellte sich heraus, daß auch bei älteren Rupturen des vorderen Kreuzbandes größtenteils eine Raumforderung am femoralen Ursprung nachweisbar war. Die anfänglich vertretene Theorie diese Raumforderung stelle das sonographische Korrelat einer Einblutung in den Synoviaschlauch dar, kann somit nicht aufrecht erhalten werden.

Aufgrund der mangelnden Zuverlässigkeit dieses Parameters wurde nach Möglichkeiten gesucht die Funktion des vorderen Kreuzbandes direkt unter sonographischer Kontrolle darzustellen. Ziel mußte es sein die durch eine vordere Instabilität hervorgerufene Gleitbewegung zwischen Femur und Tibia darzustellen.

Um die Möglichkeit einer Schubladenbewegung durch Ausmessen eines Höhenunterschiedes zwischen Femur und Tibia zu verifizieren wurde an einem Leichenknie mit intakten Kreuzbändern eine seitliche Röntgenaufnahme mit und ohne Belastung durchgeführt. Anschließend erfolgte die arthroskopische Durchtrennung des vorderen Kreuzbandes. Die Röntgenaufnahmen wurden dann unter gleichen Bedingungen wiederholt. Dabei konnte die klinisch auslösbare Schublade quantifiziert werden. Bei vollständiger Durchtrennung des vorderen Kreuzbandes bestand röntgenologisch eine Schublade von 8 mm.

Dieses Prinzip wurde auf die sonographische Untersuchung übertragen im folgenden möchte ich kurz auf die Methodik eingehen.

Die Untersuchung des Patienten erfolgt in Bauchlage bei einer Kniebeugung von ca. 20°, die Füße werden durch eine Rolle unterstützt, so daß die Oberschenkelmuskulatur entspannt ist.

An beiden Kniegelenken wird das mediale und laterale Kompartment mit Oberschenkelrolle und Schienbeinkopfhinterkante mit Hilfe eines 5 MHz Linearscanners dargestellt.

Anschließend wird durch einen 2. Untersucher durch einen Druck auf den proximalen Unterschenkel, wie er in etwa beim Lachman-Test angewendet wird, eine vordere Schublade ausgelöst. Vorher und nachher werden die Distanzen, am günstigsten

Hefte zu „Der Unfallchirurg", Heft 241
K. E. Rehm (Hrsg.)
© Springer-Verlag Berlin Heidelberg 1994

in einer direkten Doppeldarstellung ausgemessen Die Differenz zwischen gesunder und verletzter Seite bestimmt das Maß der Instabilität. Zu beachten ist, daß sich der Bildausschnitt während der Schubladenbewegung nicht verändert.

Neben diesem rein rechnerischen Wert zeigt sich in aller Regel bei einer vorderen Kreuzbandruptur eine eindrucksvolle Dissoziation zwischen Oberschenkel und Unterschenkel beim Auslösen der Schubladenbewegung

Mit der geschilderten Methode wurden an der BGU-Duisburg-Buchholz im Rahmen einer prospektiven Studie insgesamt 188 Patienten nach Kniedistorsionen untersucht. Das Durchschnittsalter lag bei 34 Jahren, der Anteil der Kreuzbandrupturen lag bei 56%. Die Untersuchung wurde im Durchschnitt 7 Tage nach dem Trauma durchgeführt. Ursache der Ruptur war in 28% der Fälle eine einfache Distorsion und in 26% ein Sportunfall. Den größten Anteil machten die Skiunfälle mit 40% aller Rupturen aus.

Alle untersuchten Patienten waren zur Arthroskopie vorgesehen, so daß die Kniegelenkspiegelung als Referenzmethode herangezogen werden konnte.

Zur Aussagekraft des Hämarthros bezüglich eine vorderen Kreuzbandruptur nach Kniedistorsion konnten wir folgendes feststellen.

Ein blutiger Kniegelenkerguß war in 44% der Fälle nachweisbar. Bei 30% dieser Patienten fand sich intraoperativ keine Verletzung der Kreuzbänder. Umgekehrt wurde bei der Arthroskopie in fast der Hälfte aller Rupturen präoperativ kein wesentlicher Bluterguß festgestellt. Daraus ergab sich für den Nachweis eines blutigen Kniegelenkergusses eine Spezifität von 0,67 bei einer Sensitivität von lediglich 0,53.

Auch die vor der Sonographie durchgeführte klinische Untersuchung durch die Autoren brachte nur eine Spezifität von 0,75 bzw. 0,83.

Unter Verwendung der dynamischen sonographischen Untersuchung war jedoch eine Sensitivität von 0,95 bei einer Spezifität von 0,98 zu erreichen. Dabei zeigte sich, daß bereits bei einer sonographisch erkennbaren Schubladenbewegung von mehr als 3 mm im Vergleich zur Gegenseite von einer Kreuzbandruptur ausgegangen werden kann. Im einzelnen waren Verschieblichkeiten bis 12 mm nachweisbar. 75% der Patienten mit Kreuzbandruptur wiesen eine Schublade zwischen 5 und 8 mm im lateralen und medialen Kompartment auf.

Von den 188 untersuchten Kniegelenken war lediglich in 3 Fällen das Auslösen der vorderen Schublade schmerzbedingt nicht möglich. Davon fanden sich in 2 Fällen intraoperativ ein eingeschlagener Innenmeniskus-Korbhenkelriß.

Zusammenfassend ist zu sagen, daß die sonographische dynamische Untersuchung des vorderen Kreuzbandes nach einem Kniegelenktrauma in 96% der Fälle eine Verletzung des vorderen Kreuzbandes ausschließen oder diagnostizieren konnte. Als Rupturkriterium ergab sich eine sonographisch nachweisbare vordere Schublade von 3 mm oder mehr im Seitenvergleich am medialen und oder lateralen Kompartment. Entscheidend ist die Tatsache, daß mit dieser Untersuchung die Funktion des vorderen Kreuzbandes direkt überprüft werden kann Die sonographische Darstellung von statischen Veränderungen, wie die Raumforderung am femoralen Ursprung oder eine Verdrängung der dorsalen Gelenkkapselanteile treten damit bei der Beurteilung einer vorderen Kreuzbandruptur in den Hintergrund.

Auch hat damit der Streitpunkt über die Darstellbarkeit des vorderen Kreuzbandes von ventral oder von dorsal an Bedeutung verloren, da nicht die Darstellung des

Kreuzbandes sondern die Funktion für Prognose und Therapie einer Kniebinnenverletzung entscheidend ist.

Die rasche Erlernbarkeit und die kostengünstige Anwendung der sonographischen Untersuchung sind gerade in der heutigen Zeit, wo die Sparmaßnahmen im Gesundheitssystem immer mehr an Bedeutung gewinnen, wichtige Pluspunkte. Zumindest kann durch sie auf eine routinemäßige Anwendung der Kernspintomographie verzichtet werden.

Auch werden wir im weiteren diese Untersuchung als Kontrollmöglichkeit nach durchgeführter vorderer Kreuzbandplastik heranziehen. Inwieweit diese Methode die Notwendigkeit der diagnostischen Arthroskopie einschränken kann bleibt abzuwarten. Die Ergebnisse unserer Studie lassen jedoch hoffen, daß in naher Zukunft dem einen oder anderen Patienten das operative Risiko einer im nachhinein ergebnislosen diagnostischen Arthroskopie erspart werden kann.

Histologische Stadien der Regeneratheilung der experimentellen Achillessehnenruptur beim Kaninchen unter drei Therapieregimen

M. Holch[1, 2], H. Thermann[1], A. Beck[1] und H. Tscherne[1]

[1] Unfallchirurgische Klinik, Medizinische Hochschule Konstanty-Gutschow-Straße 8, D-30623 Hannover
[2] jetzt: Klinik für Unfall- und Wiederherstellungschirurgie, Universitätsklinikum „Carl Gustav Carus" der TU Dresden, Fetscherstraße 74, D-01307 Dresden

Problemstellung

Die konservativ-funktionelle Behandlung der Achillessehnenruptur stellt im angloamerikanischen Raum seit längerem eine gleichwertige Alternative zur Sehnennaht dar. Hierzulande ist das Therapiekonzept noch wenig verbreitet, u.a. weil der Ausbildung eines belastungsfähigen Sehnenregnerates mißtraut wird. In der klinischen Behandlung wird die Sonographie zunehmend zur Verlaufskontrolle des Heilungsprozesses in der Rupturstelle herangezogen – die Korrelierbarkeit der empirisch gefundenen sonomorphologischen Charakteristika mit dem aktuellen feingeweblichen Zustand des humanen Regenerats kann nicht nachvollzogen werden, da sich Biopsien hier verbieten. Bislang vorliegende Tierversuche mit experimentell erzeugter Achillessehnenverletzung und konservativer Therapie weisen unrealistische Bedingungen auf wie glatte Tenotomie, postoperative Protektion durch Gips oder tibiokalkaneare Transfixation und Käfighaltung ohne funktionelle Belastungsmöglichkeit. Es soll daher eine realistisches Heilungsmodell am Kaninchen geschaffen werden, das eine rupturartige Operation, eine freilaufende funktionelle Nachbehandlung und die simultane

Hefte zu „Der Unfallchirurg", Heft 241
K. E. Rehm (Hrsg.)
© Springer-Verlag Berlin Heidelberg 1994

Erhebung histologischer und sonographischer Befunde umfaßt. Die drei gängigen Therapieformen konservativ-funktionell, Fibrinklebung und Sehnennaht sollen einander gegenübergestellt werden.

Material und Methoden

Nach standardisierter operativer Herstellung (Plantarissehnenexhairese, 5fache Längsschlitzung, Schräganschnitt und Zerreissung) und entsprechender Versorgung einer 6 mm langen, aufgefaserten Achillessehnendurchtrennung bei 5 Gruppen a 3 ausgereifter weibl. Chinchilla-Kaninchen wurde in einer Orthese konservativ-funktionell in freilaufender Stallhaltung nachbehandelt. Die operierte rechte Achillessehne und die kontralaterale Sehne wurden nach folgendem Schema sonographisch untersucht (Querschnitt, Längsschnitt und Binnenstruktur): 1, 2, 4, 8, und 12 Wochen. Die Tiere wurden nach Ablauf der jeweiligen Gruppen-Versuchszeit (1, 2, 4, 8 und 12 Wochen) in Nembutalnarkose sakrifiziert. Danach sofortige Excision des Sehnenregenerats vom muskulären Ursprung bis zum kalkanearen Ansatz unter feinpräparativer Beachtung der Trennschicht Peritenon/Faszie. Zunächst Aufnahme des in toto unter Längsspannung fixierten Präparates zwecks Anfixation in 2,5%iges, gepuffertes Formaldehyd für 6 bis 24 Std. Nach der hierdurch erreichten Gewebseinsteifung Abtrennen der Sehnenenden und median-sagittale Längsteilung des Präparats mit Rasiermesser. Nachfixierung in frischem Formalin 5%ig. Nach 7tägiger Durchfixierung in 5%igem, gepuffertem Formaldehyd Orientierung in Siebförmchen und automatisierte Entwässerung in aufsteigender Alkoholreihe bis zur Paraffin-Einbettung. Von der sagittalen Schnittfläche her Abnahme von 3 mm-Serienschnitten. Routinefärbungen: Hämatoxylin-Eosin, van Gieson, Elastica-van Gieson, Masson-Goldner (nach Vorbehandlung durch Nachfixierung in Bouin'scher Lösung). Mikroskopie und -photographie am Photomikroskop Zeiss-4710211 mit Ektachrom-50-Kunstlichtfilmen.

Ergebnisse Histologie

Stadium 7 Tage

Konservativ. Lockeres Bindegewebe, reichlich durch feinste Kapillaren durchblutet (kein Hämatom!), welches den gesamten Sehnenstumpf beidseits umhüllt und in Spalten der alten Sehnenfasern eindringt.

Fibrin. Gleichartiges juveniles Binde/Füllgewebe liegt randständig in der Lücke, verdrängt von amorphen Fibrinmassen.

Naht. Hier liegt bereits eine Dehiszenz der Stumpfenden vor, welche der Strecke in den anderen Gruppen entspricht. Textur des lockeren Füllgewebes deuten eine sekundäre Dehiszenz im zuvor schon konfiguriertem Bindegewebe an. Durch Nahtmaterial erscheinen die Stümpfe in Stichkanalumgebung komprimiert.

Stadium 14 Tage

Konservativ. Es zeigt sich zwischen den Stümpfen bereits kollagenes Fasergewebe, welches angesichts der blass-zarten Bindegewebs-Anfärbbarkeit der Trichromfärbungen noch als jung, aufgrund der Faserdicke und bündelartigen Ausrichtung aber schon als reifend charakterisiert werden kann. Der Verlauf ist zwar noch teilweise ungerichtet, in Abschnitten (v.a. im längszugbelasteten Mittelabschnitt des „gap") jedoch schon in Längs-Orientierung begriffen. Der Zellgehalt hat ein deutliches Übergewicht an spindelförmigen jungen Fibroblasten, deren hell strukturiertes Cytoplasma auf die aktuelle Matrixproduktion schließen läßt. Das Neo-Sehnengewebe findet Anschluß an die proximalen und distalen Stumpfbündel und organisiert diese durch Invasion entlang der Alt-Sehnensepten. Das Alt-Gewebe selbst weist keine vermehrte Regenerationsaktivität auf: Zellen sind nur als alte, ruhende randständige Fibrozyten (Tenozyten) vereinzelt erkennbar; in Rupturnähe mit Zeichen des Zelluntergangs (pyknotische Kerne, Nekrobiose). Kapillar- und Faseranschluß ist an diesen Grenzflächen vom Regenerat aus erkennbar. Ursprung der Regeneratgewebebildung ist die dorsale Restsehnenscheide, welche auch die Gefäßversorgung liefert.

Fibrin. Für fibringeklebte Sehnen gilt dieselbe Gewebsbeschreibung bis auf amorphe Ablagerungen von Fibrinkleberdepots im Regeneratgewebe, wobei letzteres die ersteren im Faserverlauf umfließt und wie ein Hindernis umgeht. Hierdurch ist eine vermehrte Schlingen- und Quirlbildung der jungen Fasern sowie eine hieraus resultierende Verdickung des Gesamtregenerats bedingt. Grenzflächig einzelne Fremdkörperriesenzellen, aber keine vermehrten Rundzellinfiltrate im Sinne chronischer Entzündung. Die Stumpfenden erscheinen im Vergleich mit der konservativ. behandelten Gruppe umfangreicher und aktiver organisiert, woraus auch eine bessere muffenartige Umscheidung der Stümpfe mit Regeneratgewebe zu erklären ist. Durch arterielle Tuscheinjektion ist die Vaskularisierungsrichtung „Sehnenscheide – Regenerat Invasionszone – Stumpfgewebe" nachzuweisen.

Naht. Auffällig ist zunächst die mehrere Millimeter betragende Dehiszenz der ursprünglich Naht-adaptierten Sehnenstümpfe. Das hierdurch entstandene „gap" ist durch das oben beschriebene Regeneratgewebe desselben Reifungsgrades wie in nicht genähten Sehnenrupturen ausgefüllt. Dieses erscheint im Vergleich vermehrt längsgestreckt und weist Dehnungszonen mit Abscherung der Neo-Sehnenbündel auf; die hier entstandenen Spalten und Lücken sind mit lockerem Bindegewebe aufgefüllt, das noch reichlich vaskularisiert ist und durch größeren Rundzellgehalt (Gewebsmakrophagen, Histiozyten u.ä.), nur vereinzelte spindelige Fibroblasten sowie erst beginnende zarte Interzellularfaserbildung als junges Bindegewebe eines früheren Reifungsstadiums charakterisiert ist. Reste des resorbierbaren Nahtmaterials liegen als amorphe Inseln im Stumpfgewebe vor. Im Querschnitt sind die Fäden von jungen Faserzügen spiralig umschlungen; direkt ummantelt werden sie von lockerem BGW mit reichlich Makrophagen, Plasmazellen und FK-Riesenzellen. Das Altsehnengewebe in Stichkanalumgebung erscheint komprimiert und stellenweise nekrobiotisch. Durch Zug und Durchwanderung der Naht aufgerissene Spalte im Stumpffaserverlauf sind bereits durch Neo-Gewebsinvasion in Organisation begriffen.

Stadium 4 Wochen

Konservativ. Man sieht die beginnende Verdichtung der kollagenen Fasern in parallelgelagerte Bänder mit allmählicher Verdrängung der Fibroblasten an den Rand derselben. Durch Verbleib von gefäßführendem lockerem Bindegewebe kommt es zur initialen Septenbildung im Neo-Sehnengewebe.

Fibrin. Reste von Fibrinkleberdepots sind nicht mehr erkennbar, nur noch Inseln von schlechter durchstrukturiertem Regeneratgewebe an Stellen ehemaliger Resorption. Ansonsten gleichartige BGW-Reifung w.o. und ebenfalls Anschluß und Einheilung des Sehnenregenerats in die Alt-Sehnenstümpfe mit resorptiven Vorgängen (FK-Riesenzellen) im nekrobiotischen endständigen Sehnenstumpfgewebe.

Naht. Die Auffüllung des Dehiszenz-„gap" mit Regenerat ist abgeschlossen, wobei im Stumpfspitzenbereich noch spitzwinklige ehemalige Abscherregionen mit unreiferem, unregelmäßigem BGW deutlich erkennbar sind. An quergetroffenen Stichkanälen findet man noch ausgeprägte Zeichen der Nahtdurchschneidung durch nekrobiotisches, komprimiertes Alt-Sehnengewebe mit monozytären Infiltraten der Resorptionszone.

Stadium 8 Wochen

Konservativ. Ausbildung von definitivem Sehnengewebe in der Regeneratzone mit dünnen Bindegewebssepten (Endotendineum) und weitgehend vollzogenem Anschluß ans Alt-Sehnengewebe der Stumpfenden.

Fibrin. Noch verdicktes, aber gleichartig ausgereiftes Neo-Sehnengewebe.

Naht. Ebenfalls gleichartig ausgereiftes und dünn septiertes Neo-Sehnengewebe mit noch vorhandenen Naht-Resorptionszonen.

Stadium 12 Wochen

Insgesamt bestehen keine wesentlichen Unterschiede mehr im histologischen Erscheinungsbild der drei Therapieformen, lediglich die Naht-Präparate zeigen ein unregelmäßigeres Muster der Fasertextur im ehemaligen Regenrat. Insgesamt kann angesichts der kollagenen Reifung von einem Ausheilungszustand ausgegangen werden.

Ergebnisse

Sonographie

Die sonographisch ermittelten Sehnendurchmesser der drei Therapiegruppen entwickeln sich im wesentlichen gleichartig mit Erreichen der größten Dicke 4 Wochen postop. Eine Lücke zwischen den Sehnenstümpfen entsprechend der fehlenden kompletten Readaption wird in allen drei Behandlungsgruppen nach 1 Woche festgestellt. das hierin lokalisierte frühe Regenerat im Sinne lockeren Bindegewebes ist nach 1 Woche noch nicht echogen und somit nahezu flüssigkeitsanalog, nach 2 Wochen treten unregelmäßige punktförmige Binnenechos auf, welche sich nach 4–8 Wochen als parallele Echostrukturen zeigen.

Diskussion

Die speziesabhängige, erheblich raschere Heilungs- und Resorptionspotenz des Kaninchengewebes führt nach spätestens 2 Monaten zur voll belastungsfähigen Regeneratheilung des Sehnendefektes. Hierbei kommt dem Längszug der funktionellen Belastung offensichtlich Bedeutung für die belastungsangepaßte Faserausrichtung und -reifung im Regenerat zu. Der im humanen Therapiekonzept mittlerweile richtungsweisende Effekt der Übung (funktionelle Behandlung) auf Narbenreifung und Faserrekrutierung ist in bislang durchgeführten experimentellen Arbeiten nicht berücksichtigt [5, 6]. Die in der Mehrzahl der operativen Tierversuchsanordnungen übliche starre tibiokalkaneare Transfixation [8] zur Wahrung des Heilungsergebnisses – womöglich mit Antagonistenstillegung durch Patellarsehnendurchtrennung entspricht nicht dem humanen Therapiemodell [7]. Ebenso kann Klebung und funktionelle Nachbehandlung nur teildurchtrennter Sehnen, die natürlich nur minimale Stumpfdiastasen aufweisen, kein ableitungsfähiges Modell der humanen Situation sein [10]. Histologische Verlaufskontrollen der Sehnenheilung zeigen deutlich die Rolle des Sehnenbegleitgewebes und des Sehnenscheidenköchers als Ausgangspunkt der frühen Revaskularisierung der Heilungszone [2]. Aus der Sicht der Gefäßversorgung erscheint das gut vaskularisierte Umgebungsgewebe bei weitem essentieller für die früh-posttraumatische Induktion und Ernährung des „Granulationsinterponats" als die in letzteres eingebetteten Sehnenstümpfe, von denen keine Gewebs-, geschweige denn Gefäßneubildung ausgeht. Die Histologie des Heilungsverlaufs zeigt unter verschiedensten Therapieansätzen die Auffüllung der auch bei operativer Readaptation noch vorhandenen – rupturbedingten Kontinuitätsunterbrechung durch ein unspezifisches lockeres und zellreiches Bindegewebe. Dieses ist Grundlage der später voll belastungsfähigen Sehnennarbe. Eine früher vermutete rasche posttraumatische Degeneration der (nicht operativ behandelten) Sehnenstümpfe unter dem Einfluß der Synovialflüßigkeit in der geschlossenen Sehnenscheide kann ausgeschlossen werden [1]. Aus den Sehnenenden findet keine Gefäßeinsproßung in die Heilungszone statt. Vielmehr werden die Stümpfe aus dem Kapillarnetz des Regenerats (re-)vascularisiert [1] Dasselbe gilt für die denkbare kollagene Faserbildungspotenz der Stümpfe [3]. Das die Defektstrecke frühzeitig auffüllende Granulationsgewebe nimmt seinen Ursprung mit Masse vom Peritenon [4]; die Stümpfe werden durch neugebildete kollagene Fasern des Regenerats passiv muffenartig umschlossen und an das Regenerat angekoppelt. Die Narbengewebsreifung ist nach lichtmikroskopischen Kriterien in einige wenige charakteristische Stadien unterteilbar: Granulation mit initialer Kapillarisierung nach 3 bis 4 Tagen und baldiger Fibrillogenese durch eingewanderte Fibroblasten in der ersten bis 2. Woche. Fibrillen-Ausrichtung ab der 3. Woche [9], bzw. Verminderung der Ausrichtung unter Fortbestehen des Granulationsgewebes bei 10wöchiger Gipsimmobilisation [11]. Umwandlung in eine belastungsfähige Narbe ab 3. bis 4. Woche. Die Sonographie zeigt nach unseren vergleichenden Befunden Möglichkeiten, die Vaskularisierung und Septierung des Regenerats annähernd in seiner Fortentwicklung zu verfolgen und Freigabe von Bewegung und Übung, bzw. eine weitere Protektion der Heilungszone durch das Reflexmuster und die Durchmesserentwicklung zu begründen. Auf der Basis der genannten Befunde erscheint das Konzept der Sehnenheilung per continuitatem beim Menschen fraglich [1, 3]; die Notwendigkeit der operativen Stumpfannäherung scheint daher nicht grundsätzlich gegeben. Nachteile des Nahtmaterialeinsatzes sind trotz Anwendung einer gering traumatisierenden Nahttechnik zu sehen in Durchwanderung (-schneidung) der Stumpfenden schon wenige Tage postop mit Ausbildung einer Stumpfdehiszenz, die denen in nicht genähten Ruptursituationen entspricht und hier allerdings zum sekundären Auseinanderweichen des bereits gebildeten Frühregenerats führt. Diese dehiszenzbedingte sekundäre Störung des Regeneratgewebes bei Naht verursacht eine unregelmäßigere Kollagentextur als in nicht genähten Verletzungen.

Literatur

1. Liscomb PR, Wakim KG; Proc. Staff Meet. Mayo Clin, Vol. 36, No. 11, 1961
2. Bertolini R et al.; Beitr Orth, Vol 17:59–60, 1970
3. Mabit Ch et al. Surg Radiol Anat, 1986
4. Tittel K, Otto H, Medizin u Sport, 1970
5. Bösch P et al., Arch Orth Trauma Surg 1981
6. Blume M und Lauschke G, Beitr Orthop Traumatol, Vol. 34:309–312, 1987
7. Enwemeka CS et al.; Physical Therapy 1989
8. Glückert K et al. in. Fibrinklebung (J. Scheele ed.) 1984
9. Arner O et al.; Acta Chir Scand 1958
10. Date T; J Jpn Orthop Ass 1986
11. Roberts JM et al.; Clin Orthop rel Res, Vol 181, 1983

Histologisches Verhalten freier Patellarsehnentransplantate unter verschiedenen mechanischen Belastungen – ein Beitrag zur Frage der Vorspannung

M. A. Scherer[1, 2], M. Böhringer[1], S. Scharvogel[1], K. Herfeldt[1], M.-L. Schmeller[1] und G. Metak[2, 1]

[1] Institut für Experimentelle Chirurgie der TU München Ismaninger Str. 22, D-81675 München 80
[2] Chirurgische Abteilung Städt. KH. München-Bogenhausen

Einleitung und Problemstellung

Brauchen wir eine Vorspannung bei der Rekonstruktion des vorderen Kreuzbandes? Die Frage ließe sich an sich leicht beantworten: Zur Wiederherstellung der physiologischen Kinematik, des normalen Roll-Gleitmechanismus, muß bei jeder Beugestellung des Kniegelenkes eine bestimmte Spannung auf der Rekonstruktion liegen, um die biomechanischen Verhältnisse im gesunden Kniegelenk zu imitieren. Trotzdem ist mit 67% die Mehrheit von 290 befragten Chef- und Oberärzten deutschsprachiger Kliniken der Ansicht, daß keine definierte Vorspannung aufgebracht werden muß [25].

Das Anlegen einer Vorspannung an autogene Patellarsehentransplantate wird zwar heute von vielen Autoren gefordert, meist wird jedoch nur von einer „ausreichenden" Vorspannung gesprochen, konkrete Werte finden sich selten. Der Absolutbetrag an Vorspannung, der jeweils notwendig ist, muß aber als unbekannt angesehen werden.

Nach unserem Kenntnisstand gibt es keine Arbeiten, die sich mit der Auswirkung verschieden hoher Vorspannungen an freien Patellarsehnentransplantaten beschäftigen.

Zielsetzung

Inwieweit hängt der Grad der Umstrukturierung und Heilung freier Patellarsehnentransplantate von der Höhe der Vorspannung ab? Ist das histologische Organisationsniveau Vorlast-abhängig? Läßt sich eine der Vorspannungen von 20, 50 oder 100 N favorisieren?

Material und Methode

Nach Versuchsgenehmigung (Reg. v. Obb.) wurden an 21 weiblichen Merinoschafen in Allgemeinnarkose freie Patellarsehnenplastiken nach Brückner-Jones durchgeführt. Je 7 Transplantate wurden mit 20, 50 oder 100 N vorgespannt. Neben regelmäßigen klinischen und radiologischen Verlaufskontrollen aller Tiere wurde je 1 Schaf jeder Gruppe nach 12, 24, 36 und 48 Wochen mit fluorochromen Substanzen markiert (Calceingrün, 20 mg/kg KG; Xylenolorange, 90 mg/kg KG; Tetrazyklin, 25 mg/kg KG

Hefte zu „Der Unfallchirurg", Heft 241
K. E. Rehm (Hrsg.)
© Springer-Verlag Berlin Heidelberg 1994

Tabelle 1. Übersicht zur Parameterdefinition und semiquantitativen Beurteilung der histologischen Schnitte

Parameter	Definition / Wertung
Synovialmembran	1 normal/ 2 verdickt/ 3 Gefäßinjektion/ 4 Fibrose/ 5 fehlend/ 6 zelluläre Infiltration
Faserorientierung	1 parallel/ 2 torquiert/ 3 mäßig- 4 wenig- 5 nicht gleichförmig orientiert
Faseraufbau/Faserhomogenität	1 gleichförmig/ 2 unterschiedlich/ 3 überwiegend dick- 4 dünn
Crimping	1 normal/ 2 verstärkt/ 3 reduziert/ 4 inkonstant-variabel/ 5 aufgehoben
Gefäße-Art	1 überwiegend 1 Arterien/ 2 Venen/ 3 Kapillaren
„pathol." Gefäßknäuel	0 nein/ 1 ja
Gefäße-Zahl	1 normal/ 2 erhöht/ 3 reduziert/ 4 fehlen
Zellorientierung	1 gleichsinnig/ 2 mäßig- 3 wenig- 4 völlig ungleichsinnig (Fibroblasten)
Zellart	1 Makrophagen-Histiocyten/ 2 FKRZ/ 3 Lymphocyten/Granulocyten
Zellform	1 flach-länglich-spindelförmig/ 2 oval-rund-blasig/ 3 sehr polymorph
Einblutung	1 alt/ 2 frisch
Fremdmaterial	1 Nahtmaterial/ 2 Metallabrieb/ 3 Parasiten/ 4 Haar etc.
knorpelige Metaplasie	0 nein/ 1 ja
Ossifikation	0 nein/ 1 ja
hyaline Degeneration	0 nein/ 1 ja
Nekrose/azelluläre Areale/Fett im Band	0 nein/ 1 ja-wo
PDS-Nahtmaterial / Nachweis	0 nein/ 1 ja
– bei positivem Nachweis	
* Struktur	1 vollständig (Flechtung)/ 2 überwiegend/ 3 teilweise/ 4 Bruchstücke
* im Kordelinneren	1 Bindegewebe/ 2 Fett/ 3 Knochen (Verzahnung)/ 4 Knorpel
* zellulärer Abbau	1 Makrophagen/ 2 Fremdkörper-Riesenzellen/ 3 lymphozytäre Zellen
* vaskularisiert	1 nicht/ 2 wenig-mäßig/ 3 stark
Fixation – Pseudo-Sharpey-Fasern	Akzeptanz-nahezu physiologische Fixation
	0 = Merkmal nicht ausgeprägt, 1 = gering bzw. 2 = voll ausgeprägt
	Integration-Knochen im Band
	0 = Merkmal nicht ausgeprägt, 1 = gering bzw. 2 = voll ausgeprägt
	Toleranz-lockeres Bindegewebe als Interface
	0 = Merkmal nicht ausgeprägt, 1 = gering bzw. 2 = voll ausgeprägt
*Bohrkanal – Neokortikalis	1 geschlossene Begrenzung (Kreis/Linie) 2 Defektbereiche (Kreis)/ 3 erweitert/ 4 entrundet/ 5 sehr unregelmäßig geformt
*Knochentransplantat (Kn-Tx)	1 nicht (kaum) abgrenzbar/ 2 teilweise- bzw./ 3 fehlende Durchbauung/ 4 lockeres Bdgew. als Interface
*Kn-Tx – Bandtransplantat – Übergang	1 normal/ 2 gestört/ 3 scholliger Zerfall/ 4 kein Zusammenhang
*) Klassifikation der o.g. Parameter	1 Typ A/ 2 Typ B/ 3 Typ C/ 4 Typ D

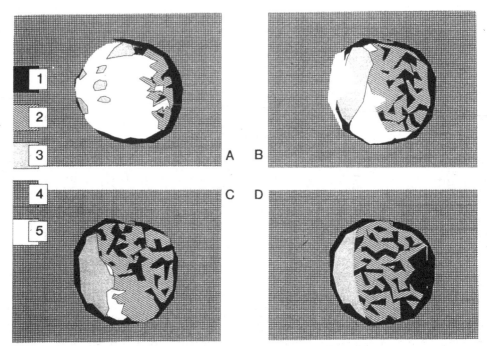

Abb. 1. Schematische Darstellung zur Einheilung des Knochentransplantates und dessen Übergangs in die Patellarsehne. Grundlage dieser Klassifikation ist die Beobachtung, daß bei vollständiger Resorption des transplantierten Knochenfragmentes auch die Sehne dem Abbau anheim fällt. Andererseits kann auch ein Jahr p.op. ein histologisch völlig normal erscheinender Band-Knochen-Übergang gefunden werden, falls das knöcherne Transplantat vollständig eingeheilt ist. Beurteilungskriterien: *1* = neugebildeter Knochen um den Bohrkanal und im Transplantat; *2* = Knochentransplantat; *3* = Sehnentransplantat; *4* = Lagerknochen; *5* = Ersatzgewebe wie ungeordnetes, lockeres Bindegewebe oder sekundäres Fettmark. Klassifikation: *A* = schollige Degeneration der Sehne, Resorption des Knochens, fehlende Durchbauung; *B* = Band-Knochen-Übergang stark irregulär, geringe Durchbauung des Knochens; *C* = Band-Knochen-Übergang erhalten, aber teilweise irregulär, Knochen durchbaut, subtotale knöcherne Neubildung um den Bohrkanal; *D* = normaler Band-Knochen-Übergang, vollständige Durchbauung des Knochens, zirkuläre Neubildung um den Bohrkanal

und Alizarinkomplex, 30 mg/kg KG), um eine zeitliche Zuordnung der Knochenumbauaktivität zu ermöglichen. 48 bis 52 Wochen p. op. wurden alle Tiere schmerzlos getötet und bei 18 Schafen entkalkte Serienschnitte in mindestens 8 verschiedenen Ebenen aus jedem Kniegelenk anhand der in Tabelle 1 genannten Parameter semiquantitativ untersucht. Jeder verbalen histologischen Merkmalsausprägung wurde ein numerischer Wert zugeordnet, so daß eine statistische Auswertung (zweiseitiger U-Test nach Mann-Whitney, NCSS[R]) möglich wurde. Das histologische Verhalten des transplantierten Knochen-Band-Überganges wurde nach einer neu definierten Klassifikation zusammenfassend beurteilt (Erläuterungen in Abb. 1).

Ergebnisse

Bei der polychromen Sequenzmarkierung wurden alle vier Farbmarken in jedem Kniegelenk nachgewiesen, die eingebaute Fluorochrommenge ist bei allen Kontrollen deutlich geringer als bei den operierten Kniegelenken. Die Umbauaktivität der operierten Seite ist bei der 50 N-Gruppe am höchsten, gefolgt von 100 N und schließlich 20 N mit dem geringsten Knochenumbau. Eine semiquantitative Auswertung ist in der Tabelle 2 dargestellt. Auch 1 Jahr p.op. findet noch ein massiver Umbau am Rand des knöchernen Bohrkanals statt, dessen Maximum tendenziell zwischen 9 und 12 Monaten p.op. liegt.

In der Paraffinhistologie kann bei allen Gruppen ein hoher Organisationsgrad bezüglich der Fixation des Transplantats im Knochenlager festgestellt werden, obwohl ein regelrechter vierschichtiger Aufbau des Lager-Band-Überganges [26] selten erreicht wird. Im Gruppenvergleich erweisen sich die Transplantate der mit 100 N vorgespannten Kreuzbandplastiken als funktionell am höchsten organisiert und umstrukturiert, was die Parameter Faseraufbau, Zellorientierung, Crimping, niedrige Inzidenz fettiger Degeneration und heterotoper Ossifikation betrifft. Die Unterschiede zu den beiden anderen Gruppen sind jedoch oft marginal und nur teilweise statistisch abzusichern (vgl. Tabelle 3). Die Gruppe mit 20 N Vorspannung schneidet – innerhalb geringer substanzieller Unterschiede zwischen den drei Versuchsgruppen – am schlechtesten ab. Unter den Einzelparametern, die statistische Signifikanz erreichen, besteht immer ein Unterschied zur Gruppe mit 100 N Vorspannung. Zwischen letzterer Versuchsgruppe und den Tieren, bei denen das Transplantat mit 50 N vorgespannt wurde, treten nur bei zwei – allerdings wichtigen – Parametern auf signifikantem Niveau verschiedene Ergebnisse auf. Dies betrifft zum einen das Crimping als Ausdruck einer Wiederherstellung der Bandstruktur und der Möglichkeit des Recruitment unter Belastung und zum anderen das Ausmaß des Transplantatumbaus: In der Gruppe mit 100 N Vorspannung sind die Faserbündel des Transplantats weniger separiert und in geringerem Maße durch lockeres Bindegewebe ersetzt worden als bei der 50 N-Gruppe. Die Rate an heterotopen Ossifikationskernen bei der 100 N-Gruppe als Zeichen einer kollagenen Degeneration der transplantierten Sehne erreicht zwar keine Signifikanz, jedoch ist die Rate der Präparate *mit* heterotopen Ossifikationen in dieser Gruppe am günstigsten: 40% versus 50% bei 50 N und 60% bei 20 N Vorspannung.

Tabelle 2. Semiquantitative Auswertung zum Nachweis polychromer Farbmarken (n = 3)

Versuchs-gruppe	12 w p.op. Calcein	24 w p.op. Xylenol	36 w p.op. Tetrazyklin	48 w p.op. Alizarin
20 N Vorspannung	+	++	++	+
50 N Vorspannung	++	++(+)	+++	++
100 N Vorspannung	+	++	+++	++
Kontrollen	+	+	+	+
	++	+	+	+
	++	+	+	+

Tabelle 3. Statistische Auswertung, zweiseitiger Test für unverbundene, nicht normal verteilte Stichproben. $p < 0{,}05$; a = signifikant gegenüber 100 N Vorspannung; b = signifikant gegenüber 50 N Vorspannung; c = signifikant gegenüber 20 N Vorspannung; n.s. = nicht signifikant

Parameter	Versuchsgruppe 100 N Vorsp. (A)	50 N Vorsp. (B)	20 N Vorsp. (C)
Faseraufbau	c	n.s.	a
Crimping	b,c	a	a
Einblutung	c	c	a,b
Ossifikation	c	n.s.	a
Fixation	c	n.s.	a
Umstrukturierung	bc	a	a
Faserorientierung, Art und Anzahl von Gefäßen, Art, Form und Orientierung einzelner Zellen, Nachweis von Fremdmaterial, knorpelige Metaplasie, hyaline und fettige Degeneration, Ausprägung des Bohrkanals, Umbau des Knochentransplantates und Klassifikation des Transplantates alle ohne statistische Signifikanz	n.s.	n.s.	n.s.

Diskussion

Trotz aufwendiger histologischer Untersuchungen gelingt keine wirklich eindeutige Reihung der Qualität mit 20 N, 50 N oder 100 N vorgespannter, freier Patellarsehnentransplantate. Die Gruppe mit der höchsten Vorspannung ist der mit 50 N nur in 2 von 22 Parametern überlegen, gegenüber der 20 N-Gruppe in 6 Einzelparametern. Die Gesamtresultate haben also eher tendenziellen Charakter. Dafür gibt es mehrere Erklärungsmöglichkeiten. In der Tabelle 4 sind die zentralen Aussagen einer Reihe von Studien zusammengefaßt, die sich mit dem histologischen Erscheinungsbild autogener Rekonstruktionsverfahren ein Jahr p.op. befassen. Sie sagen übereinstimmend aus, daß sich eine Struktur gebildet hat, die dem VKB ähnlich sieht, daß sich aber gleichwohl degenerative Veränderungen und noch nicht abgeschlossene Umbauvorgänge im Transplantat beschreiben lassen.

Möglicherweise ist eine noch so exakte histologische Auswertung nicht in der Lage, graduelle Unterschiede bei der erkanntermaßen besten Rekonstruktionsmethode, der Patellarsehnenplastik, mit hinreichender Genauigkeit zu erfassen.

Ein weiterer Faktor ist die Problematik der Spannungskontinuität: Dorlot et al. [12] beschreiben einen mehr als 10%igen postoperativen Spannungsverlust autogenen Gewebes. Für gestielte Patellarsehnentransplantate wird sogar ein Spannungsverlust von über 40% gemessen. Auch Cabaud [8] und Hulse [17] berichten über einen Vorspannungsverlust unmittelbar p.op., der sich in einer verstärkten Subluxation der Tibia ausdrückt. Eigene in-vitro Messungen bestätigen die oben angeführten Werte: Bei angelegten Ausgangsspannungen von 50 bzw. 100 Newton kommt es innerhalb von 20 Minuten zu einen anfänglich steilen, danach verzögert in ein Plateau auslaufenden Spannungsverlust von 20 ± 2 Newton bzw. 40 ± 4 Newton. Von dieser Relaxation entfallen etwa 20% auf das Sehnengewebe und 80% auf die relative „Insuffizienz" der Primärfixation, einem „Nachrutschen". Diese Relaxationskurven eines Knochen-Band-Knochenpräparates zeigen im statischen Versuch eine konstante relative Relaxation, die Absolutbeträge sind von der Höhe der aufgebrachten Vorspannung abhängig. Bei Belastungen im physiologischen Rahmen und dem linearen Bereich der

Tabelle 4. Feingeweblicher Umbau von autogenen Materialien als Ersatz des vorderen Kreuzbandes nach einjähriger Beobachtungszeit.

Jahr	Autor	Bemerkung
1982	Arnoczky [1]	vaskuläres und histologisches Erscheinungsbild gleicht einem VKB
1989	Ballock [4]	grundsätzlich parallele Faserausrichtung, geringe oder irreguläre Wellenstruktur, nur geringe Hyperzellularität
1990	Bosch [6]	Verkalkungsherde, chondroide Zellen, homogene strukturlose zentrale Areale
1975	Chiroff [9]	Zellproliferation im Zentrum, Umbau noch nicht abgeschlossen, histologisch wie VKB
1981	Clancy [10]	geringere Vaskularität, reifes Kollagengewebe, gleicht normalem Kreuzband
1991	Decker [11]	Tx ähnelt weder dem Kreuzband noch der Patellarsehne; Zunahme von 20–60 nm dicken Fasern und erhöhte Proteoglycan Konzentration, Strukturreste des Transplantates
1984	Shino [27]	fast alle Biopsate Struktur wie VKB, in Nähe des alloplastischen Materials zellreich
1986	Wentzensen [29]	Umbauvorgänge noch nicht abgeschlossen
1989	Yasuda [30]	bandähnlich, Wellenstruktur („crimp") wiederhergestellt

Kraft-Längenänderungskurve, kommt es nicht nur zum Recruitment der einzelnen, willkürlich differenzierten Kreuzbandbündel, sondern auch zu gleichsinnigen Veränderungen auf der faszikulären und fibrillären Ebene. Auch das läßt sich experimentell nachweisen: Die Messung der Relaxation über den Abstand definierter Hystereseschleifen unter einer bestimmten Vorspannung zeigt im physiologischen Bereich am gesunden Kontrollkniegelenk konstante Werte beim Wiederholungsversuch, hier 0,051 mm bei 100 N. Das heißt, daß sich das VKB nach dieser Belastung vollständig erholt. Bei einer Rekonstruktion liegen andere Verhältnisse vor. Neben dem initial „toten", nicht mehr durchbluteten Transplantat kommt hier die Relaxation der Fixa-

Tabelle 5. Statischer Relaxationsversuch bei einer initialen Vorspannung von 100 N

Parameter	totale antero-posteriore Translation		anteriore Translation		posteriore Translation		Neutralsteifigkeit
	(mm) 30 N	(mm) 50 N	(mm) 30 N	(mm) 50 N	(mm) 30 N	(mm) 50 N	(N/mm)
VKB-Durchtrennung	3,55	4,35	2,50	3,05	1,05	1,30	5,8
Vorspannung 100 N	2,25	3,60	1,40	2,40	0,85	1,20	12,9
Relaxation über 20 min.	2,95	3,70	2,05	2,50	0,90	1,20	10,2
%-ualer Verlust (20')	31,1%	2,8%	46,4%	4,2%	5,9%	0,0%	20,9%

tion zum Tragen, die „Erholungsfähigkeit" der Rekonstruktion im gleichen, physiologischen Lastbereich ist ungleich schwächer. Die Hysteresschleife des unter 100 N vorgespannten Transplantates hat bereits nach 20 min eine deutlich meßbare Rechtsverschiebung erfahren, hier bei 50 N von 2,4 auf 2,5 mm (vgl. Tabelle 5).

Die seit den 30er Jahren bekannten „rheologischen", visko-elastischen Eigenschaften von kollagenem Stütz- und Bindegewebe führen zwangsweise zum zeitabhängigen Verlust eines Teils der aufgebrachten Vorspannung. Der initiale, nicht-lineare Bereich der Kraft-Längenänderungskurve („toe-region") hängt von der Vorspannung ab [2] und wird, wie aus der Tabelle 5 zu entnehmen ist, auch am stärksten von der Relaxation betroffen. Das heißt, daß die funktionelle Gesamtsteifigkeit der Rekonstruktion bei der niedrigen Belastung, die in der früh-postoperativen Phase auf die Rekonstruktion einwirkt, nur durch die Vorspannung erhöht werden kann. In Anbetracht der niedrigen Steifigkeit zum Zeitpunkt t0 wird ausschließlich eine erhöhte Vorspannung die klinisch geforderte Stabilität gewährleisten können: Das Einbringen eines intraartikulären Kraftträgers alleine reduziert zwar die meßbare anteriore Translation, aber erst die richtige Vorspannung verringert sie auf das physiologische (kontralaterale) Maß [7].

Aus diesen Ausführungen folgt logischerweise, daß die in diesem Versuch primär aufgebrachten Vorspannungen eine rasche Nivellierungstendenz aufweisen. Legt man die von Dorlot [12] gemessenen und in den eigenen Untersuchungen bestätigten 40% Spannungsverlust zugrunde, dann wäre die effektive Vorspannung der drei Gruppen auf 50–60 N, 25–30 N und 10–14 N reduziert gewesen. Das prozentuale Verhältnis bliebe zwar gleich, die absolute Differenz der Spannungswerte zwischen den Gruppen wäre jedoch deutlich reduziert.

Entscheidend ist: Eine unter Vorspannung fixierte Patellarsehne trägt zur Wiedererlangung der postoperativen Gelenksstabilität und Fuktionalität bei. Im Vergleich zu eigenen früheren Arbeiten, bei denen eine Vorspannung von 50 N mit einem Transplantat verglichen wurde, das ohne jede Vorspannung eingebracht worden war, bestätigt sich, daß das Anlegen einer Vorspannung grundsätzlich sinnvoll ist: Die Gruppe ohne Vorspannung weist histologisch die schlechtesten Ergebnisse auf.

In der Literatur besteht weitgehend Übereinstimmung darüber, daß bei alloplastischen Implantaten in Abhängigkeit von den Materialeigenschaften und der Textur eine Vorspannung erforderlich ist. Die angegebenen Werte bewegen sich meist zwischen 50 und 100 N [3, 6, 18, 22, 24]. Präzise Angaben zur Vorspannung autogener Rekonstruktionen (10–50 N) sind selten, überwiegend wird von „ausreichender Spannung" gesprochen [6, 7, 23]. In der verfügbaren Literatur findet sich kein Hinweis darauf, daß die Frage der Vorspannung zielgerichtet experimentell an autogenen Transplantaten bearbeitet worden ist.

Die einzige dieser Versuchsserie vergleichbaren Arbeit wurde von Yoshia [31] publiziert: Er führte an 5 Hunden bilaterale Patellarsehnentransplantate mit einer Vorspannung von 1 und 39 N durch, an 10 weiteren Hunden wurde jeweils eine Komponente der Augmentationsplastik Patellarsehne-Dacronprothese mit 1 oder 39 N vorgespannt. Bei den nicht augmentierten, mit 1 N fixierten Transplantaten wird eine vermehrte Vaskularisation beobachtet und als Positivum interpretiert. McFarland [23] und Jackson [19] konnten hierzu überzeugend darstellen, daß die Angioarchitektur in keiner Beziehung zu den biomechanischen Eigenschaften steht, in den eigenen Untersuchungen verhält es sich ja auch geradezu konträr. Yoshia [31] findet beim vorgespannten Transplantat fokale myxoide Degenerationen, ein Befund, der sich in der vorliegenden Untersuchung nicht halten läßt. Die Aussagen zur Histologie beruhen auf einem einzigen Präparat. Die zum Zeitpunkt t0 gemessene anteroposteriore Translation war bei der 1 N-Gruppe signifikant erhöht. 1 von 5 der mit 39 N auf der Patellarsehne vorgespannten Augmentationsplastiken versagte, alle 5 mit 39 N vorgespannten Dacron-Komponenten brachen bis zum Opferungszeitpunkt 3 Mon. p.op.. Die Schlußfolgerung seiner Untersuchung, nämlich daß die kleinstmögliche Vorspannung gewählt werden sollte, läßt sich nach den eigenen Untersuchungen, der folgenden Methodenkritik und nicht einmal aus den vom Autor selbst angegebenen Werten aufrecht erhalten: Yoshia gibt an, er habe 39 N Vorspannung gewählt, da bei höheren Werten eine Transplantatfixation wegen Transplantatversagens unmöglich war. Eine Operationstechnik am „Großtier", die nicht minimal 160 N Ausgangsstabilität hat, macht Rückschlüsse auf die Klinik fast unmöglich. In der Diskussion wird die Tatsache erwähnt daß die Hunde p.op. 2 Wochen immobilisiert waren; über die negativen Auswirkungen einer Immobilisation besteht heute kein Zweifel mehr. Die Ergebnisse werden noch verwirrender, wenn man sich vor Augen hält, daß die einseitige Vorspannung des Dacron-Augmentats das nicht vorgespannte Patellarsehnentransplantat vollständig immobilisieren müßte. Die Berechnung einer statistischen Signifikanz aus Gruppen mit n = 4 ist mathematisch anfechtbar. Mit Ausnahme der gleichsinnig vorgespannten Augmentationsplastik bewegen sich bei der Laxizitätsmessung alle anderen Gruppen 3 Mon. p.op. in einem identischen Rahmen. Das gleiche gilt für die angegebene Steifigkeit und Bruchkraft.

Bereits 1963 hat Jones [20] bemerkt, daß ein autogenes Transplantat genau so viel Spannung braucht, daß intraoperativ keine Instabilität mehr vorliegt, gleichzeitig jedoch der volle Bewegungsumfang des Kniegelenks gewährleistet ist. Burks [7] und Grood [14] konnten an in vitro Untersuchungen zeigen, daß eine Spannung von 20–40 N zur Aufrechterhaltung der normalen Kniegelenkskinematik erforderlich ist. Ein zu lockeres Implantieren der autogenen Rekonstruktion hat neben der primären Instabilität auch sekundär auftretende arthrotische Veränderungen der Gelenkflächen zur Folge. Die Überlegungen Hunter's [18], die Spannung über die Länge der Rekonstruktion zu korrigieren, sind für die meisten autogenen Verfahren aus anatomischen Gründen ungeeignet.

Die Angaben über die tatsächlich im vorderen Kreuzband herrschenden Kräfte variieren extrem und sind sehr von den Versuchsbedingungen und Bestimmungsmethoden wie Kraftmeßdose [21], Flüssigquecksilber [28], Buckle-Transducer [13, 18, 15] und Hall Effect Transducer [5, 16] abhängig: Die Spannweite reicht von 60 N bis 370 N.

Nach diesen Meßwerten erscheint die Festlegung einer Grenze von 200 N als Richtwert für die Primärstabilität von Rekonstruktionen am VKB als sinnvoll. Dorlot weist am Hund, der ein mechanisch schwächeres VKB als das Schaf besitzt, nach, daß bis 200 N keine strukturellen Schäden entstehen [12]. Geht man davon aus, daß sich der konstante Belastungsreiz auf das VKB im täglichen Leben im Rahmen von 20–150 N bewegt, dann sollte die Vorspannung, die *effektiv* auf einer VKB-Rekonstruktion liegt, im unteren Drittel liegen. Burks [7] untersuchte 1988 an humanen Kniegelenken welche Vorspannung bei verschiedenen autogenen Rekonstruktionen notwendig ist, um die anteriore Translation auf das Maß vor Durchtrennung des VKB zu begrenzen. Er findet Durchschnittswerte von 16 N für die Patellarsehne, 37 N für die gedoppelte Semitendinosussehne und 59 N für einen Streifen des Tractus iliotibialis. Die erforderliche Vorspannung ist also materialspezifisch und abhängig von der Geometrie des verwendeten autogenen Materials. Burks räumt in der Diskussion ein, daß „obviously this study does not address soft-tissue creep ... perhaps a higher initial tension will be necessary to accomodate the ensuing stretch".

Jackson [19] simuliert ein ideal positioniertes und vorgespanntes Transplantat durch die in-situ Devitalisierung des VKB ($-40°$, Freon 22). 26 Wochen p.op. besteht biomechanisch kein signifikanter Unterschied zwischen dem normalen kontralateralen VKB und dem in-situ tiefgefrorenen VKB. Er folgert daraus, daß der Verlust der biomechanischen Eigenschaften von VKB-Rekonstruktionen vielleicht nicht Folge des Heilungsprozeßes, sondern „... rather the consequences of improper orientation and tensioning of the graft ..." ist.

Klinische Konsequenzen

Das Anlegen einer Vorspannung muß gefordert werden, Vorspannung zum Zeitpunkt der Fixation fördert die Einheilung und die Funktion autogener Transplantate. Für die klinische Situation hängt die Höhe der Vorspannung von *Material, geometrischem Querschnitt und biomechanischer Belastung* ab. Unter Berücksichtigung bekannter Steifigkeits- und Bruchkraftwerte beim Menschen und der Tatsache, daß bereits bei Ende der Operation gut 40% der Vorspannung, die der Operateur gesetzt hat, durch die „materialtypische" Relaxation verlorengegangen sind, sind für die Semitendinosus-Sehne Werte von mehr als 100 N, bei der Patellarsehne Werte um 50 N anzustreben.

Erst das Anlegen einer Vorspannung zum Zeitpunkt der Fixation gewährleistet die intraoperative Stabilität des verletzten Kniegelenks und überträgt gleichsam eine immanente Belastungsinformation auf das autogene Transplantat.

Literatur

1. Arnoczky SP, Tarvin GB, Marshall JL (1982) Anterior Cruciate Ligament Replacement Using Patellar Tendon: An Evaluation of Graft Revascularization in the Dog. J Bone Joint Surg 46A:217–224
2. Arnold G (1974) Biomechanische und rheologische Eigenschaften menschlicher Sehnen. Z Anat Entwickl-Gesch 143:263–300
3. Bach BR (1989) Arthroscopy-assisted patellar tendon substitution for anterior cruciate ligament insufficiency. Am J Knee Surg 2:3–20
4. Ballock RT, Woo SLY, Lyon RM, Hollis JM, Akeson WH (1989) Use of Patellar Tendon Autograft for Anterior Cruciate Ligament Reconstruction in the Rabbit: A Long-Term Histologic and Bomechanical Study. J Orthop Res 7:474–485
5. Beynnon B, Flemming B, Erickson A, Wertheimer C, Pope W, Howe J, Johnson R, Nichols C (1988) Characterization of Anterior Cruciate Ligament Strain Pattern In-Vivo. J Biomechanics 21:867

6. Bosch U, Kasperczyk WJ, Oestern HJ, Tscherne H (1990) Die Einheilungsphasen beim autogenen hinteren Kreuzbandersatz – Entscheidungshilfe für die Nachbehandlung. Eine biomechanische und histologische Studie. Unfallchirurg 93:187–196
7. Burks RT, Leland R (1988) Determination of graft tension before fixation in anterior cruciate ligament reconstruction. Arthroscopy 4:260–266
8. Cabaud HE, Rodkey WG, Feagin JA (1979) Experimental studies of acute anterior cruciate ligament injury and repair. Am J Sports Med 7:18–22
9. Chiroff RT (1975) Experimental Replacement ot hte Anterior Cruciate Ligament. J Bone Joint Surg 57A:1124–1127
10. Clancy WG jr, Narechania RG, Rosenberg TD, Gmeiner JG, Wisnefske DD, Lange TA (1981) Anterior and Posterior Cruciate Ligament Reconstruction in Rhesus Monkeys. A Histological, Micro-angiographic and Biomechanical Analysis. J Bone Joint Surg 63A:1270–84
11. Decker B, Bosch U, Kasperczyk W, Oestern HJ, Reale E (1991) Ultrastructural Changes of the Patellar Tendon as a Cruciate Ligament Substitute (One Year and Two Year Results). J Submicrosc Cytol Pathol 23:9–21
12. Dorlot J-M, Ait BA, Sidi M, Tremblay GM, Drouin G (1980) Load elongation behaviour of the canine anterior cruciate ligament. J Biomech Eng 102:190–193
13. Engebretsen L, Lew WD, Lewis JL, Hunter RE (1989) Knee Mechanics after Repair of the Anterior Cruciate Ligament – A Cadaver Study of Ligament Augmentation. Acta Orthop Scand 60:703–709
14. Grood ES, Noyes FR (1976) Cruciate ligament prosthesis: strength, creep, and fatigue properties. J Bone Joint Surg 58A:1083–1088
15. Hanley P, Lew WD, Lewis JL, Hunter RE, Kirstukas S, Kowalczyk C (1989) Load Sharing and Graft Forces in Anterior Cruciate Ligament Reconstructions with the Ligament Augmentation Device. Am J Sports Med 17:414–421
16. Howe JG, Wertheimer C, Johnson RJ, Nichols CE, Pope MH, Beynnon B (1990) Arthroscopic Strain Gauge Measurement of the Normal Anterior Cruciate Ligament. Arthroscopy 6:198–204
17. Hulse DA, Bulk DL, Kay MD, Noyes FR, Shires PK, D'Ambrosia R, Shoji H (1983) Biomechanics of cranial cruciate ligament reconstruction in the dog -I. In vitro laxity testing. Vet Surg 12:109–112
18. Hunter RE, Lew WD, Lewis JL, Kowalczyk C, Settle W (1990) Graft force-setting technique in reconstruction of the anterior cruciate ligament. Am J Sports Med 18:12–19
19. Jackson DW, Grood ES, Cohn BT, Arnoczky SP, Simon TM, Cummings JF (1991) The Effects of In Situ Freezing on the Anterior Cruciate Ligament. An Experimental Study in Goats. J Bone Joint Surg Am 73:201–213
20. Jones KG (1963) Reconstruction of the anterior cruciate ligament: A technique using the central one-third of the patellar ligament. J Bone Joint Surg 45-A:925–931
21. Markolf KL, Gorek JF, Kabo M, Shapiro MS (1990) Direct Measurement of Resultant Forces in the Anterior Cruciate Ligament. J Bone Joint Surg 72A:557–567
22. McCarthy JA, Steadman JR, Dunlap J, Shively R, Stonebrook S (1990) A nonparallel, nonisometric synthetic graft augmentation of a patellar tendon anterior cruciate ligament reconstruction. Am J Sports Med:43–49
23. McFarland EG, Morrey BF, An KN, Wood MB (1986) The Relationship of Vascularity and Water Content to Tensile Strength in a Patellar Tendon Replacement of the Anterior Cruciate in Dogs. Am J Sports Med 14:436–448
24. Pässler HH, Stadler J, Berger R (1987) Erste Ergebnisse der operativen Behandlung von 200 veralteten Kreuzbandrupturen mit einem Kunststoffband (Stryker). Pannike A (Hrsg) H z Unfallheilkunde 189:963–971
25. Scherer MA, Blümel G (1993) Therapie der akuten und chronischen Läsion des vorderen Kreuzbandes. Chir praxis 46:279–294
26. Schiavone Panni A, Fabbriciani C, Delcogliano A, Franzese S (1993) Bone-ligament interaction in patellar tendon reconstruction of the ACL. Knee Surg Sports Traumatol Arthroscopy 1993, 1:4–8

27. Shino K, Kawasaki T, Hirose H, Gotoh I, Inoue M, Ono G (1984) Replacement of the Anterior Cruciate Ligament by an Allogenic Tendon Graft. J Bone Joint Surg 66B:672–681
28. Vahey JW, Draganich LF (1991) Tensions in the Anterior and Posterior Cruciate Ligaments of the Knee During Passive Loading: Predicting Ligament Loads from In Situ Measurements. L Orthop Res 9:529–538
29. Wentzensen A, Drobny T, Perren S, Weller S (1986) Mikroangiographische und biomechanische Untersuchungen nach vorderer Kreuzbandplastik am Kniegelenk des Schafes. Hefte Unfallheilkd 181:160–162
30. Yasuda K, Tomiyama Y, Ohkoshi Y, Kaneda K (1989) Arthroscopic Observation of Autogeneic Quadriceps and Patellar Tendon Grafts after Anterior Cruciate Ligament Reconstruction of the Knee. Clin Orthop Rel Res 246:217–224
31. Yoshiya S, Andrish JT, Manley MT, Bara TW (1987) Graft tension in anterior cruciate ligament reconstruction. Am J Sports Med 15:464–469

HAES-Desferoxamin – protektiver Effekt auf Hämodynamik und oxidativen Membranschaden im hämorrhagischen Schock

S. Rose[1], M. Bauer[2], J. Dike[1], A. Geiselmann[1] und I. Marzi[1]

[1] Universitätskliniken des Saarlandes, Abteilung für Unfallchirurgie, D-66421 Homburg/Saar
[2] Klinik für Anästhesie und Intensivmedizin, D-66421 Homburg/Saar

Einleitung und Problemstellung

Hauptziel der präklinischen Therapie des Volumenmangelschocks ist es, die Ischämiephase durch effektive Volumensubstitution und hämodynamische Stabilisierung möglichst zu verkürzen. Neben den derzeit eingesetzten kolloidalen Volumenersatzmitteln Hydroxy-Aethyl-Stärke (HAES) oder Dextran, haben neuere Studien auch einen potentiellen Effekt hypertonisch-hyperonkotischer Infusionen („Small volume resuscitation") gezeigt [1]. Nach wie vor ein ungelöstes Problem stellt allerdings das therapie-induzierte, „iatrogene" Reperfusionssyndrom dar, welches als Ausgangspunkt des mikrovaskulären Endothelschadens und damit des posttraumatischen Organversagen angesehen wird.

Für die Pathogenese des Reperfusionsschadens bedeutsam sind toxische, reaktive Sauerstoffradikale, welche bereits in den ersten Minuten nach Reoxygenierung unter der Wirkung von Xanthinoxidase aus der Reaktion akkumulierter ATP-Abbauprodukte (Hypoxanthin) und molekularem Sauerstoff entstehen (Abb. 1). Superoxidradikale und Wasserstoffperoxid dienen als Substrate der Fe^{2+}/Fe^{3+}-katalysierten 'Fenton-Reaktion', als deren Produkt der hochreaktive Hydroxyl-Radikal entsteht. Hydroxyl-Radikale induzieren die Peroxidation vielfachungesättigter Membranfettsäuren mit konsekutivem Verlust der Zellintegrität, insbesondere endothelialer Zellverbände. Es

Hefte zu „Der Unfallchirurg", Heft 241
K. E. Rehm (Hrsg.)
© Springer-Verlag Berlin Heidelberg 1994

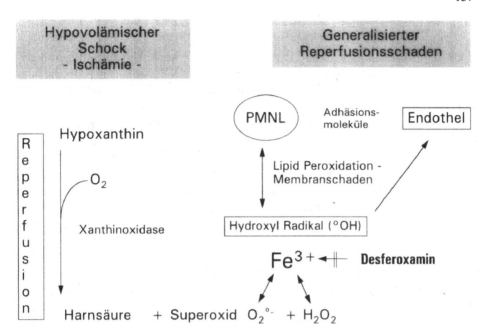

Abb. 1. Pathophysiologie des Ischämie/Reperfusionssyndromes. Bedeutung des Eisen-Chelators Desferoxamin

ist auch bekannt, daß Sauerstoffradikale und endotheliale Schäden über eine lokale oder systemische Freisetzung makrophagozytärer Entzündungsmediatoren (z.B. Tumor Nekrose Faktor, Platelet-Activating-Faktor, Interleukin-1, -6, -8) die Expression spezifischer Adhäsionsmoleküle für die Leukozyten-Endothelinteraktion triggern können. Die damit verbundene Aktivierung des leukozytären NADPH-Oxidase- und Myeloperoxidase-Systems führt über die Freisetzung weiterer Sauerstoffradikal-Spezies zur Potenzierung des bereits bestehenden Membranschadens [2].

Obwohl die zentrale Rolle freien Eisens zur Hydroxyl-Radikal-Entstehung in vitro nachgewiesen ist und sich Desferoxamin als potenter Eisenchelator erwiesen hat, konnte sich die therapeutische Nutzung von Desferoxamin aufgrund kardiotoxischer Nebenwirkungen (Hypotension, Tachykardie) und Anaphylaxie nicht durchsetzen [3, 4]. Durch Bildung einer Schiff'schen Base gelang Hallaway et al. die kovalente Bindung von Desferoxamin an die Pentafraktion von HAES (HAES-DFO). HAES-DFO ist nicht kardiotoxisch und besitzt neben einer über 10fach verlängerten Halbwertszeit die gleiche Chelatorkapazität wie nicht konjugiertes Desferoxamin [5].

Ziel der vorliegenden Studie war es, im verblindeten und randomisierten Tiermodell zu überprüfen, inwieweit HAES-konjugiertes Desferoxamin im Vergleich zu herkömmlichem HAES die Makro- und Mikrohämodynamik im Ischämie/Reperfusionsmodell beeinflußt, und ob die Applikation von HAES-Desferoxamin präventiv auf den reperfusionsbedingten oxidativen Membranschaden wirken kann.

138

Material und Methode

Weibliche Lewis Ratten (190–215 g, n ≥ 7/Gruppe) wurden durch intraperitoneale Pentobarbitalinjektion (50 mg/kg KG) anästhesiert. Nach medianem Halsschnitt erfolgte die Tracheotomie und Freihaltung der Atemwege mittels Polyethylenkanüle. Ein Thermofühler (Microprobe 9490 E, Columbus Instr.) wurde zur Messung des Herzzeitvolumens mit transpulmonaler Thermodilutions-Technik (Cardiotherm 500, Columbus Instr., Columbus) in die linke A. carotis eingebracht und bis zum Aortenbogen vorgeführt. Die rechte Jugularvene (Infusion) und die linke A. femoralis (Messung des mittleren arteriellen Blutdrucks, MABP)) wurden ebenfalls mit einem sterilen Polyethylen-Schlauch (PE-50) kanüliert. Die Tiere wurden randomisiert einer nicht-geschockten, SHAM-operierten oder den beiden Schock-Gruppen zugewiesen. Nach dieser Präparation wurde eine Infusion mit 10 ml/kg/h Ringer Lösung begonnen.

Hämorrhagisches Schockmodell. Zur Schockinduktion wurden die Ratten innerhalb 5 min auf einen MABP von 40 mmHG entblutet und durch weiteren Blutentzug oder Retransfusion von Ringer für 45 min auf 40 ± 3 mmHg stabilisiert. Zur Reperfusion wurden alle Tiere über 60 min mit Ringer äquivalent dem zur Schockinduktion notwendigen Blutentzugsvolumens infundiert. Die Schockgruppen wurden zusätzlich mit dem gleichen Volumen HAES oder HAES-DFO initial über 20 min infundiert.

Leber-Intravitalmikroskopie. 60 min nach Reperfusion erfolgte die Laparotomie und nach Linksseitenlage die Auslagerung des linken Leberlappens mit Positionierung der Leberunterfläche auf einer speziellen Plexiglaskonstruktion. Die Leber wurde mit Pastikfolie abgedeckt und mit 37 °C Ringer Lösung befeuchtet. Die hepatische Mikrozirkulation wurde mit einem Epifluoreszenz-Mikroskop (Nikon MM-ll, 100 W Quecksilberlampe, Exzitation Filter Bandbreite: 470–490 nm) beobachtet und die Experimente mit einer CCD Kamera (FK 6990, Pieper) und einem SVHS Video Rekorder aufgezeichnet. Die Auswertung erfolgte durch computergestützte Bildanalyse später von einem verblindeten Auswerter [9].

Leukozyten Adhärenz. Die polymorphkernigen Leukozyten wurden in vivo mit Akridin Orange (0,5 mg) markiert. Fünf verschiedene Leberläppchen wurden über 35 Sekunden beobachtet und die periportale Leukozyten-Endothel-Interaktion quantifiziert. Leukozyten die länger als 20 s am Endothel adhärent waren, wurden als permanent adhärent bezeichnet [9].

Mikrovaskulärer Blutfluß. 9 mg Fluorescein-Isothiozyanat (FITC) pro ml Erythrozyten wurde in N,N-Dimethylformamide gelöst und 1:1 mit Erythrozyten vermischt. Nach 3stündiger Inkubation wurden die FITC-gelabelten Erythrozyten nach Zusatz von Zitrat Phospat-Dextrose für 5 Tage kühl gelagert. 5 min vor Mikroskopie wurden 0,05 ml Erythrozyten 1:1 mit Kochsalz vermischt in das Empfängertier injiziert. Die Mikrozirkulation von 4–5 Leberläppchen wurde für jeweils 10 s aufgenommen und die Geschwindigkeit der Erythrozyten (v) off-line ausgewertet. Die Weite der Sinusoide wurde bei 90 μm Abstand von der Zentralvene ausgemessen.

Plasma-Lipidperoxidation. Thio-Barbitursäure-reaktive Substanzen fluorometrisch (Extinktion: 515 µm, Emission: 553 µm) nachgewiesen [6].

Plasma-Xanthinoxidase. Xanthin-abhängige Harnsäure-Produktion photometrisch gemessen bei 295 µm [7].

Plasma-Myeloperoxidase. O-Dianisidin Oxidation photometrisch erfasst bei 560 µm [8].

Statistik. Multivarianzanalyse mit Student's post-hoc Tests oder nicht-parametrische Tests. Darstellung der Ergebnisse als Mittelwert ± SEM.

Ergebnisse

Hämodynamik. Das Herzzeitvolumen war in der Schockphase signifikant um ca. 45% im Vergleich zur SHAM-Gruppe reduziert. Bei Reperfusion führten initial sowohl HAES als auch HAES-DFO zu einem schnellen, signifikanten Anstieg (p < 0,05) des Herzzeitvolumens auf ca. 140% über Baseline (100%), welcher sich bis zum Versuchsende auf diesem Niveau hielt. Parallel dazu stieg der mittlere arterielle Blutdruck nach 10 min Reperfusion auf Werte nicht signifikant unterschiedlich von der SHAM-Gruppe (HAES: 109 ± 7; HAES-DFO: 109 ± 7 vs. SHAM: 125 ± 7 mmHG), zeigte aber gegen Versuchsende in beiden Schock-Gruppen fallende Tendenz (HAES: 86 ± 6; HAES-DFO: 84 ± 6 vs. SHAM: 122 ± 5 mmHG, p < 0,01).

Während sich also auf makrohämodynamischer Ebene keine signifikanten Unterschiede zwischen beiden Schock-Gruppen zeigten, verhinderte HAES-DFO (63,15 ± 2,4 mm³/sec, p < 0,05) den in der HAES-behandelten Schockgruppe (50,76 ± 4,7 mm³/sec) signifikant zur SHAM-Gruppe (71,24 ± 4,9 mm³/sec, p < 0,01) reduzierten mikrovaskulären Blutfluß.

Leukozyten-Endothel-Interaktion. Die permanente Leukozyten-Adhäsion, die in der HAES-behandelten Schockgruppe (233,1 ± 19 WBC/mm²) deutlich im Vergleich zur SHAM-operierten Kontrollgruppe (65,7 ± 16 WBC/mm²) erhöht war, konnte durch HAES-DFO deutlich gesenkt werden (163 ± 13 WBC/mm², p < 0,01).

Oxidativer Membranschaden. 45 min nach Reperfusion zeigten sich in der HAES-Gruppe signifikant erhöhte Plasma-Xanthinoxidase- (28,2 ± 4,7 Uk/mg Protein) als auch Myeloperoxidase-Konzentrationen (3,65 ± 1.1 Uk/mg Protein) im Vergleich zur SHAM-operierten Kontrollgruppe (XO: 1,67 ± 0,7; MPO: 1,02 ± 0,2 Uk/mg Protein, p < 0,01). In der HAES-DFO behandelten Schockgruppe waren diese Anstiege deutlich reduziert (XO: 7,83 + 1; MPO: 1,27 ± 0,2 Uk/mg Protein, p < 0,01). Zur gleichen Zeit konnte auch ein deutlicher Anstieg der Plasma-Lipidperoxidation (HAES: 98 ± 8,3; SHAM: 12,5 + 1 µmol/mg Protein) als Ausdruck eines Hydroxylradikalin-duzierten Membranschadens beobachtet werden, welcher durch HAES-DFO Therapie (13,3 ± 0,6 µmol/mg Protein, p < 0,01) verhindert wurde.

Diskussion

Die vorliegende Studie zeigt, daß die Applikation von HAES-konjugiertem Desferoxamin im Vergleich zur konventionellen Hydroxy-Aethyl-Stärke einen deutlich präventiven Effekt sowohl auf die schock-induzierte Störung der hepatischen Mikrozirkulation als auch den reperfusions-bedingten oxidativen Membranschaden und Leukozyten-Endothelinteraktion hat. Mit dieser Substanz scheint es zu gelingen, den hochpotenten, aber als freie Substanz toxischen Eisen-Chelator Desferoxamin in relevanten Konzentrationen im Schock zu applizieren und damit einen wesentlichen Schritt zur Bildung des toxischen Hydroxyl-Radikals zu unterbinden [10, 11]. Für diesen Effekt spricht die signifikante Senkung plasmatischer Lipidperoxidationsprodukte unter HAES-DFO Applikation.

Wesentliche Quellen der Radikalbildung bei Ischämie/Reperfusionsereignissen sind das Xanthinoxidase-Systems und der aktivierte Leukozyt mit seinem NADPH- und Myeloperoxidase-System [12]. Weiterhin ist bekannt, daß Sauerstoffradikale vaskuläre Selektine und Rezeptoren (z.B. ICAM-1) induzieren, welche ihrerseits als Voraussetzung für die durch unsere intravitalmikroskopische Methoden nachgewiesene permanente Leukozyten-Endothelinteraktion angesehen werden [13]. Die Reduktion von Sauerstoffspezies durch HAES-DFO könnte somit zu einer reduzierten Expression dieser Adhäsionsphänomene führen, wobei über eine verminderte Adhärenz und Leukozyten-Aktivierung der sekundären Ausschüttung leukozytärer Sauerstoffradikalspezies vorbeugen würde. Ein wesentlicher Hinweis für diese Annahme ist die verminderte Plasma-Myeloperoxidase-Aktivität durch HAES-DFO-Behandlung, die für eine gehemmte Leukozyten-Degranulation und -Aktivierung spricht.

Ein weiterer positiver Effekt von HAES-DFO ist die Steigerung des ikrovaskulären Blutflußes mit Verbesserung der nutritiven Versorgung des betroffenen Organsystemes. Diese Beobachtung ist um so interessanter, als in beiden Schock-Gruppen kein Unterschied auf makrohämodynamischer Ebene zu sehen war.

Zusammenfassung und Ausblick

HAES-Desferoxamin Applikation in der vorliegenden Studie am hämorrhagischen Schock

- ist ein sicheres Therapieprinzip zur Initialbehandlung des hämorrhagischen Schocks
- verbessert signifikant den mikrovaskulären Blutfluß
- reduziert Leukoyztenaktivierung und reperfusionsbedingte Leukozyten-Endothelinteraktion
- hemmt die Xanthinoxidase-Aktivierung und
- schützt vor Hydroxylradikal-induziertem Membranschaden.

Die initiale Volumentherapie mit HAES-konjugiertem Desferoxamin ist im experimentellen Volumenmangelschock zur hämodynamischen Stabilisierung und Prävention des reperfusionsbedingten oxidativen Organschadens geeignet. Da die primäre Volumentherapie mit HAES in der präklinischen Schockbehandlung vielerorts etabliert ist und bei HAES-Desferoxamin Behandlung keine toxischen Nebenwirkungen aufzutreten scheinen, bietet sich mit HAES-DFO die Möglichkeit, bereits in der initialen Therapie von Schockzuständen präventiv auf die Entwicklung des posttraumatischen Ischämie/Reperfusionssyndromes und Organversagens einzuwirken.

Literatur

1. Bauer M, Marzi, I, Ziegenfuß T, et al. (1993) Comparative effects of crystalloid and small volume hypertonic hyperoncotic fluid resuscitation on hepatic microcirculation after hemorrhagic shock. Circ Shock 40:187–193
2. Flaherty JT, Weisfeldt ML (1988) Reperfusion injury. Free Radical Biol Med 5:409–419
3. Jacobs DM, Julsrud JM, Bubrick MP (1991) Iron chelation with a deferoxamine conjugate in hemorrhagic shock. J Surg Res 51:484–490
4. Hallaway PE, Hedlund BE (1991) Therapeutic strategies to inhibit iron-catalysed tissue damage. in Iron and human disease, CRC Press, Boca Raton, FL, S. 477–508
5. Hallaway PE, Eaton JW, Panter SS, Hedlund BE (1989) Modulation of deferoxamine toxicity and clearance by covalent attachment to biocompatible polymers. Proc Natl Acad Sci USA 86:10108–10112
6. Ohkawa H, Ohishi N, Yagi K (1979) Assay for lipid peroxides in animal tissues by thiobarbituric acid reaction. Anal Biochem 95:351–358
7. Hashimoto S et al. (1974) A new spectrophotometric assay method of xanthinoxidase in crude tissue homogenates. Anal Biochem 62: 426–435
8. Bretz U, Bagglionini M (1974) Biochemical and morphological characterization of azurophil and specific granules of human neutrophilic polymorphonuclear leukocytes. J Cell Biol 63:263–269
9. Marzi I, Bauer C, Hower R, et al. (1993) Leukocyte-endothelial cell interactions in the liver after hemorrhagic shock in the rat. Circ Shock 40:105–114
10. Rose S, Koch R, Dike J et al. (1990) Einfluss von rh-Superoxid Dismutase auf Lymphflow und Lipidperoxidation im hämorrhagischen Reperfusionsmodell der Ratte. Langenbecks Archiv, Supplement, S. 191–195, Chirurgisches Forum
11. Rose S, Floyd RA, Eneff K, et al. (1994) Analysis of hydroxyl radical formation during shock: Use of salicylate and HPLC with electrochemical detection. Shock, (im Druck)
12. Granger DN (1988) Role of xanthine oxidase and granulocytes in ischemia-reperfusion injury. Am J Physiol 255:H1269–H1275
13. Jutila MA (1992) Leukocyte traffic to sites of inflammation. APMIS 100:191–201

Unterstützt von der Deutschen Forschungsgemeinschaft Rose 814/2–1 und Marzi 1119/2–2.

Ascorbinsäure reduziert den Endotoxin-induzierten Lungenschaden am wachen Schaf

A. Dwenger[1], H.-C. Pape[2], G. Schweitzer[1], K. Krumm[2], C. Bantel[2] und H. Tscherne[2]

[1] Institut für Klinische Biochemie, D-30623 Hannover
[2] Unfallchirurgische Klinik der Medizinischen Hochschule Konstanty-Gutschow-Straße 8, D-30625 Hannover

Der oxidative Streß als Teil einer akuten diffusen Entzündungsreaktion stellt die Hauptursache für die Pathogenese des akuten Atemnotsyndroms (ARDS) dar [1]. Der Endotoxin-induzierte Lungenschaden am Tier ist hierbei ein adäquates, gut untersuchtes Modell [2]. Durch Steigerung der Bildung reaktiver Sauerstoffmetabolite (aus Neutrophilen und/oder aus der Xanthinoxidase-Reaktion) werden die endogenen Schutzmechanismen (Superoxiddismutase, Katalase, GSH-Peroxidase, Antioxidantien) überfordert, die exogene Zufuhr eines Fängers und Inaktivators von reaktiven Sauerstoffmetaboliten wie N-Acetylcystein wird notwendig [3, 4]. Die erforderlichen biologischen Eigenschaften (Abfangen toxischer reaktiver Sauerstoffmetabolite, hohe Membranpermeabilität, niedriges Molekulargewicht, Untoxizität, hohe Löslichkeit) sind in idealer Weise jedoch erst in einer physiologischen Substanz wie der Ascorbinsäure vereinigt [5–7]. Daher wird untersucht, ob eine intravenöse Ascorbinsäure-Zufuhr bei oxidativen Streßzuständen (Endotoxininduzierter Lungenschaden am Staubschen Schaf [8]) den evolutionär bedingten Mangel an antioxidativem Schutz (Defekt des L-Gulonolactonoxidase-Gens vor 60 Millionen Jahren) auf diese Weise kompensieren kann.

Material und Methoden

Vorbereitung der Tiere

Die Untersuchungen werden entsprechend den Richtlinien für den Umgang und die Verwendung von Laboratoriumstieren durchgeführt [9], die Erlaubnis ist von der Bezirksregierung Hannover erteilt worden (No. 87–2). Nach einer Standard-Intubations-Narkose mit Halothan/Stickoxydul/Fentanyl werden acht weiblichen Merinoschafen (mittleres Gewicht: 32 kg) eine Lungenlymphfistel nach Staub gelegt [8] sowie Katheter in Femoralvene und -arterie und ein Swan-Ganz-Katheter in die Pulmonalarterie. Nach einer Erholungszeit von 4–5 Tagen und Basismessungen wird die Behandlung begonnen.

Hämodynamik und Herz/Lungenfunktions-Parameter

Die systemische und die pulmonale Hämodynamik werden über Statham-Druckaufnehmer, die Blutgase mit einem Blutgasanalysator (Radiometer, Kopenhagen) und

Hefte zu „Der Unfallchirurg", Heft 241
K. E. Rehm (Hrsg.)

das HZV mit der Thermodilutionsmethode gemessen und berechnet wie zuvor beschrieben [10].

Biochemische Messungen

Ascorbinsäure wird mit der Ascorbatoxidase-Methode (Boehringer, Mannheim, Germany), Gesamtprotein mit der Biuret-Methode und β-N-Acetylglucosaminidase spektrofluorimetrisch gemessen [11]. Die Zellzählung der Neutrophilen erfolgt nach Färbung mit Türks Lösung in einer Neubauer-Zählkammer, die Messung der Zymosan-induzierten und Luminol-verstärkten Chemilumineszenz-Antwort von Zitratblut und isolierten Neutrophilen in einem 6-Kanal-Biolumaten LB 9505 (Berthold, Wildbad, Germany) nach zuvor beschriebenen Methoden [11-13].

Dosierung von Endotoxin und Ascorbinsäure

Nach einer 4–5tägigen Erholungszeit erhalten vier Tiere nur Endotoxin (ET-Gruppe) und vier Tiere Endotoxin + Ascorbinsäure (ET + ASC-Gruppe). Probengewinnung und Messung erfolgt wie in Tabelle 1 beschrieben. Nach einer 3–4tägigen Erholungsphase erhält die ET-Gruppe Endotoxin + Ascorbinsäure, die ET + ASC-Gruppe erhält nur Endotoxin. Nach Probengewinnung und Messung folgt wiederum eine 3–4tägige Erholungsphase. Dann wird nur Ascorbinsäure (ASC-Gruppe) je zwei Tieren jeder Gruppe appliziert und Probengewinnung und Messungen durchgeführt.

Ascorbinsäure-Gruppe

Nach einer basalen Beobachtungs- und Meßperiode erhalten die Tiere eine intravenöse Bolusinjektion von 250 ml steriler Natriumascorbat-Lösung (1,15 g/kg KG, Merck, Darmstadt, Germany) innerhalb von 5–7 Minuten. Eine Stunde später wird eine intravenöse Infusion von Natriumascorbat-Lösung begonnen (0,23 g/kg KG h; 50 ml/h) und für weitere fünf Stunden beibehalten. Eine Stunde nach Beginn der Infusion werden 10 ml physiologische Kochsalzlösung (als Vehikellösung) innerhalb von 2 Minuten intravenös appliziert und Probengewinnung und Messungen für weitere vier Stunden durchgeführt.

Endotoxin + Ascorbinsäuregruppe

Das Vorgehen in dieser Gruppe ist identisch mit der ASC-Gruppe, nur wird zwei Stunden nach dem Natriumascorbat-Bolus eine Endotoxin-Lösung (0,5 μg/kg KG; Escherichia coli Endotoxin, Serotyp 0,55:B5, Sigma Chemie GmbH, Deisenhofen Germany, gelöst in 10 ml physiologischer Kochsalzlösung) anstelle von 10 ml Kochsalz-Vehikel-Lösung appliziert.

Tabelle 1. Protokoll für Lymphgewinnung und Messungen von Hämodynamik, Chemilumineszenz und biochemischen Parametern

		Hämodynamik	Lymphgewinnung	Chemilumineszenz	Biochemische Parameter
Basis		x	x	x	x
vor Ascorbinsäure-Bolus			x		x
nach Ascorbinsäure-Bolus			x		x
vor Ascorbinsäure-Infusion		x	x	x	x
während Ascorbinsäure-Infusion			x		x
vor Endotoxin-Infusion		x	x	x	x
Minuten nach Endotoxin-Infusion	5	x		x	
	15	x		x	
	30	x	x	x	x
	60	x	x	x	x
	90	x	x		x
	120	x	x	x	x
	150		x		x
	180	x	x	x	x
	210		x		x
	240	x	x	x	x

Endotoxin-Gruppe

Zu vergleichbaren Zeiten wie in der ET + ASC-Gruppe erhalten die Tiere dieser Gruppe Injektionen und Infusionen von physiologischer Kochsalzlösung anstelle der Natriumascorbat-Lösung.

Berechnungen und Statistik

Die Ergebnisse werden in der Tabelle als Mittelwerte, in den Abbildungen als Mittelwerte ± mittlerer Fehler des Mittelwertes (x ± SEM) angegeben. Alle Werte werden auf den Wert unmittelbar vor Endotoxin- (oder Vehikel-) Gabe als 100% bezogen, um eine für alle Gruppen und Tiere vergleichbare Ausgangssituation zu gewährleisten.

Um die statistische Signifikanz von Unterschieden zwischen ET- und ET + ASC-Gruppen zu berechnen, wird die Rangsummen-Statistik nach O'Brien angewandt [14]. Hierbei repräsentieren Gruppendifferenzen für die 0–60-Minuten-Werte Unterschiede in der frühen hypertensiven post-ET-Phase (p-Werte), für die 2–4-Stunden-Werte Unterschiede in der späten post-ET-Permeabilitätsphase (p*-Werte).

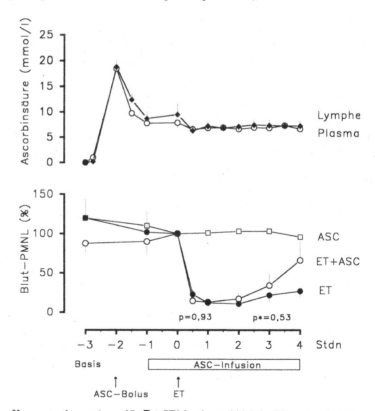

Abb. 1. Ascorbinsäure-Konzentrationen (mmol/l; x̄ ± SEM; obere Abb.) in Plasma (m) und Lungen-Lymphflüssigkeit (◆) der ET + ASC-Gruppe und relative Neutrophilenzahl im Blut (%; x̄ ± SEM; untere Abb.) von von ASC- (□), ET + ASC- (○) und ET- (●) Gruppen

Tabelle 2. Hämodynamik, Herz/Lungenfunktion, Gasaustausch, Lungenlymphproteinclearance und Neutrophilen-Funktions-Parameter für die Endotoxin- und die Endotoxin + Ascorbinsäure-Gruppen. Die Daten sind als prozentuale Mittelwerte mit Signifikanzwerten für die 0–60 Minuten-Phase und die 2–4 Stunden-Phase angegeben (jeweilig bezogen auf den Wert unmittelbar vor Entotoxingabe als 100%)

Parameter	0–60 min			2–4 h		
	ET	ET +ASC	p	ET	ET + ASC	p*
MAP (mm HG)	88	90	0,2833	98	90	0,0499
MPAP (mm HG)	248	172	0,0001	156	113	0,0001
MPAW (mm HG)	246	148	0,0182	137	80	0,0010
PVR (dyn · sec · cm^{-5})	342	278	0,2623	170	159	0,5615
SVR (dyn · sec · cm^{-5})	103	113	0,3913	117	113	0,4030
CI (1 · min^{-1} · m^{-2})	78	74	0,7971	83	87	0,7549
RVSWI (g · m · m^{-2})	246	130	0,0211	126	65	0,0001
AaDO$_2$ (mm Hg)	138	126	0,4624	111	105	0,6286
PO$_2$ (mm Hg)	80	91	0,2857	97	100	0,6861
O$_2$-Sätigung (%)	96	101	0,0059	99	102	0,0104
AaDO$_2$ (ml O$_2$/100 ml Blut)	138	254	0,0114	90	165	0,0005
$\dot{V}O_2$ (ml · min^{-1} · m^{-2})	106	204	0,0128	79	137	0,0349
$\dot{D}O_2$ (ml · min^{-1} · m^{-2})	78	90	0,2831	81	97	0,4098
Lungenlymphfluß (ml/30 min)	215	187	0,5620	253	149	0,0123
Lungenlymph- (ml/30 min) Proteinclearance	182	177	0,5612	248	182	0,0498
β-N-Acetylglucos- (U/l) aminidase	141	158	0,5188	115	114	0,9892
Neutrophilenzahl (PMN/ml Blut)	44	41	0,9292	19	38	0,5318
Chemilumineszenz (cpm/25000 PMN) isolierte PMN	81	96	0,1816	108	121	0,3825
Chemilumineszenz (cpm/25000 PMN) Blut	125	102	0,4194	159	105	0,0260
Chemilumineszenz (min) Blut	90	84	0,8705	79	77	0,5354

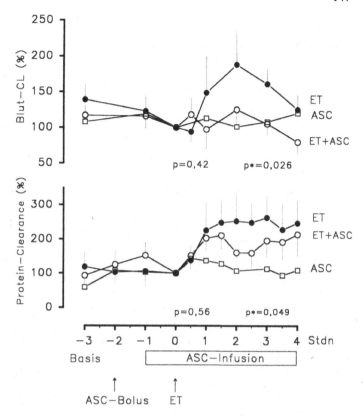

Abb. 2. Relative Zymosan-stimulierte Chemilumineszenz-Antwort im Blut (%; $\bar{x} \pm$ SEM; *obere Abb.*) und relative Lungen-Lymphprotein-Clearance (%; $\bar{x} \pm$ SEM; *untere Abb.*) von ASC- (□), ET + ASC- (○) und ET- (●) Gruppen

Ergebnisse

Abbildung 1 zeigt den zeitlichen Verlauf der Ascorbinsäure-Konzentrationen in Plasma und Lymphflüssigkeit der ET + ASC-Gruppe sowie der Neutrophilen-Konzentration im Blut der drei Gruppen. Die Verläufe von Proteinclearance und Chemilumineszenz-Antwort im Blut der Tiere zeigt Abb. 2. Die Tabelle 2 enthält die Ergebnisse der weiteren klinischen und biochemischen Parameter als mittlere Werte über 0–60 Minuten (Signifikanzwert p) und über 2–4 Stunden (Signifikanzwert p*) für die ET- und ET + ASC-Gruppen, normiert auf den jeweiligen Wert vor Endotoxin-Gabe.

Diskussion

In der vorliegenden Untersuchung wird das Schafsmodell des Escherichia coli Endotoxin-induzierten Kapillarpermeabilitätsschadens der Lunge verwendet, um die Wirkung von Ascorbinsäure auf Hämodynamik, Herz/Lungenfunktions-Parameter und auf mögliche pathophysiologische Initiatoren und Mediatoren der Entzündungsreaktionen der Lunge zu beobachten [15, 16]. Die intravenöse Endotoxin-Gabe verursacht einen diffusen Lungenschaden mit einem frühen transienten pulmonalen Druckanstieg (0–1 Stunde nach ET-Gabe), gefolgt von einer späten Phase erhöhter Lungenkapillarpermeabilität (2–4 Stunden nach ET-Gabe). Beide Phasen werden durch Ascorbinsäure partiell revidiert. Untersuchungen mit Cyclooxygenase- und Thromboxansynthetase-Hemmern identifizierten Thromboxan A_2 als Hauptkomponente für die frühe Hypertension [17,18]. Kürzlich wurde beobachtet, daß reaktive Sauerstoffmetabolite direkt die Arachidonsäurekaskade mit Thromboxan-Freisetzung aktivieren können [19]. Superoxiddismutase als reiner Superoxidanionradikal-Fänger ist in der Lage, den Endotoxin-induzierten Lungenschaden abzuschwächen [20] wie dieses auch für Katalase [21, 22], Dimethylthioharnstoff [23] und N-Acetylcystein [3] gezeigt wurde. Die Superoxidanionradikalabhängige Bildung von Chemotaxinen bewirkt Emigration und Aggregation von Neutrophilen [24–26]. Daher kann angenommen werden, daß Ascorbinsäure durch das Abfangen von Superoxidanionradikalen die Bildung von Chemotaxinen und die Neutrophilen-Aggregation und -Adhäsion verhindert oder vermindert. Die hier beobachtete Abschwächung der Endotoxin-induzierten Neutropenie durch Ascorbinsäure unterstützt diesen vermuteten Mechanismus. Dieser Effekt scheint auch die Ascorbinsäure-induzierte Reduktion des Endotoxin-induzierten Anstiegs der Neutrophilen-Adhäsion an Endothelzellen zu bewirken, wie er bei Experimenten mit kultivierten menschlichen Endothelzellen und Endotoxin-aktivierten Neutrophilen beobachtet wurde [27].

Die Herzfunktion scheint durch Ascorbinsäure nicht beeinflußt zu werden, die Ascorbinsäure-induzierte signifikante Reduktion des rechtsventrikulären Schlagarbeitsindexes (p = 0,0211; p* = 0,0001) ist offenbar Folge der Ascorbinsäure-bedingten Verbesserung von Lungenfunktion und der damit assoziierten pulmonalen Widerstandserniedrigung, wodurch das rechte Herz entlastet wird. Die Ascorbinsäure-induzierte Reduktion des Endotoxin-induzierten Anstiegs der arterio-alveolären Sauerstoffdifferenz, der Anstieg des Endotoxin-induzierten Abfalls der arteriellen Sauerstoffsättigung (p = 0,0059; p* = 0,0104), der Anstieg des Sauerstoffverbrauchs (p = 0,0128; p* = 0,0349) und der Anstieg der arterio-venösen Sauerstoffdifferenz (p = 0,0114; p* = 0,0005) zeigen die Verbesserung des Gasaustauschs in der Lunge und eine erhöhte Sauerstoff-Utilisation im Gewebe nach Ascorbinsäure-Gabe an, insbesondere in der späten post-ET-Phase. Der identische Verlauf der Plasma- und Lymph-Ascorbinsäure-Konzentrationen nach i.v. Applikation zeigt, daß sich Ascorbinsäure schnell und vollständig im Extrazellularraum verteilt. Da Neutrophile darüberhinaus bei erhöhtem extrazellulären Angebot Ascorbinsäure mit Hilfe eines adäquaten Transportsystems bis zum 50fachen akkumulieren können [6], bietet diese physiologische Substanz die idealen molekularen Voraussetzungen, jedes intra- und extrazelluläre inflammatorische Kompartiment schnell und konzentriert zu erreichen und dort Sauerstoffradikale zu inaktivieren. Der beobachtete Endotoxin-induzierte Anstieg des Lymphflusses ist vermutlich Folge des analogen frühen pulmonalen Druckanstiegs und wird wie dieser unter Ascorbinsäure vermindert gefunden. Die Ascorbinsäure-induzierte signifikante Verringerung der Proteinclearance der Lunge (p = 0,5621; p* = 0,0498) ist Ausdruck für die Verbesserung der Endotoxin-induzierten Permeabilitätsstörung in der späten Phase. Dieses korrespondiert mit der Höhe der provozierten Sauerstoffradikal-Produktion aktivierter Neutrophiler im Blut als Initiatoren des Endothelzellschadens. Die Zymosan-induzierte Chemilumineszenz-Antwort im Blut als Maß für die Sauerstoffradikal-Produktion von Neutrophilen ist in der späten Phase der ET + ASC-Gruppe signifikant reduziert (p = 0,4194; p* = 0,026). Der Aktivierungsprozeß des 'respiratory burst' und die Enzymsekretion aus Neutrophilen werden von Ascorbinsäure nicht beeinflußt, wie die identischen Chemilumineszenzpeak time-Werte als Maß für die C3b-Rezeptor-Expression und die identischen β-N-Acetylglucosaminidase-Sekretionswerte zeigen.

So scheint die Ascorbinsäure-vermittelte Verbesserung der Lungenfunktion und die Reduktion des Lungenschadens in diesem Modell wiederum die eminent wichtige Rolle von Sauerstoffradikalen als primäre Initiatoren des Lungenschadens zu bestätigen. Zusammenfassend konnten wir zeigen, daß eine Ascorbinsäure-Infusion den Endotoxininduzierten Lungenschaden am wachen Schaf verringert, wobei frühe und späte Pathomechanismen von Ascorbinsäure modifiziert werden, die mit dem Abfangen reaktiver Sauerstoffmetabolite assoziiert sind.

Summary

Ascorbic acid reduces the endotoxin-induced acute lung injury of conscious sheep. To evaluate protective effects of ascorbic acid on lung injury mechanisms paired experiments were randomly performed in eight sheep with lung lymph fistulas receiving either endotoxin alone (0,5 µg/kg bw)(ET group) or in combination with an infusion of ascorbic acid (1 g/kg bw bolus injection followed by a continuous infusion of 0,2 g/kg h)(ET + ASC group). Four of them received another treatment with ascorbic acid alone (ASC group). As a result, ET + ASC animals showed a significant improvement (p < 0,05), as compared with the ET group, in the early hypertensive phase (0–60 minutes post ET) and/or in the late permeability phase (2–4 hours post ET) of several cardio-respiratory and neutrophil functions like MPAP, MAP, MPAW, $AvDO_2$, arterial oxygen saturation, VO_2, RVSWI, lung lymph flow, lung lymph protein clearance, PMN chemiluminescence response and blood PMN count. Further parameters of these systems tended to a significant improvement. Plasma and lymph ascorbic acid concentrations revealed a rapid and complete distribution in the extracellular compartment. In conclusion, we suggest that reactive oxygen metabolite scavenging by ascorbic acid causes the improvement of the endotoxin-induced acute lung injury in sheep.

Zusammenfassung

Die Untersuchung protektiver Wirkungen von Ascorbinsäure auf Pathomechanismen der akuten Lungenschädigung erfolgt am Staubschen Schaf mit Lungenlymphfistel. Acht Schafe erhalten in einem randomisiert gepaarten Experiment i.v. Escherichia coli Endotoxin allein (0,5 µg/kg KG)(ET-Gruppe) oder in Kombination mit einer Ascorbinsäure-Infusion (1 g/kg KG Bolus, gefolgt von einer Infusion mit 0,2 g/kg KG h Infusion) (ET + ASC-Gruppe). Vier der Tiere werden außerdem mit Ascorbinsäure allein behandelt (ASC-Gruppe). Die ET + ASC-Tiere zeigen im Vergleich zu der ET-

Gruppe eine signifikante Verbesserung (p < 0,05) verschiedener kardio-respiratorischer und granulozytärer Funktionen wie MPAP, MAP, MPAW, AvDO$_2$, arterielle Sauerstoff-Sättigung, VO$_2$, RVSWI, Lungenlymphfluß, Proteinclearance der Lunge, PMN-Chemilumineszenz-Antwort und Blut-PMN-Zahl in der frühen hypertensiven Phase (0–60 Minuten nach ET-Gabe) und/oder in der späten Permeabilitätsphase (2–4 Stunden nach ET-Gabe). Weitere Parameter zeigen die Tendenz zur Verbesserung. Plasma- und Lymph-Ascorbinsäure-Konzentrationen zeigen eine schnelle und vollständige Verteilung des Antioxidans im Extrazellularraum. Aus den Ergebnissen wird gefolgert, daß das Abfangen reaktiver Sauerstoffmetabolite durch Ascorbinsäure die Verbesserung des Endotoxin-induzierten akuten Lungenschadens am Schaf bewirkt

Literatur

1. Brigham KL (1990) Oxidant stress and adult respiratory distress syndrome. Eur Respir J 3, Suppl. 11:482s
2. Brigham KL, Meyrick B (1986) Endotoxin and lung injury. Am Rev Respir Dis 133:913
3. Bernard GR, Lucht WD, Niedermeyer ME, Snapper JR, Ogletree ML, Brigham KL (1984) Effect of N-acetylcysteine on the pulmonary response to endotoxin in the awake sheep and upon in vitro granulocyte function. J Clin Invest 73:1772
4. Jepsen S, Herlevsen P, Knudsen P, Bud ML, Klausen N-O (1992) Antioxidant treatment with N-acetylcysteine during adult respiratory distress syndrome: A prospective, randomized, placebo-controlled study. Crit Care Med 20:918
5. Anderson R, Theron AJ, Ras GJ (1988) Ascorbic acid neutralizes reactive oxidants released by hyperactive phagocytes from cigarette smokers. Lung 166:149
6. Washko P, Rotrosen D, Levine M (1989) Ascorbic acid transport and accumulation in human neutrophils. J Biol Chem 264:18996
7. Dwenger A, Funck M, Lueken B, Schweitzer G, Lehmann U (1992) Effect of ascorbic acid on neutrophil functions and hypoxanthine/xanthine oxidase-generated, oxygenderived radicals. Eur J Clin Chem Clin Biochem 30:187
8. Staub NC, Bland RD, Brigham KL, Demling R, Erdmann AJ, Woolverton WC (1975) Preparation of chronic lung lymph fistulas in sheep. J Surg Res 19:315
9. Guide for the Care and Use of Laboratory Animals. US Dept. of Health, Education, and Welfare Publication DHEW(NIH) 78–23, rev 1978
10. Pape HC, Dwenger A, Regel G, Schweitzer G, Remmers D, Pape D and Sturm JA (1993) Haemorrhagic shock, endotoxin and complement activation induce late organ failure in sheep. Theor Surg 8:21
11. Dwenger A, Schweitzer G, Regel G (1986) Bronchoalveolar lavage fluid and plasma proteins, chemiluminescence response and protein contents of polymorphonuclear leukocytes from blood and lavage fluid in traumatized patients. J Clin Chem Clin Biochem 24:73
12. Seekamp A, Dwenger A, Weidner M, Regel G, Sturm JA (1992) Effect of recurrent endotoxemia on hemodynamics, lung function and neutrophil activation in sheep. Eur Surg Res 24:143
13. Dwenger A, Regel G, Ellendorff B, Schweitzer G, Funck M, Limbrock H, Sturm JA, Tscherne H (1990) Alveolar cell pattern and chemiluminescence response of blood neutrophils and alveolar macrophages in sheep after endotoxin injection. J Clin Chem Clin Biochem 28:163
14. O'Brien PC (1984) Procedures for comparing samples with multiple endpoints. Biometrics 40:1079
15. Brigham KL, Bowers RE, Haynes J (1979) Increased sheep lung vascular permeability caused by Escherichia coli endotoxin. Circ Res 45:292
16. Esbenshade AM, Newman JH, Lams PM, Jolles H, Brigham KL (1982) Respiratory failure after endotoxin infusion in sheep: lung mechanics and fluid balance. J Appl Physiol 52:967

17. Kubo K, Kobayashi T (1985) Effects of OKY-046, a selective thromboxane synthetase inhibitor, on endotoxin-induced lung injury in unanesthetized sheep. Am Rev Respir Dis 132:494
18. Demling RH, Smith M, Gunther R, Flynn JT, Gee MH (1981) Pulmonary injury and prostaglandin production during endotoxemia in conscious sheep. Am J Physiol 240:H348
19. Tate RM, Morris HG, Schroeder WR, Repine JE (1984) Oxygen metabolites stimulate thromboxane production and vasoconstriction in isolated saline-perfused rabbit lungs. J Clin Invest 74:608
20. Koyama S, Kobayashi T, Kubo K, Sekiguchi M, Ueda G (1992) Recombinant-human superoxide dismutase attenuates endotoxin-induced lung injury in awake sheep. Am Rev Respir Dis 145:1404
21. Seekamp A, LaLonde C, Zhu D, Demling R (1988) Catalase prevents prostanolc release and lung lipid peroxidation after endotoxemia in sheep. J Appl Physiol 65:1210
22. Milligan SA, Hoeffel JM, Goldstein IM, Flick MR (1988) Effect of catalase on endotoxin-induced acute lung injury in unanesthetized sheep. Am Rev Respir Dis 137:420
23. Olson NC, Anderson DL, Grizzle MK (1987) Dimethylthiourea attenuates endotoxininduced acute respiratory failure in pigs. J Appl Physiol 63:2426
24. Petrone WF, English DK, Wong K, McCord JM (1980) Free radicals and inflammation: superoxide-dependent activation of a neut rophil chemotactic factor in plasma. Proc Natl Acad Sci USA 77:1159
25. Rosenfeld W, Khan AJ, Jhaveri R, Evans HE (1983) Suppression of PMN chemotaxis by superoxide dismutase (SOD), a possible mechanism for anti-inflammatory activity. Clin Res 31:454A
26. Fridovich I (1986) Biological effects of the superoxide radical. Arch Biochem Biophys 247:1
27. Jonas E, Dwenger A, Hager A (1993) In vitro effect of ascorbic acid on neutrophilendothelial cell interaction. J Biolumin Chemilumin 8:15

Gefahren der Marknagelung im Schock

E. Wozasek[1], H. Redl[2] und G. Schlag[2]

[1] Universitätsklinik für Unfallchirurgie, Währingergürtel 18–20., A-1090 Wien
[2] Ludwig Boltzmann Institut für klinische und experimentelle Traumatologie, Wien

Einleitung

Beim Mehrfachverletzten bestehen im Behandlungskonzept und Versorgungszeitpunkt der Schaftfraktur vor allem in der Vermeidung pulmonaler Komplikationen kontroverse Ansichten [1–6]. Die Überlegenheit des Nagels gegenüber der Platte beruht auf der niedrigeren Infektionsrate, der erhöhten mechanischen Frakturstabilität und der günstigeren biologischen Eigenschaften des intramedullären Kraftträgers. Allerdings sind postoperative Lungenfunktionsstörungen in der Frühphase der Marknagelung und hier vor allem der Markraumaufbohrung mit der dabei auftretenden Fettintravasation und pulmonalen Embolisation angelastet worden. Experimentell gesichert ist außerdem, daß der initiale hämorrhagische Schock und das sekundär auf-

Hefte zu „Der Unfallchirurg", Heft 241
K. E. Rehm (Hrsg.)
© Springer-Verlag Berlin Heidelberg 1994

tretende septische Geschehen infolge des Zusammenbruches der Darmbarriere beim polytraumatisierten Patienten die Lungenfunktion eindeutig stören [7–13].

Material und Methode

Unsere experimentellen Untersuchungen an 30 Schafen, unterteilt in vier Gruppen, haben die pulmonalen Auswirkungen der maximalen Fettembolisation, bedingt durch die gebohrte Marknagelung, am intakten Ober- und Unterschenkel bei vorausgegangener Hypovolämie bzw. nachfolgender Endotoxinämie analysiert.

Das Staub'sche Schafmodell ermöglichte mit Hilfe der Quantifizierung des Lungenlymphflusses und der Proteinclearance eine exakte Aussage über die pulmonale Mikrozirkulation zu machen [14]. Außerdem wurde kontralateral zur Seite der Ober- und Unterschenkelnagelung die Arteria und Vena femoralis katheterisiert und über die rechte Vena jugularis ein Pulmonaliskatheter plaziert (Abb. 1).

Nach einer Erholungsphase von drei Tagen zur Erreichung eines „steady state" des Lungenlymphflußes begann der eigentliche Versuch nach folgendem experimentellen Plan (Abb. 2).

Bei 7 Tieren der Gruppe I wurde am intakten Ober- und Unterschenkel eine geschlossene, gebohrte Marknagelung in typischer Weise durchgeführt. Der Versuch in Gruppe II wurde präoperativ in Narkose durch eine 90 Minuten dauernde hypovolämische Schockphase durch rasches Entbluten aus der Arteria femoralis bis zu einem Arteriendruckabfall von 40–45 mmHg und einer anschließenden kontrollierten Retransfusionsphase mit dem heprinisierten Eigenblut und Ringerlösung im Verhält-

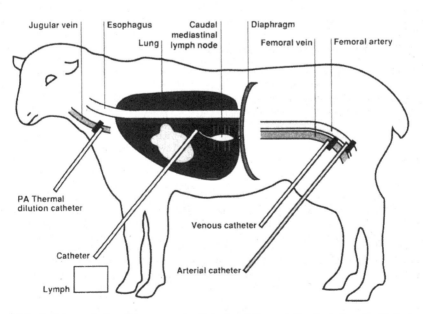

Abb. 1. Schematisches Diagramm des Schafmodells nach Implantation der Katheter und Anlegen einer Lungenlymphfistel

Gruppe	n	Tag 1	Tag 2	Tag 3
I	7	Ober-u. Unterschenkelnagelung	Beobachtung	Beobachtung
II	7	Schock Retransfusion Ober-u. Unterschenkelnagelung	Beobachtung	Beobachtung
III	10	Schock Retransfusion Ober-u. Unterschenkelnagelung	Endotoxin	Endotoxin
IV	6	Endotoxin		

Versuchsablauf der 4 Gruppen

Abb. 2. Versuchsablauf der 4 Gruppen

nis 1:1 über 60 Minuten zur Wiedererlangung der Normovolämie erweitert. Der Versuchsablauf in Gruppe III verlief zunächst wie in Gruppe II, wobei an den zwei Folgetagen nach Marknagelung im wachen Zustand eine septische Provokation mit einer Endotoxininfusion (Escheria coli) in einer Dosierung von 36 Nanogramm/kg KG/h über 4 Stunden durchgeführt wurde. Gruppe IV hingegen erhielt ausschließlich einmalig eine 4 Stunden dauernde Endotoxinprovokation.

Ergebnisse

Die alleinige Marknagelung des intakten Femur und Tibia verursachte einen signifikanten Anstieg des MPAP (medianer Pulmonalarteriendruck) von 10,8 auf

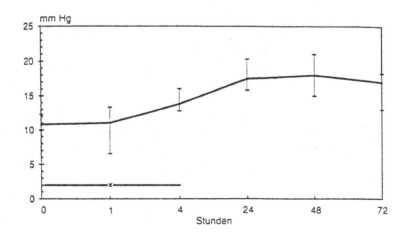

Abb. 3. Signifikante, postoperative Zunahme des MPAP ($p < 0,05$) nach der konsekutiven geschlossenen Ober- und Unterschenkelnagelung bei 4 Stunden von 10,8 auf 13,8 mm Hg in Gruppe I. Der weitere Anstieg bei 24 Stunden beruht auf dem Wegfall der Narkose

154

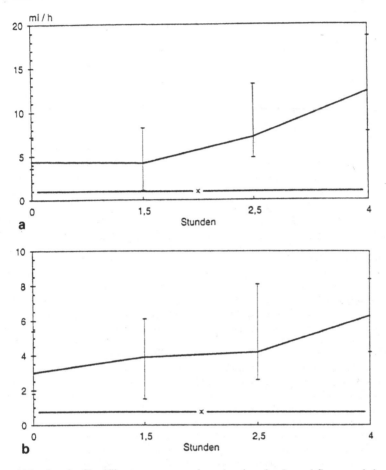

Abb. 4 a, b. Signifikanter postoperativer Anstieg des Lymphflows und der Proteinclearance nach vorausgegangenem Schock und Retransfusion in Gruppe II und III

13,8 mmHg, jedoch ohne Veränderung der Lymphparameter als Zeichen der ungestörten Lungenmikrozirkulation (Abb. 3).

Der Blutverlust während der Schockphase in Gruppe II und III betrug durchschnittlich 1258 ml. Bedingt durch den Laktatanstieg kam es zu einem Abfall des Basenüberschußes, welche die Schwere des Schockgeschehens anzeigte. Von Seiten des Lymphflußes und der Proteinclearance bestanden am Ende der Schockphase als Ausdruck der unbeeinträchtigten Lungenfunktion nur geringe Veränderungen.

Der systemische Blutdruck war am Ende der Stabilisierungsphase im Vergleich zum Ausgangswert nur gering vermindert und zeigte während der anschließenden Marknagelung keine wesentlichen Schwankungen.

Obwohl der PAP beabsichtigt in den Gruppen II und III während der Retransfusion 25 mmHg nicht überstieg, traten signifikante pulmonale Permeabilitätsveränderungen am Ende der Operation bei 4 Stunden auf (Abb. 4 a, b). Eine weitere temporäre Lungenfunktionsstörung ergab sich statistisch gesehen beim Vergleich der

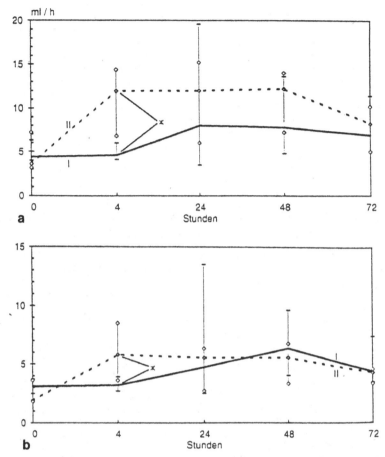

Abb. 5 a, b. Vergleich der Veränderungen des Lymphflow und der Proteinclearance der Gruppen I und II (mit vorausgegangener Hypovolämie). Signifikante Gruppenunterschiede bestehen nur postoperativ bei der 4 Stunden Abnahme

Gruppen I und II postoperativ bei der 4 Stunden Abnahme, während die 24, 48 und 72 Stunden Kontrollen ähnliche Werte zeigten (Abb. 5 a, b).

Tiere der Gruppe III mit Schock, Retransfusion, Nagelung und zweimaliger Endotoxinprovokation im Vergleich zur Gruppe IV mit ausschließlich einmaliger Endotoxinämie reagierten alle in typischer Weise ohne Unterschied mit einer Hypertension in der Arteria pulmonalis, einer Lymphflow- und Proteinclearancesteigerung. Die zweite Endotoxingabe verursachte nur mehr eine abgeschwächte pulmonale Reaktion.

Diskussion

Von manchen Autoren wird die primäre Marknagelung beim Schwerverletzten mit der Intravasation von Markrauminhalt als Prädisposition im Entstehen des progressiven Lungenversagens angesehen [6, 15]. Dieses Phänomen der Fettembolisation führte im Rahmen der konsekutiven Marknagelung von Ober- und Unterschenkel zum statistisch signifikanten Anstieg des MPAP, jedoch ohne Störung der Lungenfunktion in Gruppe I. Eine vorübergehende Permeabilitätsstörung zeigte sich erst nach der hämorrhagischen Schockphase während der Retransfusion und nachfolgender intramedullärer Osteosynthese in Gruppe II. Der während der posttraumatischen Phase induzierte septische Insult ergab trotz vorausgegangener Hypovolämie und Marknagelung im Vergleich zur alleinigen Endotoxinämie keinen additiven pulmonalen Einbruch. Diese Beobachtung steht eindeutig im Widerspruch zu den experimentellen Untersuchungen von Nerlich [11].

Auf dem Boden dieser pathophysiologischen Erkenntnisse kann zum heutigen Zeitpunkt die primäre Marknagelung beim Schwerverletzten zumindest bei denjenigen ohne Lungentrauma als vertretbares Therapiekonzept empfohlen werden unter der Voraussetzung daß der protrahierte Schock erkannt und Volumen substituiert wurde und die respiratorischen Parameter sich im Normbereich bewegen.

Vielleicht sollte man sich der mahnenden Worte Paul Fuchsig erinnern: „Nicht die obligate Fettembolie ist zu behandeln, sondern ihre klinische Auswirkung durch Korrektur des Volumenmangels von vornherein zu verhüten" [16].

Literatur

1. Behrman SW, Fabian TC, Kudsk KA, Taylor JC (1990) Improved outcome with femur fractures: Early vs. delayed fixation. J Trauma 30:792
2. Bone LB, Johnson KD, Weigelt J, Scheinberg J (1989) Early versus delayed stabilization of femoral fractures. J Bone Joint Surg 71A:336
3. Goris RJA, Gimbrere JSF, van Niekerk JLM, Schoots FJ, Booy LHD (1982) Improved survival of multiply injured patients by early internal fixation and prophylactic mechanical ventilation. Injury 14:39
4. Goris RJA, Gimbrere JSF, van Niekerk JLM, Schoots FJ, Booy LHD (1982) Early osteosynthesis and prophylactic mechanical ventilation in the multitrauma patient. J Trauma 22:895
5. Jansson IR, Eriksson R, Liljedahl S-O, Loven L, Rammer L, Lennquist S (1982) Primary fracture immobilization as a method to prevent post-traumatic pumonary changes – an experimental model. Acta Chir Scand 148:329
6. Wenda K, Ritter G, Degreif J, Rudigier J (1981) Zur Genese pulmonaler Komplikationen nach Marknagelosteosynthesen. Unfallchirurg 91:432
7. Pretorius JP, Schlag G, Redl H, Botha WS, Goosen DJ, Bosman H, Van Eden AF (1987) The „lung in shock" as a result of hypovolemic-traumatic shock in baboons. J Trauma 27:1344
8. Schlag G, Redl H (1983) Lunge im Schock. Hefte zur Unfallheilk., 156. Springer, Berlin-Heidelberg-New York pp 29–37
9. Schlag G, Redl H (1988) Neue Erkenntnisse der Pathogenese des Schockgeschehens in der Traumatologie. Unfallchirurgie 14:3
10. Wong C, Huval W, Hechtman H, Demling RH (1984) Effect of hemorrhagic shock on endotoxin-induced pulmonary hypertension and increased vascular permeability in unanesthetized sheep. Circ Shock 12:61
11. Nerlich ML, Wisner DH, Albes J, Sturm JA (1985) Pulmonary effects of IV injection of bone marrow fat and endotoxemia in sheep. Langenbecks Arch Chir 13:55
12. Traber DL, Redl H, Schlag G, Hernon DN, Kimura R, Prien T, Traber LD (1988) Cardiopulmonary responses to continious administration of endotoxin. Amer J Physiol 54:H833

13. Sugi K, Newald J, Traber LD et al. (1991) Cardiac dysfunction after acute endotoxin administration in conscious sheep. Am J Physiol 260:H1474
14. Staub NC, Bland R, Brigham K, Demling R, Erdmann JA, Woolverton WC (1975) Preparation of chronic lung Iymph fistulas in sheep. J Surg Res 19:315
15. Bäumer F, Hörl M, Imhof M (1989) Akute pulmonale Komplikationen nach Femurmarknagelung bei polytraumatisierten Patienten. Chirurg 60:808
16. Fuchsig P (1975) Die sogenannte Fettembolie. Wiener Med Wochenschrift 1–3:8

Tierexperimenteller histologischer Vergleich der Knochenheilung nach aufgebohrter und unaufgebohrter Nagelung

M. Runkel[1], K. Wenda[1], G. Ritter[1] und B. Rahn[2]

[1] Klinik für Unfallchirurgie Johannes Gutenberg Universität Langenbeckstraße 1, D-55101 Mainz
[2] AO-Forschungsinstitut Davos

Nach Fraktur eines Röhrenknochens bewirkt die Aufbohrung der Markhöhle bei der Marknagelung eine erhebliche zusätzliche Beeinträchtigung der Zirkulation mit Ausbildung einer zentralen aseptischen Kortexnekrose [2, 8, 13, 14]. Für die Marknagelung ohne Aufbohrung wurde experimentell nachgewiesen, daß akut nach der Nagelung eine geringere Durchblutungsstörung der Kortikalis im Vergleich zur aufgebohrten Operationstechnik besteht [3, 10]. Es stellte sich nun die Frage, ob bei unaufgebohrter Marknagelung die vorteilhafte geringere Schädigung der Knochenvaskularität einen wesentlichen Einfluß auf die nachfolgende knöcherne Heilung im Vergleich zur aufgebohrten Nagelung hat.

Nach querer Osteotomie an der Schafstibia wurde eine statische Verriegelungsnagelung (n = 9 aufgebohrt, n = 9 unaufgebohrt) durchgeführt [11]. Postoperativ erfolgte eine Markierung mit 4 verschiedenen Fluochromen nach 2, 4, 6 und 8 Wochen, die Versuchsdauer betrug 10 Wochen. 2 Tiere schieden wegen Infekt (aufgebohrt) bzw. Schaftsprengung (unaufgebohrt) aus. Von 16 Tieren konnten Knochendünnschliffe angefertigt werden. Die Beurteilung der periostalen und interfragmentären Kallusbildung erfolgte anhand von Mikroradiographien, der zeitliche Verlauf und die Lokalisation des Knochenumbaus ließ sich durch die Fluoreszenzmikroskopie nachvollziehen. Mittels spezieller Filterkombinationen am Fluoreszenzmikroskop [9] gelang eine isolierte Photodokumentation von Calceingrün (4 Wo) und Alizarinrot (6 Wo) sowie aller 4 Fluorochrome. Diese Bilder wurden dann für die quantitative Erfassung der nach 4, 6 und 8 Wochen periostal und interfragmentär umbauenden Knochenflächen verwendet, wobei mittels computerunterstützter Bildanalyseanlage eine rechnerische Erfassung der Knochenumbauflächen gelang [12].

Hefte zu „Der Unfallchirurg", Heft 241
K. E. Rehm (Hrsg.)
© Springer-Verlag Berlin Heidelberg 1994

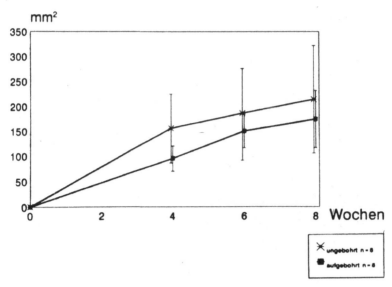

Abb. 1. Mittelwerte und Standardabweichungen der periostalen Knochenumbauflächen im Verlauf

Nach 10 Wochen war in allen Fällen bei unaufgebohrter Nagelung eine vollständige knöcherne Überbrückung der Osteotomie eingetreten, die Kallusbildung war insgesamt größer, in der periostalen Osteotomieebene und interfragmentär fand sich eine geringere Porosität des Kallus. Nach aufgebohrter Nagelung war die Kallusbildung kleiner, in 2 Fällen war die Osteotomie noch nicht überbrückt, die Kallusporosität war größer, es traten häufiger aseptische Knochensequester auf. Periostal und interfragmentär fand sich im Vergleich zur unaufgebohrten Nagelung nach Aufbohrung ein um ca. 2 Wochen später auftretender Knochenumbau [11].

Mittels Bildanalyse konnte errechnet werden, daß bei ungebohrter Nagelung nach 4 Wochen eine 1,6mal größere *periostale* Knochenumbaufläche (Mittelwert MW: 155 mm^2) vorhanden war im Vergleich zur aufgebohrten Technik (MW 95 mm^2). Nach 6 Wochen betrugen die periostal umbauenden Kallusflächen im Mittel 184 mm^2 nach ungebohrter und 150 mm^2 nach aufgebohrter Nagelung. Somit ergab sich, daß bei ungebohrter Op-Technik bereits nach 4 Wochen eine gleich große Knochenumbaufläche wie 6 Wochen nach aufgebohrter Technik entstanden war (Abb. 1). 8 Wochen postoperativ konnten periostal umbauende mittlere Flächen von 217 mm^2 bei ungebohrter und von 174 mm^2 bei aufgebohrter Nagelung ermittelt werden (Tabelle 1).

Interfragmentär fanden sich nach 4 Wochen umbauende Kallusflächen (MW) von 4,8 mm^2 nach ungebohrter und 0,9 mm^2 nach aufgebohrter Marknagelung, nach 6 Wochen von 13,6 mm^2 bzw. 5,8 mm^2 und nach 8 Wochen von 16,8 mm^2 bzw. 10,4 mm^2. Der interfragmentäre Knochenumbau trat im wesentlichen erst ab der 3.–4. postoperativen Woche auf. Nach ungebohrter Nagelung war – wie auch periostal – frühzeitiger und mehr neuer Knochen gebildet worden als nach aufgebohrter Operationstechnik (Abb. 2, Tabelle 1).

Tabelle 1. Mittelwerte, Standardabweichungen und p-Werte der umbauenden Kallusflächen mm²)

	ungebohrt	aufgebohrt	p-Werte[a]
periostal			
4 Wochen	155,3 ± 69,4	94,9 ± 25,1	0,014
6 Wochen	183,6 ± 92,2	150,0 ± 33,9	0,431
8 Wochen	216,6 ± 106,8	174,1 ± 57,8	0,564
interfragm.			
4 Wochen	4,8 ± 3,0	0,9 ± 1,1	0,010
6 Wochen	13,6 ± 5,7	5,8 ± 4,2	0,012
8 Wochen	16,8 ± 5,7	10,4 ± 4,2	0,018

[a] Wilcoxon-Test für verbundene Stichproben.

Zum Vergleich der beiden Gruppen – ungebohrt versus aufgebohrt wurden statistische Berechnungen mit Hilfe des Wilcoxon-Tests für unverbundene Stichproben durchgeführt. Ein Gruppenunterschied wurde angenommen, wenn $p < 0,05$ war. Für die periostalen Meßwerte nach 4 Wochen ergab sich ein p-Wert von 0,014, nach 6 Wochen von 0,431 und nach 8 Wochen von 0,564. Bei den interfragmentären Flächen konnte nach 4 Wochen ein p-Wert von 0,010, nach 6 Wochen von 0,012 und nach 8 Wochen von 0,018 errechnet werden. Somit ergab sich ein Unterschied zwischen den beiden Gruppen bezüglich der periostal umbauenden Kallusflächen nach 4 Wochen und der interfragmentär umbauenden Kallusflächen nach 4, 6 und 8 Wochen (Tabelle 1).

Analog den mikroradiographischen und fluoreszenzmikrokopischen Befunden zeigte sich demnach auch bei den morphometrischen Untersuchungen, daß die knö-

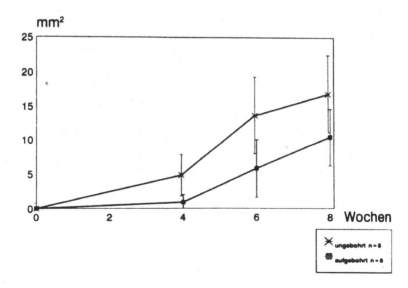

Abb. 2. Mittelwerte und Standardabweichungen der interfragmentären Knochenumbauflächen im Verlauf

chernen Heilungsvorgänge bei der aufgebohrten Operationstechnik mit einer zeitlichen Verzögerung von ca. 2 Wochen im Vergleich zur ungebohrten Nagelung ablaufen.

Es konnte tierexperimentell bestätigt werden, daß die schonendere ungebohrte Marknagelung wohl aufgrund der besseren Vaskularität zu einer deutlich frühzeitigeren und ausgeprägteren Knocheneubildung führt. Dies hat besondere klinische Relevanz für die Versorgung von Frakturem mit traumatisch bedingter schwerer Beeinträchtigung der kortikalen Durchblutung wie z.B. Frakturen mit schweren Weichteilschäden und Trümmerfrakturen. Aufgrund der geringeren – operativ induzierten – Beeinträchtigung der kortikalen Zirkulation ergeben sich weitere Indikationen für die ungebohrte Marknagelung bei offenen Frakturen [1, 4, 5, 6, 7, 15, 16]. Die aufgebohrte Marknagelung hat sicherlich wegen ihrer höheren Stabilität weiterhin einen Stellenwert für die Behandlung von geschlossenen Frakturen, wenn begleitende Weichteilschäden nicht von erheblicher Bedeutung für die knöcherne Heilung sind.

Literatur

1. Feil J, Fleischmann W, Wörsdörfer O (1993) Definitive Primärversorgung offener Unterschenkelfrakturen mit dem unaufgebohrten Tibianagel. H zu der Unfallchirurg 232:237–241
2. Kessler SB, Hallfeldt KKJ, Perren SM, Schweiberer L (1986) The Effects of Reaming and Intramedullary Nailing on Fracture Healing Clin Orthop 212:18–25
3. Klein MPM, Rahn BA, Frigg R, Kessler S, Perren SM (1990): Reaming versus non-reaming in medullary nailing: Interference with cortical circulation of the canine tibia. Arch Orthop. Trauma Surg 109:314–316
4. Krettek C, Haas N, Schandelmaier P, Frigg R, Tscherne H (1991) Der unaufgebohrte Tibianagel (UTN) bei Unterschenkelschaftfrakturen mit schwerem Weichteilschaden. Unfallchirurg 94:579–587
5. Kuner EH, Seif El-Naser M, Münst P, Staiger M (1993) Die Tibiamarknagelung ohne Aufbohrung. Unfallchirurgie 19:278–283
6. Oedekoven G, Claudi B, Frigg R (1992) Die Osteosynthese der instabilen offenen und geschlossenen Tibiafraktur mit ungebohrtem Tibiaverriegelungsnagel. Operat Orthop Traumatol 4:1–14
7. Ostermann PAW, Knopp W, Josten Ch, Muhr G (1993) Ungebohrter Marknagel oder Fixateur externe beim komplizierten Unterschenkelbruch. Chirurg 64:913–917
8. Pfister U, Rahn BA, Perren SM, Weller S (1979) Vaskularität und Knochenumbau nach Marknagelung langer Röhrenknochen. Akt Traumatol 9:191–195
9. Rahn BA, Bacellar FC, Trapp L, Perren SM (1980) Methode zur Fluoreszenz-Morphometrie des Knochenanbaus. Akt Traumatol 2:109–115
10. Rahn BA, Klein M, Frigg R (1993) Nicht aufgebohrte Verriegelungsnagelung: wissenschaftliche Grundlage. H zu der Unfallchirurg 232:785–789
11. Runkel M, Wenda K, Ritter G, Rahn BA, Perren SM (1994) Knochenheilung nach unaufgebohrter Marknagelung. Unfallchirurg (im Druck)
12. Runkel M, Wenda K, Stelzig A, Rahn BA, Störkel S, Ritter G (1994) Knochenumbau nach aufgebohrter und ungebohrter Marknagelung – Eine histomorphometrische Studie Unfallchirurg (im Druck)
13. Schweiberer L, Dambe LT, Eitel F, Klapp F (1973) Revascularisation der Tibia nach konservativer und operativer Frakturenbehandlung. H Unfallheilkd 119:18–26
14. Stürmer KM, Schuchardt W (1980) Neue Aspekte der gedeckten Marknagelung und des Aufbohrens der Markhöhle im Tierexperiment. Unfallheilkunde 83:433–445

15. Wenda K, Runkel M, Ritter G (1994) Differentialindikation gebohrter und ungebohrter Nagel. Osteosynthese International 1 (im Druck)
16. Whittle AP, Russell TA, Taylor ChT, Lavelle DG (1992) Treatment Of Open Fractures Of The Tibial Shaft With The Use Of Interlocking Nailing Without Reaming. J Bone Joint Surg 74-A:1162–1171

X. Forum: Experimentelle Unfallchirurgie II

Vorsitz: L. Claes, Ulm; J. Eitel, München; J. Rueger, Frankfurt

Die Bedeutung der Osteoklastenfunktion für den Einbau autologer Spongiosatransplantate

V. Ewerbeck[1], B. Krempien[2], G. Pabst[1]

[1] Stiftung Orthopädische Universitätsklinik Heidelberg, Schlierbacher Landstraße 200 a, D-69118 Heidelberg
[2] Pathologisches Institut der Universität Heidelberg, Im Neuenheimer Feld 220, D-69120 Heidelberg

Einleitung

An der überlegenen Qualität von autologer Spongiosa gegenüber allen anderen Transplantaten und Knochenersatzstoffen hinsichtlich ihres Einheilungsverhaltens besteht kein Zweifel. Die Zahl der dennoch mißglückten Spongiosatransplantationen gibt Anlaß zur Suche nach Ursachen sowie Möglichkeiten, einen Erfolg sicherzustellen. Der Anteil der Fehlschläge schwankt in Abhängigkeit von der Indikation zwischen 8% (Holz u. Mitarb. 1982) und 30% (Burwell 1969). Die Transplantatresorption als augenfälligster Ausdruck des Fehlergebnisses wirft die Frage auf nach der Rolle der Osteoklasten bei den Einheilungsvorgängen. Diesbezüglich weichen die Einschätzungen erheblich voneinander ab. Schweiberer (1970) konstatiert, daß jeder Art von Knochenaufbau eine Resorptionsphase vorausgeht und macht dies ausdrücklich auch für die Einheilungsphase des autologen Spongiosatransplantates geltend. Diese Meinung wird von Goldberg u. Stevenson (1987) geteilt, die feststellen, daß alle Transplantate initial resorbiert werden. Schenk (1991) erklärt dagegen, daß spongiöse Transplantate auch ohne osteoklastische Resorption ausgezeichnete Voraussetzungen bieten für das Einsprossen von Kapillaren und Begleitzellen, die von einer Verstärkung der Trabekel durch Knochenanbau gefolgt werden.

Durch die Möglichkeit, mit Bisphosphonaten die osteoklastische Resorption zu unterdrücken, sind wir in der Lage, die Bedeutung osteoklastischer Aktivität für den Einheilungsvorgang des Spongiosatransplantates zu erfassen. Theoretisch sind als Extremvarianten folgende Resultate einer solchen Resorptionsblockade denkbar:

1. Die Einheilung des Transplantates wird verhindert, da die Resorptionsphase unverzichtbar ist.

Hefte zu „Der Unfallchirurg", Heft 241
K. E. Rehm (Hrsg.)
© Springer-Verlag Berlin Heidelberg 1994

2. Die Einheilung des Transplantates verläuft ungestört, da während dieses Prozesses die Osteoklastenaktivität keine Rolle spielt.
3. Die Einheilung verläuft günstiger, ein Fehlschlag mit Resorption des Transplantates wird durch Blockade der Osteoklastentätigkeit verhindert.

Material und Methode

Mit folgender Versuchsanordnung sollte die Bedeutung der Osteoklastenfunktion für den Einbau autologer Spongiosatransplantate überprüft werden:

Bei 32 männlichen 2 Jahre alten Beaglehunden wurde ein zylinderförmiger Stanzdefekt von 8 mm Durchmesser in Bereich der distalen Femurmetaphyse mit einem quaderförmigen, autologen Spongiosatransplantat standardisierter Größe in definierter Weise besetzt. Die quaderförmige Zurichtung des Transplantates erfolgte, um die Kontaktfläche zwischen Transplantatoberfläche und Lager zu reduzieren und so das Modell klinischen Gegebenheiten anzugleichen, in denen formschlüssige, flächenhafte Kontaktbereiche selten herstellbar sind. Die Tiere wurden in vier randomisierte Versuchsgruppen zu je 8 Hunden eingeteilt, denen verschiedene Dosierungen des resorptionshemmenden Bisphosphonatpräparates Clodronat zugeordnet wurden. Die Medikamente wurden über 6 Wochen täglich in einer Dosis von 0,5 mg/kg, 4 mg/kg oder 30 mg/kg parenteral zugeführt. Die Prüfung erfolgte gegen eine scheinbehandelte Kontrollgruppe. Als Untersuchungsmethoden dienten die qualitative Histomorphologie, die computergestützte Histomorphometrie sowie die Fluoreszenzmorphometrie. Mit Hilfe von zwei Fluorochrommarkierungen (Xylenolorange 90 mg/kg Körpergewicht, Calcein 5 mg/kg Körpergewicht) wurde die Beobachtungszeit des Experimentes in zwei Hälften geteilt. Die erste Markierung erfolgte am 19., die zweite am 38. Tag post operationem. Die Signifikanzüberprüfung der Ergebnisse erfolgte mittels der Varianzanalyse, des T-Test sowie durch den parameterfreien U-Test nach Mann-Withney.

Ergebnisse

Qualitative Histomorphologie

Im Inneren der Transplantate ließen sich vier Erscheinungsformen des knöchernen Gewebes unterscheiden:

1. Avitale Trabekel, erkennbar an leeren Osteozytenlakunen. Keinerlei Osteoid an der Trabekeloberfläche.
2. Vitale Knochenbälkchen mit großen, kräftig angefärbten Osteozyten, jedoch ohne Osteoidsaum.
3. Vitaler Knochen mit stellenweise höherem Zellgehalt und breitem Osteoidsaum.
4. Junger, zellreicher Geflechtknochen, teilweise bedeckt von faserartigem Osteoid.

Das Gesamtbild der Transplantate wurde überwiegend geprägt durch vitale Knochenbälkchen mit oder ohne Osteoidsäume unterschiedlicher Ausprägung. Bis auf

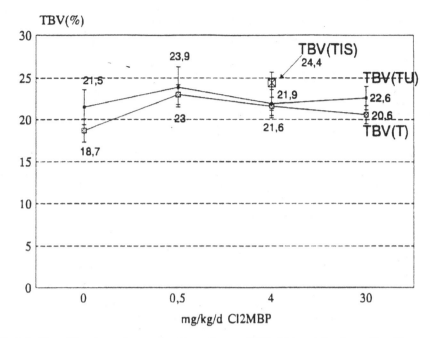

Abb. 1. Trabekuläres Knochenvolumen im Transplantat *(TBV (T))* und in der reifen Umgebungsspongiosa *(TBV (TU))*. *TBV (TIS)* = trabekuläres Knochenvohlmen im isoliert abgrenzbaren Transplantat. Kein meßbarer Medikamenteneinfluß (x ± SEM)

sporadische Ausnahmen konnte in keinem Transplantat Osteoklastenaktivität gefunden werden.

Histomorphometrie

Bei der computergestützten Bestimmung des trabekulären Knochenvolumens innerhalb der Grenzen des transplantatgefüllten Defektes (TBVT) konnten signifikante Unterschiede zwischen den Dosierungsgruppen nicht gefunden werden (Abb. 1). Aus den Messungen ergibt sich, daß unter den Bedingungen des gewählten Modelles bei den unbehandelten Kontrolltieren eine Transplantatresorption mit statistisch signifikantem Substanzverlust gegenüber den übrigen Prüfgruppen nicht vorlag. Eine Resorptionsblockade hat nicht zu einem meßbaren Substanzgewinn geführt.

Fluoreszenzmorphometrie

In ausnahmslos allen Präparaten waren über die gesamte Fläche, einschließlich des Transplantatzentrums, Doppelmarkierungen nachweisbar. Daraus ergibt sich, daß unabhängig von der Einwirkung des Bisphosphonatpräparates am 19. postoperativen Tag das gesamte Transplantat revaskularisiert war. Der Wiederanschluß des Transplantates an die Zirkulation wurde offenbar selbst durch eine massive Hemmung der Osteoklastenaktivität durch Clodronat in Höchstdosierung nicht verhindert. Die Ap-

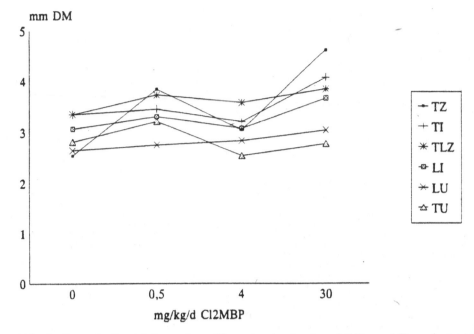

Abb. 2. Synopsis der mittleren Appositionsraten in den Leerdefekt- und Transplantatpräparaten. Dicht beieinanderliegende Werte ohne erkennbare Beeinflussung durch die Testsubstanz

positionsraten neugebildeter Knochensubstanz (DM) lagen in allen untersuchten Regionen unabhängig von der Höhe der Bisphosphonatdosierung relativ nahe beieinander. Es konnte weder eine hemmende, noch eine fördernde Wirkung von Clodronat auf die Knochenneubildung mit statistischer Signifikanz nachgewiesen werden (Abb. 2).

Diskussion

Durch unsere Untersuchungsergebnisse wurde gezeigt, daß eine Osteoklastenaktivität für den Einbau autologer Spongiosatransplantate in ein spongiöses Lager innerhalb der ersten 6 Wochen nach dem Eingriff mit hoher Wahrscheinlichkeit nicht benötigt wird. Der Einbau des autologen Spongiosatransplantates und die appositionelle Knochenneubildung auf den Transplantattrabekeln erfolgt offenbar ohne osteoklastäre Resorption. Andere Bedingungen liegen jedoch bereits vor, wenn frische, autologe Spongiosa Verwendung findet zur Überbrückung von kortikalen Defekten. Von Dambe u. Mitarb. (1981) und Schweiberer u. Mitarb. (1981) wurde gezeigt, daß bereits in den ersten Wochen nach solchen Transplantationen zahlreiche Osteoklasten den Ein- und Umbau des Transplantates in die Wege leiten. Die Ursache dürfte in den wesentlich ungünstigeren Bedingungen des kortikalen Lagers zu suchen sein. Die im Vergleich zum vitalen spongiösen Lager erheblich schlechtere Durchblutung macht eine ähnlich schnelle Revaskularisation des Transplantates unwahrscheinlich. Im gewählten Versuchsmodell beweist die gänzlich fehlende Beteiligung der Osteoklasten beim Einbau des autologen Spongiosatransplantates in ein spongiöses Lager, daß bei diesem Vorgang die Synchronisation von Formation und Resorption entkoppelt ist.

Schlußfolgerungen

Da der Transplantateinbau im verwendeten Modell eine alleinige Leistung des Formationssystemes darstellt, ist eine Beeinflussung durch resorptionshemmende Medikamente nicht möglich. Durch das verwendete Versuchsmodell wurde gezeigt, daß für die Integration von Spongiosatransplantaten der flächenhafte Kontakt zum Lager weniger bedeutsam ist, als die mechanische Ruhe des Transplantates. Der Erfolg der autologen Spongiosatransplantation entscheidet sich mit der Revaskularisation des Transplantates. Gelingt sie nicht, wird die Maßnahme zu einem Fehlschlag. Eine ausbleibende Vaskularisation hat jedoch nicht zwangsläufig die Resorption des Knochengewebes zur Folge. Im Falle des Spongiosatransplantates muß dennoch von einem Mißerfolg gesprochen werden, da ohne Vaskularisation ein Umbau zu der gewünschten tragfähigen Struktur nicht erreicht werden kann. Tritt aber eine Resorption des Transplantates ein, so ist sie nicht als Ursache, sondern als Folge des Fehlschlages aufzufassen. Eine Unterdrückung der Resorption würde an der Verfehlung des Behandlungszieles nichts ändern.

Literatur

1. Burwell RG (1969) The fate of bone grafts. In: Apley AG (Ed) Recent advances in orthopaedics, S. 115–207 J. + A. Churchill, London
2. Dambe LT, Sauer K, Eitel F, Schweiberer L (1981) Morphologie der Einheilung von frischen autologen und homologen Spongiosatransplantaten in Diaphysendefekte Unfallheilkunde 84:115–120
3. Goldberg VM, Stevenson S (1987) Natural history of autografts and allografts. Clin Orthop 225:7–16
4. Holz U, Weller S, Borell-Kost S (1982) Indikation, Technik und Ergebnisse der autogenen Knochentransplantation. Chirurg 53:219–224
5. Schenk R (1991) Zur Problematik der Knochenersatzstoffe: Histophysiologie des Knochenumbaus und der Substitution von Knochenersatzstoffen. In: Huggler AH, Kuner EH (Hrsg) Aktueller Stand beim Knochenersatz. Hefte zur Unfallheilkunde 216, S 23–35, Springer-Verlag, Berlin, Heidelberg, New York
6. Schweiberer L (1970) Experimentelle Untersuchungen von Knochentransplantaten mit unveränderter und mit denaturierter Knochengrundsubstanz. Ein Beitrag zur kausalen Osteogenese. Hefte zur Unfallheilkunde 103, Springer-Verlag, Berlin, Heidelberg, New York
7. Schweiberer L, Brenneisen R, Dambe LT, Eitel F, Zwank L (1981) Derzeitiger Stand der auto-, hetero- und homoplastischen Knochentransplantation. In: Cotta H, Martini AK (Hrsg) Implantate und Transplantate in der Plastischen und Wiederherstellungschirurgie. S 115–127, Springer-Verlag Berlin Heidelberg

Kombination von BMP
mit verschiedenen keramischenTrägermaterialien

G. Herr[1], W. Küsswetter[1], F. Thielemann[2], U. Schmid[2] und U. Holz[2]

[1] Orthopädische Universitätsklinik, Pulvermühlstraße 5, D-72070 Tübingen
[2] Katharinenhospital, Abteilung Unfall – und Wiederherstellungschirurgie, Kriegsbergstraße 60, D-70174 Stuttgart

Einleitung

Unter den verschiedenen als Knochenersatzmaterialien eingesetzten Implantaten und Transplantaten weist die frische autogene Spongiosa die unbestritten höchste biologische Wertigkeit auf. Deren häufige klinische Anwendung wird aber bekanntermaßen durch verschiedene Faktoren begrenzt, was Anlaß zur Suche und Entwicklung äquivalenter Knochenersatzmaterialien gab. Unter allen bekannten und verwendeten Knochenersatzmaterialien nehmen die Calciumphosphat (CaP)-Keramiken, insbesondere Hydroxylapatit (HA)- und Tricalciumphosphat (TCP)-Keramiken, einen besonderen Rang aufgrund ihrer spezifischen Materialeigenschaften ein [7, 12]. Diese anorganischen Materialien synthetischen oder semi-synthetischen Ursprungs zeichnen sich gegenüber anderen artifiziellen Knochenersatzmaterialien durch eine generell sehr gute Gewebeverträglichkeit und eine aufgrund ihrer chemischen Zusammensetzung und Struktur besondere Affinität zu Knochen aus [7, 9]. Trotz dieser vorteilhaften Materialeigenschaften weisen die CaP-Keramiken wie alle anderen Implantatmaterialien den Nachteil auf, daß sie per se nicht osteoinduktiv sind, sondern nur mehr oder minder biologisch passiv die Eigenleistung des knöchernen Lagers reaktiv unterstützen können.

Osteoinduktive Faktoren zeichnen sich gegenüber den vielen anderen ebenfalls in der Extrazellulärmatrix von Knochen nachgewiesenen Proteinfaktoren durch ihre einzigartige Fähigkeit aus, eine vollständige Knochenneubildung selbst in „ersatzunfähigen" normalerweise nicht ossifizierenden Geweben wie z.B. in einem muskulären Lager auslösen zu können. Solche Faktoren wie z.B. das erstmals von Urist beschriebene Bone Morphogenetic Protein (BMP) lösen durch Transformation von ortsständigen, primär nicht osteogenen, mesenchymalen Zellen in Knorpel- und Knochenzellen eine Induktionskaskade aus, an deren Ende die Bildung eines vollständigen Ossikels aus lamellärem Knochen mit hämatopoetischem Mark steht [14]. In jüngerer Zeit ist es gelungen, solche Faktoren aus Knochenmatrix als Ausgangsmaterial zu isolieren, zu reinigen und zu charakterisieren [3, 15, 16, 17]. Zur vollen Expression der osteogenen Aktivität ist für lösliches gereinigtes BMP die Verwendung eines geeigneten Trägermaterials erforderlich [1, 10]. Ein solcher BMP-Carrier wie z.B. inaktive Knochenmatrix bewirkt hierbei einmal eine kontrollierte Freisetzung und über die Oberflächenvergrößerung eine verbesserte biologische Präsentation der Wirksubstanz. Der Versuch, BMP mit keramischen Implantatmaterialien zu kombinieren, liegt nahe und wurde von verschiedenen Gruppen mit unterschiedlichem Erfolg unternommen. Die-

Hefte zu „Der Unfallchirurg", Heft 241
K. E. Rehm (Hrsg.)
© Springer-Verlag Berlin Heidelberg 1994

ser Beitrag gibt eine kurze Übersicht über von uns hierzu durchgeführte tierexperimentelle Untersuchungen.

Material und Methoden

Isolierung und Reinigung von BMP. Das bei diesen Untersuchungen eingesetzte BMP wurde aus Knochenmatrix von Schlachttieren (Schwein) mittels Extraktion unter dissoziativen Bedingungen mit 4 mol/l GuHCl isoliert und die erhaltene BMP-Rohfraktion mittels Gelfiltration an einer Sepharose-Cl-6B-Säule unter ebenfalls dissoziativen Bedingungen teilgereinigt.

Charakterisierung der Implantatmaterialien. Die verwendeten Implantatmaterialien wurden mittels Rasterelektronenmikroskopie, Pulverdiffraktometrie und Infrarotspektroskopie näher untersucht und charakterisiert.

Herstellung der Implantate. Die Beschichtung der keramischen Implantatmaterialien mit BMP erfolgte mittels Alkoholpräzipitation nach vorheriger Äquilibrierung der Implantatmaterialien mit in 4 mol/l GuHCl gelöstem BMP und kurzzeitiger Behandlung im Vakuum. Es wurden je 2 mg eines teilgereinigten BMP auf 80 ml Schüttvolumen der jeweiligen granulären Trägermaterialien (400 < Ø < 1000 mm) eingesetzt.

Bioassay. Die hergestellten Kompositmaterialien wurden in einem in-vivo-Assay auf osteogene Aktivität geprüft. Die Testmaterialien wurden in stumpf präparierte Muskeltaschen in der vorderen Bauchwandmuskulatur von adulten immundefizienten Ratten implantiert. Von Tag 17 bis 19 post OP einschließlich erhielten die Empfängertiere eine tägliche Einzeldosis Reverin® (25 mg/kg KG) i.m. zur Fluoreszenzmarkierung des neugebildeten Knochens. Nach 25 Tagen Implantatliegedauer wurde das Gewebe am ehemaligen Implantationsort entnommen und anschließend untersucht. In der ersten Serie wurden in 4 Gruppen a 9 Tiere je 9 BMP-beschichtete Implantate der HA-Keramiken Algipore und Frialit (Fa. Friedrichsfeld), Osprovit (Fa. Cerasiv) und inaktive Rattenknochenmatrix (IBM) vergleichend untersucht. In Serie zwei wurden die HA-Keramiken Endobon und Ceros 80 (60% Volumendichte, Fa. Merck), Interpore 200 (Fa. Interpore, USA) und Algipore, in Serie drei die TCP-Keramiken Ceros 82 mit 60, 80 und 90% Volumendichte (Fa.Mathys, Schweiz) und IBM in Form verbundener Stichproben (je 4 verschiedene Implantate/Tier, je n = 16) geprüft.

Nachweis der biologischen Aktivität. Die Gewebe wurde bei Explantation makroskopisch auf Knochenneubildung untersucht und anschließend ein Teil nach Einbettung in PMMA histologisch aufgearbeitet. Der Großteil der Proben wurde in 0,1 mol/l Tris-HCl, 1% (v/v) Triton-X-100 unter Eiskühlung homogenisiert, zentrifugiert und die Aktivität der Alkalischen Phosphatase im klaren Überstand bei 405 nm (kinetischer Test, Fa. Merck) photometrisch bestimmt zur Quantifizierung der neugebildeten Knochenmenge.

Ergebnisse

In allen Serien konnte bei vielen Proben bereits makroskopisch bei Explantation eine Knochenneubildung festgestellt werden. Am ehemaligen Implantationsort hatte sich in diesen Fällen ein ovoider geschlossener Ossikel mit einer äußeren Schale aus lamellärem Knochen gebildet. Das Ossikelinnere bestand aus nicht resorbierten, durch Knochenbälkchen untereinander verbundenen Keramikpartikeln und erheblichen Anteilen an Blut- und Fettmark. Die Oberflächen der Keramikgranula waren entweder punktförmig oder flächenhaft direkt von Knochen bedeckt oder auch komplett ossär integriert. Viele der Explantate wiesen dadurch eine harte blockartige Konsistenz auf. Ein solcher makroskopischer Befund bei Ceros 82 (80%) ist stellvertretend für alle übrigen Kompositmaterialien in Abb. 1 dargestellt.

Alle BMP-beschichteten Keramikarten und auch die BMP-IBM-Implantate erwiesen sich im Bioassay als biologisch aktiv und führten in reproduzierbarer Weise zu einer ektopen Knochenbildung am Implantationsort, wobei die Induktionshäufigkeit für die verschiedenen CaP-Keramiken zwischen 75 und 100% lag. In Tabelle 1 sind die in den drei Serien eingesetzten Implantatmaterialien und die jeweiligen gefundenen Inzidenzen in einer Übersicht zusammengestellt.

Die geschlossenporigen CaP-Keramiken wie die HA-Keramik Ceros 80, die TCP-Keramiken Ceros 82 mit 60, 80 und 90% Volumendichte als auch die dichte HA-Keramik Frialit zeigten eine peri- und intergranuläre Knochenbildung. Bei den offenporigen HA-Keramiken Interpore 200, Osprovit und Endobon konnte zusätzlich eine intragranuläre Knochenbildung in den Makroporen dieser Materialien festgestellt

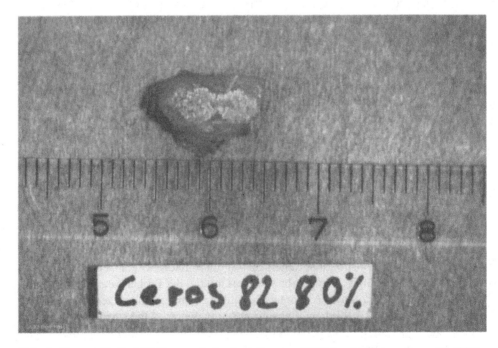

Abb. 1. Ektoper Ossikel 25 Tage nach Implantation von BMP-beschichtetem Ceros 82 (80% Volumendichte) in die Bauchwandmuskulatur von Ratten

Tabelle 1. Zusammenstellung der in drei tierexperimentellen Untersuchungen eingesetzten BMP-Trägermaterialien, Implantatzahlen und erzielten Inzidenzen

Art des BMP-Trägermaterials	Inzidenz der ektopen Knochenneubildung (Anzahl ossifizierte Explantate/ Anzahl Implantate)
Serie I: 1. HA-Gruppe	
Algipore	9/9
Osprovit	9/9
IBM	9/9
Frialit	9/9
Serie II: 2. HA-Gruppe	
Endobon	16/16
Ceros 80 (60%)	12/16
Algipore	16/16
Interpore 200	16/16
Serie III: TCP-Gruppe	
IBM	16/16
Ceros 82 (60%)	16/16
Ceros 82 (80%)	16/16
Ceros 82 (90%)	14/16

werden. Ein solcher Befund ist in Abb. 2 wiedergegeben. Sie zeigt eine fluoreszenzmikroskopische Aufnahme eines Säge-Dünnschliffes eines BMP-Osprovit-Explantates. Es ist sowohl eine perigranuläre als auch anhand der Tetracyclin-Knochenmarkierung innerhalb der Makroporen erkennbare intragranuläre Knochenneubildung zu beobachten. Diese wie auch alle anderen getesteten nur langsam resorbierbaren HA-Keramiken zeigten keine nennenswerten Anzeichen einer Biodegradation mit Ausnahme von Algipore, das teilweise fragmentierte Keramikgranula aufwies und die an nicht knochenbedeckten Stellen von zahlreichen phagocytären Zellen umgeben waren.

Bei den TCP-Keramiken waren stärker ausgeprägte Resorptionsvorgänge festzustellen, die aber den Osteoinduktionsvorgang nicht wesentlich beeinträchtigen. Ihre geschlossenporige Struktur und Oberflächenrauhigkeit (siehe Abb. 3) scheint für eine ausreichende Adsorption des BMP zu genügen. Der induzierte Knochen folgt der Oberflächenstruktur von diesen z.T. ganz unregelmäßig geformten, selbst spitzen TCP-Keramikformen. An den knochenbedeckten TCP-Oberflächen konnten keine Resorptionsvorgänge beobachtet werden.

Abbildung 4 zeigt einen histologischen Schnitt durch ein BMP-IBM-Implantat induziertes Knochengewebe. Es ist festzustellen, daß der ektop gebildete Ossikel aus regulär strukturiertem Knochengewebe besteht, das einen großen zentralen mit Blut- und Fettmark gefüllten Markraum umschließt. Der Knochen ist durch eine schmale Bindegewebskapsel gegen die umgebende Muskulatur abgegrenzt. Auffallend hierbei ist die restlose Resorption der kollagenen Matrixpartikel innerhalb der Implantatlie-

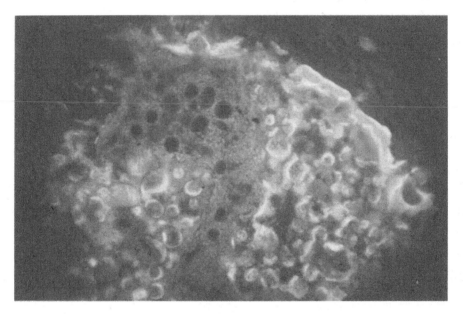

Abb. 2. Fluoreszenzmikroskopische Aufnahme eines Säge-Dünnschliffes von BMP-Osprovit-induziertem Knochengewebe. Knochenneubildung auch in den Makroporen im Keramikinnern

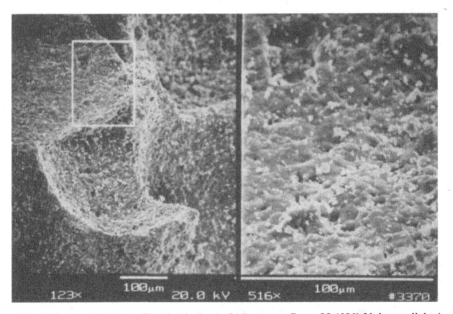

Abb. 3. Rasterelektronenmikroskopische Aufnahme von Ceros 82 (60% Volumendichte)

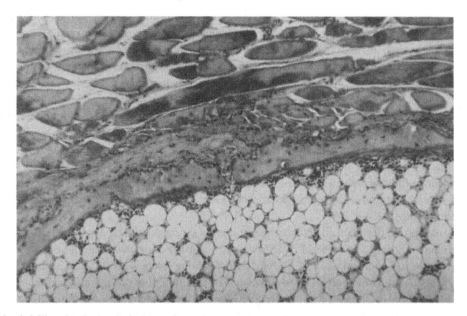

Abb. 4. Mikroskopische Aufnahme eines histologischer Schnittes von BMP-IBM induziertem ektop gebildetem Knochengewebe

gedauer von 25 Tagen. Damit stellt die organische BMP-freie Knochenmatrix unter allen untersuchten Trägermaterialien bezüglich Resorbierbarkeit den Extremfall dar. Diese denaturierte kollagene Matrix bietet durch ihre schnelle Resorption im Verlauf der Osteoinduktion den Vorteil, daß der komplette Implantatraum durch das induzierte Knochengewebe sukzessive aufgefüllt werden kann.

Diskussion

CaP-Keramiken weisen als atoxische, immunologisch inerte, nicht kanzerogene, chemisch gut definierte anorganische Materialien eine sehr gute Biokompatibilität auf [12]. Ihre besondere Affinität zu Knochengewebe resultiert zum einen aus ihrer engen chemischen und kristallographischen Verwandtschaft zum natürlichen Knochenmineral; zum andern zeichnen sie sich mit Ausnahme der dichten CaP-Keramiken durch eine osteophile Struktur aus, die auf der Anwesenheit von Materialporen unterschiedlicher Größe (Makro- und Mikroporen) und Anzahl (Volumendichte) beruht. Insbesondere poröse CaP-Keramiken mit interkonnektierendem Porengefüge und damit verbunden großer spezifischer Oberfläche erweisen sich als osteotrop [8, 9, 11]. Innerhalb der im Knochen zur Anwendung kommenden Ersatzmaterialien werden sie als bioaktive Implantatmaterialien klassifiziert, die im Unterschied zu den biotoleranten und bioinerten Knochenersatzmaterialien eine direkte chemische Bindung zum umgebenden Knochen eingehen („Verbundosteogenese") und damit knöchern integriert werden können [4, 12].

Durch die Kombination mit osteoinduktiven Faktoren wie BMP sollten die osteo-tropen Eigenschaften der Keramiken durch eine eigene osteogene Aktivität, die insbesondere auch ersatzschwache Lager zur Knochenneubildung anregen könnte, verstärkt werden. Ein solches Kompositmaterial würde die besonderen Vorteile von BMP und CaP-Keramiken in idealer Weise in sich vereinigen.

In den drei durchgeführten tierexperimentellen Untersuchungen wurden insgesamt 10 verschiedene Trägermaterialien auf ihre Eignung als BMP-Carrier untersucht. Aufgrund der erzielten Ergebnisse sind alle Trägermaterialien als prinzipiell geeignete BMP-Carrier einzustufen, da bei allen Materialien mit sehr hoher Inzidenz eine perigranuläre und im Falle der porösen Keramiken auch intragranuläre Knochenneubildung induziert werden konnte. In quantitativer Hinsicht führten die porösen Keramiken mit großer spezifischer Oberfläche zu einer verstärkten Knochenneubildung [6].

Aufgrund der über alle Versuche ermittelten Gesamtinzidenz der induzierten Knochenneubildung von 97% (158/164) zeigen die BMP-Kompositmaterialien eine sehr gute Reproduzierbarkeit ihrer biologischen Wirkung (siehe Tabelle 2). Zusammen mit der beobachteten linearen Dosis-Wirkungs-Beziehung, über die schon berichtet wurde [5], erfüllen solche Kompositmaterialien somit zwei wesentliche Anforderungen, die aus pharmakologischer Sicht an ein potentielles klinisch einzusetzendes Knochendefektmaterial zu stellen sind. Die in der Literatur beschriebenen Probleme bei ähnlichen Fragestellungen lassen sich durch ungeeignete Beschichtungsverfahren und Tiermodelle oder auch durch Verwendung osteoinduktiver Materialien ungenügender Reinheit und Struktur wie z.B. partikuläre feste Knochenmatrix, mit der keine Beschichtung oder nähere Untersuchung spezifischer Keramikeigenschaften möglich ist, erklären [2, 13].

Die Entwicklung eines osteoinduktiven Knochenersatzmaterials, das die vorteilhaften Materialeigenschaften der CaP-Keramiken mit dem osteogenen Potential von BMP in sich vereinigt, erscheint aufgrund der dargestellten Ergebnisse möglich. Durch die Verwendung verschiedener CaP-Keramiken, die sich in chemischer und struktureller Hinsicht und auch in ihrer mechanischen Stabilität unterscheiden, können diese osteogenen Kompositmaterialien den jeweiligen klinischen Erfordernissen in einem weitem Bereich angepasst werden. Durch die ihnen eigene osteogene Aktivität sind sie als bioaktiv-osteoinduktives Knochenersatzmaterial zu klassifizieren, das die Einteilung der bisher eingesetzten Knochenersatzmaterialien nach zunehmen-

Tabelle 2. Summierte Induktionshäufigkeiten der einzelnen Materialgruppen und Gesamtimplantate

Material-gruppe	Anzahl ossifizierter Explantate/ Anzahl Implantate	relative Induktionshäufigkeit
HA-Keramiken	87/91	95,60%
TCP-Keramiken	46/48	95,83%
IBM	25/25	100%
Gesamtimplantate	158/164	96,34%

der Gewebeverträglichkeit in biotolerant-bioinert-bioaktiv übersteigt [4] und die damit um die bioaktiv-osteoinduktiven Knochenersatzmaterialien zu erweitern ist.

Literatur

1. Aldinger G, Herr G, Küsswetter W, Reis HJ, Thielemann F, and Holz U (1991) Bone morphogenetic protein: a review. Int Orthop (SICOT) 15:169–177
2. Glass DA, Mellonig JT, and Towle HJ (1989) Histologic Evaluation of Bone Inductive Proteins complexed with Coralline Hydroxylapatite in an Extraskeletal Site of the Rat. J Periodontol 60:121–126
3. Hahn GV, Cohen RB, Wozney JM, Levitz CL, Shore EM, Zasloff MA, and Kaplan FS (1992) A bone morphogenetic protein superfamily: chromosomal localization of human genes for BMP5, BMP6, and BMP7. Genomics 14:759–762
4. Heimke G (1990) The aspects and modes of fixation of bone replacements. In: Heimke G (ed) Osseo-Integrated Implants, Volume 1, CRC Press, Boca Raton, Florida
5. Herr G, Börtlein A, Wittkowski KM, and Küsswetter W (1993) Dose-response relationship of BMP implants. 4. SICOT Trainees Meeting, Erlangen, Germany
6. Herr G, Wahl D, and Küsswetter W (1993) Osteogenic activity of bone morphogenetic protein and hydroxyapatite composite implants. Ann Chir Gyn 82, Supplement 207 „Functional Delivery Systems of bone inducing proteins" (in press)
7. Jarcho M (1981) Calcium phosphate ceramics as hard tissue prosthetics. Clin Orthop 157:259–278, 1981
8. Kasperk C, Ewers R, Simons B, and Kasperk R (1988) Algae-derived (phycogene) Hydroxylapatite. Int J Oral Maxillofac Surg 17:319–324
9. Klein CPAT, Driessen AA, de Groot K, and van den Hooff A (1983) Biodegradation behavior of various calcium phosphate materials in bone tissue. J Biomed Mat Res 17:769–784
10. Lukas PA, Syftestad GT, Goldberg VM, and Caplan AI (1989) Ectopic induction of cartilage and bone by water-soluble proteins from bovine bone using a collagenous delivery vehicle. J Biomed Mater Res 23(A1):23–39
11. Osborn JF (1987) Hydroxylapatitkeramik-Granulate und ihre Systematik. Zahn Mitt 8:840–852
12. Osborn JF (1985) Implantatwerkstoff Hydroxylapatit – Grundlagen und klinische Anwendung. Quintessenz Verlag, Berlin
13. Rüger JM, Siebert HR, Wagner K und Pannike A (1986) Biologische Aktivität von Knochenersatzmitteln (Knochenmatrixextrakte, Calziumphosphate und deren Kombinationen) im Tierexperiment. 6. Vortagsreihe Arbeitskreis Implantate des Deutschen Verbandes für Materialprüfung:167–174
14. Urist MR (1965) Bone: Formation by autoinduction. Science 150:893–899
15. Wang EA, Rosen V, Alessandro D, Bauduy JS, Cordes M, Harada P, Israel T, Hewick DI, Kerns RM, LaPan KM, Luxenberg P, McQuaid DP, Moutsatsos D, Nove IK, and Wozney JM (1990) Recombinant human bone morphogenetic protein induces bone formation. Proc Natl Acad Sci USA 87:2220–2224
16. Wozney JM (1989) Bone Morphogenetic Proteins. Prog Growth Factor Res 1:267–280
17. Wozney JM, Rosen V, Celeste AJ, Mitsock LM, Whitters MJ, Kriz RW, Hewick RM and Wang EA (1988) Novel regulators of bone formation: molecular clones and activities. Science 242:1528–1534

176

Knöcherne Integration am femuro-patellaren Gleitlager – Modell des Schweins, stimuliert durch beta-fibroblast-growth-factor und biologische Hydroxylapatitkeramik

R. Schnettler, E. Dingeldein, M. Börner und E. Markgraf

Unfallchirurgische Klinik der Justus-Liebig-Universität, Klinikstraße. 29, D-35385 Gießen

Fragestellung

Läßt sich an einem standardisierten Defektmodell klären, in welchem Ausmaß und in welcher Zeit eine bovine Hydroxylapatitkeramik knöchern durchbaut wird?

Bewirkt die Applikation von bFGF einen schnelleren knöchernen Ein- und Durchbau der HA-Keramik?

Einleitung

In vorliegender Arbeit wurde der Versuch unternommen, an einem standardisierten Defektmodell unter gleichen, optimierten Rahmenbedingungen für ein ungestörtes Ablaufen der Osteogenese vergleichende Untersuchungen für Dynamik der knöchernen Ein- und Durchbaus einer bovinen Hydroxylapatit-(HA)-Keramik mit und ohne b-FGF (Wachstumsfaktor) im Vergleich zu autogener Spongiosaplastik durchzuführen.

Material und Methoden

In den letzten Jahren wurden verschiedene Wachstumsfaktoren isoliert, biochemisch charakterisiert und gentechnologisch hergestellt, sowie ihre in vitro- und in vivo-Wirkung auf zelluläre Elemente des Reparationsgewebes, wie Fibroblasten und Endothelien, beschrieben. Dem bFGF wird durch die Förderung der Mikroangiogenese eine Rolle in der Knochenneubildung zugeschrieben.

Das Tiermodell Minischwein bot sich wegen der Ähnlichkeit des Knochenstoffwechsels zum Menschen, im Gegensatz z.B. zum Schaf, mit relativ niedriger Turn-Over-Rate sowie den Nagetieren mit sehr hoher Turn-Over-Rate des Knochens als Versuchstier an.

Die experimentelle Untersuchung umfaßte 24 Berliner Miniatur-Schweine. Mit dem DBCS-Innengespülte-Diamanthohlschleifen, gelang es durch Verblockung mit pressfit eingebrachten Implantaten oder Transplantaten sehr stabile Verankerungen zu erreichen. Für eine Verblockung von Transplantat- oder Implantatzylinder muß der Durchmesser vom Transplantat/Implantat etwas größer sein, als der des Aufnahmebettes. Aus diesem Prinzip ergibt sich immer ein Zwillingspaar von Diamanthohlschleifen, deren Innendurchmesser um etwa 1/10 mm größer ist als der Außendurch-

Hefte zu „Der Unfallchirurg", Heft 241
K. E. Rehm (Hrsg.)
© Springer-Verlag Berlin Heidelberg 1994

messer, mit dem das Transplantat geschliffen wird. Die Benutzung von Schablonen für das Einsetzen der Implantate im femuro-patellaren Gleitlager bietet ein Höchstmaß an Standardisierung für ein biologisches Testverfahren. Die hohe Präzision und Reproduzierbarkeit des Defektes läßt dieses Modell auch für das Studium der Defektheilung unter Wirkung von Pharmazeutika auf die Knochenheilung geeignet erscheinen.

Durch parallele Schnitte senkrecht zur Längsachse des Implantates war es möglich, sowohl die Reaktion des knöchernen Lagers auf das Implantat als auch die knöcherne Einheilung in verschiedenen Ebenen zu beurteilen. Wesentlich ist, daß bei vergleichenden Untersuchungen stets gleiche Schnittebenen beurteilt werden.

Tägliche sequentielle Farbmarkierungen im Versuchsablauf ermöglichen es, die Knochenneubildung quantitativ zu erfassen und zeitlich zuzuordnen. Dies erfolgte durch Fluoreszenzmikroskopie aller Serienschnitte. Für die histologische Aufarbeitung wurde die Perfusion der Versuchstiere als wesentlich erachtet, um die sofortige Fixierung des Gewebes sicher zu stellen. Sie erfolgte über die Aorta abdominalis und Vena cava inferior.

Ergebnisse

Nach sechs Wochen war das autogene Transplantat nur noch schwer vom Lager abzugrenzen. Die einzelnen Farbmarkierungen waren bis in das Zentrum hinein nachweisbar. Die autogene Spongiosa war knöchern vollständig integriert.

Die Übersichtsaufnahme bei der HA-Keramik nach sechs Wochen ließ eine Lagereaktion, die sich ringförmig um das Implantat über drei bis vier Spongiosawabenreihen hin erstreckte, erkennen.

Nach fünf Wochen sah man lediglich die erste Wabenreihe im Implantat mit neugebildeten Knochen aufgefüllt. Das Zwölf-Wochenimplantat war vollständig knöchern integriert.

Bereits nach sechs Wochen war die mit bFGF beschickte Keramik bis in das Zentrum völlig knöchern durchbaut. Es fiel jedoch ein mehr fleckförmiges unruhiges Verteilungsmuster auf. Von den Keramikimplantaten waren lediglich die mit bFGF beschickten nach sechs Wochen vollständig knöchern durchbaut und zeigten identische Einwachsraten mit den autogenen Transplantaten.

Es war die Aufgabenstellung dieser Arbeit, Einflüsse verschiedener Knochenersatzmaterialen auf die Knochenregeneration zu untersuchen und dabei eine quantitative Beurteilung der Menge neugebildeten Knochengewebes in Abhängigkeit von jeweiligen Implantat und der Zeit vorzunehmen. Dieses erfolgte über eine halbautomatische, rechnergesteuerte quantitative Auswertung mit Hilfe eines Bildanalysesystems. Durch die kontinuierliche Markierung der Tiere, mit der breit fluoreszierende verschiedenfarbige Knochenbanden erzielt wurden, war es möglich, die Knochenheilung quantitativ während der definierten Zeiträume zu erfassen. In Mehrfachmessungen wurde die gute Reproduzierbarkeit der Methode gezeigt.

Klinische Konsequenzen

Im Rahmen einer prospektiven multizentrischen klinischen Studie soll die gezeigte gute knöcherne Integration der HA-Keramik beschickt mit bFGF bei Tibiakopffrakturen überprüft werden.

Beschleunigung der Osteoinduktion durch elektromagnetische Wechselfelder

A. Beyer[1], G. Herr[2], G. Aldinger[1]

[1] Orthopädische Klinik Paulinenhilfe, Forststraße 14, D-70176 Stuttgart
[2] Forschungslabor der Orthopädischen Universitätsklinik, Pulvermühlstraße 5, D-72070 Tübingen

Einleitung

Unter Magnetfeldtherapie versteht man die konservative Applikation durch Stromspulen erzeugter elektromagnetischer Felder, die Knochen- und Weichteilgewebe durchdringen.

In zahlreichen klinischen Studien zeigte insbesondere bei Frakturheilungsstörungen die Magnetfeldbehandlung als adjuvante Therapie zur Osteosynthese einen positiven Effekt auf die Knochenheilung [1, 2, 11, 12, 13, 14, 17].

Wir wollten diese Beobachtung an einem standardisierten Tiermodell überprüfen, das weitgehend frei von thermischen und mechanischen Einflüssen arbeitete.

Material und Methoden

Als Versuchstiere dienten Ratten, aus denen wir zunächst aus Femur und Tibia allogene demineralisierte Knochenmatrix herstellten und diese (je 6 Implantate a 50 mg) in die Bauchmuskulatur zwischen M. obliquus abdominis externus und internus implantierten [19].

Zusätzliche mechanische Störkräfte waren somit weitgehend ausgeschlossen.

Dieses Modell führt in einer histologisch genormt ablaufenden Induktionskaskade (Vandersteenhoven und Spector 1983 [21], Winteroub et al. 1982 [22]) zu enchondraler Knochenneubildung (Thielemann 1978 [18]), die der Frakturheilung langer Röhrenknochen sehr ähnlich ist (Ham und Harris 1971 [7]).

Zwölf Tiere setzten wir ab dem dritten postoperativen Tag 10 Stunden täglich für die Dauer von 13 Tagen einem niederfrequenten elektromagnetischen Wechselfeld (EMF) nach Kraus/Lechner (B = 6,4 mT, f = 20 Hz) aus [11, 12, 13]. Zwölf Kontroll-

Hefte zu „Der Unfallchirurg", Heft 241
K. E. Rehm (Hrsg.)
© Springer-Verlag Berlin Heidelberg 1994

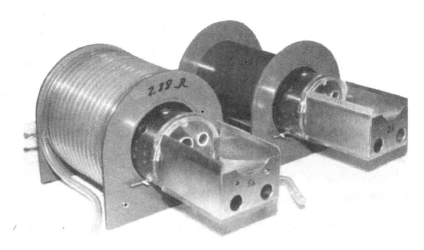

Abb. 1. Versuchsanordnung: *links* Therapieröhre mit Solenoidspule und Wasserkühlung, *rechts* Kontrollröhre

tiere wurden unter gleichen Bedingungen, jedoch ohne Magnetfeld gehalten. Die Versuchsanordnung zeigt Abb. 1.

Das EMF wurde durch Solenoidspulen erzeugt, die die Versuchskäfige umgaben. Diese Spulen waren zusätzlich zur Kühlung mit Schläuchen umwickelt und während der gesamten Therapiedauer von fließendem Wasser umspült. Die Erwärmung des Tiergewebes betrug aus der Magnetfelddurchflutung nur etwa 1/1000 Grad Celsius und war somit zu vernachlässigen (Goodman und Henderson 1986 [6], Lynch 1985 [14], Kraus 1989 [12]).

Nach Ablauf der heterotopen Ossifikation wurden die Proben schließlich am 15. postoperativen Tag explantiert. Der Nachweis der Knochenbildung erfolgte histologisch (Masson-Goldner, v. Kossa) und die Menge des induzierten Knochens wurde über die spezifische Kalziumaktivität der Explantate flammenphotometrisch bestimmt.

In einer zweiten Versuchsreihe setzten wir eine chemisch modifizierte und damit schwächer osteoinduktiv wirksame Knochenmatrix ein. Die zusätzliche chemische Behandlung mit Glutaraldehyd zielte darauf ab, ein osteoinduktives Implantatmaterial künstlich herzustellen, das in seinen chemisch-physikalischen Eigenschaften denen humaner Knochenmatrix näherkommt. Die schwächere Osteoinduktivität beruht auf einer verminderten biologischen Resorption der Implantatpartikel durch zusätzliche Einführung von chemisch stabilen Quervernetzungen in den Kollagenfibrillen der Rattenknochenmatrix [5, 8, 9, 10].

Die unterschiedliche biologische Resorbierbarkeit der eingesetzten Matrix wurde nachgewiesen, indem wir Rattenknochenmatrix (unvernetzt, mit 5 mmol/l Glutaraldehydlösung vernetzt) und humane Matrix (Spongiosa und Kortikalis aus dem proximalen Femurende) mit Kollagenase lysierten und den nach 6 Stunden verbliebenen Restknochen bestimmten. Zusätzlich wurde das innerhalb dieses Zeitintervalls in Lösung gegangene Protein mittels Bio-Rad Proteinassay kontinuierlich gemessen [9].

In einem weiteren Experiment stellten wir an 40 Inzuchttieren die optimale Glutaraldehydkonzentration und den optimalen Meßzeitpunkt fest. Bei den Implantaten wurden vier verschiedene Glutaraldehydkonzentrationen (0, 5, 10, 20 mM GA) verwendet. Wir opferten je 13 Tiere nach 14, 21 und 28 Tagen. In einer zweiten Magnetfeldversuchsserie implantierten wir schließlich in 24 Tiere mit 5 mM Glutaraldehydlösung behandelte Knochenmatrix und setzten hiervon 12 Tiere dem gleichen niederfrequenten EMF aus. Auch hier wurden die Explantate nach 3 wöchiger Therapiedauer feingeweblich untersucht und die spezifische Kalziumaktivität flammenphotometrisch bestimmt.

Ergebnisse

In der ersten Versuchsreihe übertraf nach 13 Tagen EMF – Behandlung die spezifische Kalziumaktivität der Therapietiere die der Kontrolltiere signifikant um 56% (p < 0,05, 2 faktorielle Varianzanalyse). Das Ergebnis ist in Abb. 2 dargestellt.

Wie Abb. 3 zeigt, hatte der Implantationsort hierbei einen deutlichen Einfluß auf die spezifische Kalziumaktivität.

Die histologische Untersuchung ergab, daß es sich bei der Mineralisation des Faserknorpels um einen zellulären Vorgang handelte und nicht um eine unspezifische Verkalkung. Alle Implantate waren von einer faserigen Kapsel umgeben. Zwischen den implantierten Matrixteilchen befand sich faserreiches Granulationsgewebe. Die Ränder der Matrix waren vielfach von mehrkernigen Riesenzellen erodiert. Die Masson-Goldner-Färbung zeigte vereinzelt neugebildete kollagene Strukturen sowie große Mengen teils zu Chondronen gruppierte Knorpelzellen. Im Bereich dieser Zellen konnte anhand der v. Kossa – Färbung, wie in Abb. 4 dargestellt, ein sich am Zellrand bildender Kalksaum beobachtet werden, der in manchen Bereichen bereits zu massiver Mineralisation geführt hatte. Durch die Verwendung verschiedener Konzentrationen an Glutarraldehyd konnten Knochenmatrixpräparationen von abgestuft unterschiedlicher biologischer Resorbierbarkeit und unterschiedlicher osteogener Aktivität hergestellt werden.

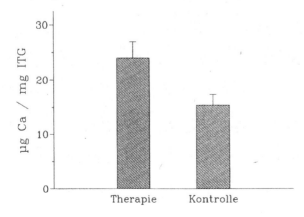

Abb. 2. Vergleich der spezifischen Implantataktivitäten von Therapie- (n = 12) und Kontrollgruppe (n = 12), native Rattenmatrix, 13 Tage EMF-Behandlung

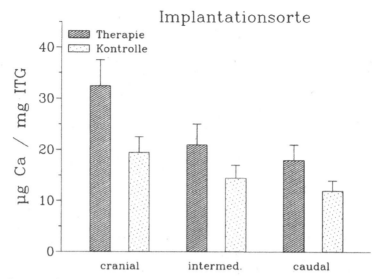

Abb. 3. Einfluß des Implantationsortes auf die spezifische Implantataktivitäten

In Abb. 5 sind die zeitlichen Aktivitätsverläufe bei unterschiedlichen Glutaraldehydkonzentrationen (0 mM, 5 mM, 10 mM, 20 mM) dargestellt.

In der biologischen Resorbierbarkeit entspricht die mit 5 mM Glutaraldehydlösung vernetzte Rattenmatrix humaner Spongiosa bzw. Kortikalis.

Abbildung 6 zeigt hierbei den unterschiedlichen relativen ungelösten Restknochenanteil nach 6 stündigem Abbau mit Kollagenase: Bei der unvernetzten Rattenmatrix verblieb nach 6 Stunden 32% Restknochen, dagegen war bei der mit 5 mM

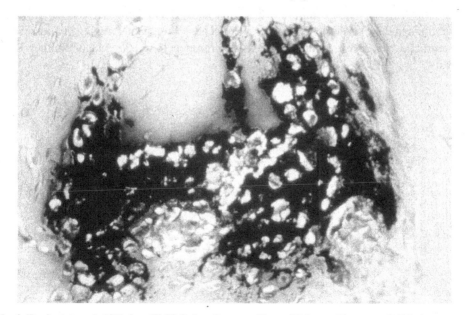

Abb. 4. Explantat nach 13tägiger EMF-Behandlung, v. Kossa-Färbung, Vergr. ca. 240fach

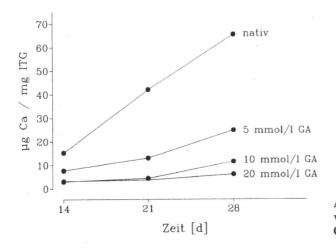

Abb. 5. zeitliche Aktivitätsverläufe bei unterschiedlichen
Glutaraldehydkonzentrationen

Glutaraldehydlösung chemisch modifizierten Rattenmatrix wie bei der eingesetzten humanen Matrix nach 6 Stunden noch über die Hälfte der Knochenmasse nicht abgebaut.

Innerhalb dieser Zeit ging bei der unvernetzten Tiermatrix entsprechend weniger Protein in Lösung. Der zeitliche Verlauf der Proteinkonzentration im Überstand ist in Abb. 7 dargestellt. In der zweiten Tierversuchsreihe wurde als osteoinduktives Implantatmaterial die mit 5 mM Glutaraldehydlösung chemisch quervernetzte Rattenknochenmatrix eingesetzt. Sie konnte als das für diese Fragestellung am besten geeignete osteoinduktive Substrat ermittelt werden, da sie in ihrem chemischen Abbauverhalten und somit biologischer Resorbierbarkeit humaner Spongiosa und Kortikalis entspricht.

Wie in Abb. 8 dargestellt ist, führte die EMF-Behandlung zu einer signifikanten Erhöhung der durchschnittlichen spezifischen Implantataktivität in der Therapiegruppe um 29% gegenüber der Kontrollgruppe (p < 0,05, Mann-Whitney-Rangtest).

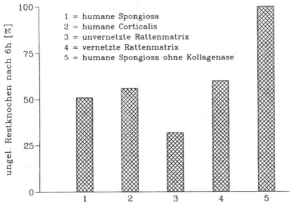

Abb. 6. Vergleich der Restknochenanteile nach 6 stündigem Abbau mit Kollagenase

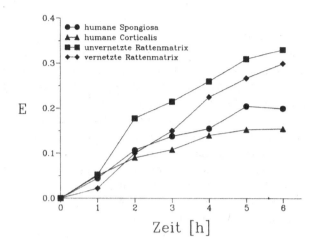

Abb. 7. Zeitlicher Verlauf der Proteinkonzentrationen im Überstand über 6 Stunden

Diskussion

Die beschriebene Behandlung der Versuchstiere mit niederfrequenten elektromagnetischen Wechselfeldern führt auch bei nur langsam abbaubaren Implantaten wie der chemisch modifizierten Rattenknochenmatrix zu einer signifikanten Stimulation der induzierten Osteoneogenese.

Durch die chemische Quervernetzung mit 5 mM Glutaraldehydlösung werden die chemisch-physikalischen Eigenschaften humaner Knochenmatrix angenähert.

Auf den direkten Einsatz von humaner Knochenmatrix muß aus Gründen der Gewebeinkompatibilität verzichtet werden (Urist 1976 [20]).

Die angewandte intramuskuläre Implantation in die Bauchmuskulatur bietet den wesentlichen Vorteil, daß hier jeder direkte Kontakt mit dem Skelettsystem des Empfängertieres vermieden wird.

Da es unter dem Einfluß des EMF zu einem signifikanten Anstieg der Mineralisation kommt und die histologische Untersuchung beweist, daß es sich beim Vorgang der Mineralisation um einen zellulär gesteuerten Vorgang handelt, ist davon auszuge-

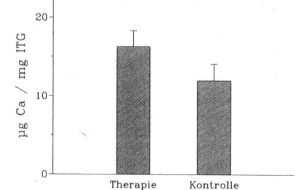

Abb. 8. Vergleich der spezifischen Implantataktivitäten von Therapie- (n = 10) und Kontrollgruppe (n = 11), mit 5 mmol/l Glutaraldehydlösung vernetzte Rattenmatrix, 20 Tage EMF-Behandlung

hen, daß sich der magnetische Einfluß in erster Linie als Differenzierungsfaktor auf zellulärer Ebene erweist. Diese Schlußfolgerung bestätigt die Erkenntnisse von Bassett (1984) und Kraus (1989): Bei der radiologischen Untersuchung von magnetfeldbehandelten Pseudarthrosen konnten sie keine neue oder verstärkte Kallusbildung außerhalb des Bruchspaltes feststellen [13]. Dies zeigt, daß es nicht zur Zellvermehrung, sondern vielmehr zur beschleunigten Zelldifferenzierung kommt. Rodemann et al. konnten dies 1989 an Zellkulturen beobachten [16]. Entsprechend sahen 1984 Basset und Hess sowie 1988 Ciombor und Aaron [3] bzw. 1979 De Haas et al. [4] und 1984 Miller et al. [15], daß die Kontrollgruppen die Therapietiere zu einem späteren Zeitpunkt aufholten und schließlich die gleiche mechanische Knochenstabilität und Knochenstruktur wie die behandelten Tiere aufwiesen.

Unsere tierexperimentellen Ergebnisse korrelieren mit den bei klinischen Fragestellungen beobachteten positiven osteostimulativen Wirkungen elektromagnetischer Felder [1, 2, 11, 12, 13, 14, 17]. Nach den vorliegenden Untersuchungen läßt sich der Schluß ziehen, daß eine EMF-Behandlung nach Transplantation von Knochengewebe bei ausreichender Stabilität die Osteogenese fordern kann. So scheint insbesondere bei dem Einsatz von allogenem kältekonserviertem Bankknochen eine adjuvante EMF-Behandlung sinnvoll. Ähnliches gilt auch bei der Verwendung von humaner Knochenmatrix als Knochendefektersatzmaterial sowie von kortikalem autologem Knochen. Durch Beschleunigung der Mineralisationsphase mittels EMF-Therapie kommt es zu einer schnelleren knöchernen Konsolidierung. Eine Verkürzung der Immobilitätsphase mit folglich Verhinderung osteoporotischer Prozesse sowie ein schnellerer Belastungsaufbau sind hierdurch möglich.

Literatur

1. Ascherl R, Lechner F, Blümel, G (1985) Electrical Stimulation of low frequency range in cases of pseudarthroses. Reconstr Surg Traumat 19:106–112
2. Bassett CAL, Mitchell SN, Norton L (1978) Repair of non – unions by pulsing fields. Acta Orthop Belg 44(5):706–709
3. Ciombor D, Aaron RK (1988) Enhancement of bone maturation in experimental enchondral ossification by stimulation of chondrogenesis with pulsing electromagnetic fields. Trans Orthop Res Soc 13:424
4. De Haas WG, Lanzarovici MA, Morrison M (1979) The effect of low frequency magnetic fields on the healing of the osteotomized rabbit radius. Clin Orthop 145:245
5. Eyre DR, Dickson IR, Van Ness K (1979) Collagen cross-linking in human bone and articular cartilage. Biochem J 252:494–500
6. Goobman R, Henderson AS (1986) Some biological effects of electromagnetic fields. Bioelectrochem Bioenerg 15:39
7. Ham AW, Harris WR (1971) Repair and transplantation of bone. In: Bourne GH The biochemistry and physiology of bone lll, Academic Press Inc, New York; 337–399
8. Harris ED, Farrell ME (1972) Resistance to collagenase: a characteristic of collagen fibrils cross-linked by formaldehyd. Biochem Biophys Acta 278:133–141
9. Harris ED, Krane SM (1974) Collagenases. N Eng J Med 291:557–563, 605–609, 652–661
10. Kent MJC, Light ND, Bailey AJ (1985) Evidence for glucose – mediated covalent cross – linking of glycosilation in vitro. Biochem J 225:745–752
11. Kraus W (1984) Magnetfeldtherapie und magnetisch induzierte Elektrostimulation in der Orthopädie. Orthopäde 13:78–92
12. Kraus W (1989) Magnetfeldtherapie? Der praktische Tierarzt 3:46–49

13. Lechner F, Ascherl R, Kraus W (1981) Treatment of pseudarthroses with electrodynamic potentials of low frequency range. Clin Orthop Rel Res 161:71–81
14. Lynch AF, McAuley P (1985) Treatment of bone nonunion by electromagnetic therapy. I J M S 154:153–155
15. Miller GJ, Burchardt H, Enneking WF, Tylkowski CM (1984) Electromagnetic stimulation of canine bone grafts. J Bone Joint Surg 66-A:693–698
16. Rodemann HP, Bayreuther K, Pfleiderer G (1989) The differentiation of normal and transformed human fibroblasts is influenced by electromagnetic fields. Exp Cell Res 182:619–621
17. Schmid-Neuerburg KP, Stürmer KM, Kehr H, Ullrich D, Hirche H (1980) Die Wirksamkeit elektromagnetisch induzierten Wechselstroms auf die Einheilung autologer Spongiosatransplantate bei atrophen Schaftpseudarthrosen. Unfallheilkunde 83:195–201
18. Thielemann F, Veihelmann D, Schmidt K (1978) Die Induktion der Knochenbildung nach Transplantation. Arch Orth Traum Surg 91:3–9
19. Urist MR, Iwata H (1973) Preservation and biodegredation of the morphogenetic property of bone matrix. J Theor Biol 38:155–167
20. Urist MR (1976) Practical applications of basic research on bone graft physiology. Instructional course Lectures. Amer Acad Orth Surg ed. by Evans B 25:1–26, St. Louis, C. V. Mosby Co.
21. Vandersteenhoven JJ, Spector M (1983) Histological investigation of bone induction by demineralized allogenic bone matrix: A natural biomaterial for osseous reconstruction. J Biomed Mater Red 17:1003–1014
22. Wientroub S, Reddi AH, Hale ML, McCarthy KF (1982) Matrix induced bone and marrow developement: a model for postfetal haematopoeses. EXP Hematol 10:153–167

Zur Elastizität des Kallusgewebes während der sekundären Knochenbruchheilung – intravitale Bewegungsmessung und histologische Gewebsdifferenzierung

Th. Rack und K. M. Stürmer

Abteilung für Unfallchirurgie, Universitätsklinikum Essen, Hufelandstraße 55, D-45147 Essen

Bei der sekundären Frakturheilung wird von einem stufenweisen Ablauf der Gewebsdifferenzierung ausgegangen, der vom Frakturhämatom über Zwischenstufen schließlich zur knöchernen Überbrückung führt. Mechanisch würde dies eine kontinuierliche oder mehrstufige Abnahme der Kalluselastizität bedeuten. Die Entwicklung der Kalluselastizität in Abhängigkeit von der interfragmentären Bewegung sollte histologisch untersucht werden.

Hefte zu „Der Unfallchirurg", Heft 241
K. E. Rehm (Hrsg.)
© Springer-Verlag Berlin Heidelberg 1994

Material und Methodik

33 Milchschafe; Osteotomie der Tibia in Schaftmitte mit einem ventralem Klammerfixateur unterschiedlicher Rigidität. Zweimal wöchentliche Messung mit einem speziellen Messelement unter standardisierter Belastung. Mit diesem Messelement können axiale und laterale interfragmentäre Bewegungen im mm-Bereich gemessen werden. Vektorielle Addition beider Komponenten zu einer Gesamtbewegung. Gruppeneinteilung anhand der initialen vektoriellen Beweglichkeit. Gruppe 1 bis 400 mm, Gruppe 2 bis 800 mm, Gruppe 3 bis 1600 mm und Gruppe 4 über 1600 mm. Als relatives Maß für die Kalluselastizität wurde die Anstiegsgeschwindigkeit der axialen und lateralen Bewegungskurve im steilsten Abschnitt der Belastungsphase gemessen. Eine absolute Elastizitätsmessung ist dadurch nicht möglich, bei standardisierten Versuchsbedingungen spiegelt sie jedoch die Änderung der Gesamtsteifigkeit wieder. Versuchsbegleitend wöchentliche polychrome Sequenzmarkierung nach Rahn. Röntgenkontrollen alle 2 Wochen. Versuchsdauer: 8 Wochen.

Ergebnisse

Die beiden stabileren Gruppen unterschieden sich von den instabileren Gruppen. Die Bewegungsmessung zeigte bei hoher Stabilität typischerweise eine Reduktion zwischen der 3. und 4. Woche auf Messwerte, die einer knöchernen Stabilität entsprachen. Die Elastizität nahm parallel dazu auf Werte einer knöchernen Überbrückung ab. Histologisch fand sich eine stabile knöcherne Überbrückung in der 3.–4. Woche. Knorpel- oder Bindegewebe waren im Kallus nicht nachweisbar. Bei niedriger Stabilität, fand sich die größte Reduktion in der Bewegungs- und Elastizitätsmessung ebenfalls bis zur 4. Woche. Messwerte für knöcherne Stabilität wurden später oder gar nicht erreicht. Histologisch war die knöcherne Überbrückung verspätet. Im Kallus fanden sich Knorpel- und Bindegewebe.

Schlußfolgerungen

Die größte Reduktion der interfragmentären Beweglichkeit findet bis zur 4. Woche statt. Die Elastizität sinkt im gleichen Zeitraum parallel auf Werte, die einer knöcher-

Tabelle 1. Ergebnisse Bewegungsmessung und Histologie

	Gruppe 1 und 2	Gruppe 3 und 4
initiale Stabilität	hoch	niedrig
Bewegungsreduktion	3.–4. Woche	verspätet, 6. bis > 8. Woche
Elastizitätsreduktion	3.–4. Woche	verspätet, 6. bis > 8. Woche
histologische Überbrückung	3.– 4. Woche	6. bis > 8. Woche
Knorpel/Bindegewebe im Kallus	Nein	ja

nen Überbrückung entsprechen. Wenn die Überbrückung im ersten Anlauf gelingt, finden sich weder Knorpel noch Bindegewebe im Kallus. Bei Unterschreiten einer optimalen Stabilität, verspätet sich die Überbrückung und Knorpel und Bindegewebe treten auf. Diese Gewebe tragen wenig zur Versteifung bei. Knorpel- und Bindegewebe bedeuten also eine Störung der knöchernen Überbrückung. Da der Kallus röntgenologisch erst nach der 3.–4. Woche sichtbar wird, ist für die Überwachung der ersten Heilungsphase ein biomechanisches Monitoring notwendig. Die Bestimmung der Kalluselastizität ist hierbei der Messung der interfragmentären Beweglichkeit mindestens ebenbürtig.

Der Einfluß extrakorporeller Stoßwellen auf die Frakturheilung – Tierexperimentelle Ergebnisse

A. Ekkernkamp[1], G. Haupt[2], A. Bosse[3] und A. Pommer[1]

[1] Berufsgenossenschaftliche Klinik Bergmannsheil – Universitätsklinik, Gilsingstr. 14, D-44789 Bochum
[2] Urologische Universitätsklinik der Ruhr Universität Bochum am Marien-Hospital 2, D-44627 Herne-Sodingen
[3] Institut für Pathologie, Berufsgenossenschaftliche Kliniken Bergmannsheil Bochum – Universitätsklinik – Gilsingstr. 14, D-44789 Bochum

Ausgangspunkt

Bei der Suche nach unerwünschten Wirkungen der extrakorporalen Stoßwellenlithotripsie von Nieren- und Harnleitersteinen fanden sich osteoneogenetische Effekte am nichttraumatisierten Beckenskelett. Diese konnten am ebenfalls nichtverletzten Femur des Beaglehundes bestätigt werden (Graff 1988).

Fragestellung

Zu untersuchen war der Einfluß extrakorporaler Stoßwellen (ESW) auf die Knochenbruchheilung bei einem standardisierten Tibiafrakturmodell. Gewählt wurde als Versuchstier das Schaf.

Material und Methode

Bei 42 einjährigen Schwarzkopfschafen erfolgten Querosteotomien der linken Tibia mit Hilfe der oszillierenden Säge unter Kühlung. Ruhiggestellt wurde mit Hilfe des dreidimensionalen Fixateur externe (Fa. Synthes, Bochum). Diese aufwendige Anordnung wurde einerseits gewählt, um störende Biege- oder Torsionsbelastungen zu vermeiden und andererseits, um Interaktionen zwischen den ESW und internem Osteosynthesematerial (Nagel, Platte) sicher ausschließen zu können.

Es wurden drei Gruppen gebildet. 14 Tiere erhielten eine Woche nach der Osteotomie eine Stoßwellenbehandlung mit 3.000 Schuß bei einer Energie von 24 KV, 14 Tiere 3.000 Schuß mit einer Energie von 20 KV, 14 Tiere dienten der Kontrolle. Zur Anwendung kam der Humanlithotriptor HM-III modifiziert, die sogenannte Badewanne, der auch üblicherweise für die Behandlung von Patienten mit Nieren- und Harnleitersteinen benutzt wird (Fa. Dornier Medizintechnik, München-Germering).

Der eigens zur Verfügung gestellte Experimental-Lithotriptor vom Typ XL I erwies sich für die Behandlung größerer Tiere als ungeeignet.

Eine Woche nach der Osteotomie erhielten alle 42 Schafe subkutan Kalzein-Grün injiziert. Der Verlauf wurde radiologisch mittels Nativaufnahmen in zwei oder vier Strahlengängen und computertomographisch verfolgt. Zur Auswertung gelangten darüberhinaus Laborchemie, mechanische Festigkeit, Mikroradiographie, Kallusflächenbestimmung, Spaltbreitenmessung, Histologie und Fluoreszenzmarkierung.

Ergebnisse

1. Laborchemie

Erwartungsgemäß, aber im Widerspruch zur Literatur, konnte eine Beeinflussung der Parameter Albumin, Kalzium im Serum, PO 4, alkalische Phosphatase und Isoenzym Knochenphosphatase auf Osteotomie oder Stoßwellentherapie nicht bestätigt werden.

2. Mechanische Festigkeit

Die nichtzerstörenden und die zerstörenden Untersuchungen auf mechanische Festigkeit (4-Punkt-Biegetest) ergaben nach Opferung der Tiere (7 Wochen nach Osteotomie) zwar signifikante Unterschiede zwischen den osteotomierten und den kontralateral nicht osteotomierten Beinen, was die Richtigkeit der Methode bestätigt. Innerhalb der drei osteotomierten Gruppen waren signifikante Unterschiede der mechanischen Belastbarkeit nicht feststellbar.

3. Kallusbildung

Die halbautomatische Ausmessung der Kallusflächen zeigte größte Kallusausdehnungen in der Gruppe der mit höchster Energie behandelten Tiere. Signifikante Unterschiede fanden sich hier jedoch nicht.

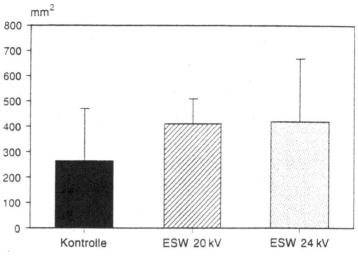

Abb. 1. Kallusfläche Computertomogramm

4. Computertomoagraphische Untersuchungen

Die Messung der Kallusflächen im Computerschnitt ergaben ein deutliches Plus für die stoßwellenbehandelten Tiere, größte Kallusausdehnung in der Gruppe mit 24 KV, insgesamt jedoch keine statistisch signifikanten Unterschiede (Abb. 1).

5. Spaltbreiten

Hier sind die Unterschiede hochsignifikant: mit einer Irrtumswahrscheinlichkeit von unter 0,05% finden sich die geringsten Spaltbreiten in der stoßwellenbehandelten Gruppe mit 24 KV (Abb. 2).

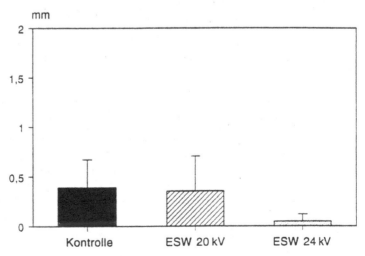

Abb. 2. Spaltbreite in 4 Ebenen

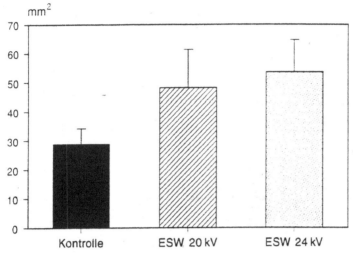

Abb. 3. Fluoreszenzhistologie. Kalzein-Grün markierte Fläche

6. Histologie

Die histologische Untersuchung unentkalkter Knochenschliffe ergab deutlich unreifere Befunde bei den nicht stoßwellenbehandelten Tieren mit weiten interspongiösen Räumen und Faserknochen, hingegen reifere knöcherne Strukturen mit Anastomosen, nur noch gering verbliebenen interspongiösen Räumen und Lamellenknochen in den ESW-behandelten Gruppen, am ausgeprägtesten in der Gruppe mit 24 KV. Eine vollständige Bestätigung ergab sich in den Untersuchungen entkalkten Knochens (HE-Färbungen, polarisationsoptisches Licht).

7. Fluoreszenzmarkierung

Statistisch hochsignifikante Unterschiede ergaben sich in der Analyse der Kalzein-Grün markierten Flächen zugunsten der stoßwellenbehandelten Tiere (Abb. 3).

Diskussion

Die Förderung der Osteoneogenese zu einem frühen Zeitpunkt ist bewiesen. Histologie entkalkten und unentkalkten Knochens sowie die Fluoreszenzmarkierung belegen dieses eindeutig. Die geringst verbliebenen Spaltbreiten bestätigen auch einen länger wirksamen Effekt, nicht hingegen die Untersuchungen auf mechanische Festigkeit, die aus jetziger Sicht nicht nach 7 Wochen, sondern zu einem wesentlich früheren Zeitpunkt hätten durchgeführt werden sollen. Negativeinflüsse wie höhere Infektionsraten nach Stoßwellentherapie oder Stabilitätsminderungen konnten nicht bestätigt werden, so daß der Einsatz beim Menschen gerechtfertigt ist (Hopf, Schleberger).

Literatur

1. Ekkernkamp A (1991) Die Wirkung extrakorporaler Stoßwellen auf die Frakturheilung. Med. Habilitationsschrift Ruhr Universität Bochum
2. Graff J (1989) Die Wirkung hochenergetischer Stoßwellen auf Knochen- und Weichteilgewebe. Med. Habilitationsschrift Ruhr Universität Bochum
3. Hopf Ch (1993) Persönliche Mitteilung
4. Schleberger R, Senge T (1992) Non-invasive treatment of long-bone pseudarthrosis by shock waves (ESWLR)

Untersuchungen zur Vitalität und zur Differenzierung von Osteoblasten, gewonnen aus Bohrmehl bei der Marknagelung

W. Klein und D. Jones, Münster

(Manuskript nicht eingegangen)

Heilungsergebnisse nach Reimplantation von autoklavierten und bestrahlten spongiösen Transplantaten*

Th. Schoch[1], I. Kutschka[2], R. Ascherl[3] und G Blümel[2]

[1] Orthopädische Klinik der Universität , Orthopädische Klinik im RKU, Oberer Eselsberg 45, D-89081 Ulm
[2] Institut für Experimentelle Chirurgie der TU, Ismaningerstraße 22, D-81675 München
[3] Orthopädische Klinik der MU, Ratzeburger Allee 160, D-23562 Lübeck 3

Abstract

In dieser tierexperimentellen Studie wurde die Einheilung von spongiösen, autogenen Transplantaten, die zuvor mit tumorwirksamen und virussicheren Sterilisationsverfahren behandelt worden waren, an 27 White New Zealand-Kaninchen untersucht. Als Versuchsmodell diente ein standardisierter beidseitiger Bohrlochdefekt von 6 mm Durchmesser im ersatzschwachen Lager der proximalen Tibiametaphyse. Die Transplantate wurden nach der Entnahme aus dem Femurkondylus entweder autoklaviert

---

* Mit freundlicher Unterstützung der DFG.

Hefte zu „Der Unfallchirurg", Heft 241
K. E. Rehm (Hrsg.)
© Springer-Verlag Berlin Heidelberg 1994

192

(134 °C, 3 und 6 min; pro Gruppen n = 7), oder bestrahlt (10, 25, 50 und 100 kGy; pro Gruppe n = 8). Als Kontrollgruppe dienten autogen frisches Transplantate (n = 8). Nach einer Beobachtungsdauer von 2 und 4 Wochen wurden die Transplantate radiologisch, histologisch und morphometrisch untersucht.

Autogen frische Transplantate stellen aufgrund ihrer osteogenetischen Potenz das biologisch wertvollste Transplantat dar. Die Sterilisation von Transplantaten vermindert nicht nur ihre biomechanische, sondern auch ihre biologische Qualität. Bei der quantitativen Analyse weisen behandelte Transplantate gegenüber frischen Transplantaten ebenfalls ein vermindertes Knochenvolumen auf. Transplantate mit der kürzeren Sterilisationszeit (134 °C/3 min) oder niedrigeren Bestrahlungsdosis (10 und 25 kGy) zeigten insgesamt ein ausreichendes Einheilungsergebnis, während vor allem die Transplantate mit den hohen Bestrahlungsdosen (50 und 100 kGy) eher ein Hindernis für die Knochenregeneration darstellten.

In den letzten Jahren gewinnt die Rekonstruktion von großen ossären Defekten nach Tumorresektion eine immer größer werdende Bedeutung. Mitverantwortlich für diese Entwicklung waren Fortschritte im Tumor-Staging und die Einführung der Chemotherapie. Für die Überbrückung und den Ersatz von größeren Knochendefekten kommen folgende grundlegende Rekonstruktionsverfahren in Frage und können entsprechend der erforderlichen klinischen Situation miteinander kombiniert werden:

1. Extrakorporal behandelte Autografts
2. Massive Allografts
3. Endoprothesen
4. Vaskularisierte Knochentransplantate
5. Ilizarov-Methode

Eine wünschenswerte Lösung zur genauen anatomischen Rekonstruktion in Verbindung mit guter Biokompatibilität wäre die extrakorporale Behandlung des vom Tumor befallenen Skelettabschnittes und dessen Reimplantation. Wenn eine Reduzierung des Infektionsrisikos und zugleich eine sichere Abtötung des tumorösen Gewebes erfolgen soll, müssen sterilisierende Behandlungsverfahren (Autoklavierung, Bestrahlung) zum Einsatz kommen.

Diese Sterilisationsverfahren besitzen aber den Nachteil, daß sie nicht nur die biologische, sondern auch die biomechanische Qualität des Autografts schwächen.

Die biologisch wertvollste Behandlungsmethode stellt sicherlich die autogen frische Knochentransplantation dar. Leider steht autogen frischer Knochen nur in begrenzter Menge zur Verfügung und eignet sich somit nicht zur Rekonstruktion von großen Knochendefekten [4]. Seine Gewinnung stellt außerdem einen zusätzlichen operativen Eingriff mit all seinen Risiken und Komplikationen dar [1]. Massive Allografts stehen zwar in ausreichender Menge zur Verfügung, ihre Verwendung bringt jedoch die Möglichkeit einer Übertragung von Infektionskrankheiten und von immunologischen Reaktionen mit sich [2]. Bei der endoprothetischen Versorgung sind frühzeitige Lockerungen und mechanische Probleme gefürchtet. Vaskularisierte Knochentransplantate sind nur begrenzt einsatzfähig und werden gerne zur Beschleunigung der knöchernen Integration von Allo- und behandelten Autografts benutzt. Die Ilizarov-Methode stößt bei der Rekonstruktion von gelenknahen Tumoren an die Grenze ihrer Möglichkeiten. Die extrakorporale Autoklavierung von Knochentumoren findet klinisch schon seit einiger Zeit ihre Anwendung [3]. Experimentelle Untersuchungen zur Einheilung von extrakorporal behandelten und reimplantierten Kortikalistransplantaten wurden bereits durchgeführt [5, 6, 7, 10]. In dieser tierexperimentellen Studie sollte festgestellt werden, inwieweit die extrakorporale Behandlung (Autoklavierung, Bestrahlung) die Qualität und Integration von autogenen spongiösen Transplantaten beeinflußt.

Material und Methoden

Als Versuchstier diente das White New Zealand-Kaninchen. Sämtliche Eingriffe wurden in Allgemeinanästhesie mit Ketamin und Xylazin unter aseptischen Operationsbedingungen durchgeführt. Als Versuchsmodell diente ein standardisierter, beidseitiger Bohrlochdefekt von 6 mm Durchmesser im Bereich der proximalen Tibiametaphyse. Nach entsprechender Entnahme aus dem Femurkondylus wurde die Spongiosa entweder sofort frisch, oder nach entsprechender Behandlung (Autoklavierung, Bestrahlung) zu je 200 mg-Portionen reimplantiert. Folgende Gruppen wurden untersucht:

Transplantat	n (2 Wochen)	n (4 Wochen)
frisch	8	8
134 °C/3 min	7	7
134 °C/6 min	7	7
10 kGy *	8	8
25 kGy	8	8
50 kGy	8	8
100 kGy	8	8

Nach einer Beobachtungszeit von 2 und 4 Wochen wurden die Transplantate radiologisch, histologisch und morphometrisch untersucht. Nach Anfertigung einer Kontaktröntgenaufnahme in 2 Ebenen erfolgte die Auswertung mit einem Score. Die histologische Beurteilung wurde mit einem semiquantitativen Score vorgenommen, wobei die Kallusbildung, die Defektüberbrückung im Bereich der Kortikalis, die Spongiosa im Lagerknochen und das Knochenmark berücksichtigt wurden. Die morphometrische Auswertung wurde mit einem vollautomatischen Bildanalysegerät (Fa. SIS, Münster) durchgeführt, als Parameter diente der BV/TV-Quotient nach Parfitt [8]. Es wurde das gesamte Knochenvolumen in einer standardisierten Region of interest im Defektbereich der Tibia gemessen, wobei neugebildete von transplantierter Spongiosa nicht differenziert wurde.

Ergebnisse

Radiologisch zeigten die frischen Transplantate die besten Resultate, bei den autoklavierten Transplantaten war die Kurzsterilisation (134 °C, 3 min) am günstigsten, während bei den Bestrahlungsgruppen die Dosen mit 10 und 25 kGy zufriedenstellende Resultate aufwiesen. Mit steigender Dosis war ein zunehmende schlechtere Transplantatintegration zu beobachten. Die radiologischen Unterschiede zwischen den einzelnen Gruppen kamen nach der Beobachtungsdauer von 4 Wochen am deutlichsten zum Ausdruck. Bei der histologischen Auswertung schnitten die frischen Transplantate wiederum am besten ab. 4 Wochen post. op. war bei fast allen Transplantaten eine Defektüberbrückung im Bereich der Kortikalis und eine Reorganisation zu beobachten. Das spongiöse Transplantat war fast vollständig resorbiert und durch neugebildeten Knochen ersetzt. Bei den autoklavierten Autografts zeigte die Kurzzeitautoklavierung (134 °C, 3 min) vor allem in der Frühphase der Einheilung eine gute Integration, 4 Wochen post. op. konnten die länger autoklavierten Transplantate jedoch ein nicht wesentlich schlechteres Ergebnis erzielen. Bei den bestrahlten Gruppen zeigten die niedrigen Bestrahlungsdosen (10, 25 kGy) eine ausreichende Knochenneubildung und einen Anschluß an den Lagerknochen. Die hohen Dosen (50, 100 kGy) fanden schlecht oder überhaupt nicht Anschluß an den Lagerknochen und stellten eher ein Hindernis für die Knochenregeneration dar. Die quantitative, morphometrische Analyse konnte die qualitativen Resultate bestätigen, wobei Transplantate mit einer guten Knochenneubildung einen höheren BV/TV-Quotienten aufweisen konnten.

Diskussion

Autogen frische Spongiosa stellt aufgrund seiner osteogenetischen Potenz das biologisch wertvollste Transplantat dar. Eine extrakorporale Behandlung vermindert die Qualität und verzögert die Einheilung eines Transplantats, jedoch zeigen extrakorporal autoklavierte bzw. bestrahlte Autografts (10, 25 kGy) eine ausreichende Integration und könnten in der Tumorchirurgie ihren Einsatz finden. Bereits Thompson [9] führte 1956 eine extrakorporale Autoklavierung von Tumorgewebe durch. Seit dieser Zeit sind einige klinische Untersuchungen über die extrakorporale Autoklavierung und Bestrahlung von Knochentumoren durchgeführt worden. Entscheidender Vorteil einer Reimplantation von resezierten Skelettabschnitten gegenüber anderen Behandlungsverfahren ist die genaue anatomische Passform. Gerade bei gelenknahen Tumoren kann dadurch eine bessere Gelenkkongruenz erreicht werden. Das von seiner biologischen Qualität eingeschränkte Transplantat kann möglicherweise wieder schneller integriert werden, wenn osteoinduktive Faktoren supplementiert oder Fibulatransplantate mitverwendet werden. Aktuell vorliegende klinische Untersuchung lassen dies vermuten. Im Vergleich mit den experimentellen Ergebnisse für kortikale, behandelte Autografts kann festgestellt werden, daß autoklavierte Transplantate eine bessere Integration zeigen, wenn eine höhere Sterilisationstemperatur (134 °C) bei einer kürzeren Behandlungszeit (max. 10 Minuten) verwendet wird. Bei den extrakorporal bestrahlten Transplantaten ist hinsichtlich der Integration eine Dosis bis zu 25 kGy die Grenze. Für Einheilung des Transplantats erweist sich jedoch eine niedrigere Dosis als wesentlich günstiger. Köhler [5] berichtete in seiner experimentellen Arbeit, daß es zwischen autoklavierten autogenen und kältekonservierten Transplantaten bei der Rekonstruktion größerer knöcherner Defekte keinen entscheidenden

Unterschied gibt. Als Alternative zur Autoklavierung kommt die Bestrahlung zum Einsatz. Neuerdings kommt neben einer extrakorporalen Behandlung eine intraoperative Bestrahlung des Tumorgewebes in Frage. Da die Möglichkeit zur Bestrahlung größeren Zentren vorbehalten ist, könnte der autoklavierte autogene Knochen gerade wegen der einfacheren Handhabung Verwendung finden [5].

Literatur

1. Dütting A, Thomas W, Lorenz H, Holst A (1988) Komplikationen nach autologer Knochentransplantation am Entnahmeort. Z Orthop 126:44–47
2. Enneking WF, Mindell ER (1991) Observations on massive retrieved human allografts. J Bone Joint Surg 73A:1123–1142
3. Harrington KD, Johnston JO, Kaufer HN, Luck JV, Moore CW (1986) Limb salvage and prosthetic joint reconstruction for low-grade and selected high-grade sarcomas of bone after wide resection and replacement by autoclaved autogeneic grafts. Clin Orthop Rel Res 211:180–214
4. Keller FT, Sonnenburg I, Stengel B, Siegel W, Sonnenburg M, Härtel J (1990) Tierexperimentelle Untersuchungen zu Möglichkeiten der Knochenrekonstruktion durch allogenes konserviertes Material. Z exp Chir Transplant künstl Organe 23:150–157
5. Köhler P, Glas JE, Larsson S, Kreicbergs A (1987) Incorporation of nonviable bone grafts. Acta Orthop Scand 58:54–60
6. Kreicbergs A, Köhler P (1989) Reconstruction of large diaphyseal defects by autoclaved reimplanted bone: An experimental study in rabbit. In: Aebi M, Regazzoni P (Eds.): Bone transplantation. Springer, Berlin-Heidelberg :198–208
7. Lenz E, Ascherl R, Geißdörfer K, Schmeller ML, Knaepler H, Blümel G (1988) Konservierung und Transplantation allogener Kortikalis-Experimentelle Untersuchungen an der Ratte. In: Hackenbroch MH, Refior HJ, Wirth CJ (Hrsg) Knorpel-Knochentransplantation. Thieme, Stuttgart-New York :66–70
8. Parfitt AM (1988) Bone histomorphometry: Proposed system for standardization of nomenclature, symbols, and units. Calcif Tissue Int 42:284–286
9. Thompson VP, Steggall CT. Chondrosarcoma of the proximal portion of the Femur treated by resection and bone replacement. J Bone Joint Surg 38A (1956):357–366
10. Voggenreiter G. Sterilisation und Konservierung von Knochen („processed grafts") unter besonderer Berücksichtigung der Tumorchirurgie-Experimentelle Untersuchungen an der Ratte. Diss Med Fak, Technische Universität München (1992)

Heilungsergebnisse von autoklavierten und wärmebehandelten allogenen Spongiosatransplantaten*

I. Kutschka[1], T. Schoch[2], M. Porzky[1], R. Ascherl[3], H. Knaepler[4] und G. Blümel[1]

[1] Institut für Experimentelle Chirurgie der TU, Ismaningerstraße 22, D-81675 München
[2] Orthopädische Klinik der Universität, Orthopädische Klinik im RKU, Oberer Eselsberg 45, D-89081 Ulm
[3] Orthopädische Klinik der MU, Ratzeburger Allee 160, D-23562 Lübeck
[4] Stadtkrankenhaus Wetzlar

Abstract

In diesem tierexperimentellen Versuchsmodell wurde die biologische Qualität von sterilisierten bzw. desinfizierten, spongiösen Allografts untersucht. Außerdem sollte der Einfluß einer Kältekonservierung auf autoklavierte Spongiosatransplantate überprüft werden. Als Versuchsmodell diente ein standardisierter, beidseitiger Bohrlochdefekt, von 6 mm Durchmesser, im Bereich der medialen, metaphysären Tibia des Kaninchens. Nach der Entnahme der Spongiosa aus dem Femurkondylus, erfolgte bei drei Gruppen die Sterilisation des Transplantats mittels Autoklavierung bei 134 °C (3 min, 6 min, 3 min/–60 C). Bei einer Gruppe kam eine Wärmebehandlung bei 80 C zur Anwendung. Als Kontrolle dienten allogene und autogene Frischtransplantate. Pro Gruppe war die Anzahl der Proben n = 8. Nach 2 bzw. 4 Wochen Beobachtungszeit erfolgte die Beurteilung der Transplantate mit radiologischen, histologischen und morphometrischen Methoden.

Die autogen frische Spongiosa stellt, im bezug auf Einheilung und Defektkonsolidierung, das mit Abstand beste Transplantat dar. Kurzeitig autoklavierte Allografts (3 min), mit anschließender Kältekonservierung (–60 °C), und wärmebehandelte Transplantate (80 C) zeigen eine eine deutlich schlechtere, aber noch zufriedenstellende Integration.Transplantate mit langer Sterilisationszeit (6 min) müssen eher als ein Hindernis für die Knochenregeneration angesehen werden.

Einführung

In der heutigen Unfall- und Wiederherstellungschirurgie ist es unbestritten, daß Knochentransplantate eine sehr bedeutsame Stellung einnehmen. 1990 wurden in Deutschland ca. 100 000 Knochentransplantationen durchgeführt, wobei in über 20 000 Fällen allogener Knochen verwand wurde [3]. Der klinische Einsatz von Knochentransplantaten erstreckt sich im wesentlichen auf 3 Bereiche:

1. posttraumatische Knochendefekte
2. Revisonseingriffe in der Endoprothetik
3. Knochendefekte nach Tumorresektion

* Die Autoren danken der DFG für die Förderung.

Hefte zu „Der Unfallchirurg", Heft 241
K. E. Rehm (Hrsg.)
© Springer-Verlag Berlin Heidelberg 1994

Als 1988 der erste Fall einer HIV-Infektion durch den Einsatz von allogenem Bankknochen bekannt wurde [1], entstanden neue Diskussionen um die mögliche Infektionsübertragung (HIV, Hepatitis B, C, Lues u.a) durch Spenderknochen. Erst 1990 entwarf der Wissenschaftliche Beirat der Bundesärztekammer [8], in Anlehnung an die Bestimmungen der American Association of Tissue Banks, eigene für die BRD verbindliche Richtlinien zur Führung einer Knochenbank. Die Einhaltung dieser Richtlinien, bedeutet jedoch einen hohen logistischen und finanziellen Aufwand. Hinzu kommt, daß die geforderten serologischen Tests, bedingt durch die Serolatenz der Erreger [4, 5], nur ein lückenhaftes Spenderscreening zulassen und somit die Infektionsgefahr nicht ausschließen können.

Eine Sterilisation des Spenderknochens (z.B. durch Autoklavierung) würde infektionssichere Transplantate bereitstellen, und könnte deshalb eine wünschenswerte Alternative zu kältekonservierten Transplantaten bieten. Desinfizierende Behandlungsmethoden (80 °C) können bestimmte Restrisiken nicht ausschließen und erfordern weiterhin zusätzliche Screening-Untersuchungen.

In dieser tierexperimentellen Studie sollten folgende Punkte untersucht werden: Wie groß sind die biologischen Qualitätsunterschiede zwischen autoklavierter und wärmebehandelter Spongiosa? Welche Veränderungen bewirkt eine Kältekonservierung am sterilen Transplantat? Welchen Einfluß hat die Autoklavierungsdauer auf die Transplantatintegration?

Material und Methoden

Als Versuchstiere dienten White New Zealand- und Bastardkaninchen mit einem Gewicht von ca. 3 kg. Es wurden 6 Gruppen zu je 8 Tieren gebildet. Als Sterilisationsverfahren diente die Autoklavierung. Zwei Gruppen wurden 3 Minuten bei 134 °C autoklaviert, eine hiervon anschließend für 4 Wochen bei -60 °C kältekonserviert. Die Transplantate der dritten Gruppe wurden bei gleicher Temperatur 6 Minuten lang autoklaviert. Bei einer Gruppe kam, mit einer 10 minütigen Inkubation bei 80 °C, ein nur desinfizierendes Verfahren zur Anwendung. Als Kontrollgruppen dienten allogene und autogene Frischtransplantate.

Unter aseptischen Operationsbedingungen und in Allgemeinanästhesie mit Ketamin und Xylazin wurde die Spongiosa aus dem rechten Femurkondylus der Kanin-

Tabelle 1. Übersicht über Behandlungsverfahren und Tiergruppen

Behandlungsverfahren		Tierzahl
Kontrollgruppen	autogen frisch	8
	allogen frisch	8
behandelte	10 min/80 °C	8
Allogafts	3 min/134 °C	8
	6 min/134 °C	8
	3 min/134 °C + 4 Wo./-60 °C	8

Tabelle 2. Bewertung der Paraffinhistologie

Bewertungskriterien	Punkte
Kallus über dem Bohrlochdefekt	0–4
Spongiosa im Lagerknochen	0–4
Defektüberbrückung im Bereich der Kortikalis	0–4
Knochenmark	0–4

chen entnommen. Nach der Spongiosaentnahme erfolgte die sterilisierende bzw. desinfizierende Behandlung der Transplantate (siehe Tabelle 1).

Nach dem Setzen von Bohrlochdefekten (Durchmesser 6 mm) in den medialen, proximalen metaphysären Bereich beider Tibiae, erfolgte die Einbringung von je 200 mg Spongiosa in jede Tibia. Danach wurden Periost und Haut wieder sorgfältig geschlossen. Bei den allogenen Gruppen erfolgte eine Kreuztransplantation von Bastard- auf New Zealandkaninchen. Der Beobachtungszeitraum betrug 2 und 4 Wochen. Es wurde von jedem Transplantat eine Kontaktröntgenaufnahme in zwei Ebenen angefertigt und nach einem radiologischen Score ausgewertet. Danach erfolgte die histologische Aufarbeitung der Präparate. Die Paraffinhistologie wurde nach einem Schema ausgewertet, in dem 4 verschiedene Kriterien berücksichtigt wurden (siehe Tabelle 2) und eine maximale Punktzahl von 16 erreichbar war.

Die aus Histologie und Radiologie gewonnen subjektiven Eindrücke sollten zum Schluß auch quantitativ überprüft werden. Dazu wurden die einzelnen Präparate mit Hilfe eines vollautomatischen Bildanalysesystems (Fa. SIS Münster) morphometrisch vermessen. Im Bereich der Bohrlochdefekte wurde für jede Versuchsgruppe der Quotient aus Knochenvolumen zu Gesamtgewebevolumen gebildet (BV/TV (%) nach Parfitt 1988).

Ergebnisse

In der radiologischen Auswertung zeigte sich die autogene Spongiosa als das wertvollste Transplantat. Bereits nach 2 Wochen fanden die Autografts guten Anschluß an den Lagerknochen. Nach 4 Wochen waren die Defekte durchwegs konsolidiert. Bei der allogenen Kontrollgruppe war zu beiden Beobachtungszeitpunkten die Transplantatintegration noch nicht soweit fortgeschritten.

Nur das autoklavierte und anschließend kältekonservierte Transplantat konnte dem hervorragenden Gesamteindruck der Kontrollgruppen standhalten. Bei allen anderen Gruppen zeigte sich eine Verzögerung der Transplantatintegration. Die bei 80 °C inkubierten und die 3 minütig autoklavierten Transplantate erzielten radiologisch ein etwa vergleichbares Ergebnis und waren den länger autoklavierten Transplantaten (6 min) deutlich überlegen. Hier war noch nach vier Wochen häufig kein Anschluß des Transplantats an den Lagerknochen zu sehen (Abb. 1).

In der Histologie zeigten sich zwei verschiedene Trends. Während die beiden kurzzeitig autoklavierten Gruppen, und die 80 °C- Gruppe, mit den allogenen Frisch-

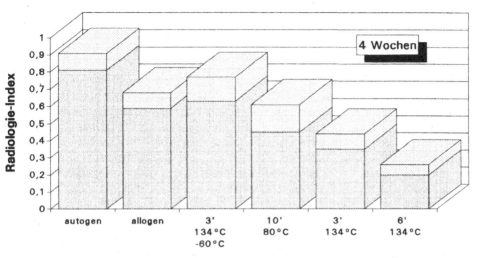

Abb. 1. Radiologie-Ergebnisse. Spongiosa allogen autoklaviert und warmebehandelt

rungszeit deutlich schlechtere Ergebnisse. Am besten schnitt, wie bereits in der radiologischen Auswertung, die autogene Kontrollgruppe ab.

Bei den autogenen Frischtransplantaten war der kortikale Bohrlochdefekt nach 4 Wochen in allen Fällen vollständig geschlossen, die im Markraum gelegenen Transplantatreste waren bereits resorbiert. Die allogene, frisch transplantierte Spongiosa zeigte sich zu diesem Beobachtungszeitpunkt in einem früheren Stadium der Integration. Die Kontinuität der Kortikalis war weitgehend wieder hergestellt, im Bereich der Transplantatspongiosa fanden noch An- und Umbauvorgänge statt. Mit Ausnahme der langen Autoklavierungszeit war der histologische Eindruck der hitzebehandelten Transplantate mit der allogenen Kontrollgruppe vergleichbar. Kleinere Abstriche mußten dennoch in den Bereichen Defektkonsolidierung und Transplantatumbau gemacht werden. Nach einer Autoklavierungszeit von 6 Minuten war in allen Präparaten der Defektrand noch scharf abgrenzbar, im Bereich des Transplantats war sehr wenig osteoblastäre Aktivität zu erkennen (Abb. 2).

Bei der histomorphometrischen Messung des Knochenvolumens im Bereich des Bohrlochdefektes bestätigte sich der der aus Radiologie und Histologie gewonnene Eindruck. Das größte Knochenvolumen, im Bereich des kortikalen Defektes, konnte nach 28 Tagen die autogene Kontrollgruppe (49,8%) erreichen, die niedrigsten Werte erzielten die 6 Minuten lang autoklavierten Transplantate (17,5%). Die kürzere Autoklavierungszeit ohne Kältekonservierung (28,7%) und die Inkubation bei 80 °C (27,5%) lagen im Bereich der allogenen Kontrollgruppe (29,3%). Erstaunlich hohe Quotienten wurden von den autoklavierten, kältekonservierten Transplantaten erzielt (39,6%).

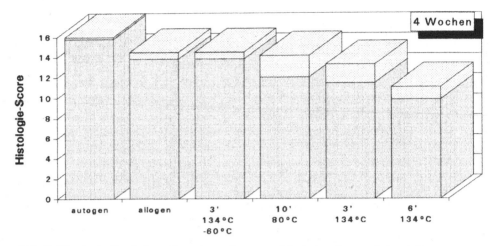

Abb. 2. Histologie-Ergebnisse. Spongiosa allogen autoklaviert und warmebehandelt

Diskussion

In Übereinstimmung mit der Literatur, zeigte sich auch in dieser Studie die deutliche Überlegenheit der autogenen, frisch transplantierten Spongiosa im Bezug auf Einheilung und Regeneration von Knochendefekten. Allogene Spongiosa, sowohl in frischer, als auch in autoklavierter und wärmebehandelter Form, heilt verzögert ein, wobei die Qualität des Transplantats von der Art und Dauer der Behandlung abhängig ist. Die begrenzte Verfügbarkeit autogener Spongiosa, verbunden mit den nicht unerheblichen Risiken, die durch den zusätzlichen Entnahmeeingriff bedingt sind [2], rechtfertigen den alternativen Einsatz von allogenen Transplantaten. Hierbei darf jedoch nicht das mögliche Infektionsrisiko (HIV, HBV, Lues, Malaria u.a.) durch kältekonservierten allogenen Knochen außer Acht gelassen werden [4]. Auch die bakterielle Kontamination des Transplantats, während oder nach der Entnahme, stellt ein weiteres, nicht zu unterschätzendes, Risiko für den Empfänger dar [7]. Gerade aufgrund der aktuellen HIV-Problematik, wäre es für Knochenbanken aus rechtlichen und juristischen Gründen zu diskutieren, ob der Einsatz von sterilisierten, infektionssicheren Transplantaten eine mögliche Alternative darstellt.

Die tierexperimentellen Ergebnisse dieser Untersuchung konnten zeigen, daß Spongiosatransplantate, nach Wärmebehandlung mit 80 °C, vergleichbare Einheilungsergebnisse aufweisen, als nach kurzzeitiger Autoklavierung (3 min). Eine Verbesserung der osteokonduktiven Eigenschaften des autoklavierten Transplantats, durch anschließende Kältekonservierung, scheint aufgrund dieser Studie denkbar. Da die Inkubation bei 80 °C nur ein desinfizierendes Verfahren darstellt, welches virale Erreger (HBV, CMV u.a.) nicht vollständig erfaßt und weiterhin ein aufwendiges Spenderscreening erfordert, stellt die Kurzeitautoklavierung eine mögliche Alternative dar. Längere Autoklavierungszeiten (6 min) erweisen sich als ungeeignet und müssen eher als ein Hindernis der Knochenregeneration gesehen werden.

Literatur

1. CDC (1988) Transmission of HIV through Bone Transplantation: Case report and public health recommendations, MMWR 37:597–599
2. Grob D (1986) Probleme an der Entnahmestelle bei autologer Knochentransplantation. Unfallchirurg 89:339–345
3. Jerosch J, Castro WHM, Granath M, Rosin H (1990) Knochenbanken in der BRD. Unfallchirurg 93:334–338
4. Kasperczyk WJ, Sturm J, Verhagen W, Flik J, Tscherne H (1990) AIDS-Problematik in der Unfallchirurgie. Unfallchirurg 93:89–95
5. Knaepler H, Ascherl R, Bugany H, Gotzen L (1989) Die Gefahr der AIDS-Übertragung bei der Knochentransplantation. Hefte z Unfallheilkunde 207 S 374
6. Parfitt AM (1988) Bone histomorphomerty: Proposed system for standardization of nomenclature, symbols and units Calcif Tissue Int 42:284–286
7. Tomford WW, Mankin HJ, Friedlaender GE, Doppelt SH, Gebhardt MC (1987) Methods of banking bone and cartilage for allograft transplantation. Ortop Clin North Am 18:241–247
8. Wissenschaftlicher Beirat der Bundesärztekammer (1990) Richtlinien zum Führen einer Knochenbank. Dt Ärztebl 87:39–42

Dosisabhängige Beschleunigung der Frakturheilung durch systemische Faktor XIII Gabe

L. Claes, W. Boch, H.-J. Wilke und H. Gerngroß

Abteilung für Unfallchirurgische Forschung und Biomechanik, Universität Ulm, Helmholtzstraße 14, D-89081 Ulm

Eine Verminderung des Plasmafaktor XIII Spiegels ist eine mögliche Ursache für Wundheilungsverzögerungen bei Weichteiltraumen (Hofbauer 1979) und Frakturen (Thies 1970). In mehreren experimentellen Untersuchungen konnte gezeigt werden, daß eine Beschleunigung der Frakturheilung nicht nur in Fällen einer Substitution eines FXIII Mangels sondern auch bei einer Erhöhung des FXIII Spiegels über das physiologische Maß hinaus auftrat (Benfer und Struck 1977, Gerngroß et al. 1981, Claes et al. 1984). Als eine mögliche Ursache für die Heilungsbeschleunigung konnte die mitogene Wirkung des Faktor XIII auf die Osteoblastenproliferation gefunden werden (Claes et al. 1987).

Die bei diesen tierexperimentellen Untersuchungen angewandten FXIII-Dosen schwankten zwischen 25 I.E./kg/Tag und 100 I.E./kg/Tag, bei annähernd gleichen Behandlungsdauern von 6–7 Tagen. Bisher unbekannt ist, welche FXIII-Dosis für die Frakturheilung die günstigste ist und ob nicht bisher häufig zu hoch dosiert wurde. Um diese Frage zu beantworten wurde das im folgenden beschriebene Experiment durchgeführt.

Hefte zu „Der Unfallchirurg", Heft 241
K. E. Rehm (Hrsg.)
© Springer-Verlag Berlin Heidelberg 1994

Material und Methoden

Die Untersuchung erfolgte an 50 gleich alten, männlichen CHbb-Ratten mit einem Gewicht von 220–260 Gramm. Die Operation der Tiere geschah in Allgemeinnarkose (Nembutal, intraperitoneal) unter sterilen Bedingungen. Die rechten Kniegelenke der Tiere wurden durch einen parapatellaren Schnitt eröffnet, die Patella luxiert und von der ventralen Kante des Tibiaplateaus die Markhöhle der Tibia mit einem 1 mm Bohrer eröffnet. Durch einen zweiten Zugang auf der medialen Seite der Tibiamitte wurde die Diaphyse dargestellt und mit einer oszilierenden Säge zu 2/3 durchtrennt.

Der Rest des noch stehenden Tibiaquerschnittes und die Fibula wurden dann manuell gebrochen. Dieses Vorgehen wählten wir, um durch das Brechen eine gewisse Verzahnung der Bruchflächen und damit eine Möglichkeit der Rotationssicherung der Fragmente zu erreichen. Die Osteosynthese erfolgte mit einem Kirschnerdraht mit 1 mm Durchmesser und 30 mm Länge. Danach wurden die Wunden mit Einzelknopfnähten verschlossen. Die Tiere konnten sich nach Erwachen aus der Narkose frei bewegen.

Die Tiere wurden in 5 Dosisgruppen zu je 10 Ratten eingeteilt und erhielten in den verschiedenen Gruppen 0, 5, 10, 50 und 100 I.E. Faktor XIII (Fibrogammin HS, Behring) pro kg Körpergewicht täglich bis zum 10. postoperativen Tag.

Das als Lyophylisat vorliegende Faktor XIII Konzentrat wurde unmittelbar vor der Behandlung in Aqua ad injectabilia gelöst und in die Schwanzvene injiziert. Die Kontrollgruppe (0-Gruppe) erhielt als Placebo eine gleiche Menge Albuminlösung verabreicht.

Nach Versuchsende (3 Wochen) wurden die Tibiae präpariert, die Fibulae durchtrennt und die Kirschner-Drähte vorsichtig explantiert. Nach Röntgen aller Knochen führten wir eine Dreipunktbiegeprüfung der Tibia bis zum Bruch in einer Materialprüfmaschine (Zwick 1454) durch.

Die Tibiae wurden in der Biegeeinrichtung in standardisierter Weise fixiert und von ventral auf Höhe der geheilten Fraktur mit einem Biegestempel mit einer Verformungsgeschwindigkeit von 2 mm/min belastet (Abb. 1).

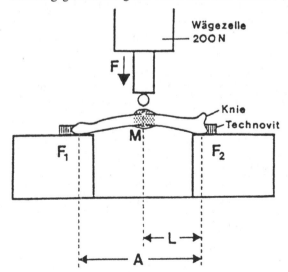

Abb. 1

Aus dem aufgezeichneten Kraft-Durchbiegungsdiagramm wurde die Maximalkraft (F) beim Bruch ermittelt. Mit Hilfe des Auflagerabstandes zwischen distalem und proximalem Ende der Tibia (A) und des Abstandes des Biegestempels (L) konnte danach das maximale Biegebruchmoment (Mb) berechnet werden (Mb = F/A x (A-L) x L).

Nach dem Bruchversuch versuchten wir die Tibiae wieder in ihrer ursprünglichen Lage zusammenzufügen und betteten sie so für die histologische Aufarbeitung in Methylmethacrylat ein.

Von den Längsschnitten der Tibiae fertigten wir Mikroradiographien bevor sie nach Paragon gefärbt wurden. Anhand der histologischen Schnitte und Mikroradiographien erfolgte eine Analyse hinsichtlich der Heilungsart, der Qualität und Menge des Kallus und der Frakturspaltbreite.

Die Bestimmung der Kallusfläche in der Mikroradiographie geschah mit einem computerunterstützten Bildanalysesystem (Zeiss Videomat III).

Ergebnisse

2 Tiere verstarben bei der Narkose und bei weiteren 9 Tieren war eine Biegeprüfung der Tibiae nicht möglich, weil die Heilung unvollständig war und die Knochen während der Entfernung der Kirschnerdrähte auseinanderbrachen. Zur biomechanischen Auswertung kamen damit 8 Kontrolltiere und 7, 9, 9, 6 Tiere für die Dosisgruppen 5, 10, 50, 100 I.E. FXIII.

Die Ergebnisse der Biegebruchuntersuchungen und Auswertung der Kallusflächen sind in Tabelle 1 als Mittelwerte mit den dazugehörigen Standardabweichungen dargestellt.

Die größten Biegebruchmomente und auch größten Kallusflächen waren in den Gruppen mit 10 I.E. und 50 I.E. Faktor XIII Behandlung zu beobachten. Nach dem t-Test für unverbundene Stichproben war der Unterschied in den Kallusflächen signifikant ($p < 0,05$). Die histologische Auswertung zeigte für alle Behandlungsgruppen sowohl Tibiae mit knöcherner Kallusüberbrückung wie auch Tibiae mit noch bestehenden Knorpel- und Bindegewebszonen auf Höhe des Frakturspaltes. Der Anteil

Tabelle 1

Dosisgruppe	Biegebruchmoment (Nmm)	Kallusfläche (mm^2)	Anteil knöchern durchbauter Tibiae (%)
5 I.E.	101,1 ± 73,2	2,2 ± 0,9	30
10 I.E.	136,6 ± 57,6	3,1 ± 1,0	50
50 I.E.	134,8 ± 45,5	2,8 ± 0,8	40
100 I.E.	104,7 ± 75,6	2,3 ± 1,0	33
Kontrolle	101,6 ± 71,0	2,3 ± 0,8	37

vollkommen knöchern geheilter Tibiae war bei der Behandlungsgruppe mit 10 I.E. Faktor XIII am höchsten (Tab. 1).

Interessant ist eine Differenzierung der Knochen nach knöchern überbrückten (Schnellheiler) und verzögert heilenden Tibiae. Bei den Knochen, die bereits nach 3 Wochen knöchern überbrückt sind, ist kein Einfluß der Faktor XIII Dosierung zu erkennen. Bei den verzögert heilenden Knochen sind dagegen signifikant ($p < 0,05$) höhere Biegebruchfestigkeiten nach Behandlung mit 50 I.E. und 10 I.E. Faktor XIII zu beobachten. Keine wesentlichen Unterschiede bestehen zwischen Kontrolltieren sowie Behandlungen mit 5 I.E. und 100 I.E.

Diskussion

Die Studie hat gezeigt, daß die systemische Gabe von Faktor XIII eine Beschleunigung der Knochenheilung bei Tibiafrakturen der Ratte hervorruft. Diese Ergebnisse stehen in Übereinstimmung mit anderen Untersuchungen an der gleichen Spezies [1] und an anderen Tieren [2, 3, 4]. Eine Abhängigkeit der Knochenheilungsergebnisse von der Dosis der Faktor XIII Gabe konnte signifikant nachgewiesen werden. Die besten Ergebnisse wurden mit einer Dosis von 10 I.E./kg Körpergewicht erzielt. Ähnlich gute Ergebnisse wurden mit 50 I.E./kg Körpergewicht gefunden, während 5 I.E. und 100 I.E./kg Körpergewicht deutlich schlechtere Ergebnisse erbrachten und sich kaum von der nicht behandelten Kontrollgruppe unterschieden.

Die größeren Biegebruchmomente der Behandlungsgruppen mit 10 und 50 I.E./kg lassen sich durch die durchschnittlich größeren Kallusmengen erklären.

Die größere Kallusproduktion der mit einer geeigneten Dosierung Faktor XIII behandelten Tiere könnte durch die nachgewiesene mitogene Wirkung des Plasmafaktors XIII erklärt werden.

Die großen individuellen Unterschiede der Meßwerte auch in jeder Versuchsgruppe und die zwei beobachteten Knochenheilungsstadien sind wahrscheinlich überwiegend auf Unterschiede in der Repositionsgüte und Torsionsstabilität der Osteosynthese zurückzuführen. Wurde eine gute Reposition der Fragmente mit Verzahnung der nicht glatten Frakturflächen erreicht, so kann von einer ausreichenden Rotationssicherung ausgegangen werden. Wurde dies nicht erreicht, dann ist aufgrund der fehlenden Rotationssicherung mit einer Heilungsverzögerung zu rechnen. Interessant ist, daß in dieser Gruppe der Einfluß des Faktor XIII und seiner Dosierung am deutlichsten war. Die Biegebruchmomente der mit 10 I.E./kg behandelten Tiere lagen doppelt so hoch wie jene der Kontrolltiere.

Eine Faktor XIII Therapie scheint deshalb besonders bei verzögert heilenden Knochen angebracht. Die dabei günstigste Dosis liegt mit 10 I.E./kg Körpergewicht wesentlich niedriger als die bisher experimentell und klinisch angewendeten Dosen.

Literatur

1. Benfer J, Struck H (1977). Factor XIII and Fracture Healing. Europ Surg Res 9:217–223
2. Claes L, Burri C, Gerngroß H, Mutschler W (1984). Der Einfluß des Faktor XIII auf die Knochenheilung. Chirurg. Forum '84 f. experim. u. klinische Forschung, Hrsg.: L. Koslowski, Springer, Berlin-Heidelberg
3. Claes L, Kuglmeier K, Gerngroß H (1987). Experimentelle Untersuchungen zur mitogenen Wirkung von Faktor XIII auf Osteoblasten. Hefte zur Unfallheilkunde 189:153–156
4. Gerngroß H, Claes L, Burri C (1981). Tierexperimentelle Untersuchungen zur autologen Fibrinspongiosaplastik unter Calcitonin- und Faktor XIII-Behandlung. Langenbecks Arch Chir Suppl:109–112
5. Hofbauer F, Roka R, Zekert F (1979). Faktor XIII und das Risiko postoperativer Wundheilungsstörungen und Blutungen. Wiener klinische Wochenschrift 8:265–266
6. Thies HA, Wahl R, Hahnenfeld R (1970). Hämatologische Kontrollen der Knochenbruchheilung. Langenbecks Arch Chir 327:1207–1209

XI. Forum: Experimentelle Unfallchirurgie III

Vorsitz: G. Blümel, München; M. Roesgen, Düsseldorf; H. Zilch, Goslar

Knochenheilung nach XeCl-Excimerlaserbohrung

R. Jahn[1], K. H. Jungbluth[1], G. Delling[2], W. Neu[3]

[1] Abteilung für Unfall- u. Wiederherstellungschirurgie
[2] Abteilung für Osteopathologie, Universitäts-Krankenhaus Eppendorf, Martinistraße 52, D-20246 Hamburg
[3] Laser-Laboratorium Göttingen e.V., Hans-Adolf-Krebs-Weg 1, D-37077 Göttingen

Der XeCl-Excimerlaser ist ein Gaslaser, bei dem das Edelgas Xe und das Halogen Cl das Lasermedium bilden. Im Medium entstehen nach Anregung des Edelgasatoms durch eine Hochspannungsentladung Edelgashalogenide, die während der Lebensdauer des angeregten Zustandes (ca. 10 ns) als stabile Verbindung existieren. Der Laserübergang erfolgt durch Strahlungsemission mit der Wellenlänge 308 nm vom ersten angeregten, gebundenen elektronischen Zustand zum ungebundenen Grundzustand. Um durch Laserstrahlung einen optimalen Gewebsabtrag zu erreichen, müssen bestimmte Parameterkonstellationen beachtet werden. Eine hohe Absorption des jeweiligen Laserlichtes an bestimmte Gewebsbestandteile, ist die Voraussetzung dafür, daß bei geringer Eindringtiefe der größte Teil der Strahlungsenergie in einem kleinen Gewebebezirk (hohe Energiedichte) seine volle Wirkung entfalten kann: Maßgeblich für die Absorption gerade im ultravioletten Spektralbereich (im Gegensatz zum infraroten Spektralbereich) ist weniger der Wassergehalt, sondern vielmehr die Chromophore der strukturellen Gewebebestandteile wie z.B. Proteine, Kollagen oder auch Hydroxylapatit. D.h. nicht nur das Wasser wird verdampft, sondern auch die langkettigen Moleküle werden in Bruchstücke aufgespalten und in den gasförmigen Zustand übergeführt (Srinivasan; Izatt et al.). Dieser bedingt durch eine immense (1000fache) Zunahme des innergeweblichen Volumens an dieser Stelle eine Mikroexplosion, bei der mit dem Dampf auch die festen Moleküle und Bestandteile aus dem Gewebsverband herausgeschleudert werden. Um diesen Vorgang auslösen zu können, muß die Energiedichte die Höhe der Ablationsschwelle erreichen, die für jedes Gewebe unterschiedlich ist. Je höher die Konsistenz des Gewebes ist, desto höher ist auch die Ablationsschwelle ($2 J/cm^2$ für Knochen bei 308 nm). Liegt die verwendete Energiedichte unterhalb der Ablationsschwelle, wird kein Gewebe abgetragen. Die Laserlichtenergie wird in Wärmeenergie umgesetzt und führt in Abhängigkeit von Absorp-

Hefte zu „Der Unfallchirurg", Heft 241
K. E. Rehm (Hrsg.)
© Springer-Verlag Berlin Heidelberg 1994

tion und Bestrahlungsdauer zu den bekannten thermischen Gewebsschäden bis hin zur Karbonisierung.

Obwohl im Laufe der Jahre Laser verschiedener Wellenlänge mit ausreichend hohen Pulsenergien entwickelt wurden, schlugen zahlreiche Versuche, mit Laserenergie Knochen zu durchtrennen fehl. Das Gewebe verbrannte und unter dem Rasterelektronenmikroskop waren reichlich Schmelzfiguren zu sehen, die auf hohe Prozeßtemperaturen rückschließen ließen (1500 °C Schmelzpunkt des Hydroxylapatits). Von Dinkelaker und Scholz wurde in ausführlichen Studien belegt, daß die Karbonisierung des Knochengewebes zu unvertretbar langen Heilungsverzögerungen führt und daher nicht das Ziel einer medizinischen Laseranwendung sein kann. Diese Mißerfolge bei der Knochenablation lagen darin begründet, daß die Absorption der herkömmlichen infraroten Laser (CO_2, Nd:YAG, Ho:YAG) im Knochen nicht ausreicht, um in genügend kurzer Zeit das Gewebe abzutragen. Die Pulsdauer dieser Laser liegt im µs-Bereich. Erst mit der Entdeckung des Excimerlasers, gelang es, einen hochenergetischen (hohe Einzelphotonenenergie), kurzgepulsten (Pulsdauer im µs-Bereich) Laser zu konstruieren, der in der Lage ist, härteste Materialien wie z.B. Keramik, Glas, Metall ohne Schmelzränder zu ablatieren. Es handelte sich hierbei jedoch zunächst um Mikromanipulationen. Beim erstmaligen Bohren von Knochengewebe mit dem 308 nm-Laser ließ sich feststellen, daß noch ein weiterer Parameter zu beachten ist, das Arbeitsmedium. Bei Knochenabtragungen mit dem Excimerlaser an Luft kommt es selbst bei niedriger Pulsenergie von 20 mJ und einer Repetitionsrate von 10 Hz ebenfalls zu Karbonisierungen. Erst wenn die Ablation im wäßrigen Medium vorgenommen wird, bleiben die Bohrkrater sauber und ebenmäßig. Die histologischen Untersuchungen zeigten bis hin zu 40 mJ Applikationsenergie und 100 Hz Repetitionsrate nur schmale (20–45 µm) Zellschädigungszonen. Um diese an avitalem Material gewonnenen Ergebnisse zu erhärten, wurde ein Tierversuch als Pilotstudie an 6 Kaninchen durchgeführt, um festzustellen, welche Relevanz diese nur noch minimalen Schädigungszonen für die Knochenheilung haben. Ein 308 nm-Excimerlaserstrahl (EMG 602 Lambda Physik) wurde durch eine Taperfaser (Heraeus Quarzglas Hanau) mit einem Durchmesser von 1000 µm in das OP-Feld gelenkt (Parameter: 50 mJ Applikationsenergie, 30 Hz Repetitionsrate, 300 ns Pulsdauer). Bei 6 Kaninchen wurde nach operativer Freilegung an der rechten lateralen Tibiafläche eine Laserbohrung und an der medialen Tibiafläche eine Bohrung mit einem AO-Bohrer gesetzt. Die Kortikalis wurde vollständig perforiert. Außer bei zwei Kaninchen erfolgte eine regelmäßige Spülung. Nach 2 und 4 Wochen wurden die Kaninchen getötet und die Knochenregeneration nach Laser- und mechanischer Bohrung verglichen. Es zeigte sich bereits nach 2 Wochen eine Regeneration des Defektes nicht nur durch proliferierendes Bindegewebe, sondern durch neu gebildetes Knochengewebe, sowohl bei der Laser- als auch bei der mechanischen Bohrung ohne wesentlichen quantitativen Unterschied. An der Grenzflächenkortikalis (Bohrlochrand) bestand histologisch ein enger Kontakt zu den neugebildeten Knocheninseln. In der 4. Woche lag bereits eine weitgehende knöcherne Auffüllung der Defekte vor, einhergehend mit einem Rückgang des Granulationsgewebes. Bei beiden Arten der Bohrung gelingt der Nachweis aktiver kubischer Osteoblasten.

Als einen wichtiger Grund für Heilungsverzögerungen nach Knochenablation, selbst mit dem 308 nm-Excimerlaser, gab Nelson die Zerstörung der endostal gelegenen Osteozyten durch thermische Schädigung an. Als Folge davon heilt ein mechanisch bearbeiteter Knochen sowohl von endostal als auch von periostal, im Gegensatz zum laserablatierten Knochen, der nur von periostal regeneriert und dadurch eine längere Heilungszeit benötigt. Im Gegensatz dazu stellten wir in unserem Experiment fest, daß es möglich ist, diesen Grad der thermischen Schädigung des Endosts bei Einhaltung optimaler Parameter zu vermeiden. Es ließ sich deutlich in der histologischen Untersuchung der Beweis erbringen, daß nach Knochenablation mit dem 308 nm-Laser auch eine endostale Knochenheilung einsetzt und damit eine Heilungsverzögerung vermieden werden kann. Um noch einmal die Bedeutung der richtigen Parameterwahl und insbesondere die der Wahl des Arbeitsmediums hervorzuheben, führten wir in dieser Pilotstudie zwei der Laserbohrungen ohne kontinuierliche Spülung durch. Ergebnis: Über den gesamten Verlauf der Beobachtungszeit konnten innerhalb dieser Bohrkrater keinerlei Anzeichen einer knöchernen Regeneration beobachtet werden. Der Defekt füllte sich langsam mit Bindegewebe aus, welches nur schwach an der Wand des Bohrkraters haftete und daher bei der histogischen Aufbereitung leicht abriß. Osteoblasten ließen sich nicht nachweisen. Kompensatorisch zu dieser mangelhaften Defektheilung kam es jedoch zu einer deutlichen subperiostalen Reaktion, wie sie von Nelson beschrieben worden ist. Wie sich aus unserem Experiment ersehen läßt, wird eine thermische Schädigung des Knochengewebes durch unzureichende Spülung während der 308 nm-Excimerlaserablation bedingt. Zusammenfassend ist festzustellen, daß mit der Entwicklung der Excimerlaser das physikalische Grundprinzip für eine Knochenablation ohne größere thermische Schädigungen und damit auch ohne wesentliche Heilungsverzögerungen gefunden worden ist. Nur hochenergetische, kurzgepulste Laser mit hoher Absorption im Zielgewebe können diesen Anforderungen gerecht werden. Aufgabe der Zukunft sollte es daher sein, Geräte auf dieser Basis, aber mit noch höheren Leistungsparametern, zu entwickeln, damit eine vernünftige Abtraggeschwindigkeit nicht nur für kleine Bohrungen, sondern auch für größere Knochenschnitte erreicht wird.

Literatur

Dinkelaker F (1989) Die CO_2-Lasersteotomie. Voraussetzungen und Möglichkeiten anhand einer tierexperimentellen Studie an Kaninchenradius und Schafstibia Habilitationsschrift des Fachbereiches Klinikum Steglitz, FU Berlin

Izatt JA, Albagli D, Britton M, Jubas JM, Itzkan L, Feld MS (1991) Wavelength dependence of pulsed laser ablation of calcified tissue, Lasers Surg Med 11:238–249

Nelson SJ, Orenstein A, Liaw LH, Zavar RB, Gianchandani S, Berns MW (1989) Ultraviolet 308 nm excimer laser ablation of bone: an acute and chronic study Applied optics 28(12):2350–2357

Scholz C (1992) Neue Verfahren der Bearbeitung von Hartgewebe in der Medizin mit dem Laser. Müller G, Berlien HP (eds) Advances in Laser Medicine 7 Ecomed Verlag Srinivasan R Laser-Tissue Interactions Ber Bunsenges Phys Chem 93:265–269

Speziesvergleich der Spongiosa als Grundlage für die Knochenregeneration – Histomorphometrische Untersuchungen*

Th. Schoch[1], I. Kutschka[3], R. Ascherl[2], G. Blümel[3]

[1] Orthopädische Klinik der Universität Ulm, Orthopädische Klinik im RKU
[2] Orthopädische Klinik der MU Lübeck
[3] Institut für Experimentelle Chirurgie der TU München, Ismaningerstraße 22, D-81675 München

Abstract

Bei fünf verschiedenen Versuchstierarten (Hund, Schaf, Schwein, Kaninchen, Ratte; pro Tierart n = 10) wurde die Spongiosa der letzten drei kaudalen Lendenwirbelkörper, des Beckenkamms, der Hüftpfanne, des proximalen und distalen Femurs, sowie der proximalen Tibia und des Kalkaneus (9 unterschiedliche Lokalisationen) morphometrisch mit einem vollautomatischen Bildanalysesystem analysiert. Als Parameter diente der BV/TV-Quotient (bone volume/tissue volume) nach Parfitt. Bei der Auswertung der EvG-Schnitte wiesen mit Ausnahme des Beckenkamms und des Kalkaneus alle untersuchten Bereiche beim Hund, Schaf und Kaninchen einen vergleichbaren BV/TV-Quotienten auf (LWK: 26,9–28,5%, Hüftpfanne: 31–33,7%, proximales Femur: 21,7–29,1%, distales Femur: 29,7–34,3%, Tibiakopf: 30,1–37,8%). Das Schwein und die Ratte erreichten signifikant niedrigere Werte. In 8 von 12 untersuchten Region of interest waren der Hund und das Kaninchen hinsichtlich ihrer Spongiosamenge vergleichbar.

Im Gegensatz zur Frakturheilung besteht auf dem Gebiet der Knochendefektheilung trotz zahlreicher Untersuchungen über die Regeneration mit Knochentransplantaten und -ersatzstoffen eine große Unsicherheit. Dies liegt zum einen an den verschiedenen Versuchstierspezies für die Untersuchung der Knochenregeneration, zum anderen am Fehlen geeigneter Richtlinien über die Regenerationsfähigkeit der jeweiligen Versuchstierart. In der Vergangenheit wurden unterschiedliche Untersuchungsergebnisse hinsichtlich der Knochenregeneration bei verschiedenen Tiermodellen nicht einem differenten Versuchsansatz, sondern Unterschieden des Knochenanbaus und biologisch unterschiedlichen Reaktionen verschiedener Tierspezies zugeschrieben [5].

Ergebnisse auf dem Gebiet der Knochenregeneration mit Knochentransplantaten und -ersatzstoffen sind jedoch nur dann interindividuell vergleichbar, wenn folgende Voraussetzungen erfüllt sind:

1. Vergleichbares Alter
2. Wahl des gleichen Defektmodells
3. Übereinstimmung in der Defektlokalisation

* Mit freundlicher Unterstützung der DFG.

Hefte zu „Der Unfallchirurg", Heft 241
K. E. Rehm (Hrsg.)
© Springer-Verlag Berlin Heidelberg 1994

4. Vergleichbare Defektgröße
5. Wahl gleicher, wenn möglich standardisierter Auswertungsmethoden

In dieser morphometrischen Studie sollte die Spongiosa von fünf verschiedenen Versuchstierarten an unterschiedlichen Stellen des Skeletts quantitativ verglichen werden. Diese Ergebnisse sollen als Grundlage für ein späteres Versuchsmodell dienen, bei dem dann die Knochenregeneration in standardisierten Defekten bei den einzelnen Versuchstierarten überprüft werden soll. Denn nur der Vergleich von Knochenstruktur, Heilungsverlauf und -dynamik könnte einen besseren Einblick in die Regenerationsleistung einer jeden einzelnen Versuchstierart geben. Wünschenswert wäre eine bessere Vergleichbarkeit mit Ergebnissen beim Mensch und die Verwendung einer ethisch besser vertretbaren Tierart zumindest für Basisversuche in der Grundlagenforschung.

Material und Methoden

Für die Untersuchung wurden folgende Versuchstierarten verwendet (pro Tierart n = 10): Hund, Schaf, Schwein, Kaninchen und Ratte.

Sämtliche Versuchstiere waren ausgewachsen und frei von systemischen Erkrankungen und von pathologischen Knochenveränderungen. Außerdem wurde auf vergleichbare Körpergröße und -gewicht innerhalb einer Versuchstierart geachtet. Folgende Skelettlokalisationen und Schnittebenen wurden bei den einzelnen Spezies untersucht (Tabelle 1).

Es wurden jeweils von jedem Präparat 10 Serienschnitte in EvG-Färbung angefertigt, die Schnittdicke betrug immer 7 mm. Anschließend wurden die Präparate, die frei von größeren Artefakten waren, mit einem 256 Graustufen umfassenden, vollautomatischen Bildanalysesystem (Fa. SIS, Münster) ausgewertet.

Als Parameter diente der BV/TV-Quotient (bone volume/tissue volume = TBV%) nach der Nomenklatur nach Parfitt [4]. Da die Schnittdicke hinreichend dünn war, war es zulässig, von der Oberfläche auf das Volumen der Spongiosa zu schließen [1]. Bei den Lokalisationen wurden jeweils der Mittelwert und die Standardabweichung berechnet. Die statistische Bewertung der Ergebnisse verschiedener Untersuchungsgruppen wurde mit dem U-Test nach Wilcoxon, Mann und Whitney durchgeführt.

Tabelle 1. Übersicht über die Schnittebene der verschiedenen Knochen beim Speziesvergleich

Knochen	Schnittebene
Lendenwirbelkörper	frontal, vorderer Anteil, frontal, hinterer Anteil
Beckenkamm	Crista iliaca, entsprechend einer klinischen Knochenentnahme
Hüftpfanne	transversal über Hüftpfanne
Femur proximal	transversal in Höhe Trochanter minor
Femur distal	frontal durch den Ursprung des vorderen Kreuzbandes
Tibia proximal	frontal durch den Ansatz des vorderen Kreuzbandes
Kalkaneus	frontal

Ergebnisse

Einen vergleichbaren Spongiosaanteil (s. Tabelle 2) wiesen mit Ausnahme des Bekkenkammes und des Kalkaneus alle untersuchten Bereiche (LWK: 26,9–28,5%, Hüftpfanne: 31,1–33,7%, proximales Femur: 21,7–29,1%, distales Femur: 29,7–34,3%, Tibiakopf: 30,1–37,8%) beim Hund, Schaf und Kaninchen auf. In 8 von 12 untersuchten Bereichen stimmten der BV/TV Quotient von Hund und Kaninchen überein. Das Schwein und vor allem die Ratte erreichten signifikant reduzierte BV/TV-Werte.

Diskussion

Die Ergebnisse dieser morphometrischen Untersuchung zeigen, daß verschiedene Versuchstierarten eine unterschiedliche Spongiosastruktur aufweisen. Eitel [2] glaubte, daß der Hund im Hinblick auf den knöchernen Regenerationsprozess das beste Versuchstier darstellt. Wissing [5] schrieb dem Kaninchen eine schnellere Revaskularisierung und Regeneration als dem Schaf zu. Katthagen [3] stellte fest, daß die Regenerationsfreude des Hundes zumindest im Spongiosatest nicht schlechter ist als

Tabelle 2. BV/TV-Mittelwerte (%) und Standardabweichungen der einzelnen Versuchstierarten in Abhängigkeit von der Lokalisation

Lokalisation	Hund	Schaf	Schwein	Kaninchen	Ratte
Drittletzter LWK (ventral)	28,7 ± 5,8	29,1 ± 9,3	22,2 ± 2,0	34,4 ± 2,8	18,0 ± 2,2
Drittletzter LWK (dorsal)	24,4 ± 5,1	22,9 ± 4,8	21,2 ± 3,8	28,8 ± 2,9	18,0 +7− 1,8
Zweitletzter LKW (ventral)	29,9 ± 6,5	27,8 ± 6,1	24,0 ± 7,9	28,9 +7− 5,9	16,7 ± 2,8
Zweitletzter LWK (dorsal)	25,7 ± 6,9	23,1 ± 5,9	21,0 ± 3,3	26,6 ± 4,9	15,4 +7− 2,4
Letzter LWK (ventral)	33,8 ± 6,7	29,1 ± 6,1	23,2 ± 2,9	28,1 ± 2,6	14,8 ± 2,9
Letzter LWK (dorsal)	28,2 ± 5,2	29,2 ± 5,6	20,6 ± 2,6	24,4 ± 3,1	13,7 ± 2,7
Beckenkamm	39,5 ± 8,5	28,3 ± 4,2	31,9 ± 4,7	23,4 ± 4,1	17,7 ± 2,9
Hüftpfanne	31,1 ± 6,5	31,4 ± 3,0	24,7 ± 3,7	33,7 ± 7,1	15,4 ± 3,5
Prox. Femur	22,6 ± 5,8	21,7 ± 4,6	22,4 + 5,11	29,1 ± 4,7	11,9 ± 2,5
Distal. Femur	34,3 ± 8,2	29,7 ± 5,4	23,3 ± 3,0	29,8 ± 3,4	19,3 ± 3,6
Prox. Tibia	35,2 ± 9,6	30,1 ± 5,4	20,3 ± 3,9	37,8 ± 3,6	18,5 ± 3,8
Kalkaneus	47,6 ± 9,1	33,2 ± 7,5	37,4 ± 5,6	29,8 ± 3,1	11,9 ± 4,1

die des Kaninchens. Aufgrund der Verschiedenheit der Versuchsansätze, der Tierarten, der verwendeten Untersuchungsmethoden und schließlich der Ergebnisse scheint es nur bedingt möglich, entsprechende Ergebnisse auf dem Gebiet der Knochenregeneration zu vergleichen. Die Unsicherheit über die jeweilige Regenerationspotenz eines jeden einzelnen Versuchstieres kann durch differente Versuchsansätze nicht beseitigt werden. Es muß deshalb in Kenntnis der morphometrischen Ergebnisse dieser Untersuchung ein standardisiertes Defektmodell bei verschiedenen Versuchstierarten (Hund, Schaf, Schwein, Kaninchen und Ratte) durchgeführt werden, um die Dynamik der Regeneration im Speziesvergleich zu untersuchen. Sollten die dynamische Abläufe bei der Knochenregeneration eine Abhängigkeit von den statischen Parametern aufweisen, wäre es denkbar, daß zumindest für Basisversuche der Grundlagenforschung eine ethisch besser vertretbare Versuchstierart gewählt werden kann. Vielleicht wäre es aufgrund von standardisierten Versuchsmodellen dann auch möglich, eine bessere Übertragbarkeit auf die Gegebenheiten beim Mensch zu gewährleisten.

Literatur

1. Bergot C, Laval-Jeantet AM, Preteux F, Meunier A (1988) Measurement of anisotropic vertebral trabecular bone loss during aging by quantitative image analysis. Calcif Tissue Int 43:143–149
2. Eitel F, Klapp F, Jacobson W, Schweiberer L (1981) Bone regeneration in animals and in man. Arch Orthop Traumat Surg 99:59-64
3. Katthagen BD (1986) Knochenregeneration mit Knochenersatzmaterialien. Hefte z Unfallheilkunde 178
4. Parfitt AM (1988) Bone histomorphometry: Proposed system for standardization of nomenclature, symbols, and units. Calcif Tissue Int 42:284–286
5. Wissing H, Stürmer KM, Breidenstein G (1990) Die Wertigkeit verschiedener Versuchstierspecies für experimentelle Untersuchungen am Knochen. Hefte z Unfallheilkunde 212:479–488

Biomechanische Untersuchung von kortikalem Knochen – quantitative und qualitative Beurteilung verschiedenster Einflußvariablen am Röhrenknochen der Ratte

Angelika Maier[1], M. A.Scherer[1,2], H.-J. Früh[1] , G. Metak[1,2] und G. Blümel[1]

[1] Institut für Experimentelle Chirurgie der TU München, Ismaningerstraße 22, D-81675 München
[2] Chirurgische Abteilung des Städt. KH München-Bogenhausen

Einleitung und Problemstellung

In der Literatur über experimentelle Untersuchungen der biomechanischen Eigenschaften des kortikalen Knochens findet man eine derart weite Streuung der Normwerte, daß der direkte Vergleich verschiedener Autoren untereinander kaum möglich ist. Um eine Abstimmung zur Arbeitsgruppe um R. Zernicke (University of California, 54), die den Einfluß verschiedener Immobilisations- und Sterilisationsformen untersuchte, zu ermöglichen, sollte eine methodische Standardisierung der Testsituation erreicht werden. Die Beurteilung beispielsweise postoperativer Veränderungen nach Osteotomie oder Transplantation von Röhrenknochen setzt voraus, daß eine Normwertpopulation festgelegt ist und eventuelle systematische Fehler bekannt sind.

Zielsetzung

Überprüfung eines biomechanischen Tests auf Reproduzierbarkeit, Zuverlässigkeit sowie quantitative und qualitative Beurteilung möglicher Einflußfaktoren auf die biomechanischen Kenndaten kortikalen Knochens der Ratte.

Material und Methoden

Als Versuchstiere wurden 104 Wistarratten beiderlei Geschlechts mit einem Lebensalter zwischen 3 und 24 Monaten aus verschiedenen, von der Regierung von Oberbayern genehmigten Projekten schmerzlos getötet, die Tibiae und Femora entnommen und sorgfältig von Weichteilen befreit. Die Knochen wurden vermessen (Länge, Durchmesser in Sagittal- und Frontalebene) und das Körpergewicht der Tiere protokolliert. Gepaarte Knochen vom gleichen Tier, bzw. nach Möglichkeit männliche und weibliche Tiere des gleichen Wurfes wurden nach folgenden Einflußfaktoren in Untersuchungsgruppen aufgeteilt: Alter, Geschlecht, Sozialisation, Haltungsbedingungen/Streß, vorausgegangene Schwangerschaften, Sterilisationsverfahren, Testaufbau, intraindividuelle Unterschiede und Malignominduktion (FBR Osteosarkomvirus, GSF). Die Verteilung in unterschiedliche Versuchsgruppen ist der Tabelle 1 zu entnehmen.

Hefte zu „Der Unfallchirurg", Heft 241
K. E. Rehm (Hrsg.)
© Springer-Verlag Berlin Heidelberg 1994

Tabelle 1. Einteilung der Versuchsgruppen. 104 Wistarratten Chbb:Thom SPF, 232 getestete Tibiae und Femora

n Präparate	Alter (Monate)	vers. interne Bezeichnung	untersuchte Variablen
8	3	Te1	Kraftrichtung med./lat., Auflagedistanz 13 mm, Alter, Geschlecht weiblich
8	3	Te2	Kraftrichtung med./lat., Auflagedistanz 20 mm, Alter, Geschlecht weiblich
8	3	Te3	Kraftrichtung med./lat., Auflagedistanz 30 mm, Alter, Geschlecht weiblich
8	3	Te4	Kraftrichtung ant./post., Auflagedistanz 30 mm, Alter, Geschlecht weiblich
14	3	G3m	Alter, Geschlecht männlich
12	3	G3w	Alter, Geschlecht weiblich
12	5	G5m	Alter, Geschlecht männlich, Sozialisation Gruppe, Haltungsbedingungen
12	5	EH5m	Alter, Geschlecht männlich, Sozialisation einzeln, Haltungsbedingungen
6	5	G5w	Alter, Geschlecht weiblich, Sozialisation Gruppe, Haltungsbedingungen
12	5	EH5w	Alter, Geschlecht weiblich, Sozialisation einzeln, Haltungsbedingungen
12	5	GH5w	Alter, Geschlecht weiblich, Sozialisation Gruppe, Haltungsbedingungen suboptimal/Stress
6	6	G6m	Alter, Geschlecht männlich, Sozialisation Gruppe
10	6	G6w	Alter, Geschlecht weiblich, Sozialisation Gruppe
10	6	E6w	Alter, Geschlecht weiblich, Sozialisation einzeln
7	6	Auto	Alter, Geschlecht weiblich, Sozialisation Gruppe, Sterilisation Autoklavierung
7	6	Etho	Alter, Geschlecht weiblich, Sozialisation Gruppe, Sterilisation Ethylenoxid
14	6	Tu	Alter, Geschlecht weiblich, Sozialisation Gruppe, Virusinfektion/Malignominduktion
8	6–9	GSS6/9w	Alter, Geschlecht weiblich, Sozialisation Gruppe, Schwangerschaft
12	9	G9w	Alter, Geschlecht weiblich
2	12	G12m	Alter, Geschlecht männlich
12	12	G12w	Alter, Geschlecht weiblich, Haltungsbedingungen
10	12	GH12w	Alter, Geschlecht weiblich, Haltungsbedingungen suboptimal/Stress
8	21	G21m	Alter, Geschlecht männlich
8	21	G21w	Alter, Geschlecht weiblich
6	24	G24w	Alter, Geschlecht weiblich

Im Drei-Punkt-Biegeversuch wurden die Präparate (n = 232) anhand folgender Auswertungsparameter untersucht: max. Bruchkraft, Steifigkeit, Bruchenergie, Frakturform (Definition in der Abb. 1), sagittaler und frontaler Kraftvektor. Die Belastungsgeschwindigkeit bei der zerstörenden Testung betrug bei allen Versuchen konstant 10 mm/min. Alle Tests wurden bei Normklima nach DIN 50014 durchgeführt. Besonderes Augenmerk wurde auf die standardisierte Positionierung gelegt, die an-

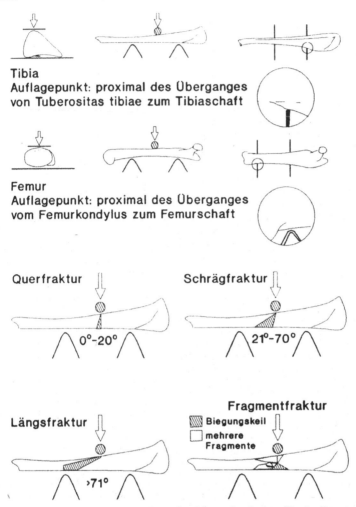

Abb. 1. Schematische Darstellung der biomechanischen Testbedingungen und der Definition der Frakturform

hand anatomischer Landmarken exakt definiert wurde (vgl. Abb. 1). Jeweils vor und nach biomechanischer Testung wurden die Röhrenknochen mit einem feinzeichnenden Mammographiefilm geröntgt, um den Frakturtyp und die Frakturlokalisation zu ermitteln. Die statistische Bearbeitung erfolgte mit dem NCSS[R] Programm auf einem IBM-kompatiblen PC. Zur Auswertung wurden der zweiseitig berechnete U-Test nach Mann-Whitney und die Korrelationsanalyse auf linearen Zusammenhang zweier Zufallsvariablen verwendet.

Ergebnisse

Beide Geschlechter gewinnen die Hauptmasse ihres Körpergewichtes innerhalb der ersten 5 Monate post partum. Das ad libitum zur Verfügung gestellte Futter und die

Tabelle 2. Intergruppenvergleich Tibia und Femur, weibliche Tiere, Gruppenhaltung. Zahlenangaben: Alter in Monaten post partum

Tibia	5	6	9	12	21	24	5′	6	9	12	21	24	Femur
3	p<0,05	p<0,01	p<0,01	p<0,01	p<0,01	p<0,01	n.s.	p<0,01	p<0,01	p<0,01	p<0,01	p<0,01	3 ,
5	–	n.s.	p<0,05	p<0,05	p<0,01	p<0,01	–	p<0,05	p<0,05	p<0,05	p<0,05	p<0,01	5
6	–	–	p<0,05	p<0,05	p<0,01	p<0,01	–	–	n.s.	n.s.	n.s.	p<0,05	6
9	–	–	–	n.s.	p<0,05	p<0,01	–	–	–	n.s.	n.s.	p<0,05	9
12	–	–	–	–	n.s.	p<0,01	–	–	–	–	n.s.	n.s.	12
21	–	–	–	–	–	p<0,05	–	–	–	–	–	n.s.	21

Haltungsbedingungen führen dazu, daß bis 24 Monate p.p. kein Plateau bei der Gewichtszunahme erreicht wird. Ohne statistische Signifikanz bleibt die Beobachtung, daß weibliche Ratten in Einzelhaltung am deutlichsten Gewicht zunehmen, gefolgt von Gruppenhaltung und schließlich Gruppenhaltung mit zusätzlichem Streß infolge häufiger Dislokation.

Die Bruchform bei der biomechanischen Testung besteht bei 73% der Fälle in einer hochreproduzierbaren Querfraktur. Sowohl bei männlichen als auch bei weiblichen Tieren besteht eine überwiegend signifikante Altersabhängigkeit (vgl. Tabelle 2).

Innerhalb einer Altersgruppe ergeben sich bei gleichen Versuchsbedingungen immer signifikante, geschlechtsspezifische Unterschiede ($p < 0,01$). Die maximale Bruchkraft und Steifigkeit sowohl der Tibiae als auch der Femora für die Gruppenpaare verschiedenen Geschlechts aber gleichen Alters sind auf dem 1%-Niveau verschieden. Femora weisen hinsichtlich aller biomechanischer Parameter höhere Werte als die Tibiae auf. Allerdings sind die Ergebnisse auch mit einer größeren Streubreite behaftet: Die Variationskoeffizienten für das Femur betragen zwischen 9% und 42%, für die Tibia zwischen 5% und 18%.

Die Sozialisation – Gruppen- oder Einzelhaltung –, die Unterbringung der Tiere mit Exposition von Dysstreß und vorausgegangene Schwangerschaften erweisen sich als nicht signifikante Variablen. Das gleiche gilt für den gepaarten, intraindividuellen links-rechts-Vergleich. Bei der Ratte gibt es keine „Händigkeit" wie beim Menschen.

Den größten Einfluß auf die untersuchten Parameter hat die Auflagedistanz. Die Versuchsgruppen unterscheiden sich hochsignifikant (im Extremfall bis zu 566%). Auch die Orientierung des Prüfpräparates im Raum zeigt noch signifikante Unterschiede ($p < 0,05$).

Die Anwendungsbeispiele mit dem schließlich gewählten Testverfahren, das die höchste Trennschärfe aufweist (Frontalebene, 20 mm Auflagedistanz) belegt statistisch signifikante Unterschiede zwischen den biomechanischen Eigenschaften der autoklavierten und Ethylenoxid-behandelten Tibiae (die nahe der Normwerte lagen). Bei szintigraphisch und radiologisch negativen Befunden verändert eine paratibiale Virusinokulation auch die biomechanischen Eigenschaften nicht.

Tabelle 3. Übersicht über die Einflußfaktoren auf die biomechanischen Kenndaten von Knochen

---

1. Individuelle Faktoren

Spezies:	Yamada [53]
Alter:	Burstein [8], Currey [12], Ekeland [13], Goh [18], Martin [32], Torzilli [47], von Vinz [50], Vogel [52]
Geschlecht:	Lindahl [31]
Diät, Medikamente:	Andreen [2], Bak [4], Bell [6], Li [30], Ortoft [36], Vogel [51]
Krankheit:	Ekeland [14], Grynpas [19]
Aktivität:	Abram [1], Claes [10], Hou [23], Vailas [49]

2. knochenspezifische Faktoren:

Unterschiede zwischen Knochen:	Evans [15]
rechts vs. links:	Jerosch [25], Mather [33], Paavolainen [37]
Unterschiede in einem Knochen:	Evans [16], Jerosch [25]

3. auf die Proben bezogene Faktoren:

Größe:	Rogers [42]
Form (drehrund, symmetrisch...):	Hayes [20], Evans [16]
Mikrostruktur	Carter [9], Currey [11], Evans [17]
Dichte, Porösität:	Carter [9], Martin [32], Schaffler [44]
chemische Struktur:	Lees [29]
Ultrastruktur (Kristall, Fasern):	Ascenzi [3], Currey [12], Evans [17], Lees [29]

4. Vorbehandlung der Knochenproben, Herstellung:

Sägen, Fräsen, Schleifen:	Hayes [20], Jacobs [24]
Temperatur bei der Bearbeitung:	Bonfield [7]
Bewässerungsmedium:	Sedlin [45]

5. Aufbewahrungsmethode:

Lagerungsmedium:	Goh [18], McElhaney [34]
Lagerungsdauer:	Goh [18]
Konservierung:	
Tiefgefrieren:	Pelker [39], Sedlin [45]
Gefriertrocknen:	Pelker [39], Triantafyllou [48]
Sterilisation:	
Bestrahlung:	Komender [27]
Autoklavierung:	Köhler [26], Kreicbergs [28]
chemische Behandlung:	Roe [41]
Hydration:	Reilly [40], Sedlin [46]

6. Testaufbau:

Einspanndistanz:	Sedlin [46]
Art des Tests:	Evans [16]
Kraftrichtung:	Behiri [5], Hirsch [22], Natali [35]
Belastungsgeschwindigkeit:	Panjabi [38], Sammarco [43]
Umgebungsbedingungen:	Sedlin [45]

Diskussion

Es ist unstrittig, daß es speziesspezifische Unterschiede bei den biomechanischen Eigenschaften von kortikalem Knochen gibt [53]. Nachdem aber der Testaufbau und hier insbesondere die Auflagedistanz den größten absoluten Einfluß auf die Ergebnisse hat, ist auch innerhalb der gleichen Spezies mit Unterschieden zu rechnen, wenn Tiere verschiedenen Alters und variabler morphometrischer Proportion des Knochens untersucht werden. Innerhalb einer Inzuchtlinie können bei der Biomechanik eines topographisch anatomisch definierten Röhrenknochens sowohl die intraindividuellen Unterschiede als auch die Seitenangabe vernachlässigt werden [25, 37], d.h. daß die Knochen zum Erstellen einer Normwertgruppe gepoolt werden dürfen. Resultate, die an verschiedenen Röhrenknochen der gleichen Spezies gewonnen wurden, sind nicht vergleichbar- die Absolutwerte differieren zu stark [8, 15]. Gemeinsam mit einer Reihe von Autoren [1, 12, 13, 50, 52] gelingt der Nachweis einer strengen Altersabhängigkeit. Im Gegensatz zu Mitteilungen von Lindahl [31], der das Elastizitätsmodul und die durchschnittliche maximale Deformation an menschlichem Knochen bestimmte, hängt das Ergebnis bei der Ratte eindeutig vom Geschlecht des Tieres ab. In der Tabelle 3 findet sich eine Literaturübersicht zu den Variablen, die das biomechanische Testergebnis beeinflußen können.

Kortikaler Knochen ist ein anisotropes Gewebe, d.h. er besitzt eine gerichtete Struktur. Er zeigt folglich ein von der Richtung der einwirkenden Kraft abhängiges Verhalten [5, 22, 35, 46]. Trotz der bekannten Nachteile des Dreipunkt-Biegeversuches ist dieser Versuchsaufbau den Alternativen Torsion und Zugversuch hinsichtlich der Genauigkeit, Streubreite und Reproduzierbarkeit eindeutig überlegen. Die mittleren Variationskoeffizienten dieser Versuchsreihe betragen 8,87% bei der maximalen Bruchkraft und 10,41% bei der Steifigkeit für Tibiae und 12,78% bzw. 19,79% für Femora. Sie liegen damit deutlich unter den allgemein als sehr gut betrachteten Werten von 32,5%, wie sie Heitemeyer und Claes [21] angeben.

Zusammenfassung

An 232 Tibiae und Femora von Wistarratten wurden verschiedene Variablen auf ihre Beeinflußung der biomechanischen Kenndaten von kortikalem Knochen hin untersucht. Die Ergebnisse dieser Arbeit zeigen, daß die biomechanischen Eigenschaften deutlich vom Alter, Geschlecht, dem Versuchsaufbau (Auflagedistanz, Kraftrichtung), vom Testkörper (Femur vs. Tibiae) und von vorangegangen Sterilisationsverfahren abhängig sind. Die vorliegende Testmethode erweist sich als hervorragend zur Untersuchung der biomechanischen Eigenschaften des kortikalen Knochens geeignet: Sie ist einfach und äußerst gut reproduzierbar. Die Einführung des Drei-Punkt-Biegeversuches mit einer Auflagedistanz von 20 mm als standardisierte Testmethode an der Ratte würde eine gute Vergleichbarkeit der Versuchsergebnisse gewährleisten. Die Tibia ist dem Femur vorzuziehen.

Die extremen Unterschiede in der Literatur lassen sich bereits durch den unterschiedlichen Versuchsaufbau erklären, wie die vorgestellten Versuchsreihen mit unterschiedlicher Auflagedistanz und Kraftrichtung zeigen.

Summary

The impact of several variables on the mechanical testing of rat cortical bone were examined in 232 tibiae and femora of Wistar-rats aged between 3 and 24 months. Test design, age, sex, and type of bone were proven to influence the results on a significant level. Insignificant factors were socialisation, housing conditions combined with slight stress and preceeding pregnancy. Three-point bending test in rats is a reliable and highly reproducable set-up.

Literatur

1. Abram AC, Keller TS, Spengler DM (1988) The effects of simulated weightlessness on bone biomechanics and biomechanical properties in the maturing rat. J Biomech 21:755–767
2. Andreen, Larsson (1983) Effects of parathyroidectomy and vitamin D on fracture healing. Acta Orthop Scand 54:805–809
3. Ascenzi A, Bonucci E (1973) An approach to the mechanical properties of single osteonic lamellae. J Biomech 6:227–235
4. Bak B Jorgensen PH, Andreassen TT (1990) Dose response of growth hormone on fracture healing in rat. Acta Orthop Scand. 61(1):54–57
5. Behiri JC, Bonfield W (1989) Orientation dependence of the fracture mechanics on cortical bone. J Biomech 22(8/9) 863–872
6. Bell GH, Chamber JW, Dawson LM (1947) The mechanical and structural properties of bone in rats on rachitogenic diet. J Physiol 106:286–300
7. Bonfield W, Li CIT (1968) The temperature dependence of the deformation of bone. J Biomech 1:323–329
8. Burstein AH, Reilly RR, Martens M (1976) Aging of bone tissue: mechanical properties. J Bone Joint Surg 58–A:582–586
9. Carter DR, Hayes WC, Schurmann DJ (1976) Fatigue life of compact bone – 11. Effects of microstructure and densitiy. J Biomech 9:211
10. Claes L, Burri C (1982) The influence of immobilisation on the mechanical and morphological properties of bone. In: Huiskes R, van Campen Dand, De Winjin J, (eds) Biomechanics: Principles and application, The Hague, Boston
11. Currey JD, (1975) The effect of strain rates, reconstruction and mineral content of some mechanical properties of bovine bone. J Biomech 8:81–86
12. Currey JD, Butler G (1975) The mechanical properties of bone tissue in children. J Bone and Joint Surg 57A(6):810–814
13. Ekeland A, Engesaeter LB, Langeland N (1983) Influence of age on bone strength in rats. In: Huiskes R, van Campen Dand, De Winjin J, (eds) Biomechanics: Principles and application, The Hague, Boston: 227–232
14. Ekeland A, Gautvik KM, Underdal T (1983) Calcitonin producing tumor. Effect of fracture repair and normal bone in rats. Acta Orthop Scand 54:760–767
15. Evans FG (1967) Differences and relationships between the physical properties and the microscopic structure of human, femoral, tibial and fibular cortical bone. Am J Anat 120:79–88
16. Evans FG (1973) Biomechanical properties of bone. C.C. Thomas, Springfield, Illinois
17. Evans F G Vincentelli R (1971) Relalions of the compressive properties of human cortical bone to histological structure and calcification. J Biomech 7:1–10
18. Goh JCH, Ang EJ, Bose K (1989) Effects of preservalion medium on the mechanical properties of cat bones. Acta Scand 60(4):465–467
19. Grynpas MD, Simmons ED, Carnes D, Grundberg (1987) Bone mineral in the eastrated rat model of osteopenia. J Orthop Res 5:586–5')1

20. Hayes WC, Carter DR (1979) Biomechanics of bone. In: Simmons DJ, Arthur SK (eds) Skeletal research, Academic Press, New York, 263–300
21. Heitemeyer U, Claes L, Hierholzer S, Kemper F, (1988) Experimentelle biomechanische Beurteilung der ossären Reparation einer ausgedehnten Frakturzone in Abhängigkeit vom operationstechnischen Stabilisationsverfahren. Deutscher Verband für Materialprüfung e.V. (Hrsg) Implantate:65–75
22. Hirsch C, Da Silva O (1967) The effect of orientation on some mechanical properties of femoral cortical specimens. Acta Orthop Scand 38:45–56
23. Hou JC-H, Zernicke R, Kody M, Meals R (1989) Effects of continous passive motion on the geometrical and mechanical properties of long bone. J Biomech 22(10):1027.
24. Jacobs CU, Pope MH, Berry JT, Hoagluna F (1974) A study of bone machining process – orthogana cutting. J Biomech 7:131–136
25. Jerosch J, Muchow H, Clahsen H (1990) Intra- und interindividuelle Unterschiede in der Biegefestigkeit von humanen Knochen. Biomedizinische Technik 35:10–14
26. Köhler P, Kreicbergs A, Strömberg L (1986) Physical properties of auloclaved bone. Acta Orthop Scand 57:141–145
27. Komender J, Komender A, Dziedic Goclawska A, Ostrowski K (1976) Radiation-sterilized bone grafts evaluated by electon spin. Resonance technique and mechanical tests. Transplantalion proceedings Vol 8(2) Suppl
28. Kreicbergs A (1989) Bone exposed to heat. In: Aebi M, Regazzoni P (eds) Bone Transplantation, Springer-Verlag, Berlin, 155–161
29. Lees S, Davidson CL (1976) The role of collagen in the elastic properties of calcified tissue. J Biomech 10:473–486
30. Li K-C, Zernicke RF, Barnard RF, Li AF-J (1990) Effects of a high fatsucrose diet on cortical bone morphology and biomechanics. Calc Tissue Int 47:308–318
31. Lindahl O, Lindgren AGH (1967) Cortical bone in man. 11. Variation in tensile strength with age and sex. Acta Orthop Scand 38:141–147
32. Martin RB, Ishida H (1989) The relalive effects of collagen fiber orientation, porosity, density and mineralization on bone strength. J Biomech 22(5):419–426
33. Mather BS (1967) A method of studying the mechanical properties of long bone. J Surg Res 7(5):226–230
34. Mc Elhaney J, Fogle J, Byars E, Weaver G (1964) Effect of embalming on the mechanical properties of beef bone. J Appl Physiol 19(6):1234–1236
35. Natali AN, Meroi EA (1989) A review of the biomechanical properties of bone as a meterial. J Biomed Eng 11:266–276
36. Ortoft G, Oxlund H (1988) Reduced strength of rat cortical bone after glucocorticoid treatment. Calcif Tissue Int 43:376–382
37. Paavloainen P (1978) Studies on mechanical strength of bone. Acta Orthop Scand 49:497–505
38. Panjabi MM, White AA, Soulhwick WO (1973) Mechanical properties of bone as a function of rate of deformation. J Bone and Joint Surg 55–A(2):322–330
39. Pelker RR, Friedlaender GE, Markham TC, Panjabi MM, Moen CJ (1984) Effects of freezing and freezedrying on the biomechanical properties of rat bone. J Orthop Res 1:405–411
40. Reilly DT, Burstein AH (1974) The mechanical properties of cortical bone. J Bone Joint Surg 56–A(5):1006–1022
41. Roe JC, Pijanowski GJ, Johnson AL (1988) Biomechanical properties of canine cortical bone allografts: Effects of preparation and storage. Am J Vel Res: 49(6):873–877
42. Rogers LL, Moyle PD (1988) Effects of specimen on work-of-fracture measurements. J Biomech 21(11):919–926
43. Sammarco GJ, Burstein AH, Davis WL, Frankel WH (1971) The biomechanics of torsional fractures: The effect of loading on ultimate properties. J Biomech 4:113–1]7
44. Schamer MB, Burr DB (1988) Stiffness of compact bone Effects of porosity and density. J Biomech 21(1):13–16
45. Sedlin EA (1965) A rheologic model for cortical bone. Acta Orthop Scand Suppl 83:1–77

46. Sedlin EA, Hirsch C (1966) Factors affecting the determination of the physical properties of femoral cortical bone. Acta Orthop Scand 37:49–57
47. Torzilli PA, Tabeke K, Burstein AH, Zika JM (1982) The malerial properties of immature bone. J Biomech Engng 104:12–20
48. Triantafyllou N, Solirepoulos E, Triantfyllou JN (1975) The mechanical properties of lyophylized and irradiated bone grafts. Acta orthop Belg 41. Suppl I:35–44
49. Vailas AC, Zernicke RF, Gruideland RE, Kaplansky A (1990) Effects of spacerlight on rat humerus geometry, biomechanics and biochemistry. FASED 4:47–54
50. Vinz H von (1975) Über Altersabhängigkeit der festigkeitsmechanischen Eigenschaften des menschlichen Knochengewebes. Beitr Orthop u Traumatol 22:525–533
51. Vogel HC (1969) Zur Wirkung von Hormonen auf physikalische und chemische Eigenschaften des Binde- und Stützgewebes. Arzneimittel Forsch 19:1495–1503; 1732–1742; 179()–180]; 1981–1996
52. Vogel HG (1979) Influence of maturation and aging on mechanical and biochemical parameters of rat bone. Gerontology 25:16–23
53. Yamada H (1970) Strength of biological materials. Edited by Evans FG, Williams & Wilkins Company, Baltimore
54. Zernicke RF, Vailas AC, Grindeland RE (1989) Interactive effects of nutrition, environment and rat-strain on cortical and vertebral bone geometry and biomechanics. J Biomech 22(10):368–369

Haftfestigkeit von Hydroxylapatit-beschichteten Fixateur externe-Pins in vitro

A. Pommer, A. David, J. Eitenmüller und M. P. Hahn

Berufsgenossenschaltliche Krankenanstalten Bergmannsheil, Universitätsklinik, Gilsingstraße 14, D-44789 Bochum

Einleitung

Ein bevorzugtes Verfahren zur Beherrschung komplizierter Frakturen ist die Stabilisierung mittels eines Fixateur externe [2, 4, 6]. Wesentliche Spätkomplikationen dieser Osteosynthesetechnik sind jedoch frühzeitige Lockerungen [4, 6] und Infektionen in bis zu 68%. Diese treten zunächst an den Eintrittsstellen der Knochenschrauben und im Bohrkanal auf [4, 9]. Die Infektionsrate steigt mit zunehmender Liegedauer der Knochenschrauben, so daß insbesondere bei Transportosteosynthesen eine chronische Knocheninfektion droht [1].

In den letzten Jahrzehnten wurden daher zahlreiche Versuche unternommen, um die Rate der Pinlockerungen und Infektionen an den Eintrittsstellen der Knochenschrauben zu minimieren. So wurden Knochenschrauben aus Reintitan entwickelt; es wurde auch die Länge, Form und Kerndurchmesser der Schrauben sowie ihre Gewindeform variiert, ohne daß allerdings in kontrollierten experimentellen Untersuchungen ein entscheidender Durchbruch erzielt wurde [5, 9]. Diese Veränderungen des Schraubendesigns streben eine bessere initiale mechanische Verankerung durch Vor-

Hefte zu „Der Unfallchirurg", Heft 241
K. E. Rehm (Hrsg.)

spannung und Verklemmung an. Auf diesem Wege kann aber die spätere Auslockerung durch chronische Wechsel-Biegebeanspruchung der Knochenschrauben mit nachfolgender Knochenresorption nicht beeinflußt werden. Durch Beschichtung von Schanz'Schrauben mit Hydroxylapatit (HA), das osteokonduktiv wirkt [7, 8], wird eine knöcherne Einheilung und damit eine dauerhafte Verankerung der Schrauben im Knochengewebe angestrebt, die wir bereits für Hydroxylapatit-beschichtete AO/ASIF-Kortikalisschrauben nachweisen konnten [3]. Es muß jedoch geprüft werden, ob die Wechsel-Biegebelastung bei derart beschichteten Schanz'Schrauben nicht zu gleichartigen Osteolysen führt, wie sie bei den herkömmlichen Metallschrauben bekannt sind.

Material und Methodik

Es wurden AO/ASIF-Schanz'Schrauben mit drei unterschiedlichen Oberflächen untersucht und entsprechen drei Versuchsgruppen gebildet:

1. herkömmliche, glatt polierte Metallschrauben (Stahl) als Kontrollgruppe,
2. mit Hydroxylapatit-beschichtete Metallschrauben (HA) und
3. mit Hydroxylapatit/Silber-beschichtete Metallschrauben (HA/P).

Die Beschichtung der AO/ASIF-Schanz'Schrauben mit 4,5 mm Durchmesser wurde von der Firma Cerasiv in Plochingen vorgenommen. Die Beschichtung war 100 µm dick und bestand aus reinem HA bei einer Porosität von 20%. Der Zusatz von ionisiertem Silber erfolgte in unserem Labor. Das Silber sollte als zusätzliches antibiotisches Agens eine Kolonisierung der Pins verhindern.

Tiermodell

Einundzwanzig zweijährige Schafe, mit einem Körpergewicht von 28–32 kg, wurden in Periduralanästhesie an der linken Tibia mit den obigen Schrauben versorgt. In Anlehnung an Aro und Mitarbeiter [2] wurde ein ventro-lateraler Klammerfixateur mit 6 Schanz'Schrauben und 2 AO-Rohren an die Tibia montiert (Abb. 1). Die Zuordnung der Schafe zu einer der drei Versuchsgruppen erfolgte randomisiert. Beim Einbringen der beschichteten Schanz'Schrauben wurde eine Gewebeschutzhülse verwendet, deren Innendurchmesser um 200 µm aufgebohrt worden war.

Nach Montage des Klammerfixateurs wurde in Schaftmitte der Tibia ein 2 mm breiter Defekt gesetzt und mit Knochenwachs und steriler Folie aufgefüllt, um einen frühzeitigen knöchernen Durchbau zu vermeiden. Die Tiere durften die operierte Extremität sofort belasten. Röntgenkontrollen erfolgten nach 2 und 4 Wochen, dann monatlich bis zum jeweiligen Versuchsende. Nach 2, 4 und 6 Monaten wurden die Tiere geopfert.

Unmittelbar nach Tötung der Tiere erfolgten hochauflösende Röntgenaufnahmen (Faxitron 805). Anschließend wurde mit dem Drehmoment-Schraubenschlüssel das initiale Ausdrehmoment bestimmt. Es folgte die Konservierung der Knochen zur hi-

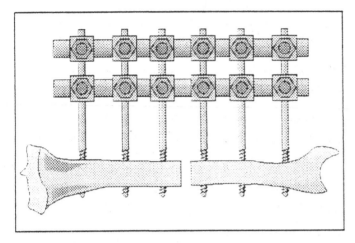

Abb. 1. Fixateur Montage

stologischen Untersuchung. Alle Schrauben, die ein Ausdrehmoment unter 0,5 Nm zeigten, wurden als „gelockert" angesehen.

Histologie und Histomorphometrie

Es wurden unentkalkte Knochenschnitte von den Schraubenkanälen angefertigt. Die Grenzflächen der Schraubenoberflächen und des Knochens wurden histomorphometrisch mittels eines computergestützten Bildanalyse -Systems ausgewertet. Es wurden die Resorptionsflächen, die sich in beiden Kortikales unmittelbar unter den Gewindegängen der Schanz'Schrauben ausgebildet hatten bestimmt.

Bestimmung der Infektrate

Eine Weichteilinfektion wurde angenommen, wenn 2 der klinischen Kriterien: Schwellung, Rötung, Sekretion beobachtet wurden.

Tabelle 1. Lösemomente der Fixateur Pins, Unterschiede der Mittelwerte sind auf 5% Niveau signifikant (Duncan Test)

	Stahl n = 36	HA n = 36	HA + Ag n = 36
Lösemoment	1,24 ± 1,15 Nm	4,67 ± 2,71 Nm	6,16 ± 2,83 Nm

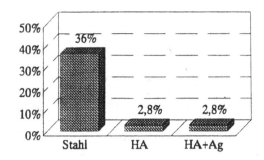

Abb. 2. Rate der klinisch lockeren Pins

Ergebnisse

Lösemomente

36% (n = 13) der herkömmlichen Schrauben waren locker, wohingegen bei den beschichteten Schraubentypen jeweils 2,8% (n = 1) gelockert waren (Abb. 2). Die numerischen Werte der sind in Tabelle 1 und in Abb. 3 zusammengestellt. Die Lösemomente der HA- und HA/P-Schanz'Schrauben waren zu allen Zeitpunkten signifikant höher als bei den herkömmlichen (ANOVA p < 0,0001 und Duncan Test).

Infektionen

Entsprechend den strengen Kriterien war die Pin-Infektrate insgesamt hoch. Bei den beschichteten Schrauben fanden sich mit 72,2% und 59,5% unabhängig von der Liegedauer signifikant weniger Weichteilinfekte als bei den herkömmlichen Pins mit 83,3% (Abb. 4, Kruskal-Wallis Test: p = 0,013). Ein Unterschied zwischen den beiden Beschichtungsarten war allerdings nicht sicher nachweisbar (p = 0,0696), auch wenn ein deutlich günstigerer Trend bei Schrauben mit Silberbeschichtung auffiel.

Histologie

Mikroskopisch wird ein unmittelbarer Kontakt des Knochens mit der HA-Oberfläche in beiden Kortikales gesehen. Eine bindegewebige Zwischenschicht fehlte.

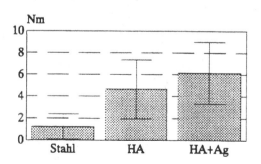

Abb. 3. Lösemomente der Pins

226

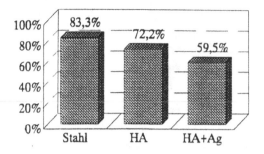

Abb. 4. Rate der klinisch Weichteilinfekte (n = 36)

Bei allen Metallschrauben sieht man in der montagenahen Kortikalis einen Spalt zwischen Knochen und Schraubenoberfläche. Dieser wird durch zellarme bindegewebige Septen ausgefüllt. Zudem erkennt man einen deutlichen Metallabrieb und unterschiedlich große lakunäre Resorptionszonen als Zeichen der mechanischen Unruhe.

Histomorphometrie

Bei Messungen der Resorptionsflächen unter den Schraubengewinden zeigten sich ebenfalls günstigere Ergebnisse bei den beschichteten Implantaten. Eine Knochenresorption unter Hydroxylapatit wurde nur selten gesehen. Dagegen waren die Resorptionszonen unter den Gewinden der Metallschrauben in der montagenahen Kortikalis besonders stark ausgeprägt (Abb. 5).

Schlußfolgerungen und klinische Relevanz

Die vorliegenden experimentellen Daten belegen, daß durch eine Hydroxylapatit-Beschichtung von AO/ASIF-Schanz'Schrauben, die für externe Fixationen verwendet werden Lockerungs- und Infektionsraten an den Schraubeneintrittsstellen auch nach langer Montagezeit drastisch gesenkt werden können. Stets wird ein signifikant höheres Ausdrehmoment bei diesen Schrauben gemessen als Ausdruck besserer mechanischer Verankerung im Knochen. Bei beschichteten Schrauben wurde im Gegensatz zu der herkömmlichen AO/ASIF-Stahlschrauben eine vollständige knöcherne Ummauerung der Schraubenoberfläche in der montagenahen Kortikalis gesehen, so daß keine Verbindung zwischen Markraum und Hautoberfläche bestand. Damit sinkt auch das Risiko einer durch den Schraubenkanal induzierten Bohrlochinfektion oder

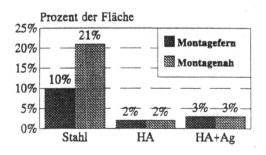

Abb. 5. Morphometrie der Knochenresorption (n = 36)

Osteomyelitis.

Der Zusatz von Silberphosphat im Hydroxylapatit verbessert die mechanische Haftfestigkeit der Schrauben im Knochen signifikant, der Nachweis einer weiteren antiseptischen Wirkung gelang jedoch in diesen Untersuchungen, möglicherweise aufgrund der eingeschränkten Fallzahl nicht. Diese wesentlichen experimentellen Ergebnisse rechtfertigen den Einsatz Hydroxylapatit-beschichteter Knochenschrauben zumindest in kontrollierten klinischen Studien, insbesondere wenn eine mehrmonatige Fixationszeit erwartet wird.

Literatur

Alonso JE, Regazzoni P (1990) The use of the Ilizarov concept with the AO/ASIF tubular fixateur in the treatment of segmental defects. Orthop Clin North Am 21(4):655–665

Court-Brown CM, Wheelwright EF, Christie J, McQueen MM (1990) External fixation for type III open tibial fractures. J Bone Jt Surg 72-B:801–804

David A, Pommer A, Eitenmüller J, Muhr G (1993) Der Einfluß der Hydroxylapatit-Beschichtung von AO/ASIF-Schrauben auf die Haftfestigkeit im Knochen. Unfallchirurg 96:12–17

David A, Pommer A, Muhr G, Bülhoff H (1992) Fixateur externe beim komplizierten Unterschenkelschaftbruch. Einfluß verschiedener Fixationssysteme auf Bruchheilung und Komplikationsrate. Chirurg 63(11):950–957

Hydahl C, Pearson S, Tepic S, Perren SM (1991) Induction and prevention of pin loosening in external fixation: an in vivo study on sheep tibiae. J Orthop Trauma 5(4):485–492

Marsh JL, Nepola JV, Wuest TK, Osteen D, Cox K, Oppenheim W (1991) Unilateral external fixation until healing with the dynamic axial fixator for severe open tibial fractures. J Orthop Trauma 5(3):341–348

Osborn JF (1985) Implantatwerkstoff Hydroxylapatit, Grundlage und klinische Anwendung, Quintessen/. Berlin, Chicago. London, Rio de Janeiro, Tokio

Roesgen M (1991) Knöcherne Regeneration bei Calciumphosphat-Keramiken. In Weller S, Hierholzer G (Hrsg) Traumatologie aktuell. Thieme. Stuttgart, New York

Seitz WH, Froimson Al, Brooks DB, Postak P, Polando G, Greenwald AS (1991) External fixator pin insertion techniques: Biomechanical analysis and clinical relevance. J Hand Surg 16 A, No. 3:560–563

Einwachsverhalten von Schanz'schen Schrauben unter dem Einfluß von Hydroxylapatitbeschichtung

P. Augat[1], K.-F. Hanselmann[1], L. Claes[1], G. Suger[2] und W. Fleischmann[2]

[1] Abteilung Unfallchirurgische Forschung und Biomechanik Helmholtzstraße 14, D-89081 Ulm
[2] Abteilung Unfall-, Hand-, Plastische- und Wiederherstellungschirurgie Universität Ulm

Einleitung

In den vergangenen Jahren wurde im Bereich der belasteten Implantate verstärkt das Konzept einer biologisch aktiven Oberfläche verfolgt. Die direkte Verbindung zwischen Knochen und Implantat führt zu einer erhöhten Stabilität und einer Reduktion der Mikrobewegungen zwischen Implantat und Knochen. Eine bioaktive Grenzfläche kann für orthopädische Implantate durch eine poröse Oberfläche geschaffen werden. Eine Möglichkeit zur Herstellung einer solchen porösen Oberflächenstruktur bietet die Beschichtung mit Hydroxylapatit-Keramiken. Hydroxylapatit (HA) zeigt bioaktive Eigenschaften und geht aufgrund seiner, dem Knochen ähnlichen chemischen Zusammensetzung, eine Verbindung mit dem Knochen ein (Jarcho 1986). Zum klinischen Einsatz gelangte Hydroxylapatit bereits bei der Knochtransplantation (Uchida et al. 1984), Wirbelkörperfusionen (Cook et al. 1986) oder bei der Beschichtung von Femurprothesen (Osborn 1987). Auch über die Erhöhung der Festigkeit HA-beschichteter Titan-Schrauben, die bei der Plattenosteosynthese ihren Einsatz finden wurde berichtet (Johansson et al. 1988).

Ein weiteres mögliches Anwendungsfeld für HA-Beschichtungen liegt in der Fixateur-Externe Osteosynthese. Bei der Fixateur-Externe Stabilisierung von Frakturen ergeben sich nach wie vor große Probleme durch die manchmal auftretende Lockerung der Schrauben. Diese Lockerung kann bereits während der ersten Wochen auftreten und erzwingt häufig einen Verfahrenswechsel, der mit einer weiteren Operation verbunden ist. Mit der Lockerung der Schrauben geht nicht selten eine Pininfektion einher die sowohl inhärent sein kann als auch über die Pintrakte an den Knochen gelangen kann. Welcher der beiden Effekte, Lockerung oder Infektion, nun Ursache und welcher Wirkung darstellt ist zwar nicht eindeutig geklärt aber es ist davon auszugehen daß die Pinlockerung das Auftreten eines Infekts begünstigt und umgekehrt. Eine Verbesserung der Knochenimplantatverbindung könnte also nicht nur die Infektionsrate senken sondern würde auch die Stabilität der Osteosynthese über einen adäquaten Zeitraum garantieren.

Ziel der hier vorgestellten Untersuchung war es die Stabilität von Fixateur-Externe Schrauben mit HA-Beschichtungen verschiedener Dichte in einem in-vivo Modell zu untersuchen.

Hefte zu „Der Unfallchirurg", Heft 241
K. E. Rehm (Hrsg.)
© Springer-Verlag Berlin Heidelberg 1994

Material und Methoden

In einer Studie zum Einfluß mechanischer Parameter auf die Knochenheilung beim Schaf wurde zur Stabilisierung der durchgeführten Osteotomie eine Fixateur externe Osteosynthese mit Schanz-Schrauben verschiedener HA-Beschichtung durchgeführt.

Eine als Frakturmodell dienende Querosteotomie in der Diaphysenmitte der Schafstibia wurde mit einem Standard Doppelrohr AO-Fixateur stabilisiert. Proximal und distal der Osteotomie wurden je 3 Schanz-Schrauben (Synthes Typ 294.72; Schaftdurchmesser d = 4,5 mm; Kerndurchmesser e = 3,5 mm; Länge l = 100 mm) verwendet. Zur Implantation wurde mit einem 3,2 mm Bohrer vorgebohrt. Für die beiden direkt an der Osteotomie liegenden Schrauben wurden alternierend konventionelle Stahlschrauben und HA-beschichtete Schrauben verwendet. Die HA-Beschichtung (Osprovit) wurde von der Firma Feldmühle AG (Plochingen) im Plasmasprayverfahren auf die originalen AO-Stahlschrauben aufgebracht.

Insgesamt wurden 22 Schrauben bei denen verschieden große Anteile der Gewindeoberfläche HA – beschichtet waren untersucht:

Um die Qualität der mechanischen Verankerung der Schrauben im Knochen zu quantifizieren wurde das Drehmoment gemessen, das aufgebracht werden mußte um die Schrauben aus dem Knochen herauszudrehen.

AO Schanzschrauben	Anzahl
ohne Beschichtung	11
30% Oberflächenbeschichtung	3
50% Oberflächenbeschichtung	4
70% Oberflächenbeschichtung	4

Zur Bestimmung der Anfangsstabilität wurden je 3 Schrauben ohne Beschichtung und mit 50% Oberflächenbeschichtung in einem in-vitro Versuch in eine frisch entnommene Tibia implantiert. Auf eine vollständige Penetration des gegenüberliegenden Kortex wurde geachtet. Direkt im Anschluß wurden die Schrauben mit einem elektronischen Drehmomentschlüssel, unter Aufzeichnung des aufgebrachten Drehmoments, langsam und möglichst gleichmäßig herausgeschraubt.

Die Bestimmung der sekundären Stabilität der belasteten Schanz-Schrauben erfolgte nach 9 Wochen Implantationszeit in der Schafstibia. Nach Tötung der Tiere und Explantation der hinteren Extremität wurden die Schrauben nach der selben Prozedur wie in dem in-vitro-Versuch explantiert.

Der Vergleich der Resultate dieser biomechanischen Untersuchungen erfolgte auf der Basis der Mittelwerte für die einzelnen Beschichtungen. Unterschiede wurden mit Hilfe des Mann-Whitney Tests auf statistische Signifikanz hin untersucht.

Zur Untersuchung der Grenzschichten zwischen den Schrauben und der Knochenoberfläche sowie der Reaktionen am Periost und im Markraum der Tibia stellten wir nach Einbettung in Metacrylat unentkalkte histologische Präparate her. Die Schraubenkanäle wurden im Querschnitt dargestellt. Mit Hilfe deskriptiver Scores wurden die Präparate lichtmikroskopisch hinsichtlich endostaler und periostaler Kallusbildung, HA-Abriebpartikeln und Fremdkörperreaktionen untersucht.

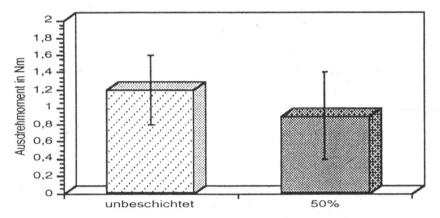

Abb. 1. Ausdrehmomente der Schanz-Schrauben direkt nach Implantation: unwesentliche Unterschiede zwischen unbeschichteten und HA-beschichteten Schrauben (MW + SD)

Ergebnisse

Unterschied zwischen den unbeschichteten und den beschichteten Schrauben (Abb. 1). Die etwas niedrigeren Ausdrehmomente der beschichteten Schrauben unterschieden sich jedoch nicht signifikant von denen der Stahlschrauben.

Die sekundäre Stabilität nach 9 Wochen Implantationszeit korreliert deutlich mit der Dichte der HA-Beschichtung (Abb. 2). Im Mittel wird das Ausdrehmoment durch das Aufbringen der HA-Beschichtung verdoppelt (p < 0,001, n = 11). Eine Erhöhung der Oberflächendichte der HA-Schicht erhöht die sekundäre Stabilität signifikant (p < 0,0001, n = 22).

Histologisch konnten keine auffälligen Unterschiede im Knochenwachstum oder der Zellreaktionen zwischen beschichteten und unbeschichteten Schrauben festgestellt werden. Bei normal festsitzenden Schrauben zeigen sich geringe periostale und endo-

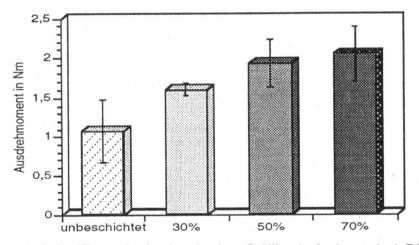

Abb. 2. Signifikanter Anstieg der sekundären Stabilität der Implantate durch Erhöhung der Oberflächendichte der HA-Beschichtung (MW ± SD)

stale Kallusbildungen verbunden mit einer leicht erhöhten kortikalen Umbauaktivität. Lockerungen der Schrauben lassen sich durch stark erhöhte periostale Kallusbildung, vor allem an der Schaftseite der Schrauben und an einem stark erhöhten Umbau im Kortex erkennen. Im Bereich des Schraubenhalses beobachtet man in diesen Fällen oft eine Bindegewebsschicht im Schraubengang, die sich zwischen Knochen und Implantat gebildet hat. Gründe für die auftretenden Lockerungen waren teilweise in der nicht vollständigen Durchdringung des gegenüberliegenden Kortex, des Ausbrechens kortikaler Fragmente beim Eindrehen der Schrauben oder in Drucknekrosen im Bereich des Schraubenhalses bei zu weit eingedrehten Schrauben zu erkennen.

Bei der Verwendung beschichteter Schrauben fanden sich immer abgelöste HA-Partikel in den Gewindegängen oder im Markraum. Teilweise waren die Partikel von frisch gebildetem Knochen umgeben, oder in die Knochenmatrix der Kortikalis eingemauert. Die Menge dieser bis zu 50 µm großen Partikel war unabhängig von der Dichte der Beschichtung. Oft lagen die Partikel in Haufen bis zu 1 mm Durchmesser zusammen. In der Umgebung der HA-Partikel konnten keine Abstoßungsreaktionen in Form von Fremdkörperzellen beobachtet werden.

Diskussion

Ziel der hier vorgestellten Untersuchung war es den Einfluß verschieden dichter HA-Beschichtungen auf die Stabilität eines lasttragenden Implantats zu untersuchen.

Als Maß für die Stabilität bestimmten wir das maximale Drehmoment, das nötig war um die Schrauben aus dem Knochen herauszudrehen. Der Widerstand gegen axiale Lasten oder aufgebrachte Biegemomente kann daraus nicht abgeleitet werden. Trotzdem kann davon ausgegangen werden, daß im Vergleich beschichtet gegen unbeschichtet eine Erhöhung der Ausdrehmomente gleichzeitig eine erhöhte Stabilität gegen anders aufgebrachte Lasten mit sich bringt. Die gewählte Implantationszeit von neun Wochen und die Tatsache, daß die Knochenheilung beim Schaf etwas schneller verläuft als beim Menschen, machen die Versuchsbedingungen vergleichbar zu den klinischen Fixateur-Externe Liegezeiten.

Die bei der Verwendung von HA-beschichteten Schrauben immer gefundenen HA-Partikel wurden sowohl beim Ausdrehen der Schrauben durch die hohe Haftung des Apatits am Knochen abgelöst, als auch schon beim Eindrehen der Schrauben durch die hohen auftretenden Scherkräfte. Die größere Haftkraft des Apatits am Knochen als am Trägermaterial stellt nach wie vor ein Problem für den Anwender HA-beschichteter Implantate dar. Die relativ großen Fremdkörpermengen im Knochen können an Ort und Stelle verbleiben oder aber auch abtransportiert werden. Eine fehlende Fremdkörperreaktion im Beobachtungszeitraum klärt noch nicht die Frage der Langzeitverträglichkeit des Materials.

Die für die Lockerungen des Implantats gefundenen Ursachen stellen die Forderung an ein, der Implantationslokalisation angepaßtes Schraubendesign. Bohrerdurchmesser und Schraubenkerndurchmesser sollten nach den Angaben des Implantatvertreibers aufeinander abgestimmt sein. Der Gewindeteil der Schraube sollte eine ausreichende Länge besitzen, so daß die Schraube den gegenüberliegenden Kortex komplett penetrieren kann ohne daß der Schraubenhals auf der Implantationsseite auf dem Kortex aufsitzt.

Für die relativ kurze Liegezeit des Implantats Schanz-Schraube stellt sich daher abschließend die Frage nach der Relation von Nutzen und Risiko: einer doppelt so hohen Implantatstabilität, die eine problemlose Explantation trotzdem noch gewährleistet, steht einem Verbleib von relativ großen Mengen Fremdkörpermaterials in Form von HA-Partikeln im Körper gegenüber.

Literatur

Jarcho M (1986) Biomaterial aspects of calcium phospates, properties and applications. Dent Clin North Am 30:25–47

Uchida A, Nade SML, McCartney ER, Ching W (1984) The use of ceramics for bone replacement – a comparative study of three different porous ceramics. J Bone Jt surg 66B:269–275

Cook SD, Reynolds MC, Whitecloud TS, Routman AS, Harding AF, Kay JF, Jarcho M (1986) Evaluation of hydroxylapatite gaft materials in canine cervical spine fusions. Spine 11:305–309

Osborn JF (1987) The biological behaviour of the HA ceramic coating on a titanium stem of a hip prosthesis the first histological evaluation of human autopsy material. Biomed Tech 82(7-8),177

Johansson C, Jacobsson M, Albrektsson T (1988) Removal forces for osseointegrated titanium implants. In: Advances in Biomaterials Vol.8 (87–92) ed: de Putter C, Elsevier, Amsterdam, Netherlands

Anzugsdrehmomente und Normalkräfte über 3,5 mm-Spongiosaschrauben an HWS-Spondylodesen bei Osteoporose

P. M. Zink[1], M. Samii[1], H. Oppenborn[2], C. Rathjen[2], W. Böhm[3] und C. Hartung[3]

[1] Neurochirurgische Klinik, Krankenhaus Nordstadt, Haltenhoffstraße 41, D-30167 Hannover
[2] Institut für Meßtechnik im Maschinenbau, Universität Hannover, Nienburger Straße 17, D-30167 Hannover
[3] Institut für Biomedizinische Technik und Krankenhaustechnik, Medizinische Hochschule, Konstanty-Gutschow-Straße 8, D-30625 Hannover

Zusammenfassung

Mangelnde Festigkeit von Schrauben-Knochen-Verbindungen in HWS-Spondylodesen bei Osteoporose-Patienten äußern sich durch Überdrehen oder spätere Lockerung der Schrauben. Es sollen Zusammenhänge aufgedeckt werden die in solchen Fällen die Sicherheit der Operationsmethode erhöhen. Aus 32 post mortem en bloc entnommenen, menschlichen Halswirbelsäulen wurden nach Bestimmen des Mineralsalzge-

Hefte zu „Der Unfallchirurg", Heft 241
K. E. Rehm (Hrsg.)

halts der Wirbelkörperspongiosa mit Single Energy Quantitative CT (SEQCT) nach dem Zufallsprinzip 18 ausgewählt. Die HWK 4–7 wurden präpariert und in einer elektronischen Prüfeinrichtung fixiert. Gemäß Operationsvorschrift wurden auf der Vorderfläche nacheinander mit konstanter Winkelgeschwindigkeit zwei 3,5 mm-Spongiosaschrauben aus Titan eingedreht, davon eine unter Mitfassen des dorsalen Kortex. Während des Einschraubvorgangs wurden simultan die Normalkraft F_{ax} und das Anzugsdrehmoment T gemessen und fortlaufend aufgezeichnet. F_{ax} und T korrelieren mit dem Mineralsalzgehalt (r = 0,7345 bzw. r = 0,7189) und miteinander (r = 0,8604, n = 131). Bezogen auf die effektive Gewindelänge besteht kein signifikanter Unterschied von F_{ax} und T, ob der dorsale Kortex mitgefaßt ist oder nicht. In der Literatur wird für einen zuverlässigen Sitz der Schrauben ein Anzugsdrehmoment von 400 Nmm gefordert, was nach den vorliegenden Ergebnissen einer Normalkraft von 250 N entspricht. Diese Werte werden bei einem Mineralsalzgehalt von unter 150 mg/ml unterschritten. Aus diesem Grunde sollten hier keine 3,5 mm-Schrauben verwendet werden.

Einleitung, Ziel der Untersuchung

Die ventrale Spondylodese der Halswirbelsäule ist ein chirurgischer Standardeingriff bei Traumen und degenerativen Veränderungen [5]. Ein Problem dabei ist die mangelnde Festigkeit von Schrauben-Knochen-Verbindungen. Einerseits kann es intraoperativ zum Ausreißen des Gewindebetts kommen, andererseits sehen wir nicht selten bei postoperativen Kontrollen Schraubenlockerungen. An dem Problem des Schraubenhalts wird überall in der Welt gearbeitet, wobei gute Ideen entwickelt werden [1].

Aus unserem Krankengut der Jahre 1989 bis Juni 1993 haben wir 111 Eingriffe an 104 Patienten mit degenerativen HWS-Erkrankungen ausgewertet. Insgesamt 113 Platten wurden mit 731 Schrauben fixiert. Intraoperativ kam es bei 12 Schrauben an 11 Patienten zum definitiven Gewindeversagen, sodaß die Schraubenlöcher freiblieben – allerdings ohne klinische Konsequenz. In vier Fällen mußte das Implantat wegen einer Schraubenlockerung mit nachfolgender Segmentinstabilität ausgetauscht werden.

In unserem Bestreben, die Sicherheit des Eingriffs zu erhöhen, haben wir Überlegungen angestellt, durch welche Parameter der Sitz einer Schraube in einem Halswirbelkörper bestimmt wird. Einflußgrößen sind – neben der einwandfreien Positionierung des Implantats – die Abmessungen der Schraube, die effektive Gewindelänge im Wirbelkörper und deren Festigkeit.

Die Festigkeit von Wirbelkörpern ist unter anderem vom Mineralsalzgehalt der Spongiosa abhängig [2]. Die Länge des Schraubenbetts („effektive Gewindelänge") ist einerseits von der Größe des Wirbels abhängig, andererseits davon, ob die Schraube den dorsalen Kortex des Wirbels mitfaßt oder nicht.

Im Experiment sind beim Eindrehen einer Schraube die Normalkraft F_{ax} und das Anzugsdrehmoment T meßbar, intraoperativ nur T. Ersteres ist abhängig vom Gewindemoment, dem Gewinderadius, der Gewindesteigung und der Gewinde-Knochen-Reibung. Letzteres ist die Summe des Kopfauflagemoments und des Gewindemoments, wobei eine gleichmäßige Verteilung der Reibungskräfte vorausgesetzt wird. F_{ax} und T verhalten sich linear untereinander und zur Länge des Gewindes. [4]

Experimentell bestimmt wurden an der HWS bisher nur die Drehmomente beim Ein- und Ausdrehen der Schrauben [8] oder deren Ausreißkräfte [6], jedoch in getrennten Experimenten und ohne kontinuierliche Aufzeichnung von Kraft und Drehmoment während des Einschraubvorgangs.

Unsere Hypothesen sind: 1. Anzugsdrehmoment T und Normalkraft F_{ax} korrelieren mit dem Mineralsalzgehalt der Wirbelkörperspongiosa. 2. T und F_{ax} sind abhängig davon, ob der dorsale Kortex mitgefaßt wird oder nicht.

Aus den Ergebnissen soll die Frage beantwortet werden, ob eine kritische Grenze des Mineralsalzgehalts zu bestimmen ist, unterhalb derer die von uns üblicherweise verwendeten 3,5 mm-Spongiosaschrauben keine zuverlässige Fixierung mehr ermöglichen.

Material und Methode

An 32 post mortem en bloc entnommenen, menschlichen Halswirbelsäulen wird mit Single Energy Quantitative CT (SEQCT) der Mineralsalzgehalt der Wirbelkörperspongiosa bestimmt. Dazu sind diese in wässriger Lösung in einem Phantom aufgehängt [7]. Für die Messungen hat sich eine Schichtdicke von 3 mm am zweckmäßigsten erwiesen. Bei jedem Wirbelkörper wird eine mittlere Schicht gewählt, die der Ebene der Schraubenposition entspricht.

Anschließend werden die Präparate luftdicht verpackt und bei $-27\,°C$ eingefroren.

Nach dem Auftauen werden die entsprechend bearbeiteten Wirbelkörper 4 bis 7 auf einer beidseits 6,5° aus der Mittelebene kippbaren stabilen Halterung befestigt. In je 5 mm Abstand von der Mittelebene mit 13° Konvergenz werden mit einer Ständerbohrmaschine zwei Löcher von 2 mm Durchmesser gebohrt, davon eines 13 mm tief, das andere bis zur Perforation des dorsalen Kortex. Die Halterung mit montiertem Wirbelkörper wird anschließend auf dem Drehmomentmenttisch einer elektronischen Prüfmaschine zentriert und eingespannt. Nach Schneiden eines Gewindes wird nacheinander in jedes Loch mit konstanter Winkelgeschwindigkeit motorisch eine 3,5 mm-Spongiosaschraube aus Titan bis zum Gewindeversagen eingedreht.

Als Schraubenkopfauflage dienen speziell gefertigte Plättchen aus Titan, deren Dicke und Lochgeometrie den handelsüblichen Implantaten der Firma Aesculap entspricht. Auf der Seite des durchgebohrten Lochs wird die Schraubenlänge so gewählt, daß der dorsale Kortex mindestens um einen Gewindegang überragt wird. Auf der jeweils anderen Seite kommt es nur bei drei sehr kleinen Wirbeln zu einem Mitfassen der Hinterwand.

Das Auflageplättchen dient gleichzeitig der Verbindung der Schraube zu einem Kraftmeßring mit angearbeiteter Kugelpfanne, die dessen waagerechte Anordnung über dem Wirbelkörper und senkrechte Position zur Schraubenachse ermöglicht. Eine mit der Prüfmaschine verbundene höhenverschiebliche Traverse nimmt den Kraftmeßring auf und hält das Plättchen fest.

Die Messung des Drehmoments erfolgt über zwei induktive Wegaufnehmer, welche die Torsion des Meßtisches registrieren. F_{ax} und T werden fortlaufend aufgezeichnet und gegen die Schraubenumdrehungen aufgetragen. Die Drehgeschwindigkeit des Schraubmotors wird mit einem Tachogenerator konstant gehalten. Ein Druckschalter startet simultan Motor und Meßvorgang.

Resultate

1. Mineralsalzgehalt

Bei der Bestimmung des Mineralsalzgehalts der Wirbelkörperspongiosa konnten Werte zwischen 94,88 und 538,82 mg/ml gemessen werden. Die Mittelwerte in den untersuchten Segmenten betragen:

HWK 4: 2487,54 (SD: 56,17 n = 18),15 (SD: 100,95, n = 17)
HWK 5: 220,73 (SD: 62,38   n = 18)
HWK 6: 196,64 (SD: 69,56   n = 17, nicht normalverteilt)
HWK 7: 18

2. Gewindelängen

Die effektive Gewindlänge bei Perforation der Wirbelhinterwand (nicht zu verwechseln mit dem a.p. Durchmesser) beträgt im Mittel beim

HWK 4: 14,66 mm (SD: 1,76 n = 17)
HWK 5: 14,63 mm (SD: 2,28 n = 18)
HWK 6: 15,19 mm (SD: 1,97 n = 17)
HWK 7: 15,77 mm (SD: 1,97 n = 18)

Bei nicht perforierter Wirbelhinterwand waren die ermittelten Werte wegen der konstanten Schraubenlänge von 28 mm und der Höhe der Kraftmeßvorrichtung von 13,5 mm lediglich von der glatten Gestaltung der Wirbelvorderfläche abhängig und nicht auf ein Segment zu beziehen. Der Mittelwert beträgt 12,73 mm (SD: 0,66, n = 67)

3. Normalkraft und Drehmoment

Bei der Aufarbeitung der Ergebnisse wurden Messungen nicht berücksichtigt bei denen ein Gewindeversagen nicht erreicht werden konnte oder der Meßbereich überschritten wurde. In einer Charge von Schrauben kam es viermal bei einem Drehmoment um 1200 Nmm zum Ausriß des Imbus. Fünfmal wurde der Meßbereich für das Drehmoment (bis 1517 Nmm) überschritten.

Die aufgezeichneten Kurven für F_{ax} und T über dem Drehwinkel zeigen durchweg zeitlich ähnliche Verläufe.

Um die ermittelten Werte vergleichbar zu machen wurden die Begriffe „Relative Normalkraft" und „Relatives Anzugsdrehmoment" eingeführt. Kraft und Moment werden dabei bezogen auf einen Millimeter effektive Gewindelänge.

rel.Normalkraft N/mm

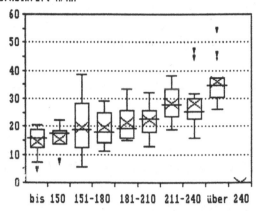

a   Mineralsalzgehalt mg/ml

rel.Drehmoment Nmm/mm

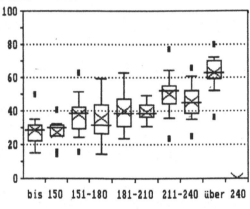

b   Mineralsalzgehalt mg/ml

Abb. 1. a die relative Normalkraft und **b** das relative Anzugsdrehmoment. In jeder Gruppe repräsentiert die jeweils linke Box die Verhältnisse beim Mitfassen des dorsalen Kortex. Die Gruppe über 240 mg/ml ist nicht besetzt für Schrauben, welche den dorsalen Kortex nicht mitfassen. X steht für den Mittelwert, – für den Medianwert

Relative Normalkraft und relatives Anzugsdrehmoment korrelieren ordentlich mit dem Mineralsalzgehalt ($r = 0,7345$ bzw. $r = 0,7189$). Gegeneinander in Beziehung gesetzt, beträgt der Korrelationskoeffizient $0,8604$ bei $n = 131$.

In der Literatur wird als unterer Grenzwert des Anzugsdrehmoments für einen guten Schraubenhalt 0,4 Nm (400 Nmm) angegeben. [3, 7] Dies entspricht nach unseren Ergebnissen einer Normalkraft von 250 N.

In der weiteren Aufarbeitung der Ergebnisse wurden folgende Gruppen für den Mineralsalzgehalt gebildet: bis 150 mg/ml, 151 bis 180 mg/ml, 181 bis 210 mg/ml, 211 bis 240 mg/ml und über 240 mg/ml (siehe Abb. 1).

Setzt man relative Normalkraft und relatives Anzugsdrehmoment in Beziehung zu diesen Gruppen, so ergibt sich folgendes:

Beim paarweisen Vergleich zwischen mitgefaßtem und nicht mitgefaßten dorsalem Kortex waren die Differenzen der ermittelten Werte normalverteilt mit einem Medianwert um Null. Das heißt, daß bei den im Versuch verwendeten 3,5 mm-Spongiosaschrauben aus Titan grundsätzlich kein Unterschied besteht, ob die Wirbelhinterwand mitgefaßt wird oder nicht. Die Kräfte sind allein abhängig von der effektiven Gewindelänge und vom Mineralsalzgehalt des Wirbels.

In der Gruppe bis 150 mg/ml Mineralsalzgehalt liegen die Werte so, daß mit den getesteten 3,5 mm-Spongiosaschrauben nur dann ein ausreichend sicherer Schraubenhalt erzielt werden wenn der Wirbel ausreichend groß ist und der dorsale Kortex mitgefaßt wird.

In der Gruppe bis 180 mg/ml streuen die gemessenen Werte in einem weiten Bereich. Die o.g. Grenzwerte für F_{ax} und T werden überwiegend in der Gruppe ohne mitgefaßten dorsalen Kortex in den Segmenten C 6 und C 7 und bei relativ kleinen Wirbeln unterschritten. Letzteres betrifft in beiden genannten Gruppen vor allem postklimakterischen Frauen auch in den höheren Segmenten.

Liegt der Mineralsalzgehalt bei 181 mg/ml oder höher ist die Schraubenverankerung nur in Ausnahmefällen unsicher.

Schlußfolgerungen

1. Normalkraft F_{ax} k und Anzugsdrehmoment T von 3,5 mm-Spongiosaschrauben in Halswirbelkörpern korrelieren mit deren Mineralsalzgehalt.
2. Bezogen auf die effektive Gewindelänge macht es keinen Unterschied, ob der dorsale Kortex mitgefaßt wird oder nicht. Es ist wichtig, bei Wirbeln mit einem Mineralsalzgehalt zwischen 151 und 180 mg/ml eine möglichst große Gewindelänge zu erzielen. Das heißt, daß bei zumindest bei diesen Wirbeln der dorsale Kortex mitgefaßt werden sollte.
3. Bei Wirbeln mit einem Mineralsalzgehalt unter 150 mg/ml muß entweder die Anwendung einer zusätzlichen äußeren Schienung oder die Verwendung eines Spondylodesesystems mit anderen als 3,5 mm-Normschrauben erwogen werden.

Literatur

1. Augat P, Claes L (1993) Einwachsverhalten von Schanz'schen Schrauben unter dem Einfluß von Hydroxylapatitbeschichtung. Vortrag Deutsche Gesellschaft für Unfallchirurgie Berlin
2. Brinckmann P, Biggemann M, Hillweg D (1989) Prediction of the compressive strength of human lumbar vertebrae. Biomechanics 4 Suppl 2:1–27
3. Caspar W, Barbier DD, Klara PM (1989) Anterior cervical fusion and Caspar plate stabilisation for cervical trauma. Neurosurgery 25:491–502
4. Claes L (1976) Festigkeitsuntersuchung und Spannungsanalysen an Corticalisgewinden und Osteosyntheseschrauben. Diss Universität Ulm
5. Hohmann D, Liebig K (1987) Technik der ventralen Spondylodese an der unteren Halswirbelsäule. Orthopäde 16:62–69
6. Maiman DJ, Pintar FA, Yoganandan N, Reinartz J, Toselli R, Woodward E, Haid R (1992) Pull-out strength of Caspar cervical screws. Neurosurgery 31:1097–1101

7. Prokop M (1992) Experimentelle, theoretische und klinische Untersuchungen zum Einsatz des Dual-Energy-Verfahrens in der Computertomografie unter besonderer Berücksichtigung quantitativer Mineralbestimmungen an der Wirbelsäule. Diss Medizinische Hochschule Hannover
8. Sandor L, Antal A (1985) Die primäre Stabilität der AO-Plattenosteosynthese an der unteren Halswirbelsäule I–III. Z Exp Chir Transplant Künstl Organe 18:87–110

Die Lastverteilung auf die defektüberbrückenden Gewindestangen im Ringfixateur bei langstreckigem Knochendefekt

H. G. K. Schmidt[1], S. Sasse[2], E. Schneider[2], U. Schümann[1], J.-H. Schultz[1] und D. Wolter[1]

[1] BG-Unfallkrankenhaus, Bergedorfer Straße 10, D-21033 Hamburg
[2] Technische Universität, Arbeitsbereich Biomechanik, Denickestraße 15, D-21073 Hamburg

Zusammenfassung

Bei 7 Patienten mir zirkulären Knochendefekten von durchschnittlich 12,0 cm an Tibia und Femur wurden in 13 Meßreihen die axialen Kräfte in den defektüberbrückenden Längsträgern des Ilisarow-Ringfixateurs gemessen. Dabei zeigte sich, daß bei 100 N Last nur 33%, bei 200 N 36% und bei 300 N 41% vom Fixateur übernommen wurden, während knapp 2/3 der eingeleiteten Last von den Weichteilen getragen wurden. Bei Messungen an Modellen konnte hingegen die Summe der eingeleiteten Kraft nahezu vollständig in den Längsträgern gemessen werden, wenn es sich um einen freien Knochendefekt handelte. Wurde der Knochendefekt von Hartschaumstoff als „Weichteil"-Manschette überbrückt, ergaben sich sehr ähnliche Werte wie bei den Messungen am Patienten. Aus den Messungen folgern wir, daß die funktionelle Verformung von segmentalen Knochendefekten – stabilisiert im Ringfixateur – geringer ist als bislang angenommen, so daß Störungen der Knochenregeneration auch unter funktioneller Therapie mit Teilbelastungen von 20/30 kg nicht anzunehmen sind.

Material und Methodik

a) Patientenmessungen

Bei 7 Patienten von im Mittel 28,9 Jahren (15–48 J.) mit zirkulären Knochendefekten nach Osteomyelitis des Ober- (3mal) und Unterschenkels (4mal) wurden während der Distraktion – zum Teil mehrfach hintereinander – Messungen des Lastverlaufes im Ringfixateur ausgeführt. Die durchschnittlich 12 cm (4–20 cm) langen Knochendefekte wurden ausnahmslos durch Segmentverschiebung behandelt. Zum Zeitpunkt der

Messungen bestanden keine Haut-/Weichteildefekte über 8 cm^2 Größe mehr. Als Ringfixateur wurde das Original Kurganer Modell von G. A. Ilisarow verwendet, zum Teil durch originalgetreu nachgebaute Teile der Firma Litos ergänzt. Am Unterschenkel war stets ein 4-Ring-Modell montiert, der knienahe war ein 5/8 Ring. Einmal war der Fuß in die Montage miteinbezogen. Die äußeren Ringe waren stets mit 3 Drähten (2 gegenläufige Oliven), die inneren mit 2 Drähten (2 gegenläufige Oliven) besetzt. Der Transport erfolgte mit einem zusätzlichen Transportring. Am Oberschenkel bestand die Montage proximal aus 2 Lochbögen, die jeweils mit 2 Schanz-Schrauben ventrolateral und ventrodorsal fixiert waren, nach distal folgte dann ein Montagering ohne Drähte sowie auf Höhe der Kondylen 1 Ring mit 3 Drähten (2 gegenläufige Oliven) und 2 weitere Ringe im proximalen bzw. mittleren US-Drittel. Bei 2 Patienten fehlten die Kondylen und damit auch der mittlere Ring. Der Segmenttransport wurde bei dem Patienten mit erhaltenem Kniegelenk über den Montagering durchgeführt, bei den anderen beiden mit 2 Zugdrähten, die mit Schrauben im Transportsegment verankert waren. Zur Messung der distal eingeleiteten Last wurden die 3 oder 4 defektüberbrückenden Gewindestangen durch Gewindestangen mit Sensoren ersetzt, wobei der Austausch in Neutral-Null-Position erfolgte, so daß keine neuen Biege- oder Torsionskräfte erzeugt wurden.

Es wurden entweder 3 Sensoren (medial, ventral, lateral) oder 4 (zusätzlich dorsal) verwendet. Die selbstkonstruierten Sensoren messen die Axialkraft im Stab (Genauigkeit: ± 0,5% v.E. 1000 N) und übertragen Querkräfte und Momente unverändert. Jede Messung wurde mind. 3mal ausgeführt, die Ergebnisse gemittelt.

b) Modellmessung

Für die Modellmessung wurde bei 2 Tibiae der Fa. Synthes ein Defekt von 5 cm Länge mit einer 4-Ring-Montage stabilisiert, wobei der proximale Ring wiederum ein 5/8 Ring war. Die äußeren Ringe waren mit 3, die inneren mit je 2 Drähten besetzt (in jedem Ring 2 gegenläufige Oliven). Die Drähte waren 1,8 mm stark und unter 130 N Vorspannung fixiert. Als Längsträger wurden in jeder Etage 3 Gewindestangen verwendet, wobei hier zwischen den inneren Ringen jeweils ein Sensor integriert war. Die Tibiae wurden in einer Materialtestmaschine Typ Zwick 1455 belastet. In 2 Meßserien wurde der Knochendefekt durch eine Hartschaumstoffmanschette bzw. mit einem PVC-Schlauchstück überbrückt, der sich an Holzscheiben abstützte, die fest mit dem Knochen verbunden waren.

Ergebnisse

a) Patientenmessungen

Der Lastverlauf im Ringfixateur bei 4 Patienten mit Tibiadefekten von durchschnittlich 8,5 cm Länge (4–12 cm) wurde 9mal gemessen. Bei 1 Patienten je 1mal und 2mal, bei 2 Patienten jeweils 3mal. Es wurden 100, 200 und 300 N in der Senkrechten eingeleitet, bei 4 Messungen 3, bei 5 Messungen 4 Sensoren verwendet.

Jeder Patient vermochte zu jedem Zeitpunkt 100 N zu belasten; 8x wurden 200 N, 7mal 300 N erreicht. Die Hauptkräfte laufen am Unterschenkel ventral und medial über den Fixateur, während lateral und dorsal nur geringe Anteile vom Fixateur übernommen werden.

Errechnet man die Summe des Anteiles, der vom Fixateur getragen wird, ergeben sich für 100 N eingeleiteter Last 34,1 N, bei 200 N 70,6 N und schließlich bei 300 N 120,6 N. Der Quotient aus Lastsumme im Fixateur zur eingeleiteten Last in Prozent ergibt für 100 N 31,1%, für 200 N 35,3% und für 300 N 40,2% − anders formuliert werden vom Fixateur gut 1/3 der eingeleiteten Last übernommen. Trotz großer Standardabweichungen zeigt eine Varianzanalyse der Meßergebnisse (a = 0,05) einen mit steigender Last zunehmenden Kraftfluß durch die Längsstäbe sowie bei allen 3 Lastniveaus ein signifikant größten Kraftfluß durch den ventralen Stab. Bei 3 Patienten mit durchschnittlichen Femurdefekten von 16,7 cm (12–20 cm) wurde der Lastverlauf 4mal gemessen, bei 2 Patienten je 1mal, bei 1 Patienten 2mal. Die Lasteinleitung erfolgte wiederum in der Senkrechten mit 100, 200 und 300 N. Bei 3 Messungen wurden 4, bei 1 Messung 3 Sensoren verwendet. Mit einer Ausnahme konnte stets bis 300 N belastet werden. Die Lastverteilung war nicht so einheitlich wie am Unterschenkel. Die Kräfte verlaufen ventral oder medial und lateral, dorsal treten auch hier nahezu keine Kräfte auf. Unter der Belastung von 100 N ergibt sich als Summe der vom Fixateur übernommenen Last 29,8 N, bei 200 N 73,8 N und bei 300 N 131,3 N. Als Quotient zwischen Lastsumme im Fixateur zur eingeleiteten Last in Prozent ergibt sich somit für 100 N 29,8%, für 200 N 36,9%, für 300 N 43,8%.

b) Modellmessungen

Die Messungen an 2 Kunststoffmodellen der Tibia erfolgten in je 3 Meßreihen mit 3 Sensoren. Unabhängig von der eingeleiteten Last ergab sich als Summe in den Längsträgern in etwa jeweils die eingeleitete (Hauptanteil ventral + medial, aufgrund des asymmetrischen Aufbaues wie am Patienten), d.h. die gesamte Last wurde vom Fixateur übernommen. In 2 weiteren Meßreihen wurde der Tibiadefekt von 5 cm einmal mit einer Hartschaumstoffmanschette (Durchmesser 75 mm), einmal mit einem geflochtenen PVC-Schlauch (Durchmesser 70 mm) überbrückt. Materialabhängig ergab die Lastsumme in den Längsträgern Werte deutlich unter der eingeleiteten Last, d.h. ein wesentlicher Anteil wurde von den Manschetten, nicht vom Fixateur übernommen.

Diskussion

Bislang wurde überwiegend davon ausgegangen, daß bei einer defektüberbrückenden Fixateurmontage während der axialen Teil- oder sogar Vollbelastung die gesamte eingeleitete Last vom Fixateur übernommen wird. Ein wesentlicher abstützender Effekt der dazwischenliegenden Weichteile wurde nicht unterstellt. Unsere Messungen am Patienten und am Modell zeigen, daß von der eingeleiteten Last aber bis zu 2/3 von den intakten Weichteilen übernommen werden und nur der kleinere Teil vom Fixateur. Daraus läßt sich schlußfolgern, daß einerseits der kompletten Weichteildekkung auch im Hinblick auf den stabilisierenden Effekt wesentliche Bedeutung zukommt, andererseits die funktionelle Verformung geringer sein dürfte als bislang angenommen, so daß auch unter funktioneller Therapie mit Teilbelastungen von 20–30 kg nicht mit Störungen der Knochenregeneration zu rechnen ist.

Literatur

Aronson J, Harp JH, Hollis JM (1991) In vivo Measurement of Mechanical Forces Generated during Distraction Osteogenesis. 37th Ann Meeting. Orthop Res Soc 16, 440
Fleming B, Paley D, Kristiansen T, Pope M (1989) A Biomechanical Analysis of the Ilizarov External Fixator. Clin Orthop Rel Res 241:95
Gasser B, Boman B, Wyder D, Schneider E (1990) Stiffness Characteristics of the Circular Ilisarow Device as Opposed to Conventional External Fixators. J Biomech Eng 112:15
Kristiansen T, Fleming B, Neale G, Reinecke S, Pope MH (1987) Comparative Study of Fracture Gap Motion in External Fixation. Clin Biomech 2:191
Kummer FJ (1989) Biomechanics of the Ilizarov External Fixator. Bull Hosp Jt Dis Orthop Inst 49(2):140
Paley D, Fleming B, Catagni M, Kristiansen T, Pope M (1990) Mechanical Evaluation of External Fixators Used in Limb Lengthening. Clin Orthop 250:50
Schneider E, Sasse S, Schmidt HGK, Schümann U (1992) Zur Biomechanik des Ringfixateurs – Beiträge einzelner Strukturelemente. Unfallchirurg 95:580

Osteotaxis bei Beckenringverletzung

H. Rieger, D. Wetterkamp und J. H. Schröder-Schlüter

Klinik und Poliklinik für Unfall- und Handchirurgie, Westfälische Wilhelms-Universität, Jungeblodtplatz 1, D-48129 Münster

Die instabile Beckenringverletzung bedeutet für die meistens polytraumatisierten Patienten eine vitale Gefährdung. Die Letalität wird in der Literatur mit 10–20% angegeben und steigt bei offener Verletzung auf 50% und mehr. Hauptfodesursache in der Frühphase (Primärperiode) ist der irreversible hämorrhagisch-traumatische Schock. In der Spätphase (Sekundärperiode) bilden septische Komplikationen bzw. Schockfolgeerkrankungen wie ARDS (Adult Respiratory Distress Syndrome) und MOV (Multiorganversagen) einen zweiten Letalitätsgipfel.

Spätfolgen sind neurologische Defizite, urogenitale Schäden wie Impotenz, Dyspareunie, Inkontinenz und Harnröhrenstrikturen, Hernien, instabile Narben, verzögerte oder ausbleibende Heilungen mit schmerzhaften Beckeninstabilitäten, nicht-

Hefte zu „Der Unfallchirurg", Heft 241
K. E. Rehm (Hrsg.)
© Springer-Verlag Berlin Heidelberg 1994

anatomische Ausheilungen mit Fehlstellungen, Beinlängendifferenzen, Sekundär-schäden an der Wirbelsäule und geburtshilfliche Komplikationen .

Bei konservativer Behandlung der Beckeninstabilität ergeben sich als Nachteile die langdauernde Immobilisierung, pflegetechnische Schwierigkeiten, ferner unbe-friedigende Reposition und Retention. Morbidität und Letalität sind unter konservati-ver Therapie erhöht. Die frühzeitige Stabilisierung des Beckens kann die Überle-benschancen der Patienten verbessern [2, 3, 5, 11, 12, 15, 16, 23, 24, 26, 31–34].

Viele Autoren haben die Vorteile der operativen gegenüber der konservativen Therapie dargestellt. In der Literatur werden eine Vielzahl von Verfahren zur Becken-ringstabilisierung angegeben. Der Stellenwert der externen Fixation und der internen Osteosynthese werden kontrovers diskutiert [5, 8, 9, 11, 12, 14, 17–19, 21–23, 25, 26, 31–34].

Eigene experimentelle Untersuchungen

Ziel der eigenen biomechanischen Untersuchungen an menschlichen Becken-Präpa-raten war eine vergleichende Testung der Leistungsfähigkeit verschiedener externer und interner Stabilisierungstechniken bei experimentell erzeugter instabiler Becken-ringverletzung im simulierten Einbeinstand. Als Instabilitätsmodell diente die C1.2-Läsion nach der TILE-/AO-Klassifikation (= Durchtrennung der Symphyse und eines Sakroiliakalgelenkes).

Für die Untersuchung wurde ein eigener Versuchsaufbau entwickelt: Der Becken-ring wurde im Bereich des Os sacrum unterhalb von S1 an einer speziell konstruierten Haltevorrichtung aus Edelstahl mit Schrauben und Knochenzement (PalacosR) befe-stigt. Durch die gewählte Form der Befestigung waren weder die Bandverbindungen noch die Bewegungen in den Sakroiliakalgelenken beeinträchtigt.

Die Haltevorrichtung mit dem Präparat wurde in einen Universal-Schwenk-Schraubstock (Fa. Kesel) eingespannt und auf einem speziell für die Untersuchungen hergestellten Meßtisch befestigt. Die Beckenkämme befanden sich auf einer Höhe. Die Beckeneingangsebene bildete mit der Horizontalen einen Winkel von 60˚.

Die Experimente wurden im simulierten Einbeinstand mit quasi-statischer Bela-stung des linken Hemipelvis durchgeführt. Die Belastung des Präparates erfolgte im Bereich der linken Hüftpfanne über den Steckkopf einer Hüftprothese. Der Prothe-senkopf enthielt eine zentrale Bohrung zur Aufnahme eines Stahlseiles, welches über ein Bohrloch im Pfannendach senkrecht nach kranial ausgeleitet und über zwei Rollen zweimal umgelenkt wurde; am Seilende erfolgte die Belastung mit Gewichten in de-finierten Zeitabständen.

Die Dislokation des Beckens unter Belastung wurde mit fünf Digitalmeßuhren mit modifizierten Meßtellern (Digimatic IDU 25, Fa. Mitutoyo) im Bereich des vorderen und hinteren Beckenringes kontinuierlich gemessen. Die ermittelten Daten wurden mit Hilfe des Statistik- und Graphikprogramms SAS (Statistical Analysis System; SAS Institute Inc., Cary, NC) ausgewertet.

Zur Untersuchung gelangten frische (unfixierte) sowie fixierte (anatomische) Bek-kenpräparate mit erhaltenen Ligamenten. Nach scharfer Durchtrennung der Bandver-bindungen des linken Hemipelvis (Typ-C1.2-Läsion) wurden zunächst verschiedene externe Stabilisierungen mit dem AO-Fixateur (Fa. Synthes), dem Mono-Tube® (Fa. Howmedica), dem Mono-Dynafix® (Fa. Martin), dem Orthofix® (Fa. Orthofix) und dem Hoffmann-Fixateur (Fa. Howmedica) getestet, und zwar in unterschiedlichen Konfigurationen und mit vier verschiedenen Pins: 5-mm-AO-Pins (Fa. Synthes), selbstschneidene 5-mm-Apex-Pins (Fa. Howmedica), konische 6/5-mm-Pins (Fa. Orthofix), stumpfe 6-mm-Apex-Pins (Fa. Howmedica).

Im einzelnen wurden folgende externe Stabilisierungen geprüft:

1. AO-Fixateur: Einfache Rahmen-Montage, supraazetabuläre Pin-Plazierung
2. AO-Fixateur: Montage nach Egbers, supraazetabuläre Pin-Plazierung [10]
3. Mono-Tube®, supraazetabuläre Pin-Plazierung
4. Mono-Dynafix®, supraazetabuläre Pin-Plazierung
5. Orthofix mit normalem Mittelstück (long body), supraazetabuläre Pin-Plazierung; sofern mit Hilfe der industriell gelieferten T-Backen eine anatomische Reposition des linken Hemipelvis nicht gelang, wurden eigens entwickelten Beckenklemmbacken eingesetzt.

In der klinischen Erfahrung hatte sich uns – und auch anderen Autoren [1] – gezeigt, daß der Bewegungsumfang der Kugelgelenke des Orthofix bei der Beckenapplikation nicht in allen Fällen zur anatomischen Reposition eines instabilen Beckens ausreichend war. Daher wurde in Zusammenarbeit mit der feinmechanischen Werkstatt des Institutes für Experimentelle Biomechanik der Westfälischen Wilhelms-Universität Münster eine Modifikation der T-Klemmbacken unter Berücksichtigung der Beckengeometrie entwickelt. Diese Prototypen werden mittlerweile auch klinisch eingesetzt, die bisherigen Erfahrungen sind gut.

6. Hoffmann-Fixateur: Montage nach Slätis, Pin-Plazierung im Bereich der Crista iliaca [29]
7. Orthofix® mit Beckengelenkteil „Iowa", Pin-Plazierung im Bereich der Crista iliaca [1]
8. Hoffmann-Fixateur: Pittsburgh trianglar frame [27]

In weiteren Versuchen wurden der Orthofix bzw. Mono-Tube durch eine dorsale interne Osteosynthese augmentiert, und zwar durch zwei Gewindestäbe (sacral bars, Fa. Ulrich), durch ventrale Plattenosteosynthese des Sakroiliakalgelenkes mit zwei schmalen 3-Loch-DC-Platten (Fa. Synthes) oder durch transiliosakrale Schraubenfixation mit zwei Großfragment-Spongiosaschrauben.

Schließlich wurde das Becken durch verschiedene interne Osteosynthesen (ohne zusätzliche externe Fixation) stabilisiert, und zwar ventral durch Plattenosteosynthese der Symphyse mit einer schmalen 4-Loch-DC-Platte, dorsal durch die bereits aufgeführten internen Osteosynthesen.

Die Belastung des instabilen Hemipelvis wurde beendet, wenn

a) eine annähernd physiologische Belastung des Beckens erreicht war; diese wurde mit 784,8 Newton entsprechend einer Masse der aufgelegten Gewichte von 80 kg definiert,

b) eine nicht akzeptable Verschiebung des (instabilen) Beckenringes („failure load") von mehr als 10 mm eingetreten war,

c) bei der Belastung des linken Hemipelvis ein Schrauben- bzw. Implantatausriß resultierte,

d) bei der Belastung eine Fraktur drohte bzw. manifest wurde.

Ergebnisse

Nach Vorversuchen an acht anatomischen Präparaten wurden diese Stabilisierungen in den Hauptversuchen an sieben unfixierten und fünf fixierten Beckenpräparaten vorgenommen.

In Abb. 1 sind die durchschnittlichen Grenzlasten bei externer Fixation (5-mm-Pins) der unfixierten Beckenpräparate dargestellt. Als biomechanisch leistungsfähigste Montage erwies sich die von Egbers [10] angegebene Konfiguration mit dem AO-Fixateur. Im Gegensatz zu den anderen Fixateuren versagte die Egbers-Montage insgesamt fast ausschließlich ventral: Die kritische Verschiebung von 10 mm wurde im Bereich des vorderen Beckenringes überschritten. Dies ist eine Bestätigung der Aussage von Egbers [10], daß durch Anlegen einer Vorspannung die Kompression – wie erwünscht – vorwiegend auf den dorsalen Beckenring übertragen wird.

Die Augmentation des Fixateurs durch eine dorsale interne Osteosynthese („hybride" Fixation) führte zu einem signifikanten Anstieg der Grenzlasten, am höchsten bei transartikulärer Verschraubung; beim augmentierten Orthofix betrug die durchschnittliche Grenzlast 397,3 Newton versus 338,4 Newton für den Mono-Tube. Die kritische Verschiebung von 10 mm wurde stets ventral überschritten; dies bedeutet, daß dann durch Augmentation eines Fixateur externe mit einer dorsalen internen Osteosynthese die (klinisch relevante) Kontrolle über das dorsale Beckenringsegment möglich ist.

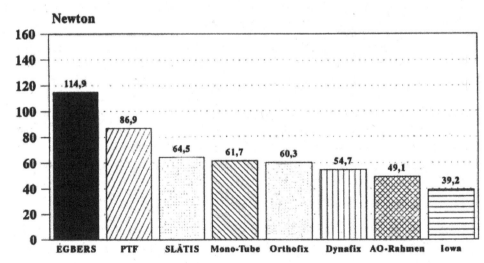

Abb. 1. Grenzlasten verschiedener Fixateur-externe-Montagen (5-mm-Pins); Testung an 7 unfixierten Beckenpräparaten mit C1.2-Läsion im simulierten Einbeinstand

Bei interner Osteosynthese des ventralen und dorsalen Beckenringes wurden noch höhere Grenzlasten erzielt, am höchsten für die Plattenosteosynthese der Symphyse mit transartikulärer Verschraubung des Sakroiliakalgelenkes (im Mittel 622 Newton).

Diskussion

Die Stabilität des Fixateur externe am Becken hängt von zahlreichen Faktoren ab, und zwar Fixateurmodell bzw. Montageform, Abstand der Pins untereinander sowie deren Anzahl und Durchmesser, Schraubenplazierung, Eindringtiefe der Pins, Schraubengewinde, Abstand des Fixateurs vom Becken und Exaktheit der Reposition. Aus biomechanischer Sicht ist der entscheidende Parameter für die externe Fixation die Reststabilität des Beckenringes [1, 4, 6, 7, 10, 13, 20, 27, 28, 30, 35–37].

Bei einer rotatorisch instabilen Beckenringverletzung sind externe Fixation sowie (ventrale) interne Osteosynthese gleichwertig. Bei rotatorisch und vertikal instabiler Läsion zeigten die eigenen Belastungstests ebenso wie die anderer Autoren im Vergleich zu internen Osteosynthesetechniken deutlich geringere Haltekräfte, auch bei Verwendung neuerer Fixateur-Modelle bzw. Konstruktionen. Dieses bedeutet aus biomechanischer Sicht, daß die ventrale und dorsale interne Osteosynthese der externen Fixation überlegen ist bzw. daß der Fixateur externe mit einer dorsalen internen Osteosynthese augmentiert werden muß. Die Stabilität eines Fixateur externe wird bei „hybrider" Fixation signifikant gesteigert, die Methode erlaubt eine Kontrolle über das biomechanisch und klinisch entscheidende dorsale Beckenringsegment [4, 20, 27, 28, 30].

Aus der Sicht des Klinikers darf nicht nur die biomechanische Leistungsfähigkeit eines Stabilisierungsverfahrens als Indikator für dessen Qualität berücksichtigt werden. Aus den biomechanischen Untersuchungen sind folgende klinische Schlußfolgerungen für die externe Fixation des Beckenringes abzuleiten:

• Bei rotatorisch instabiler Beckenringverletzung ist die externe Fixation ebenso suffizient wie die ventrale Beckenringstabilisierung durch eine interne Osteosynthese, z.B. Plattenosteosynthese der Symphyse.
• Die Kombination eines ventralen Fixateur externe mit einer internen Osteosynthese dorsal erhöht bei einer komplett instabilen Beckenringverletzung die Stabilität und gestattet eine frühere Mobilisation im Sinne einer Teilbelastbarkeit. Die Montageform bzw. das Fixateurmodell ist bei „hybrider" Fixation weniger entscheidend als die direkte interne Stabilisierung des dorsalen Beckenringsegmentes [20, 27, 28, 30, 35].

Bei Montagen mit Wirkung ausschließlich über den vorderen oberen Beckenkamm liegt die Ebene der Krafteinleitung über dem Niveau des Beckenringes: Bei Kompression kommt es zu einer Annäherung des kranialen und Erweiterung des kaudalen Bruch- bzw. Gelenkspaltes, d.h. zur Kippung der instabilen Beckenhälfte mit Auseinanderweichen im unteren Anteil der Symphyse und auch des Sakroiliakalgelenkes [10, 14, 35]. Die Schraubenplazierung via supraazetabuläre Route ist Methode der Wahl [10, 14, 25].

Knöcherne Läsionen im Bereich des komplett instabilen dorsalen Beckenringsegmentes lassen sich, sofern eine Verkeilung der Fragmente stattfindet, mit dem Fixateur externe nicht selten zufriedenstellend stabilisieren. Voraussetzung sollte aber eine weitgehend anatomische (dorsale) Reposition sein, da es andernfalls zum Stabilitätsverlust der Montage kommt [10, 27, 37].

Neue Aspekte in der Behandlung instabiler Beckenringverletzungen ermöglichen sich mit der Montage nach Egbers [10], die einen deutlich größeren Kompressionseffekt auf den dorsalen Beckenring ausübt als andere Montagen. Nachteil der Konstruktion ist bisher noch ihre Komplexität und damit der Zeitaufwand für die Montage. Verbesserungen sind diesbezüglich in Form des „Bügelfixateurs" in Aussicht gestellt.

Zusammenfassung

Die eigenen biomechanischen Untersuchungen bestätigen das auch von anderen Autoren verfolgte klinische Konzept der Beckenringstabilisierung [5, 18, 25, 26, 28, 32, 36].

Initial wird der ventrale Fixateur externe appliziert (bei uns der Orthofix mit den modifizierten Beckenklemmbacken) im Sinne einer Notfallstabilisierung des Beckens. Diese Maßnahme ist bei rotatorisch instabilen Läsionen (Typ-B-Läsionen nach der Tile-AO-Klassifikation) biomechanisch ausreichend und damit die definitive Behandlung. Bei komplett, d.h. rotatorisch und vertikal instabilen Verletzungen (Typ-C-Läsionen) wird in der Regel sekundär – so früh wie möglich nach Besserung des Allgemeinzustandes des Patienten – die Augmentation durch eine dorsale interne Osteosynthese vorgenommen.

Unser Dank gilt Herrn Prof. Dr. P. Brinckmann (Institut für Experimentelle Biomechanik der Westfälischen Wilhelms-Universität), Herrn Prof. Dr. W. Wittowski (Institut für Anatomie) sowie Herrn Prof. Dr. B. Brinckmann und Herrn Dr. Th. Bajanowski (Institut für Rechtsmedizin) und ihren Mitarbeitern für die Unterstützung unserer Untersuchungen.

Literatur

1. Bell AL, Smith RA, Brown TD, Nepola JV (1988) Comparative study of the Orthofix and Pittsburgh frames for external fixation of unstable pelvic ring fractures. J Orthop Trauma 2:130–138
2. Berner W, Oestern H-J, Sorge J (1982) Ligamentäre Beckenringverletzungen – Behandlung und Spätergebnisse. Unfallheilkunde 85:377–387
3. Bosch U, Pohlemann T, Haas N, Tscherne H (1992) Klassifikation und Management des komplexen Beckentraumas. Unfallchirurg 95:189–196
4. Brown TD, Stone JP, Schuster JH, Mears DC (1982) External fixation of unstable pelvic ring fractures: Comparative rigidity of some current frame configurations. Med & Biol Eng & Comput 20:727–733

5. Burgess AR, Eastridge BJ, Young JWR, Ellison TS, Ellison PS Jr, Poka A, Bathon GH, Brumback RJ (1990) Pelvic ring disruptions: Effective classification systems and treatment protocols. J Trauma 30:848–856

6. Dahners LE, Jacobs RR, Jayaraman G, Cepulo AJ (1984) A study of external skeletal fixation systems for unstable pelvic fractures. J Trauma 10:876–881

7. Dahners LE, Jacobs RR, McKenzie EB, Gilbert JA (1986) Biomechanical studies of an anterior pelvic external fixation frame intended for control of vertical shear fractures. South Med J 79:815–817

8. Ecke H, Hofmann D (1986) Indikation und Technik der Osteosynthese bei Beckenringverletzungen: Zuggurtung. Hefte Unfallheilk 181:581–582

9. Egbers H-J, Schroeder L, Havemann D, Börner H (1984) Indikationen für die äußere Stabilisation von Beckenringfrakturen. Hefte Unfallheilk 164:292–293

10. Egbers H-J, Draijer F, Havemann D, Zenker W (1992) Stabilisierung des Beckenrings mit dem Fixateur externe. Biomechanische Untersuchungen und klinische Erfahrungen. Orthopäde 21:363–372

11. Failinger MS, McGanity PLJ (1992) Unstable fractures of the pelvic ring. J Bone Jt Surg 74-A:781–791

12. Goldstein A, Phillips T, Sclafani SJA, Scalea T, Duncan A, Goldstein J, Panetta T, Shaftan, G (1986) Early open reduction and internal fixation of the disrupted pelvic ring. J Trauma 26:325–333

13. Gunterberg B, Goldie 1, Slätis P (1978) Fixation of pelvic fractures and dislocations: An experimental study on the loading of pelvic fractures and sacroiliac dislocations after external compression fixation. Acta Orthop Scand 49:278–286

14. Havemann D, Egbers H-J (1989) Der Fixateur externe bei der Behandlung schwerer Bekkenfrakturen. Langenbecks Arch Chir Suppl 11:445–449

15. Henderson RC (1989) The long-term result of nonoperatively treated major pelvic disruptions. J Orthop Trauma 3:41–47

16. Hesp WLEM, van der Werken C, Keunen RWM, Goris RJA (1985) Unstable fractures and dislocations of the pelvic ring – Results of treatment in relation to the severity of injury. Neth J Surg 37:148–152

17. Kellam JF, McMurtry RY, Paley D, Tile M (1987) The unstable pelvic fracture – Operative treatment. Orthop Clin North Am 18:25–41

18. Kellam JF (1989) The role of external fixation in pelvic disruptions. Clin Orthop 241:66–82

19. Matta J, Saucedo T (1989) Internal fixation of pelvic ring fractures. Clin Orthop 242:83–97

20. McBroom R, Tile M (1982) Disruption of the pelvic ring. Presented at the Canadian Orthopaedic Research Society Convention, Kingston, Ontario [zit. nach Tile 1984]

21. Mears DC, Rubash HE (1984) External and internal fixation of the pelvic ring. AAOS: Instructional course lectures 33:144–158

22. Müller KH, Müller-Färber J (1984) Die Indikationen externer und interner Stabilisationsverfahren bei der operativen Versorgung der Beckenringfrakturen. Hefte Unfallheilk 164:216–221

23. Pohlemann T, Gänsslen A, Kiessling B, Bosch U, Haas N, Tscherne H (1992) Indikationsstellung und Osteosynthesetechniken am Beckenring. Unfallchirurg 95:197–209

24. Rieger H, Winckler St, Klein W, Brug E (1993) Ergebnisse der dorsalen Beckenringstabilisierung. Unfallchirurg 96:363–366

25. Rieger H (1993) Das instabile Becken. In: Neumann H-S, Klein W, Brug E (Hrsg) Die dynamisch-axiale externe Fixation. Marseille, München, S 77–88

26. Rommens PM, Vanderschot PM, De Boodt P, Broos PL (1992) Surgical management of pelvic ring disruptions. Indications, techniques and functional results. Unfallchirurg 95:455–462

27. Rubash HE, Brown TD, Nelson DD, Mears DC (1983) Comparative mechanical performances of some new devices for fixation of unstable pelvic ring fractures. Med & Biol Eng & Comput 21:657–663

248

28. Shaw JA, Eng M, Mino DE, Werner FW, Eng MM, Murray DG (1985) Posterior stabilization of pelvic fractures by use of threaded compression rods – Case reports and mechanical testing. Clin Orthop 192:240–254
29. Slätis P, Karaharju EO (1975) External fixation of the pelvic girdle with a trapezoid compression frame. Injury 7:53–56
30. Stocks GW, Gabel GT, Noble PC, Hanson GW, Tullos HS (1991) Anterior and posterior internal fixation of vertical shear fractures of the pelvis. J Orthop Res 9:237–245
31. Tile M (1984) Fractures of the pelvis and acetabulum. Williams & Wilkins, Baltimore-London-Los Angeles-Sydney
32. Tile M (1988) Pelvic ring fractures: Should they be fixed? J Bone Jt Surg 70-B:1–12
33. Tile M, Burri C, Poigenfürst J: Pelvis. In: Müller M E, Allgöwer M, Schneider R, Willenegger H (Hrsg) Manual of internal fixation. Techniques recommended by the AO-ASIF-Group. Springer, Berlin-Heidelberg-New York 1991, pp 485–500
34. Trentz O, Bühren V, Friedl HP (1989) Beckenverletzungen. Chirurg 60:639–648
35. Vécsei V (1988) Ergebnisse der biomechanischen Untersuchungen verschiedener Fixateur-externe-Montagen am Becken. Akt Traumatol 18:261–264
36. Vrahas MS, Wilson SC, Cummings PD, Paul EM Comparison of fixation methods to limit intrapelvic bleeding associated with unstable pelvic fractures. In: Surgery of the pelvis and acetabulum – An international consensus, Pittsburgh Oktober 1992, Kongreßband S 93
37. Williams RP, Friis EA, Cooke FW, McQueen DA, Toohey JS (1992) External fixation of unstable Malgaigne fractures: The comparative mechanical performance of a new configuration. Orthop Rev 21:1423–1430

Biomechanische Untersuchungen zur Belastbarkeit von instabilen per- und subtrochantären Femurosteotomien nach Gamma-Nagel-Osteosynthese

W. Friedl

Chirurgische Universitätsklinik Sektion Unfall- und Wiederherstellungschirurgie, Kirschnerstraße 1, D-69120 Heidelberg

Einleitung und Problemstellung

Bei per- und subtrochanteren Femurfrakturen des hohen Lebensalters ist eine primär belastungsstabile Versorgung erforderlich. In umfangreichen experimentellen Untersuchungen an 341 Leichenfemora von über 60 Jahre alten Verstorbenen konnten wir zeigen, daß durch ein differenziertes Behandlungskonzept bei allen Frakturformen eine sichere primäre belastungsstabile Versorgung unter Verwendung von Standardimplantaten möglich ist (Tabelle 1) [1]. Die dazu notwendigen Osteosyntheseverfahren bei den eigentlichen instabilen Frakturformen: Valgisation DHS-Osteosynthese bei A2-Frakturen mit großem medialen Defekt und Doppelplattenverbandosteosynthese bei pertrochanteren reversen und subtrochanteren Frakturen, stellen einen hohen Anspruch an die operative Erfahrung des Chirurgen. Da es sich bei per- und subtrochanteren Frakturen des hohen Lebensalters jedoch um sehr häufige Verletzungen

Hefte zu „Der Unfallchirurg", Heft 241
K. E. Rehm (Hrsg.)
© Springer-Verlag Berlin Heidelberg 1994

Tabelle 1. Differenziertes Konzept zur Stabilisierung
per- und subtrochanterer Frakturen

A_1 Frakturen	Teubnerplatte / DHS
$A_{2.1}$ Frakturen	135° DHS
$A_{2.2}$ $A_{2.3}$ Frakturen	150° Valgisations-DHS
A_3 Frakturen	DPVO
Subtr. Frakturen	DPVO

handelt, die auch weiterhin eine erhebliche Inzidenzzunahme aufweisen, ist jedoch eine möglichst universell einsetzbare, technisch einfache und sicher handhabbare Osteosyntheseform für alle per- und subtrochanteren Femurfrakturen anzustreben. Wegen der biomechanischen Vorteile (Tabelle 2) wurde die Gammanagelosteosynthese bei per-und subtrochanteren Femurosteotomien untersucht.

Material und Methode

26 Femora von über 60 Jahre alten Verstorbenen wurden den einzelnen Osteotomiegruppen zugeordnet, 16 nicht-osteotomierte Femora dienten als Kontrolle. Jeweils 8 Femora wurden in den instabilen Osteotomiegruppen und nur 2 bei den sehr hoch belastbaren stabilen pertroranteren Osteotomien getestet. Die Belastungsversuche erfolgten mit einer hydraulisch gesteuerten Materialprüfungsmaschine. Es wurden bis zu 4000 Lastzyklen und bis zu 300 N Belastung appliziert. Durch eine spezielle Haltevorrichtung wurde ein Gesamtwinkel zwischen einwirkender Kraft und Femurschaftrichtung von 25° entsprechend den physiologischen Winkelverhältnissen eingehalten. Die Bedeutung der Belastungsrichtung für die Belastbarkeitshöhe wurde in früheren Untersuchungen nachgewiesen [2]. Die Belastungszyklenzahl wurde auf 4000 begrenzt, da bei alten Patienten nach einer entsprechend großen Zahl von Lastwechseln bereits mit einer beginnenden knöchernen Abstützung zu rechnen ist. Kam es nicht zu einer Instabilität während des Wechselbelastungsversuchs erfolgte eine zunehmende statische Belastung bis zum Bruch entsprechend einer Maximalbelastung z.B. durch den Sturz einen Patienten.

Ergebnisse

Die durchschnittliche Belastbarkeit der Gammanagel-Osteosynthese bei A1 pertrochantären Osteotomien betrug 9400 ± 800 N und war somit sogar über dem Durchschnittswert der nicht-osteotomierten Kontrollfemora (7271 ± 1941 N). Sie war höher

Tabelle 2. Biomechanische Vorteile der Gammanagel Osteosynthese

Intramedulläre Lage	Geringes Biegemoment
Verriegelung	Längen und Rotationsstabilität
Laschengleitprinzip	Pertrochantere Einstauchung

250

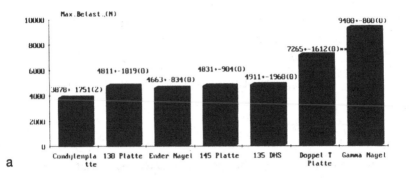

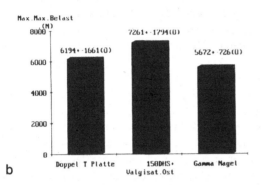

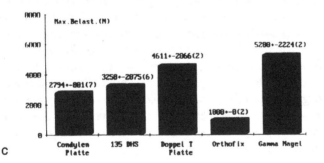

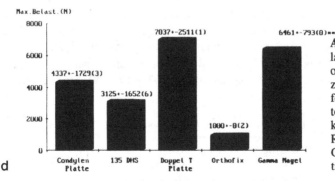

Abb. 1 a–d. Maximale Belastbarkeit bei Gammanagelosteosynthese im Vergleich zu sonstigen Osteosyntheseformen. **a** Flache A1 Osteotomie, **b** A2 Osteotomie/kompletter Calcardefekt, **c** Reverse A3 pertrochantere Osteotomie, **d** Reverse subtrochante Osteotomie

als die Belastbarkeit aller anderen Implantate (Abb. 1). Bei pertrochanteren Osteotomien mit komplettem medialen Kortikalisdefekt wies die Gammanagel-Osteosynthese eine hohe Belastbarkeit von 5672 ± 726 N auf. In keinem Fall trat eine Wechseldruckbelastungsinstabilität im physiologischen Bereich auf. Dagegen wurde die hohe Belastbarkeit der Doppel-T-Plattenosteosynthese nur durch eine Einstauchung entlang der rigiden Plattenklinge mit sekundärer knöcherner Kraftübertragung erreicht. Diese war jedoch mit einer Perforation der Klinge durch den Femurkopf verbunden so daß eine klinische Anwendung nicht möglich ist. Eine noch höhere Belastbarkeit als in der Gammanagel-Osteosynthesegruppe konnte jedoch durch eine Valgisationsosteotomie und 150°-DHS-Osteosynthese erreicht werden. Bei den pertrochanteren und subtrochanteren reversen Osteotomien war die Belastbarkeit der Gammanagel-Osteosynthese den anderen getesteten Osteosyntheseformen deutlich überlegen. Sie betrug 5280 ± 2224 N bei A3 pertrochanteren und 6461 ± 793 N bei subtrochantären reversen Osteotomien. Nur bei den pertrochantären reversen Osteotomien wurde bei 3000 N Wechseldruckbelastung bei 2 der 8 getesteten Femura eine Wechseldruckbelastungsinstabilität festgestellt. Dagegen war die große Mehrzahl der getesteten Osteosynthesen in allen anderen Osteosynthesegruppen mit Ausnahme der Doppel-T-Plattenosteosynthese bei subtrochanterer reversen Osteotomie, wo ebenfalls nur 2 Wechseldruckbelastungsinstabilitäten beobachtet wurden, im physiologischen Bereich instabil. Bei der klinischen Untersuchung der Gammanagel-Osteosynthese zeigte sich jedoch eine relativ hohe Rate intraoperativ technischer Probleme, die dem Implantat respektive Imstrumentarium zugeordnet werden konnten und im postoperativen Verlauf 4 typische Komplikationsmöglichkeiten (Tabelle 3).

Diskussion

Die Gammanagel-Osteosynthese weist als intramedulläres Verriegelungsnagelsystem unter experimentellen Bedingungen eine hohe Wechseldruckbelastungsstabilität und statische Maximalbelastungsstabilität auf Sie scheint aus biomechanischer Sicht als universelles Implantat bei allen per- und subtrochanteren Femurfrakturformen geeignet. Aufgrund der experimentellen Daten besteht eine Einschränkung bei pertrochanteren reversen Frakturen. Langzeitwechselbelastungsversuche im physiologischen Grenzbereich von unter 2000 N [3] haben gezeigt, daß bei längerer Wechseldruckbelastung ohne Auftreten einer Kallusreaktion immer mit einem Ermüdungsbruch im Bereich des Schenkelhalsschraubengleitloches zu rechnen ist. Auch in diesem Langzeitbelastungsversuchen war die Gammanagelosteosynthese jedoch den an-

Tabelle 3. Intra- und Postoperative Komplikationen der Gammanagelosteosynthese

Intaoperative Komplikationen	Postoperative Komplikationen
Zusätzliche Trochanterfrakturen	Bruch am Nagelende
Distale Schrauben Fehlplazierung	Rotationsinstabilität Kopf-Hals
Innenrotationsfehler	Schraubengleiten vermehrt
Zu tief eingesetzte SH-Schraube	vermindert Nagelermüdungsbruch

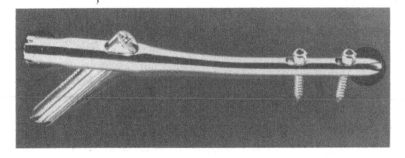

Abb. 2. Verriegelungsgleitnagel der Fa. Endocare

deren konventionellen Implantaten insbesondere extramedullären Implantaten überlegen. Aus diesem und den in Tabelle 3 aufgeführten Gründen wurde ein Verriegelungsgleitnagel (Fa. Endocare) mit pertrochantärer und axialer Einstauchungsmöglichkeit entwickelt. Dieser weist eine erhöhte Belastbarkeit durch das Doppel-T-Profil des Schenkelhalskraftträgers, die verminderte Abwinkelung von 6° und durch die Verstärkung der Nagelwanddicke im Bereich der Klingendurchtrittsöffnung auf das zu tiefe Einschlagen der Schenkelhalsklinge wird durch einen Basiskragen verhindert und die distale Verriegelung durch einen optimierten Zielbogen erleichtert. Die Rotation des Kopf-Hals-Fragmentes ist durch das Doppel-T-Profil der Schenkelhalsklinge unmöglich und die Gefahr eines Ermüdungsbruches bei subtrochantären Frakturen durch die axiale Einstauchbarkeit des Nagels durch die ovaläre Form der distalen Verriegelungslöcher verhindert (Abb. 2).

Literatur

1. Friedl W (1993) Relevance of Osteotomy and Implant Characteristics in Per- and Subtrochanteric Femurosteotomies under dynamic and static load. A experimental examination. Arch of Trauma and Orthop Surgery (Im Druck) Band 112
2. Friedl W, Ruf W (1987) Experimentelle Untersuchungen zur Wirksamkeit des Gleitprinips der dynamischen Hüftschraubenosteosynthese bei der Versorgung instabiler pertrochanterer Femurfrakturen. Chirurg 58:106–112
3. Kreusch-Brinker R (1992) Vergleichende biomechanische Untersuchungen zur Dauerschwingfestigkeit trochanterer Femurosteotomien Habilitation FU Berlin

Biomechanische Untersuchungen zur Dauerschwingbeanspruchung trochantärer Femurosteosynthesen

R. Kreusch-Brinker[1] und A. Rohlmann[2]

[1] Asklepiosklinik, Hubertusstraße 12–22, D-16547 Birkenwerder
[2] Biomechaniklabor der Orthopädischen Klinik, Oskar-Helene-Heim, D-14195 Berlin

Mit steigender Lebenserwartung nimmt der Anteil instabiler per- und subtrochantärer Femurfrakturen in Europa und den USA überproportional zu. In Abhängigkeit von der Immobilität wird mit dem Grad der Osteoporose in der alten Population der Anteil instabiler Frakturformen des koxalen Oberschenkels vorherrschend. Aus Gründen des Erhalts der Vitalität und Motilität bedürfen diese Bruchtypen einer belastungsstabilen Versorgung. Die Entwicklung der klinisch relevanten Osteosynthese begann vor einem halben Jahrhundert in drei Richtungen:

a) starre Winkelimplantate (Jewett 1941)
b) intramedulläre Schienung (Küntscher 1941)
c) Gleitlaschenschraubensysteme (Pohl 1951)

Aus diesen drei Fixationsprinzipien finden sich auf dem aktuellen Stand nach Berechnungen der mechanischen Lastgrößen unter Berücksichtigung metallurgischer Kriterien und anatomischer angepaßter Gestaltung für eine vergleichende Prüfung folgende Implantate als optimaler Repräsentant für jedes Osteosyntheseseprinzip:

1) Doppel-T-Platte nach Teubner
2) Gamma-Nagel nach Grosse/Taglang
3) Dynamische Hüftschraube der AO

Im Winkel der Trochanterregion wird jedes Implantat auf maximale Biegung in der Frontalebene beansprucht mit Belastung von bis zur Dreifachen des Körpergewichtes in der Standbeinphase, gemessen an instrumentierten Endoprothesen in vivo (Bergmann et al. 1989/90).

Das maximale Moment in der Horizontalebene liegt bei 50% dieses Wertes (Brown et al. 1982), so daß stabile Rotationssicherungen in der Osteosynthese Voraussetzung für eine achsgerechte Heilung bei Frühmobilisation sind. Belastungsprüfungen unter Bestimmung der Steifigkeit und maximalen Festigkeit eines Knochen-Implantatverbundes sind nicht die maßgebenden Teste für die biologische Beanspruchung des frakturüberbrückenden Metallkörpers. Wesentlich ist die Dauerschwingbeanspruchung mit Relativbewegung im heilenden Knochen, so daß an das ideale Implantat die scheinbar sich widersprechenden Anforderungen einer hohen Festigkeit bei möglichst niedriger Steifigkeit gestellt werden muß.

Zusätzlich erschwert wird diese Beanspruchung durch die unterhalb des Trochanterwinkel wirksamen varisierenden Kräfte der pelvitrochantären Muskulatur, die den Kraftvektor aus der Pauwels'schen Resultante vereinfacht formuliert in Richtung parallel zur Femurschaftachse umlenken (Rohlmann et al. 1980/2). Zur Entlastung der

Hefte zu „Der Unfallchirurg", Heft 241
K. E. Rehm (Hrsg.)
© Springer-Verlag Berlin Heidelberg 1994

Hütkopfspongiosa ist weiterhin eine axiale Flexibilität der Führung des Schenkelhals-fragmentes in Form von Teleskopeigenschaften zur dosierten Einstauchung auf das Trochantermassiv und Erlangung einer stabilen Kallusheilung erstrebenswert.

Mit Hilfe von Dauerlastversuchen an Leichenknochen mit genormten Osteotomie-formen wurden die Implantate im Hinblick auf temporäre Schwingfestigkeit, die Be-anspruchung ihrer knöchernen Verankerung und der Art des Versagens geprüft. Dabei erwies sich das rigide einteilige Winkelimplantat der Doppel-T-Platte aufgrund der guten ingenieurmäßigen Gestaltung zwar als Metallköper voll belastbar, es passt sich jedoch nicht der Verformung des Knochens an und versagt in Form der Hüftkopfpe-netration in niedriger Zykluszahl.

Die DHS der AO hat als Implantat selbst nur eine Dauerschwingstabilität von dem einfachen des Körpergewichtes, es entlastet sich selbst jedoch durch gerichtete Ein-stauchung der Fraktur mit ossärer Abstützung, ein Mechanismus, der allerdings nur ausreichend wirksam im Sinne einer Vollbelastbarkeit des Beines ist, wenn die Bruchzone oberhalb des Laschenwinkels liegt. In diesem Fall erhöht sich die tem-poräre Schwingfestigkeit von 0,9 kN auf 1,4 kN.

Der Gamma-Nagel verhält sich im statischen Lastfall wesentlich elastischer als die zwei anderen exzentrisch angreifenden Systeme mit einer Steifigkeit der Schrauben-Nagel-Kopplung von wenig mehr als der Hälfte des intakten Knochens. Trotz der ho-hen Relativbewegung des Implantates unter Wechsellast ist es mit einer Festigkeit von 1,7 kN als Metallkörper allein und von 1,6 kN im Verbund mit dem Knochen so stabil, daß es ohne ossäre Abstützung die Zeit bis zur Frakturheilung unter Erhalt der Schenkelhalsachse überbrückt, und zwar bei Vollbelastbarkeit des Beines unabhängig von Niveau der trochantären Fraktur ober- oder unterhalb des Verbindungswinkels. Durch dosiertes Gleiten der Schraube in der Öse kann das koxale Femurfragment auf den Nagel auflaufen, der damit verbundene Unterstellungseffekt ist im Gegensatz zur DHS gering. Der Gamma-Nagel löst mit distaler Verriegelung das Problem aller bis-herigen intramedullären Implantate zur Stabilisierung der per-und subtrochantären Frakturen, die mangelnde Rotationsstabilität. Die sichere Verankerung der Schraube im Hüftkopf verhindert wie die DHS den für die Bündelnagelung nach Simon-Weid-ner typischen dorsolateralen Kollaps des Schenkelhalses auf dem Trochantermassiv, die Retrotorsion des Hüftkopfs unter Belastung. Problematisch ist das Niveau der Na-gelspitze in der Mitte der Diaphyse. Bei starrer Gestaltung des ungeschlitzten Nagels führt die exzentrische Lage des distalen Endes zu Spannungsspitzen, vergleichbar der Aussteifung des Femurlumens mit einem zementfreien Prothesenschaft.

Der implantattypische Versagensfall mit Fraktur des Femurschaftes kann durch einen längeren Nagel beherrscht werden, womit auch die Verriegelungsschrauben in den günstigeren suprakondylären Bereich verankert werden. Der längere Gamma-Na-gel als einteiliges System oder optimaler der zusammengesetzte Rekonstruktionsnagel können als Synthese der Ideen Küntschers zur Beherrschung der trochantären Femur-fraktur, des Kondylen- und Y-Nagels, angesehen werden.

Die ventrale transpedunkuläre Stabilisation der Lendenwirbelsäule. Eine vergleichende biomechanische Untersuchung an der humanen Lendenwirbelsäule

H. Hertlein[1], H.-J. Wilke[2], M. Schürmann[1], T. Mittlmeier[1], G. Lob[1] und L. Claes[2]

[1] Chirurgische Klinik und Poliklinik der LMU, Marchioninistraße 15, D-81377 München
[2] Institut für Biomechanik und unfallchirurgische Forschung der Universität Ulm

Einleitung

Bei komplexen Instabilitäten der Wirbelsäule mit ausgedehnter Zerstörung der ventralen Anteile sowie bei metastatischen Osteolysen des Wirbelkörpers ist die kombinierte ventro-dorsale Instrumentation das Vorgehen der Wahl, um eine suffiziente Stabilität zu erhalten. Der ventrale Eingriff, der zur Dekompression neuraler Strukturen und zur Wiederherstellung des Wirbelsäulenprofiles, bzw. zur Implantation eines Wirbelkörperersatzes notwendig ist, bietet bis dato keine ausreichende Möglichkeit zur alleinigen belastungsstabilen Fixation. Da die Bogenwurzel den entscheidenden Kraftträger zur Verankerung der Implantate darstellt, war daher eine zweite dorsale Operation notwendig, um eine transpedunkuläre Stabilisation zu erreichen. Da auf Grund unserer anatomischen Studien gezeigt werden konnte, daß eine Stabilisation unter Einbeziehung der Pedikel von ventral möglich ist, sollte nun die transpedunkuläre Technik am biomechanischen Modell der humanen Lendenwirbelsäule mit dem bislang üblichen ventro-dorsalen Verfahren hinsichtlich der Stabilität der Montage verglichen werden. Es wurden Torsion, Flexion, Extension und Seitneigungsstabilität geprüft.

Material und Methodik

Die Untersuchungen wurden an 7 humanen Lendenwirbelsäulenpräparaten vorgenommen. Sie wurden unmittelbar nach der Entnahme bis −24 °C tiefgefroren. Die Präparate wurden computertomographisch und radiologisch sowohl auf Tumorfreiheit, als auch auf knöcherne Unversehrtheit kontrolliert. Ebenso wurde die Knochendichte vermessen. Dabei handelte es sich um 4 männliche und 3 weibliche Lendenwirbelsäulenpräparate mit einem Durchschnittsalter von 36 Jahren (20–48). Die Lendenwirbelsäulenpräparate reichten von BWK 12 bis LWK 4, wobei jeweils die beiden kranialen und distalen in Polymethylmetacrylatblöcke eingegossen wurden, so daß die Bewegungssegmente L1/L2 sowie L2/L3 gemessen wurden.

Neben der nativen Wirbelsäule, die als Referenzmethode bestimmt wurde, wurde die Untersuchung an 2 Instabilitätsmodellen durchgeführt, wobei bei Instabilität 1 der ventrale Anteil des 2. Lendenwirbelkörpers unter Mitnahme beider Bandscheiben sowie des vorderen und hinteren Längsbandes reseziert wurde. Die Instabilität 2, also die dorso-ventrale Instabilität, bestand darin, daß zusätzlich zur vorderen Wirbelkörperresektion eine komplette Durchtrennung der dorsalen ligamentären Strukturen er-

Hefte zu „Der Unfallchirurg", Heft 241
K. E. Rehm (Hrsg.)

folgte. Bei Instabilität 1 wurden 2 verschiedene Stabilisationsverfahren untereinander getestet, wobei bei Version 2 der Wirbelkörperdefekt durch einen dem Defekt angepaßten Holzblock ersetzt wurde und die Spondylodese durch eine standardmäßig von links lateral angelegte 4-Loch-DCP-schmal der AO vorgenommen wurde, welche im Sinne einer dynamischen Kompression durch eine Standardspongiosaschraube im darunter und darüber liegenden Wirbelkörper fixiert wurde. Der Holzblock wurde zusätzlich durch 2 Standardkortikalisschrauben der AO an die Platte fixiert.

Bei Version 3 wurde die gleiche Instabilität durch das von uns vorgestellte Verfahren der ventral transpedunkulären Stabilisation fixiert. Hierbei wurden 2 Druckplattenfixateure nach Wolter von ventral transpedunkulär in LWK 1 und LWK 3 eingebracht. Der Druckplattenfixateur wurde zusätzlich an den Holzblock fixiert.

Bei Version 4 wurde die eben beschriebene Versuchsanordnung (Version 3) nur dadurch abgeändert, daß nun eine komplette Durchtrennung der dorsalen ligamentären Strukturen erfolgte.

Bei Version 5 entspricht die Instrumentation wieder den beiden vorhergehenden. Jedoch wurden hierbei die von ventral eingebrachten überlangen transpedunkulären Pedikelschrauben mit einem Fixateur externe nach Magerl im Sinne einer dorsalen Zuggurtung als Rahmenkonstruktion verspannt.

Version 6 zeigt uns nun bei der vorher beschriebenen kompletten dorso-ventralen Instabilität die das als Referenzmethode angesehene kombinierte dorso-ventrale Verfahren. Hier wurde der Druckplattenfixateur nach Wolter von dorsal als transpedunkuläres Instrumentarium verwendet und zusätzlich eine antero-laterale AO-Platte wiederum von links lateral in die darüber und darunter liegenden Wirbelkörper angebracht und der Holzblock zusätzlich an die Platte fixiert.

Ergebnisse

Die Untersuchungen wurden intraindividuell durchgeführt, so daß interindividuelle Schwankungen ausgeschlossen wurden. Zur Bestimmung des Flexions-, Extensions- und Seitneigungswinkels unter Flexionsbelastung verwendeten wir eine Universalmaschine mit einer 100 Newton-Meßdose. Die Belastung wurde in Abstufungen von 10 Newton bei einem Hebelarm von 5 cm durchgeführt. Zur Bestimmung des Flexionswinkels mittels der Universalprüfmaschine wurde ein Lasermeßsystem verwendet, das an einem kranial am Präparat fixierten Aluminiumkreuz angebracht war. Dieses spezifische Lasermeßsystem erlaubt die Erfassung dreidimensionaler Bewegungen. Zur Bestimmung des Torsionswinkels bedienten wir uns eines speziellen Torsionsprüfgerätes mit Drehmomentaufnehmer sowie einer Steuereinheit mit einem XY-Schreiber. Die Ergebnisse wurden direkt auf ein Millimeterpapier übernommen und ergaben typische Hysteresekurven. Es wurden die Präparate bei den Biegebelastungen jeweils in 0,5 Newtonmeterschritten bis max. 5 Newtonmeter belastet. Bei jeder Montage wurden jeweils 3 Lastzyklen durchgeführt, wobei der letzte für die Auswertung verwendet wurde. Bei den Ergebnissen der Torsionsprüfung wurden ebenfalls 3 Lastzyklen nach links, bzw. rechts durchgeführt. Zur Auswertung wurde wiederum die dritte Hysteresekurve herangezogen. Auch hier war die Belastung bis ingesamt 5 Newtonmeter durchgeführt worden. Die Messungen der nativen

Wirbelsäule zogen wir zur Validierung unserer Untersuchung heran. Die Ergebnisse bei der rein vorderen Instabilität (1) zeigen, daß die ventral transpedunkuläre Stabilisation eine in allen Freiheitsgraden stabilere Montage als die antero-laterale Platteninstrumentation darstellt. Bei der kombinierten dorso-ventralen Instabilität (2) findet sich bei einem Biegebelastungsmoment von 5 Nm bei rein ventraler transpedunkulärer Plattenstabilisation ein Extensionswinkel von 1,2°, ein Flexionswinkel von 1,2°, ein Seitneigungswinkel von 0,6° und ein Torsionswinkel von 9,5°. Bei der ventralen transpedunkulären Plattenstabilisation und zusätzlicher Fixateur externe-Verspannung liegt der Extensionswinkel bei 0,62°, der Flexionswinkel bei 0,5° und der Seitneigungswinkel bei 0,6°. Der Torsionswinkel beträgt je 6°. Die kombinierte dorso-ventrale Plattenstabilisation zeigt bei Biegebelastung bis 5 Nm einen Extensionswinkel von 0,42°, der Flexionswinkel liegt bei 0,5° und der Seitneigungswinkel bei 0,4°. Bei Torsionsbelastung findet sich ein Winkel von 7,5°.

Zusammenfassung

Bei rein ventraler Instabilität zeigt sich, daß das ventral transpedunkuläre Stabilisationssystem der antero-lateralen Plattenstabilisation deutlich überlegen ist. Die rein ventral transpedunkuläre Instrumentation an der Lendenwirbelsäule bietet bei kompletter dorso-ventraler Instabilität (2) ein annähernd gleiches Stabilisationsverfahren wie eine herkömmliche dorso-ventrale kombinierte Instrumentation. Eine zusätzliche externe Verspannung über Fixateur externe erscheint bei diesen Ergebnissen nicht als notwendig.

Biomechanische Analyse von Talushalsfrakturen

U. A. Wagner[1], B. J. Sangeorzan[2], R. M. Harrington[2] und A. F. Tencer[2]

[1] Orthopädische Universitätsklinik, Sigmund-Freud-Straße 25, D-53127 Bonn
[2] University of Washington, Harborview Med. Center, Dep. of Orthopaedics Seattle, WA, USA

Zusammenfassung

Talushalsfrakturen der Gruppe I nach Hawkins wurden systematisch anhand eines Leichenmodells in Bezug auf resultierende Veränderungen im unteren Sprunggelenk untersucht. Dabei wurden Pressosensoren in die vordere/mittlere und hintere Gelenkfacette des unteren Sprunggelenks eingebracht und bei fixierter Fehlstellung belastet. Die einzelnen Fehlstellungen waren mediale, laterale, dorsale und komplexe Abweichungen des distalen Fragments im Bezug zum Taluskörper. Die Auswertung ergab eine Änderung des Kontaktmusters bei vier von sieben Präparaten im Bereich der hinteren Facette, jedoch ohne signifikante Verminderung der Kontaktfläche. Im Be-

Hefte zu „Der Unfallchirurg", Heft 241
K. E. Rehm (Hrsg.)
© Springer-Verlag Berlin Heidelberg 1994

reich der vorderen und mittleren Gelenkfacette kommt es zu einer signifikanten Entlastung der Gelenkareale mit hohen Kontaktdrücken, so daß ein alternativer Lastübertragungsweg angenommen werden muß.

Summary

The effect of talar neck fractures group I according to Hawkins classification on subtalar joint mechanics were investigated. Pressorsensors were inserted into the posterior and anterior/middle articular surfaces of the subtalar joint and loaded. Contact characteristics were determined for medial, lateral, dorsal and complex malalignment. Results showed a variation of the saddle-shaped contact pattern of the posterior facet in 4 out of 7 specimen. Further we registered a significant unloading of the anterior/middle facet for high pressure area. Alternative pathways of load transmission are assumed.

Einleitung

Veränderungen der Gelenkkongruenz sind ein bekannter ursächlicher Faktor für die Entwicklung einer Arthrose [5]. Der genaue Schwellenwert für die Entwicklung von arthotischen Veränderungen scheint individuell und gelenkbezogen variabel. Problematisch ist die Festlegung eines Grenzwertes bei der Indikationsstellung zur operativen oder konservativen Behandlung einer Gelenkfraktur bzw. alterierenden Fraktur für die Gelenkmechanik. Klinische Studien beinhalten das Problem eine Gelenkfehlstellung in vivo exakt zu messen, weiterhin genügend große und vergleichbare Patientenkollektive zusammenzustellen. Hier liegt ein Vorteil der experimentellen in vitro Untersuchung mit genau reproduzierbaren Fehlstellungen.

Wesentliche biomechanische Kenngrößen eines Gelenkes sind Kontaktflächen und die dort vorliegenden Druckverhältnisse [4]. Für das untere Sprunggelenk wurden diese Gelenkeigenschaften in Vorarbeiten schon bestimmt [6]. In der vorgestellten experimentellen Studie wird die veränderte Gelenkmechanik des unteren Sprunggelenks bei geringen Fehlstellungen im Talushalsbereich von 2 mm nach medial, lateral, dorsal und im komplexen Muster untersucht.

Material und Methode

An 13 frischen Leichenpräparaten wurde zunächst das normale Kontaktverhalten und die Druckverhältnisse im subtalaren Gelenk quantifiziert. Die anteriore/ mittlere sowie posteriore Facette des subtalaren Gelenks wurde über einen hinteren und medialen Zugang ohne Läsion der stabilisierenden Bandstrukturen dargestellt. Drucksensitive Filme (Pressorsensor, C. Itoh & Co/ N.Y.) wurden in die zu testenden Gelenkareale eingebracht und axiale abgestuft in verschiedenen Fußpositionen (Eversion und Inversion) belastet. In einem zweiten Schritt wurde bei 7 dieser Präparate im Talushals definierte Osteotomien vorgenommen und in Fehlstellung mit einem Fixateur externe (Synthes Corp., Paoli, PA) und Kirschner-Drähten fixiert. Eine Last von 700 N wurde axial durch in die Tibia und Fibula eingebrachte Stäbe auf die in einen Testrahmen eingespannten Leichenextremitäten ausgeübt. Durch eine Druckplatte gesteuert wurde 90% der übertragenden Last durch die Tibia und 10% über die Fibula übertragen.

Dieses Verhältnis der Lastverteilung im Tibia/Fibula Bereich wurde nach maximaler Ausnutzung der Kontaktfläche in früheren Experimenten festgelegt [6]. Das Kontaktverhalten und die Druckverteilung im unteren Sprunggelenkes wurde in folgenden Stellungen bestimmt:

a) anatomische Position
b) unverschobene Fraktur
c) 2 mm Verschiebung des distalen Fragments im Talushals nach medial
d) 2 mm Verschiebung des distalen Fragments im Talushals nach lateral und
e) 2 mm Verschiebung des distalen Fragments im Talushals nach dorsal, sowie eine
f) komplexe Fehlstellung mit Dorsalverschiebung und Varusfehlstellung im Verhältnis zum Taluskörper.

Um die Begrenzheit eines Leichenmodells ohne dynamischen Muskelzug zu verringern, wurde die Versuchanodrnung in Neutralstellung von OSG und USG durchgeführt, in der sich nach Mann der Muskelzug neutralisiert [2].

Die Pressosensoren wurden aus drucksensitiven Filmen (Pressorsensor, C. Itoh, New York, N.Y.) für die jeweilige Gelenkfläche hergestellt. Nach Einbringen der Pressosensoren in das Gelenk wurde die axiale Belastung für 30 s aufrechterhalten. Die Pressosensoren wurden danach aus dem Gelenk entfernt und über eine Videokette (Digisector SD88, Microware, Delmar, Ca) digital verarbeitet.

Die Pressosensor enthielten die Filmqualitäten „superlow" von 0,5–6,0 MPa zur Erfassung der Kontaktfläche und „low" zur Bestimmung der hohen Druckareale. Die statistische Analyse wurde mit dem Programm „statview II" (Abacus Concepts, Berkeley, Ca) auf einem Macintosh PC IIci ausgeführt.

Ergebnisse

Die mittlere Kontaktfläche für die posteriore Facette des unteren Sprunggelenkes betrug 536 mm^2 (SD = 137 mm^2). Ein signifikanter Unterschied zu den osteotomierten Gelenken ohne Verschiebung des Talushalses war nicht feststellbar (486 mm^2 bei einer Standardabweichung von 121 mm^2. In abgestufter Weise fand sich die höchste Abnahme der Kontaktfläche bei den komplexen Fehlstellungen mit 404 mm^2 (SD = 106 mm^2), danach bei der dorsalen Dislokation 406 mm^2, lateral 415 mm^2 und medial 440 mm^2, wobei die Abweichungen statistisch nicht signifikant sind. Die Areale der hohen Drucksequenzen zeigen einzig bei der komplexen Fehlstellung eine signifikante Abweichung 45 mm^2 (SD = 34 mm^2) von den Normwerten von 66 mm^2 (SD = 27 mm^2). Auffällig war jedoch die deutliche Veränderung des Gelenkkontaktmusters bei 4 der sieben Präparate mit einem lokalisierten punktförmigen Gelenkkontakt im sattelförmigen Kontaktmuster (vgl. Tabelle 1). Bei den zusammen digitalisierten Kontaktarealen der vorderen und mittleren Gelenkfacette des unteren

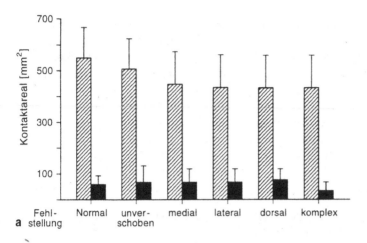

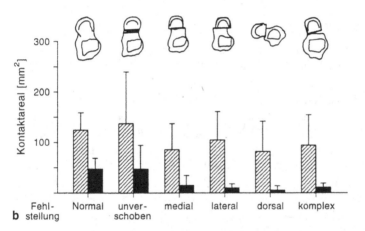

Abb. 1. Kontaktareal (*gestrichelte Säule*) und korrespondierende Hochdruckareale (*schwarze Säule*) im Bereich des unteren Sprunggelenks im Normalzustand, bei einer unverschobenen Talushalsfraktur und bei den definierten Fehlstellungen nach medial, lateral, dorsal und komplex (mit Standardabweichung) **a** posteriore Facette **b** anteriore/mittlere Facette

Sprunggelenks treten die Veränderungen nach definierter Fehlstellung im Gegensatz zur hinteren Facette deutlicher hervor. Wie aus Abb. 1 ersichtlich, bestehen zwischen der Ausgangssituation (131 mm^2, SD = 29 mm^2) und der unverschobenen Fraktur (135 mm^2, SD = 98 mm^2) keine signifikanten Differenzen. Die Kontaktflächen nehmen mit medialer (62 mm^2), lateraler (81 mm^2), dorsaler (56 mm^2) und komplexer (64 mm^2) Fehlstellung ab, jedoch ohne Signifikanz. Signifikant ist allerdings die Abnahme der Areale höheren Kontaktdrucks von normaler und unverschobener Gelenkstellung auf der einen Seite und den definierten Fehlstellungen andererseits (s. Abb. 1).

Diskussion

Das untere Sprunggelenk spielt eine zentrale Rolle in der Mechanik des Fußes. Exemplarisch wird in der vorliegenden Studie anhand des unteren Sprunggelenks die Frage nach einem Grenzwert zur Akzeptanz einer posttraumatischen Fehlstellung gestellt. Bei intraartikulären Frakturen wird die Indikation zur operativen Indikation schon bei geringen Verschiebungen der Gelenkfläche enger gestellt als bei extraartikulären Frakturen. Dieses Befunde sind auch gelenkspezifisch bei so geringen Verschiebungen wie 2 mm am biomechanischen Leichenmodell nachvollziehbar [7]. Schwieriger ist die Indikationsstellung für die primär extraartikulär verlaufende Talushalsfraktur, im vorliegenden Fall aus der Gruppe I nach Hawkins [1], mit nur geringer Verschiebung bei bekannter problematischer Blutversorgung des Talus. Dabei führt die Kontinuitätstrennung von dorsaler Facette auf der einen und anteriorer sowie mittlerer Facette auf der anderen zu einer Veränderung des sattelartigen Kontaktdruckmusters dorsal und zu einer signifikanten Entlastung der Hochdruckareale im Bereich von anteriorer/mittlerer Facette. Die Lastübertragung wird dabei offensichtlich über das Talonavikulargelenk oder über Strukturen im Sinus tarsi umgeleitet. Dort wird mit einem frühzeitigen Gelenkproblem aufgrund unphysiologisch hoher Gelenkdrücke zu rechnen sein.

Literatur

1. Hawkins LG (1970) Fractures of the neck of the talus. J Bone Joint Surg. S2 A:991–1002
2. Mann R (1986) Surgery of the foot, 5th (ed), Mosby CV
3. Sangeorzan BJ et al. (1992) Contact characteristics of the subtalar joint: The effect of talar neck misalignment. J Orthop Res:544–511, No 10, Vol. 4
4. Tencer AF et al. (1988) Pressure distribution in the wrist joint. J Orthop Res 6:509–517
5. Trias A (1961) Effects of persistent pressure on the articular cartilage: an experimental study. J Bone Joint Surg 43B:376–386
6. Wagner UA et al. (1992) Contact characteristics of the subtalar joint: Load distribution between anterior and posterior facets. J Orthopaedic Res:535–543, Vol. 10, No 4.
7. Wagner UA et al. (1992) Der Einfluß von intraartikulären und extraartikulären Frakturen auf das untere Sprunggelenk 56. Jahrestgg. Dt Ges f Unfallch, Berlin 1992
8. Wright DG et al. (1964) Action of the subtalar and ankle joint complex during the stance phase of walking. J Bone Joint Surg 46A:361–362

Stammt das systemisch erhöhte Prostaglandin E2 bei der Osteitis aus dem Knochen? Lokaler Nachweis mittels Enzym-Immunoassay

M. Jakob, Ch. Josten, B. Stratmann und G. Muhr

BG-Unfallklinik „Bergmannsheil", Gilsingstraße 14, D-44789 Bochum

Einleitung

Prostaglandine (PG) stellen neben Thromboxanen und Leukotrienen biologisch aktive Derivate der mehrfach ungesättigten Fettsäure Arachidonsäure dar. Sie werden auf traumatischen, toxischen und immunologischen Reiz hin synthetisiert. Die Arachidonsäure kann durch die Cyclooxygenase zur Muttersubstanz der PG E2, I2 und F2, dem PG H2 umgesetzt werden, über die Lipoxygenase zu den Leukotrienen [1]. PG, Thromboxane und Leukotriene modulieren eine Vielzahl hormoneller und andersartiger Stimuli und sind entscheidend in Überempfindlichkeits- und Entzündungsreaktionen verknüpft. PGE2 bewirkt über eine Steigerung des cAMP-Gehaltes Relaxation der glatten Muskulatur sowie allgemeine Vasodilatation [1]. Arachidonsäure-Metaboliten führen alleine oder zusammen zu Vasodilatation, gesteigerter Gefäßpermeabilität, Fieber und Schmerz [2, 3]. Hieraus ergibt sich die therapeutische Bedeutung der die Cyclooxygenase hemmenden NSAIDs [2]. Bisher wurden nur in tierexperimentellen Studien erhöhte PG-Freisetzungen aus osteitischem Knochen nachgewiesen [4, 9], beim Menschen ließ sich eine systemische Erhöhung des PGE2 bei Patienten mit chronischer Osteitis beobachten [5], was auf die Bedeutung des PGE2 für die Osteitis hinweisend ist. Wir stellten uns die Frage: Stammt das systemisch erhöhte PGE2 bei der Osteitis aus dem Knochen?

Patienten, Methode

Untersucht wurden 30 Proben von 15 Patienten (11 m, 4 w) mit chron. Osteitis der unteren Extremität. Als Kontrollgruppe dienten 30 Proben von 15 Patienten (6 m, 9 w) mit gesunder Spongiosa, die vor allem bei alloplastischem Gelenkersatz gewonnen wurde. Intraoperativ entnommene Spongiosa wurde in PBS-Puffer transportiert, gewaschen und gewogen. Daraufhin wurden die Proben in PBS-Puffer der Inkubation im Schüttelbad bei 37 °C unterzogen. Nach 2 und 4 h wurde jeweils 1 ml aus dem Überstand pipettiert und bei –20 °C tiefgefroren. Schließlich wurden alle Proben einem handelsüblichen PGE2-Elisa unterzogen. Ein polygonaler Kaninchen-Antikörper gegen PGE2 bindet dieses an einen in Ziegen gewonnenen Anti-Kaninchen AK. Der Versuch basiert auf den begrenzten freien Bindungsstellen des Anti PGE2 AK, um welche die zu bestimmende Menge PGE2 mit einer definierten Menge an mit alkalischer Phosphatase versehenem PGE2 konkurriert. Je größer die Konzentration von PGE2 in der Probe ist, umso weniger des alkalischen Phosphatase-PGE2 kann an den AK binden. Alle ungebundenen Substanzen werden mittels Waschvorgängen entfernt.

Hefte zu „Der Unfallchirurg", Heft 241
K. E. Rehm (Hrsg.)

Mittels PNPP (Paranitrophenylphosphat) erreicht man eine Farbreaktion, die umgekehrt proportional zur Menge des zu bestimmenden PGE2 ist. Mit Hilfe einer parallel angefertigten Standard-Eichkurve kann aus der Absorption der Proben auf die pg PGE2 pro Gramm inkubierten Knochens umgerechnet werden.

Resultate

2 stündige Inkubation ergab bei dem Osteitis-Kollektiv eine PGE2-Konzentation von 80,92 pg/g Knochen (s = 22,71), bei der Kontrollgruppe 30,18 pg/g Knochen (s = 9,65). Bei weiterer Inkubation vergrößerte sich dieser Unterschied. Die 4 h Inkubation ergab Werte von 352,52 pg/g (s = 70,58) beim Osteitis-Kollektiv, 79,06 pg/g (s = 17,21) bei der gesunden Normalgruppe. Bei graphischer Darstellung zeigt sich die zunehmende Divergenz der beiden Kurven bei zeitlichem Verlauf. Sind die Osteitis-Werte nach 2 h um den Faktor 2,5 erhöht, so vergrößert sich nach 4 h der Faktor auf 4,5. Diese Daten sind im Students-t-Test hoch signifikant.

Diskussion

Über lokal im Knochen erhöhte PGE2 Werte in der spongiösen Nekrose-Zone bei avaskulärer Nekrose des Hüftkopfes berichteten Tsai et al. [6]. PG haben sowohl entzündungsfördernde als auch -hemmende Auswirkungen. In der Frühphase der Knochenbruchheilung läßt sich tierexperimentell eine starke proinflammatorische PG-Freisetzung verzeichnen [7, 8], was als Folge des Traumas anzusehen ist. PGE2 vermindert in der Spätphase durch negative Rückkopplung die Freisetzung von IL-1, IL-2 und TNFa [10, 11] sowie von lysosomalen Enzymen, wirkt also anti-inflammatorisch. Dem systemisch applizierten PGE2 scheint eine knocheninduktive Wirkung zuzukommen [12], während lokales oder in vitro verabreichtes PGE2 zu Lysen und Resorptionsvorgängen führt [2, 13, 14]. Mori et al. [15] kamen in ihrer Studie von 1990 zu dem Schluß: „PGE2 activates bone modeling and remodeling and shifts bone-balance in favor of formation", während Lerner [16] zu dem Schluß kommt „...that formation of eicosanoids is causally implicated in the pathogenesis of inflammation induced bone resorption." In unserer Studie ging es um die Interaktion des PGE2 in der Pathogenese der Osteitis. Einen erhöhten Serumspiegel von PGE2 konnten wir in früheren Studien nachweisen [5]. Unsere Untersuchung weist darauf hin, daß der Knochen eine wesentliche Bildungsquelle des systemisch erhöhten PGE2 ist. Bei der Osteitis treffen verschiedene Veränderungen entzündlicher Art aufeinander: Am Knochen selbst kommen sowohl Resorptions- als auch Neubildungs- und avaskuläre Zonen vor. Ebenfalls kann ein Teil des systemischen PGE2 aus dem umgebenden Weichteilmantel stammen. Da PGE2 die vaskuläre Permeabilität steigert, kommt es aufgrund ansteigenden intraossären Druckes mangels Ausbreitungsmöglichkeiten zu Durchblutungsstörungen mit folgender Gewebsnekrose. Dies verdeutlicht die Bedeutung des PGE2 für den Pathomechanismus. Mit unserem Modell läßt sich die therapeutische Wirksamkeit von NSAIDs bei der Osteitis überprüfen.

264

Zusammenfassung

Mittels Elisa wurde die PGE2 Syntheserate im osteitischen Knochen mit der gesunder Spongiosa verglichen. Nach 2stündiger Inkubation lagen die Werte im Osteitis-Kollektiv um den Faktor 2,5, nach 4 h um den Faktor 4,5 über denen des Kontrollkollektivs. Für das Osteitis Kollektiv ergibt sich eine Syntheserate von 135 pg/g Knochen pro Stunde, für die Kontrollgruppe von 25 pg/g Knochen pro Stunde Inkubation bezogen auf den Zeitraum zwischen den beiden Probenentnahmen. Die systemisch erhöhten PGE2-Werte sind mit der erhöhten Syntheserate im Knochen eng verknüpft.

Literatur

1. Löffler, Petrides (1988) Physiolog. Chemie, Springer-Verlag
2. Karbowski Matthiaß (1990) PG im Knochen- und Knorpelmetabolismus. Z Orthop 128:115–122
3. Shibata et al. (1991) Platelet activating Factor stimulates production of PGE2 in murine osteoblast-like cell line MC3T3-E1, Life-Sci 49(15):1103–1109
4. Corbett, Dekel. The production of PG in response to experimentally induced osteomyelitis in rabbits
5. Josten Griga, Muhr (1991) Immunstimulation mit Ibuprofen bei der chronischen Osteitis. Unfallchirurg 94:191–193
6. Tsai Liu (1992) Evidence for eicosanoids within the reparative front in avascular necrosis of human femoral head. Clin Orthop 281:305–312
7. Wittenberg, Wittenberg (1991) Release of PG from bone and muscle after femoral osteotomy in rats. Acta Othop Scand 62(6):577–581
8. Dekel, Lenthall, Francis (1981) Release of PG from bone and muscle after tibial fracture. J Bone and Joint Surg 63(B)2:185–189
9. Dekel, Francis (1981) The treatment of osteomyelitis of the tibia with sodium-salicylate. J Bone and Joint Surg 63(B)2:178–184
10. Faist et al. (1987) PGE2 dependent suppression of IL-2 production in patients with major trauma. J of Trauma 27(8):837–847
11. Knudsen, Dinarello, Strom (1986) PG posttranscriptionally inhibit monocyte expression of IL-1 activity by increasing intacellular cAMP. J of Immunol 137:3189–3194
12. Ke Jee, Li Kimmel (1992) Effects of long term daily administration of PGE2 on maintaining elevated proximal tibial metaphysal cancellous bone mass in male rats. Calcif Tissue Int 50:245–252
13. Akatsu, Takahashi, Udagawa, Imamura, Yamaguchi, Sato, Nagata, Suda (1991) Role of PG in IL-1 induced bone resorption in mice in vitro. J Bone Miner Res 6:183–189
14. Rissing, Buxton (1986) Effect of Ibuprofen on gross pathology, bacterial count and levels of PGE2 in experimental Staphylococcal osteomyelitis. The J of Infectious Diseases 154:627–630
15. Mori Jee, Li Kimmel (1990) Effects of PGE2 on production of new cancellous bone in the axial skeleton of ovariectomized rats. Bone 11:103–113
16. Lerner (1991) BK synergistically potentiates IL-1 induced bone resorption and prostanoid biosynthesis in neonatal mouse calvarial bones. Biochem Biophys Res Commun 29:775–783

Roboterunterstützte Osteotomie am proximalen Femur

F. Gossé[1], J. L. Moctezuma[2] und H. P. Tümmler[3]

Medizinische Hochschule Orthopädische Klinik im Annastift e.V. Heimchenstraße 1–7, D-30625 Hannover
Universität München Institut für Werkzeugmaschinen und Betriebswissenschaften (IWB)
Aesculap, Tuttlingen

Einleitung

Die rasante Entwicklung in der elektronischen Bildverarbeitung ermöglicht heute die Anwendung von CT und MRT Darstellungen auch in dreidimensionaler Form. Weiterhin gibt es bereits Computerprogramme, mit denen am Monitor Manipulationen von dreidimensional rekonstruierten Objekt vorgenommen werden können und so z.B. Korrekturosteotomien simuliert werden können. Die Umsetzung der hohen Präzision bei der Simulation in die eigentliche intraoparativen Durchführung gelingt dann aber oft nicht, sodaß Planung und tatsächlich erreichtes OP-Ziel voneinander abweichen.

Der Schritt von der Planung einer Korrekturosteotomie zur Operation selbst sollte nun durch den Einsatz eines industriellen Handhabungsgerätes (Roboters) unterstützt werden und die Abweichungen von der Planung damit minimiert werden.

Material und Methode

10 Kadaverfemura wurden mit jeweils drei kleinen kugeligen Metallmarkern versehen und danach in einem konventionellen Computertomographen (Siemens Somatom plus S) gescannt. Die Schichtdicke betrug 4 mm, der Tischvorschub diaphysär 4 mm und metaphysär 8 mm. Die so hergestellten Bilddatensätze wurden über einen Magnetbandtransfer (TK 50 Magnetbänder) auf eine Grafik-Workstation (Fa. Sun) überspielt und dann mittels eines 3-D Rekonstruktionsprogrammes in ein dreidimensionales Objekt umgewandelt.

Auf dem Monitor der Grafik-Workstation wurde dann die Planung und Simulation einer intertrochantären Valgisierungsosteotomie mit einem Aufrichtungskeil von 20° durchgeführt. Neben der Bestimmung der Osteotmiehöhe, der Festlegung der Osteotmieebenen, und der Plazierung des Osteosynthesematerials konnten auch Vermessungen am 3-D Modell, z.B. Errechnen des ursprünglichen und neuen CCD-Winkels und des AT-Winkels, interaktiv per Mausbedienung vorgenommen werden.

Sämtliche Arbeitsschritte der Simulation wurden in einem sogenannten Ablaufplan gesammelt und chronologisch geordnet, so z.B. Kalibrieren des Roboters im Koordinatensystem des Zielobjektes (Kadaverfemur), Aufnehmen der oszillierenden Säge (Anfahren des Knochens mit der Säge, Anschalten der Säge etc.). Zur besseren Transparenz des Ablaufplanes erfolgt die Darstellung der Arbeitsschritte auf dem Bildschirm in Form von Modulpictogrammen, die sich wiederum per Mausbedienung in ihrer Aneinanderreihung neu sortiert werden können.

Hefte zu „Der Unfallchirurg", Heft 241
K. E. Rehm (Hrsg.)
© Springer-Verlag Berlin Heidelberg 1994

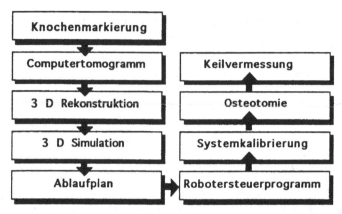

Abb. 1. Roboterunterstützte Osteotomie

Dieser Ablaufplan wird dann im Hintergrund des Simulationsprogrammes übersetzt in ein Steuerprogramm für einen industriellen Roboter (in diesem Fall Marke Puma der Fa. Unimation), sodaß der Roboter mit den entsprechenden Raumkoordinaten der einzelnen Arbeitsschritte versorgt werden kann. Dieser Programmteil bleibt im eigentlichen Programm verborgen, u.a. auch deshalb, weil er für den Anwender „Operateur" nicht lesbar ist. Hinter jedem Modulpictogramm verbirgt sich also in der Robotersprache eine Ansammlung von Steuerbefehlen für den Roboter.

Die Osteotomiedurchführung beginnt dann mit der Kalibrierung des Roboters innerhalb seines Arbeitsfeldes. Das wird dadurch realisiert, daß der Roboterarm mit einer Kalibrierungsplatte neben den mit Metallmarkern versehenen Knochen fährt und sowohl die drei Metallmarken als auch die Kalibrierungsplatte von einer CCD-Kamera aufgenommen wird. Das so entstandene Bild wird digitalisiert und mittels einer Rechnerroutine ausgewertet. Der Roboter „weiß" nach diesem Schritt nun, wo er sich im Verhältnis zum Zielobjekt Knochen befindet. Der nächste Schritt bestand in der Entnahme eines 20°-Valgisierungskeiles intertrochantär durch eine am Roboterarm geführte konventionelle oszillierende Säge. Die entnommenen Knochenkeile wurden denaturiert und in einer Präzisionsmeßeinrichtung vermessen (Abb. 1).

Ergebnisse

6 entsprechend 60% der entnommen Knochenkeile wiesen eine Abweichung von weniger als 0,5° von den ursprünglich geplanten 20° auf. Zwei Keile hatten eine Abweichung von 0,5° bis 1,0°, bei den restlichen zwei betrug die Abweichung mehr als 1,0°

Tabelle 1. Abweichung Planung-Osteotomie

Differenz unter 0,5 Grad	→ 6 mal (60%)
Differenz 0,5 bis 1,0 Grad	→ 2 mal (20%)
Differenz 1,0 bis 1,5 Grad	→ 1 mal (10%)
Differenz über 1,5 Grad	→ 1 mal (10%)

(Tabelle 1). Größere Abweichungen der Osteotomiegenauigkeit waren materialabhängig, z.b. Verwindung und Vibration des weiches Sägeblattes.

Schlußfolgerungen

Computerunterstützte Handhabungsgeräte können Hilfen in der Realisierung von präoperativen Planungen geben. Dies zeigte die exakte Umsetzung der geplanten Valgisierungskeile in dem vorliegenden Experiment.

Die Reproduzierbarkeit ist bei der roboterunterstützten Osteotomie sehr groß, die Arbeitsgenauigkeit des Roboters sehr hoch. Als Vorstufe zur eigentlichen Osteotomie kann der Roboter genutzt werden, indem er z.b. mit Hilfe eines am Arm befestigten Klasse II-Laser Bohrrichtungen oder Sägeebenen am Knochen lediglich anzeigt.

Weitere Möglichkeiten für den Robotereinsatz bestehen in der Anwendung als passives Positioniersystem, z.b. durch Führen von Säge- oder Bohrschablonen, durch die der Operateur dann hindurch bohren/sägen kann.

XII. Forum: Experimentelle Unfallchirurgie IV

Vorsitz: D. Havemann, Kiel; W. Mutschler, Homburg; T. Rüedi, Chur

Einfluß des Wellendurchmessers und des Bohrkopfdesigns auf die intramedulläre Druckentwicklung bei der Markraumbohrung

Chr. Müller[1], R Frigg[2], S. M. Perren[3] und U. Pfisterer[4]

[1] Abteilung für Unfall- und Wiederherstellungschirurgie Universitätsklinikum Rudolf-Virchow, Augustenburger Platz 1, D-13353 Berlin
[2] AO-Entwicklungsinstiut, Davos
[3] AO-Forschungsinstitut, Davos
[4] Abteilung für Unfall- und Wiederherstellungschirurgie, Städt. Klinikum, Karlsruhe

Einleitung

Beim Aufbohren der Markhöhle zur intramedullären Marknagelung kommt es neben einer Zerstörung von Markraumgefäßen zu intramedullären Druck- und kortikalen Temperaturerhöhungen, wobei der intramedullären Druckerhöhung mit Spitzendruckwerten bis über 1000 mmHg (Stürmer 1980), die größte Bedeutung beizumessen ist. Die hohe Druckentwicklung führt einerseits zu Fetteinpressungen in die transkortikalen Gefäße und andererseits zu druckabhängigen Fetteinschwemmungen in das venöse System. Durch die Fetteinpressungen werden transkortikale Gefäße verschlossen, was eine Minderperfusion der Kortikalis zur Folge hat. Tierexperimentell konnte nachgewiesen werden, daß ohne Aufbohren lediglich 31% der Kortikalis durchblutungsgestört ist, im Gegensatz zu 70% nach Marknagelungen mit Aufbohren (Klein 1989). Schädigungen der Vaskularität zeigen sich dann in aseptischen Knochennekrosen der medullären Kortikalisbezirke (Pfister 1979).

Fetteinschwemmungen in das venöse System, die mittels transösophagealer Echokardiographie ermittelt wurden, können klinisch manifeste Fettembolien verursachen (Wenda 1988, 1989, 1990).

In der vorliegenden Arbeit soll untersucht werden, ob mit einer Reduzierung des Antriebswellendurchmessers sowie einem veränderten Bohrkopfdesign die intramedulläre Druckerhöhung reduziert werden kann.

Hefte zu „Der Unfallchirurg", Heft 241
K. E. Rehm (Hrsg.)
© Springer-Verlag Berlin Heidelberg 1994

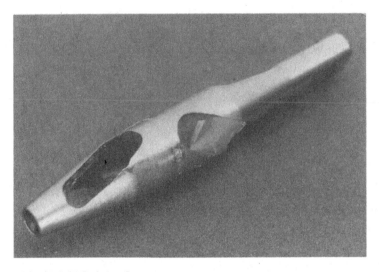

Abb. 1. Hohl-Bohrkopf

Material und Methode

Im Versuch kamen flexible Wellen von 7,0 mm und 9,0 mm Druchmesser, sowie zwei Bohrkopftypen zur Anwendung.

1. AO-Bohrkopf.
2. Hohl-Bohrkopf (Abb. 1).

Bei diesem hohl ausgebildeten Bohrkopf wird das Bohrmehl über Einlaßschlitze aufgenommen, wandert im Bohrkopf nach hinten, um am Ende durch Auslaßschlitze herausgeschleudert zu werden. Der Bohrmehlaustritt wird einerseits durch die Zentrifugalkraft und andererseits durch die trichterförmig angelegten Auslaßschlitze begünstigt. Kopf und Endstück des Bohrkopfs sind in konischer Form gefertigt, was strömungstechnisch günstiger ist.

Die Druckmessungen wurden in Plexiglasrohren durchgeführt, welche mit einem Vaseline-Paraffinöl-Gemisch blasenfrei gefüllt waren. Das Vaseline-Paraffinöl-Gemisch hatte bei einer Temperatur von 20 °C das gleiche Scherverhalten, wie Kalbsmarkfett bei 36 °C.

Der Bohrkopf-Durchmesser wurde stets 0,5 mm kleiner gewählt als der Rohr-Durchmesser. Mit Hilfe einer Material-Testungsmaschine wurden die verschiedenen Bohrsysteme unter konstanter Geschwindigkeit (508 mm/min) in die Plexiglasröhren geschoben.

Der Druck wurde am Ende der Plexiglasröhre nach 380 mm gemessen.

Ergebnisse

I. Flexible Wellen ohne Bohrkopf mit 7,0 mm und 9,0 mm Durchmesser im 10,0 mm Plexiglasrohr (Abb. 2, 3).

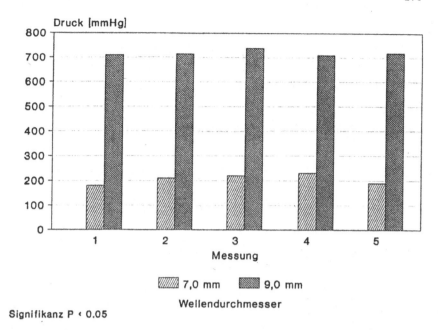

Abb. 2. Flexible Welle ohne Bohrkopf. Je kleiner der Wellendurchmesser, desto geringer die Druckentwicklung

Bei allen fünf Messungen erzeugte die 9,0 mm Welle stets höhere Druckwerte, wobei positive Druckwerte bei dem Bohrervorschub und negative Druckwerte bei dem Bohrerrückzug entstehen. (Sämtliche Druckwerte entsprechen Medianwerten).

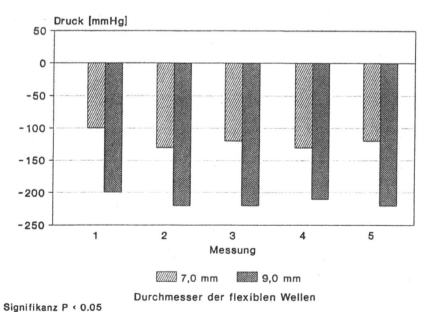

Abb. 3. Flexible Welle ohne Bohrkopf. Je kleiner der Wellendurchmesser desto geringer die negative Druckentwicklung

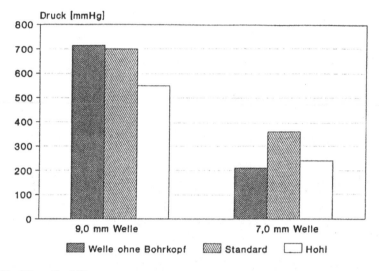

Signifikanz P ‹ 0.05

Abb. 4. Druckwerte von 9,5 mm Bohrköpfen. 9,0 mm Welle: Welle ohne Bohrkopf erzeugt fast gleich große Druckwerte, wie die Welle + AO-Bohrkopf. Der Hohl-Bohrkopf erzeugt die geringsten Druckwerte

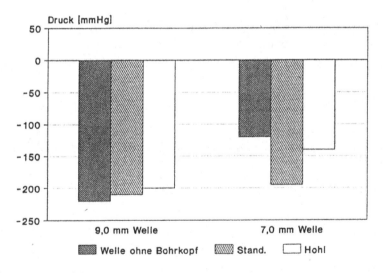

Signifikanz P ‹ 0.05

Abb. 5. Druckwerte von 9,5 mm Bohrköpfen. 9,0 mm Welle: Welle ohne Bohrkopf erzeugt fast gleich große negative Druckwerte, wie die Welle + AO-Bohrkopf. Der Hohl-Bohrkopf erzeugt die geringsten negativen Druckwerte

Wellendurchmesser: 9,0 mm: 715 mmHg, − 220 mmHg
                    7,0 mm: 210 mmHg, − 120 mmHg

II. 9,5 mm Bohrkopf und flexible Welle von 9,0 mm Durchmesser im 10,0 mm Plexiglasrohr (Abb. 4 und 5)
Bei allen fünf Messungen erzeugte der Hohl-Bohrkopf die geringsten Druckwerte.

Bohrkopftyp: AO   700 mmHg, − 210 mmHg
               Hohl   550 mmHg, − 200 mmHg

III. 9,5 mm Bohrkopf und flexible Welle von 7,0 mm Durchmesser im 10,0 mm Plexiglasrohr (Abb. 4 und 5)
Auch hier erzeugte der Hohl-Bohrkopf bei allen fünf Messungen stets die geringste Druckerhöhung.

Bohrkopftyp: AO   360 mmHg, − 195 mmHg
               Hohl   240 mmHg, − 140 mmHg

Diskussion

Die in vitro Testung ermöglichte es, bei einfacher Versuchsdurchführung, konstanten Versuchsbedingungen und weitgehender Eliminierung von Störfaktoren, kleine Druckunterschiede der verschiedenen Bohrsysteme mit hoher Reliabilität zu erfassen.

Die Druckmessungen der flexiblen Wellen ohne Bohrkopf zeigten deutlich, daß nicht der Bohrkopf, sondern die flexible Welle den Hauptanteil des Druckaufkommens verursacht. Wurde der Wellendurchmesser verkleinert, so konnte die Druckentwicklung nachhaltig gesenkt werden. Die Druckwerte werden im Vergleich zum herkömmlichen Bohrsystem (9,0 mm Welle + 9,5 mm AO-Bohrkopf) und der 7,0 mm Welle + AO-Bohrkopf sowie der 7,0 mm Welle + Hohl-Bohrkopf, wie folgt gesenkt (Signifikanz $p < 0,05$):

1. 9,0 mm Welle + 9,5 mm Hohl-Bohrkopf: um 21%
2. 7,0 mm Welle + 9,5 mm AO-Bohrkopf: um 49%
3. 7,0 mm Welle + 9,5 mm Hohl-Bohrkopf: um 66%

Zusammenfassend kann gesagt werden, daß die Reduktion des Wellendurchmessers den intramedullären Druck nachhaltig senkt, der neu entwickelte Hohl-Bohrkopf jedoch nur in der Kombination mit einer dünnen flexiblen Welle zu einer weiteren, relevanten Druckreduktion führt.

Literatur

1. Klein MPM, Perren SM, Harder F (1989) Aufbohren oder nicht Aufbohren. Zirkulationsstörungen durch Marknagelung an der Hundetibia. Med Diss Basel
2. Pfister U (1988) Der heutige Stand der Marknagelosteosynthese. Akt Traumatologie 18:40–45

274

3. Stürmer KM, Schuchardt W (1980) Neue Aspekte der gedeckten Marknagelung und des Aufbohrens der Markhöhle im Tierexperiment. II.: Der intramedulläre Druck beim Aufbohren der Markhöhle. Unfallheilkunde 83:346–352
4. Wenda K, Ritter G, Degreif J, Rudigier J (1988) Zur Genese pulmonaler Komplikationen nach Marknagelosteosynthesen. Unfallchirurg 91:432–435
5 Wenda K, Henrichs KJ, Biegler M, Erbel R (1989) Nachweis von Markembolien während Oberschenkelmarknagelungen mittels transösophagealer Echokardiographie. Unfallchirurgie 15, 2:73–76
6. Wenda K, Ritter G, Ahlers J, Issendorf WD von (1990) Nachweis und Effekte von Knochenmarkeinschwemmungen bei Operationen im Bereich der Femurmarkhöhle. Unfallchirurg 93:56–61

Untersuchungen über den Einfluß der Durchblutung auf die Frakturheilung am distalen Unterschenkel

H. Braick, M. Hansis, Bonn

(Manuskript nicht eingegangen)

MRT zur Beurteilung von Markraumläsionen nach Marknagelung im Tierversuch

B. Allgayer, H. Helmberger, G. Oedekoven, Theresa Wörndl, R. Ascherl und M. Scherer

Institut für Röntgendiagnostik des Klinikums rechts der Isar, Technische Universität, Ismaninger Straße 22, D-81675 München
Klinik und Poliklinik für Orthopädie des Klinikums rechts der Isar, Technische Universität München
Institut für Experimentelle Chirurgie des Klinikums rechts der Isar, Technische Universität München

Einleitung

Frakturen werden durch konventionelle Röntgenaufnahmen in ausreichendem Maße erfaßt. Läsionen des Markraumes lassen sich jedoch im Gegensatz zu Läsionen des kortikalen Knochens im Röntgenbild nur sehr eingeschränkt beurteilen. Die MRT ist in der Lage, den Markraum abzubilden und hat sich dadurch bei einer Reihe von Erkrankungen des Knochenmarkes als diagnostisch wertvoll erwiesen. Über den Wert der MRT bei traumatischen Läsionen gibt es bisher nur wenige Mitteilungen. Diese betreffen Streßfrakturen und okkulte traumatische Läsionen [1, 2, 3]. In folgender Versuchsanordnung sollte die Frage geklärt werden, ob sich traumatische Läsionen im Markraum mit der MRT erfassen lassen, welche Veränderungen durch die Aufbohrung des Markraumes und Marknägel hervorgerufen werden und ob sich eine Stö-

Hefte zu „Der Unfallchirurg", Heft 241
K. E. Rehm (Hrsg.)
© Springer-Verlag Berlin Heidelberg 1994

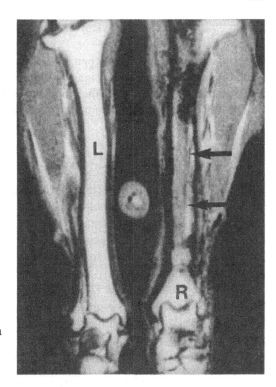

Abb. 1. Versuchstier nach Entfernen des nicht gebohrten Marknagels aus der Tibia (*R*). (*L*) nicht operierte Seite zum Vergleich. Intaktes Fettmark am Rande des Nagelbettes (*Pfeile*)

rung der Knochenbruchheilung, die durch eine Markraumschädigung hervorgerufen wird, erkennen läßt.

Material und Methoden

Nach Versuchsgenehmigung (Reg. v. Obb.) wurden aus einer Versuchsreihe mit 23 Beaglehunden bei 9 Hunden MRT-Untersuchungen durchgeführt. Die Hunde hatten ein durchschnittliches Körpergewicht von 15,4 kg. Unter allgemeiner Intubationsnarkose wurde folgender Eingriff vorgenommen: Bei 5 Versuchstieren wurde der Markraum der Tibia aufgebohrt und ein passender Marknagel eingebracht, bei 4 Versuchstieren keine Aufbohrung des Markraumes vorgenommen und ein etwas dünnerer Marknagel verwendet. Die Tibia wurde über eine Strecke von 10 mm ringförmig deperiostalisiert und anschließend wurde in Schaftmitte mit einer oszillierenden Säge rechtwinkelig zur Knochenachse eine Osteotomie durchgeführt. Nach Reposition der Fraktur erfolgte das vollständige Einschlagen des Marknagels und eine proximale und distale Verriegelung.

Durchschnittlich 12 Wochen nach der Osteosynthese wurde der Marknagel entfernt, 10 Tage nach der Nagelentfernung eine MRT-Untersuchung durchgeführt. Die Tiere wurden an einem 1,5 Tesla Gyroscan (Philips) mit einer Oberflächenspule untersucht. Es kamen T1- und T2-gewichtete SE-Sequenzen zur Anwendung (TR 500/ TE 20 und TR 2000/ TE 30/100). Die T1-gewichteten SE-Sequenzen mit einer Schichtdicke von 5 mm wurden unmittelbar nach intravenöser Gd-Applikation

(0,15 mmol/kg Magnevist) wiederholt. Nach der MRT-Untersuchung wurden die Tiere durch intravenöse Gabe von Pentobarbital schmerzlos getötet, die Tibiae für mikroangiographische Untersuchungen präpariert (in die Femoralarterie der betroffenen Extremität wurde eine 30%ige Bariumsulfatlösung mit einem Formalin- und Heparinzusatz injiziert) und anschließend für histologische Gewebeschnitte aufgearbeitet. Die MRT-Befunde wurden mit den mikroangiographischen Schnitten verglichen.

Ergebnisse

MRT-Untersuchungen der Tibiae ohne Aufbohren des Markraumes (n = 4): Der Kanal des ehemaligen Marknagels erscheint im T1gewichteten SE-Bild signalarm. In den Randbereichen kommen intakte Fettmarkareale zur Darstellung. Die Kortikalis zeigt im ehemaligen Frakturbereich nur eine geringe Verdickung. Nach intravenöser Gadolinium-Applikation zeigt sich im Bereich des ehemaligen Marknagels ein deutliches Kontrastenhancement.

MRT-Untersuchungen der Tibiae mit Aufbohren des Markraumes (n = 5): In den T1-gewichteten SE-Bildern zeigt sich im gesamten Markraum eine Signalminderung, normale Fettmarkanteile sind nicht zu erkennen. Die Kortikalis ist im Frakturbereich überwiegend vom Periost aus verdickt. Nach Kontrastmittelgabel kommt es im gesamten Markraum zu einem starken Kontrastenhancement.

Die Mikroangiogramme der Tibiaquerschnitte in Frakturhöhe ohne Aufbohrung des Markraumes zeigen im Markraum überwiegend intakte Gefäße. Die Anzahl der Markraumgefäße ist im Vergleich mit Mikroangiogrammen eines nicht operierten Tibiapräparates deutlich vermehrt. Im Bereich des ehemaligen Marknagels ist ein feines Gefäßgeflecht mit pathologischen Gefäßen zu erkennen. Die Kallusbildung ist sowohl vom Endost wie vom Periost aus eingetreten.

Die Mikroangiogramme der Tibiaquerschnitte nach Aufbohren zeigen im Markraum nur in den Randbereichen intakte Gefäßstrukturen. Der gesamte übrige Markraum zeigt ein feines Gefäßgitternetz aus pathologischen Gefäßen.

Ein Vergleich der MRT-Befunde mit den mikroangiographischen Befunden ergibt folgendes: Das intakte Fettmark der nicht aufgebohrten Tibia erscheint wie das normale Fettmark im T1- und T2-gewichteten Bild signalintensiv mit normalen Markgefäßen. Nach Aufbohren des Markraumes kommt dieser signalarm zur Darstellung. (Nach Kontrastmittelgabe kommt es in diesem Bezirk zu einem starken Kontrastenhancement). Mikroangiographisch findet sich hier ein Gefäßgitternetz mit pathologischer Vaskularisation. Das Kontrastenhancement kann als Korrelat für die Neovaskularisation gelten.

Diskussion

Unsere Untersuchungen zeigen, daß es mit der MRT gelingt, Schädigungen des Markraumes, die durch operative Maßnahmen hervorgerufen sind, zu erfassen. In den Tierversuchen wurden Tibiafrakturen, die mit einem dünnen Marknagel ohne Aufbohren des Markraumes (eine sogen. biologische Osteosynthese [4] versorgt worden sind, Tibiafrakturen, die mit einer herkömmlichen Marknagelung mit Aufbohrung des Markraumes geschient worden sind, gegenübergestellt. Das Ziel dieser sogen. biologischen Osteosynthesen ist es, eine bestmögliche Schonung der Weichteile und des Knochens in der unmittelbaren Frakturzone zu erreichen [4]. Die MRT-Untersuchungen und die Mikroangiogramme zeigen ohne Bohrung des Markraumes in seinen Randabschnitten noch normales Fettmark mit intakten Markraumgefäßen. Diese Markraumgefäße sind nach Aufbohren zerstört und es kommt nach Entfernen des Marknagels im Marknagelbett und im Bereich des Bohrkanales zur Ausbildung eines Gefäßnetzes mit feinsten Gefäßen. Ohne intakte Markraumgefäßversorgung ist im Frakturbereich überwiegend periostale Kallusbildung zu erkennen, bei intakten Markraumgefäßen überwiegend endostale Kallusbildung. Die Gefäßversorgung des Knochenmarks von Röhrenknochen erfolgt normalerweise durch eine Nutritialarterie. Diese Arterie läuft im zentralen Markraum parallel zur Längsachse des Knochens. Äste dieser Nutritialarterie erreichen die endostale Oberfläche des Cortex als Kapillaren und bilden Anastomosen mit periostalen Gefäßen. Bohrt man den Markraum auf, kommt es zu einer Verletzung der Blutgefäßversorgung und damit zu einer Störung der endostalen Knochenbildung. Damit läßt sich mit der MRT das intakte Fettmark von geschädigtem Fettmark differenzieren und somit auch das Ausmaß der Markraumschädigung erfassen. Neuere Operationsmethoden, wie z.B. biologische Osteosynthesen, lassen sich mit der MRT validieren.

Literatur

1. Lee YK, Yao L (1988) Stress fractures: MR imaging. Radiology 169:217–220
2. Yao L, Lee JK (1988) Occult intraosseous fracture: detecting with MR imaging. Radiology 167:749–751
3. Mink JH, Deutsch AL (1989) Occult Cartilage and Bone Injuries of the Knee: Detection, Classification and Assessment with MR Imaging. Radiology 170:823–829
4. Claudi B, Oedekoven G (1991) Biologische Osteosynthesen. Chirurg 62:367–377

Welche funktionelle Bedeutung haben Glykosaminoglykane im Patellarsehnentransplantat nach Kreuzbandersatz?*

U. Bosch[1], N. Gässler[2], B. Decker[3], W. J. Kasperczyk[1], H. J. Oestern[4] und H. Tscherne[1]

[1] Unfallchirurgische Klinik, Medizinische Hochschule, Konstanty-Gutschow-Straße 8, D-30623 Hannover
[2] Institut für Klinische Chemie II, Oststadtkrankenhaus, Medizinische Hochschule Hannover
[3] Abteilung für Zellbiologie und Elektronenmikroskopie, Medizinische Hochschule Hannover
[4] Unfallchirurgische Klinik, Allgemeines Krankenhaus Celle

Sehnen und Ligamente sind aus Zellen und der extrazellulären Matrix aufgebaut. Neben Wasser und Kollagen als Hauptbestandteile enthält die extrazelluläre Matrix elastisches Gewebe, Glykoproteine und Proteoglykane. Die verschiedenen Proteoglykane bestehen im allgemeinen aus einem Kernprotein, an das eine unterschiedlich hohe Anzahl von Glykosaminoglykanen (GAG) in Form von Seitenketten gebunden ist. Entsprechend ihrer mechanischen Belastung unterscheiden sich Sehnen und Ligamente sowohl strukturell als auch in ihrer chemischen Zusammensetzung. Obwohl Proteoglykane weniger als 1% des Trockengewichtes (TG) von Sehnen und Ligamenten ausmachen, sind sie für die Kollagenfibrillogenese und durch ihr hohes Wasserbindungsvermögen für die mechanischen Eigenschaften der Gewebe von Bedeutung [4]. Die Bedeutung der GAGs für die Transplantatheilung beim Kreuzbandersatz ist noch weitgehend unbekannt. Ziel dieser Studie war die Bestimmung des GAG-Gesamtgehaltes, des Chondroitinsulfat (CS)-Gehaltes sowie des Dermatansulfat (DS)-Gehaltes in der Patellarsehne (PS), im hinteren Kreuzband (LCP) und im Patellarsehnentransplantat (TX) bis 2 Jahre postoperativ.

Material und Methodik

Bei 30 zweijährigen, reinrassigen Schafen (Deutsches Schwarzkopfschaf) wurde in Intubationsnarkose das LCP des linken Hinterlaufes standardisiert mit einem freien, autogenen PS-Transplantat (zentrales Drittel) ersetzt. Postoperativ erfolgte keine Protektion des operierten Beines. Die Tiere hatten nach Abschluß der Wundheilung freien Auslauf in der Herde.

Nach 2, 6, 16, 26, 52 und 104 Wochen wurden bei jeweils 5 Tieren nach Gabe von T 61 das TX, das LCP sowie die PS der Gegenseite präpariert. Nach Entnahme der Gewebeproben für die morphologischen Untersuchungen folgten die Zerkleinerung, Entfettung und Trocknung der Gewebeproben, die danach der Proteolyse mit Papain zugeführt wurden. Nach Hydrolyse und Einengung bis zur Trockene unter Stickstoff wurden verbliebene Peptide und Nukleinsäuren mit Salzsäure gefüllt und abzentrifugiert. Die GAGs wurden letztendlich nach Abspaltung der an Peptidresten gebundenen GAGs mit Natriumazetat gesättigtem Äthanol gefüllt und quantitativ abzentri-

---

* Unterstützt durch die AO-Stiftung/ASIF-Foundation, die B. Braun-Stiftung und den Hauptverband der gewerblichen Berufsgenossenschaften e.V.

Hefte zu „Der Unfallchirurg", Heft 241
K. E. Rehm (Hrsg.)

fugiert. Anschließend erfolgte die Ermittlung des GAG-Gesamtgehaltes durch die Bestimmung der sulfatierten GAGs mit 1.9-Dimethylmethylenblau (DMMB) [3] und mit der Methode nach Ditsche [1]. Die GAGs wurden mittels spezifischer Enzymverdauung in ihre Einzelkomponenten getrennt. Die Quantifizierung der entstandenen Dimere mit Hilfe der Hochleistungsflüssigkeitschromatographie (HPLC) erfolgte nach der Methode von Gurr [6]. Zur statistischen Analyse der Meßwerte wurde der Kruskal-Wallis-Test angewandt. Intraindividuell diente das LCP der Gegenseite als Kontrolle. Als Ausgangsbasis wurden die Meßwerte der PS und des LCP aus 6 Kniegelenken nicht operierter, zweijähriger Schafe verwendet. Als Signifikanzniveau wurde p < 0,05 gewählt.

Ergebnisse

Die PS und das LCP unterscheiden sich signifikant hinsichtlich des GAG-Gesamtgehaltes und des CS-Gehaltes, die im LCP 2- bis 3fach höher sind als in der PS. Hinsichtlich des DS-Gehaltes bestehen keine signifikanten Unterschiede, wenngleich die PS tendenziell mehr DS enthält (Tabelle 1).

Im Versuchszeitraum finden sich im TX-Gewebe bei allen drei Parametern signifikante Veränderungen. Die zwei Meßmethoden zur Bestimmung des GAG-Gesamtgehaltes zeigen eine gute Übereinstimmung hinsichtlich der Veränderung des GAG-Gesamtgehaltes während der Transplantateinheilung. Der relative GAG-Gehalt (Dische/DMMB) nimmt von 26% bzw. 19% (2 Wochen) auf 170% bzw. 147% (104 Wochen) zu (Abb. 1). Die auffälligsten Veränderungen finden sich bis zur 16. Woche postoperativ und dann nochmals zwischen 52 und 104 Wochen. Die Veränderungen des CS-Gehaltes während der Transplantateinheilung verlaufen annähernd parallel zu den Veränderungen des GAG-Gesamtgehaltes. Dazu unterschiedlich sind die Veränderungen des relativen DS-Gehaltes. Hier kommt es bis zur 26. Woche zu einem signifikanten Anstieg auf das 5fache und danach nimmt der DS-Gehalt bis 104 Wochen postoperativ wieder signifikant ab (Abb. 1).

Tabelle 1. Glykosaminoglykan(GAG)-Gesamtgehalt, Chondroitinsulfat (CS)- und Dermatansulfat (DS)-Gehalt in der Patellarsehne (PS) und im hinteren Kreuzband (LCP) Mittelwerte und Standardabweichung, n = 6

	PS	LCP
GAG-Dische (mg/gTG)	1,61 ± 0,36	3,45 ± 0,35
GAG-DMMB (mg/gTG)	5,68 ± 2,51	16,00 ± 1,97
CS (μmol Disacch./gTG)	3,28 ± 1,61	11,15 ± 1,64
DS (μmol Dissach./gTG)	1,46 ± 0,64	0,80 ± 0,55

Dissach. = Disaccharide, TG = Trockengewicht.

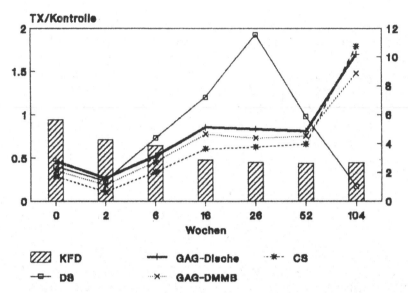

Abb. 1. Relativierte Mittelwerte für Glykosaminoglykan (GAG)-Gesamtgehalt, Chondroitin-sulfat (CS)-Gehalt und Dermatansulfat (DS)-Gehalt (*Graduierung rechts*) im Transplantat. Im Vergleich dazu relativierte Mittelwerte der Kollagenfibrillendurchmesser (KFD) [2]

Diskussion

Ziel dieser Untersuchungen war die Darstellung der Veränderungen bei den GAGs sowie deren Bedeutung für die Transplantateinheilung nach Kreuzbandersatz. Untersuchungen an Sehnen haben den Einfluß von unterschiedlichen mechanischen Belastungssituationen auf den GAG-Gehalt gezeigt. Sehnengewebe unter Zugbelastung enthält vergleichsweise weniger GAGs bei einem hohen Anteil von Dermatansulfat. Dagegen ist Sehnengewebe unter Druckbelastung (z.b. Hypomochlion) durch einen hohen GAG-Gehalt mit einem hohen Anteil an Chondroitinsulfat gekennzeichnet [5]. Die PS steht vorwiegend unter Zugbelastung. Dagegen erfahren das vordere und hintere Kreuzband aufgrund ihrer Anordnung während der Extension und Flexion des Kniegelenkes erhebliche Formveränderungen, wobei sie sowohl Zug- als auch Druck- und Torsionskräften ausgesetzt sind. Entsprechend den Untersuchungen von Gillard et al. [5] ist der GAG-Gesamtgehalt, der CS- und DS-Gehalt auch unterschiedlich. Die graduelle Zunahme des GAG-Gesamtgehaltes im TX auf einen Wert ähnlich dem des LCP ist unter anderem Ausdruck einer veränderten mechanischen Beanspruchung des transplantierten Sehnengewebes als Kreuzbandersatz.

Die GAGs bzw. die Proteoglykane sind neben anderen Faktoren auch für die Kollagenfibrillogenese von Bedeutung, wobei die Interaktionen komplex und nicht vollständig geklärt sind. In Sehnen ausgewachsener Individuen finden sich in Assoziation mit Kollagen Typ I kleine dermatansulfathaltige Proteoglykane. Es wurde eine Inhibition der Anlagerung von Kollagenmonomeren an die Fibrillen und damit des radialen Wachstums von Kollagenfibrillen durch die kleinen dermatansulfathaltigen Proteoglykane postuliert [7]. Dagegen wurde in Assoziation mit der Zunahme des Fibrillendurchmessers in der Wachstumsphase von Sehnen vergleichsweise mehr Chondroitinsulfat und weniger Dermatansulfat gefunden [8]. Bei der Einheilung des Patellarsehnentransplantates kommt es innerhalb der reparativ-proliferativen Phase bis zur 16. Woche postoperativ zu einer Repopulation des Transplantates mit Zellen, die eine ausgeprägte Syntheseaktivität aufweisen. Dementsprechend findet sich eine starke Neubildung von Kollagenfibrillen mit kleinem Durchmesser [2]. Parallel dazu nimmt der DS-Gehalt signifikant zu und erreicht sein Maximum 26 Wochen postoperativ (Abb. 1). Der hohe DS-Gehalt könnte dann verantwortlich sein für die Persistenz von Kollagenfibrillen mit kleinem Durchmesser bis zum Versuchsende durch Inhibition des radialen Wachstums in der späten reparativ-proliferativen und frühen Remodelingphase des Transplantates [2].

Literatur

1. Bitter T, Muir HM (1962) A modified uronic acid carbazole reaction. Anal Biochem 4:330–334
2. Bosch U, Möller H, Iburg T, Decker B, Kasperczyk WJ, Oestern HJ (1993) Morphometrische Untersuchungen zur Veränderung des Kollagenfibrillendurchmessers in einem Patellarsehnentransplantat nach Kreuzbandersatz. Langenbecks Arch Chir, Chir Forum, S 319–324
3. Farndale RW, Buttle DJ, Barrett AJ (1986) Improved quantification and discrimination of sulfated glycosaminoglycans by use of dimethylmethylene blue. Biochim Biophys Acta 883:173–177
4. Frank C, Amiel D, Woo SL-Y, Akeson WH (1985) Normal ligament properties and ligament healing. Clin Orthop 196:15–25
5. Gillard GC, Reilly HC, Bell-Booth PG, Flint MH (1979) The influence of mechanical forces on the glycosaminoglycan content of the rabbit flexor digitorum profundus tendon. Connect Tissue Res 7:37–46
6. Gurr E, Pallasch G, Tunn S, Tamm C, Delbrück A (1985) High performance liquid chromatographic assay of disaccharides and oligosaccharides produced by the digestion of glycosaminoglycans with chondroitin sulphate lyases. J Clin Chem Clin Biochem 23:77–87
7. Scott JE (1984) The periphery of the developing collagen fibril. Quantitative relationships with dermatan sulphate and other surface-associated species. Biochem J 218:229–233
8. Scott JE, Hughes EW (1986) Proteoglycan-collagen relationships in developing chick and bovine tendons. Influence of the physiological environment. Connect Tissue Res 14:267–278

Relaxationsverhalten von Patellarsehnenersatz und alloplastischer Augmentation des vorderen Kreuzbandes in Abhängigkeit von Vorspannung und Verankerungstechnik

U. Becker, H. Kiefer, L. Dürselen und E. Rösch

Universität Ulm, Abteilung für Unfallchirurgie,
Hand-, Plastische- und Wiederherstellungschirurgie, Steinhövelstraße 9, D-89075 Ulm

Einleitung

Der Ersatz des vorderen Kreuzbandes durch ein „bone-tendon-bone" – Patellarsehnentransplantat (BTB) in Kombination mit einer alloplastischen Augmentationskordel ist heutzutage klinisch weit verbreitet [2, 3, 7]. Entscheidend für die postoperative Kniegelenkstabilität sind die isometrische Implantation sowie das Relaxationsverhalten beider Komponenten [1, 7]. Die Relaxation, also der Kräfteabfall im Transplantat bei Aufrechterhaltung der Länge, wird zum einen durch die Materialeigenschaften, zum anderen durch die Art der Verankerung sowie die Höhe der Vorspannung beeinflußt. Um der Fragestellung näher zu kommen, ob und wie stark ein BTB-Transplantat und eine Augmentationskordel vorgespannt und wie beide Komponenten im Knochen verankert werden sollten, wurden in vitro an Schweineknien Relaxations- und Außrißversuche bei unterschiedlichen Vorspannungen und verschiedenen gängigen Verankungerstechniken durchgeführt.

Material und Methoden

Als Augmentationsband verwendeten wir eine neue, 2 mm dicke, gedoppelte Kordel aus Polydioxanon mit verbesserten biomechanischen Eigenschaften (PDS-II). Diese Kordel wurde mittels folgender Techniken am Knochen verankert:

1. Stapels A in Gürtelschnallentechnik (Fa. Richards, Kantenlänge 18 x 11 x 3 mm).
2. Stapels B in Gürtelschnallentechnik (Fa. 3M, Kantenlänge 10 x 10 x 1 mm).
3. Gegenläufiger Knoten über einer 5 mm breiten Knochenbrücke.
4. Kleinfragmentspongiosaschraube mit Unterlagscheibe (Fa. Synthes 35 x 3,5 mm).

Die Knochenblöckchen der Schweine-BTB-Transplantate hatten eine Kantenlänge von 35 x 8 x 8 mm und wurden mittels folgender Techniken am Knochen verankert:

1. Kopflose Interferenzschraube (Kurosaka) [4] orthograd (Fa. DePuy, 35 x 7 mm).
2. Kopflose Interferenzschraube retrograd.
3. Großfragmentspongiosaschraube in Interferenzschraubentechnik (Fa. Synthes, 4,5 x 65 mm).
4. Kirschnerdrahtverriegelung (Fa. Synthes, 2 mm).

Mit einer Materialprüfmaschine (Fa. Zwick) wurden definierte Zugkräfte aufgebracht und die Relaxation über die Zeit sowie die Ausrißkräfte gemessen. Vorspannungen

Hefte zu „Der Unfallchirurg", Heft 241
K. E. Rehm (Hrsg.)
© Springer-Verlag Berlin Heidelberg 1994

Tabelle 1. Gesamtrelaxation PDS-II-Kordel

	Knoten	Stapels B	Schraube + Unterlagscheibe	Schraube + Knoten	Stapels A
Δ F	42%	39%	30%	29%	24%

von 10, 50 oder 100 N wurden gewählt und 8 Versuche pro Vorspannung und Verankerung durchgeführt. Versuchsablauf: Nach 5minütiger Vorspannung wurden die Komponenten mit den oben angegeben Techniken am Knochen fixiert. Es folgte eine 10-minütige Relaxationsphase, ein dynamischer Belastungszyklus mit konstanter Geschwindigkeit über 50 Zyklen, eine nochmalige 10-minütige Relaxationsphase sowie eine konstante Belastungszunahme bis zum Ausriß.

Ergebnisse

Die PDS-II-Kordel zeigte ein von der Vorspannung unabhängiges Relaxationsverhalten. Die geringste Relaxation wurde bei Fixierung der Kordel mittels Stapels A in Gürtelschnallentechnik erzielt, die höchste Relaxation beim gegenläufigen Knoten über einer Knochenbrücke (siehe Tabelle 1).

Die Ausrißkräfte in sind in Tabelle 2 dargestellt. Die Verankerung mittels Stapels A erwies sich mit 900 N als die stabilste, wohingegen es bei den Stapels B bereits bei 210 N zum Ausriß kam.

Die BTB-Transplantate zeigten eine von der Vorspannung abhängige Relaxation. Die Erhöhung der Vorspannung von 10 N auf 100 N führte zu einer signifikanten Verringerung der Gesamtrelaxation (Tabelle 3). Die geringste Gesamtrelaxation wurde bei der Kirschnerdrahtverriegelung, die höchste bei Fixierung mit einer Spongiosaschraube gemessen.

Die Höhe der Ausrißkräfte war nicht von der Vorspannung abhängig, die höchsten Ausrißkräfte waren bei der Kirschnerdrahtverriegelung, die geringsten bei der Spongiosaschraube notwendig (Tabelle 4).

Diskussion

In der vorliegenden Arbeit wurden verschiedene Verankerungstechniken und Vorspannungen für ein BTB-Transplantat und eine neue Augmentationskordel aus Polydioxanon in vitro an Schweineknien untersucht. Vorspannungen von 10, 50 und

Tabelle 2. Ausrißkräfte PDS-II-Kordel

	Knoten	Stapels B	Schraube + Unterlagscheibe	Schraube + Knoten	Stapels A
F [N]	750	210	260	850	900

Tabelle 3. Gesamtrelaxation BTB-Transplantat

	Spongiosa-schraube	Kurosaka (retrograd)	Kurosaka (orthograd)	Kirschner-Draht
Δ F (Vorspannung 10 N)	32%	30%	26%	22%
Δ F (Vorspannung 100 N)	28%	25%	23%	18%

100 N wurden von uns gewählt, da sie auch für die Klinik praktikabel erscheinen. In der Literatur finden sich kontroverse Angaben bezüglich der Vorspannung. Yoshiya erzielte bei Tierversuchen mit Hunden langfristig eine höhere Steifigkeit und Reißkraft bei niedriger Vorspannung [8]. Holzmüller et al. zeigte an Schafsknien, daß eine höhere Vorspannung langfristig eine höhere Stabilität gewährleistet [3].

Da, wie wir zeigen konnten, nach statischer und vor allem nach dynamischer Belastung immer ein Kraftverlust im Band bzw. in der Augmentation auftritt, empfehlen wir initial eine möglichst hohe Vorspannung beider Komponenten. Bei der Verankerung der PDS-II-Kordel am Knochen zeigten sich in unserer Untersuchung große Unterschiede. Der gegenläufige Knoten hatte bei der steifen Kordel soviel „Schlupf", daß sehr hohe Relaxationswerte resultierten. Die relativ kleinvolumigen Stapels B rissen bereits bei 210 N aus dem Knochen aus. Die stabilste Fixierung wurde durch die Stapels A in Gürtelschnallentechnik gewährleistet.

Grood fordert eine Transplantatbelastbarkeit von 400 N [6]. Bei der Verankerung der BTB-Transplantate wurde dies mit allen Techniken erreicht. Die unterschiedlichen Relaxationswerte beruhen vor allem darauf, daß es beim Eindrehen der Interferenzschraube immer zu einer Verlagerung des Knochenblöckchens kommt. Die geringste Relaxation erzielten wir bei der queren Kirschnerdrahtverriegelung, da hierbei die Vorspannung am besten aufrecht erhalten werden konnte.

Zusammenfassung

Relaxationsverhalten und Ausrißkräfte eines Patellarsehnentransplantates und einer alloplastischen Augmentationskordel aus Polydioxanon wurden in vitro an Schweinekniegelenken in Abhängigkeit von verschiedenen Vorspannungen und Verankerungstechniken untersucht. Für die Augmentationskordel konnten bei Verankerung mit Stapels A in Gürtelschnallentechnik mit 900 N die höchsten Ausrißkräfte und mit

Tabelle 4. Ausrißkräfte BTB-Transplantat

	Spongiosa-schraube	Kurosaka (retrograd)	Kurosaka (orthograd)	Kirschner-Draht
F [N]	465	520	610	640

24% Kraftverlust die geringste Relaxation erzielt werden. Das BTB-Transplantat zeigte nach Vorspannung mit 100 N und Verankerung des Knochenblöckchens mittels 2 mm Kirschner-Drahtverriegelung die geringste Relaxation mit 18% Kraftverlust und die höchsten Ausrißkräfte mit 640 N. Für den Ersatz des vorderen Kreuzbandes durch ein Patellarsehnentransplantat mit alloplastischer Augmentation läßt sich aufgrund dieser in vitro- Untersuchung ohne Berücksichtigung weiterer klinischer Kriterien mit Vorsicht folgende Empfehlung aussprechen:

1. Eine Vorspannung beider Komponenten über 5 Min. mit 100 N gewährleistet den geringstmöglichen Kraftverlust postoperativ.

2. Die PDS-II-Kordel sollte mit Stapels A in Gürtelschnallentechnik, das BTB-Transplantat mittels einer 2 mm Kirschnerdrahtverriegelung am Knochen fixiert werden.

Literatur

1. Friederich NF, Müller W, O'Brien WR (1992) Klinische Anwendungen biomechanischer und funktionell anatomischer Daten am Kniegelenk. Orthopädie 21:41–50
2. Holzmüller W, Rehm KE, Perren SM (1992) Mechanische Eigenschaften PDS-augmentierter Patellarsehnentransplantate zur Rekonstruktion des vorderen Kreuzbandes. Unfallchirurg 95:306–310
3. Holzmüller W, Rehm KE, Perren SM, Rahn B (1989) Das PDS-augmentierte Patellarsehnentransplantat zur Rekonstruktion des vorderen Kreuzbandes am Schafsknie. Chir Forum 89 für experim. u. klinische Forschung, Hamelmann H (ed) Berlin, Heidelberg, Springer-Verlag 265–268
4. Kurosaka M, Yoshiya S, Andrish JT (1987) A biomechanical comparison of different surgical techniques of graft fixation in anterior cruciate ligament reconstruction. Am J Sports Med 15:225–229
5. Noyes FR, Barber SD (1992) The effect of ligament-augmentations device on allograft reconstruction for chronic reptures of the anterior cruciate ligament. J Bone Joint Surg 74A:960–972
6. Noyes FR, Grood ES (1976) Strength of the anterior cruciate ligament in humans and rhesus monkeys; age and species-related changes. J Bone Joint Surg 58A:1074–1082
7. Schabus R (1988) Die Bedeutung der Augmentation für die Rekonstruktion des vorderen Kreuzbandes. Acta chir Austr Suppl 76
8. Yoshiya S, Andrish JT, Manley MT, Bauer TW (1987) Graft tension in anterior cruciate ligament reconstruction. Am J Sports Med 16:464–469

Experimentelle Untersuchung zur Primärstabilität der Transplantatfixierung mit der Interferenz-Schraube beim vorderen Kreuzbandersatz

A. Cassim, Ph. Lobenhoffer, T. Gerich und H. Tscherne

Unfallchirurgische Klinik der Medizinischen Hochschule, Konstanty-Gutschow-Straße 8, D-30625 Hannover

Zusammenfassung

Die Primärstabilität der Fixation von Knochenblöcken beim vorderen Kreuzbandersatz mit der Imbusschraube („Interferenzschraube") wurde experimentell überprüft. An insgesamt 96 frischen menschlichen Leichen-Kniegelenkspräparaten wurden Ausreißversuche auf einer MTS-Maschine durchgeführt. Die maximale Zuglast nahm im Mittel von der 7/20 mm Schraube über die 7/30 mm Schraube und 9/20 mm Schraube bis zur 9/30 mm Schraube sowohl am Femur als auch an der Tibia zu. Sie betrug für die 9/30 mm Imbusschraube am Femur 1060 N ± 52 SD und 873 N ± 90 SD an der Tibia. Eine wesentliche Bedingung für das Erreichen dieser maximalen Ausreißkraft ist eine korrekte Technik, die eine Fehlplazierung der Schrauben und eine Durchtrennung der Haltenähte sowie des Sehnentransplantates vermeidet. Die erzielten Werte übertreffen bei weitem die im Alltag auftretenden Belastungen des vorderen Kreuzbandes und zeigen, daß bei korrekter Technik mit dieser Fixation eine optimale frühfunktionelle Behandlung gewährleistet ist.

Einleitung

Der vordere Kreuzbandersatz mit der Patellarsehne ist ein bewährtes Verfahren mit definierter Erfolgsquote. Der Nachteil einer langen postoperativen Entlastungsphase von drei bis vier Monaten bis zur Einheilung des Knochenblockes mit der Folge einer erheblichen Einschränkung des Bewegungsumfanges im Kniegelenk konnte durch technische Verbesserungen aufgehoben werden. Hierzu zählen vor allem eine isometrische Plazierung des Transplantates und eine verbesserte Primärfixation, die in der Zeit bis zur knöchernen Einheilung der Knochenblöcke eine aggressive Nachbehandlung gewährleistet. Das freie Transplantat aus dem mittleren Drittel des Ligamentum patellae wird mit zwei Knochenblöcken von jeweils 30 mm Länge und einer Breite von 9 mm entnommen. Nach Bohren mit einem speziellen Zielgerät wird das Transplantat eingezogen und mit großlumigen Imbusschrauben aus Titan („interference-fit-screws") im Sinne einer Pressung verankert. In der vorliegenden Studie wird die Primärstabilität dieser Fixationstechnik am Femur und an der Tibia durch Messung der Ausreißkraft experimentell untersucht.

Hefte zu „Der Unfallchirurg", Heft 241
K. E. Rehm (Hrsg.)
© Springer-Verlag Berlin Heidelberg 1994

Material und Methoden

Kniegelenkspräparate

42 frische menschliche Kniegelenkspaare und 12 Femora, bei −70 °Celsius kältekonserviert, wurden über 24 Stunden bei Raumtemperatur aufgetaut. Die Präparate stammten von weiblichen und männlichen Spendern mit einem Durchschnittsalter von 32 und 79 Jahren. Eine generalisierte Bindegewebserkrankung oder Erkrankung der Knochen konnte ausgeschlossen werden. Sämtliche Weichteile bis auf die Patellarsehne wurden entfernt. Jeweils 15 cm proximal und distal am Femur bzw. Tibia wurden zur besseren Fixierung in der Testmaschine belassen.

Patellarsehnentransplantate

Das freie Patellarsehnentransplantat aus dem mittleren Drittel der Patellarsehne wurde mit einem Knochenblock von jeweils 30 mm Länge, 9 mm Breite und 9 mm Höhe aus der Tuberositas tibiae entnommen. Die durchschnittliche Länge der Patellarsehne betrug 50 mm. Die Patella blieb proximal zur Fixierung in der Testmaschine erhalten. Mit einem 2 mm Bohrer wurden im distalen Drittel des Knochenblockes zwei Löcher für die Haltefäden eingebracht. Im Winkel von 90° wurde ein Steinmann-Nagel in die Patella zur Fixierung in der Testmaschine eingebracht.

Imbusschrauben

Es wurden sogenannte Interferenz-Schrauben der Grössen 7 x 20 mm, 7 x 30 mm, 9 x 20 mm und 9 x 30 mm verwandt.

Versuchsdurchführung

10 mm Bohrkanäle wurden jeweils in Tibia und Femur so angelegt, daß die Öffnungen der Kanäle am Ansatz bzw. Ursprung des vorderen Kreuzbandes zu liegen kamen. Die Knochenblöcke wurden mit Mersilene-Fäden, die durch die 2 mm Bohrlöcher im distalen Drittel des Blockes gezogen waren, im femoralen bzw. tibialen Kanal so plaziert, daß ein Abstand zwischen Knochenblock und Kanalwand von 1 mm bestand. Dieser Block-Kanal-Abstand wurde durch Reduzierung der Höhe des Knochenblockes auf 3 und 4 mm erhöht und mit einer Maßlehre vor dem Experiment überprüft. Die Imbusschraube wurde zwischen Knochenblock und Bohrkanalwand entweder auf der spongiösen oder der kortikalen Seite des Knochenblockes von distal nach proximal (tibial) oder proximal nach distal (femoral) sowie endoskopisch durch die interkondyläre Notch eingeschraubt. Dabei wurde der Knochenblock im Sinne einer Pressung im Bohrkanal verankert. Es war darauf zu achten, daß die Imbusschraube in Kanalrichtung zu liegen kam und auf der gesamten Länge mit dem Knochenblock Kontakt hatte. Ferner galt es, das Durchtrennen der Haltefäden vor dem vollständigen Einbringen der Schraube zu vermeiden, um die Lage des Knochen-

blockes im Bohrkanal weiterhin kontrollieren zu können. Auch mußte ein zu tiefes Einbringen der Imbusschraube vermieden werden, damit nicht versehentlich das Sehnentransplantat durch die scharfen Schraubenwindungen geschädigt wurde. Das tibiale bzw. femorale Präparat wurden dann mit dem freien Ende in einem Spezialzement eingegossen und in einer MTS-Maschine so plaziert, daß ein axialer Zug in Richtung des Bohrkanales auf das Transplantat ausgeübt werden konnte. Die Patella diente dabei zur proximalen Befestigung des Transplantates in der Testmaschine.

Mit einem Vorschub von 60 mm pro Minute und einer Vorspannung von 50 N wurden die Ausreißversuche durchgeführt. Auf einem x-y-Schreiber wurde die Kraft-Längenänderung aufgezeichnet, bis das Sehnentransplantat unter der zunehmenden Belastung riß oder der Knochenblock aus seiner Verankerung gerissen wurde. Anschließend wurden der Bohrkanal in Längsrichtung aufgemeißelt und der Knochenblock inspiziert, um die korrekte Lage der Imbusschraube nachvollziehen zu können.

Pro Schraubengröße wurden 12 Versuche am Femur und an der Tibia durchgeführt, indem die Schraube jeweils sechsmalig kortikal und spongiös am Knochenblock eingebracht wurde.

Ergebnisse

Im Mittel ergab sich eine um 15% höhere Ausreißkraft am Femur als an der Tibia. Sowohl am Femur als auch an der Tibia nimmt die Ausreißkraft mit der Länge der Schraube aber vor allem mit steigendem Schraubendurchmesser signifikant zu. Ein signifikanter Unterschied in der Ausreißkraft zwischen den kortikal und spongiös am Knochenblock angebrachten Schrauben besteht nicht. Die maximale Ausreißkraft der 9 x 30 mm Imbusschraube am Femur betrug im Mittel 1060 N ± 52 SD gegenüber einer Ausreißkraft von 512 N ± 32 SD der 7 x 20 mm Imbusschraube. An der Tibia ergaben sich maximale Ausreißkräfte für die 9 x 30 mm Imbusschraube von 873 N ± 90 SD gegenüber 478 N ± 48 SD für die 7 x 20 mm Imbusschraube.

Tabelle 1. Ausreißkraft in Newton (N) ± Mittelwert in Abhängigkeit von der Schraubengröße und Plazierung der Schraube

Schraubengröße	7 x 20 mm Schraube	7 x 30 mm Schraube	9 x 20 mm Schraube	9 x 30 mm Schraube
Femur: kortical	512 ± 32 (n = 6)	675 ± 52 (n = 6)	752 ± 21 (n = 6)	1060 ± 52 (n = 6)
Femur: spongiös	496 ± 23 (n = 6)	680 ± 20 (n = 6)	761 ± 29 (n = 6)	1029 ± 52 (n = 6)
Tibia: kortical	478 ± 48 (n = 6)	593 ± 45 (n = 6)	683 ± 69 (n = 6)	873 ± 90 (n = 6)
Tibia: spongiös	463 ± 30 (n = 6)	598 ± 20 (n = 6)	673 ± 39 (n = 6)	859 ± 50 (n = 6)

Tabelle 2. Ausreißkraft in Newton (N) ± Mittelwert in Abhängigkeit vom Interferenzspalt

Interferenzspalt	1 mm	3 mm	4 mm
Ausreißkraft (N)	1060 ± 52 (n = 6)	533 ± 21 (n = 6)	310 ± 21 (n = 6)

Die jüngeren Kniegelenkspräparate zeigten eine doppelt so hohe Ausreißkraft wie die älteren.

Ein Interferenzspalt von 1 mm zeigte eine doppelt so hohe Ausreißkraft im Vergleich zum Interferenzspalt von 3 mm und die dreifache Ausreißkraft im Vergleich zu einem Interferenzspalt von 4 mm.

Ein signifikanter Unterschied in der Ausreißkraft nach Einbringen der Schraube über einen femoralen Zugang im Vergleich zur endoskopischen Technik bestand nicht. Auch hatte die Verwendung von kanülierten Schrauben keinen Einfluß auf die Ausreißkraft.

In 90% der Experimente kam es zu einem Herausrutschen des Knochenblockes. In 6% der Versuche brach der Knochenblock, meistens an den Bohrlöchern für die Haltenaht. In 4% der Versuche riß die Sehne am Knochenblock.

5% unserer Experiment zeigten eine Fehlplazierung der Schrauben im Bohrkanal. Die Ergebnisse dieser Experimente wurden nicht in die Auswertung einbezogen.

Die häufigsten Komplikationen dieser Fixierungstechnik sind die Verletzung der Sehne durch Schraubenwindungen, eine Fehlplazierung der Schrauben in der Bohrkanalwand sowie eine Durchtrennung der Haltefäden durch die Schraubenwindungen.

Diskussion

Die maximale Ausreißkraft des Patellarsehnentransplantates ist im Mittel in unseren Versuchen am Femur höher als an der Tibia. Ursache hierfür ist die bekannt höhere Spongiosadichte des Femur, die vom Operateur schon beim Einbringen der Schrauben bemerkt wird.

Besonders auffällig ist die signifikante Zunahme der Ausreißkraft des Patellarsehnentransplantates mit steigendem Durchmesser der verwandten Imbusschraube. Während die gemessene Ausreißkraft von der 7 x 20 mm Imbusschraube zur 7 x 30 mm Imbusschraube am Femur um 41% steigt, ist im Vergleich zwischen der 7 x 20 mm Imbusschraube und den Messungen bei der 9 x 20 mm Imbusschraube eine Zunahme um 57% festzustellen. An der Tibia wird dieser Zusammenhang noch deutlicher. Hier steigt die gemessene Ausreißkraft des Sehnentransplantates von der 7 x 20 mm Imbusschraube zur längeren 7 x 30 mm Imbusschraube um 16%, während sie im Vergleich zwischen der 7 x 20 mm Imbusschraube und der 9 x 20 mm Schraube um das Doppelte, nämlich 33% ansteigt. Vor allem an der Tibia, deren Spongiosadichte geringer ist als am Femur, führt die Steigerung des Schraubendurchmessers somit zu einer grösseren Zunahme der gemessenen Ausreißkraft als die Zunahme der Schraubenlänge.

Zwischen den gemessenen Ausreißkräften der Transplantate mit auf der spongiösen Fläche des Knochenblockes angebrachten Imbusschrauben und den an der kortikalen Fläche des Knochenblockes eingebrachten Schrauben ließen sich keine signifikanten Unterschiede hinsichtlich der Ausreißkraft feststellen. So daß weiterhin die Empfehlung gilt, die Imbusschrauben spongiös einzubringen, um eine Verletzung des Sehnentransplantates, vor allem bei der endoskopischen Technik, zu vermeiden.

Die in der vorliegenden Studie ermittelten Werte für die Ausreißkraft der Patellartransplantate zeigen, daß diese Fixierungstechnik eine höhere Primärstabilität bietet als bisher in der Literatur beschriebene Verfahren. Sie ist die Grundlage für intensive, frühe Rehabilitationsmaßnahmen.

Heterotope Ossifikationen bei Erst- und Revisionsoperationen am vorderen Kreuzband

G. Metak[2, 1], M.A. Scherer[1, 2], H. Gerngroß[3], Karin Herfeldt[1], R. Schieren[4] und G. Blümel[1]

[1] Institut für Experimentelle Chirurgie der Technischen Universität, Ismaninger Straße 22, D-81675 München
[2] Chirurgische Abteilung, Städt.Krankenhaus München-Bogenhausen
[3] Chirurgische Abteilung, Bundeswehrkrankenhaus Ulm
[4] Orthopädische Abteilung, Bundeswehrkrankenhaus München

Einleitung und Problembeschreibung

Im Rahmen des Alterungsprozesses kollagenen Bindegewebes kann es in Abhängigkeit von der chemischen Zusammensetzung – Kollagen-Typisierung, Art und Struktur der Proteoglykane – und der topographischen Lage im Körper „physiologischerweise" zu Verkalkungen kommen. Beispiele hierfür sind die Veränderungen der Trachealspangen beim alten Menschen, die Tracheopathia osteoplastica [9], Meniskusverkalkungen bei über 50jährigen Patienten [10] und Ossifikationen im kartilaginären Anteil der Rippen. Auch allogene oder xenogene kollagene Biomaterialien weisen je nach Konservierung und Funktion eine Neigung zur Verknöcherung auf [5–7]. Ein besonders Problem stellt sich in diesem Zusammenhang bei allogenen, glutaraldehydfixierten, porcinen Herzklappen: Im mechanisch am meisten belasteten freien Rand treten Hydroxylapatiteinlagerungen auf, die bis zur Funktionsunfähigkeit der Bioprothese führen können [5].

In der Traumatologie betreffen die Geweberänderungen nach Ruptur oder rekonstruktiven Operationen des vorderen Kreuzbandes (VKB) nicht nur Veränderungen im Band alleine und ggfs. die gesamten osteochondralen Gelenkflächen, sondern können auch den freien Kniebinnenraum oder die Rekonstruktion selber in Mitleidenschaft ziehen. Bekannte Veränderungen am knöchernen Skelett sind die sog. Notch-

Hefte zu „Der Unfallchirurg", Heft 241
K. E. Rehm (Hrsg.)
© Springer-Verlag Berlin Heidelberg 1994

Stenose bei konservativer Behandlung oder nach Notch-Plastik und insuffizientem Transplantat [2]. Die Rate (asymptomatischer) radiologischer Veränderungen nach VKB-Rekonstruktion wird mit bis zu 82% aller Patienten angegeben [4]. Wieviele dieser Veränderungen sind aber im VKB bzw. in der Rekonstruktion selber nachweisbar? Haben die heterotopen Ossifikationen eine prognostische Bedeutung?

Zielsetzung

Diese Untersuchung bezieht sich auf die Häufigkeit, Morphologie und mögliche Klassifikation heterotoper Ossifikationen im Verlauf des rupturierten oder rekonstruierten vorderen Kreuzbandes.

Material und Methoden

Bei n = 50 Patienten wurde im Rahmen des Ersteingriffs (n = 41, 1 Tag bis 5 Jahren p.traumam) oder eines Revisionseingriffs (n = 9, 12 Monate bis 10 Jahre p.op.) von fünf verschiedenen Operateuren eine Biopsie entnommen und in 6%igem Formalin fixiert. Auf einem entsprechenden Protokollbogen wurde Art und Indikation des operativen Eingriffes eingetragen und die Entnahmestelle auf einer Schemazeichnung des VKB markiert. Alle klinischen Daten des Patienten sowie die Ergebnisse der körperlichen Untersuchung wurden exakt dokumentiert. Nach Fixation wurden die Präparate mit einem hochauflösenden folienlosen Mammographiefilm (Kodak X-OMAT MA) en bloc geröntgt und anschließend schonend entkalkt. Die histologische Beurteilung an 5 μm dicken Serienschnitten erfolgte nach Färbung mit Hämatoxylin-Eosin (HE), nach Elastica van Gieson (EvG), Elastica Ladewig (ELwg) und in Einzelfällen nach der von Kossa-Technik.

Ergebnisse

Von den Präparaten der 50 Patienten waren 7 nur sehr eingeschränkt auswertbar, weil sich keinerlei regelrechte Bandstruktur oder zumindest eine Narbenbildung darstellte und die kleinen geometrischen Abmessungen der Biopsien keine weitere Beurteilung erlaubten. In 11 Fällen hat der Operateur die Lokalisation der Präparat-Entnahmestelle nicht oder zu ungenau bezeichnet, so daß keine exakte Lokalisation möglich war.

Bei 10 Patienten waren auf dem Kontaktröntgenbild heterotope Ossifikationen zu erkennen, bei weiteren 9 auf den histologischen Schnittpräparaten. Die Rate heterotoper Ossifikationen im Bandverlauf liegt somit bei 38%. Die Präparate dieser 19 Patienten wurden bei insgesamt 21 operativen Eingriffen zehnmal arthroskopisch und elfmal via Arthrotomie gewonnen. Die Indikation zum Eingriff bestand in erster Linie wegen eines akuten Traumas mit nachgewiesenem Hämarthros und/oder eindeutiger, klinisch bestimmter Instabilität (n = 8) oder bei chronischer Instabilität und Schmerzen (n = 9). Weitere Gründe waren ein „Zyklops-Syndrom" (n = 2) und je eine Me-

Tabelle 1. Übersicht zu den Patientendaten

Pat-OD	Alter	w p.tr.	w p.op.	Bemerkungen
BEW070471	21	3 d§	–	vor 3 Jahren Ersttrauma; § erneutes Trauma, femorale VKB-#
BEG120144	52	3 d§	–	vor 3 Jahren Ersttrauma, nur immobilisiert; § erneutes Trauma, intraligamentäre VKB-#, unhappy triad mit Refixation IM-HH; Knorpel-Schaden med. Femurkondylus
BIK150740	51	1	–	IM-Resektion
BRJ150568	23	110	–	Fehlinsertion
BUT020267	25	–	52	"Zyklops-Syndrom", 20° Streckdefizit, sekundärer Innenmeniskusschaden, IM-Teilresektion, Notch Plastik, Debridement, Semitendinosus-Augmentation
GRR280771	20	104	–	vor 2 a "Distorsion", vor 1 a AS (kein OP-Ber.). Intraop.-AS-Befund: VKB intakt, elongiert, AM-Degeneration Basis HH
HAT080769	22	n.n.	–	intralig. VKB-#, kleine Knorpelläsion am Kondylus fem. lat; Rest-VKB auf die Ptx gesteppt.
HIR100967	23	216	–	VKB-Auszugsnaht
	24	–	64	1990 AS-AM-Teilresektion, VKB elongiert, 5/91 Ptx. Seit 2,5 m Ext.-Defizit, intraop.: Ptx elongiert, teils aufgefasert, aufgetrieben
JOF211271	20	52	–	Trauma vor 1 a beim Tanzen, seit einigen Monaten Instab. Gefühl. Rupturiertes VKB, fehlinseriert am Dach der Notch.
HAP091070	21	n.n.	–	prox. VKB-# mit völliger Auffaserung des Stummels, AM-Radiäreinriß Pars intermedia
KEM080468	23	–	47	Adhäsiolyse nach VKB-Auszugsnaht
	24	–	76	Streckdefizit 20° nach VKB-Auszugsnaht 0391, 2 x AS-Adhäsiolyse. Jetzt AT, VKB- und notch-Plastik
KRM041268	24	8 d	–	ad. Trauma, Hämarthros mit Punktion

Pat.-ID	Alter	w p.tr.	w p.op.	Bemerkungen
MOM12055	38	–	360	06/1986 VKB-Naht, jetzt sekundäre Meniskusläsion. Präp.: „synovialzottige" Auflagerungen am VKB
MOM270470	22	n.n.	(364*)	7a p.op. IM-RES, unversorgte VKB-#, nur noch Reststummel; jetzt neues Trauma mit AM-HH-Korbhenkel
PEK300968	23	?/104*	–	*) 2a p.tr. unversorgte VKB-#; Rez.trauma („zuletzt", Treppensturz), IM-HH-Läsion, retropatellarer Knorpelschaden
REJ191269	22	62	*62/PE	Ersttrauma 03/92, Z.n. d x As, *) VKB-PE bei intraligamentärem Riß; Instabilität, Tx.: Pat.sehnenplastik 110692; intraop.: prox. Stummel frei flottierend, distal elongiert und am medialen Kondylus cranial fehlinseriert
SCA110270	22	–	52	Z.n. Patellarsehnenaugmentation, Belastungsbeschwerden. Biopsat zerfaserte Reste tibialer Stumpf des alten VKB
WAF071268	23	26	–	keine
WOM150568	24	n.n.	–	komplette, proximale VKB-#, nach dorsal umgeschlagen und am HKB fehlinseriert

Pat.-ID = Initialen und Geburtsdatum – Alter in Jahren; w p.tr. = Beobachtungszeitraum zwischen Trauma und Ersteingriff; w p.op. = Beobachtungszeitraum zwischen operativer Versorgung und Revision, Bemerkungen: VKB = vorderes Kreuzband, # = Ruptur, Ptx = Patellarsehnenplastik, IM = Innenmeniskus, AM = Außenmeniskus, -HH = Hinterhorn, AS = Arthroskopie, AT = Arthrotomie.

niskus-Läsion bzw. Kapselfibrose. Unter den 41 Erstoperationen gelang vierzehnmal der Nachweis von heterotopen Ossifikationen nach einem durchschnittlichen Intervall von 89 Wochen zwischen Trauma und Operation (Spannweite 1 Woche bis 216 Wochen p.tr.). Die entsprechenden Zahlen bei den Revisionseingriffen lauten: Sechsmal Nachweis von heterotopen Ossifikationen bei 9 Revisionsoperationen, mittleres Intervall zwischen Erst- und Revisionseingriff von 111 Wochen (Spannweite 47 bis 360 Wochen). Ein statistisch signifkanter Unterschied leitet sich daraus nicht ab. Eine Übersicht zu den Stammdaten der Patienten mit positivem Nachweis heterotoper Ossifikationen findet sich in der Tabelle 1.

Trotz großer Variabilität im radiologischen Erscheinungsbild (vgl. Abb. 1) lassen sich zwei morphologische Gundtypen differenzieren:

1. rundliche bis polygonale Körper mit „polierten Ecken und Kanten", die teils lamellär zwiebelschalenförmig, teils porös aufgebaut sind, und
2. polymorphe, uneinheitliche, scharf und mit ausgefransten Rändern begrenzte Körper, die in erster Linie verschiedene Stadien der knöchernen Resorption zeigen.

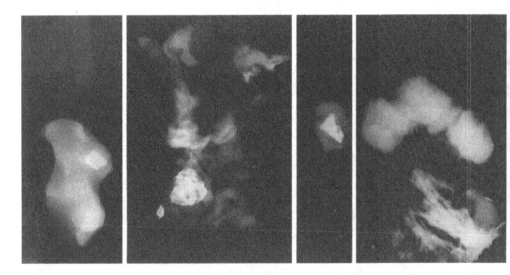

Abb. 1. Beispiele für verschiedene Strukturen heterotoper Ossifikationen, wie sie sich beim Kontaktröntgenverfahren darstellen. von links nach rechts: Reiner Appositionstyp, rundliche Struktur, histologisch in den Bandverlauf eingebettet (Pat. KRM041268, 8 d p.tr.) Appositionstyp mit poröser Struktur, gleichzeitig ablaufende Resorption, freies knöchernes Fragment, röntgendicht (Pat. JAP091070) Mischtyp, röntgendicht, teils glatte, teils zerfranste Kontur, histologisch reifer Knochen in Resorption (Pat. SCA110270, 52 w p.op. Patellarsehnenaugmentation); Resorptionstyp, variable Röntgendichte, inhomogene Struktur, zerklüftete Oberfläche (Pat. MOM270470, 7 Jahre nach Innenmeniskusresektion, unversorgte VKB-Läsion)

Mit der radiologisch differenzierbaren Form geht auch ein unterschiedliches Bild der Zellzahl und der die Körper umgebenden Gewebestruktur in Richtung degenerativer Veränderungen einher. Die Spannbreite histologischer Befunde stellt sich noch weiter dar: Die Befunde reichen von inselförmiger, vor allem knorpeliger Metaplasie mit ersten Kalkeinlagerungen über kleine Knochenfragmente bis hin zu Ossifikationskörpern mit der Ausbildung eines sekundären Fettmarks. Initiale, kleinflächige Verkalkungen liegen überwiegend in annähernd normalen Bindegewebsstrukturen eingebettet. Höher durchstrukturierte, rundlichere Körper können entweder peripher subsynovial ohne direkte Einbindung in das Band oder mit unterschiedlichen Fixationsstufen an die Bandreste gefunden werden. In Einzelfällen erscheint ein regelrechter, vierschichtiger Knochen-Band-Übergang mit Pseudo-Sharpey-Fasern zu bestehen. Die scharfkantigen Ossifikationskerne liegen demgegenüber vorwiegend ohne erkennbare Hauptorientierungsachse im Bandverlauf. Sie zeigen wohl vereinzelt anfärbbare Osteozyten, insgesamt imponieren sie jedoch in erster Linie als in Resorption begriffene, ja als verschleppte ossäre Partikel iatrogenen Ursprungs.

Diskussion

Die feinradiologische und histologische Untersuchung bestätigt die auch klinisch faßbare hohe Zahl heterotoper Ossifikationen nach Rekonstruktionsoperationen am vorderen Kreuzband. Nach unserem Kenntnisstand der Literatur gibt es keine vergleichbare Studie dieser Fragestellung.

Einlagerungen von Mikrokalk – wie sie beispielsweise radiologisch als Malignomkriterium bei der Mammographie zu bewerten sind – kommen beim Abbau und der Entdifferenzierung aller Bindegewebe, die kollagene Strukturproteine tragen, vor. Systematische Studien über die Verkalkung von Knorpel nach Transplantation sind gut dokumentiert [6, 7, 8]. Radiologisch erkennbare Ossifikationen im Bereich der Kapselbandstrukturen des Kniegelenkes werden allgemein als posttraumatische degenerative Veränderungen akzeptiert. Die geläufigsten radiologischen Zeichen in diesem Zusammenhang sind der Stieda-Pelligrini-Schatten Typ I–III [1, 10] im Verlauf des Ligamentum collaterale mediale, die osteophytäre Stenosierung der Notch [1, 2] oder Ausziehungen an den Tubercula intercondylaria (Tenton-Zeichen, 1, 10). Eigenen Untersuchungen über die radiologischen Veränderungen nach Kreuzbandnaht zufolge, lassen sich in der Tunnelaufnahme nach Frik [3] bei diesem Patientenkollektiv in 56% heterotope Ossifikationen in der Notch darstellen.

Sekundäre heterotope Ossifikationen im Bandverlauf, die bereits auf dem radiologischen Übersichtsbild diagnostiziert werden können, sind immer als Degenerationszeichen – Kollagendemaskierung und Hydroxylapatiteinlagerungen- anzusehen.

Es lassen sich als Hauptgruppen „Resorptionstypen" und „Appositionstypen" unterscheiden, die wahrscheinlich eine gegenläufige Entwicklung nehmen. Diese Einteilung ist allerdings in Anbetracht der großen Variabilität und der nahe beieinanderliegenden Beobachtungszeiträume der beiden Gruppen mit Ersteingriff und Revisionsoperation (88 Wochen vs. 111 Wochen) willkürlich und beispielsweise nicht durch intravitale Tetrazyklinmarkierung abgesichert.

Ein wichtiger Teilaspekt – nämlich die Frage nach der prognostischen Bedeutung dieser heterotopen Ossifikationen – kann mit dieser Untersuchung nicht beantwortet werden. Theoretisch wäre es möglich, daß eine Mikroverkalkung im Band nach Trauma oder Rekonstruktion mit einem autogenen Transplantat eine „physiologische", als Regelfall zu bezeichnende Reaktionsweise des Körpers darstellt. Läßt man die sieben Biopsien außer acht, in denen wegen der geringen Präparategröße und der topographischen Wahl der Entnahmestelle überhaupt keine Bandstruktur zur Beurteilung vorlag, dann erhöht sich der Prozentsatz nachgewiesener heterotoper Ossifikationen von 38% auf 44%. Es läßt sich spekulieren, daß die wahre Häufigkeit dieser Art von degenerativen Veränderungen noch über den oben angegebenen 44% liegt, da es sich bei dieser Untersuchung ja ganz überwiegend nicht um Serienschnitte des gesamten Bandes handelt, wie sie bei pathologisch-anatomischen oder experimentellen Studien durchgeführt werden können. Vielmehr wurden in erster Linie die freien Bandstümpfe apikal biopsiert, wie es beim Debridement vor Rekonstruktion allgemein üblich ist. Die Vorgabe an die Operateure war, soviel autogenes Material wie möglich zur definitven Versorgung zu schonen. Auf Grund der niedrigen, tatsächlich auswertbaren Patientenzahl (n = 43) und der Tatsache, daß 40% der heterotopen Ossifikationen nur histologisch und nicht radiologisch nachgewiesen wurden, ist es nicht möglich, eine prognostische Aussage und Korrelation zur Gelenkstabilität statistisch zu sichern.

Schlußfolgerung und klinische Konsequenzen

Unter den 50 VKB-Biopsien bei Erst- und Revisionseingriffen lassen sich trotz vorgegebener methodischer Schwierigkeiten neunzehnmal heterotope Ossifikationen im Bandverlauf darstellen, die auf den Routineröntgenaufnahmen des Patienten nicht sichtbar waren. Diese Ossifikationen sind unzweifelhaft als Zeichen einer lokalisierten Banddegeneration anzusehen. Sie stellen möglicherweise ein morphologisches Korrelat für die aus klinischen Untersuchungen bekannte Verschlechterung der Stabilität von VKB-Rekonstruktionen mit zunehmendem postoperativem Intervall dar.

Summary

Biopsies were taken from 50 patients that underwent either primary repair for hemarthrosis and gross instability (n = 41, 1 day to 5 years post traumam) or revision for rerupture of a reconstruction, for instability, pain or secondary meniscal lesion (n = 9, 12 months to 10 years following index operation). Using contact x-ray technique and decalcified serial sections, heterotopic ossifications were found in 21 biopsies of 19 patients. Inspite of methodological difficulties such as small, inadequate biopsy volume, biopsy harvest site at floating ruptured stumps and the need to preserve as much autogenous tissue as possible for reconstruction, the rate of 38% heterotopic ossifications within the ligament or reconstruction is considered to be quite high. These heterotopic ossifications undoubtedly are equivalent to ligament degeneration. They might represent a morphological correlate for the increasing numbers of failed ACL-reconstructions along with increasing p.op. intervalls.

Literatur

1. Bach BR, Warren RF (1988) Radiographic indicators of anterior cruciate ligament injury. In: Feagin JA (ed) The crucial ligaments. Diagnosis and treatment of ligamentous injuries about the knee. Churchill Livingstone New York 1st ed:317–327
2. Dahlstedt LJ, Dalen N, Dahlborn M, Nilsson T (1990) Value of Intercondylar Notch Plasty. CT Studies and Peroperative Measurements of 127 Knees. Acta Orthop Scand 61:558–561
3. Frik K (1932) Röntgenuntersuchungen am Kniegelenk. Fortschr Röntgenstr 46:155
4. Fritschy D, Daniel DM, Rossman D, Rangger Chr (1993) Bone imaging after acute knee hemarthrosis. Knee Surg Sports Traumatol Arthroscopy 1:20–27
5. Geroulanos S (1985) Bioprothesen – ihre Veränderungen und deren Bedeutung. Hans Huber Verlag Bern Stuttgart Toronto, S 109–114
6. Hommerich K (1969) Das Verhalten transplantierten Knorpels im Tierexperiment. Arch Oto-Rhino-Laryngol 194:598–604
7. Ksiazek T (1983) Bone induction by calcified cartilage transplants. Clin Orthop Rel Res 172:243–250
8. Pawlowski A, Maljeczyk J, Ksiazek T, Moskalewski S (1982) Resorption of calcified and decalcified costal cartilage. Chir Plastica 7:59–66
9. Perelman MJ (1976) Surgery of the trachea. MIR Publishers Moscow English translation, S 583–593
10. Strobel M, Stedtfeld H-W (1991) Diagnostik des Kniegelenkes. Springer Berlin Heidelberg New York Paris Tokio Hong Kong Barcelona, 2. Auflage, 50–236

Der Einfluß der tiefen Schicht des Traktus iliotibialis und der Traktopexie auf die Biomechanik des Kniegelenks

C. Lattermann, Ph. Lobenhoffer

Unfallchirurgische Klinik, Medizinische Hochschule, Konstanty-Gutschow-Straße 8, D-30625 Hannover

Der Traktus iliotibialis ist die dominierende Bandstruktur auf der lateralen Knieseite. Ungeachtet seiner hohen Konzentration an kollagenem Fasermaterial ist über seine Funktion für die Stabilität des Kniegelenks bisher wenig bekannt.

Die Anatomie des distalen Traktus iliotibialis ist in den letzten zehn Jahren erforscht worden [3, 4, 5, 6]. Anatomisch läßt sich der Traktus iliotibialis am Kniegelenk in zwei Fasersysteme aufteilen. Eine oberflächliche Faserschicht verläuft von den Ursprüngen an der Spina iliaca, der Gluttealmuskulatur und dem lateralen Septum mit langen Fasern über das Kniegelenk hinweg zum Tuberkulum Gerdyi und dient nach Tillmann [7] der lateralen Zuggurtung des Femurs. Ein tiefes Fasersystem über-

Hefte zu „Der Unfallchirurg", Heft 241
K. E. Rehm (Hrsg.)
© Springer-Verlag Berlin Heidelberg 1994

quert das Kniegelenk vom Tuberkulum Gerdyi kommend und ist kniegelenksnah am suprakondylären Femur fixiert.

Genauere Untersuchung über das biomechanische Verhalten und die physiologische Aufgabe des distalen Traktus am Kniegelenk fehlt fast vollständig. Obgleich bisher nur ungenügende Kenntnisse über die Biomechanik des distalen Traktus iliotibialis vorliegen, werden Eingriffe am distalen Traktus heute noch von 30% der in Deutschland tätigen Kniebandchirurgen bei Eingriffen am vorderen Kreuzband routinemäßig durchgeführt [8].

Unsere Studie hatte daher zum Ziel, die physiologische Aufgabe der tiefen kniegelenksnahen Traktusschicht für die Stabilität des Kniegelenks zu klären.

Weiterhin sollte geprüft werden, ob laterale extraartikuläre Rekonstruktionen, wie z.B. Traktopexien, in Lage sind, eine regelrechte Bewegungsgeometrie des Kniegelenks wiederherzustellen, bzw. diese beeinflussen.

Material und Methoden

Wir verwendeten 19 frisch entnommene Kniegelenkspräparate mit intaktem Bandapparat und Weichteilmantel. Die Präparate wurden an einem Rahmen befestigt und der Quadrizepsmechanismus über die Patella mit einer Winde gekoppelt, sodaß aktive Streckung und Beugung des Gelenkes frei möglich waren. Das Unterschenkelgewicht wurde simuliert (Abb. 1). Ein Elektrogoniometer mit vier Freiheitsgraden (Knee anatometry system CA-4000 OSI./Inc., CA) wurde über Schanzschrauben an dem Ober- und Unterschenkelstumpf befestigt und zeichnete die Veränderungen in allen drei Rotationsebenen und in der a/p Translationsebene des Kniegelenks auf. Um die Spannung im vorderen Kreuzband (VKB) zu ermitteln verwendeten wir einen miniaturisierten Induktiv-Wegmesser (DVRT, Microstrain/VT), der nach Entfernung der

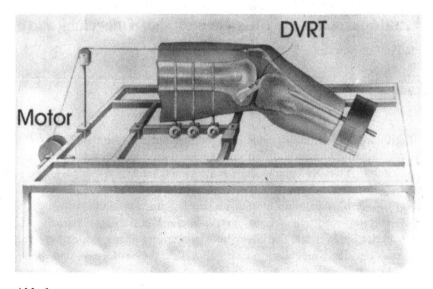

Abb. 1

Synovialis mithilfe von zwei 3 mm langen Dornen im VKB verankert wurde. Eine kontrollierte Krafteinleitung bei vorderer Translation der Tibia konnte mittels einer Kraftmeßdose (Fa. Kistler/Winterthur) kontinuierlich bestimmt werden. Die Meßdaten von Elektrogoniometer, Wegmesser und der Kraftmeßdose wurden computerunterstützt dargestellt und verarbeitet.

Es wurden jeweils zwei Experimente durchgeführt. Zunächst wurde die Kreuzbandspannung während kontinuierlicher Krafteinleitung von 0–100 Newton in die Tibia aufgezeichnet. Das Kniegelenk wurde hierbei auf 30° gebeugt. Dieses experimentelle Vorgehen entspricht dem klinisch üblichen Lachman-Test. Im zweiten Experiment führten wir eine quadrizepskontrollierte Beugung aus voller Streckung durch. Dieses Vorgehen entspricht einer exzentrischen Quadrizepskontraktion.

Ergebnisse

Welche Funktion hat die tiefe Traktusschicht für die Rotation und Translation im Kniegelenk? Um diese Frage zu klären durchtrennten wir selektiv die tiefe Traktusschicht bei sonst intaktem Bandapparat.

Diese Durchtrennung führte bei der vorderen Translation mit 100 Newton zu keiner signifikanten Abweichung der VKB-Spannung von der Normkurve (Abb. 2). Bei der exzentrischen Quadrizepskontraktion kam es jedoch zu einem signifikanten Spannungsanstieg im VKB von 2–2,5% über den gesamten Bewegungszyklus (Abb. 3). Gleichzeitig kam es zu einer vermehrten Innenrotation von 1°, das entspricht 20% der normalen Gesamtrotation des Kniegelenks in diesem Versuchsaufbau (Abb. 4).

Um die Auswirkungen einer Traktusrekonstruktion bewerten zu können, führten wir eine Traktopexie nach Higgins/Steadman [2] durch (Trakt.). Bei dieser Traktopexie-Technik wird der Traktus in zwei Streifen geschnitten und mit starken Nähten in Bunnel-Technik armiert. Mittels einer Schraube und Zackenunterlegscheibe werden

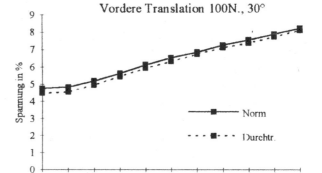

Abb. 2

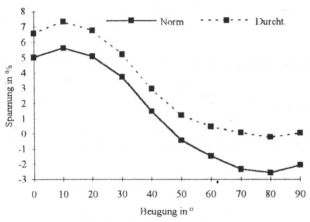

Abb. 3

die Traktusstreifen suprakondylär fixiert. Diese Verfahren soll vor der endgültigen Fixierung bei 30° Beugung und 10° Außenrotation maximal angespannt werden.

Während der Translationsbelastung reduzierte dieses Verfahren die Kreuzbandspannung bei 10 Newton einwirkender Kraft um 6%. Bei 100 Newton einwirkender Kraft betrug diese Reduktion jedoch nur noch 1,5% (Abb. 5). Bei exzentrischer Quadrizepskontraktion kam es zu einer 5–8%igen Reduktion der vorderen Kreuzbandspannung zwischen 30° und 90° Beugung mit einem Maximum bei 50° (Abb. 6). Gleichzeitig zeigte sich eine zunehmende Außenrotation von im Mittel bis zu 10° zwischen 30° und 90° Beugung. Das entspricht 200% der normalen Gesamtrotation des Kniegelenks in diesem Versuchsaufbau (Abb. 7).

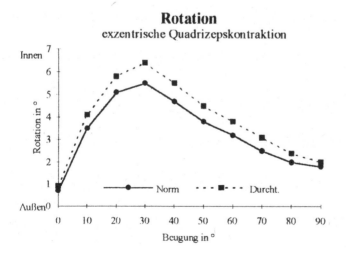

Abb. 4

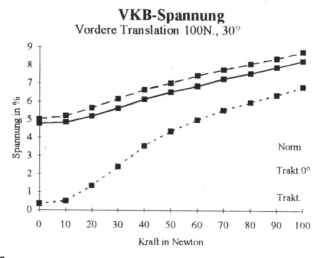

VKB-Spannung
Vordere Translation 100N., 30°

Abb. 5

Um zu klären, ob die Spannungsreduktion im vorderen Kreuzband auch möglich ist, ohne daß das Kniegelenk in eine fixierte Außenrotation gezwungen wird, spannten wir die Traktopexie auch in Neutralrotation an (Trakt 0°).

Diese Anspannung in Neutralrotation führte bei vorderer Translation zu einem geringgradigen Anstieg der Spannung im VKB (Abb. 5), der jedoch keine statistische Signifikanz erreichte. Bei exzentrischer Quadrizepskontraktion zeigte sich ebenfalls keine signifikante Veränderung der vorderen Kreuzbandspannung (Abb. 6). Lediglich eine leichte endgradig vermehrte Außenrotation ließ sich zeigen (Abb. 7).

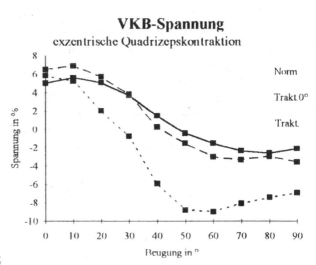

VKB-Spannung
exzentrische Quadrizepskontraktion

Abb. 6

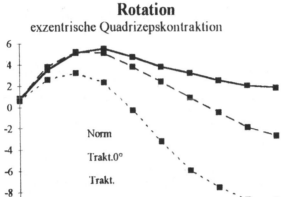

Rotation
exzentrische Quadrizepskontraktion

Abb. 7

Diskussion

Bei einer geraden vorderen Translationsbelastung ist die von uns ermittelte VKB-Spannung ein sehr empfindlicher Parameter für die vordere Translation. Die von einigen Erstautoren lateraler Bandplastiken vertretene Auffassung, daß die distalen Fasern des Traktus iliotibialis geeignet sind, eine vordere Translation einzuschränken und damit die Spannung im vorderen Kreuzband zu verringern, konnten wir nicht bestätigen. Die Durchtrennung der tiefen Traktusfasern führte in unseren Versuchen zu keinem nachweisbaren Effekt auf die vordere Kreuzbandspannung bei vorderer Translation der Tibia. Wir konnten jedoch eine signifikant vermehrte Innenrotation von 1° zeigen. Diese Innenrotationsvermehrung ist eine spontane Bewegungsveränderung nach Durchtrennung der tiefen Faserschicht des Traktus, die unter sehr geringen Belastungen auftritt. Die gleichzeitige Spannungserhöhung im VKB von 2–2,5% deutet daraufhin, daß diese geringe Rotationsveränderung besonders zwischen 0° und 60° Beugung einen deutlichen Einfluß auf die Belastungsverhältnisse im Kniegelenk bei aktiver Beugung und Streckung hat.

Die Traktopexie nach Higgins/Steadman ist in der Lage die VKB-Spannung zu vermindern, es entsteht jedoch dabei eine sehr starke Außenrotationsfehlstellung der Tibia. Eine Rotationsveränderung dieses Ausmaßes stellt einen schwerwiegenden Eingriff in die normale Bewegungsgeometrie des Kniegelenks dar. In Verbindung mit den von Boszotta [1] nachgewiesenen erhöhten Belastungsdrücken im lateralen Kompartiment nach einer Traktopexie, muß man bei dieser Rotationsvermehrung möglicherweise an ein Anhrosemodell denken.

Mit der Anspannung der Traktopexie in Neutralrotation versuchten wir, die Spannungsreduktion im VKB auch ohne die Außenrotationsfehlstellung der Tibia zu erreichen. Dies gelang jedoch nicht. Es ist daher anzunehmen, daß die Spannungsreduktion im VKB nach Traktopexie in dem entscheidenden Bewegungsbereich zwischen

0° und 60° Beugung direkt von dem Ausmaß der fixierten Außenrotation nach Traktopexie abhängig ist.

Das Steadman/Higgins Verfahren reduzierte die VKB-Spannung bei vorderer Translationsbelastung von 100 Newton nur noch um 1,5%. Bei normalem Gehen entstehen Belastungen, die einem Vielfachen der von uns eingeleiteten Kraft entsprechen. Man kann demnach davon ausgehen, daß der Effekt der Traktopexie auf die Spannung im VKB bei vorderer Translationsbelastung im Bereich physiologischer Kniegelenksbelastungen sehr gering ist.

Schlußfolgerungen

Die Bedeutung der tiefen Traktusschicht liegt in der Mitkontrolle der Rotation des Tibiakopfes. Einen Einfluß dieser Fasern auf die Kontrolle der vorderen Translation konnten wir nicht feststellen. Eine Traktopexie kann die Spannung im vorderen Kreuzband vermindern, es entsteht jedoch eine deutliche Außenrotationsfehlstellung der Tibia. Reduziert man diese Außenrotation, vermindert sich der mechanische Effekt auf das vordere Kreuzband. Bei größeren Translationskräften hat die Traktopexie nur einen minimalen Effekt.

Der Nutzen eines solchen Eingriffs muß daher sehr kritisch betrachtet und im Einzelfall sorgfältig abgewogen werden. Als Routineeingriff ist die Traktopexie sicherlich nicht mehr zu empfehlen.

Literatur

1. Boszotta H, Helperstorfer W, Hoffmann K (1992) Physiopathology of the knee joint after distal iliotibial band transfer. Arch Orthop Trauma Surg 111:213–219
2. Higgins RW, Steadman JR (1987) Anterior cruciate ligament repairs in world class skiers. Am J Sports Med 15(5):439–447
3. Lobenhoffer P, Krettek C, Posel P, Witt S (1988) Anatomy and biomechanics of the anteroposterolateral femorotibial structures in the iliotibial band system in: Müller W, Hackenbruch W (Hrsg) Surgery and Arthroscopy of the knee; 2nd Congress of the European Society of Knee Surgery and Arthroscopy, Abstract Book Springer-Verlag, Berlin, Heidelberg 1988, pp 45–49
4. Lobenhoffer P, Posel P, Witt S, Piehler J, Wirth CJ (1987) Distal femoral fixation of the iliotibial tract. Arch Orthop Trauma Surg 106:285–290
5. Terry GC, Hughston JC, Norwood LA (1986) The anatomy of the iliotibial band and tract. Am J Sports Med 14(1):39–45
6. Terry GC, Norwood LA, Hughston JC, Caldwell KM (1993) How iliotibial tract injuries of the knee combine with acute anterior cruciate ligament tears to influence abnormal anterior tibial displacement. Am J Sports Med 21(1):55–60
7. Tichy B, Tillmann B (1989) Zur Zuggurtungswirkung des Traktus Iliotibialis Unfallchirurg 92:240–244
8. Scherer MA, Blümel G (1993) Therapie der akuten und chronischen Läsion des vorderen Kreuzbandes. Ergebnisse einer Umfrage an 290 chirurgischen Kliniken. Chir praxis 46:279–294

Beschleunigte Wiederherstellung der epithelialen Barriere kutaner Wunden durch ein nasses Wundmilieu – Experimentelle Untersuchung im kutanen Kammermodell beim Schwein

P. Vogt[1], D. Hatzis[2], E. Eriksson[2] und H. U. Steinau[1]

[1] Klinik für Plastische Chirurgie, Handchirurgie und Schwerbrandverletzte
BG-Kliniken „Bergmannsheil", Universitätsklinik, Gilsingstraße 14, D-44789 Bochum
[2] Division of Plastic Surgery, Brigham and Women's Hospital, Harvard Medical School,
75 Francis Street, Boston, MA

Einleitung

Hautwunden heilen unter passiven okklusiven Verbänden in einem feuchten Milieu schneller als in einem trockenen Milieu [1, 2]. Diese Phänomen hat besondere praktische Relevanz für die Heilung großflächiger Wunden, die in der Regel einer ausgedehnten plastisch chirurgischen Defektdeckung bedürfen.

Herkömmliche Okklusivverbände induzieren auf passive Weise ein feuchtes Wundmileu durch Akkumulierung der Wundflüssigkeit, lassen aber keine Manipulationen der Wunde zu.

In der vorliegenden Studie sollte daher der Einfluß eines nassen Milieus unter Verwendung eines Kammermodells auf die Epithelisierung von oberflächlichen und Vollhaut-Exzisionswunden im Vergleich mit konventionell (trocken) heilenden Wunden untersucht werden. Dabei wird mit diesem Verfahren erstmals der Zugang zur Wundflüssigkeit mit täglicher Intervention möglich.

Material und Methoden

Verwendet wurden weibliche Yorkshire-Schweine mit einem Gewicht von 20 bis 25 kg. Die Tiere wurden unter konstanten Bedingungen gehalten und sämtliche Eingriffe steril in Inhalationsmaskennarkose durchgeführt. Bei n = 8 Tieren wurden n = 80 oberflächliche Dermatom-Exzisionswunden (OW) (1,5 x 1,5 cm, 1,2 mm tief) und n = 84 Vollhautwunden (VW) (1,5 x 1,5 cm, 9 mm tief) induziert. Die Wundränder von Vollhautwunden wurden mit schwarzer Tusche tätowiert, um die Wundkontraktion im Zeitverlauf photoplanimetrisch messen zu können. Zur Induktion von Vollhautwunden (tiefe Exzisionswunden) wurde ein die gesamte Epidermis und Dermis umfassendes Hautareal (15 x 15 mm und 9 mm tief) mit einem Skalpell der Größe 11 entfernt. Dabei erfolgte die Exzision bis auf das Niveau des Musculus panniculus carnosus, der in toto erhalten wurde. Blutstillung wurde durch Kompression und gezielte monopolare Elektrokoagulation von blutenden Gefäßen erreicht. Spalthautwunden (15 x 15 mm; 1,2 mm tief) wurden mit einem Elektrodermatom exzidiert.

Hefte zu „Der Unfallchirurg", Heft 241
K. E. Rehm (Hrsg.)
© Springer-Verlag Berlin Heidelberg 1994

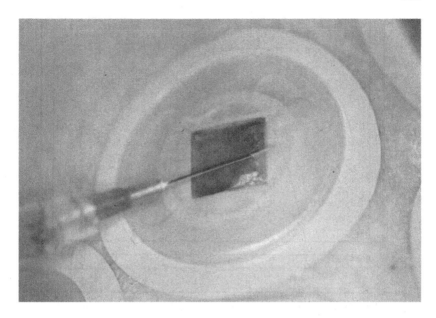

Abb. 1. Vinylkammer für die topische Behandlung kutaner Wunden im Flüssigkeitsmilieu. Eine selbstklebende Bodenplatte ermöglicht die Befestigung auf der die Wunde umgebenden intakten Haut. Die zentrale Öffnung korrespondiert mit der Wundfläche (15 x 15 mm). Injektionen und Probenentnahmen erfolgen durch die transparente Oberfläche

Am Versuchsende wurden die Tiere nach Einleitung einer Inhalationsnarkose (s.o.) durch eine einmalige i.v. Injektion von 5 g Thiopental-Natrium (Pentothal®, Abbott Laboratories, North Chicago, IL, USA) getötet.

n = 70 (40 OW, 30 VW) Wunden wurden trocken mit Gazeverband und n = 94 Wunden (40 OW, 54 VW) feucht in einer selbstklebenden Vinylkammer behandelt, die mit 1 ml physiologischer NaCl 0,9% Lösung (100 IU/ml Penicillin, 100 mg/ml Streptomycin) gefüllt wurde. Die Kammern (Abb. 1) wurden täglich ausgetauscht und neu gefüllt. In der gewonnen Kammerflüssigkeit wurde endogenes Protein bestimmt und die Wunden photoplanimetrisch und mikroskopisch histologisch untersucht. Die Bestimmung von endogenem Protein in Wundflüssigkeit erfolgte mittels turbidimetrischem Assay als nichtinvasivem Parameter der Epithelisierung.

Ergebnisse

Epidermale Barriere: Das Protein in Wundflüssigkeit zeigte bei Erreichen von Basiswerten von normaler Haut die Wiederherstellung einer epidermalen Barriere an und korrelierte histologisch mit einem mindestens 3–4 schichtigen Epithel und intaktem Stratum corneum (Abb. 2). Die daraus berechneten Heilungszeiten unter Okklusivverband betrugen 7,9 + 0,7 Tage (OW) und 14,7 + 0,6 Tage (VW) (MW + Standardabweichung, p < 0,05). Trocken behandelte Wunden (OW: 8 Tage; VW: 18 Tage) epithelisierten signifikant langsamer als naß behandelte Wunden (OW: 6 Tage, VW: 16 Tage; p < 0,05).

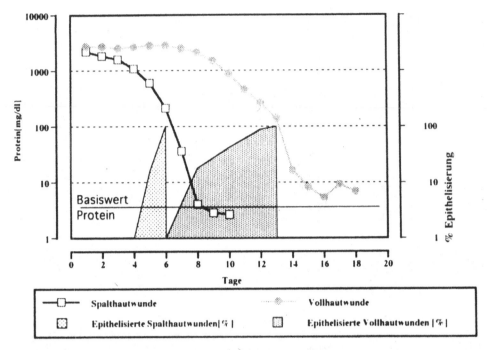

Abb. 2. Korrelation von Grad der Epithelisierung von Hautwunden mit Normalisierung der Proteinkonzentration in Wundflüssigkeit

Bindegewebsneubildung: Histologisch zeigten naß behandelte Wunden (OW) eine signifikante Bindegewebsvermehrung oberhalb des dermalen Wundbettes, wohingegen trocken behandelte Wunden eine signifikante Nekrose der Dermis entwickelten.

Wundkontraktion: Vollhautwunden waren zum Zeitpunkt der epidermalen Heilung nach trockener Behandlung signifikant weniger (40% der Ursprungsfläche) als naß behandelte Wunden kontrahiert (50%; $p < 0,05$).

Diskussion

Hautwunden unter Luftexposition heilen zu lassen, ist eine sehr alte aber weiterhin gebräuchliche Methode der Wundbehandlung. Die Behandlung von Brandwunden z.B. mit warmer Luft wird weiterhin in vielen Schwerbrandverletzten-Einheiten als Standardverfahren betrieben [3]. Okklusive und semiokklusive Wundverbände wurden bereits seit tausenden von Jahren in der einen oder anderen Form verwendet [4, 5]. Eine Naßbehandlung wurde im 19. Jahrhundert durch F.v. Hebra bei Hautulzera und Verbrennungswunden durchgeführt [6]. Es wurde bei diesen klinischen Fällen festgestellt, daß die Patienten während der Behandlung deutlich weniger oder gar keine Schmerzen mehr verspürten und die Gewebedestruktion unter dieser kontinuierlichen Wasserexposition deutlich reduziert werden konnte.

Diese frühen Befunde und die Ergebnisse neuerer Studien [7–9] insbesondere aber die Arbeiten von G. D. Winter [1, 2] dokumentieren, daß die kutane Heilung in einem feuchten Milieu mit ca. 100% Luftfeuchtigkeit deutlich beschleunigt ist. Das Konzept der Wundkammer in den vorliegenden Untersuchungen basiert im wesentlichen auf der Fähigkeit, akkumulierte Wundsekrete oder applizierte Flüssigkeit oder zu speichern. Herkömmliche passive absorptive Verbandsmaterialien sind für Wunden mit großem Sekretionsvolumen und infizierten Wunden nicht geeignet, während das aktive Kammersystem nicht nur beliebige Sekretmengen absorbieren kann (mittels täglicher Entleerung) sondern auch die spezifische Therapie eines beliebigen Erregerspektrums durch Antibiotikazusatz erlaubt. Das flüssige Milieu in dieser Studie führte nicht nur zu einer schnelleren Epithelisierung von Spalthautwunden sondern auch zur beschleunigten Wundkontraktion von Vollhautwunden. Darüberhinaus konnte eine signifikante Induktion der Bindegewebsneubildung beobachtet werden.

Durch eine Exposition von Wundbestandteilen, wie Zellen, gegenüber der akkumulierten Wundflüssigkeit wird möglicherweise auch eine verbesserte Wirkung von natürlicherweise exprimierten Wachstumsfaktoren erzielt. Mitogene Aktivitäten, die aus Wundflüssigkeit isoliert worden sind, konnten im gleichen Modell mittels Heparinaffinitätschromatographie bereits als EGF- und PDGF-ähnliche Wachstumsfaktoren identifiziert werden [10] und zeigten in vitro signifikante proliferative Effekte.

Mit der Behandlung von Wunden im flüssigen Milieu werden die drei Elemente der Wundheilung – Kontraktion, Epithelisierung und Bindegewebsneubildung – gleichermaßen gefördert. Daneben ist ein Monitoring, wie z.B zur Messung der epithelialen Barrierefunktion ebenso möglich, wie die Applikation therapeutisch wirksamer Substanzen. Eine derartige Manipulation von Wunden und Wundmilieu eröffnet neue Möglichkeiten für die Optimierung und Beschleunigung der kutanen Wundheilung.

Literatur

1. Winter G, Scales JT (1963) Effect of air drying and dressings on the surface of a wound. Nature 197(4862):91–92
2. Winter GD (1962) Formation of the scab and the rate of epithelialization of superficial wounds in the skin of the young domestic pig. Nature 193(4812):293–294
3. Hurt A, Eriksson E (1986) Management of the burn wound. Clin Plast Surg 13(1):57–67
4. Ebell B (1937) The papyrus Ebers. The greatest Egyptian medical document. Copenhagen: Levin und Munksgaard
5. Majno G: The healing hand: Man and wound in the ancient world. (1975) Cambridge, MA: Harvard University Press
6. Hebra F v (1861) Ueber continuirliche allgemeine Baeder und deren Anwendung bei Behandlung von Verbrennungen. Allgemeine Wiener medizinische Zeitung 6:351–352
7. Hutchinson JJ, McGuckin M (1990) Occlusive dressings: a microbiologic and clinical review. Am J Infect Control 18:257–268
8. Alvarez OM, Mertz PM, Eaglstein WH (1983) The effect of occlusive dressings on collagen synthesis and reepithelializahon in superficial wounds. J Surg Res 35:142–148
9. Jonhnan MF, Bruin P, Hoeksma EA, Nieuwenhuis P, Klasen HJ, Pennings A, Molenaar I (1988) A clotinducing wound covering with high vapour permeability: enhancing effects on epidermal wound healing in partial-thickness wounds in guineapigs. Surgery 104:537–545
10. Marikowsky M, Breuing K, Liu PY, Eriksson E, Higashiyama S, Farber P, Sasse J, Klagsbrun M (1992) Appearance of heparin-binding-EGF (HB-EGF) in wound fluid as a response to injury. Proc Natl Acad Sci USA 90:3889–3893

Histologische Untersuchung der verschiedenen Gewebe bei der allogenen Extremitätentransplantation

R. Büttemeyer[1], U. Rao[2], M. Zhao[2], N. F. Jones[3] und H. U. Steinau[1]

[1] Abteilung für Plastische Chirurgie, Krankenhaus Bergmannsheil, Universitätsklinik, Gilsingstraße 14, D-44789 Bochum
[2] University of Pittsburgh
[3] University of California, Los Angeles

Einleitung

Nach der ersten erfolgreichen experimentellen allogenen Extremitätentransplantation unter Immunsuppression mit Azathioprin und 6-Mercaptopurin [8] sind zahlreiche Studien zu diesem Thema veröffentlicht worden, bei denen jedoch verschiedene Tiermodelle mit unterschiedlichen immunologischen Barrieren und zahllose Immunsuppressiva verwendet wurden [2, 6, 7, 10]. Da auch die Kriterien zur Evaluierung der Abstoßungsreaktion unterschiedlich waren, konnten die Ergebnisse der bisherigen Experimente nur schwer miteinander verglichen werden. Der Zweck der vorliegenden Studie ist es, ein histologisches Graduierungsschema vorzustellen, das zur Beurteilung der Abstoßungsreaktion der verschiedenen Gewebe, welche im Composite-graft bei der Extremitätentransplantation eingeschlossen sind, dienen kann.

Material und Methode

In den Mikrochirurgischen Labors des Department of Plastic, Maxillofacial and Reconstructive Surgery der Universität Pittsburgh (USA) wurden 114 Hinterläufe orthotop zwischen ACI-Ratten (RTIA) als Spender und Lewis-Ratten (RT1 [1]) als Empfänger nach dem Modell von Lipson [13] transplantiert. Diese Kombination stellt eine sehr hohe immunologische Barriere da, welche sich in Klasse I + II des Ratten MHC-Systems (RT1-System) unterscheidet. Die Immunsuppression erfolgte mit FK 506, einer neuen immunsuppressiven Droge, und Cyclosporin (CyA) im Vergleich [5, 9]. Die operative Technik sowie die klinischen Daten der Abstoßungsreaktion der Haut sind detailliert an anderer Stelle veröffentlicht worden [14]. Die hier angewandte spezielle Operationstechnik, bei der das Composite-graft in einen erhaltenen Spenderhautmantel transplantiert wird, ermöglichte auch nach bereits erfolgter Hautabstoßung der Spender-Monitor-Insel distal des Sprunggelenkes eine Weiterbeobachtung der übrigen Gewebe der Extremität. Daher konnte eine Langzeitbeobachtung durchgeführt werden, bei denen Biopsien von Haut, M. gastrocnemius, Femur, Tibia und Kniegelenk gewonnen wurden und nach H&E Färbung von einem unabhängigen Pathologen begutachtet wurden. Die Einstufung der Abstoßungsreaktion in Grad 0 = normal bis Grad 3 schwerste Abstoßungsreaktion erfolgte für alle Gewebe ähnlich nach einem neu entwickelten Grading-System (Tabelle 1), welches sich an dem bekannten Schema zur Beurteilung der Herzmuskel-Abstoßung von Billingham et. al. orientierte [4]. Innerhalb der einzelnen Versuchsgruppen (Tabelle 2) wurde für

Hefte zu „Der Unfallchirurg", Heft 241
K. E. Rehm (Hrsg.)

Tabelle 1. Graduierungsschema der Abstoßungsreaktion für verschiedene Gewebe im Composite-graft bei der allogenen Extremitätentransplantation

Haut:

Grad	0	normal
	1	focale, mononucleare Infiltrationen
	2	gemischtes Infiltrat, suprabasale Blasenbildung
	3	Ödem, Vaskulitis, Nekrose

Muskel:

Grad	0	normal
	1	focales oder diffus aber spärliches Infiltrat
	2	multifocales und aggressives Infiltrat
	3	diffus aggressives polymorphes Infiltrat, Vaskulitis, Myositis, Nekrose

Knochen:

Grad	0	normal
	1	periostales Infiltrat oder Reaktion
	2	nicht vaskularisierter intertrabeculärer Raum, irregulärer corticaler Knochen, örtlich nicht vitaler Knochen

Knorpel (Gelenk):

Grad	0	normal
	1	focale Erosion oder Granulationsgewebe
	2	multifocale Infiltration, rauhe Knorpeloberfläche
	3	Knorpelnekrose mit oder ohne Infiltration

den jeweiligen Gewebetyp ein mittlerer Abstoßungsfaktor (Mean Rejection Grading = MRG) berechnet.

Resultate

Nach Gabe von FK 506 1 mg/kg für 14 Tage (Abb. 1) erfolgte die Hautabstoßung durchschnittlich nach 54,2 Tage (Kontrollgruppe ohne Immunsuppression 6,8 Tage). Die histologischen Untersuchungen nach 156 Tagen zeigten den Muskel schwer ge-

Tabelle 2. Einteilung der Versuchsgruppen nach verschiedenen immunsuppressiven Schemata

Gruppe 1:	FK 506	1 mg/kg	14 Tage
Gruppe 2:	FK 506	2 mg/kg	14 Tage
Gruppe 3:	FK 506	20 mg/kg	Tag 3
Gruppe 4:	CyA	25 mg/kg	14 Tage
Gruppe 5:	FK 506	1 mg/kg	14 Tage
	+ 1 mg/kg	2mal wöch.	kontin.
Gruppe 6:	FK 506	2 mg/kg	14 Tage
	+ 2 mg/kg	2mal wöch.	kontin.

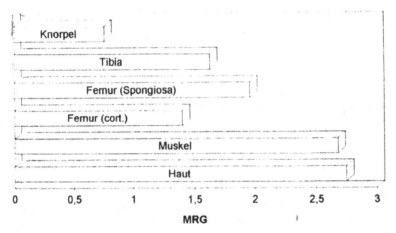

Abb. 1. Beurteilung der Abstoßungsreaktion unter FK 506 1 mg/kg für 14 Tage (*MRG* = Mean Rejection Grading)

schädigt, während Knochen (MRG 1,4 bzw. 1,6) und Knorpel (MRG 0,76) durch die Immunsuppression einen gewissen Schutz erhielten. Unter einer Dosis von FK 506 2 mg/kg für 14 Tage stieß sich die Haut nach 95 Tagen ab. In den Biopsien nach 130 Tagen war der Muskel mit einem MRG von 1,33 wesentlich besser erhalten als in Gruppe 1. Auch Knochen und Knorpel zeigten exzellente Resultate (MRG 0).

Unter CyA 25 mg/kg für 14 Tage (Abb. 2) wurde die Abstoßung der Haut hingegen schon nach durchschnittlich 30 Tagen beobachtet. Die Biopsien nach 44,4 Tagen offenbarten eine schwere Abstoßungsreaktion in allen Gewebtypen.

Die besten Resultate wurden unter kontinuierlicher Gabe von FK 506 erzielt. In Gruppe 5 war eine Abstoßungsreaktion der Haut nach durchschnittlich 149 Tagen zu beobachten. Die Biopsien nach 190 Tagen zeigten für den Muskel eine verbesserte

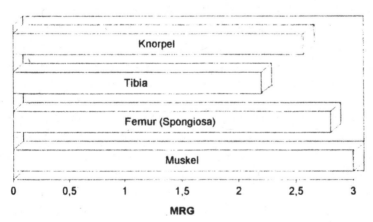

Abb. 2. Beurteilung der Abstoßungsreaktion unter CyA 25 mg/kg für 14 Tage (*MRG* = Mean Rejection Grading)

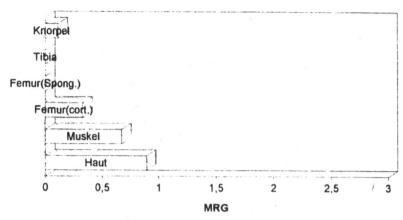

Abb. 3. Beurteilung der Abstoßungsreaktion unter FK 506 2 mg/kg für 14 Tage gefolgt von 2 mg/kg 2 x wöchentlich (*MRG* = Mean Rejection)

Protektion mit einem MRG von 1,16, wobei Knochen und Knorpel ebenfalls geschützt wurden.

Unter der Gabe von FK 506 2 mg für 14 Tage gefolgt von intermittierend 2 mg zwei mal die Woche überlebten die Versuchstiere mehr als 300 Tage. Sogar die Abstoßung der Haut konnte in der Mehrzahl der Tiere verhindert werden. Der histologische Zustand der übrigen Gewebe war zu diesem Zeitpunkt ausgezeichnet, wobei nur bei wenigen Tieren mit einer Beobachtungszeit von mehr als 300 Tagen eine sehr milde Abstoßungsreaktion in Haut und Muskel gefunden wurde (Abb. 3).

Unglücklicherweise verstarben jedoch alle diese Tieren nach ca. 300 Tagen Beobachtungszeit an einer bakteriellen Lungeninfektion. Innerhalb einer Zeitperiode von 3 Wochen vor dem Tod hatten alle Tiere einen rapiden Gewichtsverlust und starben nachdem sie ein Gewicht von 200 g unterschritten hatten. Obwohl Gewichtsverlust als eines der klinischen Hauptzeichen für eine Graft-versus-Host Disease gilt, fand sich histologisch kein weiterer Hinweis auf eine GvHD.

Diskussion

Für diese Studie wurde eine große Anzahl von allogenen Hinterlauftransplantationen über eine definierte hohe genetische Barriere hinweg durchgeführt. Die Einführung eines Beurteilungsschemas erlaubte erstmals den direkten Vergleich der Gewebe im Composite-Graft untereinander. Auch die Ergebnisse anderer Studien können hiermit vergleichend untersucht werden, was für die zukünftige Evaluation immunsuppressiver Drogen in der Extremitätentransplantation zwingend notwendig ist [3].

Die Ergebnisse dokumentieren, daß unter Immunsuppression mit FK 506 dosisabhängig eine Protektion aller Gewebe vor der Abstoßungsreaktion erreicht werden kann. Mit CyA konnte jedoch auch mit subtoxischen Dosen die Hautabstoßung nur kurz verhindert werden. Schon nach 7 Wochen zeigte das gesamte Composite-graft unter CyA eine schwere Abwehrreaktion mit nahezu nekrotischem Gewebe in allen Bereichen. Unter kontinuierlicher Gabe von FK 506 2 mg/kg waren in der histolo-

gischen Evaluation die besten Ergebnisse bezgl. einer Protektion vor der Abstoßungsreaktion erzielt worden, jedoch starben alle Tiere nach rund 300 Tagen an einer Pneumonie, vermutlich im Zusammenhang mit einer GvHD. Diese Beobachtung wurde
ähnlich von einer weiteren Arbeitsgruppe bei Extremitätentransplantationen unter
Immunsuppression mit FK 506 und CyA beobachtet [1, 11].

Mit Hilfe des Grading-Systems konnte schließlich noch die Kontroverse um die
relative Stärke der Antigenität der einzelnen Gewebe im Composite-graft [12] beendet werden, da mit Hilfe des Beurteilungsschemas ein relativer Vergleich zwischen
den einzelnen Geweben zum selben Zeitpunkt innerhalb der stetig fortschreitenden
Kaskade der Abstoßungsreaktion aufgestellt werden konnte. Hierbei zeigt sich
sowohl unter CyA als auch FK 506 in allen Schemata eine Hierarchie der Abstoßung
mit der Reihenfolge Haut > Muskel > Knochen > Knorpel.

Literatur

1. Arai K, Hotokebuchi T, Miyahara H, et al. (1989) Limb Allografts in Rats immunosuppressed with FK506. Transplantation 48:782–786.
2. Benhaim P, van den Helder TBM, McCalmont TH, Anthony JP, Mathes SJ (1992) RS-
61443 Prevents and Reverses Acute Rejection in a Long-Term Study of Rat Hindlimb Al-
lotransplantation. ASPRS-Abstr:107–111.
3. Billingham ME (1990) Dilemna of Variety of Histopathologic Grading Systems for Acute
Cardiac Allograft Rejection by Endomyocardial Biopsy. J Heart Transpl 9:272–276.
4. Billingham ME, Cary NRB, Hammond ME, et al. (1990) A Working Formulation for the
Standartization of Nomenclature in the Diagnosis of Heart and Lung Rejection: Heart Rejection Study Group. J Heart Transpl 9:587–593.
5. Borel JF, Feurer C, Gubler HU, Stähelin H (1976) Biological Effects of Cyclosporin A: A
New Antilymphotic Agent. Agents Actions 6/4:468–475.
6. Doi K (1979) Homotransplantation of Limbs in Rats. Plast Reconstr Surg 64:613–621.
7. Fritz WD, Swartz WM, Rose S, Futrell JW, Klein E (1984) Limb Allografts in Rats Immunosuppressed with Cyclosporin A. Ann Surg 199:211–215.
8. Goldwyn RM, Beach M, Feldman D, Wilson RE (1966) Canine Limb Homotransplantation. Plast Reconstr Surg 37:184–195.
9. Goto T, Kino T, Hatanaka T, et al. (1987) Discovery of FK-506, a Novel Immunosuppres-
sant Isolated from Stretomyces Tsukubaensis. Transplant Proc 19, Suppl. 6:4–8.
10. Hewitt CW, Black KS, Fraser LA, et al. (1985) Composite Tissue (Limb) Allografts in
Rats. Transplantation 39:361–364.
11. Hotokebuchi T, Arai K, Takagishi K, Arita C, Sugioka Y, Kaibara N (1989) Limb Allografts in Rats Immunosuppressed with Cyclosporine: As a Whole Joint Allograft. Plast Reconstr Surg 83:1027–1047.
12. Lee WPA, Yaremchuk MJ, Pan Y, Randolph MA, Tan CM, Weiland AJ (1991) Relative
Antigenicity of Components of a Vascularized Limb Allograft. Plast Reconstr Surg
87:401–411.
13. Lipson RA, Kawano H, Halloran PF, Pritzker KPH, Kandel R, Langer F (1983) Vascularized Limb Transplantation in the Rat. Transplantation 35:300–304.
14. Zhao M, Jones NF (1993) Experimental Limb Transplantation: Immunosuppression with
FK 506. J Hand Surg (in press)

XIII. Forum: Experimentelle Unfallchirurgie V

Vorsitz: P. J. Meeder, Heidelberg; V. Bühren, Murnau

Immunmodulatorischer Einfluß von Neuropeptiden in der Frühphase nach schwerem Trauma: eine präklinische Studie

M. Stalp[1], M. Holch[1], J. Fauler[1], A. Dwenger[1] und M. Nerlich[2]

[1] Unfallchirurgische Klinik, Medizinische Hochschule, Konstanty-Gutschow-Straße 8, D-30625 Hannover
[2] Universitätsklinikum Regensburg

Einleitung

Patienten, die zu der Gruppe der Schwerverletzten zählen, unterliegen im posttraumatischen Verlauf schwerwiegenden pathophysiologischen Veränderungen und Schwankungen der verschiedensten immunologisch wichtigen Parameter. Wichtig in diesem Zusammenhang sind pathophysiologische Dysbalancen, die zu einem Symptomenkomplex des ARDS (Adult respiratory distress syndrome) oder MOV (Multiorganversagen) führen können [1]. Um ARDS oder MOV auslösende Faktoren zu erklären, sind am intensivpflichtigen Patienten seit Jahren verschiedene Untersuchungen sowohl der Blut-, als auch anderer exogener Parameter vorgenommen worden. Der Bereich der endogenen Opioide hatte bislang nur bei wenigen Autoren Interesse zur Forschung geweckt. Die endogenen Opioide haben, wie in anderen Studien, sowohl in vitro, als auch in vivo gezeigt wurde, einen erheblichen Einfluß auf zelluläre immunologische Funktionen, z.B. Beeinflussung des Phagozytoseverhaltens, der Migration und der Ausschüttung von Mediatoren. Festgestellt wurde hierbei, daß Veränderungen der diskreten Konzentrationsbereiche für die zelluläre Funktion von erheblicher Bedeutung sind [2, 3]. Die Rolle der endogenen Opioide bei Traumapatienten wird durch die Verwandtschaft zu den bekannten Stresshormonen Adrenalin und ACTH deutlich. Die Bildungs- und Lagerungsstrukturen der endogenen Opioide liegen in der Hypophyse (als Bildungsort für β-Endorphin), sowie dem Nebennierenmark und den Leukozyten für Methionin-Enkephalin. Innerhalb einer Streßreaktion durch Schmerz und Verletzung wird Adrenalin äquimolar zu Methionin-Enkephalin und ACTH ebenfalls äquimolar zu β-Endorphin ausgeschüttet [4, 5].

Diese Studie versucht einen Einblick in die frühposttraumatischen Konzentrationsverläufe von Methionin-Enkephalin und β-Endorphin noch am Unfallort zu gewinnen und das Verhalten der Granulozyten in Abhängigkeit der Umgebungskonzen-

Hefte zu „Der Unfallchirurg", Heft 241
K. E. Rehm (Hrsg.)
© Springer-Verlag Berlin Heidelberg 1994

tration der endogenen Opioide im weiteren Verlauf im Respiratory-Burst zu studieren. Um diese Studie durchzuführen, sollte innerhalb eines Jahres verunfallten, durch den Rettungshubschrauber Christoph 4 in Hannover versorgten, Patienten noch am Unfallort vor Einleitung einer Intubationsnarkose Blut abgenommen werden.

Material und Methoden

Patienten, die in die Studie aufgenommen wurden, sollten aufgrund der Verletzungsschwere durch den stattgefunden Unfall eine klare Indikation zur Intubation nach Maßgabe der DIVI zeigen [6]. Die Einschlußkriterien waren ein abgeschätzter ISS > 20, Alter 17–70 Jahre, mindestens eine Fraktur eines langen Röhrenknochens. Die Ausschlußkriterien waren Vorbehandlung mit Medikamenten oder kolloidalen Lösungen, Volumensubstitution über 200 ml, Schwangerschaft oder Verlegung in ein anderes Krankenhaus vor dem 8. posttraumatischen Tag. Allen Patienten wurde entweder vor, oder aber während der Einleitung der Intubationsnarkose mit Fentanyl und Midazolam, ohne Verwendung eines Relaxans, Blut aus einer neu gelegten Venenverweilkanüle noch am Unfallort entnommen (T1). Als Volumenersatz fand ausschließlich kristalloide Infusionslösung Verwendung. Die nächste Blutabnahme fand in der Notaufnahme der Medizinischen Hochschule Hannover statt (T2). Jede weitere Abnahme wurde an den nächsten Tagen jeweils um 8.00 Uhr auf der Intensivstation durchgeführt (T3–T10). Zu den Abnahmezeiten T3, 5, 7 und 9 wurde zusätzlich Blut zur Granulozytenseparation gewonnen. Als Kontrollpatienten dienten Patienten, welche sich einer Elektivoperation zur Implantatentfernung nach Frakturversorgung unterzogen. Hierbei wurde die gleiche Narkoseform (Midazolam und Fentanyl, ohne Relaxans) und Volumentherapie durchgeführt. Die Abnahmezeiten waren 8.00 Uhr des Operationstages (T0), nach der letzten Hautnaht (T1), 3 Stunden nach der letzten Hautnaht (T2) und 8.00 Uhr des nächsten Tages (T3). T0–3 der Kontrollpatienten beinhalteten Blutabnahmen zur Konzentrationsbestimmung der endogenen Opioide und zur Separation der Granulozyten. Als Abnahmegefäße fanden Fertigmonovetten bestückt mit Na-Heparin bzw EDTA Verwendung.

Dieses Verfahren und die Durchführung wurde durch die Ethikkommission der Medizinischen Hochschule Hannover genehmigt. Die Blutproben wurden mittels Radioimmunoassay auf die Konzentration der endogenen Opioide Methionin-Enkephalin und β-Endorphin untersucht, wobei man das vorgegebene Verfahren des Herstellers befolgte. Alle Testkitanteile stammten aus einer Charge. Die Granulozytenaktivität wurde mittels Respiratory Burst Assay an separierten venösen Granulozyten gemessen. Die Separation fand durch das von Dwenger et al. publizierte Verfahren statt [7]. Im Respiratory Burst Assay wurden die Granulozyten mittels FMLP in einem Umgebungsmedium bestehend aus Luminol, Poolplasma, MEM Dulbecco, Liquemin und entweder β-Endorphin, oder Methionin-Enkephalin in Konzentrationen von 0 (als Kontrolle) und 10^{-6} bis 10^{-14} mol/l nach 20 minutiger Inkubation stimuliert. Gemessen wurde dann die Sauerstoffradikalbildung in vitro (Biolumat nach Prof. Berthold, Wildbad, Deutschland).

Ergebnisse

Bei 792 Einsätzen kam es zu 375 traumatologische Notfällen. Hiervon konnten 29 Patienten primär in die Studie aufgenommen werden. Nach Abzug aller dropouts wurden insgesamt n = 21 (15 männliche, 6 weibliche) Patienten untersucht (verstorben: 9 Patienten). Das Durchschnittsalter betrug 35,9 Jahre, die durchschnittliche Verletzungsschwere lag im PTS (Polytraumaschlüssel MHH) bei 25 ($\pm$ 6), im ISS (Injury Severity Score) 8, 9, 10 bei 32 ($\pm$ 4); die initiale Bewußtseinseinschränkung gemäß GCS (Glasgow Coma Scale)11 bei 6 ($\pm$ 3). Im Mittel vergingen etwa 30 $\pm$ 16 min nach dem Unfall bis zum Eintreffen der Hubschrauberbesatzung und weitere 2 min bis zur ersten Blutabnahme. Die Kontrollgruppe bestand aus n = 5 Patienten (gesamt männlich). Das Durchschnittsalter betrug in dieser Gruppe 32,6 Jahre. Hier kam es zu keinen dropouts; es litt kein Patient an einer bekannten, oder im weiteren stationären Verlauf erkennbaren, Erkrankung. Die im Radioimmunoassay gemessenen Plasmakonzentrationen der Polytraumapatienten und der Kontrollgruppe sind in den Tabellen 1–6 aufgeführt. Die Abb. 1 zeigt die Ergebnisse der Respiratory-Burst Assay Messungen zum Zeitpunkt T3.

Tabelle 1. Plasma β-Endorphin Konzentrationen in fmol/ml der Überlebenden

	T1 fmol/ml	T2 fmol/ml	T3 fmol/ml	T4 fmol/ml
Median	10,08	5,84	5,5	4,51
+ SEM	18,52	14,9	12,67	6,26
– SEM	1,63	– 3,21	– 1,67	2,75

Tabelle 2. Plasma Methionin-Enkephalin Konzentrationen in fmol/ml der Überlebenden

	T1 fmol/ml	T2 fmol/ml	T3 fmol/ml	T4 fmol/ml
Median	109,17	97,28	94,94	100,84
+ SEM	118,53	105,08	101,38	114,14
– SEM	99,82	89,28	88,55	87,55

Tabelle 3. Plasma β-Endorphin Konzentrationen in fmol/ml der Verstorbenen

	T1 fmol/ml	T2 fmol/ml	T3 fmol/ml	T4 fmol/ml
Median	14,97	13,83	5,8	4,91
+ SEM	24,47	21,74	7,21	6,41
– SEM	5,46	5,91	4,38	3,4

316

Tabelle 4. Plasma Methionin-Enkephalin Konzentrationen in fmol/ml der Verstorbenen

	T1 fmol/ml	T2 fmol/ml	T3 fmol/ml	T4 fmol/ml
Median	83,37	95,28	92,84	95,38
+ SEM	93,2	104,15	131,31	99,97
– SEM	73,55	86,41	54,36	90,78

Tabelle 5. Plasma β-Endorphin Konzentrationen in fmol/ml der Kontrollen

	T0 fmol/ml	T1 fmol/ml	T2 fmol/ml	T3 fmol/ml
Median	3,27	3,24	3,15	2,91
+ SEM	3,62	3,34	3,75	3,23
– SEM	2,91	3,13	2,55	2,59

Tabelle 6. Plasma Methionin-Enkephalin Konzentrationen in fmol/ml der Kontrollen

	T0 T1 fmol/ml	T2 fmol/ml	T3 fmol/ml	fmol/ml
Median	103	141,2	113,9	134
+ SEM	120,97	164,14	120,9	143,81
– SEM	85,02	118,25	106,89	124,18

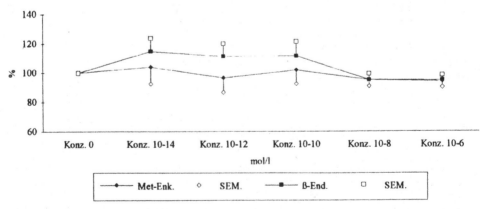

Abb. 1. Aktivitätsänderung bei unterschiedlichen Umgebungkonzentrationen von Methionin-Enkephalin und β-Endorphin (T3) der Granulozyten am 1. posttraumatischen Tag in der Polytraumagruppe

Diskussion

Für einen Patienten im posttraumatischen Heilungsverlauf auf einer Intensivstation ist ein funktions- und leistungsfähiges Immunsystem von erheblicher, wenn nicht sogar lebenswichtiger Bedeutung. Trotz Antibiotikagaben sind diese Patienten auf eine zelluläre Abwehr angewiesen, die sie von ihrem eigenen Zelldetritus und anderen schädigenden Substanzen befreit, ohne zu schädigen. Aus diesem Grunde ist es von erheblichem Interesse, weshalb bei einigen Patienten ein Zustand eintritt, der sich letztendlich als aseptisches Multiorganversagen erweist. In zahlreichen früheren Untersuchungen stellte sich heraus, daß sich das granulozytäre Abwehrsystem in den ersten 24 posttraumatischen Stunden in einem durch zahlreiche humorale Faktoren supprimierten Zustand befindet. In den darauffolgenden Tagen zeigt sich jedoch eine zunehmende Überstimulation, welche sich durch autoaggressives Verhalten der Granulozyten gegenüber Endothelien der verschieden Organsysteme des Körpers zu erkennen gibt. Hieraus resultiert das bekannte Bild des ARDS (adult respiratory distress syndrome) und des MOV (Multiorganversagen). Die Endothelien der Lungen und der anderen Organe werden aufgrund übermäßiger Radikalbildung durch angelagerte Granulozyten geschädigt und dadurch permeabel. Die betroffenen Organsysteme verlieren ihre Funktionstüchtigkeit. Welche Rolle die endogenen Opioide hierbei spielen, versuchte diese Studie zu klären. In den Tabellen 2, 4 und 6 ist direkt posttraumatisch im Vergleich zu den Kontrollpatienten ein signifikant höherer β-Endorphinspiegel zu erkennen (T1) ($p < 0,05$ im t-Test). Danach nimmt die β-Endorphinkonzentration bei den Überlebenden rasch bis zum Zeitpunkt T2 ab. In der Gruppe der Verstorbenen ist die β-Endorphin Konzentration noch in der Notaufnahme erhöht und fällt danach ab. Erst im weiteren Verlauf kommt es zu einer Senkung in dieser Gruppe. In Abb. 1 ist die Aktivität der Granulozyten bei unterschiedlichen Umgebungskonzentrationen der endogenen Opioide dargestellt. Zum Zeitpunkt T3 besteht eine verstärkte Aktivität bei niedrigen (10^{-14}–10^{-10} mol/l) Konzentrationen. In Anbetracht des oben genannten autoaggressiven Verhaltens der Granulozyten und seinen Folgen, kann man schließen, daß eine hohe Konzentration von β-Endorphin unabdingbar ist, um eine Senkung der Sauerstoffradikalbildung im Körper herbeizuführen. Entsprechende Konzentrationen sind jedoch bei polytraumatisierten Patienten nicht gemessen worden. Vielmehr wird, wie sich aus der Untersuchung der Kontrollpatienten ergibt, unter der Therapie mit Fentanyl ein Anstieg der β-Endorphinkonzentrationen bei schmerzhaften Eingriffen verhindert. Offensichtlich hemmt der Einsatz von Fentanyl die Ausschüttung von β-Endorphin. Erschwerend kommt hinzu, daß der polytraumatisierte Körper keine hohen β-Endorphinen-Konzentrationen aufbauen kann, da eine bekannte Hypoproteinnämie durch erhebliche Belastung mit kristalloiden Infusionslösungen im Patienten besteht. Durch in vitro Untersuchungen ist bekannt, daß eine normale Humanalbuminkonzentration vorliegen muß, um gleichmäßige Spiegel aufzubauen, da sich die Halbwertszeit der endogenen Opioide mit Abnahme der Plasmaproteinkonzentration ständig verkürzt (bei enteiweißtem Plasma liegt die HWZ bei 3 sec) [12]. Beim Vergleich der Methionin-Enkephalin-Konzentrationen fällt auf, daß die postoperative Erhöhung bei Kontrollpatienten eine Entsprechung bei den Überlebenden posttraumatischen Patienten findet. Die Gruppe der Verstorbenen zeigt einen erst im weiteren Verlauf entstehenden Anstieg der Plasmakonzentration. Im Vergleich mit beiden

318

Polytraumagruppen ergab die statistische Prüfung bei den Kontrollpatienten (direkt postoperativ) eine signifikant höhere Konzentration an Methionin-Enkephalin ($p < 0{,}05$ im t-Test). Man kann davon ausgehen, daß die höchste posttraumatische Konzentration von Methionin-Enkephalin am Unfallort nicht gemessen werden kann, da durch eine sehr kurze HWZ von etwa 15 min im gesunden Plasma die streßbedingte Erhöhung bereits abgebaut wird und der Körper bei entsprechend starker Ausschüttung dieses Peptids nicht in der Lage ist, solche Konzentrationen aufrechtzuerhalten. Zusätzlich wird die HWZ durch Gabe entsprechender Mengen Infusionslösungen stark gesenkt. Warum Patienten mit letztendlich letalem Verlauf eine posttraumatische Konzentrationserhöhung zeigen, konnte nicht abschließend geklärt werden. Vergleicht man die immunmodulatorische Wirkung von β-Endorphin und Methionin-Enkephalin zum Zeitpunkt T3, so wird bei Betrachtung der Abb. 1 deutlich, daß die von Methionin-Enkephalin geringer ausgeprägt ist.

Zusammenfassend läßt sich feststellen, daß im frühposttraumatischen Verlauf die immunmodulatorische Wirkung der endogenen Opioide eine beachtliche Rolle zu spielen scheint. Sicherlich ist ein Verzicht auf Fentanyl als Analgetikum keine geeignete Möglichkeit um einer Senkung der immunmodulatorisch wichtigen β-Endorphin-Konzentration entgegen zu wirken, jedoch sollte in weiteren Untersuchungen geklärt werden, ob mittels Substitution von zumindest β-Endorphin eine Verhinderung eines ARDS oder MOV zu erreichen ist. Auf Methionin-Enkephalin hat die durchgeführte Narkoseform keinen Einfluß, da es innerhalb der Kontrollgruppe zu einem postoperativen Anstieg kommt.

Literatur

1. Hoyt DB, Ozkan AN, Ninnemann JL (1987) Immunologic monitoring of infection risk in trauma patients: research questions and an approach to the problem. JBCR 8(6):549–553
2. Simpkins CO, Dickey CA, Fink MP (1984) Human neutrophil migration is enhanced by beta endorphin. Life Sci 34:2251–2255
3. Marcoli M, Ricevuti G, Mazzone A, Bekkering M, Lecchini S, Frigo GM (1988) Opioid-induced modification of granulocyte function. Int J Immunophannac 10(4):425–433
4. Fraioli F, Moretti C, Paolucci D, Alicicco E, Crescenzi F, Fortunio G (1980) Physical exercise stimulates marked concomitant release of b-endorphin and adrenocorticotropic hormone (ACTH) in peripheral blood in man. Experientia 36:987–989
5. Hanbauer H, Govoni S, Majane EA, Yang HYT, Costa E (1982) In vivo regulation of the release of met-enkephalin-like peptides from dog adrenal medulla. Adv Biochem Psychopharmacol 33:209–214
6. Sefrin P (1991) Notfalltherapie. Erstversorgung im Rettungsdienst nach den Empfehlungen der DIVI. Urban und Schwarzenberg:165–185
7. Dwenger A, Schweitzer G, Regel G (1986) Bronchoalveolar lavage fluid and plasma proteins, chemiluminescence response and protein contents of polymorphonuclear leukocytes from blood and lavage fluid in traumatized patients. J Clin Chem Clin Biochem 24:73–88
8. Committee on medical aspects of automotive safety: rating the severity of tissue damage/l. The abbreviated injury scale. YAMA 1971, 215:277–280
9. Association for the advance of automotive medicine.The abbreviated injury scale (AIS)/1990. Revision. Des Plaines, Il 60018, USA
10. Baker SP, O'Neill B, Haddon W, Long WB (1974) The injury severity score, a method of describing patients with multiple injuries and availuating emergency care. J Trauma 14:187–196

11. Teasdale G, Skene A, Parker L, Jenett B (1979) Adding up the glascow coma score. Acta Neurochir 28(1):13–16
12. Roda LG, Venturelli F, Roscetti G (1986) Hydrolysis and protection from hydrolysis of circulating enkephalins. Comp Biochem Physiol 85C(2):449–454

Beurteilung des Unfall- und OP-Traumas und des Infektgeschehens anhand der PMN-Elastase*

St. Arens, M. Hansis, C. Siebert und K. Steuer

Klinik und Poliklinik für Unfallchirurgie der Universität Bonn, Sigmund-Freud-Straße 25, D-53105 Bonn

Die Prognose traumatisierter Patienten wird im wesentlichen determiniert durch das Ausmaß der unfall- und operationsbedingten Traumatisierung und die erfolgreiche Behandlung drohender infektiöser Komplikationen. Die durch die Verletzungsschwere herbeigeführte Reduktion der lokalen und systemischen Immun- und Abwehrmechanismen begünstigt die posttraumatische Infektentstehung [4].

Das Monitoring biochemischer Immunparameter im posttraumatischen Verlauf hat somit einen hohen Stellenwert bei der Quantifizierung des Unfall- und Op-Traumas, bei der Früherkennung sich manifestierender Infekte oder eines erhöhten Infektrisikos und damit letztlich im klinischen Alltag bei der Auswahl des therapeutischen Konzepts [2, 3, 6, 7, 9, 12, 13].

Aus der Vielzahl der zur Verfügung stehenden Parameter wird der PMN-Elastase, die im Rahmen der unspezifischen Immunabwehr von neutrophilen Granulozyten zum Abbau von Zelltrümmern, Fremdkörpern und Bakterien freigesetzt wird, eine hohe Validität zugeschrieben [2, 3 4, 6, 9].

Bei verschiedenen Autoren finden sich Hinweise, daß die PMN-Elastase als biochemischer Marker zur Beurteilung des Traumaausmaßes und der Prognose, zur Erfassung des OP-Traumas und zum biochemischen Infektmonitoring herangezogen werden kann [2, 5, 6, 9].

Der unfallbedingte Traumaschweregrad kann semiquantitativ mit Score-Systemen erfasst werden [10]. Zur Beurteilung der systemischen Traumatisierung bei Mehrfachverletzten wird u.a. der Polytraumscore (PTS) [8, 12] und zur Beurteilung des lokalen Traumas der Hannover-Fracture-Score (HFS) [11] eingesetzt. Die Aussagekraft dieser Instrumente wird jedoch durch die Subjektivität des Untersuchers eingeschränkt [1, 8, 10]. In noch höherem Maße ist die Quantifizierung der operationsbedingten Traumatisierung und des Infektgeschehens von der subjektiven Interpretation klinischer und biochemischer Faktoren abhängig. Ein valider, objektiv meßbarer biochemischer Parameter könnte hier die Genauigkeit erhöhen [5, 6, 7, 9, 13].

* Mit dankenswerter Unterstützung der Firma E. Merck; Darmstadt.

Hefte zu „Der Unfallchirurg", Heft 241
K. E. Rehm (Hrsg.)
© Springer-Verlag Berlin Heidelberg 1994

Untersuchungsziel

Ziel dieser Untersuchung ist die Überprüfung der Korrelation der PMN-Elastase im Serum

- zur systemischen Traumaschwere, die mit dem PTS erfaßt wird;
- zur lokalen Traumaschwere, die mit dem HFS erfaßt wird;
- zu Infektkomplikationen, die klinisch und mikrobiologisch erfaßt werden.

Methodik

Die Untersuchung wurde als prospektive klinische Studie vom 1.10.92–1.7.93 durchgeführt.

Einschlußkriterien waren:

- Frakturen im Bereich langer Röhrenknochen bei
- Polytraumen und Monotraumen, die sowohl einzeitig als auch zweizeitig versorgt wurden, einschließlich der elektiven Verfahrenswechsel vom Fixateur externe zur DCP.

Zielparameter

- PMN-Elastase im Serum und deren Verlauf beginnend unmittelbar posttraumatisch bzw. vor
- der operativen Primärversorgung und präoperativ bei elektiven Operationen, am 1., 2., 4., 6. und 10. postoperativen Tag.
- Schweregrad des systemischen Traumas bei Mehrfachverletzten anhand des PTS.
- Schweregrad des lokalen Traumas bei Monotraumen anhand des HFS.
- Lokale und systemische Infektkomplikationen anhand täglicher klinischer Untersuchung und
- Mikrobiologisches Monitoring anhand lokaler Wundabstriche zu obengenannten Zeitpunkten.
- Zur Vermeidung eines systematischen Fehlers wurde die Score-Klassifizierung und die tägliche klinische Untersuchung bei allen Fällen von einer Person durchgeführt.

Die Definition der Infektkomplikation war bereits bei Präsenz folgender klinischer Parameter in Kombination mit einem positiven mikrobiologischen Befund erfüllt [4]:

- Postoperative Schwellung länger als 3 Tage;
- Postoperativ neu aufgetretener lokaler Rubor;
- Sekretion oder „Nässen" der Wunde bzw. der Drainageaustrittsstelle;
- Neue oder über den 3. postoperativen Tag anhaltende lokale Temperaturerhöhung;
- Postoperativ neu aufgetretene Nekrosen;
- Jegliche Art der Wunddehiszenz;
- Über den 3. postoperativen Tag bestehende inadäquate lokale Ruheschmerzen.

Material

Insgesamt gingen 55 Patienten in die Untersuchung ein. Davon waren 38 Polytraumen und 17 Monotraumen. Von insgesamt 70 Frakturen wurden 47 Frakturen bei 40 Patienten einzeitig und 23 Frakturen bei 15 Patienten zweizeitig versorgt. 20mal traten Infektkomplikationen auf.

Ergebnisse

Initiale Elastase und Anstieg bei unterschiedlichen Traumaschweregraden

Die Verteilung der 38 polytraumatisierten Patienten auf die Subgruppen des PTS zeigt Tabelle 1. Die 17 Monotraumen (MT) wurden der Gruppe PTS I zugeordnet. Die Mittelwerte der initialen Elastase bei Aufnahme erscheinen in den Gruppen mit höherer Verletzungsschwere (> PTS I oder MT) umgekeht proportional zur PTS-Klassifizierung und damit zur systemischen Traumaschwere. Die weite Streuung der Werte (Range) läßt jedoch eine statistische Relevanz dieser Korrelation nicht zu. Die Mittelwerte für den Elastase-Anstieg korrelieren nicht mit dem anhand des PTS quantifizierten systemischen Trauma.

Bei 17 monotraumatisierten Patienten wurde das lokale Trauma der Einzelverletzung mit dem HFS quantifiziert. Es erfolgte eine Einteilung in leichte (HFS < 5) und schwere (HFS > 5) Verletzungen (s. Tabelle 1). Die Mittelwerte der initialen Elastase sind bei einem HFS < 5 deutlich niedriger. Der Elastase-Anstieg ist in dieser Gruppe jedoch deutlich höher als bei schweren Verletzungen. Auch hier darf aufgrund der weiten Wertestreuung keine Korrelation postuliert werden.

Elastaseverlauf bei Polytrauma, Monotrauma und operativem Trauma beim Verfahrenswechsel

Die Auswertung des Elastaseverlaufs von unmittelbar präoperativ (d0) bis zum 10. postoperativen Tag (d10) erfolgte entsprechend dem Ausmaß der Traumatisierung getrennt für Polytraumen (PT; n = 38), Monotraumen (MT; n = 17) und elektive Ver-

Tabelle 1[a]. Initiale Elastasewerte, Elastase-Anstieg und Streubreite nach PTS und HFS

Elastase in ng/mg * Mittelwerte	Scoring	n	Elastase initial*	Range	Elastase Anstieg*	Range
	PTS I + MT	1 + 17	254	28–375	117	28–375
systemisches	PTS II	23	303	97–609	176	58–810
Trauma	PTS III	10	250	148–465	152	65–641
PTS Iv	4	226	153–350	210	27–394	
lokales	HFS < 5	9	185	28–375	166	0–465
Tauma	HFS > 5	8	202	148–438	69	21–150

[a] Die Werte der Tabellen 1–3 wurden zum Vortrag in graphischer Form präsentiert.

Tabelle 2[a]. Verlauf der Elastase bei Polytrauma, Monotrauma und elektivem Verfahrenswechsel

Elastase in ng/ml Mittelwerte	n	d0	d1	d2	d4	d6	d10
PT	38	278	367	374	317	304	278
MT	17	205	271	334	283	269	262
VW	19	198	270	289	260	267	222

[a] Die Werte der Tabellen 1–3 wurden zum Vortrag in graphischer Form präsentiert.

fahrenswechsel (VW; n = 19) (s. Tabelle 2). In allen drei Untergruppierungen waren die Ausgangswerte gegenüber der Norm (80–120 µg/ml) bereits deutlich erhöht und erreichten das Maximum um den 2. postoperativen Tag, um bis zum 10. Tag bis knapp über den initialen Wert abzufallen. An den einzelnen Tagen im Verlauf waren die Werte in der Gruppe der Polytraumatisierten deutlich höher als bei Monotraumen und Verfahrenswechseln. Die Werte in der Gruppe der Monotraumen waren im Vergleich zu den elektiven Verfahrenswechseln ebenfalls leicht erhöht. Die Höhe des Elastaseverlaufs korreliert mit den posttraumatischen Auswirkungen und dem Ausmaß des systemischen Traumas, das am höchsten bei Mehrfachverletzungen und am geringsten beim Operations-Trauma im Rahmen des geplanten Verfahrenswechsel anzusetzen ist.

Elastaseverlauf bei Infektkomplikationen

Innerhalb der Gruppe der polytraumatisierten Patienten (n = 38) und der Monotraumen inklusive der elektiven Verfahrenswechsel (n = 36) erfolgte eine getrennte Auswertung des Elastaseverlaufs für klinisch blande Verläufe und für Verläufe mit lokalen oder systemischen Infektkomplikationen entsprechend der o.g. engen Definitionskriterien (s. Tabelle 3).

In der Gruppe der blande verlaufenden Poly- und Monotraumen erreichte die Elastase am 1. (PT) respektive 2. Tag (MT/VW) ihr Maximum und fiel kontinuierlich bis zum 10. Tag auf deutlich unter (PT) respektive in den Bereich (MT/VW) des initialen Wertes ab.

Kam es zu Infektkomplikationen, zeigte die Elastase bei Polytraumen und bei Monotraumen einschließlich der Verfahrenswechsel ein deutlich höheres Maximum am

Tabelle 3[a]. Verlauf der Elastase bei blander Klinik und Infektkomplikationen

Elastase in ng/ml		n	d0	d1	d2	d4	d6	d10
Pt	blande	26	293	352	323	283	263	221
n-38	Komplikation	12	255	398	480	384	402	394
MT/VW	blande	28	193	260	284	257	254	203
n-36	Komplikation	8	230	306	400	317	316	373

[a] Die Werte der Tabellen 1–3 wurden zum Vortrag in graphischer Form präsentiert.

2. Tag. Bei einem Abfall der Werte bis zum 4. Tag kam es jedoch danach bis zum 10. Tag zu einem erneuten Anstieg der Elastase. Alle infektiösen Komplikationen im vorliegenden Patientengut traten in diesem Zeitraum zwischen dem 5. und 10. Tag auf. Ein erneuter Elastase-Anstieg korrelierte mit dem Infektgeschehen.

Elastaseverlauf bei verschiedenen Versorgungskonzepten

Bei 40 Patienten wurden 47 Frakturen im Rahmen eines einzeitigen Therapiekonzeptes primär am Unfalltag mit einer Plattenosteosynthesen versorgt. 23 Frakturen bei 15 Patienten wurden zweizeitig therapiert. Alle 15 Patienten dieser Gruppe erhielten am Unfalltag einen Fixateur externe. Nach Stabilisierung und Beruhigung der Weichteilverhältnisse erfolgte im Durchschnitt nach 10–14 Tagen der elektive Verfahrenswechsel auf die definitive Plattenosteosynthese. Bei vier dieser Patienten mit mehreren Frakturen wurden diese zu getrennten Zeitpunkten definitiv stabilisiert (n = 19 OPs).

Abbildung 1 zeigt die Mittelwerte der Elastase präoperativ am Unfalltag, den Maximalwert (E.1 max.) und den Minimalwert (E.1-min.) innerhalb des ersten, respektive definitiven Therapieabschnitts und zusätzlich bei den 19 elektiven Verfahrenswechseln im Rahmen des zweizeitigen Therapiekonzeptes die präoperativen, maximalen (E.2-max.) und minimalen Werte (E.2-min) der Elastase.

Die präoperativen Werte am Unfalltag und die Maximalwerte der ersten OP sind in der einzeitig primär versorgten Gruppe niedriger als in der Gruppe mit zweizeitigem Therapieverfahren. Der Minimalwert am Ende des ersten, respektive definitiven Therapieabschnitts ist in beiden Gruppen gleich. Zusätzlich zu den erhöhten Maximalwerten im Rahmen der ersten OP kommt es beim Verfahrenswechsel zu einem erneuten Elastaseanstieg, der zwar nicht an das Maximum der ersten OP reicht, aber

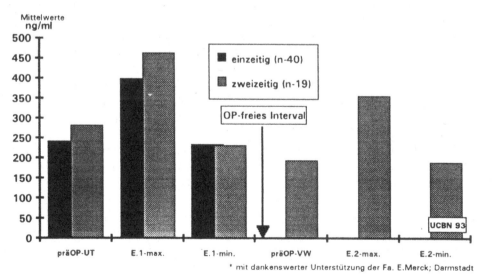

* mit dankenswerter Unterstützung der Fa. E.Merck; Darmstadt

Abb. 1. Elastase bei ein- und zweizeitiger operativer Frakturversorgung. 55 Patienten mit 70 Frakturen langer Röhrenknochen

deutlich höher ist als der initiale Wert am Unfalltag. Sowohl die präoperativen als auch die minimalen Werte am Ende des zweiten Therapieabschnitts sind zwar deutlich niedriger als die des ersten, aber noch oberhalb der Norm.

Schlußfolgerungen und Diskussion

Das lokale, systemische und operationsbedingte Trauma führt genauso wie das Infektgeschehen zur Aktivierung des unspezifischen Immunsystems und damit zum Anstieg der Elastase.

Bei einer weiten Streuung unserer Werte kann eine statistisch haltbare Korrelation der initialen Elastase und ihres perioperativen Anstiegs zur systemischen Verletzungsschwere nicht nachgewiesen werden. Bei Monotraumen, d.h. bei geringerem systemischen Schweregrad, liegt die initiale Elastase bei niedrigem lokalen Trauma wenig unter den Werten eines hohen HFS > 5. Die umgekehrte Proportionalität zwischen den Subgruppen II–IV des PTS, d.h. bei höherem systemischen Trauma, und der initialen Elastase könnte ein Hinweis auf einen Funktionsverlust des unspezifischen Abwehrsystems sein.

Geht man davon aus, daß die Traumatisierung in der Reihenfolge Polytrauma – Monotrauma – operatives Trauma beim geplanten Verfahrenswechsel abnimmt, so liegt eine Korrelation des systemischen Traumaausmaßes mit der Höhe des Elastaseverlaufs vor.

Bei blandem klinischen Verlauf kommt es nach dem einheitlichen Elastasemaximum um den 2. posttraumatischen/postoperativen Tag bis zum 10. Tag zu einem stetigen Abfall der Werte.

Kommt es jedoch zu einem Infektgeschehen, was sich in der Regel ab dem 5. Tag manifestiert, steigt die Elastase bereits nach dem 4. Tag erneut an.

Bei zweizeitigem Versorgungskonzept zeigt sich ein doppelgipfliger Elastaseverlauf mit einem erneuten Peak aufgrund des OP-Traumas im Rahmen der Sekundärversorgung. Bemerkenswert ist, daß das Elastasemaximum bei einzeitiger, definitiver osteosynthetischer Versorgung niedriger ist als das Maximum der ersten Operation des zweizeitigen Verfahrens.

Eine Erklärung dafür wäre, daß man sich bei Frakturen mit geringerem lokalen Schweregrad – und damit auch niedrigerem systemischen Trauma – eher für eine Primärstabilisierung entscheidet. Andererseits bedeutet dies eine erhöhte Traumatisierung durch längere OP-Zeiten.

Es stellt sich die Frage, ob das Ausmaß der Gesamttraumatisierung durch Unfall und Operation, gemessen anhand der Elastase, beim Konzept der definitiven Primärversorgung tatsächlich höher ist als die Summe des Unfalltraumas und des doppelten OP-Traumas bei der zweizeitigen Versorgungstaktik. Der zweite Elastasegipfel bei der Sekundär-OP darf zwar nicht als erneute Gefährdung des Patienten bezeichnet werden, aber eine definitive Primärversorgung am Unfalltag bedeutet nicht unbedingt einen Nachteil bezüglich der systemischen Gesamttraumatisierung.

Literatur

1. Bouillon B, Krämer M, Tilling T, Neugebauer E (1993) Traumascoresysteme als Instrumente der Qualitätskontrolle. Unfallchirurg 96:55
2. Ertel W, Faist E (1993) Immunologisches Monitoring nach schwerem Trauma. Unfallchirurg 96:200
3. Fasching G, Kurz R, Wendler M (1988) Einfluß von Operationen auf Entzündungsparameter. Kinderchir 43:3
4. Hansis M (1990) Wundinfektionen in der Unfallchirurgie. mhp, Wiesbaden
5. Hofer HP, Kukovetz E, Petek W, Khoschsorur GA, Wildburger R, Schweighofer F, Quehenberger F, Schaur RJ (1993) Biochemisches Wundmonitoring. Unfallchirurg 96:292
6. Nast-Kolb D, Jochum M, Waydhas C, Schweiberer L (1991) Die klinische Wertigkeit biochemischer Faktoren beim Polytrauma. Hefte z. Unfallheilkunde 215, Springer, Berlin
7. Nast-Kolb D, Waydhas C, Jochum M, Spannagl, M, Duswald KH, Schweiberer L (1990) Günstiger Operationszeitpunkt für die Versorgung von Femurschaftfrakturen beim Polytrauma? Chirurg 61:259
8. Oestern HJ, Tscherne H, Sturm J, Nerlich M (1985) Klassifizierung der Verletzungsschwere. Unfallchirurg 88:465
9. Siebert CH, Lehrbafl-Sökeland KP, Rinke F, Arens S, Hansis M (1993) Lokales und systemisches Trauma bei der Plattenosteosynthese der Femurschaftfraktur. Unfallchirurg 96:541
10. Sturm J (1992) Klassifizierung der Verletzungsschwere. In: DGU-Mitteilungen 26:38, Demeter, Gräfeling
11. Tscherne H (1987) Fractures with soft tissue injuries. Sicot 87 Abstr. Nr 1. Demeter, Gräfeling
12. Tscherne H, Regel G, Sturm JA, Friedl HP (1987) Schweregrad und Prioritäten bei Mehrfachverletzungen. Chirurg 58:631
13. Waydhas C, Nast-Kolb D, Kick M, Richter-Turtur M, Trupka A, Machleidt W, Jochum M, Schweiberer L (1993) Operationstrauma Wirbelsäule in der Versorgung polytraumatisierter Patienten. Unfallchirurg 96:62

Pathologische Leukozyten-Endothelzell-Interaktionen in der Leber nach hämorrhagischem Schock. Modulation durch Tumornekrosefaktor und Plättchenaktivierungsfaktor

I. Marzi[1], M. Bauer[2], R. Hower[1,3] und V. Bühren[3]

[1] Abteilung für Unfallchirurgie, Chirurgische Universitätsklinik, D-66421 Homburg/Saar
[2] Klinik für Anästhesiologie und Intensivmedizin, Universitätskliniken, D-66421 Homburg/Saar
[3] Berufsgenossenschafltiche Unfallklinik, D-82418 Murnau

Die erfolgreiche Volumentherapie eines hämorrhagischen Schockgeschehens in hämodynamischer Hinsicht führt gleichzeitig zu einem generalisierten Ischämie/Reperfusionsschaden. Von besonderer Bedeutung ist hierbei der Reperfusionsschaden des Darmes, der über den Verlust der Mukosabarriere zu einer Endoto-

Hefte zu „Der Unfallchirurg", Heft 241
K. E. Rehm (Hrsg.)
© Springer-Verlag Berlin Heidelberg 1994

xinbelastung vor allem auch der Leber führt [1]. Die Kupfferzellen der Leber, die ca. 80% des gewebeständigen Makrophagenpools des Körpers reflektieren, werden in dieser Reperfusionssituation aktiviert und reagieren mit einer Mediatorfreisetzung. Hierbei sind insbesondere Arachidonsäureprodukte wie Leukotriene, Prostaglandine, Plättchenaktivierungsfaktor (PAF) und Zytokine, wie Tumornekrosefaktor (v.a. TNF), Interleukin 1 und 6 relevant. Die Freisetzung dieser Mediatoren ist einerseits als positive Reaktion nach Schock anzusehen, wie beispielsweise die Induktion der hepatischen Akutphasenproteinsynthese durch TNF, Interleukin 1 und vor allem Interleukin 6 [2]. Andererseits muß jedoch von einer Verstärkung des Systemischen Inflammatorischen Response Syndromes (SIRS) durch eben diese Mediatoren ausgegangen werden, die letztlich in einem ausgeprägten Lungenschaden durch hepatisch freigesetzten TNF resultieren können [3]. Ein wesentlicher pathogener Faktor im Rahmen des SIRS sind Endothel- und Membranschäden, die durch aktivierte Granulozyten hervorgerufen werden.

In verschiedenen Untersuchungen wurde bereits auf die Bedeutung der Makrophagenfunktion hinsichtlich der Regulation pathologischer Leukozyten-Endothelzell-Interaktionen in den Lebersinusoiden hingewiesen [4, 5]. Diese können entweder als kurzzeitiger, lockerer Kontakt (temporäre Leukozytenadhäsion) oder als feste Adhäsion (dauerhaft adhärente Leukozytenadhäsion) zwischen Leukozyten und Endothel in Erscheinung treten [4, 6]. Ziel der durchgeführten Untersuchungen war es, die Bedeutung von TNF und PAF auf die Regulation der intrahepatischen Entzündungsreaktion zu analysieren. Die Bedeutung dieser beiden Mediatoren wurde durch Gabe eines monoklonalen Antikörpers gegen TNF und eines synthetischen PAF-Antagonisten erfaßt.

Methodik

Weibliche Sprague-Dawley Ratten (200–250 g) wurden in Pentobarbitalnarkose mit einem A. carotis- und V. jugularis-Katheter instrumentiert. Ein hämorrhagischer Schock wurde durch kontrollierten Blutentzug mit Senkung des mittleren arteriellen Blutdruckes (MABD) auf 40 mmHg innerhalb von 5 min eingeleitet. Zum Ende der Schockphase (45 min in TNF Versuchen, 60 min in PAF Versuchen; jeweils 6 Tiere/Gruppe) wurde den Tieren 60% des entzogenen Blutvolumens sowie Ringerlaktat infundiert (1. Stunde 2mal entz. Blutvolumen, 2. u. 3. Stunde 1mal entz. Blutvolumens, anschließend 10 ml/kg/h).

Zum Ende der jeweiligen Reperfusionsphasen wurden in unabhängigen Versuchsserien (1 und 5 Stunden in TNF Serie bzw. 3 Stunden in PAF Serie) die Lebern intravitalmikroskopisch wie vorbeschrieben untersucht [4, 5]. Durch i.v. Applikation von Acridinorange (0,5 mg) wurden Leukozyten zur Auflichtmikroskopie (Nikon MM11, 545 nm Filter, 330mal Vergr.) fluoreszenzmarkiert. Die Untersuchungen wurden mit einer CCD-Kamera unter Zwischenschaltung eines Timers auf Videoband (SVHS) aufgezeichnet. Die Auswertung erfolgte durch computerunterstützte Bildanalyse hinsichtlich sinusoidaler Gefäßdurchmesser, sinusoidalem Blutfluß, temporärer (Adhäsionszeit zwischen 0,2 und 20 s) und dauerhafter Leukozytenadhäsion (über 20 s). Das weitere Monitoring umfaßte neben Hämodynamik und Lebermikrozirkulation

Blutbild sowie Blutgasanalyse. Zusätzlich wurde aus Plasmaproben am Ende der Reperfusionsphase TNF mittels ELISA bestimmt [7].

Studienprotokoll

Der Effekt von PAF wurde in der ersten Versuchsserie durch i.v. Administration des PAF Antagonisten WEB 2086 (Boehringer Ingelheim) in einer Dosierung von je 1 mg/kg KG 15 min vor Schockinduktion und 1 min vor Schockbehandlung untersucht. Die Bedeutung von TNF sollte durch i.v. Gabe von 2 mg/kg KG eines spezifischen monoklonalen Antikörpers (TN3, Celltech, Slough, England) 2 Stunden vor Schockinduktion erfaßt werden.

Ergebnisse

Einfluß von PAF. Die Veränderungen der makrohämodynamischen Parameter MABD und Herzzeitvolumen zeigten keine Unterschiede in den Schockgruppen mit und ohne Administration des PAF Antagonisten WEB 2086. Auch die Blutgasanalysen und Hämatokritwerte wurden durch den PAF Antagonisten nicht beeinflußt. Die intravitalmikroskopische Untersuchung der Lebermikrozirkulation zeigte keine Veränderung der nach Schock um etwa 1/3 reduzierten sinusoidalen Gefäßdurchmesser. Es wurde 3 Stunden nach Schock jedoch eine signifikante Verringerung der kurzzeitigen Leukozytenadhäsion beobachtet. Sowohl Prozentsatz als auch mittlere Adhäsionszeiten der temporär adhärenten Leukozyten waren in der mit dem PAF Antagonisten behandelten Schockgruppe signifikant reduziert (Abb. 1 a). Hinsichtlich der dauerhaften Leukozytenadhäsion zeigten sich bis zu 3 Stunden nach Schockbehandlung keine Unterschiede.

Einfluß von TNF. In den anti-TNF behandelten Gruppen waren die hämodynamischen und laborchemischen Parametern nach einer Stunde direkt vergleichbar. Nach 5 Stunden Reperfusionszeit zeigte sich in der anti-TNF behandelten Gruppe jedoch ein positiver Basenüberschuß gegenüber der NaCl behandelten Schock-Gruppe (4,14 ± 0,73 vs. − 5,58 ± 0,83; Mittelwert ± SEM, p < 0,01) und ein signifikant höherer Blutdruckwert (132,0 ± 7 vs. 109,8 ± 4,1, p < 0,05). Bei der in separaten Gruppen nach 1 und 5 Stunden durchgeführten Intravitalmikroskopie der Leber wurde ebenfalls keine Veränderung der sinusoidalen Gefäßdurchmesser festgestellt. In Bezug auf die temporäre Leukozytenadhäsion konnte nach 1 Stunde eine mäßige und nach 5 Stunden eine signifikante Reduktion in den anti-TNF behandelten Gruppen festgestellt werden. Vor allem wurde jedoch eine signifikante Reduktion der dauerhaft adhärenten Leukozyten nach 5 Stunden festgestellt (Abb. 1 b). Die zum Zeitpunkt der Intravitalmikroskopie gemessenen TNF-Plasmaspiegel wiesen eine signifikante Korrelation mit den dauerhaft adhärenten Leukozyten in den Sinusoiden der Leber nach hämorrhagischem Schock auf (p < 0,001).

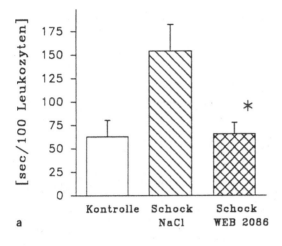

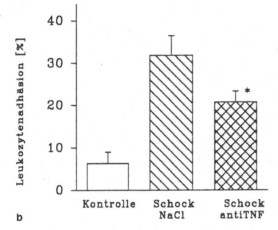

Abb. 1. a Temporäre Leukozytenadhäsion 3 Stunden nach hämorrhagischem Schock. Einfluß des PAF Antagonisten WEB 2086. Adhäsionsindex, berechnet als Produkt aus prozentualer Leukozytenadhäsion und mittlerer Adhäsionszeit, ist angegeben. n = 6 pro Gruppe. *, p < 0,05. **b** Dauerhafte Leukozytenadhäsion 5 Stunden nach hämorrhagischem Schock. Einfluß eines monoklonalen Antikörpers gegen TNF. Prozentsatz dauerhaft adhärenter Leukoyzten ist angegeben. n = 6 pro Gruppe. *, p < 0,05

Diskussion

Das angewandte hämorrhagische Schockmodell führte zu einem adäquaten Anstieg des mittleren arteriellen Blutdruckes und des Herzzeitvolumens sowie zu einer Erholung des Säurebasenhaushaltes. Bis auf die höheren Blutdruck- und Base-Excesswerte nach 5stündiger Reperfusionsphase in der anti-TNF behandelten Gruppe lagen zum Zeitpunkt der intravitalen Fluoreszenzmikroskopie keine Unterschiede bezüglich der Systemparameter vor. Dies belegt vergleichbare Bedingungen zur Untersuchung der Lebermikrozirkulation in allen Gruppen.

In in vitro und in vivo Modellen wurde eine Steuerung von Leukozyten zum Ort der Entzündung im Rahmen der Chemotaxis als sogenanntes Zwei-Schritt Modell beschrieben [8, 9]. Dabei soll über einen initialen kurzzeitigen Kontakt von Leukozyten mit dem Endothel, häufig als slow rolling von Leukozyten in postkapillären Venolen beobachtet, eine Aktivierung von Leukozyten und Endothel stattfinden. Dies soll zu einer Leukozytenaktivierung unter Mithilfe von PAF führen und in einer verstärkten Expression von Adhäsionsrezeptoren an der Oberfläche führen, z.B. MAC-1 Komplex [10]. Es wird jedoch auch nicht ausgeschlossen, daß PAF selbst die initiale Adhäsion stabilisieren kann. Gleichzeitig geht man davon aus, daß durch in einer solchen Entzündungssituation freigesetzte Mediatoren, z.b. TNF und Interleukin 1, Adhäsionsrezeptoren in Endothelzellen synthetisiert und an der Oberfläche exprimiert werden (z.b. E-Selektin, ICAM-1; [9, 11]).

Die Ergebnisse dieser Versuchsserie legen nahe, daß auch in den Sinusoiden der Leber nach hämorrhagischem Schock eine ähnlich gelagerte Steuerung pathologischer Leukozyten-Endothelzell-Interaktionen vorliegt. Der Makrophagenreichtum der Leber führt nach hämorrhagischem Schock durch Endotoxintriggerung zu einer massiven Mediatorfreisetzung aus Kupfferzellen. Die Verringerung der temporären Leukozytenadhäsion durch den PAF Antagonisten WEB 2086 legt nahe, daß PAF in der frühen Phase nach Schock zur temporären Adhäsion in Lebersinusoiden beiträgt. In Untersuchungen nach Lebertransplantation konnte zusätzlich gezeigt werden, daß durch Verringerung der frühen kurzzeitigen Leukozytenadhäsion auch eine Reduktion der dauerhaften Adhäsion zu einem späteren Zeitpunkt zu erzielen ist [12].

Während der Einfluß von PAF vor allem auf der leukozytären Seite zu vermuten ist, muß man für TNF Auswirkungen auf die Endothelzellen annehmen. Vor allem die signifikante Verringerung der dauerhaften Leukozytenadhäsion nach 5 Stunden ließe sich über eine reduzierte Expression endothelialer Adhäsionsmoleküle erklären. Die Zeitdifferenz kann mit der erforderlichen Proteinneusynthese gut erklärt werden [11]. Die Korrelation von TNF Plasmaspiegeln und dauerhafter Leukozytenadhäsion untermauert zusätzlich den Einfluß von TNF auf die Regulation der Leukozytenadhäsion.

Die Untersuchungsergebnisse zeigen, daß pathologische Leukozyten-Endothelzell-Interaktionen in der Leber nach hämorrhagischem Schock der Regulation inflammatorischer Mediatoren unterliegen. Die Daten legen nahe, daß PAF an der frühen Adhäsion beteiligt ist und möglicherweise auch die verzögerte dauerhafte Leukozytenadhäsion beeinflußt. TNF hat offensichtlich regulative Bedeutung für die initiale und die dauerhafte Adhäsion, die als Vorraussetzung für die Emigration von Leukozyten in das perivaskuläre Gewebe gilt. Ein direkter Nachweis der beteiligten Adhäsionsmoleküle in Lebersinusoiden nach Schock steht jedoch noch aus.

Danksagung. Herrn Prof. Dr. H. Redl, Ludwig Boltzmann Institut für Experimentelle und Klinische Traumatologie, Wien, ist für die Bestimmung der TNF Plasmaspiegel mittels ELISA gedankt.

Literatur

1. Deitch EA, Bridges W, Baker J, et al. (1988) Hemorrhagic shock-induced bacterial translocation is reduced by xanthine oxidase inhibition or inactivation. Surgery 104:191–198
2. Heinrich PC, Castell JV, Andus T (1990) Interleukin-6 and the acute phase response. Biochem J 265:621–636
3. Matuschak GM, Rinaldo JE (1988) Organ interactions in the adult respiratory distress syndrome during sepsis. Role of the liver in host defense. Chest 94:400–406
4. Marzi I, Bauer C, Hower R, Bühren V (1993) Leukocyte-endothelial cell interactions in the liver after hemorrhagic shock in the rat. Circ Shock 40:105–114
5. Marzi I, Walcher F, Bühren V (1993) Macrophage activation and leukocyte adhesion after liver transplantation. Am J Physiol 265:G172–G177

6. Bauer M, Marzi I, Ziegenfub T, Seeck G, Bühren V, Larsen R (1993) Comparative effects of crystalloid and small volume resuscitation on hepatic microcirculation after heorrhagic shock. Circ Shock 40:187–193
7. Engelberts I, Von Asmuth EJU, Van der Linden CJ, Buurman WA (1991) The interrelation between TNF, IL-6, and PAF secretion induced by LPS in an in *vivo* and *in vitro* murine model. Lymphokine Cytokine Res 10:127–131
8. von Andrian UH, Chambers JD, McEvoy LM, Bargatze RF, Arfors K-E, Butcher EC (1991) Two-step model of leukocyte-endothelial cell interaction in inflammation: Distinct roles for LECAM-1 and the leukocyte b2 integrins in vivo. Proc Natl Acad Sci USA 88:7538–7542
9. Jutila MA (1992) Leukocyte traffic to sites of inflammation. APMIS 100:191–201
10. Kuijpers TW, Hakkert BC, Hart MHL, Roos D (1992) Neutrophil migration across monolayers of cytokine-prestimulated endothelial cells: A role for platelet-activating factor and IL-8. J Cell Biol 117:565–572
11. Pober JS, Cotran RS (1990) Cytokines and endothelial cell biology. Physiol Rev 70:427–451
12. Walcher F, Bauer M, Fischer R, Marzi I (1994) Effects of PAF antagonist WEB 2086 on leukocyte adhesion after liver transplantation. ZTxMed in press

Reduktion schockbedingter Komplikationen durch Applikation von ATIII 4 Tage nach Trauma – erste Resultate einer prospektiven klinischen Studie

M. Bardenheuer[1], U. Obertacke[1], Ch. Kleinschmidt[1] und M. Jochum[2]

[1] Universitätsklinikum Essen, Abteilung für Unfallchirurgie, Hufelandstraße 55, D-45122 Essen
[2] Ludwig-Maximilian-Universität München, Chirurgische Klinik Klinikum Innenstadt, Abt. für klinische Chemie und Biochemie, Nußbaumstraße 20, D-80336 München

Einführung

Der schwer mehrfach verletzte Patient ist nach unmittelbarem Überleben des unfallbedingten und operativen Traumas der Primärversorgung im weiteren Verlauf vom (Multi-) Organversagen bedroht. Neue therapeutische medikamentöse Ansätze zielen deshalb auf die Reduktion dieser mediatorvermittelten Schockfolgereaktionen. Ein Problem klinischer Studien hierbei ist der Mangel an Substanzen mit potentieller Wirksamkeit.

ATIII wirkt nach hämorrhagisch-traumatischem Schock über den Antagonismus zum Thrombin als Inhibitor des Platelet Activating Factor (PAF). Ebenso werden die Aktivierung des Komplementsystems und der Gerinnungskaskade inhibiert. Dadurch ist eine Beeinflussung der inflammatorischen Reaktion von PMN-Granulozyten, Monozyten/Makrophagen und Endothelzellen zu erwarten (Übersicht u. weitere Literatur in [1]).

Hefte zu „Der Unfallchirurg", Heft 241
K. E. Rehm (Hrsg.)
© Springer-Verlag Berlin Heidelberg 1994

Methode

Im Rahmen einer randomiserten, kontrollierten klinischen Studie führten wir bei polytraumatisierten Patienten für 96 Stunden nach Trauma eine Substitution des ATIII auf eine Serumaktivität von über 140% durch. Die Kontrollgruppe erhielt die gleiche konventionelle Behandlung ohne ATIII-Subsitution, randomisiert wurde bei Einlieferung in die Klinik. In die Studie aufgenommen wurden Patienten zwischen 15 und 65 Jahren mit einem Verletzungsschweregrad von mehr als 30 Punkten nach dem ISS. Die Aufnahme in die Studie mußte 6 h nach Trauma erfolgen. Die klinischen Daten der Patienten (Vitalparameter, Hämodynamik, übliches Labor, BGA) wurden in 12stündigem Abstand erhoben. Darüber hinaus wurde täglich 1 bronchoalveoläre Lavage (BAL) zum Monitoring der lokalen postraumatischen Reaktion in der Lunge durchgeführt. Am Unfalltag wurde die 1. BAL spätestens 6 h nach Trauma durchgeführt. Ausschlußkriterium war eine Vorbehandlung mit Corticosteroiden. Für die BAL wurde beim beatmeten Patienten bronchoskopisch ein Lungensegment okkludiert und mit 10 x 10 ml Kochsalzlösung gespült [2]. Nach dem von Rennard [3] und beschriebenen Verfahren wurde aus den Konzentrationen von Albumin und Harnstoff in BAL und Serum die pulmonal-mikrovaskuläre Permeabilität bestimmt. Die Datenerhebung erfolgte über einen Zeitraum von 14 Tagen. Das (Multi-) Organversagen wurde nach den Kriterien von Goris definiert [4].

Studienziele waren die Reduktion der Letalität und der Inzidenz des Organversagens, der Beatmungs- und Intensivbehandlungszeiten und der lokalen posttraumatischen Reaktion in der Lunge.

Ergebnisse

Wir stellen die Ergebnisse der ersten 14 von mittlerweile 20 untersuchten Patienten dar.

Die beiden Gruppen waren hinsichtlich des Alters (ATIII: 35,9 ± 10,6 Jahre, Kontr. 36,6 ± 8,2 Jahre) und der Verletzungsschwere vergleichbar (ATIII: 37,3 ± 9,5 Pkt., Kontr. 37,9 ± 12,9 Pkt. nach ISS). Die Behandlungsgruppe benötigte durchschnittlich 22. 750 ± 5072 Einheiten ATIII in den ersten 4 Tagen nach Trauma. Die Serumaktivität des ATIII zeigte einen typischen Verlauf für die ersten 10 Tage nach Trauma.

Die Thrombozytenzahlen im Blut (siehe Tabelle 1) unterscheiden sich für die ATIII-Gruppe und Kontrollgruppe sowohl für den Substitutionszeitraum als auch im weiteren bis zum 10. Tag deutlich. Der Horovitzquotient (paO_2/FiO_2) zeigt nur tendenzielle Unterschiede für den den gesamten Studienzeitraum.

Die Flüssigkeitsbilanz der ATIII-Gruppe weist einen deutlich geringeren Volumenbedarf gegenüber den Kontrollpatienten auf, dies auch nach Beendigung der Substitution am 4. Tag.

Die pulmonal-mikrovaskuläre Permeabilität, Monitor der lokalen Reaktionen der Lunge, zeigt für den Behandlungszeitraum niedrigere Werte und nicht den typischen postraumatischen Anstieg für die ATIII-Patienten. Nach dem 4. Tag zeigen diese Patienten gegenüber der Kontrollgruppe erhöhte Permeabilitätswerte.

Tabelle 1. Mittelwerte ± SEM

	AT III		Kontrolle	
	1.–4. Tag	5.–10. Tag	1.–4. Tag	5.–10. Tag
Thrombozyten (1/nl)	89,0 ± 18,1	177,7 ± 40,7	72,8 ± 17,1	105,9 ± 29,8
Horovitz ($pa0_2/Fi0_2$)	332,5 ± 39,6	381,0 ± 23,9	313,9 ± 48,5	367,2 ± 29,4
Flüssigkeitsbilanz (ml)	25.199 ± 1.528	3.452 ± 569	34.405 ± 1.716	10.035 ± 695
Permeabilität	0,28	0,35	0,44	0,23
Beatmung (Tage)		30,5 ± 6,2		41,6 ± 10,3
Intensivbeh. (Tage)		33,2 ± 6,7		48,3 ± 10,6

Die Dauer der Beatmung- und der Intensivbehandlung waren für die Therapiegruppe vermindert. Diese Gruppe zeigte auch nur ein kurzdauerndes, nicht anurische Nierenversagen, während in der Kontrollgruppe 3 Fälle von Organversagen (Leber, Lunge, Niere) zu verzeichnen waren. Verstorben war kein Patient.

Schlußfolgerungen

Die Substitution von ATIII auf 140% Serumaktivität ist beim Polytraumatisierten ungefährlich. Beatmungs- und Intensivbehandlungszeit sind verringert, ebenso Thrombozytenverbrauch und Volumenbedarf. Die Inzidenz des MOF scheint verringert, die pulmonal-mikrovaskuläre Permeabilität ist für den Substitutionszeitraum vermindert.

Signifikanzanalysen machen z.Zt. keinen Sinn, da die dargestellten Ergebnisse bei den zur Zeit noch niedrigen Fallzahlen bisher nur Trends aufzeigen können.

Die Studie wird unter Förderung des Bundesministeriumns für Forschung und Technologie bis zu einer Patientenzahl von n = 90 fortgesetzt. Es werden über die zuvor dargestellten Parameter hinaus zum weiteren Monitoring der Schockfolgereaktionen PMN-Enzyme, TNF, Interleukin 6 und 8 sowie Marker des Gerinnungs- und Komplementsystems im Serum und BAL gemessen. Die biophysikalische Funktion des Surfactant wird ebenso bestimmt wie seine Zusammensetzung.

Literatur

1. Jochum M, Machleidt W, Fritz H (1993) Phagocyte proteinases in multiple trauma and sepsis: Pathomechansims and related therapeutic approaches. Handbook of mediators in septic shock, ed. by Neugebauer E, Holaday J. CRC Press Inc., Boca Raton, Florida
2. Obertacke U, Bardenheuer M, Kleinschmidt Ch, Dresing K, Bruch J, Schmit-Neuerburg (1993) Routinemeßverfahren der alveolo-kapillären Permeabilität nach Polytrauma. Hefte zu der Unfallchirurg 232:381–382
3. Rennard SL, Basset G, Lecossier S, O'Donell KM, Pinkston P, Martin PG, Crystal RG (1986) Estimation of volume of epithelial-lining-fluid recovered by lavage using urea as a marker of dilution. J Appl Physiol 60:532–538
4. Goris RJA, Nuytinck HKS, Redl H (1987) Scoring systems and predictors of ARDS and MOF. First Vienna Shock Forum part B: Monitoring and treatment of shock 3

Reduktion pulmonaler Komplikationen nach Femurmarknagelung bei schwerem Trauma durch alternative Aufbohrverfahren – ein tierexperimentelles Modell

H.-C. Pape, A. Dwenger, M. Grotz und G. Schweitzer

Unfallchirurgische Klinik, Med. Hochschule, Konstanty-Gutschow-Straße 8, D-30625 Hannover

Einleitung

Die primäre Markraumaufbohrung des Femur bei der Marknagelung kann bei Polytrauma mit begleitendem Thoraxtrauma eine Beeinträchtigung der Lungenfunktion (ARDS) bewirken. Alternative Operationstechniken, die weniger pulmonale Belastungen bewirken, stehen in der aktuellen Diskussion. So kam beispielsweise vor kurzem in die Diskussion, inwieweit es bei Aufbohrung des Femur einen Einfluß des Bohrerdesigns bzw. des Bohrerschaftdesigns geben könnte. In bisher unveröffentlichen experimentellen Arbeiten aus der Forschungsgruppe um Prof. Perren, Davos, ergab sich, daß beide Faktoren eine Rolle spielen, wobei die Schaftstärke insbesondere von Bedeutung ist.

Wir untersuchten deshalb im Tiermodell, ob in Anwesenheit einer Lungenkontusion Unterschiede der Lungenfunktion bei Anwendung verschiedener Bohrköpfe bestehen. Ziel war es somit, eine Vermeidung der Fetteinschwemmung bei der primären Femurmarknagelung (OSMN) bei bestehender Vorschädigung (Hämorrhagischer Schock und Lungenkontusion) zur Reduktion pulmonaler Komplikationen (insbesondere ARDS) bei unterschiedlichen Aufbohrverfahren zu zeigen.

Hefte zu „Der Unfallchirurg", Heft 241
K. E. Rehm (Hrsg.)
© Springer-Verlag Berlin Heidelberg 1994

Methode

Staub'sches Schafmodell, Versuchsdauer 3 Tage:

Tag 1:   2 Std. häm. Schock + Lungenkontusion,
Tag 2:   Erholung
Tag 3:   Femurmarkraumbohrung und -nagelung.

Gruppen:

Gr. A (n = 13):   AO-Standardbohrer,
Gr. B (n = 7):   Biomet 6980848,
Gr. H (n = 6):   Howmedica 0222-0120,
Gr. F (n = 2):   Kontrolle Fix. externe.

Parameter: Pulmonalarterieller Druck (Pap, mmHg), Lymph/plasma Protein-clearance (Pcl, ml/30 min), Zentralvenöse Triglyceride (Tg, mg/dl)

Ergebnisse

In Gr. A stiegen Pap und Tg-Werte intraoperativ, sowie Pcl postoperativ als Zeichen eines Lungenschadens an (p < 0,05). In Gr. B stieg Pap, nicht aber Tg und Pcl an, in anderen Gruppen war keine Änderung von Pap, Tg oder Pcl nachweisbar.

Schlußfolgerung

1. Der pulmonale Kapillarschaden (PCL) scheint mit einem Tg-Anstieg (Gr. A), nicht aber mit einem Pap-Anstieg (Gr. B) pathogenetisch im Zusammenhang zu stehen. 2. Der pulmonale Kapillarschaden nach OSMN ist trotz Lungenkontusion durch Wahl des Aufbohrverfahrens (Gr. B, H) vermeidbar. Hierfür scheint der Bohrerschaft in unseren Ergebnissen einen vernachlässigbaren Einfluß zu haben. So war bei dem theoretisch günstigsten Schaft – dem sog. Drahtspeichenschaft der Gruppe B – trotz der nicht soliden Schaftstruktur ein pulmonalarterieller Druckanstieg vorhanden. Weitere klinische Untersuchungen zur Überprüfung der Ergebnisse erscheinen notwendig, um genauere Aussagen treffen zu können.

Tabelle 1

Tag 3	Basis	Bohr.	30'	60'	120'	Tag 3	Basis	Bohr.	30'	60'	120'
A (PCL)	3,7	4,3	6,5	7,7+*	8,56*+	A (PAP)	19,0	26+*	18,5	15,5	17,9
B (PCL)	5,2	5,3	3,9	3,9	3,7	B (PAP)	20,1	25,5*	22,8	18,5	18,9
H (PCL)	3,3	3,9	3,8	3,6	2,8	H (PAP)	19,7	19,3	19,2	18,8	18,0
F (PCL)	3,2	3,6	3,1	3,4	3,3	F (PAP)	19,5	19,9	20,1	20,0	18,9

* = sign. Untersch. zu Gr. F, + = sign. Unterschied zu Basis, p < 0,05. T-test, gepaart, ungepaart.

Späte Multiorganschädigung durch Kombination von hämorrhagischem Schock, Endotoxin und Komplementaktivierung – ein tierexperimentelles Modell

M. Grotz[1], G. Regel[1], H.-C. Pape[1], A. Dwenger[2], C. Hainer[1] und H. Tscherne[1]

[1] Unfallchirurgische Klinik, Medizinische Hochschule, Konstanty-Gutschow-Straße 8, D-30623 Hannover
[2] Institut für Klinische Biochemie, Medizinische Hochschule, D-30623 Hannover

Einleitung

In den letzten Jahren ist das Multiorganversagen (MOV) als wesentliche Todesursache nach schwerem Trauma in den Vordergrund getreten. In einem Kollektiv polytraumatisierter Patienten (n = 762) mit einem mittleren PTS von 35,2 Punkten und einem Durchschnittsalter von 33,4 Jahren erlitten 19% ein MOV, 69% dieser Patienten verstarben daran.

Bisher sind zahlreiche Versuche unternommen worden, ein standardisiertes tierexperimentelles Modell zur Erfassung des MOV zu entwickeln (Goris, Hersch).

Das Kleintiermodell von Goris gilt zur Zeit als beste tierexperimentelle Reproduktion eines MOV. Durch Erzeugung einer lokalen Peritonitis mittels intraperitonealer Zymosaninjektionen wird klinisch wie histologisch ein irreversibles sequentielles Organversagen herbeigeführt (Goris).

Nach schwerem Trauma führt jedoch der traumatisch hämorrhagische Schock durch Minderperfusion und nachfolgende Hypoxie sowohl der einzelnen Organsysteme als auch der Peripherie zu einer generalisierten Aktivierung humoraler und zellulärer Kaskadensysteme. Ein tierexperimentelles Modell, welches diese klinische Situation des polytraumatisierten Patienten imitiert, existiert bisher nicht.

In eigenen Vorversuchen konnte durch die Gabe von Endotoxin und Zymosan-aktiviertem Plasma, sowie durch die Kombination mit einem hämorrhagischen Schock nur eine reversible Multiorganschädigung erzeugt werden. Ziel war es nun, durch die Kombination eines stärker ausgeprägten hämorrhagischen Schocks, einer geschlossenen Oberschenkelmarknagelung, sowie der Gabe von Endotoxin und Zymosan-aktiviertem Plasma ein irreversibles sich verselbstständigendes Versagen mehrerer Organe herbeizuführen, wie es für ein MOV nach schwerem Trauma typisch ist.

Material und Methodik

Dieser Versuch wurde gemäß der Erfordernisse nach § 8, Abs. 1 des Tierschutzgesetzes vom 18.8.1986 durchgeführt.

Die Studie wurde an 10 erwachsenen weiblichen Merino-Fleischschafen (20–30 kg Körpergewicht) vorgenommen. Am Versuchstag 0 wurde zunächst ein zentralvenöser Katheter in die rechte Vena jugularis gelegt und eine Basismessung aller biochemischen Organfunktionsparameter vorgenommen (Tabelle 1). Anschließend

Hefte zu „Der Unfallchirurg", Heft 241
K. E. Rehm (Hrsg.)

Tabelle 1. Repräsentative klinische und biochemische Organfunktionsparameter

Hämodynamik	
Herzindex (Herzeitvolumen/Körperoberfläche):	HI, l/min/m^2
Systemisch Vaskulärer Widerstand:	SVR, dyn x s x cm^{-5}
Lunge	
Oxygenierungsquotient nach Horovitz:	PaO$_2$/FiO$_2$
Pulmonalarterieller Druck:	PAP, mm Hg
Leber	
Bilirubin (Plasma):	Bili, µmol/l
Niere	
Kreatinin-Clearance:	KreaCl, ml/min

wurde die Narkose mit 0,5 mg Atropin und 3,5 mg/kg Körpergewicht Pentobarbital eingeleitet und standardisiert mit einem Gemisch aus Halothan, Stickoxydul und Sauerstoff fortgeführt. Ein arterieller und venöser Katheter wurden in die Femoralgefäße, sowie ein Swan-Ganz Thermodilutionskatheters (Edwards Modell 93- 131 -9F) über die V. jugularis externa eingeführt. Außerdem wurde ein Blasendauerkatheter (12–14 Ch) gelegt und an einen Urinsammelbehälter angeschlossen.

Nun wurde eine standardisierte Entblutung in 50 ml Schritten durchgeführt, bis ein arterieller Mitteldruck von 50 mmHg erreicht war. Dieser Mitteldruck wurde durch weiteres fraktioniertes Entbluten für 2 Stunden gehalten. Insgesamt war die Entnahme von ca. 450–600 ml Vollblut (ca. 22–24 ml/kg Körpergewicht) notwendig. 450 ml des entnommenen Vollblutes wurden einer biochemischen Aufarbeitung zur Gewinnung von Zymosan-aktiviertem Plasma zugeführt. Das Volumen des entnommenen Blutes richtete sich nach dem erreichten arteriellen Mitteldruck. Anschließend erfolgte die Infusion der dreifachen Menge Ringerlactat-Lösung, bis wieder ein ausreichender arterieller Mitteldruck hergestellt war. Daraufhin wurde eine geschlossene Oberschenkelmarknagelung in standardisierter AO-Technik durchgeführt.

An den folgenden 10 Tagen erfolgte morgens eine Basismessung repräsentativer klinischer und biochemischer Organfunktionsparameter (Tabelle 1).

Unter Beobachtung dieser Parameter wurde an den ersten 5 Tagen Endotoxin und Zymosan-aktiviertes Plasma 2 mal täglich in 12stündlichem Abstand gegeben (Abb. 1), es schloß sich eine reine Beobachtungsphase von weiteren 5 Tagen an.

Am 10. Tag erfolgte in tiefer Intubationsnarkose eine Perfusion der Tiere mit Formalin. Anschließend wurden die Schafe seziert und die Organe einer histopathologischen Aufarbeitung zugeführt. Während der gesamten Versuchsdauer hatten die Tiere freien Zugang zu Futter und Wasser.

Gewinnung und Applikation von Zymosan-aktiviertem Plasma (ZAP)

450 ml Vollblut wurden 10 Minuten mit 800 g bei Raumtemperatur zentrifugiert. Anschließend wurde der Plasmaüberstand dekantiert und mit 3 mg/ml sterilem Zymosan (Zymosan A; Sigma Chemicals, sterilisiert bei 120° Celsius, 1 atü, 20 Minuten) 30

Minuten bei 37° Celsius im Schüttelwasserbad inkubiert. Nach erneuter 15 minütiger Zentrifugation mit 800 g bei Raumtemperatur wurde der Überstand in 20 ml Portionen bei –25° Celsius eingefroren. Vor jeder Gabe wurde das ZAP bis auf Raumtemperatur aufgewärmt.

Art des Endotoxins und Applikation

Verwendet wurde Escherichia coli Endotoxin (Serotyp 055:B5, Sigma Chemicals) aufgelöst in physiologischer Kochsalzlösung (Konzentration: 200 µg/ml).
Das Endotoxin wurde in einer Dosierung von 0,75 µg/kg Körpergewicht verdünnt auf 5 ml physiologische Kochsalzlösung pro Gabe injiziert.

Oberschenkelmarknagelung (OSMN)

Die geschlossene Oberschenkelmarknagelung wurde nach standardisierter AO-Technik durchgeführt. Über einen proximalen Zugang erfolgte die Eröffnung des Markraumes des rechten Femurs in Höhe des Trochanter major mittels eines Pfriems. Die Aufbohrung wurde standardisiert in 0,5 mm Schritten mit AO-Bohrern bis zu einem Durchmesser von 12 mm durchgeführt. Anschließend wurde ein speziell angefertigter Küntscher-Marknagel (Durchmesser 11,5 mm) eingebracht.

Statistik

Die Ergebnisse innerhalb der Gruppe wurden mit dem Test nach Wilcoxon gegen den Ausgangswert (Tag 1) getestet. Signifikante Unterschiede ($p < 0,05$) sind mit * gekennzeichnet.
Alle Zahlen werden in den Abbildungen als Mittelwerte ± SEM angegeben.

Ergebnisse

Die histopathologischen Ergebnisse sprechen ebenfalls für die Entwicklung eines Multiorganversagens.

Diskussion

Dieses Großtiermodell stellt – aus pathogenetischer Sicht – ein dem humanen Vorbild stark angenähertes Modell zum MOV nach schwerem Trauma dar.
1. Der initiale hämorrhagische Schock entspricht dem Blutverlust nach schwerem Trauma
2. Die Oberschenkelmarknagelung mit Aufbohrung entspricht dem Operationstrauma der Primärversorgung des polytraumatisierten Patienten.

Tabelle 2. Ergebnisse der repräsentanten klinischen und biochemischen Organfunktionsparameter

	Basiswert	Tag 2	Tag 4	Tag 6	Tag 8	Tag 10
Hämodynamik:						
HI (l/min/m^2)	$6,57 \pm 0,41$	$6,36 \pm 0,31$	$6,94 \pm 0,47$	$7,05 \pm 0,25$	$9,44 \pm 0,95*$	$10,36 \pm 0,79*$
SVR (dyn x s cm^{-5})	1520 ± 134	1377 ± 72	1395 ± 141	1403 ± 89	$1119 \pm 122*$	$1089 \pm 91*$
Lunge:						
PaO$_2$/FiO$_2$	490 ± 8	505 ± 40	481 ± 29	463 ± 23	438 ± 28	$428 \pm 20*$
PAP (mmHg)	$17,0 \pm 0,7$	$16,3 \pm 0,8$	$19,6 \pm 1,6*$	$22,0 \pm 1,2*$	$25,8 \pm 2,0*$	$28,8 \pm 1,7*$
Leber:						
Bilirubin (µmol/l)	$2,94 \pm 0,34$	$3,22 \pm 0,35$	$4,82 \pm 1,34*$	$5,13 \pm 0,68*$	$6,13 \pm 0,71*$	$7,19 \pm 0,91*$
Niere:						
KreaCl (ml/min)	$86,5 \pm 30,9$	$104,3 \pm 26,8$	$109,8 \pm 19,4$	$74,7 \pm 10,8$	$68,8 \pm 14,1$	$53,1 \pm 17,6$

3. Die wiederholte Gabe von Zymosanaktiviertem Plasma in der Frühphase (Tag 1–5) stellt eine kontinuierliche Komplementaktivierung dar, wie sie bei polytraumatisierten Patienten durch das Weichteil- und Knochentrauma abläuft.

4. Die wiederholte Gabe von Endotoxin in der Frühphase (Tag 1–5) imitiert die vermehrte Zirkulation von Endotoxin nach Operationstrauma, Darmischämie und Weichteilrevisionen bei Patienten mit schwerem Trauma.

In diesem Großtiermodell zeigen die ausgewählten repräsentativen Organfunktionparameter einen Verlauf wie er auch beim MOV nach Polytrauma zu beobachten ist.

Zunächst kommt es zur Schädigung von Lunge und Leber, schon ab Tag 4 wird ein statistisch signifikanter Anstieg des pulmonalarteriellen Drucks und des Serum-Bilirubins nachgewiesen. Ab Tag 8 ist eine zusätzliche deutliche Schädigung der hämodynamischen Funktion zu beobachten, diese zeigt sich in einem statistisch signifikanten Anstieg des Herzindex bzw. Abfall des systemisch vaskulären Widerstandes. Die Nierenschädigung zeigt sich in einer ab Tag 6 kontinuierlichen, nicht jedoch statistisch signifikanten Abnahme der Kreatinin-Clearance. Daß hier im Gegensatz zu den anderen Organen keine statistische Signifikanz zum Basiswert vorliegt, könnte mit der adäquaten Volumentherapie nach hämorrhagischen Schock in Verbindung gebracht werden.

, Alle bisher beschriebenen Tiermodelle zum MOV wiesen deutliche Nachteile hinsichtlich der Übertragbarkeit auf das MOV nach schwerem Trauma beim Menschen auf:

Goris erzeugte bei der Ratte durch intraperitoneale Gabe von Zymosan A ein MOV. Neben klinischen Symptomen wie Dyspnoe, Tachykardie, Diarrhoe, und erhöhter Körpertemperatur, funktionalen Veränderungen von Leber, Niere und Darm wurden histomorphologische Veränderungen in verschiedenen Organen gefunden (Goris, Steinberg). Die Pathogenese ist jedoch der nach schwerem Trauma beim Menschen nicht vergleichbar: Das MOV wird über eine lokale Peritonitis und nicht - wie im humanen Vorbild durch Schock, Hypoxie und Gewebeschädigung hervorgerufen. Das Kleintiermodell ist für Vorgänge beim Menschen weniger repräsentativ.

Hersch wählte einen anderen Ansatz für sein Großtiermodell (Schaf) zum MOV. Nach einer Darmligatur und -perforation kommt es in einem 3-Tages Zeitraum zu einer zunehmenden Schädigung aller Organsysteme. Es kommt zu einer signifikanten Veränderung klinischer Parameter (Herzfrequenz, Herzindex, systemisch vaskulärer Widerstand, arterieller Sauerstoffpartialdruck, Serum-Bilirubin). Eine signifikante Verschlechterung der Nierenfunktion ist nicht zu beobachten. Histopathologische Untersuchungen bestätigen diese Ergebnisse. Dieses Großtiermodell entspricht jedoch hinsichtlich der Pathogenese nicht dem humanen Vorbild eines MOV nach schwerem Trauma. Nachteilig ist ebenfalls, daß der Untersuchungszeitraum nur 3 Tage beträgt, so daß die sequentielle irreversible Schädigung mehrerer Organsysteme letztendlich nicht nachgewiesen werden konnte.

Schlußfolgerung

Dieses Großtiermodell stellt – aus pathogenetischer Sicht – ein dem humanen Vorbild stark angenähertes Modell zum Multiorganversagen nach schwerem Trauma dar.

Durch ausschließliche Schädigung in der Frühphase, d.h. in den ersten 5 Tagen konnte ein irreversibles sich verselbstständigendes Versagen mehrerer Organe in der Spätphase, d.h. ab Tag 6 herbeigeführt werden. Die Ergebnisse sind sowohl klinisch als auch histologisch reproduzierbar.

In der Zukunft kann es zur weiteren Aufklärung pathophysiologischer Gesichtspunkte und der Erprobung von medikamentös-therapeutischen Ansätzen zum MOV dienen.

Literatur

Goris RJA, Boekholtz WKF, van Bebber IPT, Nuytinck JKS, Schillings PHM (1986) Multiple organ failure and sepsis without bacteria. Arch Surg 121:897

Hersch M, Gnidec A, Bersten AD, Troster M, Rutledge FS, Sibbald WJ (1990) Histologic and ultrastructural changes in nonpulmonary organs during early hyperdynamic sepsis. Surgery 107:397

Steinberg S, Flynn W, Kelley K, Bitzer L, Sharma P, Gutierrez C, Baxter J, Lalka D, Sands A, van Liew J, Hasset, Price R, Beam T, Flint L (1989) Development of a bacteria-independant model of the multiple organ failure syndrome. Arch Surg 124:1390

Die Bedeutung des Alters der Fahrzeuginsassen für die Wirksamkeit von Schutzmaßnahmen bei Verkehrsunfällen

F. Zeidler, R. Herrmann und R. Breitner

Mercedes-Benz AG, Entwicklung PKW, D-71059 Sindelfingen

Einleitung

In den alten und neuen Bundesländern leben heute mehr als 16 Millionen Menschen im Alter von über 60 Jahren. Das entspricht einem Fünftel der Einwohner. Nach amtlichen Vorausberechnungen wird dieser Anteil im Jahr 2025 ein Drittel betragen (Abb. 1).

Daraus läßt sich aber nicht schließen, daß die Verteilung der Unfälle sich im gleichen Maß zu einem höheren Alter der Fahrzeuginsassen hin verlagert, denn die Unfallexposition älterer Fahrer unterscheidet sich von der jüngerer durch deren andere jährliche Fahrleistung, Fahrweise, Reaktionsfähigkeit und Erfahrung. Auch die Unfallrate der Gruppe der älteren Fahrer ändert sich im Laufe der Zeit: in den vergangenen 20 Jahren ist deren Unfallrate ständig zurückgegangen, so daß man annehmen kann, daß sich auch die älteren Fahrer von morgen von den heutigen unterscheiden werden. Das Durchschnittsalter der Mercedes Benz-Fahrer liegt z.Zt. bei etwa 54 Jah-

Hefte zu „Der Unfallchirurg", Heft 241
K. E. Rehm (Hrsg.)
© Springer-Verlag Berlin Heidelberg 1994

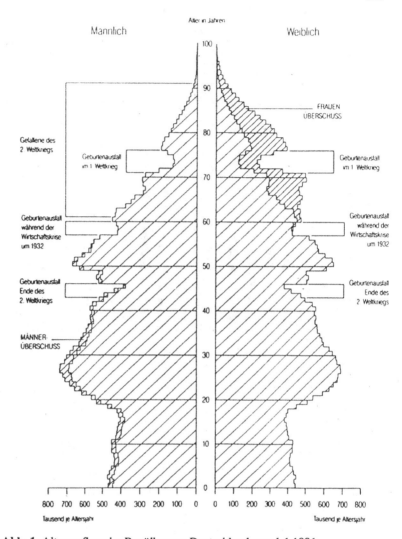

Männlich   Alter in Jahren   Weiblich

FRAUEN
ÜBERSCHUSS

Gefallene des
2 Weltkriegs

Geburtenausfall
im 1 Weltkrieg

Geburtenausfall
im 1 Weltkrieg

Geburtenausfall
während der
Wirtschaftskrise
um 1932

Geburtenausfall
während der
Wirtschaftskrise
um 1932

Geburtenausfall
Ende des
2. Weltkriegs

Geburtenausfall
Ende des
2 Weltkriegs

MÄNNER·
ÜBERSCHUSS

800 700 600 500 400 300 200 100 0   0 100 200 300 400 500 600 700 800

Tausend je Altersjahr   Tausend je Altersjahr

Abb. 1. Altersaufbau der Bevölkerung Deutschlands am 1.1.1991

ren, etwa 30% davon sind Rentner. Im Datengut der MB-Unfallforschung, das Unfalldaten aus den letzten 25 Jahren umfaßt, liegt das Häufigkeitsmaximum der unfallbeteiligten Pkw-Insassen zwischen 35 und 50 Jahren (Abb. 2).

Die auf die jährliche Fahrleistung bezogene Wahrscheinlichkeit, in einen Unfall verwickelt zu werden, ist zwischen 45 und 74 Jahren am geringsten. Ab 75 Jahren steigt dieses Risiko auf etwa das Doppelte an. Bei den 20- bis 24-Jährigen liegt diese Wahrscheinlichkeit aber fünfmal so hoch wie bei den über 75-Jährigen [1].

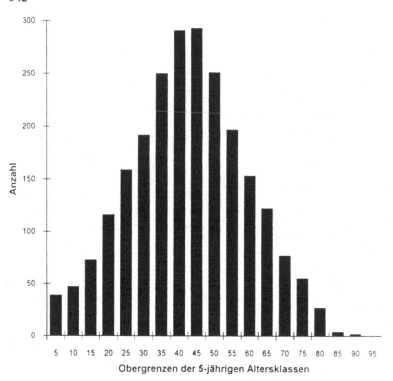

Abb. 2. Altersverteilung der Fahrzeuginsassen in den Daten der Mercedes-Benz-Unfallforschung

Einfluß des Lebensalters auf Verletzungsschwere und Sterblichkeit

Biomechanische Untersuchungen haben gezeigt, daß die mechanische Belastungstoleranz mit steigendem Alter z.T. erheblich sinkt [2] Die größere Verletzungsanfälligkeit älterer Menschen ist auch in den Daten der Realunfallforschung nachweisbar. Die Schwere der Verletzungen wird in der Mercedes-Benz-Unfallforschung nach einer international gebräuchlichen Verletzungsschwere-Skala, der sog. AIS (Abbreviated Injury Scale) [3] eingestuft. Innerhalb dieser Skala läßt sich jede Einzelverletzung einem von 6 Verletzungsschweregraden zuordnen, die primär die Lebensbedrohlichkeit einer Verletzung beschreiben (Tabelle 1).

Betrachtet wird im folgenden nur die maximale Verletzungsschwere einzelner Fahrzeuginsassen, die MAIS.

In der Darstellung der prozentualen Verteilung der MAIS über dem Alter (Abb. 3) ist zu erkennen, daß der Anteil der MAIS 2- und schwerer Verletzten mit dem Alter zunimmt.

Dieser Effekt kann keinesfalls mit einer höheren Unfallschwere bei den Älteren erklärt werden, denn die Unfallschwere ist bei Älteren durchschnittlich sogar geringer (Abb. 4: EES = Energy Equivalent Speed, ein Maß für die Unfallschwere). Daß eine Korrelation zwischen Unfallschwere und Verletzungsschwere besteht, wurde in [4] gezeigt. Diese Zusammenhänge sprechen für eine mit dem Alter ansteigende Verletzungsanfälligkeit.

Tabelle 1. Beispiele zur Verletzungsschwere (Abbreviated Injury Scale)

AIS 1 leichte Verletzung

(oberflächliche Wunde, Prellung,
Nasenbeinfraktur, Fraktur einer Rippe)

AIS 4 sehr schwere Verletzung

(Schädeltrauma mit Bewußtlosigkeit von
6–24 Std, Magenperforation, traumatische
Amputation oberhalb des Knies)

AIS 2 mäßige Verletzung

(tiefe Wunde, Schädeltrauma mit
Bewußtlosigkeit < 1 Std, Brustbeinfraktur,
Fraktur von 2–3 Rippen)

AIS 5 kritische Verletzung

(Schädeltrauma mit Bewußtlosigkeit > 24 Std,
Dickdarmperforation, Leberruptur, Herz-
muskelperforation, Rückenmarksverletzung mit
Querschnittslähmung)

AIS 3 schwere Verletzung

(Schädeltrauma mit Bewußtlosigkeit von
1–6 Std, Fraktur von > = 4 Rippen,
Oberschenkelfraktur Zwerchfellriß,
Einriß des Sehnervs)

AIS 6 nicht überlebbare Verletzung

(massive Schädelzertrümmerung, massive
Thoraxzertrümmerung, Durchtrennung der
Aorta, Durchtrennung des Rückenmarks
oberhalb des 4 Halswirbels)

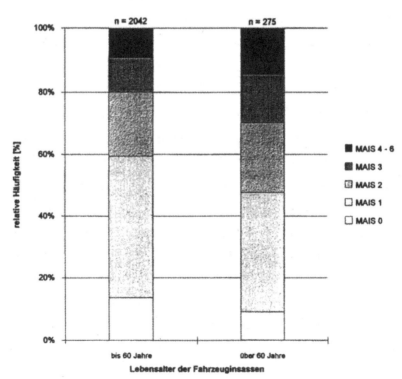

Abb. 3. Verletzungsschwere und Alter (alle Kolllsionsarten; Prozent je Altersklasse)

344

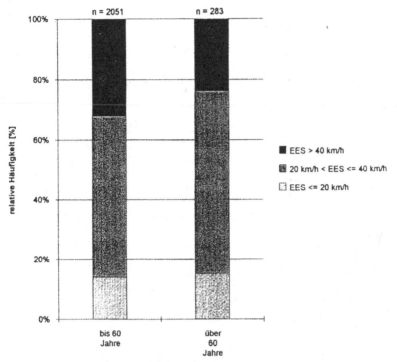

Abb. 4. Unfallschwere und Alter

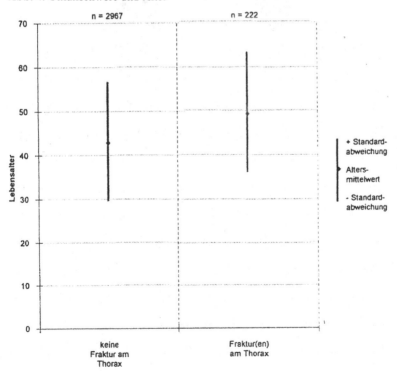

Abb. 5. Alter von Fahrzeuginsassen mit und ohne Rippen- oder Sternumfrakturen (angegurtet in Frontalkollisionen)

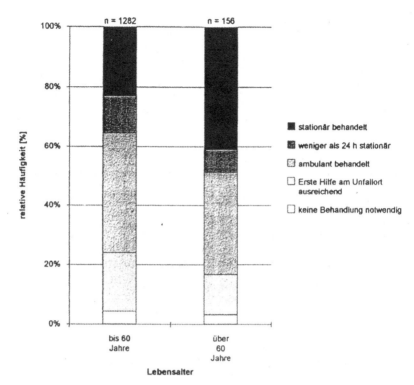

Abb. 6. Notwendige „Behandlungsintensität" MAIS 1- und MAIS 2-Verletzte

Eine solche Tendenz zeigt sich auch bei einem Vergleich des mittleren Alters von angegurteten Fahrzeuginsassen mit bzw. ohne Rippen- oder Sternumfrakturen (Abb. 5): die Insassen mit Frakturen am Thorax haben ein höheres Alter als die ohne Thoraxfrakturen. Dieser Unterschied liegt nach dem F-Test auf einem Signifikanzniveau von $\alpha = 0{,}01$.

Besonders deutlich wird die geringere Belastbarkeit des knöchernen Thorax des älteren Menschen bei leichteren Unfällen. Alle bisher aufgetretenen Frakturen am Thorax bei Frontalkollisionen unterhalb der Airbag-Auslöseschwelle wurden ausschließlich bei älteren Insassen beobachtet (60, 61, 63 und 74 Jahre).

Wegen der geringeren Fallzahl war es nicht möglich, für andere Körperbereiche eine Alterstendenz festzustellen.

Bei älteren Fahrzeuginsassen führen Unfälle nicht nur zu mehr und schwereren Verletzungen, sondern auch die notwendige „Behandlungsintensität" steigt an, wie in Abb. 6 für leicht bis mäßig schwer Verletzte (MAIS 1 und 2) zu erkennen ist.

Auf die Verletzungskosten wirkt sich auch die Dauer von stationären Behandlungen aus. Darüber werden aber in der Mercedes-Benz-Unfallforschung keine Daten erhoben.

Entsprechend der höheren Verletzungsschwere steigt bei der Altersgruppe über 60 Jahren auch der Anteil der tödlich Verletzten auf etwa den doppelten Wert der Gruppe bis 60 Jahre an (Abb. 7).

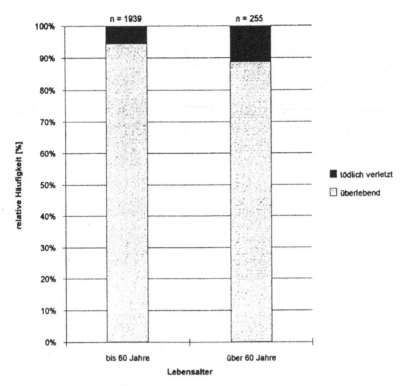

Abb. 7. Tödlich verletzte Fahrzeuginsassen

Konsequenzen

Insgesamt zeigt sich anhand der beispielhaften Auswertungen, daß die Verletzungsschwere von Fahrzeuginsassen starken Streuungen unterworfen ist und von vielen Einflußgrößen bestimmt wird. Das Alter ist lediglich einer dieser Parameter, dem jedoch mit zunehmender Verschiebung der Altersstruktur der Bevölkerung immer mehr Aufmerksamkeit geschenkt werden muß. Daraus die Folgerung nach weiterer Reduzierung der Belastung der Insassen bei Unfällen abzuleiten ist ebenso trivial wie evident. Denn was den Älteren nutzt, nutzt schließlich allen. Hier wurde in den letzten Jahren dank Gurtstraffer, Airbag, Polstermaßnahmen und der vor Intrusionen schützenden stabilen Fahrgastzelle viel erreicht. Dieser Trend läßt sich anhand eines Vergleichs der Verletzungshäufigkeiten der Insassen in alten und neuen Baureihen belegen (Abb. 8).

Was bisher aber noch keine Berücksichtigung fand, ist der Einfluß des Alters bei den sog. „Sicherheitsratings". Diese Rangreihen von Unfallfolgen verschiedener Fahrzeuge, die unzutreffenderweise als unterschiedliches Niveau der Passiven Sicherheit interpretiert werden, ergeben sich als Folge der verschiedenen Einflußgrößen, die die Verletzungsschwere der Fahrzeuginsassen bestimmen. Wenn auch verschiedene Ansätze zur Normierung bestimmter Größen vorgenommen wurden, so wurde das Lebensalter bisher nur beim HLDI (= Highway Loss Data Institute) in Form eines „youthful factors" berücksichtigt, um den Einfluß der risikobehafteten

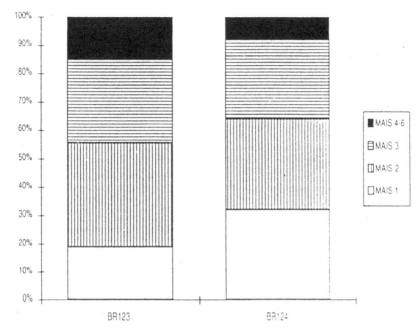

Abb. 8. Verletzungshäufigkeit von angegurteten Frontinsassen im Vergleich verschiedener Baureihen. Frontalkollisionen (LKW Unterfahrungen und Überschläge ausgeschlossen.) EES 41–60 km/h

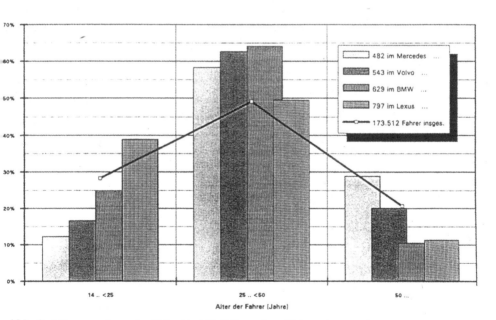

Abb. 9. Altersverteilung der Fahrer bei Unfällen mit tödlich verletztem Verkehrsteilnehmer in USA (Auswertung der FARS-Daten 1989–1991)

Gruppe jugendlicher Fahrer zu eliminieren. Noch nie wurde dagegen ein „age factor" definiert, der – wie aus den Ausführungen hier hervorgeht angesichts der beträchtlichen Unterschiede in der Altersverteilung der Fahrer verschiedener Fahrzeugmodelle bzw. -fabrikate (Abb. 9) dringend eingeführt werden müßte.

Literatur

1. Prof. Heinrich Praxenthaler, BASt, in: VDI-Nachrichten Nr. 49, 8.12.89, S 60
2. Forschungsvereinigung Automobiltechnik e.V., Schriftenreihe Nr. 15: „Belastbarkeitsgrenzen des angegurteten Fahrzeuginsassen bei der Frontalkollision", Frankfurt, 1981, S 77
3. The abbreviated injury scale, 1990 Revision; Association for the Advancement of Automotive Medicine
4. Lütze H, Zeidler F „Konsequenzen aus der Unfallforschung für die Fahrzeugsicherheit am Beispiel der neuen Mittelklasse von Daimler-Benz", Automobilindustrie 3/1986

XIV. Arbeitsgruppen/Spezialisten:
Sporttraumatologie Insertionstendopathien

Vorsitz: L. Gotzen, Marburg; G. Hörster, Bielefeld

Ätiologie und Pathomorphologie der Insertionstendopathien

H. M. Sommer

Orthopädische Universitätsklinik, Schlierbacher Landstraße 200 a, D-69118 Heidelberg

Die Tendopathie, ein Sammelbegriff für degenerative Erkrankungen der Sehne, Sehnenscheide und Sehneninsertion, zählt zu den häufigsten Erkrankungen des Haltungs- und Bewegungsapparates (Schneider 1959). Primäre Tendopathien werden dadurch von den sekundären Tendopathien respektive Insertionstendopathien unterschieden, daß die primäre Tendopathie auf eine mechanische Überbeanspruchung und die sekundären Tendopathien auf eine Erkrankung anderer Organe und Organsysteme wie z.b. Virus-Infektionen, Stoffwechselerkrankungen, periphere Durchblutungsstörungen etc. zurückgeführt werden. Generell neigen i.bes. die Insertionstendopathie zur Chronifizierung und Therapieresistenz. Dem Zustand der Tendopathie wird ein Mißverhältnis von Belastung und Belastbarkeit zugrunde gelegt. Diese Aussage muß als zu allgemein und wenig aussagekräftig betrachtet werden. Für die kausale Therapie und v.a. im Leistungssport für eine suffiziente Rehabilitation und Prophylaxe lassen sich daraus keine Rückschlüsse ziehen. Dementsprechend fehlt auch nach wie vor ein Therapie- und Rehabilitations-Konzept, das überzufällig sicher die Tendopathie beherrschen hilft.

Die Darstellung und Analyse der morphologischen und elastomechanischen Ausgangsbedingungen, der physiologischerweise auftretenden funktionellen Anpassungszustände und der pathomorhologisch zu erwartenden Veränderungen sollen am Beispiel der Sehneninsertion Erkenntnisse aufzeigen, die eine kausale Therapie, eine sichere sportliche Rehabilitation und wirkungsvolle Prophylaxe ermöglichen. Als Grundlage dienen eigene experimentelle Erkenntnisse, Erkenntnisse der Literatur, und eigene klinische Erfahrungen in der möglichst kausalen Behandlung und Rehabilitation der Tendopathie v.a. von Leistungssportlern.

Morphologische und elastomechanische Ausgangsbedingungen

Wie alle aktiven und passiven Strukturen des Haltungs- und Bewegungsapparates sind die Sehne wie auch die Sehneninsertion mesodermaler Herkunft. Beide Struktu-

Hefte zu „Der Unfallchirurg", Heft 241
K. E. Rehm (Hrsg.)
© Springer-Verlag Berlin Heidelberg 1994

ren entwickeln sich im frühembryonalen Stadium nach einem durch die erwartete Funktion vorgegebenen Bauplan. Eine eigentliche funktionelle Beeinflußung ist frühestens mit der späteren Anbindung an das Zentrale Nervensystem und danach aller Wahrscheinlichkeit erst mit der Ausbildung eines spinalen und supraspinalen Bewegungsmusters zu erwarten (Weiss 1961, Christ et al. 1978, Gay et al. 1978, Karch 1992).

Das anatomische Ergebnis von der embryonalen Anlage und der funktionellen Anpassung im Sinne von Roux (1895) und Pauwels (1965) sind 2 unterschiedliche Sehneninsertionsformen, die diaphysär-periostale und apophysär-chondrale, wobei die diaphysär-periostale Sehneninsertion noch zusätzlich in eine flächenhafte und zirkumskripte Form unterteilt wird. Der morphologische Unterschied besteht darin, daß bei der diaphysär-periostalen Insertion Kollagenfasern des Sehnengewebes sowohl in das Periost einstrahlen als auch diese Struktur perforieren und sich so mit dem Knochen verbinden. Bei der apophysär-chondralen Insertion erfolgt diese Verbindung über einen periostfreien Bereich mit einer teilweise parallel und teilweise netzförmig über ein Faserknorpelschicht und nachfolgenden Mineralisationszone ziehenden Kollagenfaserkonstruktion. Beiden Insertionsformen ist gemeinsam, daß sie eine möglichst große Fläche der Kraftübertragung vorgeben und damit als das sinnvolle Ergebnis der funktionellen Bestimmung und der funktionellen Anpassung zu betrachten sind.

Die Sehneninsertion wird auch als Elastizitätsbreme oder Dehnungsbremse bezeichnet (Knese und Biermann 1958, Becker und Krahl 1978). Beide Autorengruppen verweisen auf ein Modell der Sehneninsertion hin, das dem der apophysären Form entspricht. Sie sprechen den chondrialen Zellen der Faserknorpelzone eine Dämpfungsaufgabe zu, die die Querverkürzung und damit auch die Längsverkürzung des Sehnenfasersystems abbremsen und einschränken soll. Weder die Massenrelation zellulärer und extrazellulärer Elemente der Insertion noch deren strukturellen, elastomechanischen Eigenschaften rechtfertigen diese Vorstellung. Viel mehr muß davon ausgegangen werden, daß im wesentlichen die Netzwerkkonstruktion der Kollagenfasern, die Proteoglykane, die Glycoproteine und das extrazellulär an diese Grundsubstanz gebundene Wasser die elastomechanische Eigenschaft dieses Bereiches bestimmen. Die Aufgabe der chrondroiden Zellen besteht allein in der Erhaltung des Milieu interne und externe und in der im Rahmen einer funktionellen Anpassung oder Reparation erforderlichen Produktion extrazellulärer Matrix.

Der morphologische zelluläre und extrazelluläre Zustand muß als Ergebnis einer jeweiligen Belastungsvorgeschichte gewertet werden (Sommer 1989). Roux (1895) und Pauwels (1965) sprechen von der Zugbelastung als dem adäquaten funktionellen Reiz, der zur Ausbildung von Sehengewebe führt. Von Plötz (1938) erfahren wir, daß Zugsehnen, die zur Umlenksehne umfunktioniert werden, auf der Seite der „Umkehrrolle" chrondroide Zellformen und eine eher netzförmige Faseranordnung erhalten. Unter der wiederhergestellten ursprünglichen Zugsehnenfunktion zeigt diese Sehne wieder ihre typische Längsstruktur und dokumentiert die Reversibilität dieses funktionellen Anpassungsprozesses.

Die Erklärung für dieses Anpassungsverhalten wurde den Vorstellungen von Roux und Pauwels gemäß als eine Anpassung an eine überwiegende Druckbeanspruchung interpretiert. Damit wird den Zellen und dem Gewebe ein Koordinationssystem unterstellt, das stets so transformiert werden muß, daß eine einwirkende Kraft als Druck-, Zug-, Schub- oder Scherbeanspruchung erkannt wird; denn durch eine entsprechende Koordinatentransformation kann ein und dieselbe Kraft gleichzeitig eine Druck-, Zug-, Schub- und Scherbeanspruchung der Zellen und der Gewebe darstellen.

Viel wahrscheinlicher erscheint, daß der adäquate funktionelle Reiz allein eine Änderung des Spannungs- und Verformungszustandes ist. Gemäß Pauwels läßt sich bei einer überwiegenden Spannungsänderung Knochen-, bei einer etwas verstärkten Verformungsänderung Knorpel- und bei einer deutlich verstärkten Verformungsänderung Sehnengewebe erwarten. Die von Plötz beschriebene funktionelle Anpassung erklärt sich mit dieser Vorstellung ebenso wie die apophysär-chondroide Konstruktion und die verschiedenen Prozesse der Mineralisation im Bereich der Sehneninsertion.

Die auf die Veränderung von Spannungs- und Verformungszuständen reduzierte Vorstellung vom eigentlich wirksamen funktionellen Reiz auf das Binde- und Stützgewebe wird auch gestützt durch die visko-elastische d.h. geschwindigkeitsabhängige, elasto-mechanische Eigenschaft der Sehnen-, Bänder-, Knorpel- und Knochen-Gewebe – die Verformbarkeit der Binde- und Stützgewebe nimmt mit zunehmender Verformungsgeschwindigkeit ab – und deren funktionelle Anpassung i.bes. an schnellkräftige, mechanische Belastungen.

Die experimentellen Ergebnisse von Sommer (1987, 1989a, 1989b, 1993) zeigen am Beispiel des Belastungsmodelles der Achillessehne, daß eine Verformung im elastischen Verformungsbereich erfolgen muß, damit eine funktionelle Anpassung überhaupt stattfinden kann. Sehnen reagieren dabei mit Querschnittsvergrößerung, Bruchspannungsabnahme und Dehnbarkeitsabnahme. Ausreichend starke Reize, v.a. schnellkräftige in die Ermüdung führende Belastungen führen in einen Grenzzustand der funktionellen Anpassung. Dabei handelt es sich um ein für biologische Systeme typisches, äquifinales Verhalten, daß u.a. auch bei allen anderen Binde- und Stützgeweben zu erwarten ist. Da dieser Grenzzustand auch den Gewebestoffwechsel betrifft, muß von einem generell erhöhten Risiko der Dekompensation dieser Gewebe ausgegangen werden.

Vergleichbare funktionelle Reize sind nicht zuletzt im Leistungssport zu erwarten, weshalb auch bei Leistungssportler mit Grenzzuständen der funktionellen Anpassung von verschiedenen Organen und Organsystemen zu rechnen ist. Ein grenzwertiger Anpassungszustand von Sehnen würde demnach bedeuten, daß mit jeder grenzwertigen, sportlichen Beanspruchung das erhöhte Risiko der Gewebekompensation und -überbeanspruchung besteht.

Unabhängig davon, ob ein Grenzzustand oder ein anderer Anpassungszustand vorliegt, steht allerdings zumindest tierexperimentell eine stets vergleichbare Dämpfungskapazität, d.h. Energieabsorptionskapazität zur Verfügung, wenn die mechanische Beanspruchung im physiologischen Verformungsbereich von 4% erfolgt. Diese Erkenntnis bestätigt die Vorstellung von der Bedeutung der Muskulatur bei der Entstehung und Beherrschung der Tendopathie. Möglicherweise führt allein eine elastische Verformung des Sehnengewebes zur funktionellen Anpassung und zu einer adäquaten Reparation und Regeneration. Eine geringere als die elastische Verformung stellt keinen ausreichenden funktionellen Reiz dar, eine gar plastische Verformung bedeutet pathologische Verformung und in der Phase der Reparation und Regeneration: zusätzliche, neue Schädigung (Sommer 1987, 1989, 1993).

Die Analyse von Bewegungsabläufen im Sport unterstützen diese experimentell gewonnenen Vorstellungen.

Bodenreaktionskräfte sind beim Laufen und Springen durch einen 2-gipfligen, zeitlichen Verlauf zu kennzeichnen: eine „passive Belastungsspitze" mit steilem Kraftanstieg und -abfall und einem nachfolgenden parabel-förmigen Kraft-Zeit-Verlauf mit einem langsameren Kraftanstieg und -abfall. Mit der Bewegungsgeschwindigkeit und der muskulären Ermüdung wird das Entstehen einer größeren „passiven" Belastungsspitze wahrscheinlicher. Sie wurde schon von Nigg als eine wesentliche die Gewebeüberbeanspruchung auslösende Ursache gewertet.

Nach den Vorstellungen von Sommer (1989) muß diese Belastungsspitze als das Ergebnis einer corticalen bzw. willentlichen Hemmung der Aktivität der Golgi-Rezeptoren gewertet werden: Der Strecktonus bleibt unter unter diesem Einfluß zunächst erhalten, obwohl die Golgi-Rezeptoren durch den Dehnungsreiz aktiviert werden. Erst wenn dieser Verformungsreiz in der 1. Phase des Bodenkontaktes zu groß wird, reduziert sich der muskuläre Widerstand der Streckmuskulatur und die Bodenreaktionskräfte nehmen ab, bis eine aktive, stabile Gliedmassenstellung erreicht ist. Nach dieser dynamisch-exzentrischen Muskelkontraktion folgt eine dynamisch-konzentrische Muskelkontraktion mit der eigentlichen positiven Beschleunigung im Sinne der Vorwärts-Aufwärts-Bewegung beim Lauf und beim Sprung. Die „passive Belastungsspitze" läßt folgerichtig eine Spitzenbelastung der Sehne, Sehneninsertion und des Knochens im Sinne der elastischen oder gar plastischen Verformung erwarten. Die experimentell geforderte Ausgangsbedingung für eine funktionelle Anpassung unter schnellkräftigen und in die Ermüdung führenden Belastungen wäre damit zu vereinbaren.

Die Elastizität der Sehne unterscheidet sich um eine 10er Potenz vom Knochen. Knochengewebe reagiert härter und weniger elastisch als Sehnengewebe. Beide besitzen aber vergleichbare Festigkeits- d.h. Bruchspannungseigenschaften und doch wurde im Tierexperiment bei geschlechtsreifen, männlichen Ratten im Zerreißversuch von Achillessehnen-Calcaneus-Präparaten kein knöcherner Ausriß beobachtet. – Anderslautende Erfahrungen sind unter vergleichbaren Bedingungen auf experimentelle Verfahrensmängel zurückzuführen! – Das häufig zitierte Attribut der Schwachstelle, wird mit dieser Erfahrung in Bezug auf Belastbarkeit der Sehneninsertion zumindest in Frage gestellt (Rohllhäuser 1950, Evans et al. 1952, Sommer 1989a).

Grenzwertige und pathomorphologische Veränderungen

Der sehr schmale Grat von einer noch als physiologisch zu bezeichnenden und dem Vorgang des Alterns nicht wenig vergleichbaren funktionellen Anpassung, läßt sich aus biomechanischer und sportmotorischer bzw. neurophysiologischer Sicht verdeutlichen. Er zeigt sich aber auch bei der Betrachtung der verschiedenen pathologisch-morphologischen Zustände und deren Interpretation.

Der Prozess der Mineralisation wird als ein aktiver, zellulär kontrollierter Vorgang bezeichnet (Yamada 1976). Er findet seinen Anfang in der „hole"-Region zwischen den Kollagenfibrillen, wobei das Kollagen eine wichtige Steuerungsrolle spielt (Cooper und Misal 1970, Sela und Boyde 1977). Dieser Prozeß geht nach Bonucci und Dearden (1976) von verdämmernden Zellen, nach Cotta (1962), Becker und Krahl (1978) über eine Enzymfreisetzung im Gefolge eines zellulären Untergangs bei verzögerter Substratversorgung aus. Rauterberg und Becker (1970), bestätigt durch Anderson (1962) sprechen in diesem Zusammenhang von katabolen, enyzmatischen Prozessen, die zur Sehnengewebsdegeneration führen. Auch Schneider (1959) ordnet in der Betrachtung des physiologischen Zustandes einer Sehneninsertion physiologische Zustände der Proliferation und Hypertrophie dem pathologischen Zustand der Desintegration zu. Er hält außerdem den knöchernen Ausriß mit entsprechenden Zellen osteogenetischer Potenz für die Ursache und den Entstehungsort einer verstärkten Ossifikation im Insertionsbereich.

Nur graduell unterschiedliche wird der eigentliche, pathologisch-morphologische Zustand beschrieben: Es werden regressive, reaktive katabole und reparative, regenerative Veränderungen genannt, die gleichermaßen im Bereich der Sehneninsertion wie auch der Sehne zu finden sind.

Der katabole Zustand ist durch eine initial akute, nachfolgend chronische Entzündung mit konsekutiver Degeneration des Gewebes d.h. mit einer Entmischung der Grundsubstanz, Kollagenfaseraufquellung, zellulären Hyperaktivität, Inaktivität bis zum Zelltod und Lysosomen-Aktivierung zu beschreiben, der anabole Zustand mit einer Gefäßeinsprossung und Bildung von Granulationsgewebe, Synthese von Kollagenfibrillen und zunehmender Stukturierung (Lindner 1982).

Synopse der Überbeanspruchungsursache, Schlußfolgerungen
für eine kausale Therapie, Rehabilitation und suffiziente Prophylaxe
der Insertionsendopathie

Nach Woo (1991) und Akeson (1991) erfolgt der Prozeß der Reparation und Regeneration im Sehneninsertionsbereich gegenüber der Sehne zeitlich verzögert. Akeson (1991) wie auch Viidik (1966), Zuckermann (1969), Noyes et al. (1974) und Roux (1986) betrachten u.a. auch deshalb die Sehneninsertion als die schwächste Stelle der Funktionskette Muskel-Sehne-Knochen. Woo (1991) zeigt sehr deutlich, daß die Wiedererlangung der ausreichenden Belastbarkeit der mechanischen Beanspruchung bedarf. Diese Beanspruchung muß nach den Vorstellungen von Sommer (1989a, 1989b, 1992) im elastischen Verformungsbereich liegen und erfordert die kontrollierte Belastung, so daß weder eine zu geringe noch eine zu starke mit einer plastischen Verformung einhergehende Beanspruchung stattfindet.

Damit wird auch im Zustand der Pathologie der Sehne und Sehneninsertion die entscheidende Bedeutung des muskulären Trainingszustandes deutlich. Weniger die prinzipielle Fähigkeit zur Kraftentfaltung sondern der zeitliche Verlauf, die Richtung und die räumliche Verteilung der Krafteinwirkung auf die Sehne und Sehneninsertion entscheiden ob eine ausreichend physiologische, die Reparation und Regeneration unterstützende Beanspruchung des pathologisch veränderten Gewebes erfolgt.

Ein neues Konzept der Therapie, Rehabilitation und Prophylaxe muß deshalb in erster Linie die Koordination entwickeln helfen, die den zu starken Strecktonus in der

1. Widerstandsphase vermeidet bzw. den Golgi-Reflex als Schutz-Reflex über zufällig sicher auch unter schnell-kräftigen und ermüdenden sportlichen Belastungen wirksam werden und bleiben läßt.

Die Hemmung des Golgi-Reflexes scheint ein Problem der Gesamthaltung und -stabilisation und Folge einer willentlichen Fehlsteuerung zu sein und betrifft die oberen wie auch die unteren Gliedmaßen (Sommer 1987, 1989b). Die Erfahrung in der Behandlung von Tendopathien in Form von muskeldetonisierenden v.a. krankengymnastischen Behandlungen und alternativen Muskeltrainingsformen bestätigen diese Vorstellung. Die häufig fehlende Korrelation des röntgenologischen Befundes einer Tendinosis calcaria mit einem klinischen Beschwerdebild unterstützt die Annahme von der muskulären Kompensierbarkeit morphologisch ungünstiger oder auch pathologischer Anpassungszustände der Sehne und Sehneninsertion.

Nicht die Entlastung sondern die sinnvolle, ausreichend physiologische Belastung erscheint als die Maßnahme, die am ehesten eine erfolgreiche Therapie, Rehabilitation aber auch Prophylaxe verspricht. Andere medikamentöse, physikalische oder auch operative Vorgehensweisen erscheinen demgegenüber von nachrangiger Bedeutung.

Zusammenfassung

Die derzeitigen Erkenntnisse von der Ätiologie und Pathomorphologie der Insertionstendopathie werden dargestellt und diskutiert. Dabei zeigt sich, daß zwar die Konstruktionen der apophysär-chondralen wie auch diaphysär-periostalen Sehneninsertion eine ideale, der Funktion entsprechende räumlich verteilte Lastübertragung ermöglichen, der jeweilige funktionelle Anpassungszustand aber entscheidet, ob eine pathologische plastische Verformung im Sinne der Mikrotraumatisierung mit der Folge der Insertionstendopathie überzufällig zu erwarten ist. Die Voraussetzungen für eine funktionelle Anpassung der Sehne an mechanische Belastungen und das periphere Widerstandsverhalten der Gliedmaßen führen zu der Schlußfolgerung, daß der kraftübertragenden Muskulatur die entscheidende Bedeutung in der Frage einer Beanspruchung oder Überbeanspruchung zukommt.

Der Übergang von physiologischen, morphologischen Anpassungsreaktionen in patholgische, morphologische Gewebeveränderungen ist fließend. Es handelt sich um degenerative, regressive Reaktionen, die sich in mehr oder weniger ausgeprägte reparative Vorgänge umwandeln. Dabei spielt die verstärkte Ossifikation des Insertionsbereiches auf dem Boden der Gewebsnekrose eine wesentliche Rolle. Eine suffiziente Muskulatur ermöglicht selbst bei pathologischen Anpassungszuständen einer Sehne oder Sehneninsertion eine beschwerdefreie Kraftübertragung.

Literatur

Akeson W (1988) Ligament, tendon insertion to bone. Synopsis of current knowledge. J Othop Res 6:915–917
Anderson CA (1962) The structure and function of cartilage. J Bone Jt Surg 44A:777

Anderson CA (1969) Vesicles associated with calcification in the matrix of epiphysial cartilage. J Cell Biol 41:59

Becker und Krahl (1978) Die Tendopathien. Thieme Verl Stuttgart

Bonucci E, Dearden LC (1976) Matrix vesicles in aging cartilage. Fed Proc 35:163–168

Christ B, Jakob HJ (1978) Über die embryonale Entwicklung der Gliedmaßenmuskulatur. Medizin unserer Zeit 6:166–176

Cooper RR, Misol S (1970) Tendon and ligament insertion. J Bone Surg (Am) 52A:1–20

Cotta H (1962) Elektronenoptische Untersuchungen an der Gelenkkapsel und ihre Bedeutung für die morphologisch-funktionelle Einheit des Gelenkes. Arch orthop Unfall-Chir 54:443

Evans FG, Lebow M (1952) The strength of human compact bone as revealed by engeneering technique. Amer J Surg 83:326

Gay S, Miller EJ (1978) Collagen in the physiology and pathology of connective tissue. Fischer Verl Stuttgart, New York

Karch D, Glauche-Hieggler A (1993) Neurophysiologische Grundlagen krankengymnastischer Behandlung bei infantilen Zerebralparesen. Krankengymn 7

Knese KH, Biermann H (1958) Die Knochenbildung an Sehnen- und Bandansätzen im Bereich ursprünglich chondraler Apophysen. Z Zellforsch 49:142

Lindner J (1982) Die Pathologie der Sehnenansätze und -ursprünge sowie der Sehnentunnel. Orthop Praxis 12:918–936

Nigg BM (1980) Biomechanische Überlegungen zur Belastung des Bewegungsapparates. In: Cotta H, Krahl H, Steinbrück K (Hrsg) Die Belastungstoleranz des Bewegungsapparates, Thieme Verl Stuttgart, New York:44–54

Noyes FR, Torvic PJ, Hyde WB, DeLucas JL (1974) Biomechanics of ligament failure, II. An analysis of immobilization, exercise and reconditioning effects in primates. J Bone Surg 56A:1406–1418

Pauwels F (1965) Gesammelte Abhandlungen zur funktionellen Anatomie des Bewegungsapparates. Springer-Verl Berlin Heidelberg New York

Plötz E (1938) Funktioneller Bau und funktionelle Anpassung der Gleitsehnen. Z Orthop 67:212–234

Rauterberg K, Becker W (1970) Das Problem der Knorpelmineralisation am Beispiel des verkalkenden freien Gelenkkörpers. Arch orthop Unfallchir 69:12

Rollhäuser H (1950) Konstitutions- und Altersunterschiede an Festigkeit kollagener Fibrillen. Morph Jb 90:157–179

Roux W (1895) Gesammelte Abhandlungen über die Entwicklungsmechanik der Organismen. In: Engelmann W, Leipzig, Nr. 3: Über die Leistungsfähigkeit der Deszendenzlehre zur Erklärung der Zweckmäßigkeit des tierischen Organismus, Bd 1:137–422 (Erstveröffentlichung 1891), Nr. 5: Der züchtende Kampf der Teile im Organismus, Bd. 1, 423–437 (Erstveröffentlichung 1881)

Roux RD, Hollis JM, Gomez MA, Inoue M, Kleiner JB, Akeson WH, Woo SLY (1986) Tensile testing of the anterior cruciate ligament (ACL): a new methodology. Trans Orthop Res Soc 11:237

Schneider H (1959) Die Abnützungserkrankungen der Sehnen und ihre Therapie. Thieme Verlag Stuttgart

Sela J, Boyde A (1977) Further observations on the relationship between the matrix and the calcifying front of osteosarcoma. Virchows Arch 376:175–180

Sommer HM, Cotta H (1987) Die Reaktion der Sehne auf verschiedene Formen der Belastung und Überbelastung. Hefte z Unfallheilkunde 203:11–19

Sommer HM (1989a) Die funktionelle Beanspruchung von Sehnengewebe. Habilitationsschrift Med Fakultät Heidelberg

Sommer HM (1989b) Zentrale Fehlsteuerungen als Ursache von Bewegungsstörungen im Leistungssport? Sportverl Sportsch 1:10–14

Sommer HM (1991) Adaptation und Dekompensation von Sehnengewebe. In: Praktische Orthopädie, Wirth KJ (Hrsg) Thieme Verl Bd 23:287–300

Viidik A (1966) Biomechanics and functional adaptation of tendons and joint ligaments. In: Studies on the anatomy and function of bone and joints, Evans FG (ed), Springer-Verl Berlin:17–39

Weiss P (1961) Guiding principles in cell locomotion and cell aggregation. Exp Cell Res Suppl 8:260–281

Woo SLY (1991) Structure and function of tendons and ligaments. In: Basic orthopaedic biomechanics, van Mow C, Hayes WC (ed) Raven Press:199–243

Yamada T (1976) Ultrastructural and cytochemical studies on the calcification of the tendon-bone joint. Arch Histol Jpn 29:347–378

Zuckermann J, Stull GA (1969) Effects of exercise on knee ligament seperation force in rats. J Appl Physiol 26:716–719

Sportbedingte Insertionstendopathien an der oberen Extremität (hier: Schulter)

G. Hörster

Städtische Krankenanstalten Teutoburger Straße 50, D-33604 Bielefeld

In einem Kurzvortrag die Gesamtproblematik sportbedingter Insertionstendopathien der oberen Extremität abzuhandeln ist aufgrund der Komplexizität der Thematik ausgeschlossen. Die Äußerungen konzentrieren sich daher auf Biomechanik, Diagnostik und Differentialdiagnostik sowie therapeutische Aspekte von Insertionstendopathien im Bereich des Schultergelenkes – auch hier ist angesichts des gesetzten Rahmens und insbesondere der großen Zahl der im anglo-amerikanischen Raum vorliegenden Erkenntnisse eine Besprechung nur in Ansätzen möglich.

Biomechanisch liegt sportbedingten Überlastungsschäden im Bereich der Schulter immer ein spezifisches Bewegungsmuster zugrunde, welches durch hohe Ausführungsfrequenz, mangelnde körperliche Vorbereitung, mangelnde technische Ausführung, eventuell auch aus Gründen allgemeiner Schadensbereitschaft des Organismus letztlich zu klinisch-pathologischen Konsequenzen führt. Die so entstehenden Krankheitsbilder sind für den Sportalltag der Patienten von immenser Bedeutung, da aufgrund der Komplexizität der beteiligten Strukturen die Diagnostik schwierig ist und trotz konsequenter Therapie langwierige Verläufe häufig nicht vermieden werden können. Unabdingbare Voraussetzung zur Erkennung bestimmter Überlastungsschäden ist das Vertrautsein mit Details der jeweiligen biomechanischen sportlichen Anforderung an die verletzte Schulter. Da Trainingsaufbau und technische sportartspezifische Mängel eine große Rolle spielen, sind Einblicke in den Sportalltag, Rückkoppelung mit dem für das Training Verantwortlichen und somit die Erstellung einer exakten sportartspezifischen Anamnese unerläßlich.

Da den meisten schulterbelastenden Sportarten eine ähnliche Schädigungsdynamik zugrunde liegt, soll ein kurzer Blick auf die Biomechanik geworfen werden. In den Mittelpunkt der Betrachtung biomechanischer Abläufe im Rahmen von schulterbela-

Hefte zu „Der Unfallchirurg", Heft 241
K. E. Rehm (Hrsg.)
© Springer-Verlag Berlin Heidelberg 1994

stenden Sportarten kann dabei vereinfachend der Vorgang des „Wurfes" gestellt werden. Dieser repräsentiert trotz einer Vielzahl im Detail in den verschiedenen Sportarten unterschiedlicher Bewegungsabschnitte alle diejenigen Schulterbewegungen, welche ein Sportgerät oder aber den Arm selbst zur Ausführung einer bestimmten sportartspezifischen Übung zu beschleunigen haben.

Folgende Wurfphasen sind zu unterscheiden:

1. Ausholphase: Zur Vorbereitung der eigentlich für die Effizienz des Wurfvorganges entscheidenden 2. Phase (Akzeleration) wird der Arm durch eine entgegen der Hauptrichtung laufende Ausholbewegung in eine optimale Winkelposition gebracht. Diese besteht in Abduktion und Außenrotation, weniger auch in Elevations- und Retroversionselementen, dient gleichzeitig einer Vordehnung der in der 2. Phase aktiv-konzentrisch tätig werdenden Beschleunigungsmuskeln und erlaubt so eine optimale Kraftentfaltung. Die Skapula ist im Sinne von Rotationsbewegungen gegenüber dem Rumpf durch Optimierung der glenoidalen Position ebenfalls beteiligt, insbesondere dann, wenn der Arm über die Horizontale gehoben wird.

Der Vorgang des Ausholens ist eher wenig dynamisch und beansprucht somit weder dezentrierende noch das Gelenk komprimierende Muskeln wesentlich. Er wird sogar häufig aus taktischen Gründen (Erkennung des Bewegungszieles durch den Gegner) unterdrückt oder nur vermindert ausgeführt, wodurch allerdings die biomechanische Effizienz des Wurfes vermindert wird. Gegen Ende der Ausholphase wird der Oberarmkopf angesichts seiner physiologischen Anteversion in antero-caudaler Richtung aus der Pfanne gedrängt, wodurch es zu einer wiederkehrenden Belastung und konsekutiv auch zur Schädigung der hier liegenden passiven Haltestrukturen (Limbus, Lig. gleno-humerale inferius) kommen kann [9, 22]. Durch wiederholte Belastungen von Limbus und Ausweitung der kapsulo-ligamentären Strukturen besteht die Gefahr der Insuffizienz und damit auch der durch erhöhte Aktivität der aktiv-komprimierend wirkenden Rotatoren nicht verhinderbaren Subluxation des Oberarmkopfes. Diese Subluxation beim wurfsportbelasteten Schultergelenk stellt die wesentliche Differentialschädigung zur eigentlichen Insertionstendopathie dar; die Bilder vermischen sich zusätzlich insoweit, als im Sinne einer sekundären Überlastung der Rotatorenmanschette tendinöse Beschwerden im Bereich dieser Sehnenstrukturen – seltener auch im Bereich des Bizeps – auftreten können [9]. Auch eine rein mechanische Kompromittierung der Rotatorenmanschette durch die Subluxation wird diskutiert.

2. Die Akzelerationsphase: Die Akzelerationsphase, welche durch konzentrische Aktivität der Adduktoren, Flektoren und Innenrotatoren erhebliche Scherkräfte im Gelenk aufbaut, steht im Mittelpunkt der gesamten Kraftübertragung und damit im Dienste der Lösung der jeweiligen Bewegungsaufgabe [17]. Aus der in der 1. Phase erreichten optimalen Ausgangssituation heraus, wird der Arm – in der Effizienz der Bewegung eventuell durch gleichzeitigen Sprung weiter verbessert – maximal beschleunigt. Es müssen dabei hohe Zugkräfte auf kleinem Areal übertragen werden, überwiegend werden hochdynamische Schnellkraftkomponenten verlangt. Die tätigen Muskelgruppen und Sehnenübergänge sind gegenüber ihren Antagonisten bereits von

Natur aus kräftiger ausgebildet, so daß sie auch hohen konzentrischen Schnellkraft-belastungen standhalten können [14]. Damit ist sicherlich zu erklären, daß trotz der hier freiwerdenden hohen Beschleunigungskräfte die Flexions-, Adduktions- und In-nenrotationsmuskelatur klinisch eher nicht im Vordergrund der Problematik bei In-sertionstendopathien im Überkopfsport stehen. Demgegenüber wird bei der Akzele-rationsbewegung die Rotatorenmanschette wiederum erheblich belastet, da die de-zentrierende Wirkung des Beschleunigungsvorganges nur durch gleichzeitige hohe exzentrische Aktivität dieser aufgrund ihrer Lage am besten geeigneten Strukturen neutralisiert werden kann. Die Kompression dient dabei gleichzeitig zur Depression des Kopfes in der Pfanne und damit zu einer Verringerung des Subakromialraumvo-lumens; insofern ist insbesondere der M. supraspinatus nicht nur Agonist zum M. deltoideus, sondern auch sein Antagonist.

3. Die Dezelerationsphase: In der letzten Phase der Wurfbewegung müssen die Be-schleunigungskräfte durch exzentrische Gegenbewegung aufgefangen werden, um den statischen Vorzustand wiederherzustellen. Während bis vor einiger Zeit dieser Bewegungsphase – offensichtlich aufgrund mangelnder biomechanischer Kenntnisse noch wenig Bedeutung beigemessen wurde, setzt sich zunehmend die Auffassung durch, daß die exzentrische Muskeltätigkeit – für welche insbesondere wiederum die Rotatorenmanschette verantwortlich ist – zum hauptsächlichen Beanspruchungsfaktor bei der sportlichen Überkopfbetätigung wird [4, 7, 10, 11, 20, 24].

Setzt man die – sicherlich noch nicht in allen Einzelheiten und für jede sportliche Bewegung bekannten – Bewegungselemente in Relation zu den klinischen Sympto-men, so wird zunächst deutlich, daß die in der Akzelerationsphase aktiv-konzentrisch mit hoher Kraft tätig werdenden Adduktoren, Flektoren und Innenrotatoren klinisch eher selten die wesentliche Problemzone bei Tendopathien des Sportlers darstellen. Aktiv-konzentrisch arbeitende Muskelanteile sind – insbesondere wenn sie im Be-reich der Schulter mit entsprechend kräftigen Sehnenstrukturen ausgestattet sind – of-fensichtlich im Sinne von Überlastungstendopathien nicht übermäßig gefährdet. Demgegenüber scheint eine Fokussierung auf die der Akzeleration antagonistisch-kompressiv sowie der Dezeleration exzentrisch-entgegenwirkenden Muskeln der Ro-tatorenmanschette von größere Bedeutung. Diese Erkenntnisse müssen sicherlich weiter experimentell untermauert werden, sind jedoch bisher bereits insoweit akzep-tiert, als daraus diagnostische und therapeutische Programme abgeleitet werden könnten. Die Muskelsehnenstrukturen der Rotatorenmanschette sind doch offensicht-lich besser durchblutet, als bisher angenommen wurde und damit auch nicht notwen-digerweise degenerativen Schäden ausgesetzt [1]. Biomechanisch bedeutsam er-scheint dabei insbesondere auch die Tatsache, daß im Verlaufe der Überkopfbewe-gung bestimmte Muskelabschnitte der Rotatorenmanschette in den einzelnen Bewe-gungsphasen unterschiedliche – teilweise sogar in sich entgegengesetzte – Aktivitäten zugeordnet bekommen; so hat z.B. der M. supraspinatus in Form von Außenrotation, Adduktion, Kaudalisierung, Kompression und Dezeleration sehr unterschiedliche Einzelfunktionen. Derartige differenzierte Tätigkeiten einzelner Muskelanteile wur-den im EMG bereits für den M. subscapularis nachgewiesen [13].

Diagnostik

Die klinische Diagnostik hat – daher auch oben so ausführlich dargestellt – die biomechanischen Grundlagen der jeweiligen Sporttätigkeit zu berücksichtigen. Angaben zum Trainingszustand und zur Trainingsdurchführung sowie insbesondere eine präzise Analyse, in welcher Phase des Bewegungsvorgangs die Beschwerden aufgetreten sind, bilden die diagnostische Grundlage. Die Erkenntnis, daß das „klassische Impingementkonzept" zumindest in der Frühphase des klinischen Verlaufes bei der Insertionstendopathie der Schulter keine Bedeutung hat, ist essentiell [12, 16, 19, 23].

Da eine direkte klinische Diagnostik angesichts der sich überlagernden Strukturen nicht einfach ist, fehlt auch für viele der Vorgänge bisher die objektive Absicherung und läßt die klinische Erfahrung des Untersuchers in den Vordergrund treten. Die klinische Untersuchung beschäftigt sich dabei abgesehen von den allgemein für Schulteruntersuchungen üblichen Vorgängen auf die Festlegung von Druckpunkten, wobei besonderes Augenmerk auf das Tuberculum majus und minus, das Korakoid sowie die Ansätze der Deltamuskulatur zu legen ist. Meist lassen sich die Schmerzpunkte soweit lokalisieren, daß sie mit einer bestimmten Wurfphase in Verbindung gebracht werden können. Läßt sich eine muskuläre Einzelanalyse aufgrund der Überlagerung von Muskel- und Sehnenstrukturen sowie ungenauer Schmerzangabe nicht durchführen, sind Widerstandsuntersuchungen einzelner Muskelgruppen von Bedeutung. Der Patient wird dabei aufgefordert, gegen manuellen Widerstand des Untersuchers eine isometrische Anspannung einzelner Muskelgruppen – z.B. Innen- oder Außenrotatoren – durchzuführen.

Technische Untersuchungen bringen in der Regel keine zusätzlichen Informationen. Das Röntgenbild wird schon aus forensischen Gründen zur Routine gehören, weder im CT noch im Kernspintomogramm sind reine Überlastungsschäden der Sehnen im Frühstadium erkennbar; erst im späteren Verlauf, wenn die zunächst akutfunktionellen Probleme in degenerative Strukturveränderungen übergegangen sind, lassen sich hier bei entsprechenden Kenntnissen des Untersuchers positive Befunde erheben [10].

Gute Möglichkeiten zur Diagnostik bietet die Anwendung isokinetischer Systeme; durch Simulierung der Wurfvorgangs lassen sich nicht nur muskuläre Dysbalancen im Bereich der Schulter darstellen, sondern nach eigenen Erfahrungen auch spezifische Veränderungen in der Kraftentwicklung und damit im Ablauf einzelner Bewegungsphasen, welche auf schmerzbedingte Schonung oder strukturell bedingte Schwächung einzelner Muskelsehnenanteile hinweisen [8, 15]. Es lassen sich damit auch gezielte Therapieprogramme aufbauen.

Differentialdiagnose

Differentialdiagnostisch zur sportbedingten Insertionstendopathie sind insbesondere die Subluxation, die isolierte Bursitis, das „klassische" mechanisch bedingte Impingement sowie die Rotatorenmanschettenruptur auszuschließen.

In den Mittelpunkt des klinischen Interesses ist in letzter Zeit die sportbedingte Subluxation getreten, welche durch Schädigung der passiven Stabilisatoren am Vorderunterrand des Glenoids ermöglicht wird. Die Schädigung tritt zum Ende der Ausholphase ein und führt sekundär zur Überlastung der Rotatorenmanschette und zur Vermischung der Symptome. Erschwert wird die Diagnose dadurch, daß die Subluxation subjektiv häufig nicht bemerkt wird, und die Symptome der sekundären Rotatorenmanschettentendopathie klinisch im Vordergrund stehen [12, 18]. Die sicherlich zu häufig durchgeführte subakromiale Entlastungsoperation bei gleichzeitig bestehender Instabilität führt dabei nicht zur Beseitigung der eigentlichen Pathomechanik und nicht zur Wiederherstellung der Sportfähigkeit [21].

Auch wenn die Bedeutung des „Instabilitätsimpingement" nicht von allen Autoren gleich gesehen wird, scheint die Differentialdiagnose zwischen reiner Insertionstendopathie und Subluxation von größter Bedeutung zu sein. Entsprechende klinische Testverfahren bieten hier ausreichende Sicherheit [9].

Ohne Berücksichtigung unterschiedlicher sportartspezifischer Belastungen bzw. der Wertigkeit verschiedener Strukturen in diesem Zusammenhang stehen isometrische und exzentrische Widerstandsübungen für die Rotatorenmanschette immer wieder im Zentrum der Maßnahmen. Sportartspezifisch ausgerichtete Therapieprogramme unter Berücksichtigung der Pathomechanik stehen zur Verfügung [3, 5, 7, 24]. Darüber hinaus müssen die an der Schultergelenksbeweglichkeit beteiligten Muskelgruppen (thorako-humeral; humeroskapular; skapulo-thorakal) jeweils für sich und im koordinativen Sinne trainiert werden.

Neben der für die Therapie von Insertionstendopathien besonders im aktiven Stadium zentralen Physiotherapie steht im Vordergrund der Erstphase die Beseitigung lokaler „Entzündungsreaktionen" [2]. Schmerzausschaltung durch Ruhigstellung, lokale entzündungshemmende Maßnahmen wie Eis und Ultraschall sowie antiphlogistische Medikamente werden vorteilhaft genutzt [2]. Sportpausen bzw. Rückführung der sportlichen Belastung in schmerzfreie Bewegungsbereiche sind essentiell; insbesondere der spätere Trainingsaufbau muß mit Sorgfalt und unabhängig von gerichteten Einflüssen aus Vereinskreisen erfolgen. Isometrische Funktionsanalysen der an der Schulterbewegung beteiligten Muskeln gehen dem Wiedereintritt der Sportfähigkeit voraus.

Zusammenfassung

Insertionstendopathien im Bereich der Schulter hängen mit biomechanischen Besonderheiten im Rahmen der Ausführung der „Wurfbewegung" bzw. damit vergleichbarer Bewegungsformen zusammen. Es sind azyklische Bewegungen, welche ihre Gefährdung durch hohe Wiederholungszahlen im Training und im Wettkampf, dadurch bedingt vermehrter Flexibilität des Gelenkes und verminderter Stabilität erhalten. Nach dem derzeitigen Stand der biomechanischen Wurfanalysen in Korrelation zu den klinischen Bildern scheint die zentrierend-kompressive und dezelerierend-exzentrische Tätigkeit der Rotatorenmanschette in diesem Zusammenhang eine entscheidende Rolle zu spielen. Akzelerationsbedingt-konzentrische Belastungen sind klinisch demgegenüber nicht so relevant. Die Bursitis, das „klassische Impingement" durch mechanische Raumforderung sowie die Rotatorenmanschettenruptur spielen differentialdiagnostisch keine wesentliche Rolle, lassen sich auch technisch-therapeutisch in der Regel gut abgrenzen. Die sportbedingte Subluxation muß vor Einleitung spezifischer konservativer oder operativer Therapiemaßnahmen ausgeschlossen sein. Weitere exakte biomechanische Analysen in den einzelnen Sportarten sowie auch die Verbesserung pathophysiologischer Kenntnisse im Rahmen der akuten Tendopathien sind erforderlich, um noch gezielter eingreifen zu können.

Der Begriff der „Rotatoren"-Manschette erscheint im Hinblick auf die geschilderten Aufgaben dieser Muskelsehnenstrukturen und die dadurch hervorgerufene Gefährdung obsolet und sollte nicht mehr benutzt werden. Die Bezeichnung stellt eher nebensächliche Funktionen dieser Muskelsehnenmanschette ungerechtfertigterweise in den Vordergrund und vernachlässigt die funktionell offensichtlich bedeutsameren Funktionen der Zentrierung und besonders der exzentrischen Dezeleration.

Literatur

1. Brooks CH, Revell WJ, Heatley FW (1992) A quantitative histologic study of the vascularity of the rotator cuff tendon. J Bone Jt Surg 74B:151–153
2. Brunet ME, Haddad RJ, Porsche EB (1982) Rotator cuff impingement in sports. Phys Sports Med 10:86–94
3. Carson jr. WG (1989) Rehabilitation of the throwing shoulder. Clinics in Sports Medicine 8:657–689
4. Eichendorff D (1981) Funktionell-anatomische Bewegungsanalyse der verschiedenen Würfe im Sportspiel Handball. Diplomarbeit DSH Köln
5. Ellenbecker TS, Derscheid GL (1989) Rehabilitation of overuse injuries of the shoulder. Clinics in Sports Medicine 8(3):583–604
6. Gohlke F, Lippert MJ, Keck O (1993) Instabilität und Impingement an der Schulter des Leistungssportlers mit Überkopfbelastung. Sportverl – Sportschad 7:115–121
7. Habermeyer P (1989) Sehnenrupturen im Schulterbereich. Orthopäde 18:257–267
8. Hinton RY (1988) Isokinetic evaluation of shoulder rotational strength in high school baseball pitchers. Am J Sports Med 16:274–279
9. Jerosch J, Castro WHM, Sons HV (1990) Das sekundäre Impingement-Syndrom beim Sportler. Sportverl – Sportschad 4:180–185
10. Jerosch J, Assheuer J (1991) Kernspintomographische Veränderungen der Supraspinatussehne beim Impingement-Syndrom des Sportlers. Sportverl – Sportschad 5:12–16
11. Jobe FW, Tibone JE, Perry J, Moynes D (1983) An EMG analysis of the shoulder in throwing and pitching. Am J Sports Med 11:3–5
12. Jobe FW, Kritne RS (1989) Shoulder pain in the overhand or throwing athlete Orthopedic Review 18:963–975
13. Kadaba MP, Cole A, Wootten ME, McCaun P, Reid M, Mulford G, April E, Bigliani L (1992) Intramuscular wire electromyography of the subscapularis. J Orthop Rev 10(3):394–397
14. Lanz von T, Wachsmuth W (1935) Praktische Anatomie: Arm. Springer, Berlin
15. McMaster WC, Long SC, Caiozzo VJ (1991) Isokinetic torque imbalances in the rotator cuff of the elite water polo player. Am J Sports Med 19:72–75
16. Neer CS, Walsh RP (1977) The shoulder in sports. Orthop Clin North Am 8:583–591
17. Perry J (1983) Anatomy and biomechanics of the shoulder in throwing, swimming, gymnastics and tennis. Clinics in Sports Medicine 2:247–269
18. Rowe CR, Zarins B (1981) Recurrent transient subluxation of the shoulder. J Bone Jt Surg 63A, 6:863–872
19. Saha AK (1983) The classic mechanism of the shoulder movements and a plea for recognition of „zero position" of the glenohumeral joint. Clin Orthop 173:3

20. Silliman JF, Hawkins RJ (1991) Current concepts and recent advances in the athlete's shoulder. Clinics in Sports Medicine 10, 4:693–705
21. Tibone JE, Jobe FW, Kerlan RK, Carter VS, Shields CL, Lambardo SJ, Yocum LA (1985) Shoulder impingement syndrome in athletes treated by an anterior acromioplasty. Clin Orth Related Res 198:134–140
22. Turkel SJ, Panio MW, Marshall JL, Girgis FG (1981) Stabilizing mechanisms preventing anterior dislocation of the glenohumeral joint. J Bone Jt Surg 63A(8):1208–1217
23. Uhthoff HK, Sarkar K (1991) Classification and definition of tendinopathies. Clinics in Sports Medicine 10(4):707–720
24. Wolf III WB (1992) Shoulder tendinoses. Clinics in Sports Medicine 3(4):871–890

Insertionstendopathien im Beckenbereich

H. E. van Alste und M. Kortenhaus

Chirurgische Abteilung Krankenhaus Großburgwedel, D-30938 Burgwedel

Einleitung

Aufgrund epidemiologischer Daten können wir heute von ca. 40 Millionen Sporttreibenden in Deutschland ausgehen. Etwa 1/8 davon sind Fußballspieler, die gleichzeitig auch mit Abstand die generell am häufigsten behandelten Sportler sind. Nach den neuesten Zahlen finden sich in etwa 5% aller Verletzungen beim Fußballer Schmerzen, die auf die Leiste projiziert werden. Neben den Fußballern finden sich aber bei vielen anderen Sportlern leistenbezogene Schmerzen, wie beispielsweise bei den Leichtathleten, Turnern, Handball- oder Volleyballspielern.

Definition und Gliederung

In der Literatur findet sich zum Thema Leistenschmerz eine breite Palette historischer und aktueller Beiträge der verschiedensten Fachrichtungen, in denen der Fußballer immer wieder im Mittelpunkt steht. Die dabei zur Umschreibung einer Insertionstendopathie oder sog. weichen Leiste verwendeten Begriffe sind vielfältig: „Sportlerleiste", „M. gracilis-Syndrom", „Osteonecrosis pubica", „Pubalgie", „Schambein-Adduktoren-Syndrom" usw. Hier ist eine begriffliche Vereinfachung oder Eingrenzung, wie sie in diesem Beitrag erreicht werden soll, sicher sinnvoll.

Auf der anderen Seite reicht aber die Ätiologie des Leistenschmerzes von der Coxarthrose bis zur Nebenhodenentzündung und von der Hernie bis zum LWS-Syndrom, so daß hier die Abgrenzung der Insertionstendopathien von allen anderen möglichen Erkrankungen im Beckenbereich notwendig ist. Allein die hohe Zahl der Differentialdiagnosen macht schon deutlich, wie wichtig eine genaue Bezeichnung des je-

Hefte zu „Der Unfallchirurg", Heft 241
K. E. Rehm (Hrsg.)
© Springer-Verlag Berlin Heidelberg 1994

weiligen Krankheitsbildes ist und warum Begriffe wie „Leistenschmerz" nur mit äußerster Vorsicht verwandt werden sollten.

Desweiteren soll die Diagnostik, Klinik und Therapie der Insertionstendopathien dargestellt werden. Dabei wird insbesondere die chirurgische Intervention im Mittelpunkt stehen, für deren Vorgehensweise sich eine überraschende Übereinkunft in der Literatur findet.

Ursachen für den „Leistenschmerz"

Abgesehen von den Insertionstendopathien lassen sich in großer Zahl Erkrankungen verschiedenster Fachgebiete auflisten, die mit Schmerzen in der Leiste einhergehen können. Im folgenden sind nur einige der wichtigsten genannt, an die während einer Ursachenforschung im Bereich der Leiste gedacht werden muß.

Dabei muß jedoch berücksichtigt werden, daß mehrere Krankheiten gleichzeitig Ursache des Leistenschmerzes sein können. Darauf wiesen u.a. Ekberg et al. 1988 hin, nachdem sie bei 19 von 21 Patienten mit langandauerndem Leistenschmerz ein gemeinsames Auftreten von mindestens 2 verschiedenen Krankheitsbildern (Prostatitis, Hernien, Tendopathien, Symphysitis, Neuralgie) nachgewiesen hatten. Bei der sowieso schwierigen Diagnostik des sog. Leistenschmerzes mag dies als Aufforderung dienen, insbesondere bei chronischen Schmerzen größte Sorgfalt bei der Diagnostik walten zu lassen.

Orthopädisch-chirurgische Krankheitsbilder. Ausrißfrakturen der Apophysen, Muskelabrisse, Hämatome, Myositis ossificans, Coxarthrose, Osteochondrose, Spondylolisthesis, Burisitis trochanterica, Coxa saltans, Epiphyseolysis capitis femoris, Ermüdungsbruch des Schenkelhalses.

Neurologische Krankheitsbilder. Kompressionssyndrome der Nerven im Beckenbereich (s. Tabelle 2), Herpes zoster.

Tabelle 1. Apophysenausrisse im Beckenbereich

Lokalisation	Muskulatur	Diagnose und Klinik
spina iliaca ant sup.	M. tensor fasciae latae, M. sartorius	anamnestisch schnelle Bewegung im Sinne einer Bogenspannung des Körpers, schmerzhafte spina
spina iliaca ant. inf.	M. rectus femoris	zunächst Schmerz in der Hüfte, dann Extension des Knies gegen Widerstand schmerzhaft
Tuber ossis ischii	M. semitendinosus, M. semimembranosus, M. biceps femoris, M. adductor magnus	plötzlicher Schmerz, der auf das Gesäß projiziert wird, später Schmerzen insbesondere bei starker passiver Dehnung der Muskulatur oder starker plötzlicher Anspannung

Tabelle 2. „Entrapment"-Nerven Syndrome im Beckenbereich (K. Schwemmle 1981, H. Auberger 1988)

N. iliohypogastricus	Schmerzen an der Außenseite des Beckens und medial vom äußeren Leistenring
N. ilioinguinalis	bes. typisch nach Hernienoperationen, Schmerzen im Leistenband-Verlauf, an der Symphyse, an der Peniswurzel und am proximalen Anteil von Skrotum bzw. Labia majora, Vorbeugen, Innenrotation und Adduktion des Beines bringen Erleichterung, Husten, Pressen und Hyperextension führen zu Schmerzverstärkung
N. genitofemoralis	Spermaticusneuralgie, aufgehobener Cremasterreflex
N. cutaneus femoris lateralis	Schmerzen vor und etwas unterhalb der Spina iliaca anterior superior, desweiteren am anterolateralen Oberschenkel, häufig kombiniert mit Taubheitsgefühlen
N. obturatorius	Parästhesien an der Oberschenkelinnenseite, evtl. mit Adduktoren-schwäche

Allgemein-Chirurgische Krankheitsbilder. Hernien, Verwachsungen nach Voroperationen im Unterbauch, Senkungsabszeß, Lymphknotenschwellungen, Appendizitis.

Urologische Erkrankungen. Harnleitersteine, Entzündungen der Prostata, der ableitenden Harnwege und des (Neben-)Hodens, Hodentumoren, Varikozele.

Gynäkologische Erkrankungen. Adnexitis, Endometriose, (Schwangerschaft).

Ursachen für die Ansatztendopathien

Das Becken ist der anatomische Schnittpunkt von großen Muskelgruppen sowie Bindestelle von Wirbelsäule einerseits und unteren Extremitäten andererseits. In einem Ansatzpunkt solcher biomechanisch stark wirksamer Hebel und entsprechender Kräfte kann es schon durch kleinste Ursachen zu großen Auswirkungen kommen.

Pathophysiologisch entstehen aufgrund des Mißverhältnisses zwischen Belastung und Belastbarkeit arterielle Durchblutungsstörungen und Ödeme. Diese haben an den Stellen der schlechtesten Gefäßversorgung, also am Sehnenansatz, die größten Auswirkungen. So kommt es dort zu Mikrotraumatisierungen, Fetteinlagerungen und Nekrosenbildungen mit nachfolgender entzündlicher Reaktion des Gewebes und Verkalkungen. Die Nähe zum Periost tut dann das Übrige, um die bekannten schmerzhaften klinischen Bilder hervorzurufen. Es ist bemerkenswert, daß die normalerweise auftretenden Zugkräfte nicht ausreichen, um intaktes Sehnengewebe oder den Ansatz der Sehne am Knochen zu zerreißen. Bei jungen Patienten finden sich daher eher knöcherne Ausrisse der Apophysen als Sehnenschädigungen.

Grundsätzlich kann das genannte Mißverhältnis zwischen Belastbarkeit und Belastung bei Beachtung ausreichender Regenerationszeiten oder suffizientem muskulärem Ausgleich nicht entstehen. Durch folgende Faktoren kann dahingegen das Auftreten einer einseitigen muskulären Beanspruchung und konsekutiv einer Insertionstendopathie begünstigt werden:

I. Eine Beinlängendifferenz, Fußdeformierungen oder aber LWS-Veränderungen bewirken eine Änderung der Becken- oder Wirbelsäulenstatik, die ihrerseits muskuläre Verspannungen und z.B. eine Blockierung des ISG zur Folge haben können. In diesem Zusammenhang müssen auch die Bewegungseinschränkungen der benachbarten bzw. der Extremitätengelenke genannt werden (z.B. nach früheren Verletzungen). Beispielsweise kann eine geringe Bewegungsminderung des Fußes eine völlige Veränderung der Laufbewegung und damit der Muskelbeanspruchung nach sich ziehen.

Solche zunächst nur geringen Zugrichtungsänderungen der Muskeln haben insbesondere am Becken große Bedeutung, da hier bei großen Freiheitsgraden der Hüftbewegung Sehnen in ihrem Verlauf schon bei normaler Belastung abgeknickt werden.

II. Die am Becken zusammenlaufenden großen Muskelgruppen sind bezüglich der Ausbildung eines muskulären Ungleichgewichtes extrem empfindlich. So gehören der M. iliopsoas, der M. rectus femoris, die Adduktoren und die Ischiocruralmuskulatur zur tonischen Muskulatur und neigen damit eher zur Verkürzung, während die Bauchmuskulatur sowie die Mm. glutaei zur phasischen Muskulatur gehören und daher frühzeitiger atrophieren. Kommt es, z.B. durch Überlastung oder falsches Training, zur Verkürzung oder Atrophie, so entsteht die muskuläre Dysbalance, die ihrerseits wiederum zur Insertionstendopathie führt.

Je nach Sportart sind die jeweils bezüglich einer Überlastung gefährdeten Muskelgruppen verschieden. Beim Fußballer kommt es immer wieder zu Situationen, in denen er schwierige Gleichgewichtslagen abfangen oder Drehbewegungen z.B. bei Täuschungsmanövern entgegensteuern muß. Desweiteren ist er beim Schuß gezwungen, kurzfristig die Luft anzuhalten, d.h. die Bauchpresse zu betätigen. Die für diese Aufgaben benötigten Muskeln sind die geraden und schrägen Bauchmuskeln bzw. die Adduktoren, die folgerichtig als erste geschädigt werden.

III. Eine Bindegewebsschwäche kann bei selbst „normaler" Belastung zu den pathologisch-mikroskopischen Veränderungen der Sehne führen (angeborene Gewebsdysplasie nach Hess). An dieser Stelle sei auf die sog. „weiche Leiste" eingegangen, die, wenn sie symptomatisch wird, durchaus das gleiche klinische Bild wie eine Ansatztendopathie hervorrufen kann.

– Unter „weicher Leiste" oder synonym „Sportlerleiste" versteht man eine Schwäche der dorsalen Wand des Leistenkanals, gleichgültig ob diese im Sinne einer beginnenden Leistenhernie durch eine Bindegewebsschwäche entstanden ist (Ekberg) oder durch ein chronisches Trauma, das zur Schwäche der Transversalis-Faszie führt (Renström).
Als Folge dieser weichen Leiste beschreiben Overbeck und Hess, daß bei plötzlicher Anspannung das Peritoneum in die Lücke zwischen M. internus und Leistenband gedrückt wird, wobei der am Leistenband gedehnte oder gegen das Os pubis gedrückte Samenstrang den Leistenschmerz hervorrufe.

– In unserem Krankengut haben wir diese Veränderungen nicht nachvollziehen können, sondern vielmehr entzündliche Veränderungen im Sinne einer Insertionstendopathie des Crus mediale der Externusaponeurose am Os pubis gesehen.

Klinik der Insertionstendopathien

Trotz des engen Beieinanderliegens der vielen im Beckenbereich ansetzenden Muskeln läßt sich für jedes Syndrom der Ansatztendinosen eine mehr oder weniger spezifische Klinik angeben:

Allgemeinsymptomatik. Folgende Kennzeichen sind für eine Insertionstendopathie typisch:

– lokaler Druckschmerz,
– Schmerzen bei forcierter passiver Bewegung gegen die Funktionsrichtung des Muskels,
– Schmerzen bei Muskelaktivität in Funktionsrichtung des Muskels und
– Verspannung der Synergisten.

M. Gracilis- oder Adduktorensyndrom. Dieses Syndrom tritt insbesondere bei Ballsportlern (Fußballer!) auf, es findet sich ein Druckschmerz im Ansatzgebiet des M. gracilis (R. inf. ossis pubis) bzw. der umliegenden Adduktoren, desweiteren werden bei Adduktion gegen Widerstand oder passiver Abduktion Schmerzen geklagt; die Muskeln neigen zur Verkürzung, woraus eine funktionelle Beinverkürzung resultieren kann. Eine längere chronische Reizung kann zur Mitbeteiligung der Knochenhaut führen, die dann als Ansatzreizung des M. rectus abdominis imponiert.

Rectus Abdominis Syndrom. Es entsteht z.B. durch forciertes Kraft- und Schnellkrafttraining der Rumpf- und Bauchmuskulatur (insbesondere bei Sportarten, die eine schnelle Bewegung aus maximaler Lordosierung der LWS in die Hüftbeugung erfordern wie z.B. Tennisspieler oder Gewichtheber) oder bei langwährenden Adduktorenproblemen; der Patient gibt einen Druckschmerz am Tuberculum pubicum mit Schmerzausstrahlung zum Unterbauch an; insbesondere hier Verwechslung mit der „weichen Leiste" aufgrund der anatomischen Nachbarschaft.

Iliopsoas oder Trochanter Minor Syndrom. Der M. iliopsoas ist der „Läufermuskel", im Fußball wichtig für den Vollspanschuß; es treten Schmerzen in der Leiste nach intensivem Bauchmuskeltraining und bei Hohl-Rund-Rücken auf, zeitweise findet sich auch eine Bursa iliopectinea; bei der Untersuchung gibt der Patient Schmerzen insbesondere bei Beugung im Hüftgelenk gegen Widerstand oder bei passiver Streckung der Hüfte aus der Bauchlage heraus an, desweiteren findet sich ein Druckschmerz am Ansatz des Muskels.

Trochanter Major- oder Piriformis Syndrom. Es finden sich Schmerzen an der Aussenseite des Hüftgelenkes dorsal des Trochanter major oder/und im Gesäßbereich insbesondere bei Abduktion und Außenrotation gegen Widerstand sowie forcierter passiver Innenrotation; prädisponierende Sportarten sind Fußball, Schwimmen und Eishockey; durch die entstehende Muskelverhärtung des Piriformis kann es zur Irritation des Ischias kommen (häufige Erstmanifestation ist daher das sog. Ischiassyndrom).

Rectus Femoris Syndrom. Hierbei treten Schmerzen im Bereich der Spina iliaca anterior inferior insbesondere bei Sprintern auf, die diesen Muskel besonders beim Starten übermäßig beanspruchen, oder bei Eisschnelläufern, bei denen es zur chronischen Überlastung des Muskels kommt.

Therapie der Ansatztendopathien

Die immer wieder genannten Therapieversuche bei Ansatztendinosen sind:

- antiphlogistische Medikation und Injektionen, Kortisoninjektionen
- Kryotherapie in der Frühphase
- Infrarot-Lasertherapie, Ultraschall
- krankengymnastische Übungsbehandlung mit Muskelaufbautraining
- Querfriktionsmassagen und Dehnungsbehandlungen
- manuelle Therapie, Chirotherapie
- temporäre Ruhigstellung, Sportverbot
- orthopädische Hilfsmittel, z.B. geeignetes Schuhwerk.

Chirurgische Therapie der Insertionstendopathien

Eine Vielzahl von Artikeln über die Chirurgie bei der Ansatztendopathie beschreibt eine erstaunliche Ähnlichkeit des operativen Vorgehens [1], wovon wir unsere Erfahrung bei der Operation der sog. weichen Leiste [11] abgrenzen wollen.

I. Bei der reinen Ansatztendopathie ist nach wie vor die Diszision des sehnigen Muskelansatzes mit gleichzeitiger Denervation und Entfernung des veränderten Sehnengewebes die chirurgische Therapie der Wahl.

Diese Revision wird beim häufig betroffenen M. adductor longus und M. gracilis in Rückenlagerung, 90° Kniebeugung, 45° Hüftbeugung und maximaler Außenrotation der Hüfte, beim M. rectus abdominis in Rückenlagerung vorgenommen.

Postoperativ ist die Vollbelastung erlaubt, dabei sollte bei den Hüftbewegungen die Schmerzgrenze nicht überschritten und die Adduktion nicht gegen Widerstand ausgeübt werden. Es kann frühzeitig isometrisches Muskeltraining beginnen, 4 Wochen postoperativ sollte erstmals mit Fahrradfahren ohne großen Widerstand begonnen werden, 6 Wochen postoperativ erstes Lauftraining, 8–10 Wochen postoperativ langsame Rückkehr zur vollen sportlichen Belastung.

II. Bei der sog. „weichen Leiste" im Sinne der oben gegebenen Definition erfolgt die Revision des Leistenkanals mit Versorgung nach Shouldice.

Bei den beschriebenen Veränderungen an der Externusaponeurose kombinieren wir die Shouldice-Operation mit einer Kerbung des Crus mediale der Externusaponeurose, wobei der gekerbte Anteil unter Bildung eines neuen Anulus inguinalis superficialis nach lateral distal genäht wird. Diese Technik wird bei entsprechender Klinik kombiniert mit der Revision des Ansatzes der geraden Bauchmuskulatur. Postoperativ wird bei der weichen Leiste bzw. Insertionstendopathie der Externusaponeurose die Nachbehandlung wie nach Leistenhernien-Operation durchgeführt.

Prophylaxe

Angeborene Bindegewebsschwächen sind prophylaktisch kaum anzugehen, dagegen jedoch umso mehr die externen Ursachen der falschen oder übermäßigen Belastung. Daraus leiten sich z.B. folgende Forderungen ab:

- ausreichende muskuläre Stabilisierung des Beckens durch sportartspezifisches ausgewogenes Training, so sollte beim Fußballer die Oberschenkelmuskulatur, die meistens ausreichend stark (und hyperton) ist, nicht noch zusätzlich massiv trainiert werden, sondern zum Ausgleich ein Training der Bauch- und Ischiocruralmuskulatur durchgeführt werden
- ausreichende langfristige Vorbereitung vor und auf jeden Wettkampf
- intensives Aufwärmtraining und Dehnung der gefährdeten Muskulatur (insbesondere der zur Verkürzung neigenden Muskeln), dies sollte auch nach dem Training oder Wettkampf durchgeführt werden.

Schlußfolgerungen

Die Diagnose „Insertionstendopathie" ist insbesondere im Beckenbereich oftmals nicht mit endgültiger Sicherheit zu stellen:

I. Im Rahmen einer allgemeinen Diagnostik ist der Ausschluß aller anderen möglichen Erkrankungen im Beckenbereich durch genaue Anamnese, Diagnostik und eventuelles Zu-Rate-Ziehen anderer Fakultäten notwendig.

II. Bei der speziellen Diagnostik der Insertionstendopathien sind insbesondere die oben genannten pathophysiologischen Gesichtspunkte zu berücksichtigen.

Zur Therapie der Insertionstendopathien im Beckenbereich ist folgendes festzuhalten:

I. Zunächst müssen sämtliche konservative Therapiemöglichkeiten genutzt werden, diese sind wieder unter den genannten physiologischen Gesichtspunkten anzuwenden.

II. Im Falle der konservativen Therapieresistenz erfolgt die chirurgische Revision. Hierbei kann intraoperativ genau zwischen Insertionstendopathie und sog. weicher Leiste unterschieden werden. Die von verschiedenen Autoren genannte „weiche" Rückwand des Leistenkanals ist dabei abzugrenzen von der beschriebenen Insertionstendopathie der Externusaponeurose.

369

Literatur

Die Angabe der Literaturstellen erfolgt nach alphabetischer Reihenfolge, geordnet nach den Namen der Erstautoren.

1. Åkermark C, Johansson C (1992) Tenotomy of the adductor longus tendon in the treatment of chronic groin pain in athletes. American journal of sports medicine Vol 20, No 6
2. Alste van HE (1980) Differentialdiagnose und Therapie des Leistenschmerzes. Sportärzte-Kongresse des DFB (herausgegeben vom DFB)
3. Auberger H, Biermann E (1988) Praktische Schmerztherapie. Thieme-Verlag Stuttgart
4. Bernett P, Feldmeier CH (1986) Tendopathien und Sport. Ätiologie, Diagnose und Therapie. Chirurgische Praxis 36:101–108
5. Eckert P, Käufer C (1974) Das Ilioinguinalis-Syndrom. Chirurg 45:44
6. Ekberg O, Persson NH, Abrahamsson PA (1988) Longstanding groin pain in athletes, a multidisciplinary approach. Sports Medicine 6:56–61
7. Gartner CH (1986) Behandlung therapieresistenter Insertionstendinopathien mit Infrarot-Laser. Arthritis + Rheuma 8:27–33
8. Gray FJ (1992) Inguinal surgery for debilitating chronic groin pain in athletes (comments). Medical journal of Australia, Mar 2, 156(5):366
9. Harms P (1980) Behandlung frischer Sehnenverletzungen. Sportärzte-Kongresse des DFB (herausgegeben vom DFB)
10. Hess H (1980) Leistenschmerz. Orthopäde 9:186–189
11. Hirschfeld P (1980) Konservative Behandlung der Bandverletzungen und Tendopathien. Sportärzte-Kongresse des DFB (herausgegeben vom DFB)
12. Kälebo P, Karllson J, Swärd L, Peterson L (1992) Ultrasonography of chronic tendon injuries in the groin. American journal of sports medicine Vol 20, No 6
13. Kapandji A. Funktionelle Anatomie der Gelenke. Enke Verlag Stuttgart
14. Klose HH, Schuchardt E (1980) Die beckennahen Apophysenabrisse. Der Orthopäde 9:229–236
15. Kreici V, Koch P (1987) Muskelverletzungen und Tendopathien der Sportler. 3. Auflage Thieme-Verlag Stuttgart
16. Kuppig R, Heisel J (1992) Fußballsport, typische Verletzungsmuster. Deutsche Zeitschrift f. Sportmedizin Vol 44, No 6
17. Lawall J, Heimann D, Haasters J (1987) M. gracilis-Syndrom operative Behandlungsergebnisse. Hefte z Unfallheilkunde, Heft 189, Springer-Verlag, Berlin
18. Leonhardt H (1985) Histologie, Zytologie und Mikroanatomie des Menschen, Band 3 des Taschenlehrbuch der gesamten Anatomie, 7. Auflage, Thieme-Verlag Stuttgart
19. Lusciinitz E, Riedeberger J (1975) Die Röntgentopographie traumatischer Muskel- und Sehnenverankerungskrankheiten am knöchernen Beckenring. Beiträge zur Orthopädie und Traumatologie 22:1
20. Markau H (1985) Die inguinalen Schmerzsyndrome. Hamburger Ärzteblatt 39:113–117
21. Martens AM, Hansen L, Mulier J (1987) Adductor tendinitis and musculus rectus abdominis tendopathy. American journal of sports medicine Vol 15, No 4
22. Matthies R (1983) Diagnostik und Systematik der typischen Ansatztendinosen im Beckenbereich bei Leistungssportlern. Zeitschrift für Orthopädie 121:465
23. Matthies R, Weh L, Wilmsdorff H, Jociium J (1981) Tendopathie bei Osteonekrose des Sitzbeines beim Leistungssportler. Deutsche Zeitschrift f Sportmedizin 32(2), S 35–38
24. Mäusle E (1980) Histopathologie der Sehnen und Sehnenansätze. Sportärzte-Kongresse des DFB (herausgegeben vom DFB)
25. Miehlke K (1982) Kriterien des rheumatischen Schmerzes. Mk Ärztliche Fortbildung 32:7
26. Mittelmeier H (1975) Operative Behandlung der therapieresistenten Insertionstendopathien. Beitrage zur Orthopädie und Traumatologie 22:1
27. Morscher E (1981) Schmerzzustände im Bereich von Leiste und Hüfte aus orthopädischer Sicht. Chirurg 52:353 ff

28. Müller-Faßbender H, Rieger H (1988) Insertionstendopathien, Enthesopathien. Der Allgemeinarzt 16:1116–1122
29. Müller-Wohlfahrt H-W, Montag H-J (1985) Diagnostik und Therapie der sogenannten Muskelzerrung. Deutsche Zeitschrift f Sportmedizin 8:246
30. Neuhaus P, Gabriel T, Maurer W (1982) Adduktoreninsertionstendopathie, operative Therapie und Resultate. Helvetica Chirurgica Acta 49/5:667–670)
31. Overbeck W (1987) Sportlerleiste bei Hochleistungssport – Berufserkrankung? Unfallfolgen? Hefte z Unfallheilkunde, Heft 189, Springer-Verlag Berlin
32. Overbeck W (1989) Die schmerzhafte Leiste bei Sportlern. Chirurg 60:756–759
33. Peterson L, Renström P (1987) Verletzungen im Sport. 2. Auflage, Deutscher Arzte-Verlag Köln
34. Pförringer W, Rosemeyer B (1983) Sportartspezifische Insertionstendinosen im Beckenbereich bei Leistungssportlern. Zeitschrift für Orthopädie 121:465
35. Polglase AL, Frydman GM, Farmer KC (1991, Nov., 18) Inguinal surgery for debilitating chronic groin pain in athletes. Medical journal of Australia 155(10):674–7
36. Puhl W (1988) Verletzungen und Schäden der Muskulatur und deren Ansätze. Chirurg 59:697–700
37. Schimrigk K (1981) Schmerzzustände im Bereich von Leiste und Hüfte aus neurologischer Sicht. Chirurg 52:353 ff
38. Schneider P (1980) Leistenschmerz: operative Therapiemöglichkeiten. Der Orthopäde 9:190–192
39. Schoberth H (1980) Behandlung der frischen Muskelverletzungen. Sportärzte-Kongresse des DFB (herausgegeben vom DFB)
40. Schumpelick V (1990) Hernien, 2. Auflage, Enke-Verlag Stuttgart
41. Schwemmle K (1981) Schmerzzustände im Bereich von Leiste und Hüfte aus chirurgischer Sicht. Chirurg 52:353 ff
42. Steinbrück K, Cotta H (1983) Epidemiologie von Sportverletzungen. Deutsche Zeitschrift f Sportmedizin 6:173–186
43. Wegner U (1993) Sportverletzungen, Symptome, Ursachen, Therapie. Schlütersche Verlagsanstalt Hannover
44. Weineck J (1987) Sportanatomie, Band 9 der Beiträge zur Sportmedizin, Perimed-Verlag Erlangen
45. Wieben K, Falkenberg B (1991) Muskelfunktion. Prüfung und klinische Bedeutung. Thieme-Verlag Stuttgart

Insertionstendopathien der unteren Extremität

J. Petermann und M. Baumgart

Klinik für Unfallchirurgie der Philipps-Universität, D-35034 Marburg/Lahn

Insertionstendopathie der Quadricepssehne

Ätiopathogenese

Diese am weitesten proximal gelegene Insertionstendopathie unterhalb des Beckens ist in erster Linie eine Erkrankung von Patienten über 50 Jahre. Insbesondere tritt sie bei Patienten auf, die nach längerer Pause, relativ untrainiert, wieder mit dem Sport beginnen. Die Muskelaktivität der Strecker ist reduziert, der Übergangsbereich der Quadrizepssehne an die Patella ist nicht mehr auf die nun geforderten Kräfte vorbereitet. Durch die Überbeanspruchung entwickelt sich die Insertionstendinose, die als Extremform als Ruptur imponiert.

Untersuchungsbefund

Druckschmerzen am oberen Patellapol werden bei der Palpation angegeben. Meist ist ein muskuläres Defizit der Strecker gegenüber der Beuger schon bei der grob orientierenden Untersuchung feststellbar. Bei Ruhe geben die Patienten kann Beschwerden an, am Ende der sportlichen Betätigung klagen sie über einen verstärkten Schmerz mit anhaltendem Brennen.

Diagnostik

Die Diagnose kann nach dem radiologischen Ausschluß ossärer Veränderung aus Grund des Untersuchungsbefundes gestellt werden. Sonographische Untersuchungen können eine Verquellung der Sehne an ihrem Ansatzpunkt nachweisen. Isokinetische Messungen sind hilfreich für die Therapie, bei älteren Patienten und einem ausgeprägtem Befund in der akuten Phase sollte jedoch die Messung der Maximalkraft wegen der gesteigerten Rupturgefahr unterlassen werden.

Therapie

Initial erfolgt die Behandlung durch Kyrotherapie, Gabe von Antiphlogistika und detonisierenden manuellen Maßnahmen. Zusätzlicher Einsatz von Elektrotherapie mit Iontophorese von z.B. Diclofenac, Ultraschallapplikation an der distalen Insertionszone, sowie Interferenzstromtherapie mit Frequenzen um 100 Hz ergänzen diese Maßnahmen. Nach Abklingen der akuten Phase wird ein vorsichtiger Aufbau der Streckmuskulatur begonnen. Klagt der Patient über vermehrte Schmerzen beim Jog-

Hefte zu „Der Unfallchirurg", Heft 241
K. E. Rehm (Hrsg.)
© Springer-Verlag Berlin Heidelberg 1994

gen und Bergablaufen und ist bei der isokinetischen Messung die exzentrische Arbeit reduziert, so ist ein exzentrisches Quadricepstraining mit mittlerer Winkelgeschwindigkeit unterstützend.

Liegt eine Schwäche bei der konzentrischen Arbeit vor, so sind höhere Winkelgeschwindigkeit bei isokinetischen Trainingsprogrammen hilfreich.

Patellaspitzensyndrom

Ätiopathogenese

Mit dem Begriff „Patellaspitzensyndrom" wird ein Krankheitsbild bezeichnet, das belastungsabhängige Schmerzen und selten auch Ruheschmerzen im Bereich des distalen Patellapoles und des proximalen Ligamentum patellae zusammenfaßt. Es ist eine der häufigsten limitierenden Erkrankungen im Leistungssport, bei den Läufern sogar die führende Sportarten mit erhöhter Belastung der Kniestrecker sind prädisponierend. Durch erhöhten Muskelzug, z.b. durch einseitiges und forciertes Quadricepstraining oder sportlicher Aktivität mit repetitiven Bewegungsabläufen mit hoher Intensität in kurzer Folge können diese Sehnenansatzerkrankung auslösen. Ein Überschreiten der Dehnbarkeit der Patellarsehne führt zu Mikrorupturen, als Extremform beschreibt Krahl die Ruptur der Patellarsehne. Oft tritt die Entwicklung eines Patellaspitzensyndromes während der Rehabilitationsphase bei kontralateralen Kniegelenksverletzungen auf.

Stadieneinteilung des Patellaspitzensyndroms (nach Krahl)

Stadium I	Schmerz bei Belastung
Stadium II	Schmerz bei Sportbeginn und Sportbeendigung
Stadium III	Schmerz während des Sports und danach
Stadium IV	Schmerz bei Alltagsbelastung, Sport unmöglich
Stadium V	Ruptur der Patellarsehne

Im englischen Sprachraum werden oft als Synonyme die Bezeichnungen „Jumper's Knee" oder „Anterior Knee Pain" verwendet. Dies ist jedoch nicht korrekt, dadurch nur Symptome beschrieben werden, sie stellen keine Diagnosen dar.

Entwickelt sich das Patellaspitzensyndrom ohne traumatische Einwirkung, spricht man von einem primären, bei einem sekundären Patellaspitzensyndrom läßt sich anamnestisch ein Trauma eruieren.

Als prädisponierend gelten weiterhin eine abnorme Beweglichkeit der Patella, Achsenfehler (Genu valgum, Genu recurvatum, Außenrotationsstellung des Unterschenkels), Beinlängendifferenzen und hintere Instabilitäten.

Unter der Annahme, daß ein erhöhter Tonus oder eine im Vergleich zu den Kniebeugern vermehrte Zugkraft der entscheidende Auslöser für die Entstehung des Patellaspitzensyndroms ist, wertete Weh durch EMG-Ableitungen die Aktivitätspotentiale bei Patienten mit einem primären PSS aus. Hierbei zeigte sich nicht nur eine Erhöhung der Muskelaktivität der Strecker, sondern auch vereinzelter Beuger, hierbei insbesondere der M. biceps femoris. Der auf das Ligamentum patellae einwirkende Muskeltonus ist bei diesen Patienten deutlich erhöht. Klinisch drückt sich dies durch

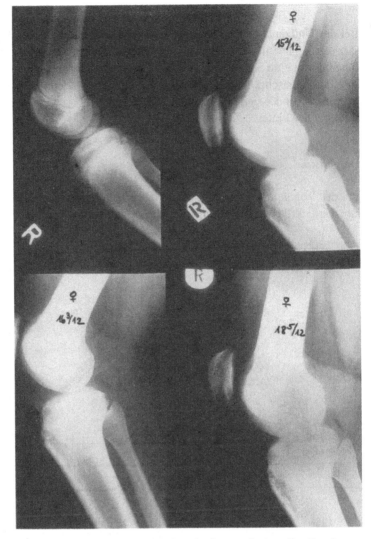

Abb. 1. Entwicklung einer Patella alta bei einer Patientin mit einem primären Patellaspitzensyndrom

eine im Vergleich zu gesunden Probanden vergrößerten Abstand des unteren Patellapoles vom Tibiakopf während der Beugung aus. Bei einer Patientin, die längere Zeit in einem auswärtigen Haus vorbehandelt worden war, konnte an Hand der mitgebrachten Röntgenbefund die Entwicklung einer Patella alta nachgewiesen werden (Abb. 1).

Blazina rechnet auch das Sinding-Larson-Johannson Syndrom als Insertionstendopathie als Sonderform zum Patellaspitzensyndrom und streitet eine aseptische Knochennekrose als Ursache ab.

374

Untersuchungsbefund

Bei der Untersuchung zeigt sich ein meist lokalisierter Druckschmerz über dem Ansatz des Ligamentum patellae am distalen Pol der Kniescheibe. Bei ausgeprägtem Befund besteht eine Schwellung in diesem Bereich. Die Beweglichkeit des Kniegelenkes ist nicht eingeschränkt. Retropatellar ist selten eine Krepitation palpabel, ein Kniegelenkerguß findet sich gelegentlich. Ausgeschlossen werden muß eine ligamentäre Instabilität des hinteren Kreuzbandes.

Diagnostik

Bei der Röntgenuntersuchung zeigt sich im allgemeinen eine unauffällige retropatellare Gelenkfläche. Bei Elongation des Ligamentum patellae findet sich ein Patel-

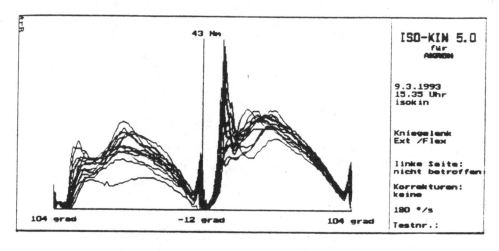

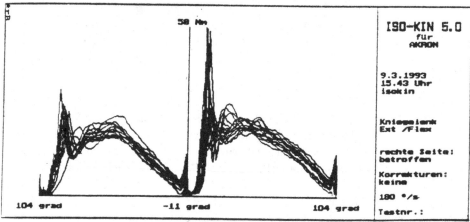

Abb. 2. Typische Isokinetische Meßkurven bei einem Patienten mit einem Patellaspitzensyndrom, das er im Rahmen der Nachbehandlung nach einer kontralateralen Kniebandoperation entwickelte

lahochstand. Sonographisch ist eine Bursitis prae- und infrapatellaris auszuschließen. Ferner bietet die sonographische Untersuchungstechnik die Möglichkeit, Dickenveränderungen und ödematöse Veränderungen im Ligament nachzuweisen. Computertomographie oder Magnetresonanztomographie sind mehr aus wissenschaftlichem Interesse als aus medizinischer Notwendigkeit indiziert. Einen wichtigen Beitrag zeigen isokinetische Messungen. Zum einen zeigen sich typische Kurvenverläufe (Abb. 2), zum anderen gewinnt der Therapeut über die Ermittlung von Muskelimbalanzen einen entscheidenden Ansatz zur Therapie.

Therapie

Therapeutisch kommen zunächst bei regelrechter Patellaführung und ligamentär stabilen Kniegelenk konservative, physikalische Maßnahmen zum Einsatz. Bei ausgeprägtem Befund sind systemische und lokale Medikamentenapplikation mit zum Beispiel Diclofenac indiziert. Die krankengymnastische Übungsbehandlung basiert in erster Linie auf das Erzielen eines muskulären Gleichgewichtes. Gleichzeitig ist zur Erhaltung der körperlichen Fitneß Schwimmen und Radfahren bei niedrigen leicht laufenden Gängen zu empfehlen. Entsprechend der Ursache ist die krankengymnastische Therapie auszurichten. Liegt nach den Ergebnisse der isokinetischen Messung eine Hypertrophie der Streckmuskulatur ggf. noch verbunden mit einem erhöhten Ruhetonus der Hamstrings, so steht das Stretching verbunden mit dem vorsichtigen Aufbau der Muskelkraft der Beuger im Vordergrund. Andere pathognomonisch wichtige Faktoren wie die durch eine Atrophie des M. vastus medialis ausgelöste Patellainstabilität werden in das Trainingsprogramm integriert.

Erst bei Versagen der konservativen Therapie nach einem Zeitraum von mindestens 3 Monaten und bei fehlenden weiterer pathologischer Befunde sollte im Anschluß an eine unauffällige diagnostische Arthroskopie eine keilförmige Excision des proximalen Anteiles des Ligamentum patellae mit Ablösung vom distalen Patellapol durchgeführt werden.

Morbus Osgood-Schlatter

Ätiopathogenese

Der Morbus Osgood-Schlatter ist eine durch übermäßige Zugbeanspruchung ausgelöste Apophysitis des Tuberculums des Tibiakopfes, der Schwachstelle des Streckapparates beim heranwachsenden jungen Sportler. Das Krankheitsbild wurde erstmals 1843 von Gosselin als „Periarthritis des Jugendlichen" beschrieben. Aber erst 1903 fand das Krankheitsbild Beachtung, als von Osgood aus Boston und Schlatter aus Zürich die entsprechenden radiologischen Veränderungen beschrieben wurden. Früher wurde eine aseptische Knochennekrose als Ursache angenommen, Ehrenborg konnte jedoch nachweisen, daß die Apophyse der Tuberositas tibiae eine ausgezeichnete Blutversorgung aufweist. Heute rechnet man das Krankheitsbild zu den Insertionstendinosen. Klinische und tierexperimentelle Untersuchungen von Ehrenborg erhärten die Theorie der Insertionstendopathie, diese Überlegungen sind um so verständlicher, wenn man sich vergegenwärtigt, daß die gesamte Muskelkraft des stärksten Muskels des menschlichen Körpers, dem M. Quadriceps femoris, auf dem kleinen Bezirk der Tuberositas tibiae zur Entfaltung kommt. Umstritten ist heute, in wie weit die Osgood-Schlattersche Erkrankung als Streßfraktur von Jugendlichen zu werten ist.

Als dieses Krankheitsbild verursachenden Sportarten finden sich in der Literatur in erster Linie Leichtathletik, Turnen, Ballsportarten.

Untersuchungsbefund

Häufig geben die Patienten außerhalb der sportlichen Belastung Beschwerdefreiheit an. Nach sportlicher Betätigung sind lokal Druckschmerzen über Tuberositas tibiae auszulösen, in vielen Fällen imponiert im Seitenvergleich eine deutliche Schwellung. Schmerzen treten auf bei der Anspannung der Muskulatur des Quadriceps femoris, bei der Kniestreckung gegen Widerstand und beim Hinknien. Nur in einzelnen Fällen findet sich eine lokale Überwärmung.

Diagnostik

Bei Standardröntgenaufnahmen sind Ossifikationsstörungen im Bereich der Tuberositas tibiae zu erkennen. Vereinzelt erkennt man bei der Bewertung des radiologischen Verlaufes eine allmähliche Entwicklung einer Patella alta durch die Elongation der Patellarsehne hervorgerufen durch den erhöhten Streckertonus. Einen weiteren für Therapie oft entscheidenden Hinweis erhält man in Verbindung mit der Klinik analog zum Patellaspitzensyndrom durch die isokinetische Messung. Auch hier zeigt sich eine Imbalanz von Beuger und Strecker zu Gunsten der Strecker sowie eine deutliche Reduktion des ersten Piks bei der Quadricepskontraktion in der Testung der Maximalkraft, weniger ausgeprägt bei Messung der Ausdauerleistung.

Therapie

Die Behandlung ist eine Domäne der konservativen Therapie. Lokale Kyrotherapie, Ultraschall, Iontophorese ggf. zusätzliche Gabe von orale Antiphlogistika führen im allgemeinen zu einer deutlichen Besserung des Beschwerdebildes. Die durch isokinetische Untersuchungen gefunden Muskelimbalanzen sind durch eine entsprechende krankengymnastische Übungsbehandlung zu beseitigen. In der Regel erfolgt eine spontane Ausheilung. Dabei vereinigen sich die abgetrennten Knorpel-Knochen-Fragmente über eine Kallusbrücke zur Tuberositas tibiae. Teilweise erfolgt eine spontane Resorption intraligamentär liegender Knorpelknochenfragment. Bis zur völligen Ausheilung vergehen bis zu 3 Jahre.

Kommt es zu keiner Vereinigung der Fragmente, und klagt der Patient über die Leistungsfähigkeit einschränkend Schmerzsymptome, so ist die operative Therapie indiziert. Als zweite Indikation sehen wir die Entwicklung einer Patella alta. Vor der operativen Rekonstruktion des Streckapparates ist in diesem Falle unbedingt die muskuläre Dysbalanz zu beseitigen.

Insertionstendopathie der Popliteussehne

Ätiopathogenese

Bei Cross- oder Bergmarathonläufern kommt es bei Gefällstrecken bei den Abbremsbewegungen zu einer rezidivierenden Belastungen des Kniegelenkes im Sinne einer hinteren Schublade. Dadurch wird die Politeussehne als Agonist des hinteren Kreuzbandes mitbeansprucht, es kann zu Überbelastungen kommen. Überbelastungen der Popliteussehne finden sich auch bei Sportarten, bei sich die Aktiven oft in Hockstellung befinden, wie bei den Fechtsportarten. Anhaltende Hyperpronationsbelastungen führen ebenfalls zu Überlastungen der Popliteussehne. Innenrotationsfehlstellungen des Unterschenkels und des Fußes bewirken ebenfalls eine erhöhte Vorspannung. Die Sehne selbst, als auch die sie umgebende Bursa können mit Reizerscheinungen reagieren.

Untersuchungsbefund

Anamnestisch weist ein Auftreten der Schmerzen in der Kniekehle und an der Außenseite des Kniegelenkes beim Bergablaufen auf die Insertionstendopathie der Popliteussehne hin. Die Untersuchung sollte bei 90° gebeugtem Kniegelenk in leichter Hüftbeugung erfolgen. Bei Palpation und Außenrotation lassen sich die Schmerzen verstärken. Eine Krepitation ist selten feststellbar. Differentialdiagnostisch sind eine Außenmeniskusläsion, eine ligamentäre Instabilität als auch eine Tendinose des iliotibialen Bandapparates abzuklären.

Diagnostik

In seltenen Fällen zeigt sich radiologisch bei den Standardprojektionen eine Verdichtung des Sehnenansatzes. Zur Abklärung eines hypermobilen Außenmeniskus oder Pathologica im Popliteusschlitz ist die arthroskopische Untersuchung als dynamische Methode computertomographischen oder einer Magnetresonanztomographie vorzuziehen. Eine ligamentäre Instabilität kann klinisch, instrumentell oder ggf. in Verbindung mit der Arthroskopie sicher diagnostiziert werden. Innenrotationsfehlstellung des Unterschenkels und des Vorfußes sind auszuschließen.

Therapie

Ligamentäre Schäden sollten operativ versorgt werden, nachdem durch eine entsprechende krankengymnastische Übungsbehandlung die Muskulatur auftrainiert wurde und Imbalanzen beseitigt wurden. Alleinige Tendinosen werden bis zum Abklingen der akuten Symptomatik durch Kühlung und Antiphlogistikagabe behandelt. Auch hier kann eine ergänzende Therapie mit Interferenzströmen detonisierend auf die muskulären Imbalanzen einwirken. Dannach erfolgt das Training der Agonisten des hinteren Kreuzbandes sowie Stretching der Beuger.

Insertionstendopathie der Semimenbranosussehne

Ätiopathogenese

Der M. semimembranosus ist einer der wichtigsten die Muskeln zur Tonisierung der medialen und dorsalen Kapselanteile, ferner ist er Kniebeuger und wirkt bei der Anpassung der Meniskusstellung in Abhängigkeit der Kniegelenksstellung mit. Diese Funktionen werden bei Sportarten mit langer oder kräftiger Haltefunktion in gebeugtem Kniegelenk, zum Beispiel Sportklettern und Gewichtheben, am meisten beansprucht. Die Insertionstendinose dieser Sehne kommt in diesen Sportlern auch gehäuft vor. Begünstigend sind Innenrotationsstellung des Unterschenkels und Genu varum.

Untersuchungsbefund

Die Patienten berichten von einem posteromedialen Knieschmerz, der sich belastungsabhängig verstärkt. Die Sehne ist druckschmerzhaft und verdickt in der Kniekehle palpabel und gut vom Pes anserinus abzugrenzen.

Diagnostik

Durch Standardröntgenaufnahme sind ossäre Veränderung auszuschließen. Sonographisch ist die Sehne meist gut darstellbar, eine Bakerzyste ist auszuschließen. Die exakte klinische Untersuchung ist für die Diagnose bestimmend.

Therapie

In der akuten Phase erfolgt eine Wärmeapplikation mit allschließender, detonisierenden Massagegriffen wie zum Beispiel eine Effleurage oder vorsichtige Friktionen zur Dekontraktion des Muskels. Kryotherapie und Antiphlogistika unterstützen nachfolgend eine rasche Abheilung. Die weitere Therapie basiert auf dem Erzielen eines ausgeglichen Muskelstatus.

Insertionstendopathie des Pes Anserinus

Ätiopathogenese

Der Pes anserinus stellt den Endpunkt der Sehnen des M. sartorius, M. gracilis und M. semitendinosus dar. Im Verlauf der Sehnen kreuzen sie das Ligamentum collaterale mediale. Durch Sportarten, die mit einer häufigen Beugung und Streckung des Kniegelenkes einhergehen, wie Langstreckenlauf, Hoch- und Weitsprung sowie Radfahren und Brustschwimmen kann es zu einer Reizung der Sehnenansätze oder einer entzündlichen Veränderung der Bursa kommen. Prädisponierend sind muskuläre Imbalanzen und ein Genu valgum. Auch eine Außenrotationsfehlstellung des Fußes kann durch die vermehrte Vorspannung das Auftreten dieser Insertionstendinose begünstigen.

Untersuchungsbefund

Bei den Patienten ist im Bereich des Pes anserinus ein Druckschmerz zu provozieren. Diese Schmerzen strahlen in den medialen Kniegelenkspalt aus und können sich bis in die Insertionspunkte von M. semimembranosus und der Mm. gastrocnemici fortleiten. Bei einer Bursitis ist im Gegensatz zu einer alleinigen Insertionstendopathie manchmal eine Rötung und Schwellung zu erkennen.

Diagnostik

Standardröntgenuntersuchung schließen pathologische Knochenprozesse aus. Sonographisch sollte eine Bursitis ausgeschlossen werden, eine exakte Differenzierung zwischen Bursitis und Tendinitis ist jedoch nicht in allen Fällen möglich. Differentialdiagnostisch ist eine Innenmeniskusläsion, eine beginnend Arthrose, eine Insertionstendopathie des M. semimembranosus sowie weitere mediale Knieschmerzen provozierende Syndrome auszuschließen.

Therapie

Kühlung, Ruhigstellung und antiphlogistische Lokalbehandlung sind die Maßnahmen der Wahl. Nach Abklingen des akuten Beschwerdebildes erfolgt in Verbindung mit Iontophorese und Ultraschall eine krankengymnastische Mobilisierung, Muskelimbalanzen durch eine isokinetische Testung mit EMG-Ableitung der einzelnen Muskelgruppen festgestellt werden adäquat behandelt. Bei Brustschwimmer ist eine Technikschulung durchzuführen, da durch die Änderung der Technik heutzutage die Entwicklung dieser Sehnenansatzerkrankung nahezu vermieden werden kann.

Snapping Semitendinosus Tendon Syndrome

Ätiopathogenese

Als Besonderheit der Insertionstendopathie der Pes anserinus Gruppe findet in der Literatur das „Snapping Semitendinosus Tendon Syndrome". Als Ursache beschreibt Lyu eine ossäre Ausziehung, an der Stelle, an die Sehne über den Tibiakopf gleitet. Diesen Befund konnte an Leichenpräparaten sowie intraoperativ nachweisen. Die Patienten klagen über Schmerzen beim Übergang von der Beugung zu Streckung an der Innenseite des Kniegelenkes, die sich bei Belastung verstärken.

Untersuchungsbefund

In der Pes anserinus Region des Kniegelenkes ist im Bereich des medialen Tibiakopfes bei der Durchbewegung des Kniegelenkes zwischen 20° und 30° ein Schnappen der Sehne zu palpieren. Dieses Schnappen ist bei der aktiven Durchbewegung des Gelenkes durch den Patienten verstärkt festzustellen.

Diagnostik

Die Diagnose beruht auf dem klinischen Befund. Arthroskopie, Röntgen und EMG Untersuchung weisen keine pathologische Befundveränderung auf.

Therapie

Ist ein Schnappen zu palpieren, sollte eine operative Revision erfolgen. Initial sind durch eine Arthroskopie intraartikuläre Veränderungen auszuschließen. Im Anschluß erfolgt das Absetzen der Semitendinosussehne, Glätten der tibialen Gleitbahn und fixieren der Sehne an die Membranosussehne.

Insertionstendopathie des Iliotibialtraktes
(Iliotibialband Friction Syndrome, Runner's Knee)

Ätiopathogenese

Bei den abwechselnden Beuge- und Streckbewegungen des Kniegelenkes gleitet der iliotibiale Bandapparat über dem lateralen Femurkondylus vor und zurück. Dies kann insbesondere bei Laufsportarten und Radfahrern zu einer entzündlichen Reaktion des dazwischenliegenden synovialen Gewebes führen. Kennzeichnend ist die Angabe des Patienten, er könne 10–15 km ohne Schmerzen laufen, bei längeren Strecken verspüre er zunehmende Schmerzen an der Außenseite des Kniegelenkes. Insbesondere bei Langstreckenläufen am Straßenrand wird durch eine Innenrotation des Vorfußes die Spannung auf den iliotibialen Bandtrakt erhöht, und man spricht in diesem Falle sogar vom „road-side-foot" Syndrome. Prädisponierend wirken ein Genu varum sowie eine Pronationshaltung des Unterschenkels oder Pronationsfehlstellung des Vorfußes, da hierdurch die Vorspannung auf den iliotibialen Bandtrakt erhöht und der Anpreßdruck auf den lateralen Femurkondylus gesteigert wird.

Untersuchungsbefund

Bewegungs- und Druckschmerzen sind im Verlauf des Tractus über dem lateralen Femurkondylus festzustellen (Abb. 3). Eine Schmerzverstärkung tritt bei gleichzeitiger Palpation und Durchbewegung des Kniegelenkes auf. Rötung und Schwellung sind manchmal festzustellen. Bei ausgeprägtem Befund ist eine Krepitation zu tasten, manchmal ist das Springen des Sehnentraktes über den lateralen Femurkondylus zu hören. Muskeltonuserhöhungen des M. tensor fasciae latae und des M. gluteus maximus sind oft feststellbar.

Diagnostik

Standardröntgenaufnahmen sollten ossäre Veränderungen des lateralen Femurkondylus ausschließen. Bei Verdacht auf eine Achsenfehlstellung sind lange Achsenaufnahmen im Stand anzufertigen. Bei Rotationsfehlern sollte eine digitale Vermessung erfolgen. Sonographisch ist eine Bursitis auszuschließen. Da die Schmerzen über den lateralen Gelenkspalt bis in den lateralen Anteil des proximalen Unterschenkels ausstrahlen können, sind bei klinisch nicht eindeutigem Befund differentialdiagnostisch alle Syndrome abzuklären, die einen lateralen Knieschmerz hervorrufen können.

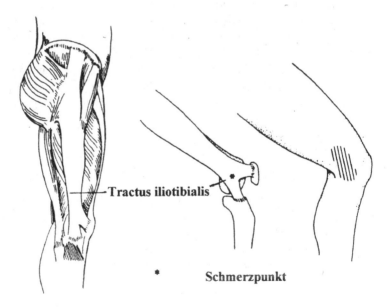

Tractus iliotibialis

* Schmerzpunkt

Abb 3. Schmerzpunktlokalisation beim Iliotibial Friction Syndrom

382

Therapie

Initial ist eine Kühlung und antiphlogistische Therapie einzuleiten. Eine Vorüberge-
hende Ruhigstellung/Tapen ist bei ausgeprägtem Befund ebenfalls einer raschen
Heilung dienlich. Eine entzündlich veränderte Bursa ist zu entfernen, ausgeprägte
Achsen- oder Rotationsfehlstellungen sollten operativ behoben werden. Nach Abklin-
gen der akuten Beschwerdesymptomatik sollte mit einer krankengymnastischen
Übungsbehandlung begonnen werden, in deren Vordergrund Muskelverspannung des
M. tensor fasciae latae und des M. gluteus maximus gelöst und muskuläre Dysbalan-
zen beseitigt werden sollten. Vor Langstreckenläufen sollte als Prävention nach dem
Warm-up ein Stretching zur Lockerung des iliotibialen Bandtraktes erfolgen.

Die Indikation zu einer operativen Revision ist ohne ossär-pathologischen Befund
dann zu stellen, wenn unter konservativer Therapie von ca. 3 Monaten keine Befundbesserung zu erzielen ist. Nach einer initialen Arthroskopie zum Ausschluß bisher
nicht erkannter intraartikulärer Schäden wird nach Insall eine laterale longitudinale
Incision gelegt und in 90° Beugestellung ein elipsoides Stück (ca. 2 x 4 cm) aus dem
zentralem Anteil des iliotibialen Sehnenstreifen über dem lateralen Femurkondylus
entfernt und anschließend durch eine Durchbewegung der reibungsarme Sehnenver-
lauf überprüft.

Insertionstenopathie des Bicepssehne (Snapping Biceps Femoris Syndrome)

Ätiopathogenese

Die Insertionstendopathie der Sehne des M. biceps femoris beruht auf zwei Ursachen.
Bei Langstreckenläufern und Radfahren kann durch die sich ständig wiederholenden
Beuge und Streckmechanismen eine Überbeanspruchung der Insertion der Bicepssehne hervorgerufen werden. Prädisponierend wird sich eine Innenrotationsstellung
des Unterschenkels, des Vorfußes sowie ein Genu varus aus. Als zweite Ursache kann
eine zu weit anterior liegende Insertion der Bicepssehne angesehen werden. Diese
Lage bewirkt ein Hinüberspringen der Sehne über die proximale Kante des Fibulaköpfchens, ein Schnappen der Sehne ist bei der Durchbewegung des Kniegelenkes
zu palpieren.

Untersuchungsbefund

Druckschmerzen, teilweise mit Ausstrahlung entlang des N. peroneus bei akuten
Formen, sind palpabel. Gelegentlich ist im Bereich des Fibulaköpfchens eine
Schwellung und Rötung zu erkennen. Beweisend für des Snapping Syndrom ein Hin-
und Herspringen der Sehne bei der Durchbewegung des Kniegelenkes mit dem Auftreten einer entsprechenden Schmerzsymptomatik.

Diagnostik

Durch Standardaufnahmen sind radiologisch ossäre Veränderungen auszuschließen. Differentialdiagnostisch sind Pathologica der posterolateralen Kapselecke, eine Außenmeniskusläsion und ein Neurinom des N. peroneus auszuschließen.

Therapie

In erster Linie ist diese Insertertionstendopathie durch eine konservative Therapie gut zu behandeln. Bei dem Snapping Biceps femoris Syndrome ist eine operative Therapie meist erforderlich. Hierbei werden die ventral liegenden Fasern abgetrennt und nach dorsal umgeschlagen und transossär verankert.

Vorderes und Hinteres Tibiakantensyndrom (Shin Splints; Anterior Leg Pain)

Ätiopathogenese

Mit Tibiakantensyndrom oder „shin plints" werden schmerzhafte Zustände meist bei jungen Sportlern im Bereich der Tibia bezeichnet, die entweder durch eine Tendopathie der Mm. extensor digitorum longus, tibialis anterior oder extensor hallucis longus (vorderes Tibiakantensyndrom) oder der Mm. tibialis posterior, flexor hallucis longus bzw. flexor digitorum longus (hinteres Tibiakantensyndrom) hervorgerufen werden können. Periostosen können in diesem Bereich ebenfalls schmerzauslösend wirken. Die aufgeführten Muskelgruppen arbeiten als funktionelle Einheit. Bei Laufsportarten, insbesondere Orientierungslaufen, werden stark beansprucht. Als prädisponierende Faktoren gelten neben schlechtem Schuhwerk und hartem Untergrund schlechter Trainingszustand und Fehlstellungen des Fußes. Überbelastung der vorderen Muskeleinheit wird durch eine Hohlfußstellung bewirkt, Senk-Spreizfüße prädisponieren die Entwicklung eines hinteren Tibiakantensyndromes. Bei vielen Frauen besteht durch eine Varusstellung des Fußes eine erhöhte Belastung für den M. tibialis anterior bzw. für den M. tibialis posterior durch eine straffe Achillessehnenführung.

Untersuchungsbefund

Insbesondere Mittel- und Langstreckenläufer bzw. Geher klagen im akuten Stadium eine umschriebenen Druck- und Bewegungsschmerz, der im Falle eines vorderen Tibiakantensyndromes bei aktiver Dorsalextension des Fußes gegen Widerstand zunimmt, beim hinteren Tibiakantensyndrom wird die Schmerzsymptomatik durch Plantarflexion des Fußes gegen Widerstand verstärkt.

Diagnostik

Durch Standardröntgenaufnahmen und ggf. eine Knochenszintigraphie sind Streß-frakturen und eine Periostitis auszuschließen (Abb. 4). Sonographisch sollte nach einem Muskelfaserriß gesucht werden und so z.b. ein Tennis-Leg ausgeschlossen werden. Eine Kompartmentdruckmessung sollte nur bei therapieresistenten Patienten erfolgen. Puranen berichtete von Druckerhöhungen im Sinne eines chronischen Kompartmentsyndromes des tiefen posterioren Kompartimentes. Diese Ergebnisse wurden jedoch von anderen Autoren wie z.B. Wallensten bestritten. Er unterscheidet den „medial lower leg pain" von einem chronischen Kompartmentsyndrom.

Therapie

Analog zu dem Vorgehen bei anderen Sehnenüberlastungssyndrom ist die auslösende Sportart zu vermeiden und eine relative Entlastung der betroffenen Extremität einzuleiten. Das Schuhwerk ist zu überprüfen. Physikalische Therapie mit Kälteanwendungen verbunden Antiphlogistakagabe (oral, Iontophorese) dienen der Schmerzlinderung. Nach Abklingen der akuten Phase sollten Ausgleichssportarten (Radfahren, Schwimmen) die körperliche Fitneß erhalten. Die krankengymnastische Therapie setzt dann mit Ultraschall und Stretching der antagonistischen Muskelgruppen ein. Im

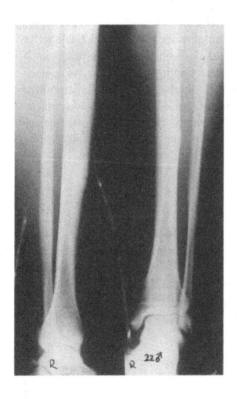

Abb. 4. Streßfraktur eines 22 Jahre alten Volleyballspielers

weiteren Verlauf steht nach entsprechende isokinetischer Testung der balancierte Aufbau der Muskulatur im Vordergrund.

Tritt unter konservativer Therapie keine entscheidende Befundbesserung oder zeigt die Kompartmentdruckmessung unter Belastungserprobung pathologisch erhöhte Druckwerte, so ist die Indikation zur chirurgischen Intervention gegeben. Hierbei wird Fasciotomie des tiefen posterioren Kompartments durchgeführt. Järvinen berichtet bei diesem Vorgehen und Indikationsstellung von 78% guten oder exzellenten Ausheilungsergebnissen bei seinen Patienten (über 70% Langstreckenläufer oder Jogger).

Achillodynie

Ätiopathogenese

Die Achillodynie ist eine schmerzhafte Entzündung der distalen Achillessehne am kalkanearem Ansatz bis 2 oder 3 Querfinger oberhalb des Insertionspunktes. Die Ursache ist eine entzündliche Reaktion, die mit oder Schwellung einhergehend kann. Da die Sehne nicht von einer eigentliche Sehnenscheide umgeben ist, liegt hier eine Reizung des Paratenons vor. Die akute Form betrifft nur das Paratenon, chronische Formen greifen auf das Sehnengewebe über. Bei langandauerndem oder ausgeprägtem Krankheitsbild ist eine mukoide Degeneration histologisch nachweisbar.

Diese Erkrankung ist das zweithäufigste Überlastungssyndrom bei Joggern, Langstrecken, Cross- und Orientierungsläufern, oft in Verbindung mit falschem Schuhwerk auf. Als zweithäufigste Gruppe gelten Sportarten, die mit raschem Antritt oder Sprüngen verbunden sind, wie Sprinter, Hürdenläufer, Hoch- und Weitspringer sowie Volleyball und Basketballspiele. Gerade lange Bergabläufe bei unzureichender Technik und schlecht abfederndem Schuhwerk prädisponieren zum Auftreten der Achillodynie.

Biomechanisch wird die Entstehung durch eine Varusfehlstellung im oberen und unteren Sprunggelenk, Muskelimbalanzen – hierbei insbesondere durch erhöhten Tonus der Hamstrings – oder Vorfußdeformitäten wie Klumpfußstellung begünstigt.

Untersuchungsbefund

Die Patienten berichten von einem brennenden Schmerzen, der nahezu nach leichtem Laufen verschwindet, sich bei wiederholten Spitzenbelastungen und nach Sporteinstellung deutlich verstärkt. Druckschmerzen sind meist 3 Querfinger oberhalb des kalkanearen Ansatzes der Achillessehne, in einigen Fällen imponieren auch deutliche Druckschmerzen am Insertionpunkt. Bei ausgeprägten Fällen ist eine Rötung und Schwellung zu erkennen, eine Krepitation und Sehnenverdickung zu tasten.

Diagnostik

Neben der die Diagnose fast schon bestimmenden Untersuchung ist sonographisch die Diagnose zu bestätigen und eine Bursitis subachillea auszuschließen. Radiologisch ist ein Fersensporn auszuschließen. Differentialdiagnostisch ist an eine Streßfraktur, Kalkaneodynie, Plantar Fasciitis und ein Pump Bump zu denken.

Therapie

Initial erfolgt Kühlung, die Gabe von Antiphlogistika sowie die Fersenerhöhung, z.B. mit der Visco heel softspot Einlage. Zusätzlich wird eine Lockerungsmassage mit dem Ziel der Dekontraktion der Wade über Antagonisten durchgeführt. Iontophorese mit NSA sind ebenfalls möglich. Cortisoninjektionen sind heutzutage obsolet. Ultraschall unterstützen die Behandlung. Im weiteren Verlauf werden durch isokinetische Messung und manuelle Untersuchung muskuläre Dysbalanzen eruiert und Kontraktion durch gezieltes Stretching der Wadenmuskulatur mit geringer Intensität gelockert. Hydrotherapeutische Anwendungen wie Kneipp-Güsse können zur reflektorischen Behandlung des lokalen Ödems zusätzlich durchgeführt werden. Bei Belastungswiederaufnahme ist für ein geeignetes Schuhwerk zu sorgen, zusätzlich zur Ferseneinlage kann ein Tapeverband angelegt werden. Alternativ kann eine Bandage mit integriertem Fersenkissen eingesetzt werden. Bei unauffälligem Verlauf wird zunächst das Fersenkissen entfernt, dann auf den Tapeverband verzichtet. Zur Sportaufnahme ist auf adäquates Schuhwerk zu achten. Unmittelbar vorher sollte der Sportler nach dem Warm-up ein zielgerichtetes Stretching durchführen.

Die Indikation zu operativen Versorgung ist nur bei unter konservativer Therapie sich nicht bessernden Beschwerden und bei rezidivierenden Achillodynien zu stellen. Operativ sollte dann das entzündlich veränderte Paratenon zu spalten und in speziellen Indikation bringt die Resektion der betroffenen Anteile eine andauernde Besserung für den Athleten.

Kalkaneodynie (Heel Spur Syndrome)

Ätiopathogenese

Schmerzen im Ansatzbereich des Ligamentum plantare longum am Kalkaneus werden als Kalkaneodynie bezeichnet. Laufen auf zu hartem Untergrund mit nicht adäquater Fersenabpolsterung ist die häufigste Ursache. Prädisponierend wirken sind eine Fersensporn und Senk-Spreizfüße aus. Häufig ist dieses Syndrom auch bei Sprungsportarten zu beobachten.

Untersuchungsbefund

Die Patienten klagen typischerweise beim Auftreten und Abstoßen mit dem Fußballen über Schmerzen in der Fußsohle mit Ausstrahlung in den Achillessehnenansatz am Kalkaneus. Druckschmerzen sind am Insertionspunkt eruierbar.

Diagnostik

Radiologisch sollte ein Fersensporn ausgeschlossen werden. Differentialdiagnostisch ist an eine Instabilität im unteren Sprunggelenk, eine Streßfraktur der Mittelfußknochen, eine Entzündung der Plantaraponeurose und ein Sinus-Tarsi-Syndrom zu denken.

Therapie

Ein Fersensporn sollte operativ abgetragen werden. Spezielle Schuheinlagen können die Krafteinwirkung auf das Fußgewölbe dämpfen oder Fehlbelastungen durch eine Senk-Spreizfußstellung vermeiden. Zusätzlich ist eine krankengymnastische Übungsbehandlung zur Kräftigung der Fußsohlenmuskulatur indiziert.

Literatur

Andrews JR (1983) Overuse Syndroms of the Lower Extremity. Clin Sports Med 2:137

Andrish JT, Bergfeld JH, Walheim J (1974) A Prospective Study on Management of Shin Splints. J Bone Joint Surg 56A:1697

Bambach T, Dobler R (1989) Sonographische Diagnostik beim Patellaspitzensyndrom – Korrelation mit klinischen und intraoperativen Befunden. Prakt Sporttraumatol Sportmed 3:17

Becker W, Krahl H (1978) Die Tendopthien. Thieme Stuttgart New York

Behfaras (1986) Die Insertion des Ligamentum patellae an der Tuberositas Tibiae – Eine Schwachstelle sportlicher Belastung im Wachstumsalter. Prakt Sporttraumatol Sportmed 3:31

Bernett P, Pieper B, Feldmeier C (1988) Sporttraumatologie der Frau. In: Prokop L (Hrsg) Frauensportmedizin, Wien Hollinek, Wien Ueberreuter

Blazina ME, Kerlan RK, Jobe FW, Carter VS, Carlson GJ (1973) Jumper's Knee Orthopedic. Clinics of North America 4(3):66

Brody DM (1980) Running Injuries Clinical Symposia 32(4)

Brubaker CE, James SL (1974) Injuries to Runners. Am J Sports Med 2:189

Ehrenborg G, Engfeldt B (1961) The Insertion of the Ligamentum Patellae on the Tibial Tuberosity. Some views in Connection with the Osgood-Schlatter Lesion. Acta Orthop Scand 121:491

Ehrenborg G, Olsson SE (1962) Avolsion of the Tibial Tuberosity in the Dog. Acta Orthop Scand 124:89

Erikkson E (1993) Overuse Syndromes of the Lower Extremities in Athletes Post Graduate Lectures. E.F.O.R.T. Masson, Paris 1:84

Firer P (1990) Actiology and Results of Treatment of Iliotibial Band Friction Syndrome. J Bone Joint Surg 72B:742

Franke K (1979) Die Folgen der sportlichen Fehlbelastung an der unteren Extremität. Unfallheilkunde 82:133

388

Garfin SR, Mubarek SJ, Owen CA (1977) Exertional Anterolateral – Compartment Syndrome. J Bone Joint Surg 59A:404

Harvey JS (1983) Overuse Syndromes in Young Athletes. Clin Sports Med 2(3):595

Holmes JC, Pruitt AL, Whalen NJ (1993) Iliotibial Band Syndrome in Cyclists. Am J Sports Med 21(3):419

Insall JN (1984) Surgery of the Knee. Churchill Livingstone, New York

Järvinen M (1993) Lower Leg Overuse Injuries in Athletes Knee. Surg sports Traumatol Arthroskopy 1:126

Johannson S (1922) En Forut Icke Beskriver Sjukdom i Patella. Hygiae 84:161

Kratil H (1980) Jumper s Knee – Ätiologie, Differentialdiagnose und therapeutische Möglichkeiten. Orthopäde 9:201

Lokiec F, Velkes S, Schindler A, Prisch M (1992) The Snapping Biceps Femoris Syndrome. Clin Orthop 283:205

Lyu SR, Wu JJ (1989) Snapping Syndrome Caused by the Semitendinosus Tendon. J Bone Joint Surg 71A:303

Noble HB, Hajek MR (1982) Diagnosis and Treatment of Iliotibial Band Tightness in Runners. Phys Sportsmed 10(4):67

Pieper B, Feldmeer C, Bernett P (1986) Tendopathien der unteren Extremität. Prakt Sporttraumatol Sportmed 3/86:24

Puranen J (1974) The Medial Tibial Syndrom. J Bone Joint Surg 56B:712

Puranen J, Alavaikko A (1981) Intracompartiental Pressure Increase on Exertion in Patients with Chronic Compartment Syndrome in the Leg. J Bone Joint Surg 63A:1304

Ray JM, Clancy WG, Lemon RA (1988) Semimembranosus Tendinitis: An overlooked Cause of Medial Knee Pain. Am J Sports Med 16(4):347

Renne JW (1975) The Iliotibial Band Friction Syndrome. J Bone Joint Surg 57A:1110

Sinding-Larsen M (1921) En Hittel Ukjendt Sygdom i Patella. Norsk Magazine Laegevidensk 82:856

Sloccum DB (1967) The Shin Splint Syndrome – Medical Aspects and Differential Diagnosis. Am J Surg 114:875

Weh L, Eickhoff W, Gehrke T, Lüssenhop S (1988) Polymyographischer Beitrag zur Pathogenese des Patellaspitzensyndromes. Prakt Sporttraumatol Sportmed 4:24

Wallensten R (1983) Results of Fasciotomy in Patients with medial Tibial Syndrome or Chronic Anterior Compartment Syndrome. J Bone Joint Surg 65A:1252

XV. Arbeitsgruppen/Spezialisten: Handchirurgie. Frakturen und Luxationen der Fingergelenke

Vorsitz: U. Lanz, Bad Neustadt/Saale; K. Henkert, Berlin

Kopfnahe Frakturen der Metakarpalia

H. Förstner

Arbeitsbereich Handchirurgie, Chirurgische Abteilung, Kreiskrankenhaus, Parktorweg 10, D-78713 Schramberg

Anatomische Vorbemerkungen

Um Gegenstände greifen zu können, muß die Hand ihre Form dem Gegenstand anpassen. Variable Wölbungen in transversaler, longitudinaler und diagonaler Richtung ermöglichen diese Anpassung an den Gegenstand. Aber auch eine vollständige Abflachung ist möglich. Die Bewegungen der Mittelhandknochen im Karpometakarpalgelenk eröffnen diese funktionelle Anpassung. Sie ist eine Flexion, Radialduktion und Supinationsrotation. Dabei ist das Bewegungsausmaß am II. Mittelhandknochen nahezu null und nimmt zum V. Mittelhandknochen stetig zu. Die Richtung der Bewegung ist bedingt durch den Muskelzug der Kleinfingermuskulatur, der Interosseusmuskulatur, der Beugesehnen, sowie durch die Form der Gelenkflächen des Karpometakarpalgelenks und deren Bandverbindungen. Eine aktive Extension über die Nullstellung hinaus ist wegen des fehlenden Muskelzuges nicht möglich. Densitometrische Untersuchungen (Koebke et al.) ergaben, daß die Dichte der ulnaren Langfinger deutlich geringer ist, als die der radialen.

Pathobiomechanik

Daraus ergibt sich bei kopfnahen Frakturen

- eine Fehlstellung des distalen Fragments nach palmar, radial mit einer Supinationsrotationkomponente.
- eine aktive Korrektur ist bei dieser Fehlstellung im Karpometakarpalgelenk nicht möglich. Eine Pseudokorrektur erfolgt indirekt durch eine Hyperextension im Grundgelenk.
- die Frakturhäufigkeit muß an den ulnaren Mittelhandknochen infolge der geringeren Dichte am größten sein.

Hefte zu „Der Unfallchirurg", Heft 241
K. E. Rehm (Hrsg.)
© Springer-Verlag Berlin Heidelberg 1994

Klinik

Die Häufigkeitsverteilung der Handfrakturen zeigt die bevorzugte Betroffenheit des V. Fingerstrahls in der Mittelhand.

Moutet et al. behandelten im Zeitraum 1972–1982 1080 Mittelhandfrakturen! Der V. Mittelhandknochen war mit 41% mit Abstand am häufigsten gebrochen. Vichard 1981 analysierte 355 Mittelhandfrakturen des V. Fingerstrahls. Dabei waren 57,5% im Halsbereich, 17% im Schaftbereich. Die Altersverteilung zeigt die besondere Betroffenheit der Bevölkerungschicht, die aktiv im Arbeitsleben steht.

Der typische Frakturmechanismus der kopfnahen Mittelhandfrakturen ist die axiale Gewalteinwirkung also der Sturz auf die Faust oder der Schlag mit der Faust gegen einen Widerstand.

Diagnostik

Anamnese und klinisches Bild weisen den Weg. Die Röntgendiagnostik in 2 Ebenen dokumentiert den Befund.

Hier werden wir mit einem weiteren Problem konfrontiert, nämlich die Festlegung der palmaren Knickbildung in Winkelgraden. Eine exakte Messung ist theoretisch nur im strengen Seitbild möglich, dabei muß die ulnare Handkante auf der Folie liegen.

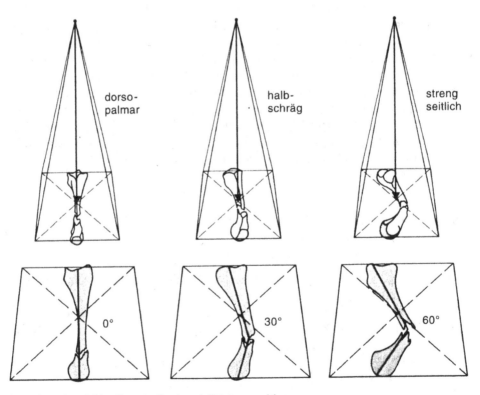

Abb. 1. Frakturfehlstellung in Grad nach Röntgenposition

Alle üblichen Halbschrägaufnahmen sind nicht reproduzierbar, damit nicht vergleichbar und ergeben keine exakte Angabe der Fehlstellung (Abb. 1). Auch die Verkürzung in der ap Ebene ist nicht vergleichbar, außer es liegt eine Vergleichsaufnahme der gesunden Gegenseite vor.

Therapie

Somit sagen die im amerikanischen Schrifttum und die jüngst im Unfallchirurg erschienen Arbeiten sehr wenig aus, wenn sie eine Fehlstellung des distalen Fragments bis zur Abkippung von 70° bzw 50° als tolerabel betrachten. Um den eingangs erwähnten anatomischen Funktionen gerecht werden zu können, müssen Fehlstellungen vermieden werden! Dies gilt ganz besonders für Schwerarbeiter, die mit Hammer, Schaufel oder dergleichen arbeiten müssen (Abb. 2)! Die Reposition dislozierter Frakturen erzielt man durch den Jahss'schen Handgriff. Die Ruhigstellung durch den Retentionsgips nach Iselin, der von uns in dieser Form modifiziert wird.

Die Retention ist nicht unproblematisch, oft mit ungenügendem Erfolg.

Daher auch der zunehmende Trend zur Operation. Die Indikationsrichtlinien sind der Tabelle 1 zu entnehmen.

Nach einer Operation lassen sich die Patienten schneller in den normalen Arbeitsprozess integrieren

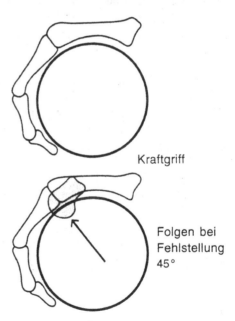

Kraftgriff

Folgen bei
Fehlstellung
45°

Abb. 2

Tabelle 1

absolut:

- offene Frakturen
- instabile Frakturen
- nicht korrigierbare Achs – Rotationsfehlstellung
- Achsfehlstellung? Grad
- Verkürzung? Millimeter

Operative Verfahren

Kirschner-Draht Osteosynthese

Transfixation, Markraumdrahtung Sie werden meist perkutan durchgeführt, am häufigsten gekreuzt von distal. Erfahrungsgemäß liegen die Drähte intraartikulär oder sehr nahe dem Gelenk, eine vollständige Streckung ist nicht möglich, häufig treten Hautproblem bei frühzeitiger Mobilisation auf.

Beispiel. Die alleinige Transfixation zum benachbarten Mittelhandknochen, bzw. Transfixation kombiniert mit axialem, intramedullärem Kirschner-Draht von proximal (Vives 1982) sind solide Osteosynthesen. Die Gefahr eines Rotationsfehlers ist jedoch nicht zu unterschätzen. Das Einbringen der Drähte erlaubt nach Durchbohren der ersten Kortikalis keine nachträgliche Stellungskorrektur mehr!

Zugschrauben-Osteosynthese

Sie ist durchführbar bei Schrägfrakturen. Die Durchührung ist technisch anspruchsvoll, insbesondere sollten Fehlbohrungen vermieden werden. Das Einbringen von 2 Schrauben mit kleinerem Gewinde ist stabiler als 1 Schraube mit größerem Gewinde!

Plattenosteosynthese

Die Platte wird im Sinne der Zuggurtung dorsal angebracht. Sie ist die stabilste Versorgungsform. Auch sie ist technische anspruchsvoll, beeinträchtigt erheblich den Streckapparat, da sie aufträgt. Bei sehr gelenksnahen Frakturen muß das Gelenk eröffnet werden und die Fixation des distalen Fragments ist oft problematisch. Beim Anbringen einer T-, L- Platte ist immer zuerst der kurze „quere Anteil" zu fixieren, dabei ist auf die koaxiale Lage des langen Plattenanteils zu achten! Eine Kondylenplatte muß gut anatomisch angeformt werden.

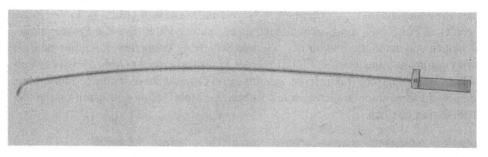

Abb. 3

Drahtnaht, Zuggurtung

Beide Verfahren nutzen den Zuggurtungseffekt des kräftigeren Muskelzuges der Beugeseite als Prinzip zur Herstellung einer interfragmentären Kompression aus, Voraussetzung ist die aktive Bewegung. Die Drahtnaht ist weniger übungsstabil als die Zuggurtung, letztere hat den Nachteil der Irritation des Strecksehnenapparates und der größeren Freilegung.

Intramedulläre Pin-Nagelung

Bei diesem Verfahren, 1976 von G. Foucher beschrieben, wird die Fraktur durch eine innere Schienung von proximal nach distal geschlossen stabilisiert. Das Operationsverfahren und das Instrumentarium sind standardisiert. Der hierfür neu entwickelte, distal abgerundete Pin-Nagel, hat eine zweifache Vorbiegung zur intramedullären Verspannung (Abb. 3). Proximal ist er mit einem Amboß versehen, zur Erleichterung

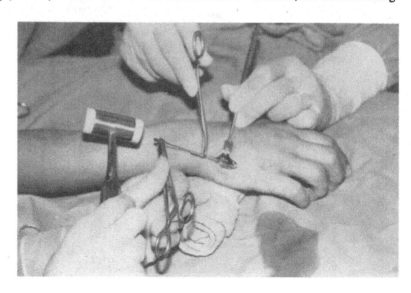

Abb. 4

des Einschlagens und zur Führung des Nagels im Markraum (Abb. 4). In der Regel werden 3 Pin-Nägel von proximal nach distal intramedullär über die Fraktur eingeschlagen und damit die Fraktur durch innere Schienung stabilisiert. Rotationsstabilität wird durch das bouquetartige Einbringen der Pin Nägel erreicht (Abb. 5). Dieses Verfahren ist biologisch; frakturferne, geschlossene Osteosynthese, einfach, stabil, ohne den Streckapparat zu tangieren, somit frühzeitige Mobilisation und damit rasche Rehabilitation möglich.

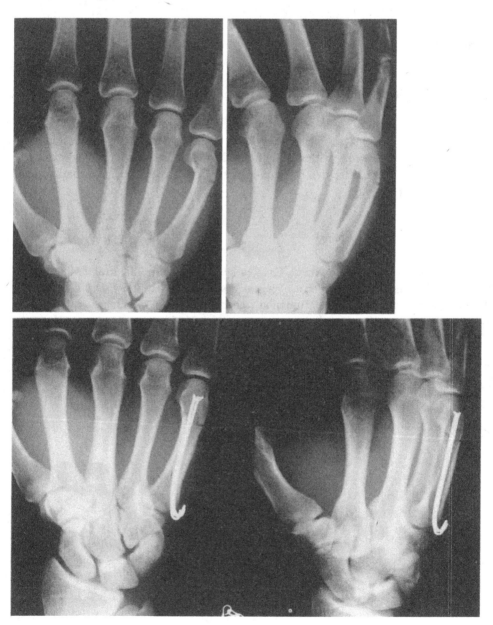

Abb. 5

Allgemeine Komplikationen

- Fehlstellungen
- Achs-
- Rotations-

Die Korrektur durch Osteotomie ist zur Erlangung ungestörten Handfunktion unumgänglich.

Pseudarthrosen

Hierbei handelt es sich meist, wenn nicht biologische Gründe vorliegen, um technische Fehler. Je nach Typ – biologisch aktiv oder inaktiv – muß gehandelt werden.

Infektion

In der Regel Folge offener Frakturen. Es gelten die selben Behandlungsrichtlinien wie bei allen infizierten Osteosynthesen.

Literatur

Beim Verfasser

Bandverletzung der Grundgelenke

P. Reill, Tübingen

(Manuskript nicht eingegangen)

Irreponible Luxation der Grundgelenke

B. Landsleitner, Bad Neustadt/Saale

(Manuskript nicht eingegangen)

Hefte zu „Der Unfallchirurg", Heft 241
K. E. Rehm (Hrsg.)
© Springer-Verlag Berlin Heidelberg 1994

Bandverletzungen und Luxationen des Mittelgelenkes der Langfinger

R. Anetsberger, P. Schaller und J. Geldmacher

Abteilung für Handchirurgie und Plastische Chirurgie, Chirurgische Universitätsklinik, Krankenhausstraße 12, D-91054 Erlangen

Zweifellos am problematischsten bezüglich Diagnostik, Therapie und funktionellem Behandlungsergebnis erweisen sich bei geschlossenen Gelenkverletzungen der Finger die der proximalen Interphalangealgelenke. Nicht selten werden sie zunächst vom Patienten selbst, aber auch vom weniger erfahrenen Arzt als „Verstauchung" bagatellisiert und maximal für ein paar Tage mit einem kühlenden Fingerverband versorgt. Das Resultat ist langfristig gesehen eine bewegungsschmerzhafte Einsteifung in Streck- oder Beugestellung und damit häufig eine bleibende Störung der Greiffunktion der gesamten Hand.

Hauptstabilisatoren der Langfingermittelgelenke sind kranial die Kollateralbänder und akzessorischen Kollateralbänder, welche die Seitenstabilität sichern und sowohl bei Flexion wie bei Extension, am stärksten in 15° Flexion, gespannt sind. Zum anderen schützt die palmare Platte die PIP-Gelenke vor Hyperextension [1, 2, 5, 8]. Dorsal stabilisiert der Streckapparat und evtl. eine „dorsale Platte", die anatomisch jedoch schwierig abgrenzbar ist [9] das Gelenk.

Das typische Trauma bei Verletzungen der Kapsel-Band-Strukturen ist der Sturz auf den gestreckten Finger oder ein Anpralltrauma, z.B. durch einen Ball. Meist handelt es sich bei den Verletzten um junge, sportlich aktive Männer.

Palmarseitiges Hämatom, starke Schwellung und schmerzhafte passive Extension sind die Leitsymptome bei Verletzungen der palmaren Platte. In Mittelstellung ist das Gelenk meist schmerzfrei.

Da sich das volle Schmerzbild meist erst am Tag nach dem Trauma zeigt, wird die primäre Untersuchung wegen der ausgeprägten Schwellung der dadurch resultierenden Bewegungseinschränkung am besten in Leitungsanästhesie durchgeführt [3, 8].

Eine passive Überstreckbarkeit des Gelenkes zeigt eine vollständige Ruptur der palmaren Platte an. Bei intakter „aktiver Stabilität" sind gehaltene Aufnahmen nötig, um die „passive Stabilität" zu prüfen. Hierbei wird das PIP sowohl in Streck- als auch in 90°-Beugestellung auf lateralen Halt untersucht. Wegen der häufigen Kombination von Seitenbandrupturen und Verletzungen der palmaren Platte ist diese Prüfung unerläßlich. Eine Instabilität bei Streckstellung deutet auf diese Kombinationsverletzung hin. Die Aufklappbarkeit muß dabei mehr als 20° betragen [3, 7]. Exakt seitliche Röntgenaufnahmen sind unerläßlich, um die kleinen knöchernen Aussprengungen an der Mittelgliedbasis zu erkennen.

Die Einteilung der Kapsel-Band-Verletzungen am PIP erfolgt am besten nach klinisch funktionellen Gesichtspunkten. Wir verwenden dabei die von Hintringer 1987 vorgeschlagene Einteilung in 4 Stadien.

Hefte zu „Der Unfallchirurg", Heft 241
K. E. Rehm (Hrsg.)
© Springer-Verlag Berlin Heidelberg 1994

Stadium I bezeichnet einen knöchernen oder ligamentären Ausriß. Das Ausrißfragment bleibt anatomiegerecht liegen. Die Kapsel-Band-Ecken und die Seitenbänder bleiben unverletzt. Das Gelenk ist bandstabil.

Im Stadium II besteht bereits eine Fragmentdiastase bis zu 1 mm ohne Fragmentverkippung. Die Bänder sind bis auf eine palmare Dissektion zwischen Kollateralband und akzessorischem Kollateralband intakt.

Beim Stadium III kommt es zur Fragmentdislokation als Folge der zunehmenden Dissektion zwischen Kollateral- und akzessorischem Kollateralband. Das Fragment paßt jedoch radiologisch von Länge und Form ins Fragmentbett.

Dahingegen führt im Stadium IV die völlige Trennung beider Seitenbänder oder die Ruptur eines Bandes zur Hypermobilität des gerissenen Fragmentes mit seitlicher Verkippung oder Verdrehung. Fragment und Fragmentbett scheinen röntgenologisch nicht mehr zusammenzupassen.

Von 1980 bis 1987 haben wir retrospektiv alle 178 Patienten in unserer Ambulanz mit Kapselbandläsionen am PIP erfaßt. Bei 78% handelte es sich um knöcherne Ausrisse der palmaren Platte entsprechenden den Stadien nach Hintringer. Jedes Stadium kam ca. gleichhäufig vor. Bei etwa 40% unserer Patienten bestand, abhängig vom operativen, konservativen Vorgehen und Schwere der Verletzung, eine bleibende Beeinträchtigung in Form mäßiger Schmerzen oder in Form von Beuge- und Streckdefiziten. 73% der Patienten fühlten sich dadurch aber nicht beeinträchtigt. Im Berufsleben behindert fühlten sich sogar nur 3%. Bei über 50% persistierte jedoch ein verdicktes Mittelgelenk.

Seit dieser Zeit werden bei uns alle Patienten nach einem einheitlichen Behandlungskonzept therapiert. Das Ziel ist dabei ein schmerzfreies, stabiles und bewegliches Gelenk bei möglichst kurzer Behandlungszeit.

Proximale einseitige Läsionen der palmaren Platte sollten lediglich zwei Wochen in Streckstellung ruhiggestellt werden. Distale Rupturen sowie knöcherne Ausrisse ohne wesentliche Fragmentdiastase, entsprechend den Stadien I und II nach Hintringer, werden zwei Wochen im Fingergips bei Streckstellung im PIP ruhiggestellt. Danach wird die Beugung in einer dorsalen Baycast-Schiene für weitere 2 Woche zugelassen. Stadium III und IV nach Hintringer mit deutlicher Fragmentdiastase oder Verkippung wird einer Operation zugeführt mit exakter Fragmentreposition. Ebenso wird bei Überstreckinstabilität (aktive Instabilität) die dabei völlig rupturierte palmare Platte genäht. Noch bis 1989 haben wir obligat eine temporäre KirschnerDraht-Arthrodese durchgeführt, auf die wir wegen der beobachteten Beugekontrakturen seitdem verzichten.

Wir fixieren das ausgerissene Fragment mittels Kirschner-Draht oder einer transossären U-förmigen Drahtausziehnaht. Anschließend erfolgt die Ruhigstellung im Fingergipsverband für 2–3 Wochen, danach wird wiederum die Beugung in einer dorsalen Baycast-Schiene erlaubt für weitere 1–2 Wochen. Streckseitige Luxationen ohne knöcherne Beteiligung mit oder ohne Kollateralbandruptur werden von uns operiert und anschließend ebenfalls nach 2 Wochen einer frühfunktionellen Behandlung unter Ausschaltung einer maximalen Extension zugeführt. Isolierte Kollateralbandrupturen sollten operiert werden, da es durch die meist proximal gerissenen Bänder nicht selten zur Gelenkinterposition kommt.

Geringe Restbewegungsdefizite werden dabei, bei sonst schmerzfreiem stabilen Gelenk, vom Patienten sowohl subjektiv als auch funktionell problemlos toleriert. Die Schwellung des Mittelgelenkes kann aber monatelang aber auch für dauernd bestehen bleiben, eine funktionelle Einschränkung ergibt sich daraus jedoch nicht.

Literatur

1. Bowers WH (1987) (ed) The Interphalangeal Joints. The Hand and Upper Limb, Vol 1 Churchill Livingstone. Edinburgh – London – Melbourne and New York
2. Freiberger N, Schaller P, Flügel M und Geldmacher J (1992) Therapeutisches Vorgehen bei knöchernen Ausrissen der palmaren Platte am Fingermittelgelenk. Nach einem Vortrag beim 33. Symposium der DAH, 1.–3.10.1992, Gelsenkirchen
3. Gauerdernak T und Seliger W (1981) Frische Verrenkungen und Bandrisse der proximalen Interphalangealgelenke. Handchirurgie 13:231–237
4. Hintringer W Das PIP-Gelenk. Video 1987 (HILEI). Unfallkrankenhaus, Donaueschinger Str. 13, A-1200 Wien
5. Hintringer W und Leixnering M (1991) Knöcherne oder ligamantäre Verletzungen am Mittelgelenk und ihre Behandlung. Handchirurgie 23:59–66
6. Kuczynski K (1968) The Proximal Interphalangeal Joint. J Bone Jt Surg 50B:656–663
7. Moller JT (1974) Lesions of the Volar Fibrocartilago in Finger Joints. Acta orthop scand 45:673–682
8. Orthner E, Kwasny W und Schabus R (1987) Ergebnisse nach konservativer Behandlung von Verletzungen des palmaren Kapsel-Band-Apparates der Mittelgelenke der Langfinger. Handchirurgie 19:263–268
9. Schaller R, Geldmacher J, Landsleitner B und Adelbert D (1989) Rupturen der palmaren Platte – konservative oder operative Therapie. Handchirurgie 21:322–327
10. Slattery P (1988) The Dorsal Plate: Anatomic Considerations. Combined Meeting of the Bulgarien and American Society for Surgery of the Hand. Albena/Bulgarien, May 25–29, 1988
11. Weeks PM (1981) Proximal Interphalangeal Joint. In: Weeks PM (ed) Akute Bone and Joint Injuries of the Hand and Wrist. Mosby Company, St. Louis, Toronto, London, S 161–198

Die perkutane Bohrdrahtung von intraartikulären Frakturen der Fingermittelglieder

W. Hintringer

Abteilung für Unfallchirurgie, Wiener Ring 3–5, A-2100 Korneuburg

Vorbemerkungen

Ein Großteil der intraartikulären Frakturen der Mittelphalangen wird nicht diagnostiziert und bleibt als banale Gelenksdistorsion unbehandelt oder nicht adäquat behandelt. Schmerzhafte Bewegungseinschränkungen mit lang andauernder Schwellung oder Versteifung des betreffenden Gelenkes sind die sehr unangenehmen Folgen.

Besonders Mehrfragmentbrüche mit zentraler Impression und Subluxation oder Luxation des Mittelgliedes zur Streckseite werden prognostisch als besonders ungünstig dargestellt.

Offene Operationsmethoden erfordern ausgedehnte Zugänge mit Störung der empfindlichen Gelenkmechanik. Die kleinen Fragmente sind schlecht gegeneinander fixierbar. Der erhoffte Erfolg wird auch bei exakter Reposition nicht immer erreicht.

In Anbetracht der Problematik der offenen Methoden und auf Grund eigener ungünstigen Erfahrungen sind wir in den letzten Jahren dazu übergegangen, eine perkutane Aufstopfungsmethode zu entwickeln und anzuwenden.

Indikationen

– Intraartikuläre Frakturen der Basis des Mittelgliedes
   mit oder ohne Impressionszone
   mit oder ohne Luxationstendenz
– sämtliche Brüche dürfen nicht älter als 1 Woche sein.

Kontraindikationen

– Komplette Trümmerfrakturen bei denen keine Stabilisierung mit Bohrdrähten
   mehr erreicht werden kann oder die Luxationstendenz nicht
   verhindert werden kann, da keine Transfixation in Ermangelung von
   intakten Knochen durchführbar ist.
– Verletzungen die älter als 1 Woche sind

Operationsprinzip (Abb. 1)

Die imprimierten Gelenkflächenanteile werden unter Durchleuchtung mit Vergrößerung perkutan vom Markraum her auf das Gelenkniveau zurückgestopft. Dazu wird das Mittelglied von der Streckseite her aufgebohrt. Mit einem golfschlägerartig vor-

Hefte zu „Der Unfallchirurg", Heft 241
K. E. Rehm (Hrsg.)
© Springer-Verlag Berlin Heidelberg 1994

gebogenen Bohrdraht werden die imprimierten Basisanteile zurückgestopft und anschließend mit Bohrdrähten fixiert.

Grundvoraussetzung für die Methode sind eine technisch gute Durchleuchtungsmöglichkeit mit hoher Auflösung und hohem Vergrößerungseffekt.

Die perkutanen Methoden von Gelenksfrakturen beruhen grundsätzlich auf den Prinzipien der Ligamentotaxis.

Fast immer kommt es zu Begleitverletzungen der proximalen Interphalangealgelenkkapsel – „Box". Sie besteht aus der Fibrocartilago palmaris, einem ulnaren und radialen Kollateralband, sowie den akzessorischen Kapselbändern. Die Subluxations-

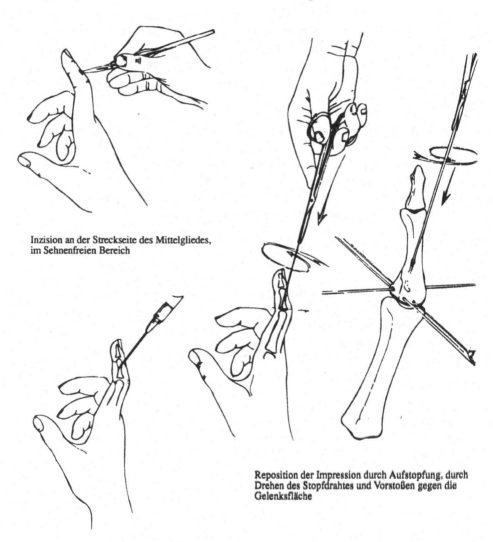

Inzision an der Streckseite des Mittelgliedes, im Sehnenfreien Bereich

Reposition der Impression durch Aufstopfung, durch Drehen des Stopfdrahtes und Vorstoßen gegen die Gelenksfläche

Tangentiales Aufbohren des Markraumes mit dem 2 mm Bohrer

Abb. 1

tendenz des Gelenks bei Frakturen ist weitgehend von der Mitverletzung dieser Bandstrukturen abhängig (Eaton und Dreary 1982).

Operationsmethode (Abb. 2)

1. Inzision an der Streckseite des Mittelgliedes im sehnenfreien Dreieck durch die Haut bis auf den Knochen 3–4 mm.
2. Mit dem 2 mm Bohrer wird ein schrägtangentiales Bohrloch bis in den Markraum vorgebohrt.
3. Ein Bohrdraht der Stärke 1 mm wird an seinem stumpfen Ende in der Form eines Golfschlägers umgebogen in den Markraum eingeführt.
4. Unter Bildwandlerdurchleuchtung wird der Finger zuerst längs gezogen, durch Drehen des eingeführten Stopfdrahtes mit dem Nadelhalter beschreibt die vorgebogene Krümmung einen Kreisradius an der Basisinnenfläche, die Trochlea des angrenzenden Grundgliedes stellt beim Aufstopfen ein genau passendes Widerlager dar und verhindern in Anbetracht des engen Gelenksspaltes ein Überkorrigieren. Nach Reposition der imprimierten Gelenksflächen, wird der abgeklappte Basiskeil durch oder neben der Beugeseite angespießt. Die Verbreiterung und Subluxationsstellung wird durch dorsopalmare Kompression mit Hilfe der Finger beseitigt (der Längszug ist inzwischen aufrechtzuerhalten).

Die Beseitigung der Subluxation und das Anlegen des Basiskeils erfolgt in einer Beugestellung von 20–30°.

Nach Stabilisierung des Basiskeils mit geschliffenen Bohrdrähten (Troikartspitze der Stärke 0,6–0,8 mm) werden die zurückgestopften Gelenkflächenanteile mit einer gitterartigen Konstruktion von Minibohrdrähten in 2 Ebenen unterfangen. Der Basis-

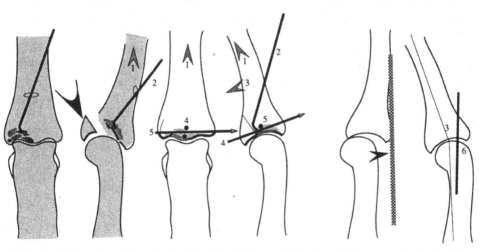

Abb. 2. Schrittweises Vorgehen bei der Reposition und Fixation. *1* Längszug, *2* Aufstopfung der Gelenksfläche, *3* Beugung des Gelenkes und Reposition der Subluxationsstellung, *4* Fixation des Basiskeils, *5* Überfangen der zurückgestopften Gelenksflächen, *6* Überprüfung der Stabilität in Streckstellung, falls instabil Transfixierung in 15–20° Beugung

keil kann dabei von der Beugeseite her (auch durch die Beugesehne angebohrt) und fixiert werden. Es muß der Bohrdraht dann zur Streckseite durchgebohrt werden und schließlich soweit bis zur palmaren Basiskortikalis zurückgezogen werden, daß die Beugesehne nicht mehr irritiert. Kann durch dieses Vorgehen (fixierter Basiskeil in 20–30° Beugestellung) eine Stabilität erreicht werden, wird diese unter dem Röntgen-bildverstärker durch Durchbewegen des Gelenkes überprüft. Das PIP-Gelenk wird dabei in 0° Stellung gebracht, die Bohrdrähte knapp unter der Haut abgezwickt, damit sie wieder leicht aufgefunden werden können (es sollte ja nicht bei der Bohrdrahtent-fernung ein größerer Schaden gesetzt werden als bei der Primäroperation).

Die Stichinzision wird mit einer Naht verschlossen.

Ist bei der Stabilitätsprüfung erkennbar, daß der Finger in der 0° Stellung zur Subluxation tendiert, muß in einer Beugestellung von 15–20° ein gelenkstransfixie-render Draht der Stärke 0,8–1 mm möglichst langsam (ohne Hitze) gebohrt werden.

Die temporäre Transfixation erfolgt von distal nach proximal, von der Basis des Mittelgliedes durch die Trochlea des Grundgliedes. Der Bohrdraht soll streckseitig im intakten Knochen gesetzt werden. Die 10–20° Beugestellung wird deshalb gewählt, weil in voller Streckung eine vermehrte Subluxationstendenz besteht und bei stärkerer Beugung nicht reversible Beugekontrakturen eintreten.

Postoperative Behandlung

Die Ruhigstellung des Gelenkes erfolgt bei stabilen Verhältnissen in einer 0° Stellung mit einer zunächst gespaltenen Fingerhülse mit Gips oder einem thermoplastischen Material.

Nach 2–3 Tagen Anlegen einer geschlossenen Gipshülse mit Freilassen des End-gelenkes.

Die Befristung richtet sich nach dem Ausmaß der Gelenksdestruktion und beträgt 4–6 Wochen. Nach Gipsabnahme werden die Drähte sofort entfernt und mit aktiven Bewegungsübungen unter physiotherapeutischer Aufsicht begonnen. Die Gelenke sollten dabei nach manualtherapeutischen Gesichtspunkten behandelt werden. Auch die Technik nach PNF wurde angewendet. Falls ab der 10. Woche noch eine Resteins-chränkung vorhanden ist, wird eine Quengelbehandlung eingeleitet (Joint Jack).

Bandverletzungen und Luxationen der Endgelenke

K. Wilhelm

Pettenkoferstraße 8 a, D-80336 München

Der Kapsel- und Bandapparat der Endgelenke bestehend aus den Teilen der Streck-
und Beugesehnen, der schrägen und accessorischen Kollateralbänder sowie der palmaren Gelenkplatte, können einzeln oder insgesamt verletzt werden. Die häufigsten
Verletzungen sind subkutane Schädigungen. Hierbei sind besonders sportliche Betäti-
gungen wie Base-, Volley- und Handball zu nennen. Die Strecksehnenruptur ist wohl
eine der häufigsten Sehnenverletzungen. Sie führt zu einem mehr oder weniger ausgeprägten Streckdefizit bedingt durch den Verletzungsmechanismus. Die Sehne kann
entweder am Sehnenansatz, ansatznah oder in der freien Sehnenlänge reißen. Die
Sehnenrisse am Ansatz sowie in der freien Sehnenlänge sind meistens total, die Sehnenrisse ansatznah lassen häufig noch eine gewisse Streckung zu, da Seitenzügel erhalten sind.

Streckdefizite bis etwa 40 Grad sind jedenfalls eine Domäne der konservativen
Behandlung mittels Schiene in Überstreckung des Endgelenkes (Stack-, Winterstein-
schiene). Die Strecksehnenrisse über 40 Grad können primär einer Sehnennaht unterzogen werden. Eine Immobilisation nach Sehnennaht erfolgt mittels schräg eingebrachtem Kirschner-Draht, der unter der Haut versenkt wird. Nur so können Bohr-
drahtosteomyelitiden verhindert werden.

Die Rupturen der Strecksehne am Daumenendgelenk sind immer operativ zu versorgen. Hier wird die Sehnennaht durchgeführt und das Gelenk mittels Kirschner-
Draht für 5 Wochen immobilisiert. Luxiert das Endgelenk, so erfolgt diese meist nach
dorsal. Diesen Luxationen folgt der Riß der palmaren Platte. Die übrigen Gebilde sind
meist erhalten. In jedem Falle ist ein Röntgenbild anzufertigen um festzustellen, inwieweit knöcherne Beteiligungen vorliegen. Danach wird durch Zug und Gegenzug
eingerichtet und in leichter Beugestellung fixiert. Auch danach muß eine Röntgenkontrolle erfolgen, um das Repositionsergebnis zu überprüfen. Läßt sich die Reposition nicht durchführen, so bestehen Repositionshindernisse wie Knochenfragmente
oder Teile der Kapsel. Die Ruhigstellung bei der konservativen Therapie einer Luxation soll zwei Wochen nicht überschreiten. Die Kollateralbandrisse am Endgelenk
sind selten. Diese Rupturen sind eine Domäne der konservativen Behandlung. Wie
bei den Luxationen wird auch hier eine zweiwöchige Ruhigstellung empfohlen. Nur
dann, wenn eine Inkongruenz der Gelenkflächen verbleibt, ist die Indikation zur Operation gegeben. Besteht eine offene Verletzung, sind Kollateralbandrisse oder auch
Verletzungen an anderen Kapselstrukturen eingetreten, so muß entsprechend den Gesetzen der Sofort- oder Primärversorgung auch der Kapselbandapparat wieder hergestellt werden. Obwohl das Endgelenk eines Fingers als klein zu bezeichnen ist, ist die
Mühe, die man sich mit diesem Gelenk machen muß, umgekehrt proportional seiner
Größe. Auch die Weichteilprobleme, die selbst nach konservativer Behandlung auftreten können, benötigen eine geduldige Nachbehandlung.

Hefte zu „Der Unfallchirurg", Heft 241
K. E. Rehm (Hrsg.)
© Springer-Verlag Berlin Heidelberg 1994

Intraartikuläre Frakturen der Endgelenke

P. Brüser

Handchirurgie, Malteser-Krankenhaus, Von-Hompesch-Straße 1, D-53123 Bonn

Intraartikuläre Frakturen an der Endphalanxbasis stellen in der Mehrzahl Kantenabbrüche dar. Da an der palmaren Lippe die Profundus-Beugesehne und dorsal die Extensor digitorum communis-Sehne inseriert, stehen neben der Problematik der Gelenkflächenrekonstruktion gleichzeitig die Wiederherstellung der Sehnenfunktion im Vordergrund.

Ob eine isolierte Sehnenverletzung oder aber ein knöcherner Ausriß vorliegt, kann bei der relativen Einförmigkeit des klinischen Bildes nur an Hand einer exakt seitlichen Röntgenaufnahme entschieden werden.

Deskriptiv liegt bei den Kantenabbrüchen eine intraartikuläre Fraktur vor, die funktionell meist einem knöchernen Sehnenausriß und seltener einer Luxationsfraktur entspricht. Sie kann bei kindlichen Frakturen alle Grade der Epiphysenschädigung einnehmen.

Unterscheiden lassen sich beide Formen durch die Größe des Fragmentes und den Verletzungsmechanismus. Luxationsfrakturen entstehen in der Regel durch eine axiale Einstauchung des leicht gebeugt oder extendierten Endgliedes (z.B. Volleyballspiel), die zu einem Abbruch des beuge- oder streckseitigen Fragmentes führt. Diese Fragmente umfassen meist 1/3 oder mehr der gesamten Gelenkfläche der Endphalanxbasis, die aufgrund der mangelnden Stabilität in eine Subluxationsstellung geraten kann. Knöcherne Sehnenausrisse entstehen demgegenüber durch eine aktive Anspannung der entsprechenden Sehne, die dann durch einen passiv plötzlich einsetzenden gegensinnigen Bewegungsmechanismus ausreißen kann. Die knöchernen Fragmente sind meist kleiner, häufig nur schalenförmig.

Beugeseitige Kantenfrakturen sind sehr selten und führen durch den erhöhten Tonus der ansetzenden Profundus-Beugesehne häufig zu einer erheblichen Dislokation des knöchernen Fragmentes nach proximal bis in Höhe des Chiasmas (Mittelphalanxbasis). Es wird hier radiologisch aufgefunden und darf nicht mit einer Fraktur in dieser Höhe verwechselt werden. Klinisch ist die Beugung des Endgelenkes aufgehoben. Die Therapie besteht bei größeren Fragmenten in einer übungsstabilen Osteosynthese mit einer Minischraube bei kleineren Fragmenten in einer Sehnendurchflechtungsnaht mit Draht, wobei gleichzeitig beide Drahtenden durch Fragment und Endphalanxbasis nach dorsal geführt und über dem Fingernagel fixiert werden. Die Ruhigstellungsdauer beträgt ca. 4 Wochen.

Streckseitige Kantenfragmente sind aufgrund der kleineren Gleitamplitude der Extensor communis-Sehne (ca. 3 mm) nur geringgradig disloziert. Große Fragmente (in der Regel Luxationsfrakturen) werden durch Minischrauben fixiert, wobei das Endgelenk gleichzeitig exakt reponiert und gegebenenfalls temporär mit einem Kirschner-Draht fixiert werden muß.

Kleinere knöcherne Strecksehnenausrisse können nach Reposition durch Hyperextension des Endgelenkes bei ausreichender Gelenkflächenwiederherstellung

Hefte zu „Der Unfallchirurg", Heft 241
K. E. Rehm (Hrsg.)
© Springer-Verlag Berlin Heidelberg 1994

konservativ behandelt werden, wobei wir eine Stack'sche Schiene oder eine individuell angepaßte, thermoplastische Fingerschiene verwenden, die das Mittelgelenk frei-
läßt. Die Remodellierungstendenz der Gelenkfläche ist sehr gut.

Dislozierte Fragmente werden offen reponiert und in Lengemann-Naht oder einer
intraossären Dexon-Naht stabilisiert. Die Dauer der Ruhigstellung in 0°-Extension des
Endgelenkes und freier Beweglichkeit des Mittelgelenkes beträgt ca. 6 Wochen, da
eine zu frühe Freigabe, insbesondere bei schalenförmigen Fragmenten zu einer Auf-
dehnung des Sehnenkallus mit Streckdefiziten führen kann. Je kleiner das Fragment,
um so länger die Ruhigstellung.

Gelenknahe Basisfrakturen des Metakarpale I

M. Belusa

Am Wall 1, D-18273 Güstrow

Die große Beweglichkeit des I. Karpo-Metakarpalgelenkes ist durch eine weite und
schlaffe Gelenkkapsel gegeben. Um so kräftiger sind die Bänder, von denen in jeder
Position immer eines oder mehrere angespannt sind.

Bei einem Trauma zerreißen nicht sie, sondern ihr knöcherner Ansatz.

Das Os trapezium kann durch die Inkongruenz der Gelenkflächen mit Ausbildung
punktförmiger Spannungsspitzen als Keil wirken und dadurch zur Entstehung von
Bennett-Frakturen mit größerem ulnaren Fragment führen. Die Bruchflächen sind
schräge oder vertikal. Während das ulnare Fragment durch das Lig. metacarpale dorsale I in seiner Position verbleibt, kann das Metakarpale durch den Zug des M. abductor pollicis longus nach proximal-dorsal gleiten und damit zu einer Stufe der Gelenkfläche des Metakarpale führen (Abb. 1). Zifko und Matuschka haben nach diesen
Gesichtspunkten eine Einteilung der Bennett-Frakturtypen vorgenommen, die praktischen Bedürfnissen entspricht.

Die Reposition der Luxationsfraktur erfolgt durch Zug am Daumen und Druck auf
die Basis des Metakarpale. Ihre Retention im Gipsverband kann bei kleinen Abriß-
brücken und bei Frakturen ohne Stufenbildung erfolgreich sein. Bei Frakturen mit
Stufenbildung ist eine Reluxation zu erwarten, so daß operative Maßnahmen in Erwägung gezogen werden müssen.

Prinzipiell stehen zwei operative Verfahren zur Auswahl, die geschlossene Reposition mit perkutaner Kirschner-Draht-Fixation und die offene Reposition mit Osteosynthese.

Bei der perkutanen Kirschner-Draht-Fixation legte Wagner einen Draht von der
Basis des Metakarpale zum Trapezium (Abb. 2).

Iselin legte besonderen Wert auf die Erhaltung der 1. Kommissur und benutzte
zwei Kirschnerdrähte zur indirekten Retention der Fraktur, indem er das Metakarpale
I nach der Reposition an das Metakarpale II fixierte.

Hefte zu „Der Unfallchirurg", Heft 241
K. E. Rehm (Hrsg.)
© Springer-Verlag Berlin Heidelberg 1994

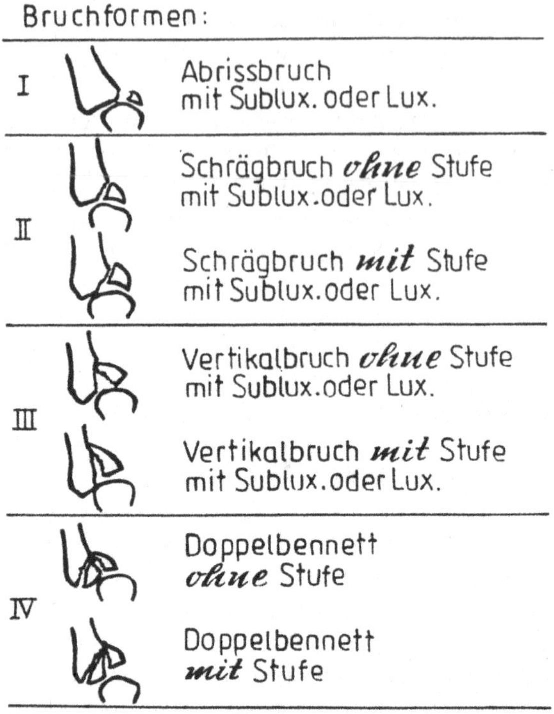

Bruchformen:

I	Abrissbruch mit Sublux. oder Lux.
II	Schrägbruch *ohne* Stufe mit Sublux.oder Lux. Schrägbruch *mit* Stufe mit Sublux.oder Lux.
III	Vertikalbruch *ohne* Stufe mit Sublux.oder Lux. Vertikalbruch *mit* Stufe mit Sublux.oder Lux.
IV	Doppelbennett *ohne* Stufe Doppelbennett *mit* Stufe

Abb. 1

Tubiana fixiert das kleine Fragment mit dem proximalen Draht direkt und Nigst beschrieb eine Kombination der Wagner'schen mit der Iselin'schen Methode. Bei der offenen Reposition mit Osteosynthese fixierten Gedda und Moberg das ulnare Fragment von palmar-ulnar. Andere Autoren gehen von radial aus vor. Es finden sowohl Drähte als auch Schrauben Verwendung. Auch Zuggurtungen sind möglich. Die Entscheidung über die Verwendung von Draht oder Schrauben ist durch die Größe des Fragmentes vorgegeben. Fragmentsplitterungen beim Aufbohren zur Schraubenosteosynthese sind gefürchtet und haben manchen Operateur zum Verlassen dieser Methode bewegt.

In jedem Falle ist die offene Reposition schwierig, unterliegt einer strengen Indikation und erfordert Erfahrung. Wenn ein perfektes Ergebnis erreicht wird, ergibt sich kein Gewinn gegenüber den einfacheren Möglichkeiten perkutaner Fixierungen, sondern eine erhebliche und nicht vertretbare Weichteilschädigung.

Die Resultate der perkutanen Kirschner-Draht-Fixationen sind durchaus denen der Osteosynthese vergleichbar und werden mit weniger Aufwand erreicht. Als gesicherte Indikation für die Osteosynthese verbleibt jedoch die verschleppte, irreponible Bennett-Luxationsfraktur.

Die Rolando-Fraktur als T- oder Y-Bruch der Basis des Metakarpale I führt bei unzureichender Behandlung zu einer Störung der Handfunktion durch eine verminderte Abduktionsfähigkeit des Daumens.

Wagner (1950)   Tubiana (1971)

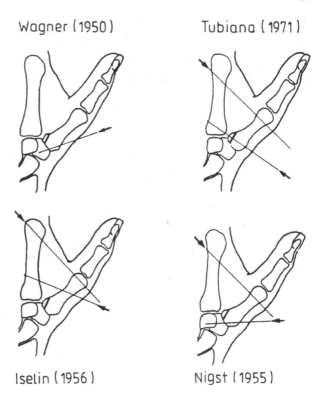

Abb. 2   Iselin (1956)   Nigst (1955)

Vielfach handelt es sich um eingestauchte Trümmerbrüche im Sinne eines „pilon metacarpal". Wenn aufgrund der Röntgenuntersuchung eine exakte Reposition und Retention nicht zu erwarten ist, sind Dauerzug und Verwendung des Fixateur externe oder Freilegung der Fraktur erfolgversprechend.

Bei der operativen Behandlung sind Kirschnerdrähte in vielen Fällen zu favorisieren, da Schrauben und Platten technisch größere Schwierigkeiten und Weichteilschädigungen programmieren. Auch Zuggurtungen können gute Ergebnisse bringen. Bei Pilon metakarpal-Frakturen ist eine Spongiosaunterfütterung sinnvoll.

Auch konservative Behandlungen können erfolgreich sein.

Die Prognose der suprabasalen Schrägfrakturen des Metakarpale I ist wegen ihrer extraartikulären Lage günstiger. Sie kann konservativ durch Reposition und Abduktions-Gipsverband behandelt werden, neigt jedoch zur Redislokation. Dann werden perkutane oder offene Kirschner-Draht-Fixationen erforderlich.

Wenn posttraumatische Arthrosen des Sattelgelenkes nach dislozierten oder unzureichend behandelten Bennett- oder Rolando-Frakturen Bewegungs- oder Belastungsschmerzen verursachen, sollte man sich frühzeitig zur Arthrodese entschließen. Der Eingriff ist dankbar und bringt Beschwerdefreiheit. Die Bewegungseinschränkung des Daumens ist gering. Sie sehen hier eine Drahtnahtarthrodese nach unbehandelter Bennett-Fraktur.

Die Behandlung der Frakturen der Hand ist ein Aschenbrödel, Operateure setzen unterschiedliche Prioritäten. Die Entscheidung zur Operation oder zur konservativen

Behandlung ist stark individuell geprägt. Einfache Möglichkeiten sind nicht immer die schlechtesten. Vor der Überbehandlung ossärer Verletzungsfolgen an der Hand sollte man sich hüten und bei einer Operationsplanung die unterschiedlichen Osteosynthesemethoden sehr sorgsam gegeneinander abwägen.

XVI. Arbeitsgruppen/Spezialisten: Becken. Verletzungen des Sakroiliakalgelenkes

Vorsitz: H. Tscherne, Hannover

Anatomie und Biomechanik des Sakroiliakalgelenkes

W. Schlickewei und S. Gimpel

Abteilung Unfallchirurgie, Chirurgische Universitätsklinik, Hugstetter Straße 55, D-79106 Freiburg

Anatomie

Das Becken als Verbindung zwischen Stamm und freien unteren Extremitäten wird vom anatomischen Verständnis zur unteren Extremität gerechnet, d.h. ist wesentlicher Bestandteil der Stütz- und Bewegungsorgane des Menschen. Das knöcherne Becken bildet einen festen Ring, gebildet aus den Ossa ilia und dem Os sacrum, verbunden durch die Schambeinfuge (symphysis pubica) und das Darmbein-Kreuzbeingelenk (articulatio sacroiliaca). Während es sich bei der Symphyse um eine sogenannte Knorpelhaft (articulatio cartilaginea) handelt, also eine Verbindung durch Faserknorpel, bildet die Sakroiliakalfuge eine Amphiarthrose, ein straffes Gelenk. Hierunter versteht man eine spezielle Form der Diarthrose: durch Form des Gelenkes und die umgebenden Bandverbindungen ist die Gelenkbeweglichkeit einer Amphiarthrose stark eingeschränkt, fast aufgehoben. Vergleichbare Verbindungen ossärer Strukturen im menschlichen Organismus findet man im Karpal- und Tarsalbereich [4, 13].

Die artikulierenden Gelenkflächen des SI-Gelenkes sind die Facies auriculares ossis ilii und ossis sacri. Während in der Phase des Wachstums die lateralen Anteile der ersten beiden Kreuzbeinwirbel gelenkbildend sind, ist beim Erwachsenen noch zusätzlich der kraniale Anteil des dritten Kreuzbeinwirbels mit zum Gelenkanteil gehörig. Putz und Müller-Gerbl [12] haben die dorsal konvergierende Form der Facies genauer untersucht: sie konnten zeigen, daß die Ränder des Gelenkes mit hyalinem Knorpel bedeckt sind und diese Bedeckung in den zentralen Zonen wesentlich dünner ist. Mit der CT-Osteoabsorptiometrie, mit der die subchondrale Knochendichte als Maß der funktionellen Beanspruchung bestimmt wird, konnte analog gezeigt werden, daß die höchsten Dichtestufen ensprechend in den Randzonen und die niedrigsten im zentralen Bereich nachzuweisen sind.

Die korrespondierenden Gelenkflächen des Sakrums und Ileums sind nahezu identisch. Interindividuelle Unterschiede finden sich in der Gelenkkippung, abhängig von der Konfiguration der Wirbelsäule: bei gering ausgebildeter LWS-Lordose ist die

Hefte zu „Der Unfallchirurg", Heft 241
K. E. Rehm (Hrsg.)
© Springer-Verlag Berlin Heidelberg 1994

Kreuzbeinstellung und somit auch die Stellung der Facies auricularis steiler. Das Gelenk selbst ist sehr eng. Bei in-vitro Meßungen mit Kontrastmittel können nur 0,1–0,2 ml instilliert werden [3]. Eine diagnostische Analyse der Gelenksituation ist in vivo praktisch nur durch CT möglich [14], eine Arthrographie ist wegen der geschützten Lage des Gelenkes technisch nicht durchführbar [3]. Im Laufe der physiologischen Alterung entstehende Oberflächenveränderungen im Gelenk sind nicht generell als pathologisch anzusehen [19, 20].

Zum Sakroiliakalgelenk gehören neben den beschriebenen Gelenkflächen der besonders kräftig ausgebildete Bandapparat des hinteren Beckenringes: die unmittelbar ums SI-Gelenk gruppierten Bänder sind die

Ligg. sacroiliaca ventralia
Ligg. sacroiliaca dorsalia
– Lig. sacroiliacum (dorsale) longum
– Lig. sacroiliacum (dorsale) breve
– Lig. sacroiliaca interossea.

Die ventralen Ligamente sind im Vergleich wesentlich schwächer ausgebildet. Die langen dorsalen Bänder verbinden die Crista iliaca dorsalis des 3./4. Kreuzbeinwirbels mit der Spina iliaca posterior superior und bedecken die kurzen dorsalen Bänder, die von den lateralen Cristae sacrales zu der Verbindungslinie der Spina iliaca posterior superior und inferior verlaufen. Diese Bandanteile bedecken zum Teil die Foramina sacralia. Die Ligg. interossea verlaufen quer zwischen Tuberositas iliaca und sacralis. Dieses Band allein hat beim Erwachsenen eine Querschnittsfläche von einigen Quadratzentimetern. Als Zeichen der unterschiedlichen Beanspruchung ist im Bandapparat nicht selten eine Bursa nachzuweisen [12].

Der umgebende Bandapparat wird gebildet vom

Lig. iliolumbale
Lig. sacrospinale
Lig. sacrotuberale

Diese drei Bandverbindungen sind zwar nicht genau dem SI-Gelenk zuzurechnen, haben aber für das Verständnis der Gelenkfunktion ihre Bedeutung und müssen funktionell zum Gelenkkomplex hinzugerechnet werden [7]. Das sakrotuberale Band ist von allen am kräftigsten ausgebildet.

Bei der chirurgischen Revision des SI-Gelenkes ist bei ventralem Zugang vor allem die Lage des Plexus lumbosacralis, der ca. 1–1,5 cm medial des von ventral nach dorsal konvergierendem Gelenkspaltes (der konvergierende Winkel des Gelenkspaltes kann intraoperativ mit Bohrdraht markiert werden) verläuft, zu beachten. Bei der dorsalen Exploration ist auf den Verlauf der Vasa glutea superiora zu beachten. Das Gelenk selbst ist bei dorsalem Zugang in der Regel nicht einsehbar [1, 5, 8, 11, 15, 16].

Biomechanik

Entsprechend der anatomischen Voraussetzungen ist die physiologische Beweglichkeit in den SI-Gelenken sehr eingeschränkt. Zwei Studien der Beweglichkeit im humanen Sakroiliakalgelenk berichten über ähnliche Ergebnisse: der Mittelwert lag zwischen 4° und 8° [2]. Interindividuelle Unterschiede sind vorhanden. Insgesamt nimmt die Beweglichkeit mit dem Alter ab, bei Männern schneller als bei Frauen.

An Bewegungsmodi sind Rotations- und Translationsbewegung möglich. Die von Putz beschriebene Knorpeldickenverteilung gibt einen direkten Hinweis auf die Kraftübertragung im SI-Gelenk. Sie erfolgt nicht flächenförmig, sondern wird im wesentlichen über die Randzonen geleitet.

Die Anatomie ist somit ein Spiegelbild der funktionellen Beanspruchung der SI-Gelenke. Pauwels [9] hat grundlegende Untersuchungen zur funktionellen Anatomie der Beanspruchung des Beckens und der Beckenfugen vorgelegt. Hierin konnte er zeigen, daß der Beckenring und somit auch die verbindenen Gelenke bzw. Fugen wechselnden Belastungen beim ein- und beidbeinigen Stand bzw. Gehen und Stehen unterworfen sind. Beim (beidbeinigen) Stand erfolgt die Druckeinleitung der aus der Richtung der oberen Körperhälfte einfließenden Kraft K über den proximalen Rand der Facies auricularis, während Symphyse und aber auch Teile des vorderen sakroiliakalen Bandapparates unter eine Zugbelastung kommen. Während dem einbeinigen Stand bzw. beim Gehen erfolgt die Kraftausleitung über das Standbein. Durch die asymetrische Belastung entsteht ein Drehmoment, das durch den Bandapparat aufgefangen wird. In dieser Phase entsteht eine Druckbelastung auf die Symphyse und den distalen Anteil der Facies auricularis. Somit entsteht beim normalen Gehen (Wechsel des Standbeines) ein permanenter Lastwechsel nicht nur in der Symphyse, sondern auch im SI-Gelenk (Abb. 1 und 2). Dem sakroiliakalen Bandapparat kommt bei Belastung ebenfalls eine unterschiedliche Aufgabe zu: die funktionelle Aufgabe der dorsal liegenden Bänder wird oft mit dem Trägerseil einer Hängebrücke verglichen [18]. Auch die ventralen Bandanteile werden zum Teil auf Zug beansprucht.

Während die Überlegungen von Pauwels die Belastung des Beckenringes mehr unter statischen Bedingungen analysieren, hat Teubner [17] eine Untersuchung der Kinematik des Beckens, also der mechanistischen Betrachtung der Beckenbewegung unter dem Blickpunkt der Getriebelehre vorgestellt. Unter Berücksichtigung der Ge-

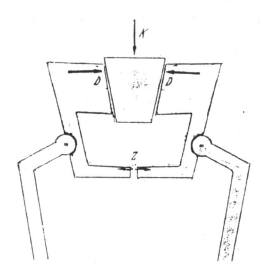

Abb. 1. Belastung des Beckenringes bei beidbeinigem Stand (modifiziert nach Pauwels [9] und Putz [12]). K = Gewicht Oberkörper und Stamm. Z = Zugkraft. D = Druckkraft

412

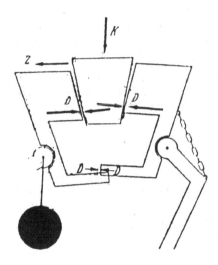

Abb. 2. Belastung des Beckenringes bei einbeinigem Stand (modifiziert nach Pauwels [9] und Putz [12]). *K* = Gewicht Oberkörper und Stamm. *Z* = Zugkraft. *D* = Druckkraft

triebekette mit drei Gliedern (Os sacrum, 2 x os ilium), und der Gelenke (Symphyse, 2 x SI-Gelenk) und jeweiligen Bewegungsfreiheiten der Gelenke gibt er nach der Zwangslaufgleichung insgesamt 2 sogenannte äußeren Antriebe für das Becken unter physiologischen Bedingungen (Ein- und Zweibeinstand, Gehen, Laufen, Sitzen) an. Im Liegen reduziert sich hiernach der äußere Antrieb auf 0. Die operationstechnische Problematik einer SI-Instabilitätsversorgung wird bei der kinematischen Analyse deutlich: bei gleicher Zahl der Glieder und nur noch 2 Gelenken werden insgesamt 6 Bewegungsfreiheiten frei, die durch die Osteosynthese zu stabilisieren sind. Die in der Regel durchgeführte temporäre Arthrodese führt zu unphysiologischen Verspannungen (genauerer Angaben siehe Teubner und Gerstenberger [17]).

Die ständig wechselnde funktionelle Belastung nicht nur der Symphyse, sondern auch des SI-Gelenkes spiegelt sich in postoperativen Verläufen nach der Versorgung von SI-Instabilitäten wieder: bei ventral eingebrachten Implantaten (Platten) sieht man im Verlauf häufig Lysezonen im Schraubenlager [11], dorsale Implantate (transiliosacrale Schrauben) brechen nicht selten. Dies bedeutet, daß die funktionelle Belastung des Gelenkes nicht nur bei der Wahl des Implantates, sondern auch bei Implantatverankerung [10] und dem Zeitpunkts der Metallentfernung unbedingt berücksichtigt werden muß.

Zusammenfassung

Das SI-Gelenk als Amphiarthrose ist durch einen ausgesprochen kräftigen Bandapparat stabilisiert, der nur geringste Bewegungen gestattet. Die Gelenkfläche (facies auricularis) ist entsprechend der Belastungszonen vor allem in den Randzonen mit kräftigem hyalinem Knorpel bedeckt, während die Knorpelbeschichtung in zentralen Gelenkbereich nur dünn ausgebildet ist (Putz 1992). Die Einleitung der Kräfte, die auf das SI-Gelenk beim Stehen bzw. Gehen einwirken, führt zu einem ständigen Wechselspiel von Druck- und Zugbelastung. Dieser Tatsache ist bei der operativen Versorgung einer SI-Instabilität und bei der Wahl der Implantate und auch der Frage der Metallentfernung Rechnung zu tragen.

Literatur

1. Euler E, Krueger T, Betz A, Schweiberer L (1992) Beckenringfrakturen – müssen sie stabilisiert werden? Unfallchirurg 95:174–180
2. Gregory CR, Cullen IM, Pool R, Vasseur PB (1986) The canine sacroiliac joint. Spine 11:1044–1048
3. Kissling RO (1992) Zur Arthrographie des Iliosacralgelenks. Z Rheumatol 51:183–187
4. von Lanz T, Wachsmuth W (1984) Praktische Anatomie, 2. Bd. Teil 8A: Becken. Lierse, W (Hrsg), Springer, Berlin-Heidelberg-New York
5. Matta JM, Saucedo T (1989) Internal fixation of pelvic ring fractures. Clin Orth 242:83–97
6. Meissner A (1993) Klassifikation und Diagnostik bei Beckenverletzungen. Hefte zu der Unfallchirurg 232:772–776
7. Müller KH, Witzel U (1986) Biomechanik des Beckenrings und Verletzungsformen. Hefte zur Unfallheilkunde 181:557–565
8. Müller-Färber J (1993) Beckenverletzungen. In: Breitner: Chirurgische Operationslehre Traumatologie 2, Urban & Schwarzenberg, München
9. Pauwels F (1965) Gesammelte Abhandlungen zur funktionellen Anatomie des Bewegungsapparates. Springer, Berlin
10. de Peretti C, Argenson C, Bourgeon A, Omar F, Eude P, Aboulker C (1991) Anatomic and experimental basis for the insertion of a screw at the first sacral vertebra. Surg Radiol Anat 13:133–137
11. Pohlemann T, Gänsslen A, Kiesling B, Bosch U, Haas N, Tscherne H (1992) Indikationsstellung und Osteosynthesetechniken am Beckenring. Unfallchirurg 95:197–209
12. Putz R, Müller-Gerbl M (1992) Anatomische Besonderheiten des Beckenrings. Unfallchirurg 95:164–167
13. Rauber-Kobsch (1987) Anatomie des Menschen. Thieme, Stuttgart
14. Rommens PM, Gielen J, Broos PL (1992) Die Bedeutung der CT für Diagnostik und Therapie der Frakturen des Beckenrings. Unfallchirurg 95:168–173
15. Schmit-Neuerburg KP, Hartwig T (1986) Osteosyntheseverfahren am dorsalen Beckenring Plattentechnik. Hefte zur Unfallheilkunde 181:566–579
16. Simpson LA, Waddell JP, Leighton RK, Kellam JF, Tile M (1987) Anterior approach and stabilization of the disrupted sacroiliac joint. J Trauma 27:1332–1339
17. Teubner E, Gerstenberger F (1992) Die Kinematik des Beckens. Unfallchirurg 95:50–57
18. Tile M (1984) Fractures of the pelvis and acetabulum. Williams & Wilkins, Baltimore
19. Vleeming A, Stoeckart R, Volkers ACW, Snijders CJ (1990) Relation between form and function in the sacroiliac joint. Part 1: Clinical and anatomical aspects. Spine 15:130–132
20. Vleeming A, Volkers ACW, Snijders CJ, Stoeckart R (1990) Relation between from and function in the sacroiliac joint. Part 11: Biomechanical aspects. Spine 15:133–136

Diagnostik und Klassifikation der Verletzung des SI-Gelenkes

H. Reilmann, A.-M. Weinberg und T. Wachtel

Unfallchirurgische Klinik, Städtisches Klinikum, Holwedestraße 16, D-38112 Braunschweig

Einleitung

Die Behandlung und Prognose von Beckenverletzungen wird maßgeblich durch die Stabilität des dorsalen Beckenringes bestimmt [4, 8, 9]. Neben den Frakturen des Os sacrum und Os ilium kommt dabei dem Sakroiliakalgelenk (SI) die zentrale Bedeutung zu. Instabile Läsionen des SI-Gelenkes sind in der Regel Folge eines schweren Traumas und häufig mit Begleitverletzungen kombiniert [1]. Die Diagnostik muß sich deshalb in Art und Zeitumfang der Gesamtverletzung anpassen und im Ablauf mit der Dringlichkeit lebensrettender Akutmaßnahmen koordiniert sein [1, 5]. Die Klassifikation berücksichtigt den Verletzungsmechanismus, die Richtung der Instabilität und die sich daraus ergebenden Läsionen des gelenkstabilisierenden Bandapparates. Sie liefert damit die Entscheidungsgrundlage für die Behandlung [4, 8].

Diagnostik

Klinische Untersuchung

Die klinische Untersuchung von SI- Verletzungen unterliegt den geltenden Kriterien von Beckenringverletzungen. Die Anamnese des Unfallmechanismus ergibt Anhaltspunkte für die weitere Diagnostik. Aus der Richtung der einwirkenden Kraft beim Unfallgeschehen lassen sich wichtige Hinweise für die zu erwartende Verletzung im Bereich des Beckenringes und somit des SI-Gelenkes ableiten [4, 5, 8, 9].

Bei der klinischen Untersuchung weisen offene Verletzungen, ausgedehnte Hämatome sowie äußerlich erkennbare Beckenasymmetrien mit Beinlängendifferenz auf eine Instabilität im Bereich des hinteren Beckenringes hin. Komplexe Beckenfrakturen gehen immer mit einer Instabilität des dorsalen Beckenringes einher und sind durch Kreislaufinstabilität und Begleitverletzungen gekennzeichnet. Nach der Untersuchung von Pohlemann und Mitarbeitern war das SI-Gelenk bei Beckenfrakturen des Types B und C in über 90% ein- oder beidseitig betroffen [9]. Wichtiges Kriterium der Schwere und der Prognose der SI-Verletzung ist das Auftreten neurologischer Ausfälle. In der Akutphase erfolgt die neurologische Untersuchung grob orientierend. Eine primäre Zuordnung auf mögliche Schäden des Plexus lumbo-sacralis oder der Plexus sacralis ist oft schwierig [3].

Hersche und Isler geben die Inzidenz neurologischer Begleitverletzungen bei einer Beckenfraktur mit Beteiligung des Os sacrum oder des SI-Gelenkes mit 7% an [3]. Bei gleichzeitigem Vorliegen dislozierter Sakrumfrakturen ist die Inzidenz höher und erreicht bis zu 50% [10].

Die Stabilitätsprüfung differenziert Rotations- und Vertikalinstabilitäten. Erstere wird durch beidseitiges Auflegen der Hände auf den äußeren oder inneren Becken-

Hefte zu „Der Unfallchirurg", Heft 241
K. E. Rehm (Hrsg.)
© Springer-Verlag Berlin Heidelberg 1994

Tabelle 1. „Landmarks" in der Diagnostik der IS-Fuge

- Quersatzfraktur L5
- Weite der IS-Fuge
- Innerer Beckenring
- Abrißfrakturen der Lig. sacro-tuberale und spinale

---

kamm und anschließendem Druck geprüft. Läßt sich das Becken aufklappen oder vermehrt innenrotieren, so liegt eine Rotationsinstabilität vor. Translatorische Instabilitäten lassen sich durch Zug am Bein nachweisen, gegebenenfalls können die Stabilitätprüfungen unter Bildwandlerkontrolle durch Darstellung des Verschieblichkeit der Beckenhälften gegeneinander verifiziert werden [8].

Radiologische Diagnostik

Die Beckenübersichtsaufnahme ist bei jedem Verdacht einer Beckenringläsion unerläßlich und läßt eine primäre Beurteilung des hinteren Beckenringes und des SI-Gelenkes zu. Diagnostische Kriterien sind Weite der IS-Fuge (Seitenvergleich), die innere sakroiliakale Grenzlinie und assoziierte Abrißfrakturen (Tabelle 1). Während translatorische Dislokationen bereits in der Übersicht zu erkennen sind, kommen ventrale und dorsale Verschiebungen nur bedingt zur Darstellung [2]. Anzustreben ist die Anfertigung von Inlet- und Outlet-Aufnahmen. Bei der Inletaufnahme wird die Beckeneingangsebene durch Verkippung des Zentralstrahls um 30 Grad proximalwärts dargestellt. Hierdurch wird der direkte Einblick in den Beckenring ermöglicht, sodaß anteriore und posteriore Dislokationen sichtbar werden. (Verschiebungen in Sagittalrichtung bezogen auf die Sakroiliakalgelenkachse). Bei der Outlet-Aufnahme ist der Zentralstrahl um 45 Grad fußwärts gekippt und zielt auf die Symphyse. Mit dieser Aufnehmetechnik gelingt besonders die Beurteilung von Verschiebungen der vorderen und hinteren Beckenhälfte nach kranial oder kaudal (vertikale Dislokationen bezogen auf das SI-Gelenk) [2, 8]. Methode der Wahl zur genauen Beurteilung der Sakroiliakalgelenke ist die Anfertigung eines CT's. Rommens hat verletzungstypische

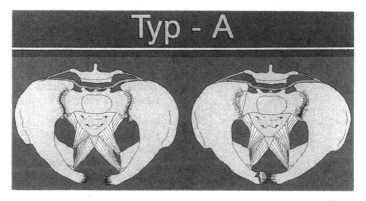

Abb. 1. Distorsion der sakroiliakalen Bandverbindungen

CT-Veränderungen anhand der Schwere der Verletzung graduiert. Distorsionen zeigen ein typisches Vakuumphänomen im SI-Gelenk bei intakten Bändern. Teilrupturen lassen sich anhand der ventralen sacro-iliacalen Bänder und ventraler Diastase des SI-Gelenk darstellen. Ventrale und dorsale Rupturen der sakro-iliakalen Bänder führen zu einer Verschiebung und deutlichen Erweiterung der Sakroiliakalfuge. In dieser Studie wurde nachgewiesen, daß 50% dieser Verletzungen übersehen oder falsch interpretiert worden waren [11]. Ein genaues Bild über die dreidimensionale Struktur der SI-Gelenke ermöglicht die 3-D-CT-Rekonstruktion. Sie ist eine optimale Entscheidungshilfe in der Planung von operativen Eingriffen, da präoperativ die Größe der Fragmente in ihrer räumlichen Anordnung dargestellt werden.

Klassifikation

Die Einordnung der Verletzung ist unverzichtbarer Bestandteil der nachfolgenden Therapie. Umfang und Richtung der Instabilität müssen festgelegt werden. Eine Zuordnung zu den verletzten anatomischen Strukturen des SI-Gelenkes wird ermöglicht. Die Indikation zur konservativen oder operativen Therapie kann erst durch eine sichere Klassifikation festgelegt werden [5, 7, 8, 9]. Die meisten Klassifikationen stützen sich auf klinisch-radiologische oder auf pathologisch-anatomische Untersuchungen. Neben deskriptiven Einteilungskriterien werden zusätzliche Aspekte wie Verletzungsmechanismus. Pathomechanik, Therapie und Prognose unterschiedlich berücksichtigt [5, 6, 7, 8]. Bei den in der Literatur verwendete Klassifikationen ist das entscheidende Kriterium die Stabilität. In Anlehnung an diese Klassifikationen lassen sich für die SI-Verletzungen folgende Typen differenzieren [4, 5, 7, 8, 9] (Tabelle 1).

Typ A-Verletzungen sind stabil und haben keine rotatorische oder translatorische Instabilität. Es besteht Beckensymmetrie. Bei den Typ A-Verletzungen sind Distorsionen der Bandstrukturen des SI-Gelenkes vor, wobei die stärkeren dorsalen als auch die ventralen Bänder der Gewalteinwirkung standhalten. Dieses trifft vielfach für vordere Beckenringfrakturen ohne Dislokation des hinteren Beckenringes zu (Abb. 1).

Tabelle 2. Klassifikation der Sakroiliakalverletzung

	Stabilität	sakroiliakale Bandverbindungen
Typ A	stabil	Distorsion
Typ B	rotations-instabil	Teilruptur der Ligamenta sacro-iliaca ventral oder dorsal
Typ C	translatorisch-instabil	komplette Ruptur der Ligamenta sacro-iliaca oder transiliakale bzw. transsakrale Luxationsfraktur

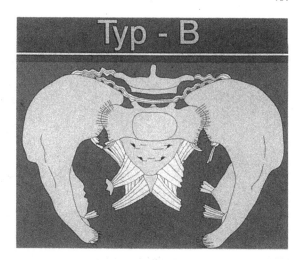

Abb. 2. Typ B: Teilruptur der Ligg. sacroiliaca ventral oder dorsal

Die Typ B-Verletzungen führen zu einer inkompletten Ringunterbrechung mit einer Teilruptur der sakroiliakalen Bandstrukturen. Sie sind rotationsinstabil. Die Gewalteinwirkung erfolgt von lateral oder anterior-posterior. Typisches Beispiel ist die „open-book"-Verletzung mit Auseinanderklappen der Beckenhälften und Zerreißung der ventralen Bandstrukturen. Ebenfalls in die Typ-B-Verletzung einzuordnen sind laterale Kompressionsfrakturen, die zu einer vorderen Beckenringfraktur mit rotatorischer Instabilität führen und gleichzeitig mit einer Ruptur der hinteren Bandstrukturen einhergehen (Bucket-handle) (Abb. 2).

Typ C-Verletzungen sind komplett instabil, führen zu einer Dislokation des Hemipelvis und sind translatorisch instabil. Typ-C-Verletzungen zeichnen sich durch einen anderen Verletzungsmechanismus aus. Durch axiale Scherkräfte wird eine translatorische Instabilität mit kompletter Zerreißung der dorsalen und ventralen Bandverbindungen der IS-Fuge verursacht (Abb. 3 und 4). In der Wertigkeit gleichzusetzen sind die Luxationsfrakturen des Sakroiliakalgelenkes, dabei bleiben Teile des Os ilium und des Os sacrum an den Bandstrukturen haften und werden im Sinne einer Luxations-

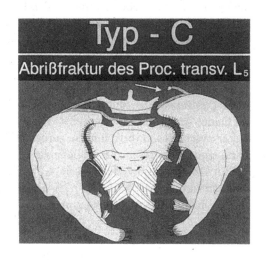

Abb. 3. Typ C: Komplette Ruptur der Ligg. sacroiliaca

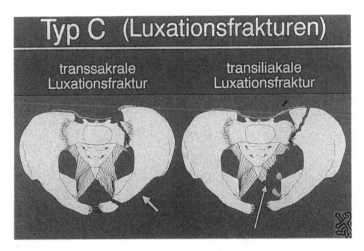

Abb. 4. Typ C: Transiliakale bzw. transsakrale Luxationsfraktur

fraktur verrenkt. Die schwerste Form ist die innere Hemipelvektomie, wobei definitionsgemäß die Diastase über 5 cm beträgt, schwere innere Blutungen und neurologische Störungen sind die Regel gleichzeitig kommt es zu einer Zerreißung der Nerven und Gefäße [9].

Ergebnisse der Studie der AG Becken der DGU sowie der AO-International

Im Zeitraum vom 1.1.1991 bis 31.12.1992 dokumentierte die Arbeitsgemeinschaft Becken der Deutschen Gesellschaft für Unfallchirurgie sowie der AO-International 1073 Frakturen des gesamten Beckenringes. Eine Beteiligung der IS-Fuge lag in 19,1% der Fälle vor. Bei 18 Patienten bestanden beidseitige Verletzungen der IS-Fuge. Analysiert man die nach der Klassifikation die Verletzungen der IS-Fuge (ausgenommen die Distorsionen, da diese nicht erfaßt wurden), so fand sich bei 96 (8,9%) Beckenringläsionen eine Teilruptur der Bänder des Iliosakralgelenkes ensprechend als Typ B-Verletzung. Bei 99 (9,2%) Frakturen wurde eine translatorische sowie rotatorische Instabilität mit völliger Zerreißung der Bänder im Sinne einer kompletten Luxation diagnostiziert. Weiterhin wurden in der Kategorie C 62 äquivalente Verletzungen als transiliakale bzw, transsakrale Luxationsfrakturen dokumentiert (Tabelle 3). In 17% der Fälle lag eine isolierte Verletzung des Beckens vor. In allen Fällen erfolgte die Beckenübersichtsaufnahme, jedoch nur in je 31% der Fälle die Inlet- bzw. die Outlet-Aufnahme sowie ein CT. Dies ist bei diesen komplexen Frakturen auf die begleitenden Zusatzverletzungen zurückzuführen, die nur eine eingeschränkte Primärdiagnostik zulassen. Als begleitende extra-und intrapelvinen Verletzungen konnte in 11,7% eine Blasenverletzung, in 4,2% eine Darmverletzung, in 7,5% eine Verletzung der pelvinen Gefäße, in 11,2% ein retroperitoneales Hämatom und in weiteren 11,7% eine neurogene Störung eruiert werden (Tabelle 4).

Tabelle 3. Analyse der B- und C-Verletzungen des SI-Gelenkes bei 1073 dokumentierten Bekkenfrakturen im Rahmen der Studie der Arbeitsgemeinschaft Becker der DGU

Typ A		nicht dokumentiert
Typ B		$n = 96$ (8,9%)
Typ C	Gesamt	$n = 99$ (9,2%)
	a) IS-Luxationen	$n = 37$ (3,4%)
	b) transiliakale Luxationsfraktur ⎫ + transsakrale Luxationsfraktur ⎭	$n = 62$ (5,8%)
Gesamt		$n = 205$ (19,1%) (bei 187 Patienten)

Tabelle 4. Extra-intrapelvine Begleitverletzungen bei IS-Fugenverletzungen ($n = 187$)

Blase	11,7%
Darm	4,2%
pelvine Gefäße	7,5%
retroperiton. Hämatom	11,7%
Neurologie	11,7%

Literatur

1. Bosch U, Pohlemann T, Haas N, Tscherne H (1992) Klassifikation und Management des komplexen Beckentraumas. Unfallchirurg 4:189–196
2. Edeiken-Monroe BS, Browner BD, Jackson H (1989) The role of standard roentgenogramms following pelvic fractures. Clin Orthop 240:63–73
3. Hersche O, Isler B, Aebi M (1993) Verlauf und Prognose von neurologischen Ausfällen nach Beckenringfrakturen mit Beteiligung des Os sacrum und/oder Iliosakralgelenkes. Unfallchirurg 6:311–318
4. Isler B, Ganz R (1990) Klassifikation der Beckenringverletzungen Unfallchiurg 93:289–302
5. Kellam JF, Brownwe BD (1992) Fractures of the pelvic ring. In: Skeletal Trauma. Saunders WB Vol 1:849–897
6. Malgaigne J (1847) Traite de fractures et des luxations. Chez lauter, Paris
7. Müller ME, Allgöwer M, Schneider R, Willenegger H (1991) Manual of internal fixation. 3. Aufl, Springer, Berlin Heidelberg New York
8. Pennal G, Tile M, Waddel J, Garside H (1980) Pelvic disruption: assessment and classification. Clin Orthop 151:12–21
9. Pohlemann T, Gänsslen A, Kiessling B, Bosch U, Haas N, Tscherne H (1992) Indikationsstellung und Osteosynthesetechniken am Beckenring. Unfallchirurg 95:197–209
10. Pohlemann T, Gänsslen A, Tscherne H (1992) Die Problematik der Sakrumfraktur. Klinische Analyse von 377 Fällen. Orthopäde (21) 6:400
11. Rommens PM, Vanderschot P, Broos PL (1992) Conventional radiogaphy and CT examination of pelvic ring fractures. A comparative study of 90 patients. Unfallchirurg 95:455–462

Stabilisierung mit dem Fixateur externe

H.-J. Egbers

Klinik für Unfallchirurgie der Christian-Albrechts-Universität Kiel, Arnold-Heller-Straße 7, D-24105 Kiel

Einleitung

Die konservative Behandlung der instabilen Beckenringfraktur durch Extension mit oder ohne Beckenschwebe oder Beckenschlinge gehört der Vergangenheit an.

Nach Etablierung der äußeren Fixation in der Versorgung komplexer Extremitätenverletzungen kam auch der Fixateur externe am Becken als Retentionsverfahren zur Anwendung.

Im Rahmen der Notfallversorgung erfolgte die Verankerung der Schanz-Schrauben als Kraftüberträger von der äußeren Montage zum Knochen bei den Erstanwendungen über die Crista iliaca in den Darmbeinschaufeln. Der äußere Rahmen wurde durch Montage querverlaufender äußerer Rohrstangen hergestellt. Wegen der insbesondere bei adipösen Patienten sich vorwölbenden Bauchdecken waren nur eine körperferne Fixierung der Rahmenkonstruktion oder aber aufwendige Winkelkonstruktionen möglich.

Zur Behandlung einer reinen open-book-Verletzung, bei der unter Voraussetzung eines intakten hinteren Beckenringes „nur" der Schluß der Symphyse erforderlich ist, wurden gute Resultate erreicht durch die Behandlung mit einem derartig angebrachten Fixateur externe am Becken.

Die klinischen Erfahrungen bei der Behandlung der Beckenfrakturen mit Instabilität im dorsalen Ringsegment zeigten jedoch bald, daß eine derartige Montageform zwar primär in der Lage ist, den durch Fraktur oder Luxation offenen Beckenring, insbesondere vorn zu schließen, hinten aber keine ausreichende Stabilisierung zu erreichen war. Es kam außerdem regelmäßig zur Kippung der Beckenhälften mit Auseinanderweichen im unteren Bereich der Symphyse und auch im Bereich des Iliosacralgelenkes. Die Gesamtstabilität war unzureichend, das Verfahren erschien für eine Definitivbehandlung sicher nicht geeignet.

Experimentelle Untersuchungen

Die letztendlich bei der klinischen Anwendung nicht zufriedenstellenden Resultate und die z.B. beim Patienten nicht durchführbare Montageform nach Mears wurden zum Anlaß genommen, verschiedene Schanz-Schrauben-Positionierungen sowie unterschiedliche ventralseitig sowohl körperfern als auch körpernah angebrachte Montageformen experimentell zu untersuchen.

Beim körperfernen Anbringen der Querstange an dem im Bereich des vorderen Beckenkammes eingebrachten Schanz-Schrauben-Paar ergab sich eine relative Kraftverteilung in Symphyse und Iliosakralgelenk derart, daß oben in Symphyse und ISG deutliche Druckwerte resultierten, während die Symphyse unten und das ISG unten

Hefte zu „Der Unfallchirurg", Heft 241
K. E. Rehm (Hrsg.)

eine hohe Zugbelastung ergaben. Bei der Addition der Einzelkräfte zeigte sich, daß in der Symphyse eine geringe und im Iliosakralgelenk eine hohe Druckbelastung zu erreichen ist. Die hohen Druckwirkungen proximal und ausgeprägte Zugwirkungen distal sind für die resultierende Kippung der Beckenhälften gegeneinander bei einer derart von außen durchgeführten Kompression verantwortlich.

Bei Anbringen einer Rohrquerstange körpernah an dem supraazetabular eingeschraubten Schanz-Schrauben-Paar kann die differenzierte Kraftverteilung in Symphyse und ISG zwar ausgeglichener erfolgen, so daß die Beckenkippung reduziert werden kann, aber die Gesamtkraft wirkt vorwiegend in der Symphyse als Druck, im ISG ergibt sich sogar ein minimaler Zug. Bei Änderung der äußeren Montageform in eine Dreieck- oder Bügelfixation kann die ausgeglichenere Druckverteilung dahingehend optimiert werden, daß bei Summation in der Symphyse ein niedrigerer und im Iliosakralgelenk ein höherer Druck resultieren.

Da aber die weiterhin verbleibende Druckverteilung zugunsten der Symphyse für die klinische Anwendung unbefriedigend ist, wurde zusätzlich zu der bisherigen äußeren Montage an den Schanz-Schrauben-Enden jeweils eine Querstange angebracht und hier körperfern eine Distraktion durchgeführt. Die anschließende körpernahe Kompression der Schanz-Schrauben wurde wie vorher mit Dreieck bzw. Bügel durchgeführt. Bei dieser Montageform mit insbesondere zusätzlich angelegter Vorspannung konnte eine ausgewogene differenzierte Kraftverteilung in Symphyse und ISG und eine sich vorwiegend auf den dorsalen Beckenring auswirkende Druckwirkung erreicht werden.

Indikationen für den Beckenfixateur

Entscheidend für das therapeutische Vorgehen bei Beckenringverletzungen, insbesondere im Rahmen eines Polytraumas, ist die Klärung der Frage, ob eine stabile oder instabile Beckenringfraktur vorliegt. Exakte Aussagen über die Instabilität, insbesondere über Verletzungen im dorsalen Beckenringbereich sind durch die Computertomographie möglich.

Nach Klassifizierung ist die Indikation zur Behandlung einer Beckenringverletzung mit Fixateur externe unserer Meinung nach gegeben bei Typ B-Verletzungen und Typ C-Verletzungen, die definitionsgemäß rotatorisch und vertikal instabil sind, bei denen aber keine Vertikalverschiebung vorliegt.

Bei diesen Verletzungen ist bei entsprechender Implantation und Montage des Beckenfixateurs ein Verfahrenswechsel nicht erforderlich. Liegt bei C-Verletzungen auch eine Vertikalverschiebung vor, ist die Anlage eines Beckenfixateurs, insbesondere beim polytraumatisierten Patienten, als Notfallmaßnahme im Sinne einer primären notfallmäßigen Stabilisierung anzusehen, vergleichbar mit der Beckenzwinge von Ganz.

Klinische Anwendung des Beckenfixateurs

Zunächst werden in die stabilere bzw. nicht verschobene Beckenhälfte zwei Schanz-Schrauben eingebracht, und zwar in einem Winkel von ca. 30 Grad zur Frontalebene und ca. 70 Grad zur Medianebene (Abb. 1 a und 1 b). Computertomographische Untersuchungen an Beckenpräparaten haben gezeigt, daß bei Einbringen der Schanz-Schrauben in diesem Bereich der Basis des Os ilium eine langstreckige intraossäre Lage zwischen zwei sehr festen Kortikales gewährleistet ist.

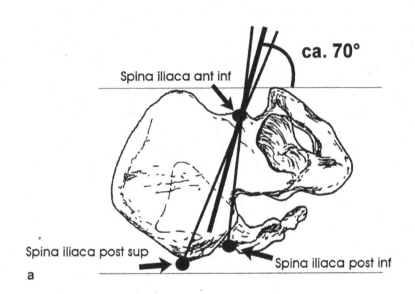

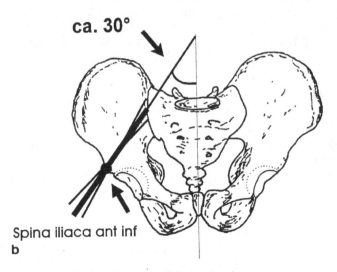

Abb. 1 a, b. Positionierung der Schanzschrauben

Nach Einbringen der Schanz-Schrauben beiderseits, was unter Bildwandler beobachtet wird, erfolgt falls erforderlich, manuell die Reposition der Beckenringfraktur oder Luxation ebenfalls unter Bildwandlerkontrolle. Der Schluß der Iliosakralgelenksfugen bzw. die Adaptation der parailiosakralen Fraktur sind intraoperativ zu beobachten.

In gleicher Weise zeigt sich der Schluß der Symphyse und die Aufhebung der Stufenbildung im Bereich der Symphyse. Das Repositionsergebnis wird dann durch Rohrquerstangen, die am Ende jeweils der proximalen und distalen Schanz-Schrauben angebracht werden, fixiert. Nach körpernaher Fixierung der Dreiecks- oder Bügelkonstruktion erfolgt nun das Anlegen einer Vorspannung durch Distraktion jeweils der oberen und unteren Schanz-Schrauben an ihren Enden. Danach wird über die parallel zur Dreiecksbasis an den Dreiecksschenkeln befestigte Querstange oder über die körpernah angebrachte Querstange des Bügels Kompression ausgeübt, die vorwiegend auf den hinteren Beckenring übertragen wird (Abb. 2).

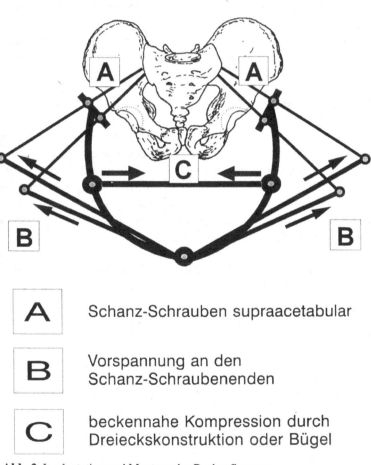

A	Schanz-Schrauben supraacetabular
B	Vorspannung an den Schanz-Schraubenenden
C	beckennahe Kompression durch Dreieckskonstruktion oder Bügel

Abb. 2. Implantation und Montage des Beckenfixateurs

Die postoperativ gefertigten Röntgenaufnahmen als Beckenübersicht und auch als Inlet- und Outletaufnahme geben Auskunft über das durch den Beckenfixateur erreichte Repositions- und Fixationsergebnis. Die äußere Montageform ist so angebracht, daß der für eine evtl. durchzuführende Laparotomie erforderliche Zugang ohne Probleme möglich ist.

In den Jahren 1991 und 1992 wurden im Rahmen der Beckenstudie in der Klinik für Unfallchirurgie Kiel von 47 Typ B- oder C-Läsionen, d.h. Beckenringverletzungen mit Beteiligung des dorsalen Segmentes 19 Patienten operativ behandelt. 15mal wurde der Beckenfixateur in der vorher dargestellten Montageform angewendet.

Die Nachuntersuchungen haben entsprechend den von der Beckengruppe vorgegeben Kriterien röntgenmorphologisch bei 4/5 der B-Läsionen und 2/3 der C-Läsionen gute Resultate ergeben.

Hinsichtlich der aufgetretenen Komplikationen, die wir bei den 15 mit Beckenfixateur behandelten Patienten feststellen mußten, sind insbesondere zu erwähnen die Läsionen des Nervus cutaneus femoris lateralis und die Pintract-Infektionen. Inzwischen führen wir das Einsetzen der Schanz-Schrauben nicht mehr über Stichincision, sondern über eine 3–4 cm lange Incision unterhalb der Spina iliaca anterior superior mit exakter Darstellung des Nervus cutaneus femoris lateralis durch. Die genannten Pintract-Infektionen konnten im weiteren Verlauf zur Abheilung gebracht werden.

Zusammenfassung

Die äußere Stabilisierung mit dem Beckenfixateur ist ein Verfahren, das als Notfallmaßnahme bei der Primärversorgung, insbesondere eines polytraumatisierten Patienten, angewandt wird, das aber unserer Meinung nach bei gezielter Implantation der Schanz-Schrauben und Anbringen der äußeren Montageform mit entsprechender Vorspannung auch zur definitiven Ausbehandlung bestimmter instabiler Beckenringverletzungen eingesetzt werden kann. Vergleichende experimentelle Untersuchungen sowohl der bisher klinisch angewandten Dreieckskonstruktion als auch der Weiterentwicklung eines Beckenfixateurs als Bügelkonstruktion in Metall- und Kunststoffausführung haben gezeigt, daß gegenüber bisherigen herkömmlichen äußeren Fixateur-Montagen am Becken eine wesentlich höhere Stabilität zu erreichen ist.

Literatur

Bühren V, Marzi I, Trentz O (1990) Indikation und Technik des Fixateur externe in der Akutversorgung von Polytraumen. Zentralbl Chir 115:581–591

Egbers H-J, Schroeder L, Havemann D, Bömer H (1984) Indikationen für die äußere Stabilisation von Beckenringfrakturen. Hefte Unfallheilkd 164:292–293

Egbers H-J, Drauer F, Havemann D, Zenker W (1992) Stabilisierung des Beckenrings mit Fixateur externe. Orthopäde 21:363–372

Havemann D, Egbers H-J (1989) Der Fixateur externe bei der Behandlung schwerer Beckenfrakturen. Langenbecks Arch Chir Suppl II:448–449

Mears DC (1979) The Management of Complex Pelvic Fractures. In: Brooker AF, Edwards CC (Hrsg) External Fixation; The Current State of the Art. Williams & Wilkins, Baltimore, S 151–177

Slätis P, Karaharju EO (1980) External fixation of unstable pelvic fractures. Clin Orthop 151:73–80

Stabilisierung mit transiliosakraler Verschraubung

E. Euler, A. Betz und L. Schweiberer

Chirurgische Klinik und Poliklinik, Klinikum Innenstadt der LMU, Nußbaumstraße 20, D-80336 München

Für die Stabilisierung des hinteren Beckenabschnittes werden die verschiedensten Techniken beschrieben und angewendet. Die Auswahl des Verfahrens richtet sich in aller Regel nach dem Verletzungsausmaß des Beckenringes und nach den Begleitumständen. Die Technik der direkten iliosakralen Verschraubung soll im Folgenden näher erläutert werden.

Eine Indikation für die direkte Verschraubung sehen wir vor allem bei Sakroiliakalzerreißungen, sowie bei Frakturen der Massa lateralis des Kreuzbeines und transforaminalen Frakturen (Zonen 1 und 2 nach dar Klassifikation von Denis [1]). Eine ausgedehnte transforaminale Trümmerfraktur kann bei direkter Verschraubung zu Nervenkompressionen führen. Entsprechend setzt eine präoperativ bestehende sakrale Nervenwurzel-Kompressionssymptomatik eine operative Dekompression voraus. Vorteile der transsakroiliakalen Verschraubung sind neben ihrer sehr guten Stabilisierung die Möglichkeit der offenen, aber auch der perkutanen Anwendung, wie sie in Bauchlage erstmals von Matta [2] und neulich in Rückenlage [5] beschrieben wurde. Die Stabilisierung des dorsalen Beckenabschnitts in Rückenlage ist von Vorteil, wenn in gleicher Sitzung intraabdominelle Verletzungen versorgt werden müssen, da hierdurch die belastende Umlagerung entfällt.

Bei der offenen Versorgung der Verletzung kann der Zugang in Bauchlage entlang des Sakroiliakalgelenkes, ggf. zusätzlich entlang dem Beckenrand geführt werden [6]. Evtl. müssen die Nn. clunium superiores (Rr. cutanei dorsales aus L1–L3) durchtrennt werden. Nach der Hautinzision wird der M. glutaeus maximus am Ursprung abgelöst. Cave: Vasa und N. glutaea superiora am Oberrand des Foramen suprapiriforme! Nach Abschieben der Muskulatur wird zumindest der hintere Teil der Außenfläche des Hüftbeines im Bereich zwischen Spina iliaca posterior superior und Incisura ischiadica major dargestellt. Durch Umfahren der Inzisur mit dem Finger nach innen kann im Bereich der SI-Fuge deren ventraler Anteil palpiert und gleichzeitig das Repositionergebnis kontrolliert werden. Die Versorgung der Verletzung (Sakroiliakalfugensprengung oder Sakrumfraktur) erfolgt z.B. mit Schrauben. Die Plazierung der meist zwei 6,5 mm Spongiosaschrauben mit Unterlegscheibe erfolgt etwa 3 cm ven-

Hefte zu „Der Unfallchirurg", Heft 241
K. E. Rehm (Hrsg.)
© Springer-Verlag Berlin Heidelberg 1994

426

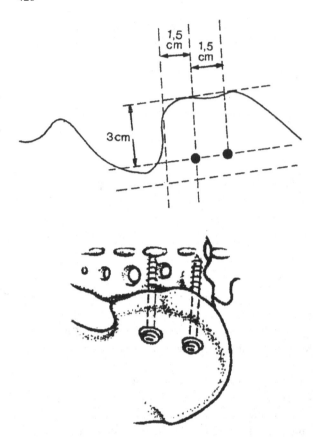

Abb. 1. Orientierungshilfe für die Schraubenplazierung bei transiliosakraler Verschraubung: 3 cm ventral der Verbindungslinie beider hinterer Darmbeinstacheln und 1,5 sowie 3 cm oberhalb des Oberrandes der Inzisur

tral der Verbindungslinie beider hinterer Darmbeinstacheln und 1,5 sowie 3 cm oberhalb des Oberrandes der Inzisur (Abb. 1). Um nicht ventral die großen Beckengefäße einerseits und dorsal die Nervenfasern im Spinalkanal andererseits zu verletzen, erfolgt zusätzlich zu einer streng senkrecht zur Knochenoberfläche, d.h. in einem Winkel von 15° bis 20° zur Frontalebene verlaufenden Bohrrichtung [3] und digitaler Kontrolle die Bildwandlerkontrolle der korrekten Schraubenlage in drei Projektionen. Alternativ können auch die im Gefahrenbereich liegenden Foramina sacralia freigelegt und z.b. mit Hohmann Hebeln vorsichtig markiert werden [7], sofern der operative Zugang dieses zuläßt.

Bei Verwendung kanülierter Schrauben kann die Verschraubung auch perkutan erfolgen, entweder unter Bildwandlerkontrolle oder aber über CT-kontrolliert eingebrachte Kirschner-Drähte, jeweils in Bauchlage des Patienten. Der Vorteil der CT-Methode liegt darin, daß die Schraubenlänge direkt am Bildschirm exakt bestimmt werden kann. Die Bildwandlermethode erlaubt hingegen die Durchführung des Eingriffs unter Operationsbedingungen, wobei man bei Verwendung moderner, gut auflösender Geräte nicht mit einem wesentlichen Informationsverlust des bildgebenden Verfahrens rechnen muß. Außerdem kann diese Technik auch in Rückenlage des Patienten zur Anwendung kommen.

Die Rückenlage läßt möglicherweise eine bessere Repositionsmöglichkeit erwarten, da der Verletzung zumeist ein vertikaler Schermechanismus mit Dislokation des

Kreuzbeines nach kaudal und ventral zugrunde liegt. In Rückenlage kommt also die Schwerkraft dem Repositionsmanöver entgegen. Weitere Repositionshilfen stellen Schanz'sche Schrauben dar, die von ventral wie zur Montage eines Fixateur externe in der Spina iliaca anterior inferior und der Crista iliaca eingebracht werden. Auch mit Einzinkern kann die Reposition erfolgen. Der Zug an der unteren Extremität kann ebenso angebracht sein wie ein passives Bewegen des Hüftgelenkes, wobei Vorsicht geboten ist, durch eine übermäßige Hüftflexion eine möglicherweise durch das Trauma ohnehin schon bestehende Rotationsfehlstellung des Hüftbeines nicht noch zu verstärken. Die Rotationsfehlstellung ist dadurch bedingt, daß das Hüftgelenk ventral des Drehpunktes im Bereich der SI-Gelenke liegt.

Um die Schrauben bzw. Kirschner-Drähte exakt zu plazieren, werden im seitlichen Strahlengang Hilfslinien konstruiert [4]: zunächst eine schräge Linie, die etwa der hinteren Begrenzung der nach ventral geneigten Ala des Kreuzbeines entspricht. Kranial und ventral dieser Linie wird mit Hilfe der Umrisse des 1. Sakralwirbelkörpers ein Dreieck oder Trapez gedacht. Die Schraube kann nun von dorsal der Linie eingebracht werden, es muß aber in dieses Trapez hineingezielt werden, um eine Lage der Schraube im Kreuzbeinkörper zu gewährleisten (Abb. 2). Schraubenlänge und Lagebeziehung zu den Foramina werden nun in der anderen Röntgenebene kontrolliert, und zwar in den a.p.-, Inlet- und Outlet-Projektionen (Abb. 3). Besonders die Outlet-Projektion ist wichtig, da hier die Foramina am besten erkannt werden können. Außerdem ist in dieser Projektion auf einen horizontalen Verlauf der Schraubenlage zu achten, da bei ansteigender Schraubenrichtung ein Schraubenaustritt aus der geneigten Alavorderfläche mit Verletzung der Wurzel L5 zu befürchten ist.

Nach Längenbestimmung werden nun bei SI-Zerreißungen oder bei Massa-lateralis-Frakturen Spongiosazugschrauben mit Unterlegscheiben eingebracht. Bei transforaminaler Fraktur sind Schrauben mit durchgehendem Gewinde zu verwenden, um eine Kompression der Nervenwurzeln zu vermeiden. Neben den nervalen Strukturen

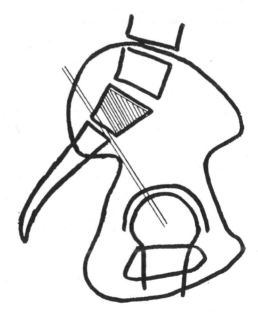

Abb. 2. Hilfslinien zur Positionierung der Bohrdrähte: die Doppellinie entspricht der hinteren Begrenzung der Ala des Sakrums, die schraffierte Fläche repräsentiert das „sichere Trapez" des 1. Sakralwirbelkörpers. Die Bohrung kann dorsal der „Startlinie" beginnen, sie muß aber stets im „Zieltrapez" enden

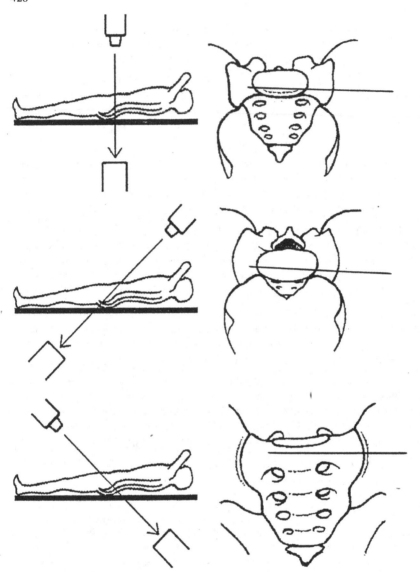

Abb. 3. C-Bogen-Positionierung und schematisierte Bildschirmdarstellung des hinteren Bec-kenabschnitts in (von oben nach unten) a.p.-, Inlet- und Outlet-Projektion mit eingebrachtem Bohrdraht

sind aber auch besonders die Iliakalgefäße wegen ihrer engen Lagebeziehung verlet-zungsgefährdet. Während dem Festziehen der Schrauben sollte die Röntgenkontrolle im tangentialen Strahlengang zum hinteren Abschnitt des Darmbeins (entspricht der Obturator-Projektion) zur Verhinderung eines Einbrechens des Schraubenkopfes bzw. der Unterlegscheibe in die Darmbeinkortikalis erfolgen [5].

 Wenn bei einer Beckenringverletzung auf die ventrale Versorgung verzichtet wer-den bzw. die Versorgung des dorsalen Abschnitts über einen ventralen Zugang nicht durchgeführt werden kann (Frakturen des Os sacrums), so stellt die perkutane transiliosakrale Verschraubung bei exakter Technik eine vorteilhafte Alternative zur offenen Verschraubung dar, da sie in Rückenlage des Patienten durchführbar ist. Voraussetzungen hierfür sind eine qualitativ hochwertige Röntgeneinrichtung (C-Bogen), eine einwandfreie Reposition der Fraktur sowie die entsprechende technische Ausrüstung (kanülierte Bohrer und Schrauben).

Literatur

1. Danis F, Davis S, Comfort Th (1988) Sacral Fractures: An Important Problem – Retrospective Analysis of 236 Cases. Clin Orthop Rel Res 227:67–81
2. Matta JM, Saucedo T (1989) Internal Fixation of Pelvic Ring Fractures. Clin Orthop Rel Res 242:83–97
3. Müller-Färber J, Müller KH (1986) Indikation und Technik der Stabilisierung des dorsalen Beckenringsegmentes. Hefte Unfallheilkd 181:632–637
4. Routt MLC, Keith AM One Hundred Percutaneous Iliosacral Screws – Indications, Technique and Errors 13.10.92: Surgery of the pelvis and acetabulum: An international Consensus. Program Director: Dana C Mears. 11.15.10.1992. The Westin William Penn, Pittsburgh, Pennsylvania
5 Routt MLC, Meier MC, Kregor PJ, Keith AM (1993) Percutaneous Iliosacral Screws with the Patient Supine Technique. Operat Tech Orthop 3:35–45
6. Von Hochstetter A, Rüedi Th (1983) Anatomie und Zugangswege zum knöchernen Becken. Langenbecks Arch Chir 61:163–167
7. Ward EF, Tomasin J, Vander Griend RA (1987) Open Reduction and Internal Fixation of Vertical Shear Pelvic Fractures. J Trauma 27:291–295

Stabilisierung des Iliosakralgelenkes mit ventraler Plattenosteosynthese

F. Baumgaertel

Klinik für Unfallchirurgie Philipps-Universität, Baldingerstraße, D-35033 Marburg ·

Die Indikation für eine ventrale Stabilisierung des Iliosakralgelenkes besteht einmal in der kompletten Instabilität des Gelenkes und zum anderen bei Luxationsfrakturen des Iliosakralgelenkes mit ausreichender Verankerungsmöglichkeit von Fixationsschrauben in der Ala des Sakrums. Zu diesen Indikationen gehören die dorsalen Instabilitäten der AO- bzw. Tile-Klassifikation B3 und C1 bis C3. Begleitverletzungen erweitern oder schränken die Indikation zur ventralen Plattenosteosynthese ein. Relative Indikationen können die Pflegeerleichterung bei polytraumatisierten Patienten sein. Weiterhin kann bei einem stabilen Beckenring sowohl eine wirkungsvollere Krankengymnastik als auch eine Belastung des Beckens ermöglicht werden, falls die kontralaterale Seite aufgrund von Begleitverletzungen nicht belastet werden darf.

Hefte zu „Der Unfallchirurg", Heft 241
K. E. Rehm (Hrsg.)
© Springer-Verlag Berlin Heidelberg 1994

Technik

Der Hautschnitt erfolgt über der Crista iliaca von der oberen vorderen Spina auf einer Länge von 12–15 cm. Der M. iliacus muß von der inneren Beckenschaufel abgeschoben werden und punktförmige Blutungen aus dem Knochen mit Knochenwachs gestillt werden. Die Präparation erfolgt bis auf die Iliosakralfuge, bei subperiostaler Präparation besteht keine Gefahr einer Nervenverletzung. Bei der Präparation der Ala des Sakrums ist unbedingt auf die Nervenwurzeln von L4 und L5 zu achten, die nah zur Iliosakralfuge in die Tiefe reichen. Die Verletzung dieser nervalen Strukturen kann vermieden werden durch Beschränkung der Ala-Präparation auf höchstens 1,5 cm nach medial. Durch Einklopfen eines breitspitzen Hohmannhebels kann die Muskulatur so zurückgehalten werden, daß die Iliosakralfuge gut sichtbar ist. Die Fuge selbst wird mit dem Arthrodesenspreizer weiter eröffnet zum Debridement des Gelenkes. Hierbei sollen die Knorpelbeläge geschont werden, da eine Arthrodese nur bei zerstörten Gelenkflächen anzustreben ist. Die Reposition des Gelenkes geschieht durch manuelle Kompression von außen, unterstützt durch die Hebelwirkung einer Schanzschraube, die in der Spina iliaca anterior superior eingeschraubt wird. Bei gleichzeitig vorhandenen Beckenringinstabilitäten wird eine simultane Reposition der Fragmente empfohlen. Die Stabilisierung erfolgt mit Rekonstruktionsplatten oder mit 3-Loch 4,5 schmalen DCPs. Dabei ist darauf zu achten, daß die kranial gelegene Platte im Iliummassiv neben der Spina iliaca posterior superior verankert wird und die kaudal gelegene Platte auf dem Massiv des sogenannten wahren Beckeneingangs zu liegen kommt. Die Platten bilden idealerweise fast einen rechten Winkel zueinander. Die in die Ala des Sakrums einzubringenden Schrauben sollten parallel zur IS-Gelenkfläche eingebracht werden. Ein vor der Reposition in das Gelenk plazierter Kirschnerdraht bildet dabei eine Orientierungshilfe. Die Schraubenlöcher werden auf beiden Seiten exzentrisch belegt, um die Wahrscheinlichkeit einer anatomischen Reposition zu erhöhen.

Zusammenfassung

Die ventrale Plattenosteosynthese des sakroiliakalen Gelenkes ist eine einfache Methode zur Stabilisierung des dorsalen Beckenrings. Die Vorteile liegen in der Möglichkeit der exakten anatomischen Reposition und des relativ leichten Zuganges in Rückenlage. Schwierig oder fast unmöglich ist dagegen der ventrale Zugang bei stark adipösen Patienten. Frakturen des Sakrums können durch diese Methode nicht versorgt werde. Diese Stabilisierungsmethode ermöglicht eine sofortige freie aktive und passive Bewegung der angrenzenden Gelenke. Die Osteosynthese kann in Abhängigkeit der Begleitverletzungen früh belastet werden.

„Outcome" nach SI-Verletzungen

T. Pohlemann

Arbeitsgruppe Becken der DGU, Unfallchirurgische Klinik der Medizinischen Hochschule, Konstanty-Gutschow-Straße 8, D-30623 Hannover

Einleitung und Problemstellung

Mit zunehmender Kenntnis der Pathobiomechanik der Beckenringverletzungen wurden Fortschritte in der Standardisierung von Evaluation und Therapie der Beckenringverletzungen möglich. Obwohl die Diskussion über ein einheitliches Klassifikationssystem der Beckenverletzungen noch nicht abgeschlossen ist, besteht Übereinstimmung über die Unterscheidung von 3 verschiedenen Instabilitätsgraden. Während bei stabilen Verletzungen des Typs A die konservative Therapie nahezu immer indiziert ist, werden instabile Verletzungen des Typs B und C operativ behandelt.

Verletzungen des Typs B sind durch eine wenigstens teilweise erhaltene Stabilität des hinteren Beckenrings gekennzeichnet (Rotationsinstabilität). Eine alleinig ventrale Stabilisierung führt in nahezu allen Fällen zu anatomischen Ausheilungen. Bei Verletzungen des Typs C, gekennzeichnet durch eine komplette Lösung im hinteren Beckenring (Translation), bietet nur die Kombination von dorsaler interner Stabilisierung mit ventraler Fixation ausreichende Sicherheit zur Erlangung einer Ausheilung in anatomischer Stellung [3].

Mit der konzentrierten Betrachtung eines speziellen Verletzungskomplexes im dorsalen Beckenring hat sich die Arbeitsgruppe Becken in der DGU die Aufgabe gestellt, den aktuellen Stand in der Diagnostik, Klassifikation und Therapie der Verletzungen mit Beteiligung des Sakroiliakalgelenkes darzustellen.

Ziel der vorliegenden Untersuchung war es das Langzeitergebnis nach operativer Versorgung von SI-Verletzungen zu ermitteln. Neben den üblichen klinischen und radiologischen Parametern wurde durch Anwendung des in der Arbeitsgruppe erarbeiteten Nachuntersuchungungsprotokolls der Aspekt „outcome", d.h. die Darstellung der durch die Verletzung für den Patienten entstandenen Langzeitfolgen untersucht werden.

Anhand von im Rahmen der Nachkontrolle angefertigten Computertomographien wurde die Feindiagnostik des „verheilten" Sakroiliakalgelenkes erweitert.

Patientengut und Methodik der Untersuchung

Im Zeitraum von 1972 bis zum August 1993 wurden 1854 Patienten mit Beckenfrakturen an der Unfallchirurgischen Klinik der Medizinischen Hochschule Hannover stationär behandelt. Der Anteil der instabilen Verletzungen des Typs C lag bei 15,9% (296).

In 173 Fällen war des Sakroiliakalgelenk wenigsten teilweise mitbetroffen. Dabei war mit 64% die reine sakroiliakale Luxation der häufigste Verletzungstyp, gefolgt

Hefte zu „Der Unfallchirurg", Heft 241
K. E. Rehm (Hrsg.)
© Springer-Verlag Berlin Heidelberg 1994

von der transiliakalen Luxationsfraktur (27%) und der seltenen transsakralen Luxationsfraktur (9%).

Operative Versorgungen des Sakroiliakalgelenkes wurden 1974 begonnen, zwischenzeitlich wurden 43 Stabilisierungen vorgenommen mit deutlich zunehmender Tendenz in den letzten 5 Jahren.

4 dieser Patienten verstarben an den Folgen der Allgemeinverletzung, bei 18 konnten aufgrund eines Wohnsitzwechsels oder unbekanntem Aufenthaltsort keine Nachuntersuchung durchgeführt werden.

21 Patienten wurden im Durchschnitt 63,2 Monate nach der Verletzung (1–14 Jahre) klinisch und radiologisch nachuntersucht. Bei 16 Patienten konnte zum Nachuntersuchungszeitpunkt eine Computertomographie des SI-Gelenkes durchgeführt werden.

Die Nachuntersuchung erfolgte nach dem Nachuntersuchungsbogen der Arbeitsgruppe Becken der DGU und Deutschen Sektion der AO-International.

Die wesentlichen Kriterien waren:

Subjekives und objektives Patientenbefinden

Schmerz. Die Patienten wurden in einem Fragebogen nach der Schmerzlokalisation befragt, die Schmerzintensität wurde nach dem „visual score" vom Patienten eingetragen und in der Auswertung mit einer 10 Stufen Scala unterlegt.

Die Schmerzangaben wurden wie folgt zusammengefaßt:

Keine Schmerzen, leichte Schmerzen (nur nach längerer Belastung auftretend, wechselnd, keine Medikation erforderlich, keine Aktivitätseinschränkungen), mäßige Schmerzen (regelmäßige Belastungsschmerzen, selten Analgetika, Aktivitätsgrad leicht eingeschränkt), starke Schmerzen (ständige Ruheschmerzen, Nachtruhe durch Schmerz gestört, regelmäßige Analgetikaeinnahme).

Tabelle 1. „Performance Status nach Karnofsky" zur Beurteilung des allgemeinen Aktivitätsgrades des Patienten

Karnofsky-Index:	
normale Aktivität, keine Beschwerden	100%
minimale Verletzungsfolgen, minimal verminderte Aktivität und Belastbarkeit	90%
normale Aktivität nur mit Anstrengung, deutlich verringerte Aktivität, erkennbare Verletzungsfolgen	80%
unfähig zu normaler Aktivität oder Belastung, versorgt sich selbständig	70%
gelegentliche Hilfe notwendig, versorgt sich jedoch noch weitgehend selbst	60%
beträchtliche Hilfen notwendig, häufige medizinische Unterstützung	50%
ständige Unterstützung und Pflege, häufige ärztliche Hilfe erforderlich	40%
überwiegend bettlägrig, spezielle Hilfe erforderlich, ggf. Dauerpflege oder Hospitalisierung	30%
Hospitalisierung, Dauerhilfe notwendig	20%
moribund	10%
Tod	0%

Berufstätigkeit. Die Patienten wurden nach der derzeitigen und vor dem Unfall ausgeübten Berufstätigkeit befragt. Kriterien waren: Berufstätigkeit in gleicher Beschäftigung, Umschulungsmaßnahmen, arbeitslos sowie aus Unfallfolge berentet.

Karnowsky Index. Um den allgemeinen Aktivitätsgrad der Patienten zu beurteilen wurde der aus der Tumornachsorge allgemein bekannte „Performance Status nach Karnofsky" ermittelt (Tabelle 1).

Klinische Untersuchung

Alle Patienten wurden umfassend klinisch untersucht. Ein spezielles klinisches Screening wurde zu neurologischen Ausfällen durchgeführt sowie die Patienten zu urologisch-sexualmedizinischen Einschränkungen befragt. Bei Verdacht auf eine neurologische Symptomatik wurde eine fachneurologische Untersuchung angeschlossen und ggf. ein EMG durchgeführt. Bei Einschränkungen im urologischen und sexualmedizinischem Bereich wurde eine urologische Untersuchung angeschlossen. Die detailierte Auswertung ist nicht Gegenstand dieser Untersuchung, die Befunde werden wie folgt zusammengefaßt:

Neurologie

Ohne pathologischen Befund, sensible Ausfälle, motorische Ausfälle.

Urologie

Ohne pathologischen Befund, leichte Beschwerden beim Wasserlassen; erektile Dysfunktion, erektile Dysfunktion und Sphinkterdysfunktion.

Radiologische Auswertung

Alle verfügbaren Röntgenaufnahmen wurden ausgewertet, zur Nachuntersuchung wurden Beckenübersichtsaufnahmen sowie die Inlet- und Outlet-Aufnahmen nach Pennal und Tile durchgeführt.

Kriterien waren neben der exakten Klassifikation der Beckenringverletzung die Distanz der maximalen primären Dislokation, das Osteosyntheseverfahren, die erreichte Reposition sowie Implantatkomplikationen.

In der Nachkontrolle wurde im wesentlichen auf die residuale Fehlstellung im Beckenring geachtet. Implantatkomplikationen bzw. Implantatentfernungen wurden dokumentiert.

War eine computertomographische Untersuchung des hinteren Beckenrings möglich, wurden alle vorliegenden CT-Schnitte des SI-Gelenkes ausgewertet. Folgende Kriterien wurden bewertet: paraartikuläre Osteophyten, Arthrosezeichen, das Vorliegeriden einer teilweisen oder kompletten Ankylose und eventuell verbliebene Fehlstellungen im SI-Gelenk.

Ergebnisse

Schmerz

13 Patienten waren zum Nachuntersuchungszeitpunkt schmerzfrei oder hatten nur leichte Schmerzen (62%), 5 Patienten (24%) hatten mittelgradige Schmerzen, 3 Patienten (14%) noch starke Schmerzen.

Berufsfähigkeit

20 der 21 Patienten waren vor dem Unfall berufstätig. 13 waren zum Zeitpunkt der Untersuchung im gleichen Beruf tätig. 4 waren umgeschult bzw besuchten Umschulungsmaßnahmen. 3 Patienten waren als Unfallfolge berentet, von diesen hatten 2 starke Schmerzen im Beckenbereich.

Karnofsky Index

7 Patienten waren ohne Einschränkungen und wurden mit 100% bewertet, 4 mit 90%, 7 mit 80%. Die 3 Patienten, die mit 70% eingeschätzt wurden, benötigten aufgrund von Verletzungsfolgen ständige Hilfe, konnten aber im eigenen Haushalt versorgt werden.

Neurologie

14 Patienten hatten einen Normalbefund, bei 5 Patienten lagen sensible Ausfälle vor. 3 dieser Patienten hatten Ausfälle im Versorgungsbereich des N. cutaneus femoris lateralis nach anteriorer Plattenosteosynthese des SI-Gelenkes. Bei 2 Patienten lagen motorische Ausfälle vor, beide hatten primär eine Schädigung des Plexus lumbosakralis erlitten.

Urologie

6 Patienten gaben Probleme beim Wasserlassen an, wobei nur 2 Patienten eine Sphinkterfehlfunktion aufwiesen.
    5 der 15 männlichen Patienten hatten eine erektile Dysfunktion die sich bei 2 Patienten in einem kompletten Erektionsverlust manifestierte.

Radiologische Auswertung

Primäre Dislokation

Die primäre Dislokation im Bereich des SI-Gelenkes bewegte sich zwischen 10 und 30 mm. Eine Korrellation zu den bei der Nachuntersuchung angegebenen Schmerzen ließ sich nicht finden.

Osteosynthesetechnik

Als Standardverfahren wird bei Verletzungen des SI-Gelenkes die ventrale Plattenosteosynthese angewendet. Transartikuläre Verschraubungen wurden in der Zeit bis 1985 als Standardverfahren, danach nur in Ausnahmefällen durchgeführt (Tabelle 2).

Osteosyntheseversagen

Mit der ventralen Plattenosteosynthese waren keine implantatbedingten Komplikationen verbunden. In einem Fall lag eine transiliosakral eingebrachte Schraube in Beziehung zum Zentralkanal des Sakrums. Neurologische Ausfälle resultierten hieraus nicht.

In einem Fall kam es zum Schraubenbruch einer transiliosakralen Verschraubung (einzelne 6,5 mm Spongiosaschraube mit 32 mm Gewinde ohne ergänzende ventrale Stabilisierung im Beckenring).

CT-Auswertung

Lediglich 3 der 16 untersuchten Patienten wiesen in der CT-Kontrolle ein „normales Gelenk" auf. 2 dieser Patienten gaben keine Schmerzen an, in einem Fall wurden mäßige Schmerzen nach primärer Plexus lumbosakralis Schädigung angegeben.

Osteophyten, Ankylose. Ventrale Osteophytenbildung verschiedenen Ausmaßes waren bei 10 Patienten nachzuweisen. Fließende Übergänge waren hier zur Ankylose des Gelenkes zu finden. Bei 4 Patienten war der Gelenkspalt teilweise, bei 6 komplett überbrückt.

Tabelle 2. Verwendete Osteosyntheseverfahren

SI-Luxation	ventral	Olerudplatte	5
		2 Platten	7
	dorsal	Schrauben + Platte	3
transiliakale Luxation	ventral	Platten	4
	dorsal	Schrauben + Platte	1
transsakrale Luxation	dorsal	Schraube	1

436

Arthrose. Deutlich arthrotische Zeichen mit Gelenkspaltverschmälerung, unruhiger Gelenkstruktur sowie Randanbauten lagen bei 3 Patienten vor. 2 Patienten gaben keine Schmerzen, eine Patientin starke Schmerzen an.

Fehlstellung. 14 Patienten zeigten Ausheilung in anatomischer Stellung. Eine residuale Fehlstellung von 4 mm war nach ventraler Verplattung einer transiliosakralen Luxationsfraktur im dorsalen Gelenkanteil festzustellen. Das klinische Ergebnis war ausgezeichnet. In einem weiteren Fall lag eine Fehlstellung von 8 mm nach Versorgung einer transiliakalen Luxationsfraktur vor. Die Patientin gab leichte Schmerzen an.

Diskussion

Über die Spätfolgen nach Beckenringverletzungen gibt es nur wenige Untersuchungen. Größere Serien beschäftigten sich mit den Folgezuständen nach konservativer Therapie instabiler Frakturen des Typs C. Hier wird übereinstimmend eine residuale Fehlstellung von 1 cm als Grenze zwischen klinisch akzeptablen und schlechten Ergebnissen angegeben [1, 5]. Henderson gibt mindestens 5 Jahre nach konservativer Therapie von Instabilitäten im hinteren Beckenring 69% starke Schmerzen an. Tile gibt nach konservativer Therapie des gleichen Verletzungstyps 28% Schmerzen in der sakroiliakalen Region an.

Nach Versorgung von Verletzungen des Typs C mittels ventralem Fixateur externe gibt Wild eine Rate von 12,5% Schmerzen 3–9 Monate nach der Verletzung an [6]. In einer Serie von SI-Verletzungen, welche durch ventrale Plattenosteosynthese versorgt wurden, fand Ragnarsson mindestens 2 Jahre nach dem Trauma noch 14% starke Schmerzen [4].

Die vorliegende Untersuchung bestätigt dieses Ergebnis. Durch anatomische Reposition und Ausheilung ließ sich die in der Literatur beschriebene hohe Rate an residualen Schmerzen deutlich senken. In der vorliegenden Serie heilten bis auf 2 Verletzungen alle anatomisch aus. Und auch in diesen beiden Fällen lag die Fehlstellung unter der von Henderson angegebenen kritischen Grenze von 1 cm.

Dennoch gaben 14% der Patienten bei der Nachuntersuchung starke und 24% noch mäßige Beschwerden an. Eine sichere Korrelation der Schmerzangaben mit radiologischen Veränderungen im SI-Gelenk lag nicht vor.

Eine deutlich höhere Rate an Beschwerden einschließlich von Einschränkungen auf urologischem Gebiet trat nach primären Verletzungen des Plexus lumbosakralis auf. 2 der Patienten mit starken Schmerzen hatten primäre Schädigungen des Plexus lumbosakralis mit zusätzlicher erektilen Dysfunktion.

Die CT-Untersuchungen zeigten trotz anatomischer Reposition ein hohes Maß an posttraumatischen Veränderungen des SI-Gelenkes. Schmerzen waren allerdings in vielen Fällen nicht mit diesen Veränderungen verbunden. Für die Wertung einer „schmerzhaften SI-Arthrose" sind die Fallzahlen noch zu klein.

Durch anatomische Reposition und interne Stabilisierung der Verletzungen des SI-Gelenkes läßt sich die Rate der posttraumatischen Schmerzen senken, aber nicht in allen Fällen vermeiden. Trotz anatomischer Ausheilung muß in etwa 15% mit

Schmerzen gerechnet werden. Aufgrund der vorliegenden noch kleinen Fallzahlen lassen sich Risikofaktoren noch nicht sicher isolieren. Ein Zusammenhang besteht sicher bei primären Schädigungen des Plexus lumbosakralis. Inwieweit Veränderungen im Sinne einer sakroiliakalen Arthrose das Ergebnis negativ beeinflussen, läßt sich nicht sicher darstellen. Nur die konsequente detailierte Nachkontrolle größerer Fallzahlen läßt für diese Frage gesicherte Erkenntnisse erwarten.

Literatur

1. Henderson R (1989) The long-term result of nonoperatively treated major pelvic disruption. J Orthop Trauma 3(1):41–47
2. Karnofsky DA (1976) Clinical evaluation of anti cancerdrugs. GANN Monograph 2:223–231
3. Pohlemann T, Gänsslen A, Kiessling B, Bosch U, Haas N, and Tscherne H (1992) Indikationsstellung und Osteosynthesetechniken am Beckenring. Unfallchirurg 95:197–209
4. Ragnarsson B, Olerud C, and Olerud S (1993) Anterior square-platefixation of sacroiliac disruption: 2–8 years follow-up of 23 consecutive cases. Acta Orthop Scand 64(2):138–142
5. Tile M (1984) Fractures of the pelvis and acetabulum. Baltimore: Williams and Wilkins
6. Wild J, Hanson G, and Tullos H (1982) Unstable fractures of the pelvis treated by external fixation. J Bone Joint Surg 64-A(7):1010–1019

XVII. Arbeitsgruppen/Spezialisten: Arthroskopie. Gegenwärtige Technik für den Ersatz des vorderen Kreuzbandes

Vorsitz: Th. Tiling, Köln

Gegenwärtige Technik für den Ersatz des vorderen Kreuzbandes: Patellarsehne, Miniarthrotomie, schraubenlose Fixierung

P. Hertel und M. Bernard

Unfallchirurgische Abteilung, Martin-Luther-Krankenhaus, Berlin

Einleitung

Durch verbesserte klinische Untersuchung sowie durch nicht-invasive und invasive praeoperative Diagnostik ist es im gesamten Bereich der Chirurgie möglich geworden, für den eigentlichen operativen Eingriff gezielte kleine Inzisionen zu setzen. Die Rekonstruktion des vorderen Kreuzbandes kurz nach der Verletzung bei intraligamentärer Ruptur bzw. bei einer veralteten Verletzung mit dem Verlust des vorderen Kreuzbandes wird heute nicht mehr über eine große Arthrotomie, sondern über einen Minimaleingriff (Miniarthrotomie bzw. arthroskopischer Kreuzbandersatz) durchgeführt. Periphere Verletzungen (z.B. Meniskusrisse) werden zuvor arthroskopisch versorgt bzw. werden konservativ behandelt (z.B. Kapselrisse, Innenbandrupturen). Die Naht des vorderen Kreuzbandes ist nur noch bei im wesentlichen proximal gelegenen Ausrissen und dann in Form einer durch autologes Gewebe augmentierten Naht sinnvoll. Nähte bei intraligamentären Rupturen sollten besser unterlassen werden, da sie mit einer längeren Immobilisierung verbunden sind und die Ergebnisse gleichwertig der konservativen Behandlung sind.

Die wesentliche Neuerung der letzten Jahre ist die bessere Kenntnis der normalen Anatomie und Physiologie des vorderen Kreuzbandes. Das Zentrum des tibialen Ansatzes des vorderen Kreuzbandes liegt bei etwa 40–45% des a.p. Durchmessers des Tibiaplateaus, der femorale Ansatz am gesamten dorsokranialen Teil der nicht überknorpelten Fläche des lateralen Femurkondylus. In Streckstellung sind die beiden funktionellen Anteile des vorderen Kreuzbandes (anteromediales und posterolaterales Bündel) straff gespannt, in Beugung sind beide Anteile gelockert, der posterolaterale Anteil stärker als der anteromediale [1]. Die sog. isometrische Spannung des vorderen Kreuzbandes ist von der Natur nicht vorgegeben, jedoch als intraoperatives Ziel nicht falsch. Als wichtigstes Ziel muß gelten, eine möglichst anatomiegerechte Rekon-

Hefte zu „Der Unfallchirurg", Heft 241
K. E. Rehm (Hrsg.)
© Springer-Verlag Berlin Heidelberg 1994

struktion des vorderen Kreuzbandes mit physiologischem Spannungsverhalten zu erzielen und eine überhöhte Spannungsentwicklung bei Beugung zu vermeiden. Als Kreuzbandtransplantat hat sich heute weitgehend autologes Material aus der Patellarsehne durchgesetzt, wobei durch die Knochenblöcke aus Tibia und Patella eine sichere Transplantatverankerung gewährleistet werden kann [3]. Kreuzbandtransplantate aus mehrfach gefalteten Anteilen der Semitendinosussehne bzw. Gracilissehne haben etwas schwierigere Bedingungen bei der Transplantatverankerung, jedoch eine etwas geringere Morbidität durch die Entnahmeläsion.

Ob arthroskopisch oder offen operiert werden soll, hängt zunächst von der persönlichen Erfahrung des Operateurs ab. Arthroskopische Kreuzbandoperationen sind technisch schwierige Eingriffe, die erst nach zahlreichen anderen operativen Arthroskopien vorgenommen werden sollten. Die Ergebnisse im Vergleich zwischen offener und arthroskopischer Technik sind gleich [4], Hautschnitte und postoperative Schmerzen entsprechen sich.

Es besteht jedoch der Eindruck, daß beim arthroskopischen Kreuzbandersatz eine erhöhte Komplikationsrate besonders zu Beginn der technischen Erfahrung vorliegt (zu weit ventrale femorale Bandansatzposition, Fehler bei der Schraubenfixation, ausgedehnte Operationszeiten).

Hier soll eine Operationsmethode vorgestellt werden, die durch Miniarthrotomie eine weitgehend anatomische Rekonstruktion des vorderen Kreuzbandes unter Ausnutzung der flachen Geometrie des osteoligamentären vorderen Kreuzbandtransplantates aus dem medialen Drittel der Patellarsehne ermöglicht, bei der in Streckstellung alle Fasern des Transplantates parallel laufen und gespannt sind und die durch eine besondere Preßfit-Technik eine schraubenfreie Verankerung möglich macht [2].

Anatomische Rekonstruktion des vorderen Kreuzbandes in der Preßfit-Technik

Die Haut wird über dem medialen Rand der Patellarsehne in 6–8 cm Länge inzidiert. Die subkutanen Faszienschichten inkl. der Bursa werden in Hautschnittrichtung durchtrennt. Die Inzisionsöffnung wird je nach Erfordernissen mehr nach proximal oder nach distal verschoben. Der mediale Patellarsehnenrand wird präpariert und die Bursa unter dem distalen Patellarsehnenansatz oberhalb der Tuberositas tibiae eröffnet. Die Patellarsehne wird 1 cm neben dem medialen Rand längsinzidiert. In Fortsetzung des Transplantatverlaufs wird der tibiale Knochenblock markiert, indem das Periost mit dem Skalpell in einer Länge von 3 cm und in einer Breite von 9 mm U-förmig umschnitten wird. Die Markierungen an der Tuberositas tibiae werden mit einer feinen Oszillationssäge bis zu einer Tiefe von ca. 1 cm eingesägt. Direkt kranial des proximalen Ansatzes des Ligaments wird ein schmaler Flachmeißel angesetzt und damit der proximale Anschnitt des Knochenblockes markiert. Dann wird der Knochenblock vorsichtig herausgehebelt, er sollte trapezförmigen Querschnitt haben.

Unter leichtem Zug an Patella und Patellarsehnentransplantat wird nunmehr in Faserrichtung nach proximal präpariert und der Transplantatstreifen in einer Breite von 1 cm vom Hauptanteil der Patellarsehne und vom Hoffa'schen Fettkörper gelöst. An der Patella wird mit dem Skalpell ein ca. 2 cm breites und 2,5 cm langes Areal periostal umschnitten. Der mediale Schnitt verläuft in Verlängerung des medialen Transplantatrandes, der laterale Schnitt reicht ca. 6–8 mm über die laterale Transplantatkante hinaus. Proximal wird der Schnitt halbkreisförmig geführt. Mit einer schräg angesetzten feinen Oszillationssäge wird der so markierte Knochenblock in ovalärer Form umschnitten. Die Schnittiefe entspricht der Dicke der ventralen Patella-Kortikalis. Durch das schräge Ansetzen der Säge erhält der Knochenblock eine umlaufende scharfe Kante. Mit dem schmalen Flachmeißel wird der Block dann vorsichtig gehoben. Durch diese Schnittführung entsteht ein gleichmäßiger flacher Übergang zwischen dem Hebedefekt und der restlichen Patella-Kortikalis. Da keine Schnitte in sagittaler oder transversaler Richtung geführt werden und die Schnittkanten im Umriß rund gestaltet sind, ist eine Patellafraktur durch den Entnahmedefekt nicht zu erwarten.

Fettreste des ligamentären Transplantates werden entfernt, der Knochenblock aus der Tuberositas tibiae wird mit dem Luer soweit zurechtgeschnitten, daß er gerade durch die 9,5 mm-Öffnung einer Marknagelschablone paßt.

Der Hoffa'sche Fettkörper wird von der ventralen Fläche des Tibiaplateaus gelöst und eine mediale Arthrotomie durchgeführt. Ein vorhandenes Ligamentum transversum wird markiert, durchtrennt und später wieder vernäht. Das Knie wird bis auf 120° gebeugt und die Interkondylenregion dargestellt. Als Leitgebilde für die Bohrungen dienen die Reste des vorderen Kreuzbandes, die vollständig entfernt werden. überraschend ist, wie weit bei 120° Beugung die posterolateralen femoralen Ansatzareale vorn liegen. Besonders genau muß dabei der Hinterhornansatz des Außenmeniskus beachtet werden, der in unmittelbarer Nähe des femoralen Ansatzes des vorderen Kreuzbandes liegt. Die Bohrung am Femurkondylus wird mit Hilfe eines 8 mm Hohlbohrers vorgenommen, der bei 120° Beugung dicht am medialen Femurkondylus vorbeigeführt wird und etwa parallel zur Tibiagelenkfläche verläuft. Als Markierung der „Over-the-top"-Position wird ein Tasthaken eingeführt, darüber wird die Bohrung

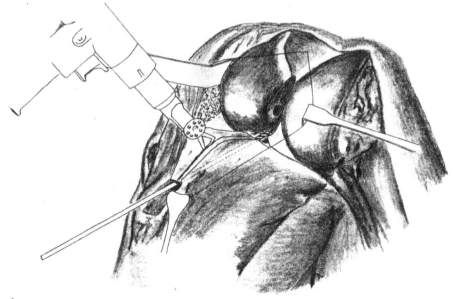

Abb. 1

an den lateralen Femurkondylus gelegt. Der dorsale kraniale Rand der 8 mm Bohrung soll dabei 1–2 mm Abstand zur Knorpel-Knochen-Grenze haben und eine kräftige Knochenbrücke an den kranialen Ausläufern des lateralen Femurkondylus haben (Abb. 1). Mit der Kopfraumfräse aus dem Großfragmentinstrumentarium der AO wird die 8 mm Bohrung auf 9 mm erweitert, die Condylen-Spongiosa wird dabei etwas komprimiert. Alle Bohrungen perforieren komplett die laterale Femurkortikalis. Durch die 120° Beugung des Kniegelenkes resultiert eine Ventralneigung des Bohrkanales zur Femurschaftachse von 20–25°.

Im Tibiakopf wird von der Entnahmestelle des Transplantates am medialen Rand der Tuberositas tibiae eine 8 mm Hohlbohrung zum distalen Kreuzbandansatz vorgebracht. Falls der Kreuzbandansatz nicht mehr sichtbar ist, kann man sich am Ansatz des Außenmeniskusvorderhornes orientieren. Die am weitesten ventral gelegenen Fasern des vorderen Kreuzbandes gehen unmittelbar in die peripheren Vorderhornanteile des Außenmeniskus über. Die ventrale Kante des Bohrloches hat etwa 15 mm Abstand zur Vorderkante des Tibiaplateaus, die dorsale Kante ca. 5–7 mm Abstand zum hinteren Kreuzband. Besonders beachtet werden soll, daß die Bohrung nicht zu weit nach lateral, sondern eher zum medialen Teil der Eminentia intercondylaris geführt wird. Ein Anstoßen des Transplantates an der lateralen Femurkortikalis wird dadurch verhindert. Mit der Oszillationssäge wird über dem 8 mm Bohrloch in der Tibia ein Knochensegment von 6 mm Stärke herausgesägt, das Periost bzw. die Ausläufer der Meniskusansätze wurden zuvor mit dem Raspatorium abgeschoben. Der tibiale Eingang der Bohrung wird mit der Rundraspel geglättet.

Bevor das Transplantat proximal verankert wird, wird ein 5 mm starker Steinmann-Nagel durch den Bohrkanal im Femurkondylus eingeführt und lateral transkutan herausgleitet. Der Steinmann-Nagel wird so weit vorgeschoben, daß er mit der inneren Öffnung des Kanales im Interkondylenraum abschließt. Mit dem Steinmann-Nagel kann ein eventuell vorzeitig verklemmender Transplantatknochenblock ohne Probleme zurückgeschlagen und erneut bearbeitet werden.

Der aus der Tuberositas tibiae stammende Knochenblock des Transplantates wird nun im femoralen Bohrkanal verankert. Dazu wird der Knochenblock bei 120° Beugung in die femorale Bohrung eingeführt. Der Block wird so ausgerichtet, daß die kortikale Seite mit dem ligamentären Transplantat zum Tibiakopf weist und parallel zur Ebene der Tibiagelenkfläche liegt. Die korrekte Torsion des Knochenblockes ist wichtig für den späteren parallelen Verlauf der Faserbündel in Streckstellung und ihre Verwindung in Beugung. Der mediale Anteil des Sehnentransplantates wird somit zum anteromedialen Kreuzbandbündel, der laterale Anteil zum posterolateralen Bündel des neuen Kreuzbandes.

Mit einem Stößel wird der Knochenblock nun in den femoralen Bohrkanal eingetrieben (Abb. 2). Ein gleichmäßiger Vorschub mit jedem Schlag ist normal. Der Stößel muß dabei mehr auf der ligamentären Seite des Knochenblockes angesetzt werden, um ein Abschieben der Spongiosa zu vermeiden. Die Einschlagfläche des Knochenblockes endet annähernd plan in der femoralen Bohrung. Bei korrektem Preßfit kann der Knochenblock in Schlagrichtung nicht mehr aus dem Bohrkanal herausgezogen werden. Wenn der Knochenblock beim Einschlagen nicht gleichmäßig läuft, sollte er vorsichtshalber mit dem Steinmann-Nagel zurückgeschlagen und nachbearbeitet bzw. der Bohrkanal mit der Rundfeile etwas erweitert werden.

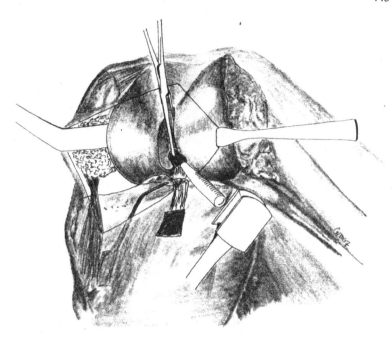

Abb. 2

Zur distalen Verankerung wird das Knie auf 20–30° Beugung gestreckt und der Oberschenkel durch eine kräftige Rolle unterpolstert, so daß der Tibiakopf in eine hintere Schubladenposition sinkt. Das ligamentäre Transplantat wird in die Knochenrinne eingelegt. In Höhe des Anschlages des patellaren Knochenblockes wird in a.p. Richtung ein breiter Flachmeißel in die Tibiakopfspongiosa eingetrieben. Der patellare Knochenblock des Transplantates wird mit einer Kocher-Klemme gefaßt und unter leichter Anspannung mit seiner lateralen scharfen Kante auf den Meißelschlitz gesetzt. Die spongiöse Fläche des Knochenblockes weist nach lateral. Mit dem Stößel wird der Knochenblock nun in den Meißelschlitz eingetrieben (Abb. 3). Die Schlagrichtung ist dabei schräg nach distal. Wenn der Knochenblock gefaßt hat, wird das Knie durchbewegt und das Spannungsverhalten des Transplantates überprüft. Der Lachman-Test muß negativ sein, ein Notch-Impingement wird durch eine Notch-Plastik beseitigt (Exophyten bzw. enge Notch). Bei zu weit ventral liegender Transplantatrinne muß der distale Knochenblock wieder vorsichtig gelöst werden und die Knochenrinne etwas vertieft werden. In voller Streckung muß das Transplantat straff gespannt sein, bei Beugung zwischen 60 und 90° kommt es physiologischerweise zu einer Lockerung des Transplantates. In Streckung müssen die Transplantatfasern parallel ausgerichtet sein.

Wenn diese Parameter überprüft sind, wird der patellare Knochenblock mit dem Stößel tief im Tibiakopf versenkt.

Das zuvor aus dem Tibiakopf entnommene Knochensegment wird wieder eingesetzt und mit transossären queren Vicryl-Nähten refixiert. Falls eine Unterfütterung zum Niveau-Ausgleich notwendig ist, wird hierfür die gewonnene Frässpongiosa verwendet. Die aus den Transplantatblöcken beim Trimmvorgang gewonnene Spon-

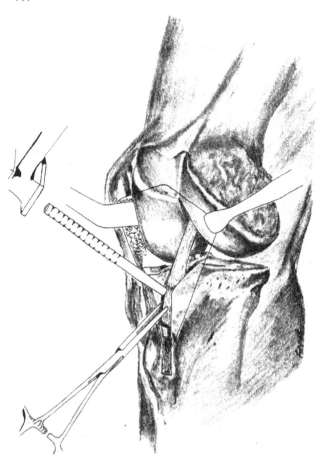

Abb. 3

giosa sowie die Frässpongiosa aus den Hohlbohrungen wird zur tibialen Defektauffüllung verwendet. Eine intraartikuläre Redon-Drainage wird eingelegt, nachdem die
Blutsperre geöffnet wurde. Die synoviale Kapsel wird durch Einzelknopfnähte readaptiert, das mediale Retinakulum durch eine kurze fortlaufende Naht mit dem restlichen Ligamentum patellae vereinigt. Auch der patellare Entnahmedefekt wird nunmehr mit Überschußspongiosa ausgefüllt und die Subkutanfaszie darüber verschlossen. Intraoperativ werden Lachman-Test und Jerk-Test überprüft. Die Haut wird in-
trakutan verschlossen. Postoperativ werden Röntgenübersichtsaufnahmen und eine
Computertomographie zur Kontrolle der Transplantatblöcke durchgeführt.

Bei ungenügendem Preßfit kann femoral im Bereich des spongiösen Anteiles des
Knochenblockes eine Großfragment-Interferenzschraube eingedreht werden, tibial
genügen 1–2 Kleinfragment-kortikalis-Schrauben, die parallel oder quer zum Knochenblock als Sperrschraube eingeführt werden. Die Erfahrung hat gezeigt, daß femoral in über 98% eine sichere schraubenfreie Fixation zu erreichen ist, die durch Preßfit
und Abwinkelung des ligamentären Transplantates gegenüber dem Knochenblock ab-

gesichert ist. Tibial läßt sich in 80% ein sicherer Preßfit erzielen, in 20% muß zusätzlich eine Verankerungsschraube gewählt werden.

Ergebnisse

Zur Zeit liegen aus einer größeren Nachuntersuchungsserie erste mittelfristige Ergebnisse vor. 20 Patienten im Durchschnittsalter von 26 Jahren (15 Jahre bis 52 Jahre) wurden 44 Monate (24 Monate bis 60 Monate) nach der Operation untersucht. Es handelte sich um 8 Patienten, die innerhalb von 2 Wochen nach dem Unfall operiert wurden und um 12 Patienten, die zwischen 3 Monaten und 5 Jahren nach dem Unfall operiert wurden. Folgende Begleitverletzungen lagen vor: 6 Innenmeniskus-Verletzungen, 6 Außenmeniskus-Verletzungen, bei 5 Patienten waren beide Menisken verletzt. Das Innenband war viermal beteiligt, bei einem Patienten lag eine Flake-Fraktur des Femurkondylus vor. Komplikationen wie Wundinfektion, Thrombosen oder Dislokationen des Knochenblockes traten nicht auf. Die Beweglichkeit war bei 12 Patienten normal, bei 4 Patienten lag ein Beugedefizit von 5°, bei einem Patienten ein Streckdefizit von 5° vor. Bei 3 Patienten lag ein Beuge- bzw. Streckdefizit von 2–3° vor. Der Lachman-Test war seitengleich bei 18 Patienten und zeigte bei 2 Patienten eine Differenz zwischen 3 und 5 mm. Die körperliche Aktivität im IKDC-Activity-Level wurde verglichen von der Zeit vor dem Unfall zum postoperativen Zustand. Dabei war bei 10 Patienten vor dem Unfall und nach der Operation das höchste Aktivitätsniveau (z.b. Fußball) vorhanden, bei 6 Patienten ein leicht vermindertes Aktivitätsniveau (z.b. Ski oder Tennis), und bei 3 Patienten ein mäßiges Aktivitätsniveau (z.B. Joggen) vor dem Unfall und nach der Operation vorhanden. Lediglich bei einem Patienten war die Aktivität vom höchsten Niveau auf mäßiges sportliches Niveau gefallen. Arthrotische Veränderungen waren nicht vermehrt.

Der wesentliche Grund für diese günstigen Ergebnisse ist in der genauen Beachtung der anatomischen Grundlagen und an der gipsfreien frühfunktionellen Nachbehandlung zu suchen. Das Gelenk wird nicht immobilisiert, sondern mehrfach täglich in einer Bewegungsschiene gelagert, gekühlt und beim Gehen durch einen abnehmbaren Schienenverband geschützt. Die Belastung wird zügig gesteigert. Vermieden werden müssen Widerstandsübungen mit frei beweglichem Fuß zwischen 0 und 50° („open chain"). Frühzeitig gestattet sind Belastungen mit fixiertem Fuß (Kniebeugen, Rudern, Rad).

(Die Zeichnung wurde von F. Gomez verfertigt).

Literatur

1. Hertel P (1980) Verletzung und Spannung von Kniebändern. Hefte Unfallheilkd 142:1–94
2. Hertel P (1990) A new technique for ACL replacement. Fourth Congress of the European Society of Knee Surgery and Arthroscopy, 25–30 June, Stockholm, Sweden

3. Lobenhoffer P, Tscherne H (1993) Die Ruptur des vorderen Kreuzbandes. Heutiger Behandlungsstand 150–168. Unfallchirurg 96:150–168
4. Shelbourne DK, Rettig AC, Hardin, Williams RI (1993) Miniarthrotomy versus arthroscopic assisted anterior cruciate ligament reconstruction with autogenous patellar tendon graft. Arthroscopy 9:72–75

Patellarsehne, arthroskopische Technik ohne laterale Incision

Th. Tiling

Abteilung für Unfallchirurgie, Klinikum Köln-Merheim, Ostmerheimer Straße 200,
D-51109 Köln

Einleitung

Die autologe „Bone-Tendon-Bone"-Transplantation der Patellasehne als Ersatz für die akute und chronische vordere Kreuzbandverletzung kann heute als Goldstandard angesehen werden. Operationstechnische Verbesserungen der letzten Jahre betreffen einmal die Frage, wo genau die Transplantate positioniert werden müssen und deren Verankerungstechnik und andererseits die Verminderung des operativen Traumas. In der Verminderung des operativen Traumas spielt die Arthroskopie die zentrale Rolle. Im Rahmen der Miniarthrotomietechnik mußten alle Begleitschäden arthroskopisch zuvor abgeklärt und operiert werden. Einige Schritte der Miniarthrotomietechnik sind jedoch sicher arthroskopisch exakter durchführbar und auch die Miniarthrotomie mit möglicherweise negativem Einfluß auf die Schmerzen und Rehabilitation kann durch die arthroskopische Technik unter Vermeidung einer zweiten Incision am lateralen Femurende vermieden werden.

Operationstechnik

In Rückenlage wird das zu operierende Bein im Beinhalter mit nicht aufgeblasener Blutsperrenmanschette gelagert. Am hängenden Kniegelenk beginnt die Operation mit der diagnostischen Arthroskopie über eine antero-laterale Porta. Eine erforderliche arthroskopische partielle Meniskektomie oder Meniskusrefixation in Outside-in-Technik und eventueller Knorpelglättung oder Anbohrungen werden zunächst arthroskopisch durchgeführt. Um das später zu entnehmende Transplantat nicht zu schädigen wird der erforderliche zweite antero-mediale Zugang längs gewählt. Zum eigentlichen Operieren im Interkondylenbereich kann eine zweite Incision über diese Porta nur der inneren Gelenksschleimhaut erforderlich werden. Die eigentliche Kreuzbandoperation beginnt mit der Resektion der vorderen Kreuzbandreste und sorgfältiger Säuberung der Interkondylengrube von allem Kreuzbandgewebe, Narbengewebe und

Hefte zu „Der Unfallchirurg", Heft 241
K. E. Rehm (Hrsg.)

synovialem Gewebe bis zum hinteren Kreuzband und Darstellen der over-the-top-Position femoral.

Nach Auswickeln der Blutleere und Füllung der Blutsperre wird ein 3 cm langer horizontaler Schnitt 1 cm medial der Tuberositas tibiae und 2 cm distal des medialen Schienbeinkopfrandes angelegt. Eine zweite Incision derselben Länge wird mittig der Patellaspitze 3 cm nach kranial geschnitten. Kranial beginnend wird die sehnige Ausstrahlung des Lig. patellae über der Patella dargestellt und die Gleitschnicht über dem proximalen Ligamentum patellae längsgespalten und zur Seite wegpräpariert. Zwischen Gleitschicht und Ligamentum patellae wird dann der gerade schmale Handgriff eines alten Meniskotoms nach Smilie für die offene Meniskuschirurgie eingeschoben und so die Gleitschicht vom Ligamentum patellae abgeschoben. Mit dem Elektromesser wird dann in der Regel ein 10 mm breites Transplantat aus der Mitte des Ligamentum patellae markiert und nach kranial der Ligamentknochenübergang mit einem Meißel angemeißelt und dann in einem Winkel von 45° der proximale Knochenblock aus der Spitze der Patella herausgesägt. Vor Herauspräparieren des Knochenblocks wird der Knochenblock mit einem 2 mm Bohrer durchbohrt und der Block dann herausgehebelt und eine Armierungsnaht durch das Transplantat gelegt. Unter kranialer Anspannung des Knochenblocks wird jetzt mit dem Meniskotom entlang des Faserverlaufs ein 10 mm breites Transplantat nach distal in der subkutanen Untertunnelungstechnik herausgeschnitten, bis man zur Tuberositas tibiae gelangt. Hier wird jetzt wiederum die Tuberositas tibiae mit dem Meißel angemeißelt und mit dem Sägeblatt wiederum in 45° Abwinkelung ein Knochenblock herausgesägt. Dieser wird ebenfalls mit einem 2 mm Bohrer durchbohrt und dann der distale Tuberositasknochenblock mit dem anhängenden Transplantat subkutan herausgezogen. Der entstandene Defekt in der Patellasehne wird nicht verschlossen. Bei der Präparation abfallendes Knochenmaterial wird in den knöchernen Patelladefekt eingelegt und dann über der Patella die Gleitschicht bzw. die Körperfaszie wieder verschlossen. Vom ersten Assistenten wird während des weiteren Operationsablaufs das Ligamentum patellae-Transplantat mit dem Liston zurecht geschnitten bis beide Knochenblöcke durch eine 9 mm weite Bohrhülse passen.

Im Bereich der antero-medialen Incision wird eine Incision von 2 cm Länge direkt am Oberrand des Pes anserinus angelegt und das Periost nach medial und lateral abgeschoben. Es wird dann ein Zielgerät durch die antero-mediale Porta eingeführt und medial des Zentrums des Kreuzbandstumpfes eingehakt und soweit wie möglich tibial distal festgesetzt. Das Zielgerät wird dabei in etwa 11.00 Uhr Stellung am rechten Kniegelenk und am linken Knie in etwa 1.00 Uhr Stellung gebracht. Der richtungsweisende Kirschner-Draht mit selbstschneidendem Gewinde wird dann tibial eingebohrt. Nach Überprüfen der richtigen Positionierung im vorderen Kreuzbandstumpf (zentrisch etwas medialisiert) wird dann der Kirschner-Draht mit dem 10 mm Bohrer überbohrt. Der tibiale Kanal wird nach dorsal mit dem Bohrer und der Abrasionsfräse soweit abgerundet, bis man mit der Abrasionsfräse von außen durch den Tibialkanal bis zur over-the-top-Position kommt. Diese dorsale Randpräparation des tibialen Kanals ist dann in der Regel beendet, wenn der vordere Ansatz des hinteren Kreuzbandes fast erreicht worden ist. Der tibiale Bohrkanal wird durch einen Kunststoff-Bohrkanalstopfen verschlossen und durch die anteromediale Porta ein Shaver eingeführt und der tibiale Bohrkanal sorgfältigst von allen Knochen- und Bandresten gesäubert und abgeglättet. Ein selbstschneidender Gewinde-Kirschner-Draht wird jetzt durch den tibialen Bohrkanal in die over-the-top-Position bei 11.00 Uhr für das rechte Kniegelenk bzw. 1.00 Uhr für das linke Kniegelenk geschoben und bei etwa 90° Kniebeugung soweit wie möglich dann am dorsalen Übergang des Femurs zur over-the-top-Position im Femur knöchern bis zum Verschwinden des selbstschneidenden Gewindes eingeschossen. Der Kirschner-Draht wird dann mehrfach hin und her gebohrt, bis er mühelos in dem kleinen Kanal bewegt werden kann. Der Kirschner-Draht wird jetzt aus der Maschine ausgespannt und mit dem Seitenschneider eine kleine Kerbe an der Stelle angebracht, an der der Kirschner-Draht gerade den tibialen Kanal außen verläßt. Die Spitze des Kirschner-Drahtes verbleibt dabei in dem femoral gebohrten Loch. Das Knie wird jetzt voll gestreckt und gebeugt. Dabei wird die Relativbewegung der Drahtmarkierung gegenüber dem tibialen Tunnelkantenende beobachtet. Findet sich kein Wandern der Markierung, so ist der Kirschner-Draht im isometrischen Punkt verankert. Wir streben jedoch eine Position etwas mehr dorsal dieses isometrischen Punktes an, so daß der anatometrische Punkt etwas mehr in der over-the-top-Position zu liegen kommt. Entsprechend der Relativbewegung des Markierungspunktes wird ggf. der Kirschner-Draht solange neu femoral eingebohrt, bis eine Position gefunden wurde, bei der die Markierung beim Beugen etwa 2 mm aus dem tibialen Kanal herauskommt und bei den letzten 30° der Streckung nicht in das Knie hineingezogen wird. Mit einem langen Kirschner-Draht wird jetzt dieser gefundene Punkt erneut aufgesucht und der Kirschner-Draht transtibial femoral in 90° Kniebeugung eingebohrt und femoral bis durch die Haut herausgebohrt. Transtibial wird dieser Kirschner-Draht dann mit einem 9 mm Bohrer überbohrt. Beim Vorschieben darf der Bohrer sich nicht drehen, wenn das hintere Kreuzband passiert wird, um dieses nicht zu verletzen. Die Tiefe des femoralen Bohrkanals beträgt in der Regel je nach Länge des knöchernen Transplantatanteils 30 bis 40 mm. Die Tiefe des Bohrvorgangs kann an dem Bohrer abgelesen werden.

Erst jetzt erfolgt die Erweiterung der Interkondylengrube nach kranial und nach lateral mit der Abrasionsfräse, um nicht die natürliche Anatomie durch eine Notch-Plastik am Beginn der Operation zu verändern, da dieses nach unserer Meinung einen negativen Einfluß auf die femorale Positionierung hat. Über einen transtibial eingebrachten Abrasionsfräser wird jetzt die ventrale Kante des femoralen Tunnels abgefräst und dadurch der Eingang für das Transplantat ventral erweitert, um später der femoralen Verankerungsschraube den richtigen Weg und einfacheren Eintreten in das Femur zu erleichtern.

Der femorale Tunnel und Rand wird dann mit dem Shaver nachgeglättet und durch Einstecken des Shavers gerade in den Öffnungsbeginn des femoralen Tunnels bei der Vollstreckung des Kniegelenkes geprüft, ob sich ein kraniales Impingement für das spätere Transplantat noch findet und ggf. noch die Notchplastik vergrößert werden muß.

Mit dem langen 3,2 oder 4,5 mm Bohrer wird die femorale kraniale Kortikalis dann transtibial durchbohrt und eine lange Häkelnadel von tibial durch den femoralen Tunnel perkutan, femoral durchgestoßen und ein Transplantateinzugsfaden perkutan durch den femoralen Tunnel, durch das Kniegelenk und durch den tibialen Tunnel nach distal gezogen. Das zwischenzeitlich fertig präparierte Bone-Tendon-Bone-Transplantat ist im knöchernen Anteil jeweils mit einem Ausziehfaden armiert. In der

Regel wird der Tuberositasknochenteil femoral eingezogen. Der ventrale distale Ligamentanteil des Ligamentum patellae wird zusätzlich mit einer resorbierbaren Naht armiert. Durch den Transplantateinzugsfaden wird jetzt das Transplantat transtibial nach femoral eingezogen, wobei sorgfältigst auf eine korrekte Drehung des femoralen knöchernen Anteils zu achten ist. Die periostale Knochenseite muß latero-dorsal im femoralen Tunnel zu liegen kommen. Das Transplantat wird soweit eingezogen, daß gerade der knöcherne Transplantatanteil im femoralen Tunnel verschwunden ist. Über die antero-mediale Porta wird jetzt ein feiner Führungsdraht auf die Vorderfläche des Transplantats und die ventrale Fläche des knöchernen Transplantatsblock im femoralen Tunnel geschoben und über diesen Draht wird dann eine kanülierte 7 mm Titankorasakaschraube in maximaler Kniebeugung eingebracht. Die maximale Beugung ist erforderlich, damit die Schraube nicht das Transplantat aufdreht und dabei das Transplantat am Übergang zum knöchernen Anteil verletzt. Zuletzt wird der Führungsdraht für die Titanschraube entfernt und mit der Hakensonde die Transplantatposition und Verankerung überprüft. Das Transplantat wird dann nach tibial kräftig angespannt und durch Streckung und Beugung sowohl ein mögliches Pumpen des Bandes, als auch die ausreichende Weite der Interkondylengrube überprüft. Besteht Anatometrie für das Transplantat wird diese tibial um 90° nach außen verdreht und es erfolgt dann in 0° Streckung unter maximalem manuellen Fadenzug die tibiale Verankerung mit einer 7 bis 9 mm Titanschraube. Danach wird das Kniegelenk erneut zwischen 0 und 120° gestreckt und gebeugt. Danach erfolgt die Abtastung des Transplantates mit der Hakensonde und Überprüfung des manuellen Lachman-Testes und nochmalig Überprüfung einer ausreichenden Weite der Interkondylengrube und daß das Transplantat nicht an der lateralen Femurkondyle scheuert. Die ligamentäre Transplantatausziehnaht wird transossär zum Spannen der ventralen Transplantatfäden verknotet.

Zum Schluß wird der Transplantatbereich und die Interkondylengrube von Faserresten und Debridementresten befreit und insbesondere darauf geachtet, daß der Transplantatübergang vom Tibiaplateau zum Transplantat absolut glatt und frei von Bindegewebe und Knochenpartikelresten ist. Nach sorgfältigem Ausspülen des Gelenkes und nochmaligem Durchmustern des Gelenkes wird das Arthroskop antero-lateral entfernt und bei noch aufgefülltem Gelenk eine Redondrainage in den oberen Recessus bei Ausleitung nach lateral eingelegt. Das Periost über dem tibialen Tunnel wird mit Einzelknopfnähten verschlossen und eine zweite Redondrainage subkutan eingelegt. Verschluß der Haut mit Einzelknopfnähten und Anbringen eines Verbandes. Intraoperativ erfolgt dann noch in Narkose die erste KT-1000-Überprüfung des Lachman-Testes, die bei intakter Gegenseite eine Differenz unter 3 mm als gutes Operationsergebnis bringen sollte. Thrombosewickelung des Beines und Anlegen einer konfektionierten Tutorlagerungsschiene.

Diskussion

Der Beweis, daß die arthroskopische Technik von Vorteil gegenüber der in Miniarthrotomietechnik ist, steht noch aus. Kontrollierte Studien ergaben bis jetzt keinen Vorteil der arthroskopischen Technik nach drei Monaten postoperativ. Ausreichende Untersuchungen zum frühen postoperativen Verlauf und zur Schmerzsituation und

Arthrofibrosebildung fehlen. Nachteilig ist insbesondere in einer Ausbildungsklinik die Notwendigkeit eines hohen arthroskopischen Operationsstandards und auch in der Hand des Geübten die längere Operationszeit gegenüber der Miniarthrotomietechnik auch in unserer Klinik.

Revisionseingriffe, alternative Transplantate (Allografts)

P. Lobenhoffer[1], T. Gerich[1] und A. Gögüs[2]

[1] Unfallchirurgische Klinik der Medizinischen Hochschule Konstanty-Gutschow-Straße 8, D-30623 Hannover
[2] Orthopädische und Traumatologische Klinik, Medizinische Fakultät, Istanbul, Türkei

Die große Zahl der heute durchgeführten Kreuzbandersatzplastiken bedingt auch eine Zunahme der Revisionseingriffe bei erneuter Instabilität des Gelenks. Angesichts der limitierten Resourcen an ortsständigen Bindegewebstransplantaten bieten allogene Transplantate in dieser Situation eine therapeutische Alternative. Die potentiellen Vorteile sind:

- keine Morbidität an der Entnahmestelle
- unlimitiertes Angebot
- Verfügbarkeit für multiple Rekonstruktionen
- keine Einschränkung in Bezug auf Transplantatdimensionen

Nach den Mißerfolgen mit verschiedenen Kunststoffbändern [22, 24, 30, 51, 55] ist allogenes Material als biologisches Transplantat eine Altenative in der Situation des Revisionseingriffs. Allogene Transplantate wie die Patellar-und Achillessehne, die Tibialis anterior- oder auch Flexorensehnen und Fascia lata wurden zum VKB-Ersatz verwendet [5, 25, 28, 29, 34, 51, 52, 57, 59]. Über den direkten Ersatz des VKB mittels allogenem Spender-VKB wurde in Tierversuchen berichtet [32, 44]. Zur Zeit liegt hierzu nach unseren Kentnissen noch keine klinische Studie beim Menschen vor. Die Wertung des homologen Gewebetransfers ist im Zeitalter der HIV-Übertragungen im medizinischen Bereich schwierig. Folgende Gesichtspunkte müssen vor einer Verwendung homologer Bindegewebstransplantate geklärt werden.

Immunologische Reaktionen

Der Knochen besteht aus Zellmatrix, Knochenzellen und Kollagen. Davon besitzen die Zelloberflächen-Antigene immunogene Eigenschafen [7, 17, 18]. Beim Sehnengewebe tragen ebenfalls die Zelloberflächen-Antigene fast ausschließlich das antigene Potential [43]. In Tierversuchen löste ein frisches allogenes Transplantat immer eine entzündliche Abstoßungsreaktion aus. Dagegen konnte bei tiefgekühlten und

Hefte zu „Der Unfallchirurg", Heft 241
K. E. Rehm (Hrsg.)
© Springer-Verlag Berlin Heidelberg 1994

lyophilisierten allogenen Transplantaten histologisch keine Immunreaktion nachgewiesen werden [3, 7, 17, 18, 58]. In der Mehrzahl der klinischen Studien mit tiefgekühlten und lyophilisierten Ligamenten wurde bis jetzt auch keine klinische oder histologische Abstoßungsreaktion berichtet [28, 29, 56, 57, 59]. Lediglich Rodrigo et al. beschrieben eine positive anti-HLA Antikörperreaktion gegen lyophilisierte Patellarsehnen-Transplantate [53].

Zusammengefaßt können allogene Transplantate eine immunologische Reaktion auslösen. Tiefkühlung und Lyophilisation, vielleicht Lyophilisation mehr als Tiefkühlung, vermindern die Antigenität der Transplantate in großem Maße, indem die Zellen und damit auch die Zelloberflächen-Antigene zugrunde gehen [18, 32, 44, 58]. Heutzutage stehen aber die klinischen Ergebnisse in keiner Wechselbeziehung mit immunologischen Reaktionen.

Transplantatentnahme und -testung

Die allogene Transplantate werden von Organspendern gewonnen. Aufbereitung, Kontrolle und Auswahl der Transplantate müssen in Anlehnung an den Richtlinien der „American Association of Tissue Banks" vorgenommen [2] werden. Wie bei anderen Organtransplantationen (Niere, Leber, Lunge, Herz, Haut) besteht beim Einsatz allogener Transplantate grundsätzlich das Risiko der Übertragung von Infektionskrankheiten wie Hepatitis und HIV auf den Organempfänger. Ausschalten läßt sich die Gefahr wegen mangelnder Tests für Non A-Non B Hepatitis und falsch-negativer Testergebnissen bei HIV-Infektion in der 6–8 wöchigen Serolatenz-Zeit zur Zeit noch nicht [13, 25, 63]. Heute stellt der HIV-Antigen-Test eine erhebliche Verbesserung der HIV-Diagnostik dar [6].

Sterilisation

Bestrahlung und chemische Sterilisation mit Ethylenoxid sind heute die gängigen Techniken für die Sterilisation der allogenen Transplantaten. Ionisierende Strahlen können in Form von Gamma- oder Elektronenstrahlen eingesetzt werden. Dabei wird eine Dosis von 1,5–2,5 Megarad empfohlen. Eine höhere Dosis von 3 Megarad und mehr kann durch Delamination der Kollagenfaser zur strukturellen Veränderungen und Schwächung des Transplantats führen [21, 25, 60]. Die für die Inaktivierung von HIV im allogenem Transplantat nötige Dosis ist allerdings weiterhin unklar.

Ethylenoxid wird seit Jahren in den Krankenhäusern zur Sterilisation von Operationsinstrumenten und medizinischen Geräten mit Erfolg angewandt. Obwohl Ethylenoxid keinen negativen Einfluß auf die biomechanischen Eigenschaften des Materials hat [33], hat es ein Penetrationsvermögen von nur 1 cm im kortikalen Knochen [60]. Nicht Ethylenoxid selbst aber sein Abbauprodukt Ethylenglycol wird für rezidivierende chronische Ergüsse, Transplantat-Resorptionen und zystische Veränderungen an den Bohrkanälen verantwortlich gemacht [34, 48, 51, 52]. Deshalb kann zur Zeit eine Sterilisation der allogenen Transplantate mit Ethylenoxid nicht mehr empfohlen werden.

Lagerung

Zur Lagerung von allogenem Material kommen Tiefkühlung und Gefriertrocknung (Lyophilisation) in Frage. Steril entnommenes Material kann tiefgekühlt oder lyophilisiert gelagert werden, während unsteril entnommene Transplantate auf jeden Fall gefriergetrocknet gelagert werden müssen. Bei einer Tiefkühlung unter −70° C haben die Transplantate eine Verfallzeit bis zu 5 Jahren. Bei der Lyophilisation wird Wasser aus dem Transplantat entfernt. Der Vorteil dieser Methode besteht darin, daß die Präparate bei Raumtemparatur, wenn auch im Vakuum, gelagert werden können [2]. Wie vorher erwähnt wird die Antigenität der Transplantate durch beide Lagerungstechniken stark reduziert.

Biomechanische Eigenschaften

Die allogenen Materialien können auf Grund verschiedener Transplantatarten, Sterilisations- und Lagerungstechniken auch unterschiedliche biomechanische Eigenschaften aufweisen. Tiefgekühlte Patellarsehnen sind stärker als Achillessehnen und Fascia lata. Ein statistisch signifikanter Unterschied zwischen tiefgekühlten und lyophilisierten allogenen Materialien konnte nicht festgestellt werden, obwohl ein Trend für eine verminderte Festigkeit der lyophilisierten Transplantate bestand [50]. Ein Vergleich aller verwendeten Materialien und Sterilisationtechniken ergab in Experimenten eindeutige Vorteile für tiefgekühlte Materialien, wogegen gefriergetrocknete und bestrahlte Transplantate die schlechtesten Materialeigenschaften aufwiesen [9, 50].

Material/Methoden

Nach Einführung der Knochenbank 1972 an der Unfallchirurgischen Klinik der Medizinischen Hochschule Hannover erfolgte ab 1975 die Knochenkonservierung durch Tiefkühlung (−80° C) der Transplantate. Seit Mitte 1990 werden neben allogenem Knochen auch Ligamente (Patellar-, Achillessehnen) von Organspendern asserviert. Aufbereitung, Kontrolle und Auswahl der Transplantate werden in Anlehnung an den Richtlinien der „American Association of Tissue Banks" vorgenommen [2]. Die Empfänger-, Spender- und Gewebedaten sowie die Ergebnisse des Laborscreening werden in einem Gewebe-Dokumentationsbogen dokumentiert und aufbewahrt. Die Entnahme erfolgt durch ein unfallchirurgisches Op-Team steril unter Operationsbedingungen. Während der Entnahme werden mehrfach Abstriche für die bakteriologischen Untersuchungen abgenommen. Das Transplantat wird zweifach steril in Plastikdosen verpackt, wobei jede Dose mit einem Klebeband fest verschlossen wird und einen Aufkleber zur späteren Identifizierung des Präparats erhält. Ohne sekundäre Sterilisation werden die Präparate bei −80° C in der Tiefkühleinheit im Operationsbereich vorübergehend im Fach „nicht freigegeben" deponiert. Nach Freigabe werden die Präparate im Operationssaal in Ringerlösung aufgetaut, bedarfsgerecht zugeschnitten und implantiert.

Von 1/91 bis 9/93 wurde an unserer Klinik bei 27 Patienten ein allogener vorderer oder hinterer Kreuzbandersatz durchgeführt. 11 Personen mit VKB-Ersatz wiesen eine Nachbeobachtungszeit von im Mittel 1 Jahr auf (8–14 Monate). Es handelte sich um 6 Männer und 5 Frauen, das mittlere Lebensalter betrug zum Zeitpunkt unseres Eingriffs 29 Jahre (1948). In 7 Fällen war das rechte und in 4 das linke Knie betroffen. Alle Patienten dieser Gruppe waren voroperiert und wiesen nach Kreuzbandersatz eine erneute erhebliche Instabilität auf. Klinisch konnte entsprechend zumindest ein zweifach positiver Lachman- sowie ein vorderer Schubladen-Test ohne festen Anschlag und ein positives Pivot-shift-Zeichen ausgelöst werden. Die Unfallursache war bei allen VKB-Patienten mit einer Ausnahme ein Sportunfall. Die Zahl der Voroperationen schwankte in dieser Patientengruppe zwischen 1 und 8.

Die Patienten wurden vor der Operation über die möglichen Risiken besonders einer HIV und Non A-, Non B-Hepatitis Infektion und Alternativoperationen aufgeklärt und ihr Einverständnis dokumentiert. Alle VKB-Operationen wurden mit einer Ausnahme arthroskopisch assistiert durchgeführt. Perioperativ wurden keinem Patienten Glukokortikosteroide oder Immunsuppressiva verabreicht.

Die postoperative Rehabilitation erfolgt für VKB-Patienten nach unserem Standardschema [39]. Als postoperative Komplikationen sind ein punktionsbedürftiges Hämatom nach der Redon-Entfernung und ein oberflächlicher Infekt an einer tibialen Fixationsschraube zu nennen, der ohne Revision ausheilte.

Ergebnisse

Bei regelmäßigen Poliklinikkontrollen wurde besonders auf einen Erguß und eine Temparaturerhöhung geachtet. Bei der Nachuntersuchung wurden außer klinischen und radiologischen Untersuchungen mit Einverständnis der Patienten Infektionsparameter (Senkung, Blutbild) und Screening-Tests auf Lues, Hepatitis, HIV und antierythrozytäre Antikörper durchgeführt. Alle durchgeführten Screening-Tests fielen negativ aus, auch die Entzündungspararneter waren im Normbereich. Weder bei der Nachuntersuchung noch in der Anamnese waren Fieberzacken und Ergüsse festzustellen.

Der Lachman-Test bei 4 Patienten zweifach positiv. 3 Patienten wiesen ein positives Pivot-shift-Zeichen auf. Bei der Messung mit dem KT-1000 Arthrometer bestand bei 4 Patienten eine Seit-zu-Seit Differenz von mehr als 3 mm für den maximalen manuellen Schubladentest. Der Lysholm-Score betrug im Mittel 91 Punkte (88–100). Das Aktivitätsniveau nach Tegner betrug bei der Nachuntersuchung 4,4 (3–6). Beim Einbeinsprung-Test nach Tegner erreichten die Patienten im Mittel 92% (82–100%) der Sprungweite des gesunden Beines. Nach dem LKDC-Score fiel 1 Patient in die beste Gruppe A, 4 in die Gruppe B, 6 Patienten fielen in die Gruppe C und keiner in Gruppe D (31). Die Umfänge der Oberschenkelmuskulatur waren 20 cm oberhalb der Kniescheibe bei 4 Fällen mehr als 2 cm vermindert.

Diskussion

Die allogene Transplantate können besonders bei Revisionsoperationen der Kreuzbänder eingesetzt werden, wenn kein autologes Material mehr zur Verfügung steht. Die wichtigsten Vorteile im Vergleich zu den autologen Transplantaten sind die Vermeidung von Komplikationen durch die Transplantatentnahme und die unlimitierte Verfügbarkeit in verschiedenen Transplantatdimensionen für multiple Rekonstruktionen. Mit der Verbreitung der arthroskopisch assistierten und rein endoskopischen Operationstechnik bieten die allogenen Transplantate zusätzlich eine kürzere Op-Zeit, niedrigere postoperative Morbidität und vielleicht auch eine geringere Inzidenz von Arthrofibrosen [25, 28, 29, 34, 52, 57, 59, 60].

Die allogene Transplantate verhalten sich in ihren biologischen Eigenschaften nach einer Transplantation wie ein autologes freies Transplantat. Sie unterliegen den gleichen Umbauprozessen mit Nekrose, Revaskularisierung und zelluläre Proliferation [3, 15, 32, 44, 56, 58]. Hinsichtlich der biomechanischen Eigenschaften unterscheiden sich allogene und autologe Transplantate nicht voneinander, wobei beide Transplantate in Tierversuchen die Festigkeit des normalen VKB meistens nicht erreichen [15, 32, 44, 58]. Eine histologische oder klinische Abstoßungsreaktion wurde in vielen Tierversuchen und Rearthroskopien bei Menschen nach VKB-Ersatz mit tiefgekühlten oder lyophilisierten Transplantaten ohne sekundäre Sterilisation nicht festgestellt [3, 15, 25, 28, 29, 32, 44, 56–59]. Ethylenoxid wurde aber für chronische rezidivierende Ergüsse (apple sauce-reaction), den Stabilitätsverlust durch Transplantatresorptionen und zystische Veränderungen an den Bohrkanälen verantwortlich gemacht [34, 48, 50, 52].

Heute stellt die HIV-Übertragung das größte Problem bei der klinischen Anwendung der allogenen Transplantate dar. Dieses Problem muß als derzeit ungelöst betrachtet werden und schränkt die Indikation für den allogenen Kreuzbandersatz weitgehend ein. Diese Transplantate müssen der Revisionssituation vorbehalten bleiben, wenn kein geeignetes autologes Material zur Verfügung steht. Die zu erwartende Funktionsverbesserung des Gelenks muß im Verhältnis zu der potentiellen Gefährdung des Empfängers stehen. Durch eine sehr sorgfältige Auswahl der Organspender bezüglich des sozialen Umfeldes und der gesundheitlichen Vorgeschichte sowie Laborscreening unter anderen für Hepatitis und HIV I–II-Antikörper und -Antigen kann das Risiko zumindestens reduziert werden. Über die Effektivität der sekundären Sterilisation gibt es zur Zeit noch keine verläßlichen Angaben. Verbesserungen sind auch durch neue Testverfahren zu erwarten.

Shino et al. berichten bei Verwendung von unterschiedlichen tiefgekühlten Transplantatarten (keine Patellarsehne) gute bis sehr gute funktionelle und subjektive Ergebnisse in 79 von 84 Patienten nach einer mittleren Nachbeobachtungszeit von 57 Monate (36–90). Eine gute anteriore Stabilität war nach objektiven Kriterien bei 88% der Fälle erreicht [57]. Indelicato et al. fanden durchschnittlich 27 Monate postoperativ eine subjektive Zufriedenheit der Patienten mit tiefgekühlten Patellarsehnen-Transplantaten bei 90%, sehr gute und gute Resultate nach dem Hughston Knee Score in 73% der Fälle. Sie hielten ihre Ergebnisse mit allogenem Transplantat in isolierten chronischen vorderen Instabilitäten für vergleichbar mit den Resultaten des autologen Materials in der Literatur [29]. Eine Vergleichsstudie zwischen tiefgekühlten und lyophilisierten allogenen Patellarsehnen-Transplantaten ergab geringfügig bessere Resultate im Hinblick auf subjektive und objektive Stabilität für die Gruppe mit tiefgefrorenen Transplantaten [28].

Unsere kleine Serie mit insgesamt 11 Patienten und einer kurzen durchschnittlichen Nachbeobachtungszeit zeigt relativ günstige Ergebnisse trotz der Revisionssituation. Ob die Stabilität bei unseren allogenen Transplantaten auch auf die Dauer so erhalten bleibt, werden weitere Kontrollen zeigen.

Das Risiko einer Übertragung von Infektionskrankheiten wie HIV und Hepatitis kann zur Zeit noch nicht eliminiert werden. Die Organisation einer Gewebebank ist unter dem heute geforderten Standard nur noch mit sehr hohem Aufwand durchführbar. Bevor Fragen wie subklinische immunologische Reaktionen, Effekt von Sterilisationsmethoden (vor allem ionisierende Strahlen) auf die Materialeigenschaften und viralen Infekterreger geklärt sind, sollte eine Verbreitung des allogenen Kreuzbandersatzes über Zentren mit regelmäßigen Nachkontrollen hinaus nicht erfolgen.

Literatur

1. Alm A, Gillquist J (1974) Reconstruction of the anterior cruciate ligament by using the medial third of the patellar ligament. Acta Chir Scand 140:289–296
2. American Association of Tissue Banks (1987) Technical manual for tissue banking McLean, VA
3. Arnoczky SP, Warren R, Ashlock M (1986) Replacement of the anterior cruciate ligament using a patellar tendon allograft: an experimental study. J Bone Joint Surg 68A:376–385
4. Bonamo JJ, Krinick RM, Sporn AA (1984) Rupture of the patellar ligament after use of its central third for anterior cruciate ligament reconstruction. J Bone Joint Surg 66A:1294–1297
5. Bright RW, Green WT (1981) Freeze-dried fascia lata allografts: a review of 47 cases. J Pediatr Orthop 1:12–22
6. Buck RE, Malinin T, Brown MD (1989) Bone transplantation and human immundeficiency virus. An estimate of risk of acquired immundeficiency syndrome (AIDS). Clin Orthop 240:129–136
7. BurwellRG (1969) The fate of bone grafts In: Apley AG, ed. Recent Advences in Orthopaedics. Williams & Wilkins, Baltimore: 115-207
8. Butler DL, Noyes FR, Grood ES (1976) Ligamentous restraints to anteriorposterior drawer in the human knee. A biomechanical study. J Bone Joint Surg 62A:259–270
9. Butler DL, Noyes FR, Walz KA (1987) Biomechanics of human knee ligament allograft treatment. Trans Orthop Res Soc 12:128
10. Campbell WC (1939) Reconstruction of the ligaments of the knee. Am J Surg 43:473–480
11. Cho KO (1975) Reconstruction of the anterior cruciate ligament by semitendinosus tenodesis. J Bone Joint Surg 57A:608–612
12. Clancy WG Jr (1989) Repair and reconstruction of the posterior cruciate ligament. Advances in cruciate ligament reconstruction of the knee. Autogenous vs. prosthetic. Southern California Orthopedic Research & Education Center/Sixth international symposium, Century City, Los Angeles, March 3–5
13. Cooper DA, Gold J, Maclean P (1985) Acute AIDS retrovirus infection. Definition of a clinical illness associated with seroconversion. Lancet 1(8428):537–540
14. DeLee JC, Craviotto DF (1991) Rupture of quadriceps tendon after a central third patellar tendon anterior cruciate ligament reconstruction. Am J Sports Med 19:415–416
15. Drez DJ, DeLee J, Holden J, Arnoczky S, Noyes FR, Roberts TS (1991) Anterior cruciate ligament reconstruction using bone-patellar tendon-bone allografts. A biological and biomechanical evaluation in goats. Am J Sports Med 19:256–263

16. Eriksson E (1976) Reconstruction of the anterior cruciate ligament. Orthop Clin North Am 7:167
17. Friedlander GE (1983) Immune responses to osteochondral allografts. Current knowledge and future directions. Clin Orthop 174:54–68
18. Friedlander GE, Strong DM, Sell KW (1976) Studies on the antigeniticy of bone freeze dried and deep frozen bone allografts in rabbit. J Bone Joint Surg 58A:854–858
19. Fukubayashi T, Torzilli PA, Sherman MF (1982) An in vitro biomechanical evaluation of anterior/posterior motion of the knee. Tibial displacement, rotation and torque. J Bone Joint Surg 64A:258–264
20. Furman W, Marshall JL, Girgis FG (1976) The anterior cruciate ligament. A functional analysis based on postmortem studies. J Bone Joint Surg 58A:179–185
21. Gibbons MJ, Butler DL, Grood ES (1989) Dose dependent effects of gamma irradiation on material properties of frozen bone-patellar tendonbone allografts. Trans Orthop Res Soc 14:513
22. Gillquist J, Odensten M (1991) Reconstruction of the anterior cruciate ligament with a Dacron prosthesis: a prospective analysis of complications and stability in a minimum five year follow-up AAOS, Anaheim, March 7–12
23. Girgis FG, Marshall JL, Monajem A (1975) The cruciate ligaments of the knee joint. Anatomical, functional and experimental analysis. Clin Orthop 106:216–231
24. Greis PE, Evans CH, Fu FH, Georgescu (1991) Immunohistochemical evaluation of prosthetic anterior cruciate ligament wear debris effects on synovial cells AAOS, Anaheim, March 7–12
25. Harner CD, Olson EJ, Fu FH, Irrgang JJ, Maday MG (1992) The use of fresh frozen allograft tissue in knee ligament reconstruction: indications, techniques, results and controversies AAOS, Washington, DC, February 20–25
26. Hey Groves EW (1917) Operation for the repair of the crucial ligaments. Lancet 2:674–675
27. Hughston JC (1985) Complications of anterior cruciate ligament surgery. Orthop Clin of North Am 16:237–240
28. Indelicato PA, Bittor ES, Prevot TJ, Woods GA, Branch TP, Huegel M (1990) Clinical comparison of freeze-dried and fresh frozen patellar tendon allografts for anterior cruciate ligament reconstruction of the knee. Am J Sports Med 18:335–342
29. Indelicato PA, Linton RC, Huegel M (1992) The results of fresh-frozen patellar tendon allografts for chronic anterior cruciate ligament deficiency of the knee. Am J Sports Med 20:118–121
30. Indelicato PA, Woods GA, Prevot TJ, Branch TP, Huegel MT (1990) The Gore-Tex anterior cruciate ligament prosthesis. Two versus three year results AAOS, New Orleans, February 8–13
31. International Knee Documentation Committee (1991) Preliminary knee rating system-Population demographics, activity level, symptomatology and stability International Knee Society Meeting, Toronto, Canada, May 15
32. Jackson DW, Grood ES, Arnoczky SP, Butler DL, Simon TM (1987) Freeze dried anterior cruciate ligament allografts. Preliminary studies in a goat model. Am J Sports Med 15:295–303
33. Jackson DW, Grood ES, Wilcox P (1988) The effects of processing techniques on the mechanical properties of bone-anterior cruciate ligament-bone allografts. An experimental study in goats. Am J Sports Med 16:101–105
34. Jackson DW, Windler GE, Simon TM (1990) Intraarticular reaction associated with the use of freeze-dried, ethylene oxide-sterilized bone-patella tendon-bone allografts in the reconstruction of the anterior cruciate ligament. Am J Sports Med 18:1–11
35. Jones KG (1963) Reconstruction of the anterior cruciate ligament: a technique using the central one-third of the patellar ligament. J Bone Joint Surg 45A:925–932
36. Limbird TJ, Shiavi R, Frazer M (1988) EMG profiles of the knee joint musculature during walking: changes induced by anterior cruciate ligament deficiency. J Orthop Res 6:630–638

37. Lipke JM, Janecki CJ, Nelson CL (1981) The role of incompetence of anterior cruciate and lateral ligaments in anterolateral and anteromedial instability. A biomechanical study of cadaver knees. J Bone Joint Surg 63A:954–960
38. Lipscomb AB, Johnston RK, Synder RB, Brothers JC (1979) Secondary reconstruction of the anterior cruciate ligament in athletes using the semitendinosus tendon. Am J Sports Med 7:81–84
39. Lobenhoffer P, Haas N, Tscherne H (1991) Optimierte Technik für den vorderen Kreuzbandersatz mit der Patellarsehne. Operat Orthop Traumatol 3:238–253
40. Markolf KL, Kocahn A, Amstutz HC (1984) Measurement of knee stiffness and laxity in patients with documented absence of anterior cruciate ligament. J Bone Joint Surg 66A:242–253
41. McCarrell JR (1983) Fracture of patella during a golf swing following reconstruction of the anterior cruciate ligament. Am J Sports Med 11:26–27
42. McMaster JH, Weinert CR, Scranton P (1974) Diagnosis and management of isolated anterior cruciate tears: a preliminary report on reconstruction using the gracilis tendon. J Trauma 14:230
43. Minami A, Ishii S, Ogino T (1982) Effect of immunological antigenicity of the allogenic tendinous tendon graft. Hand 14:111–119
44. Nikolaou PK, Seaber FH, Glisson AV, Ribbeck BM, Bassett FH (1986) Anterior cruciate ligament allograft transplantation: long term function, histology, revascularization and operative technique. Am J Sports Med 14:348–360
45. Noyes FR, Butler DJ (1984) Biomechanical analysis of human ligament grafts used in knee-ligament repairs and reconstruction. J Bone Joint Surg 66A:344–352
46. Noyes FR, McGinnis GH, Grood ES (1985) The variable functional disability of the anterior cruciate ligament-deficient knee. Orthop Clin North Am 16:47–67
47. O'Donoghue DH (1963) A method of replacement of the anterior cruciate ligament of the knee. J Bone Joint Surg 45A:905–932
48. Paulos L (1988) Allograft symposium AAOS Atlanta, GA
49. Paulos L, Rosenberg T, Gurley WD (1988) Anterior cruciate ligament allografts. In: Friedman MJ, Ferkel RD (eds) Prosthetic Ligament Reconstruction of the knee. WB Saunders Philadelphia:186–192
50. Paulos LE, France EP, Rosenberg TD (1987) Comperative material properties of allograft tissues for ligament replacement: effect of type, age, sterilization and preservation. Trans Orthop Res Soc 12:129
51. Paulos LE, Rosenberg TD, Tearse DS, Grewe SR (1990) Gore-Tex prosthetic anterior cruciate ligament reconstruction: a long term follow-up AAOS, New Orleans, February 8–13
52. Roberts TS, Drez D JR, McCarty W, Paine R (1991) Anterior cruciate ligament reconstruction using freeze-dried, ethylene oxide-sterilized, bone-patellar tendon-bone allografts. Am J Sports Med 19:35–41
53. Rodrigo JJ, Jackson DW, Simon TM, Muto KN (1988) The immune response to freeze dried bone tendon bone ACL allografts in humans. Trans Orthop Res Soc 13:105
54. Sachs RA, Daniel DM, Stone ML, Garfein RF (1989) Patellofemoral problems after anterior cruciate ligament reconstruction. Am J Sports Med 17:760–765
55. Shields CL, Moseley JB, Glousman R, Tibone J, Yocum L (1990) Four year follow-up of anterior cruciate ligament reconstruction using the Gore-Tex ligament AAOS, New Orleans, February 8–13
56. Shino K, Inoue M, Horibe S, Nagano J, Ono K (1988) Maturation of allograft tendons transplanted into the knee. An arthroscopic and histological study. J Bone Joint Surg 70B:556–560
57. Shino K, Inove M, Horibe S, Hamada M, Ono K (1990) Reconstruction of anterior cruciate ligament using allogeneic tendon. Long term followup. Am J Sports Med 18:457–465
58. Shino K, Kawasaki T, Gotoh 1, Inoue M, Ono K (1984) Replacement of the anterior cruciate ligament by an allogeneic tendon graft. An experimental study in dog. J Bone Joint Surg 66B:672–681

59. Shino K, Kimura T, Hirose H, Inoue M, Ono K (1986) Reconstruction of the anterior cruciate ligament by allogenic tendon graft: an operation for chronic ligamentous insufficiency. J Bone Joint Surg 68B:739–746
60. Silvaggio VJ, Fu FH (1990) Anterior cruciate ligament replacement materials: allografts and synthetic ligaments. In: Ewing JW (ed) Articular Cartilage and Knee Joint Function. Raven Press, New York 273–299
61. Tilberg B (1977) The late repair of torn cruciate ligaments using menisci. J Bone Joint Surg 59B:15–19
62. Walsh JJ (1972) Meniscal reconstruction of the anterior cruciate ligament. Clin Orthop 88:171–177
63. Ward JW, Holmberg SD, Allen SD, Cohn DL, Critchley DL, Kleinman SE, Lenes SH, Rovenholt BA, Davis O, Ouinn MG, Jaffe HW (1988) Transmission of Human Immundeficiency Virus (HIV) by blood transfusions screened as negative for HIV antibody. N Engl J Med 318:473

Rehabilitation nach vorderem Kreuzbandersatz

Beschleunigte Rehabilitation nach vorderem Kreuzbandersatz

H. H. Pässler

ATOS-Praxisklinik, Bismarckstraße 9–15, D-69115 Heidelberg

Unsere Bestrebungen zur funktionellen Nachbehandlung nach Kniebandoperationen gehen auf unsere experimentellen Untersuchungen vor mehr als 20 Jahren zurück [9]. Seit etwa 10 Jahren verfolgen wir nach Kreuzbandoperationen ein zunehmend progressives Rehabilitationsprogramm [10].

Biomechanische Aspekte

Zum Verständnis der Möglichkeit einer beschleunigten Rehabilitation nach vorderem Kreuzbandersatz ist die Kenntnis einiger grundsätzlicher Arbeiten erforderlich.

Beynnon und Mitarbeiter [1] haben erstmals ausgedehnte in-vivo Messungen mit Hilfe eines Hall-Effekt-Spannungsumwandlers durchgeführt. Isometrische Beugemuskelkontraktionen führten bei allen Bewegungsgraden zu keiner Spannung auf das vordere Kreuzband. Isokinetische Quadrizepsübungen ergeben jedoch bei 15° und 30° Beugung eine vermehrte Spannung des vorderen Kreuzbandes, nicht hingegen bei 60 und 90° Beugung.

Lutz und Mitarbeiter [6] konnten kürzlich nachweisen, daß bei Training in der geschlossenen Bewegungskette eine hohe Reduktion der bei Übungen in der offenen

Hefte zu „Der Unfallchirurg", Heft 241
K. E. Rehm (Hrsg.)
© Springer-Verlag Berlin Heidelberg 1994

Tabelle 1. Dehnung des VKB in vivo bei verschiedenen Übungen [1]

Isom. Quadriceps bei 15° (bis 30 Nm Streckdrehmoment)	5,7%
Lachman Test (150 N vorderer Scherkraft bei 25°)	3,7%
Aktives Durchbewegen	2,8%
Simul. Kontraktion von Quadr. & Ischiocr. Musk. bei 15°	2,8%
Vord. Schubladentest (150 N vordere Scherkraft bei 90°)	1,8%
Simul. Kontraktion von Quadr. & Ischiocr. Musk. bei 30°	0,4%
Passives Durchbewegen	0,1%
Iso. Quadriceps bei 60° oder 90° (mit 30 Nm Streckdrehm.)	0,0%
Simul. Kontrakt. von Quadr. & Ischiocr. M. bei 60° o. 90°	0,0%
Iso Beuger bei 30°, 60°, 90° (bis 10 Nm Streckdrehm.)	0,0%

Bewegungskette gemessenen tibio-femoralen Scherkräfte zu verzeichnen ist als Ergebnis der mehr axial ausgerichteten Kraft und des Phänomens der Kokontraktion.

Werden gleichzeitig Quadriceps, Hamstrings und Gastrocnemius angespannt, kommt es sogar in dem kritischen Bereich von 0° bis 22° zu einer völligen Entlastung beider Kreuzbänder [8].

Bisherige Rehabilitationsprogramme beinhalteten, daß zum Schutz des genähten und rekonstruierten vorderen Kreuzbandes die volle Streckung vermieden werden mußte. Allgemein wurde die Streckung bei 20° blockiert [7, 12]. Dies führte zu zahlreichen postoperativen Komplikationen (Bewegungseinschränkung, Quadrizepsschwäche, femuropatellare Probleme). In einer retrospektiven Studie verglichen Shelbourne und Nitz [15] eine Patientengruppe, die nach VKB-Ersatz mit Patellasehne ein beschleunigtes Rehabilitationsprogramm mit Betonung einer sofortigen vollen Streckung durchliefen und mit einer Gruppe, in der initial das Knie in Beugung immobilisiert war. Die Gruppe mit sofortiger voller Streckung hatte signifikant weniger Bewegungsdefizit als die immobilisierte Gruppe, dennoch litt darunter in keiner Weise die wiederhergestellte Stabilität. Ähnliche Beobachtungen wurden von Harner und Mitarbeitern berichtet [5]. Shelbourne et al. [15] machten bei ihren Nachuntersuchungen eine weitere bemerkenswerte Beobachtung: Patienten, die sich nicht an das (restriktive) Rehabilitationsprotokoll gehalten hatten, wiesen bessere Ergebnisse ihrer Kniefunktionen auf als jene, die sich streng daran gehalten hatten. Insbesondere entwickelten diese sog. non-compliant Patienten keine vermehrte Instabilität und hatten weniger postoperative Komplikationen (Einsteifung, vorderer Knieschmerz).

Das Konzept der sofortigen postoperativen vollen Streckung bedeutet, daß nicht nur die Extension bis 0° geübt wird, sondern daß auch die individuelle Hyperextension angestrebt werden sollte, wobei das gesunde Bein als Kontrolle der Hyperextension dient. Rubinstein [14] und Mitarbeiter verglichen eine Gruppe mit normaler Hyperextension (Durchschnitt 2°) mit einer Gruppe, deren Patienten eine extreme Hyperextension (Durchschnitt 10°) aufwiesen. Beide Gruppen durchliefen nach der VKB-Rekonstruktion mit Patellasehne ein beschleunigtes Rehabilitationsprogramm mit sofortiger Hyperextension. Es wurde kein signifikanter Unterschied bezüglich der Stabilität verglichen mit der jeweils gesunden Seite gemessen.

Da bei der vollen Streckung das Transplantat die Kreuzbandhöhle bis hin zum Dach ausfüllt, wird hiermit die Entstehung des s.g. Zyklops-Syndroms, also der Ausbildung einer kissenartigen, tumorösen fibrotischen Verdickung vor dem Transplantat mit entsprechender Streckhemmung entgegenwirkt. Die Beugung hingegen braucht nicht forciert zu werden. Es reicht, daß der Patient bis zum Ende der 2. Woche 90°-Beugung erreicht.

Klinische Konzepte und Anwendungen

Die beschleunigte Rehabilitation beinhaltet zwei Konzepte: Das erste ist die umgehende Wiedererlangung der natürlichen Streckfähigkeit, also auch der Überstreckbarkeit. Das zweite Konzept betrifft die Frage der Art und des Umfangs des Muskeltrainings und der Belastung. Fünf Ziele sollte der Patient in den ersten zwei Wochen erreichen:

- volle Streckung
- normale Wundheilung
- gute Kontrolle des Quadrizeps über das Bein
- Beugung bis 90°
- minimale Schwellung

Der Patient darf soviel belasten, wie er es schmerzfrei toleriert, anfangs mit Hilfe von Unterarmstützen, jedoch gerade in den ersten Tagen nur so viel, daß die Schwellung unter Kontrolle bleibt.

4-Phasen-Programm der beschleunigten Rehabilitation

Phase I: Präoperative Rehabilitation

Die sofortige Versorgung von vorderen Kreuzbandverletzungen wird zunehmend zu Gunsten einer primär-verzögerten (früh-sekundären) Rekonstruktion wegen der als nicht mehr akzeptabel erachteten Arthrofibroserate aufgegeben [2, 4, 17, 19, 20]. Statt der sofortigen Operation beginnt der Verletzte einen Rehabilitationsprozeß, um sich auf die Operation vorzubereiten. Das initiale Ziel ist die Wiedererlangung der freien Beweglichkeit und die Minderung der anfänglichen Schwellung. Die Kombination einer Kälte- und Kompressionsbehandlung ist die Therapie der Wahl zur Kontrolle von Schmerzen und Schwellung in der Frühphase. Das Cryo-cuff-System (Aircast®) hat sich als sehr effektiv zum Kühlen und zur Kompression erwiesen und ist für den Patient einfacher zu handhaben als Eisbeutel und Kompressionsbandagen. Eine Schienenruhigstellung für wenige Tage ist nur bei starken Schmerzen und Schwellung nötig, ansonsten wird in allen Fällen eine Don-Joy-Knieorthese angepaßt, um eine sofortige funktionelle Nachbehandlung zu ermöglichen. Um Bewegungseinschränkungen zu verhindern, wird keine Limitierung der Beweglichkeit der Orthese vorgenommen. Fast unmittelbar danach soll der Patient schon mit der Wiedergewinnung seiner Beweglichkeit, vor allem der Streckung beginnen. Hierzu dienen s.g. Prone-hanges, bei denen in Bauchlage die Beine über das Ende der Liege hängen und möglichst noch mit Gewichten belastet werden .

Die Beweglichkeit des Knies wird als normal beurteilt, wenn das Ausmaß der gesunden Seite erreicht ist. Desweiteren sollte der Patient an einem normalen Gangmuster arbeiten. Muskelkrafttraining beginnt, sobald die Beweglichkeit frei ist und die Schmerzen abgeklungen sind. Es ist wichtig, daß auch im weiteren Verlauf der präoperativen Zeit die Schwellneigung nur minimal bei freier Beweglichkeit gehalten wird.

Mentale Vorbereitung

Ein weiterer bedeutsamer Teil der praeoperativen Phase ist mentale Vorbereitung [16] des Patienten. Sie beginnt unmittelbar nach Abklingen der ersten Schmerzen. Zunächst wird der Patient ausführlich über die Gründe für die verzögerte Rekonstruktion informiert. Handelt es sich um einen Hochleistungssportler oder einen Profisportler, der aus persönlichen Gründen (Saison, bevorstehende Meisterschaften) das erhöhte Risiko der Arthrofibrose und Bewegungseinschränkung in kauf nimmt, lassen wir ihm dies unterschreiben und führen ausnahmsweise die primäre Rekonstruktion durch.

An Hand von Modellen und eines speziell für den Kreuzbandpatienten gedrehten Lehrvideos wird der operative Eingriff und vor allem die nachfolgende Rehabilitationsphase im Detail erklärt. Es ist von größter Bedeutung, daß der Patient genau die Ziele der Rehabilitation, die Begriffe der Koaktivation und der Koordination (Propriozeption) kennt. Um ihn auf die Bedeutung dieser beiden zentralen Begriffe der Rehabilitation stets zu erinnern, sprechen wir (als Eselsbrücke) auch vom KoKo-Training (Koaktivation + Koordination). Diese Unterrichtung wird postoperativ einmal wöchentlich im Krankenhaus fortgesetzt (Tabelle 2).

Die Bedeutung einer positiven mentalen Einstellung sollte nicht unterschätzt werden. Patienten, die das Gefühl haben, ihre Situation selbst kontrollieren zu können, scheinen nach unserer Beobachtung eine wesentlich weniger komplizierte und erfolgreichere Rehabilitation zu absolvieren. Bei der Planung des Op.-Zeitpunktes wird auf Schule, Arbeit und familiäre Verpflichtungen Rücksicht genommen. Dem Patienten wird klar gemacht, daß er durch die verzögerte Operation keinen Zeitverlust bis zur Aufnahme seiner vorherigen beruflichen und sportlichen Aktivität erleidet. Bei Schülern warten wir meist die großen Ferien, bei Studenten das Ende des Semesters für den Eingriff ab, so daß die Schüler oder Studenten sich sorgenfrei auf die Rehabilitation konzentrieren können. Der Patient soll eine positive mentale Einstellung zum Eingriff haben und nicht ihn einfach nur hinter sich bringen wollen.

Tabelle 2. Ziele der Rehabilitation

- praeoperativ: Wiedergewinnung der freien Beweglichkeit, Bekämpfung der Schwellung.
- Sich mit dem postoperativen Rehabilitationsprogramm vertraut machen.
- Mentale Vorbereitung für operativen Eingriff.
- Eingriff mit schulischen und beruflichen Erfordernissen sowie familiären Verpflichtungen abstimmen.
- postoperativ: Volle Überstreckbarkeit erreichen, Wundheilung nicht beeinträchtigen, aktive Quadrizepskontrolle des Beines beibehalten. Schwellung reduzieren (minimalisieren) 90°-Beugung erreichen.

Phase II: Sofortige postoperative Rehabilitation

Die sofortige postoperative Phase der Rehabilitation schließt den Operationstag ein. Die Ziele dieser Phase sind:

1. volle passive Extension erreichen
2. Wundheilung sichern
3. Schwellung auf ein Minimum reduzieren
4. Beugung bis 90° anstreben
5. das Bein muskulär kontrollieren zu können.

Diese fünf Ziele sollten für alle Arten rekonstruktiver Eingriffe, gleich welcher Transplantatwahl gelten.

Die postoperative Rehabilitation beginnt im Op.-Saal vor dem Verschluß des Op.-Gebietes. Es muß sicher sein, daß das rekonstruierte Knie von der vollen Überstreckkung bis zur Beugung von 145° durchbewegt werden kann, ohne daß es dabei zu einem Wiederanspannen des Transplantates kommt. Noch vor dem Öffnen der Blutleere wird nach Anlegen eines Kompressionsverbandes bis unterhalb des Knies und eines dünnen Kompressenverbandes über der Wunde die Kühl- und Kompressionsbandage (Cryo-cuff, Fa. Aircast) um das Knie fixiert und mit Eiswasser aufgefüllt (Druck 30 cm Wasserhöhe). Schließlich wird noch eine abnehmbare Schiene in Streckstellung angelegt.

Nach Entfernung der Drainagen wird mit der passiven Bewegung des betroffenen Kniegelenkes im schmerzfreien Bereich auf der Bewegungsschiene begonnen, bis nach einigen Tagen ein Bewegungsumfang von 0–90° erreicht ist. Der Patient soll zur Toilette und zum Essen aufstehen und mit Unterarmstützen laufen, dabei das Bein bis zur Schmerzgrenze belasten, ansonsten aber in den ersten Tagen nach der Operation überwiegend im Bett bleiben, dabei das gestreckte Bein hochlagern (Fußende des Bettes hochstellen) und kontinuierlich kühlen wie oben beschrieben. Die volle passive Streckung im Kniegelenk soll von Anfang an regelmäßig geübt werden, indem der Fuß im Bett auf ein oder zwei Kissen gelegt wird, so daß das Kniegelenk frei durchhängt.

Das Anheben des gestreckten Beines soll frühzeitig zur Aktivierung des Quadriceps unter gleichzeitigem Anspannen der ischiocruralen Muskulatur (Koaktivation) geübt werden und sollte nach zwei Tagen möglich sein, wobei die Quadrizesaktivierung die Patella mobilisiert und die Patellarsehne streckt und damit einer Patella baja bzw. einem sog. Patella-Entrapment-Syndrom (nach Paulos [13] eine der schwerwiegenden postoperativen Komplikationen, wobei es nach einer Entzündung des Hoffa'schen Fettkörpers als Folge des VKB-Eingriffs zu einer Fibrose kommt, die sich auf den gesamten vorderen Gelenkbereich einschließlich der Patellasehne ausdehnt und zum Patellatiefstand führt). Zur Kontrolle der Koaktivation soll der Patient mit den Händen die Beuger betasten, sie sollten sich hart anfühlen (Biofeedback).

Wenn ein sicherer, schmerzfreier und nicht humpelnder Gang möglich ist, können die Unterarmgehstöcke fortgelassen werden. Zu diesem Zeitpunkt soll der Patient auch das koaktivierte kontrollierte Gehen erlernen und so oft wie möglich anwenden.

In der zweiten postoperativen Woche kann langsam eine Steigerung der täglichen Aktivitäten begonnen werden. Schüler und Studenten können allmählich wieder zunächst teilzeitweise am Unterricht teilnehmen. Es kann schon einbeiniges Üben mit dem gesunden Bein auf dem Fahrradergometer oder einem Rudergerät geübt werden, während das verletzte Bein abgestellt wird. Auch halbe Kniebeugen werden begonnen (Rumpf 30° nach vorne geneigt) sowie Beinpresse (Bewegungsausmaß 25–60°) und Treppensteiggerät, sofern die ursprüngliche postoperative Schwellung täglich geringer wird. Jedes Sistieren der Schwellung bedeutet, daß der Patient sein Bein nicht ausreichend geschont hat.

Extensionsübungen sollten stündlich durchgeführt werden, wobei nunmehr sog. Überhängenlassen der Unterschenkel in Bauchlage, sog. Prone hangs (Abb. 2) begonnen werden.

Eine Orthese wird bei ausreichender Abschwellung in allen jenen Fällen angemessen, bei denen mehr als nur eine isolierte VKB-Verletzung vorlag, vor allem bei erheblichen Instabilitäten sowie bei Rezidiveingriffen und bei nicht kooperationsfreudigen Patienten. Jene Verletzte, die in der präoperativen Phase mit einer Orthese versorgt worden waren, sollen diese dann erneut bis zum Ende der 6. Woche und für weitere 10 Monate beim Sport und in unübersichtlichen Gelände mit unebenen Boden tragen. Dabei empfiehlt es sich, die Orthese bis zum Ende der 2. Woche in Streckstellung zu blockieren oder bis dahin die Geradschiene weiter zu tragen.

Die Übungen in der geschlossenen Bewegungskette (Kniebeugen, Beinpresse, Treppensteiggerät) werden schrittweise soweit gesteigert, daß weder eine Schwellungszunahme auftritt noch die Schmerztoleranzgrenze überschritten wird.

Phase III

In dieser Phase von der 3. bis zur 5. Woche soll sich der Patient allmählich an normale Aktivitäten des täglichen Lebens gewöhnen. Normales Gehen ohne Hinken und ohne Unterarmstützen ist vielleicht wichtiger zur Wiedererlangung einer regelrechten Quadrizepsfunktion als jede andere Übung. Die Beibehaltung der vollen Extensionsfähigkeit ist von überragender Bedeutung. Eine Verschlechterung nach anfänglich guter Streckfähigkeit deutet auf die Entwicklung eines Zyklops-Tumors. Bleibt es bei diesem Rückgang der Streckfähigkeit, sollte spätestens nach 8 Wochen eine Kontrollarthroskopie mit Debridement vorgenommen werden.

In der Phase III soll nun auch die Beugung allmählich normalisiert werden. Entsprechend kann nun mit Radfahren begonnen werden. Alle übrigen Übungen der Phase II werden intensiviert, wobei stets darauf geachtet werden muß, daß keine Schwellungszunahme verzeichnet wird. Spätestens jetzt werden auch propriozeptive Übungen gestartet: Balanceübungen auf instabilen Brettern (Freeman) Minitrampolin, einbeinige halbe Kniebeugen auf der operierten Seite etc.

Phase IV

Ab der 6. Woche kann ein vorsichtiges Laufprogramm gestartet werden. Allerdings sollte die Kraft des Quadrizeps ca. 70% der Gegenseite erreicht haben. Im Zweifel empfiehlt sich eine isokinetische Kraftmessung. Es hat sich gezeigt, daß für Patienten ohne sportliche Ambitionen die Muskelkraft sich immer innerhalb von 1–2 Jahren auch ohne weiteres Training nahezu normalisiert. Für Leistungssportler kann jedoch die Fortsetzung eines intensiven Trainings die Rückkehr zu ihrer ursprünglichen Sportdisziplin beschleunigen.

Joggen im Bewegungsbad ist ein weiteres hervorragendes Mittel zur Kräftigung des Quadrizeps ohne Gefahr der Transplantatdehnung und zum Training der Koordination.

Auch wenn die Patienten nach einer 2monatigen intensiven Rehabilitation relativ sicher trainieren und leichte Wettkämpfe absolvieren können, nimmt es doch noch weitere 3–4 Monate in Anspruch, damit der Patient volles Vertrauen in sein rekonstruiertes Knie gewinnt.

Zusammenfassung

Rehabilitationsrichtlinien nach VKB-Rekonstruktion basierten bisher überwiegend auf Tier- und Laborstudien [7, 12]. Mittels unserer klinischen Erfahrung mit mehr als 2200 VKB-Rekonstruktionen seit 1982 konnten wir feststellen, daß diese Limitierungen in der Nachbehandlung nicht notwendig sind. Ziel der Änderungen unseres Rehabilitationsprogramms war es, die bisher gesehenen Probleme nach VKB-Operationen wie Bewegungseinschränkung, vorderer Knieschmerz, Muskelatrophie und Funktionseinbuße zu vermeiden oder zumindest zu vermindern. Die primär verzögerte Rekonstruktion, die sofortige postoperative Wiedererlangung der vollen Streckung und die Vollbelastung ab Schmerzfreiheit waren dabei die entscheidenden Momente für das Erreichen dieses Zieles. Hiermit wurden nicht nur die bisherigen Komplikationen signifikant gesenkt, sondern die Patienten konnten erheblich früher wieder ihre vorherigen Tätigkeiten einschließlich Sport aufnehmen, ohne daß die Stabilität im Vergleich zu konventionellen Rehabilitationskonzepten Einbuße erlitt.

Die Rehabilitation ist in 4 Phasen unterteilt. eine präoperative Phase mit dem Ziel der Abschwellung und Wiedererlangung der vollen Beweglichkeit, der Phase 1 postoperativ, die vor allem die Abschwellung und das Erreichen der vollen Streckung sowie die Vollbelastung beinhaltet, der Phase 2, die in erster Linie der Muskelkräftigung dient und die Ziele der Phase 1 fortsetzt und die Phase 3, in der der Patient auf die Aktivitäten des täglichen Lebens vorbereitet wird.

Literatur

1. Beynnon B, Pope MH, Wertheimer CM, Johnson RJ, Fleming BC, Nichols CE, Howe JG (1992) The effect of functional knee-braces on strain on the anterior cruciate ligament in vivo. J Bone Joint Surg 74-A:1298–1312
2. DeHaven K Arthrofibrosis of the knee. Proceedings of the Sports Medicine Course, University of Vermont, Burlington, 2–4 Oktober 1991
3. Fu FH, Irrgang JJ, Harner CD (1993) Loss of motion following anterior cruciate ligament reconstruction. In: Jackson DW, Hsg. The anterior cruciate ligament. Current and future concepts. New York, Raven Press, S 373–380
4. Göğüs A, Lobenhoffer P (1993) Die arthroskopische Therapie der Arthrofibrose des Kniegelenkes. Unfallchirurg 96:100–108

5. Harner CD, Irrgang JJ, Paul J, Dearwater S, Fu, FH (1992) Loss of motion after anterior cruciate ligament reconstruction. Am J Sports Med 20:499–506
6. Lutz GE, Palmitier RA, An KA, Chao EYS (1993) Comparison of tibiofemoral joint forces during open-kinetic-chain and closed-kinetic-chain exercises. J Bone Joint Surg 75A:732–739
7. Noyes FR, Mangine RE, Barber S (1987) Early knee motion after open and arthroscopic anterior cruciate ligament reconstruction. Am J Sports Med 15:149–160
8. O'Connor JJ (1993) Can muscle co-contraction protect knee ligaments after injury or repair? J Bone Joint Surg 75-B:41–48
9. Pässler HH, Henkemeyer H, Burri C (1972) Funktionelle Behandlung nach Bandnaht und -plastik am Kniegelenk. Langenbecks Arch Chir Suppl Chir Forum:51–53
10. Pässler HH, Deneke J, Dahners LE (1992) Augmentated repair and early mobilization of acute anterior cruciate ligament injuries. Am J Sports Med 20:6
11. Pässler H, Schröder D (1993) Cold and compression for the treatment of knee injuries by skiing using the cryo/cuff system. Abstrakt Buch International Society for Skiing Safety p 108
12. Paulos L, Noyes FR, Grood E, Butler DL (1981) Knee rehabilitation after anterior cruciate ligament reconstruction and repair. Am J Sports Med 9:140–149
13. Paulos L, Meislin R (1993) Patellar entrapment following anterior cruciate ligament injury. In: Jackson DW (Hsg) The anterior cruciate ligament. Current and future concepts. New York, Raven Press, p 357–363
14. Rubinstein RA, Shelbourne KD, Vanmeter CD, Rettig AC, Gloyeske RL The effect of restoring immediate, full hyperextension on knee stability after autogenous bone-patellar tendon-bone anterior cruciate ligament reconstruction. Presented at the American Orthopaedic Society for Sports Medicine, Sun Valley, USA Juli 1993
15. Shelbourne KD, Nitz P (1990) Accelerated rehabilitation after anterior cruciate ligament reconstruction. Am J Sports Med 18:292–299
16. Shelbourne KD, Wilckens JH (1990) Current concepts in anterior cruciate ligament reconstruction. Orthop Rev 19:957–964
17. Shelbourne KD, Wilckens JH, Mollabashi A, DeCarlo M (1991) Arthrofibrosis in acute anterior cruciate ligament reconstruction. The effect of timing of reconstruction and rehabilitation. Am J Sports Med 19:332–336
18. Shelbourne KD, Rubinstein RA, McCarroll JR, Weaver J (1993) Postoperative cryotherapy for the knee. Blue Orthopaedics (in press)
19. Strum GM, Friedman MJ, Fox JM, Ferkel RD, Dorey FH, Delpizzo W, Snyder SJ (1990) Acute anterior cruciate ligament reconstruction: analysis of complications. Clin Orthop 253:184–189
20. Wasilewski SA, Covall DJ, Cohen S (1993) Effect of surgical timing on recovery and associated injuries after anterior cruciate ligament reconstruction. Am J Sports Med 21:338–342

Die Therapie der Arthrofibrose des Kniegelenks

P. Lobenhoffer[1], A. Gögüs[2] und T. Gerich[1]

[1] Unfallchirurgische Klinik der Medizinischen Hochschule Konstanty-Gutschow-Straße 8, D-30623 Hannover
[2] Orthopädische und traumatologische Klinik, Medizinische Fakultät, Istanbul, Türkei

Mit der Ausbreitung der Kapselbandchirurgie des Kniegelenks hat eine neue Komplikation Verbreitung gefunden: die Arthrofibrose. Es handelt sich dabei um eine pathologische posttraumatische oder postoperative Proliferation von Bindegewebe im Kniegelenk, die mechanisch in einer irreversiblen Bewegungseinsschränkung resultiert. Die Ursachen dieser Fibrose sind unterschiedlich, die Symptome sind uniform: Gelenkskrepetation, verminderte Patellaverschieblichkeit, Patellaschmerzen, ein Beuge- und/oder Streckdefizit mit hartem Anschlag und schließlich als Spätfolge eine Patella baja mit Retropatellararthrose.

Ätiologie

Jedes Gelenkstrauma mit Kapselbandverletzung führt zu reparativen Vorgängen und zur Konzentration von Fibrozyten im Verletzungsbereich. Werden diese der Wundheilung entsprechenden Vorgänge weiter stimuliert, kann es zu einer überschießenden Narbenbildung, der Fibrose, kommen. Einige stimulierende Faktoren sind heute bereits bekannt (Tabelle 1). Die Fibrose betrifft vor allem Hoffa'schen Fettkörper, Interkondylärgrube und oberen Recessus.

Eine hypertrophe Kollagenfaserbildung kann aber auch direkt durch bandchirurgische Eingriffe induziert werden. Besonders bei Kreuzbandplastiken mit autologem Material kann es zu mechanischen Interaktionen des Transplantats mit der Wand oder dem Dach der Interkondylärgrube kommen. Dies resultiert in der Umbauphase des Transplantats in einer Transplantathypertrophie oder einem „Zyklops-Syndrom". Mit diesem Ausdruck wird das Auftreten eines keulenartigen Tumors auf dem Transplantat bezeichnet, der typische Symptome hervorruft: ein progressives Streckdefizit, Einklemmungsphänomene und Krepitation in Strecknähe.

Pathogenese

Es ist in Hinblick auf die einzuschlagende Therapie sinnvoll, die unterschiedlichen Formen der Arthrofibrose nach ihrer Entstehung zu unterscheiden:

Hefte zu „Der Unfallchirurg", Heft 241
K. E. Rehm (Hrsg.)
© Springer-Verlag Berlin Heidelberg 1994

Tabelle 1. Prävention der Arthrofibrose

Präoperativ:

- Vorderer Kreuzbandersatz bei frischer Verletzung nicht vor 3. bis 4. Woche nach Unfall
- Präoperativ physikalische und krankengymnastische Therapie zur raschen Wiederherstellung der vollen Beweglichkeit vor allem für die Streckung und des Quadrizepstonus

Intraoperativ:

- Isometrische Transplantat-Plazierung; Vermeidung der exzentrischen tibialen Bohrung, die den Bohrkanal extrem weit ventral plaziert
- Adäquate Notchplastik
- Entfernung aller Band- und Knorpelreste am tibialen Bohrlocheingang
- Intraoperativ Überprüfung der vollen Extension/Flexion nach Fixation des Transplantats
- Extra-artikuläre Chirurgie vermeiden wenn möglich
- Wenn Seitenbandrekonstruktion nötig, muß eine anatomische Rekonstruktion gewährleistet sein (Bewegungsprüfung!)
- Postoperativ frühe Bewegungstherapie auch mit Seitenbandeingriff

Postoperativ

- Fixierung in voller Extension
- Frühe Quadriceps-Rehabilitation, Mobilisierung 0/0/90°, frühe Belastung sowie toleriert
- Cryotherapie
- Frühe Wiederherstellung des normalen Gangbildes
- Engmaschige Poliklinikkontrollen zur Frühdiagnose einer Arthrofibrose

Notchimpingement

Hierunter ist das Mißverhältnis zwischen Größe der Interkondylärgrube und Größe eines Kreuzbandtransplantats zu verstehen. Ursache kann eine anlagebedingte Einengung der Interkondylärgrube, eine Einengung durch Osteophyten oder eine Fehlplazierung des Transplantats sein. Insbesondere der tibiale Bohrkanal ist hier von Bedeutung: ein zu weit ventral plazierter Kanal führt zu einem „Impingement" des Transplantats gegen das Notchdach. Ein lateral plazierter Bohrkanal bedingt einen Kontakt des Bandes mit der seitlichen Begrenzung der Notch (Abb. 1). In beiden Fällen kann es im Rahmen der Nachbehandlung zu einer Abrasion oder zu einer Hypertrophie des Transplantats kommen.

Fettkörper- und Retinakulumfibrose

Es kommt zu einer fibrosklerosierenden Hyperplasie des Fettkörpers und der seitlichen Retinacula. Dies resultiert in einer zunehmenden Rigidität der Patella und im Endstadium in einer fixierten Patella baja.

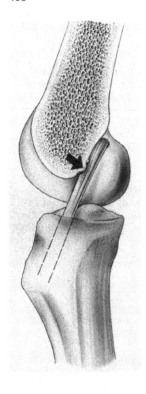

Abb. 1. Sagitales Notch-Impingement als Ursache der Arthrofibrose. Durch ein relatives Mißverhaltnis Interkondylärgrube/Transplantat schlägt dieses in Streckung am Dach der Interkondylärgrube an. Dies kann bei biologischen Materialien zu einem Streckdefizit und zu Gelenksirritationen führen

Zyklopssyndrom

Es kommt zu einem keulenartigen Tumor auf einem Transplantat im Bereich der Einmündung des tibialen Bohrkanals. Ursache ist das Notchimpingement mit einer Irritation des Bandes durch Dach oder laterale Wand der Interkondylärgrube. Angeschuldigt werden auch Knorpel-Knochenreste vom Bohrvorgang am tibialen Kanal oder Hämatome auf dem Transplantat (Abb. 2).

Bridenbildung extra – und intraartikulär

Nach großen Arthrotomien, Gelenksimmobilisierungen und Hämatomen kann es zu Briden in den Recessi und evtl. auch extraartikulär zwischen ventralem Femur und Quadriceps kommen (Abb. 3).

Diagnostik

Leitsymptom der Arthrofibrose ist die persistierende oder progressive Bewegungseinschränkung des Kniegelenks, meist nach einem Eingriff an den Kreuzbändern.

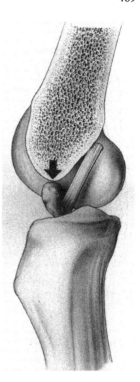

Abb. 2. Zyklops-Syndrom: ein keulenartiger Tumor liegt dem Transplantat im Bereich der tibialen Einmündung des Transplantats auf. Der Zyklops führt zu einem Streckdefizit, das typischerweise immer stärker wird, da der Tumor durch dauernde Irritation zur Proliferation neigt. Ursache können Gewebsreste des ehemaligen vorderen Kreuzbandes, Debris vom Bohrvorgang oder lokale Hämatome auf dem Transplantat sein

Therapie

Die Anamnese und klinische Untersuchung ergibt bereits Hinweise auf die Ursache der Symptomatik. Das therapeutische Vorgehen orientiert sich vor allem am zeitlichen Stadium der Erkrankung: In den ersten 6 Wochen nach Verletzung oder Operation kann durch Intensivierung der antiphlogistischen und krankengymnastischen Behandlung im Allgemeinen eine Besserung des Zustands herbeigeführt werden. Ab 6. bis 8. Woche ist der Status nach unserer Erfahrung mit konservativen Maßnahmen nur noch schwer zu beeinflussen. Sofern zu diesem Zeitpunkt ein Streck und/oder Beugedefizit vorliegt, wenden wir die Arthroskopie sowohl als diagnostisches wie als therapeutisches Instrument an. Arthroskopische Operationsverfahren bieten sich besonders an, da sie bei reduziertem Trauma ein kausales Vorgehen ermöglichen:

Notchimpingement

Unter arthroskopischer Kontrolle kann die Interkondylärgrube gezielt erweitert werden. Der Effekt der Notchplastik wird durch Extensionsversuche unter Sicht des Arthroskops kontrolliert. Wir verwenden einen anterolateralen Zugang für das Arthroskop und einen anteromedialen Zugang für die Fräse.

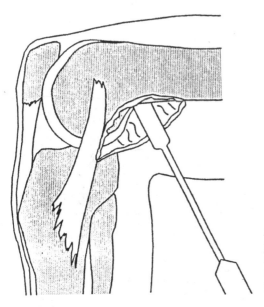

Abb. 3. Dorsale Kapsulotomie zur Therapie langwierig persistierender Streckdefizit. Über eine dorsomediale Arthrotomie wird die Kniegelenkskapsel vom distalen Femur abgelöst (näheres siehe Text)

Retinakulumfibrose

Hier kann unter arthroskopischer Kontrolle eine partielle Resektion des Hoffa'schen Fettkörpers und seiner Adhäsionen zu den Strukturen der Interkondylärgrube erfolgen. Ggf. ist auch eine laterale und mediale Retinakulumspaltung erforderlich, um den Lauf der Patella zu bessern.

Briden

Diese können unter arthroskopischer Kontrolle mit Stanzen und Rotationsmessern reseziert werden. Extraartikuläre anteriore Briden sollten mit einem von anteromedial her eingebrachten Meissel vom ventralen Femur abgelöst werden.

Dorsale Kapsulotomie

Das oben beschriebene Vorgehen ist nach unserer Erfahrung für alle Fälle geeignet, bei denen die Arthrofibrose über einen Zeitraum von maximal einigen Monaten besteht. Bei langwierig bestehendem Streckdefizit (über 1/2 Jahr) ist allerdings auch mit der kausalen Therapie (z.B. Entfernung eines Zyklops) keine sichere Behebung der Streckhemmung zu erwarten. Nach unserer Erfahrung ist die Kontraktur der Weichteile und insbesondere der dorsalen Kapsel bereits so stark, daß die volle Streckung auch bei intensiver Übungsbehandlung nicht erreicht wird. Wir haben daher als additive Maßnahme in diesen Fällen mit gutem Erfolg eine dorsale Kapsulotomie durchgeführt.

Technik

Hautinzision vom Tuberculum adduktorium 5 cm nach distal. Spaltung des Retinakulums in Schnittrichtung unter Schonung der Saphenusäste, die ggf. präpariert und angeschlungen werden. Längsinzision des Bandapparats zwischen Innenband und hinterem Schrägband. Dorsomediale Arthrotomie unter Schonung des Innenmeniskushinterhorns. Nun wird die dorsomediale Kapsel teils scharf, teils mit einem Raspatorium vom Femur desinseriert. Schrittweise gelangt man auf diese Weise bis zum Kreuzbandpfeiler. Man hält sich an die kraniale Begrenzung der Interkondylärgrube, um das hintere Kreuzband nicht zu verletzen. Meist müssen Briden im Bereich der femoralen Insertion des vorderen Kreuzbandes gelöst werden. Schließlich gelangt der laterale Femurkondylus in das Blickfeld und die Kapsel kann auch hier desinseriert werden. Wenn starke Bridenbildungen vorliegen (z.B. nach over-the-top Prozeduren zum vorderen Kreuzbandersatz), haben wir die Kapsulotomie auch von lateral über eine kleine Inzision im Septum intermusculare komplettiert. Streckversuche zeigen, wo sich noch Gewebe anspannt. Ist die Kapsulotomie komplett, wird das Retinakulum mit einer fortlaufenden Naht über einer Redondrainage verschlossen.

Nachbehandlung

Bereits am OP-Tag kann eine aktive und passive krankengymnastische Behandlung erfolgen, da die genannten Eingriffe minimal invasiv sind. Bei Streckdefiziten verwenden wir häufig die Dynasplint-Schiene, die eine dosierte kontinuierliche Redression des Gelenks bis in die Extension ermöglicht. Die Patienten werden möglichst rasch einem ambulanten Therapiezentrum zugeleitet, wo sie täglich über 2 bis 3 Stunden intensiv physikalisch (antiphlogistisch) und krankengymnastisch behandelt werden. Bei Streckdefiziten hat es sich als besonders wichtig erwiesen, die Quadrizepsfunktion rasch wiederzuerlangen, um aktiv die gewonnene Extension zu halten und zu erweitern. Bei Beugedefiziten muß eine graduelle Dehnung des Streckapparats unter Einsatz der Techniken der manuellen Medizin erreicht werden.

Ergebnisse

Von 2/1989 bis 9/1991 wurden an unserer Klinik 17 Patienten mit manifester Arthrofibrose des Kniegelenks arthroskopisch operiert. Bei allen Patienten lag ein operativer Eingriff am vorderen Kreuzband der Arthrofibrose zugrunde. 16 Patienten standen für eine Nachuntersuchung zur Verfügung. Es handelte sich dabei um 11 vordere Kreuzbandersatzoperationen mit Patellarsehne und um 5 vordere Kreuzbandrefixationen, wobei 2mal Augmentationen mit PDS bzw. Leeds-Keio-Band erfolgten. 11 Patienten wurden in den ersten 2 Wochen nach der Verletzung operiert, die restlichen 5 zwischen 6. Woche und 29. Monat nach Trauma. Es wurden 3 Eingriffe am Seitenbandsystem, 2 Meniskusrefixationen und 4 partielle Meniskektomien durchgeführt. In keinem Fall erfolgte primär eine Notchplastik. In 2 Fällen war es postoperativ zu einem Infekt mit Knieempyem gekommen, wobei eine ventrale Synovektomie erforderlich wurde. In 10 Fällen war primär postoperativ ein Bewegungsumfang von 0/10/90° erlaubt und ein frühzeitiges Quadrizepstraining mit Belastung des Beines angestrebt worden. Die restlichen Patienten wurden postoperativ 6 Wochen in einer Gipshülse ruhiggestellt, Vollbelastung und volle Streckung waren nach 3 Monaten erlaubt worden.

Zwischen der Primäroperation und der arthroskopischen Arthrolyse wurden bei 2 Patienten auswärts Narkosemobilisierungen und bei einer Patientin eine Narkosemobilisierung kombiniert mit einer arthroskopischen Arthrolyse ohne Erfolg durchgeführt.

Es handelt sich um 10 Frauen und 6 Männer, das mittlere Lebensalter betrug zum Zeitpunkt unseres Eingriffs 28,1 Jahre (17–48). In 10 Fällen war das rechte und in 6 Fällen das linke Knie betroffen. Das durchschnittliche Zeitintervall zwischen Primärversorgung und arthroskopischer Arthrolyse lag bei 7,4 Monaten (2,5–18,5). Alle Patienten führten bis zum Eingriff intensivst z.t. stationär krankengymnastische Übungen ohne Erfolg durch.

15 von 16 Patienten hatten kombinierte Bewegungseinschränkungen für Extension und Flexion, ein Patient wies ein isoliertes Streckdefizit auf. Im Vergleich zur gesunden Seite betrug präoperativ das mittlere Bewegungsdefizit für Extension 20,0° (10°–30°) und für Flexion 34,4° (0°–65°).

Diskusssion

Den Zahlen dieser und anderer Arbeiten ist zu entnehmen, welche schwerwiegende Bedeutung der Komplikation „Arthrofibrose" zukommt. Auch bei Wiederherstellung der Bandstabilität wird der Patient das Ergebnis bei einer persistierenden Bewegungseinschränkung vor allem für die Streckung heute nicht mehr akzeptieren. Unsere Untersuchungen zeigen auch, welcher Aufwand durch die Behandlung dieser Komplikation entsteht. Erste Priorität muß daher die Prävention der Arthrofibrose haben. Als wesentliche Faktoren haben sich erwiesen:

– die Durchführung einer Kreuzbandplastik erst nach Abklingen der akuten Traumafolgen und nach Erreichen eines freien Bewegungsumfangs
– die Vermeidung einer zu ventralen Plazierung des Tibiakanals
  eine adäquate Notchplastik
– eine postoperative Lagerung in Streckung
  eine rasche Wiederherstellung der Quadrizepsinnervation und -funktion
– die Vermeidung extraartikulärer Eingriffe

Sofern es zu einer Arthrofibrose gekommen ist, sollte bedacht werden, daß mit der Arthroskopie eine minimal invasive Methode zur Verfügung steht, die diagnostische Möglichkeiten rnit therapeutischen Optionen verbindet und nach unseren Erfahrungen in vielen Fällen eine Restitution des Kniegelenks ermöglicht. Bei langwierig persistierenden Streckdefiziten kann durch eine dorsale Kapsulotomie mit vertretbarem chirurgischem Aufwand eine deutlich verbesserte Erfogsrate erzielt werden.

473

Literatur

1. Cooper DE, DeLee JC, Ramamurlhy S (1989) Reflex sympathetic dystrophy of the knee. J Bone Joint Surg 71A:365–369
2. DeHaven K (1991) Arthrofibrosis of the knee Proceeding Sports Medicine Course, University of Vermont, Burlington
3. Dodds JA, Keene JS, Graf BK, Lange RH (1991) Results of knee manipulations after anterior cruciate ligament reconstructions. Am J Sports Med 19:283–287
4. Enneking WF, Horowitz M (1972) The intra-articular effects of immobilization on the human knee. J Bone Joint Surg 54A:973–985
5. Evans EB, Eggers GWN, Butler JK, Blumel J (1960) Experimental immobilization and remobilization of rat knee joints. J Bone Joint Surg 42A:737–758
6. Fullerton LR, Andrews JR (1984) Mechanical block to extension following augmentation of the anterior cruciate ligament. A case report. Am J Sports Med 12:166–168
7. Gaechter A (1990) Stellenwert der Arthroskopie bei Komplikationen nach Rekonstruktion des vorderen Kreuzbandes. In Jakob RP, Staeubli HU (Hrsg) Kniegelenk und Kreuzbänder. Springer-Verlag, Berlin Heidelberg:615–616
8. Graf B, Uhr F (1988) Complications of intraarticular anterior cruciate reconstruction. Clin Sports Med 7:835–848
9. Harner CD, Fu FH, Irrgang JJ, Paul JJ (1991) Recognition and management of stiff knee following arthroscopic anterior cruciate ligament surgery. Meeting of American Academy of Orthopedic Surgeon, Anaheim 5.–12. march
10. Howell SM, Clark JA, Farley TE (1991) A rationale for predicting anterior cruciate graft impingement by the intercondylar roof. Am J Sports Med 19:276–282
11. Hughston JC (1985) Complications of anterior ligament surgery. Orthop Clinics of North Am 16:237–240
12. International Knee Documentation Committee (May 15, 1991) Preliminary knee rating system-Population demographics, activity level, symptomatology and stability. International Knee Society Meeting, Toronto, Canada
13. Jackson DW, Schaefer RK (1990) Cyclops Syndrom. Loss of extension following intra-articular anterior cruciate ligament reconstruction. Arthroscopy 6:171–178
14. Judet R (1959) Mobilization of stiff knee. J Bone Joint Surg 41B:856
15. Lysholm J, Gillquist J (1982) Evaluation of knee ligament surgery results with special emphasis on use of a scoring system. Am J Sports Med 10:150–154
16. Malcolm L, Daniel D, Stone ML, Sachs R (1985) The measurement of anterior knee laxity after ACL reconstructive surgery. Clin Orthop 186:35–41
17. Mohtadi NGH, Webster-Bogaert S, Fowler PJ (1991) Limitation of motion following anterior cruciate ligament reconstruction. Am J Sports Med 19:620–625
18. Noyes FR, Mangine RE, Barber S (1987) Early knee motion after open and arthroscopic ACL reconstruction. Am J Sports Med 15:149–160
19. Noyes FR, Wojtys EM, Marshall MT (1991) The early diagnosis and treatment of development of Patella Infera Syndrome. Clin Orthop 265:241–252
20. Parisien JS (1988) The role of arthroscopy in the treatment of postoperative fibroarthrosis of the knee joint. Clin Orthop 229:185–192
21. Paulos LE, Rosenberg TD, Drawbert J, Manning J, Abbott P, (1987) Infrapatellar contracture syndrom. Am J Sports Med 15:331–341
22. Richmond JC, Al Assal MA (1991) Arthroscopic management of arthrofibrosis of the knee, including infrapatellar contraction syndrome. Arthroscopy 7:144–147
23. Riel KA, Dörr A, Bernett P (1990) Narkosemobilisierung und Arthrolyse bei postoperativen Kniegelenksteifen. Unfallchirurg 93:73–76
24. Sachs RA, Daniel DM, Stone ML, Garfein RF (1989) Patellofemoral problems after anterior cruciate ligament reconstruction. Am J Sports Med 17:760–765
25. Shelbourne KD, Wilckens JH, Mollabashy A, DeCarlo M (1991) Arthrofibrosis in acute anterior cruciate ligament reconstruction. Am J Sports Med 19:332–336

474

26. Sprague NF, O'Connor RL, Fox JM (1982) Arthroscopic treatment of postoperative knee fibroarthrosis. Clin Orthop 166:165–172
27. Tegner Y, Lysholm J, Gillquist J (1986) A performance test to monitor rehabilitation and evaluate anterior cruciate ligament injuries. Am J Sports Med 14:156–159
28. Thompson TC (1944) Quadricepsplasty to improve knee function. J Bone Joint Surg 26B:366–379
29. Waugh W, Newton G, Tew M (1980) Articular changes associated with a flexion deformity in rheumatoid and osteoarthritic knees. J Bone Joint Surg 62B:180–183

Kosten-Nutzen-Analyse der intensivierten ambulanten Rehabilitationsbehandlung (BIT)

J. A. Sturm und A. Cassim

Unfallchirurgische Klinik, Klinikum Lippe Detmold, Röntgenstraße 18, D-32756 Detmold

Neue stabile Implantationstechniken (Interferenzschrauben) mit der Verwendung sehr belastbarer Bandtransplantate beim Ersatz des vorderen Kreuzbandes haben zu erweiterten Möglichkeiten in der Nachbehandlung geführt. Eine aktive frühfunktionelle Behandlung ohne wesentliche Einschränkung des Bewegungsausmaßes im Kniegelenk verkürzt die Rehabilitationsbehandlung und verbessert die Ergebnisse, zumindest im subjektiven Eindruck der behandelnden Chirurgen und Patienten. Ein solcher Rehabilitationsverlauf wird durch die Minimierung der Invasivität beim Ersatz des vorderen Kreuzbandes durch Anwendung arthroskopischer Techniken oder zumindest Verkleinerung der Incisionen unterstützt.Der geringere Eingiff in das propriorezeptive Verhalten der Muskulatur reduziert den sonst unvermeidlichen Einbruch in der Muskelfunktion, besonders des Quadriceps.

Die Vorteile dieser technischen Fortschritte können besonders durch die zusätztliche Anwendbarkeit der sog. intensivierten ambulanten Rehabilitationsbehandlung (BIT) zum Tragen kommen.

Im Gegensatz zur üblichen krankengymnastischen Behandlung (Einzeltherapie mit Bewegungsübungen plus physikalischer Therapie wie Kryotherapie oder Strombehandlung) wird bei der BIT-Therapie isokinetische Diagnostik und Therapie, ein Gerätetraining und ein Sequenztraining zugefügt. Zusätzlich erfolgt in einer späteren Phase ein berufsspezifisches Training.

Allerdings ist eine solche Behandlung, die mehrere Therapeuten einschließt, selbstverständlich kostenaufwendiger und muß ihre Wirksamkeit gegenüber der konventionellen krankengymnastischen Behandlung beweisen. In der vorgelegten Untersuchung werden daher zwei Gruppen von Patienten nach Ersatz des vorderen Kreuzbandes untersucht. Eine Gruppe wurde in einer konventionellen physikalischen Therapie behandelt, die zweite Gruppe wurde der intensivierten ambulanten Rehabili-

Hefte zu „Der Unfallchirurg", Heft 241
K. E. Rehm (Hrsg.)
© Springer-Verlag Berlin Heidelberg 1994

tationsbehandlung (BIT) zugeführt. Zeitaufwand und Kosten werden mit der Wirksamkeit verglichen.

Grundlagen

Die konventionelle krankengymnastische Behandlung besteht in einer 20–30minütigen Einzeltherapie, die im Schnitt zwei- bis dreimal pro Woche durch einen Krankengymnasten vorgenommen wird. Dabei stehen Bewegungsübungen und Anleitungen zur eigenen Therapie im Vordergrund. Ergänzt wird diese Behandlung durch Kryotherapie oder Strombehandlung.

Die BIT-Therapie wird durch ein Behandlungsteam vorgenommen, das aus dem behandelnden Arzt, dem Krankengymnasten, einem Diplomsportlehrer und einem Masseur besteht. Es erfolgt also eine komplexe interdisziplinäre Behandlung, die vier- bis fünfmal pro Woche mehrere Stunden Tainingszeit täglich einschließt. Neben einer Einzelbehandlung durch einen Krankengymnasten über 30–60 Minuten wird ein isokinetisches Training (Diagnostik und Therapie), ein Geräte- und ein Sequenztraining unter Aufsicht eines Diplomsportlehrers sowie ein berufsspezifisches Training eingeschlossen.

Diese sog. BIT-Therapie wurde von der Verwaltungs-Berufsgenossenschaft eingeführt und war primär vor allem für die Behandlung der von dieser Berufsgenossenschaft betreuten Profisportler gedacht. Zwischenzeitlich ist diese Therapieform von allen Berufsgenossenschaften ins Auge gefaßt und wird voraussichtlich ab Frühjahr 1994 für deren Versicherte getragen. Allerdings wird in Zukunft der Begriff BIT-Therapie durch den Begriff „erweiterte ambulante physikalische Therapie" ersetzt werden.

Ambulante Reha-Zentren, in denen eine solche BIT-Therapie durchgeführt wird, müssen neben der fachlichen Zusammensetzung des Behandlungsteams hohe Auflagen in Ausbildung und Erfahrung erfüllen, auch umfangreiche apparative und räumliche Voraussetzungen sind einzuhalten. (Eine Reihe von Landesverbänden der Krankenkassen haben ebenfalls mit ambulanten Rehabilitationszentren entsprechende Versorgungsverträge für ihre Versicherten abgeschlossen).

Die Untersuchung dieser Fragestellung, inwieweit eine solche ambulante Rehabilitation meßbare positive Auswirkungen für den Patienten hat, die höhere Kosten rechtfertigt, leidet unter der Problematik der Auswahl der Patienten. Neben der Voraussetzung, daß das operative Vorgehen standardisiert sein muß, müßten die Patienten prinzipiell einer prospektiven, randomisierten Untersuchung unterworfen werden. Bei retrospektiven Erhebungen oder auch bei prospektiven Untersuchungen ohne Randomisierung hat selbstverständlich die Eigenmotivation der Patienten einen großen Einfluß auf das Ergebnis. So wird ein Patient, der ein ambulantes Rehabilitationszentrum mit mehreren Stunden Trainingszeit täglich besucht, höher motiviert sein und ggfs. noch zusätzliche Heimübungen durchführen, während ein Patient, der täglich nur 20–30 Minuten eine konventionelle Krankengymnastik betreibt, in seinem Eigenantrieb geringer geprägt sein dürfte.

Mit dieser Einschränkung in der Auswertbarkeit der Ergebnisse haben wir an Patienten der Unfallchirurgie der Medizinischen Hochschule Hannover und an Patienten der Unfallchirurgie des Klinikums Lippe Detmold zum einen eine retrospektive Untersuchung zwischen konventioneller physikalischer Therapie und der BIT-Therapie durchgeführt. Des weiteren wurde eine Patientengruppe prospektiv, allerdings nicht randomisiert, untersucht. Den Patienten wurden die unterschiedlichen Behandlungsformen dargelegt und ihre Wahl akzeptiert.

Methodik

Als Eingangskriterien in die Untersuchungsgruppen diente eine frische vordere Kreuzbandruptur (Unfall längstens 4 Wochen vor OP). Als Operationstechnik wurde in allen Fällen der Ersatz des vorderen Kreuzbandes mit dem mittleren Drittel des Ligamentum patellae mit anhängenden Knochenblöcken vorgenommen. Über eine Miniarthrotomie wurde unter Verwendung eines Zielgerätes das Transplantat in entsprechende Knochenkanäle eingebracht und mit Interferenzschrauben fixiert. Es wurden Patienten untersucht, die den gleichen praeoperativen Aktivitätslevel hatten (Tegner Activity Score). Eine besondere Auswahl der Krankengymnasten wurde nicht getroffen. Die ambulante physikalische Rehabilitation wurde vier- bis fünfmal pro Woche in zwei Rehazentren eingeleitet (Rehazentrum Langenhagen, Reha-Fit-Paderborn).

Es wurde eine retrospektive Gruppe von n = 40 Patienten 12 Monate nach der Operation untersucht, die prospektive Gruppe schließt 18 Patienten ein. Diese prospektiv untersuchte Patientengruppe wurde 4 Wochen, 8 Wochen und 12 Wochen post operationem klinisch untersucht.

Parameter

Streckdefizit, Beugedefizit, Umfangsdifferenz des Oberschenkels im Vergleich zum gesunden Bein (15 cm oberhalb des Kniegelenksspaltes), der Aktivitätslevel nach Tegner, Lysholm Score, der Tag der Vollbelastung und Dauer der Arbeitsunfähigkeit. Der Zeitaufwand der Patienten pro Behandlungstag wurde nach Angaben der Patienten bzw. Krankengymnasten festgehalten. Zusätzlich wurden nach Angaben der Krankengymnasten bzw. der Rehabilitationszentren die jeweiligen Kosten ermittelt.

Ergebnisse

Retrospektive Studie

Es handelt sich fast ausschließlich um männliche Personen, Alter und Tegner Acivitiy Score, in beiden Gruppe (jeweils n = 20) waren vergleichbar.

12 Monate nach der Operation fand sich bei den Patienten mit BIT-Therapie noch ein geringgradiges Streckdefizit (im Mittel 1°), bei Patienten mit konventioneller physikalischer Therapie war das Streckdefizit mit 5,2° im Mittel noch deutlich meßbar. Nach BIT-Therapie bestand fast kein Beugedefizit mehr (0,4° im Mittel). Nach konventioneller Therapie bestand ein vergleichbares geringgradiges Beugedefizit von im Mittel 1,8°. Der Quadricepsumfang war im Vergleich zur gesunden Gegenseite nach

BIT-Therapie gleichwertig, nach konventioneller physikalischer Therapie fand sich 1 Jahr nach der Operation immerhin noch eine Umfangsdifferenz von 2,3 cm. Der Tegner Activity Score lag mit minus 1,1 in der konventionellen Theapie noch deutlich unter dem Wert der ambulanten physikalischen Rehabilitation mit 0,1.

Die Vollbelastung wurde in dieser Untersuchungsgruppe bei ambulanter Rehabilitation nach 21 Wochen, bei konventioneller Therapie nach 30 Wochen erzielt. Die Arbeitsunfähigkeit war um 1/3 kürzer (102 Tage gegen 162 Tage). Das Ergebnis, gemessen am Lysholm Score war bei beiden Gruppen mit 99 (ambulante Rehabilitation) und 90 Punkten (konventionelle Therapie) exzellent.

Prospektive Studie

In der 4., 8. und 12. Woche nach der Operation zeigte sich im Vergleich beider Gruppen der gleiche Trend wie in der retrospektiven Untersuchung. In der 4. Woche nach Operation imponierte bei der Gruppe mit konventioneller Therapie vor allem noch ein deutliches Streckdefizit von 10,8°, gegenüber 4° in der BIT-Gruppe. Das Beugedefizit war in beiden Gruppen früh nach der Operation gering und gleich. Streckdefizit und Beugedefizit waren in der ambulanten Rehabilitationsgruppe nach 8 Wochen bereits vollständig verschwunden, bei konventioneller physikalischer Therapie blieb vor allem ein Streckdefizit bestehen. Es war etwa gleich groß wie auch 12 Monte nach der Operation bei der retrospektiven Untersuchung. In der BIT-Therapie bestand kein Streckdefizit mehr. Die Differenz der Quadricepsmuskulatur war mit 3,9 cm (konventionelle Therapie) gegenüber 2,7 cm (ambulante Rehabilitation) noch deutlich und zu diesem frühen Zeitpunkt gleich. Bereits 8 Wochen nach der Operation konnte bei ambulanter physikalischer Rehabilitation diese Umfangsdifferenz auf 1 cm verringert werden, die Umfangsdifferenz bei konventioneller Therapie betrug immerhin noch 2,9 cm, nach 12 Wochen noch 2,1 cm. In der intensiv behandelten Gruppe war nach 12 Wochen kein Unterschied mehr meßbar.

Behandlungsdauer, Trainingszeit und Kosten

In der konventionellen Therapie war eine mittlere Behandlungszeit von 55 Tagen mit einem Durchschnitts-Zeitwert von 25 Minuten gegeben. Die ambulante physikalische Rehabilitation erstreckte sich über 36 Tage mit einem Zeitmittelwert von 2,6 Stunden. Dies ergibt in der Summe eine Trainingszeit von 22,9 Stunden gegenüber 94 Stunden bei der BIT-Therapie. Die errechneten Kosten für die konventionelle physikalische Therapie betrugen 40,- DM pro Behandlung, die Kosten für die ambulante physikalische Rehabilitation 110,- DM pro Behandlung. Damit ist die BIT-Therapieform viermal zeitaufwendiger als die konventionelle Therapie, die Behandlungskosten sind um 1.760,- DM höher.

Dem gegenüber steht eine Arbeitsunfähigkeit von 5,2 Monaten (konventionelle Therapie) gegen 3,2 Monate (BIT-Therapie). In die Kostenanalyse sollte das Krankengeld, das bei längerer Arbeitsunfähigkeit anfällt, eingerechnet werden. Eine längere Arbeitsunfähigkeit von 2 Monaten ist etwa mit einem volkswirtschaftlichen Ausfall bzw. Krankengeldaufwand von 6.500,- DM zu kalkulieren. Damit steht insgesamt ein Kostenfaktor von 8.700,- DM für Behandlungen bei konventioneller Therapie mit längerer Arbeitsunfähigkeit einem Kostenfaktor von 3.960,- DM für die ambulante physikalische Rehabilitation gegenüber.

Diskussion

Die Diskussion der Ergebnisse muß mit den Einschränkungen, die das Studiendesign vorgibt, geführt werden. Motivation, Eigentätigkeit der Patienten außerhalb der Behandlungszeiten ist nicht meßbar und geht dennoch in die Untersuchungsergebnisse mit ein. Es ist durchaus denkbar, daß sich vor allem besonders motivierte Patienten der BIT-Therapie mit täglichem mehrstündigem Training unterziehen, während andere Patienten aus „Bequemlichkeitsgründen" die konventionelle Therapie vorziehen. Da die Patienten Einfluß auf die Auswahl der Therapie hatten, können diese Bedenken nicht ausgeschlossen werden. Nur eine Untersuchung mit größeren Gruppen, die nach Zufallskriterien der einen oder anderen Therapieform zugewiesen werden, kann eine solche Frage wissenschaftlich unanfechtbar beantworten. Allerdings wird kaum ein Zentrum eine solche Gruppengröße in einem vertretbaren Zeitraum aufweisen können. Erstrecken sich solche Untersuchungen über einen längeren Zeitraum, wird durch einen Wechsel im chirurgischen Verfahren das Ergebnis wiederum negativ beeinflußt. Ein Ausweg wäre evtl. eine multizentrische Untersuchung.

Die Effektivität der ambulanten physikalischen Rehabilitation (BIT-Therapie) ist in kürzerer Arbeitsunfähigkeit, in einer deutlich besseren Funktion, vor allem auch in einer deutliche bessere Muskelausbildung und Muskelfunktion faßbar. Dies gilt sowohl für die retrospektiv untersuchte Gruppe als auch für die prospektive Untersuchung. Es ist interessant, daß das bestehende Muskeldefizit der konventionell behandelten Gruppe nach 12 Wochen sich auch 12 Monate nach der Operation bei der retrospektiven Untersuchung in ähnlicher Größenordnung für diese Gruppe findet. Dies weißt darauf hin, daß ein bestehendes Muskeldefizit nicht „von selbst" verschwindet, sondern die Belastbarkeit und funktionelle Stabilität des Kniegelenkes länger anhaltend einschränkt. Die Belastung für das Transplantat ist damit ohne Zweifel größer. Ein wesentlicher Erfolg der BIT-Therapie ist auch die Beseitigung des Streckdefizits in relativ kurzer Zeit. Ein solches Streckdefizit behindert Patienten auch in kleineren Graden erheblich.

Die Kosten für die Behandlungen sind bei vierfacher Trainingszeit der BIT-Therapiegruppe um 54% höher. Addiert man jedoch die Kosten für die längere Arbeitsunfähigkeit hinzu, ergibt sich unter volkswirtschaftlichen Gesichtspunkten ein deutlicher Vorteil für die ambulante physikalische Rehabilitation. Da die Kostenträger für die ambulante Nachbehandlung jedoch unterschiedlich sind, ist es manchmal schwer, einen solchen „gesamt-volkswirtschaftlichen Vorteil" als Argument zu verwenden.

Wie diese retrospektive und prospektive Untersuchung an einer größeren Patientengruppe mit standardisiertem vorderem Kreuzbandersatz in deutlichem Trend zeigt, ist zusätzlich zu der gesamtwirtschaftlich günstigeren Situation ein meßbarer medizinischer Behandlungseffekt für den Patienten erzielbar. Diese beiden Argumente sollten helfen, auch Kassen zu der Kostenübernahme für diese Behandlungsform zu bringen. Die Berufsgenossenschaften haben die oben angeführten Argumente offensichtlich aus ihren sorgfältigen statistischen Untersuchungen bereits ablesen können und werden diese Therapieform für eine bestimmte Indikationsliste finanzieren. Eine Indikationsliste, eine Qualitätsprüfung und Prüfung der räumlichen und apparativen Voraussetzung ist jedoch unbedingt erforderlich, damit diese Behandlungsform nicht ausufert und sich damit selbst diskreditiert.

XVIII. Arbeitsgruppen/Spezialisten: Kindertraumatologie.
Korrektureingriffe am wachsenden Skelett

Vorsitz: L. von Laer, Basel ; W. Kurz, Lübben

Korrektureingriffe bei posttraumatischen Zuständen im Wachstumsalter

L. v. Laer

Traumatologische Abteilung des Kinderspitales, Römergasse 8, CH-4005 Basel

Was soll, bzw. was muß korrigiert werden?

Es geht um die Folgen von Wachstumsstörungen (WTS) einerseits, als auch um belassene, nicht „spontan" korrigierte oder korrigierbare Achsabweichungen andererseits. Bei den Wachstumsstörungen sind zu unterscheiden zwischen den stimulativen und den hemmenden Wachstumsstörungen. Stimulationen, die die gesamte Fugen betreffen, führen selten – höchstens aufgepfropft auf idiopathische Differenzen – zu korrekturbedürftigen Längendifferenzen. Während partielle Stimulationen – weniger im radialen Kondylenbereich des Humerus, mehr im proximalen Tibiabereich – eher einmal zu korrekturbedürftigen Deformitäten führen können. Hemmungen einer gesamten Fuge sind seltener als partielle vorzeitige Verschlüsse einer Fuge. Beide führen zum verkürzenden Fehlwachstum mit oder ohne Achsabweichung und sind damit meist korrekturbedürftig. Als häufigste Indikation zu posttraumatischen Korrekturen kommen wohl belassene Achsabweichungen in Frage, die entweder nicht „spontan" korrigiert werden können oder noch vor Ablauf eventueller „Spontankorrekturen" zu Beschwerden führen.

Wie kann es korrigiert werden?

„Abwarten"

Es kommt das „Abwarten" des weiteren Wachstum durchaus als „Korrekturmaßnahme" in Frage: Für belassenen Fehlstellungen, um abzuwarten ob sich im weiteren Wachstumsverlauf ein Remodelling einstellt. Dies vor allem so lange die bestehende Deformität durch die umgebenden Gelenke funktionell anstandslos kompensiert wird und der Patient somit beschwerdefrei bleibt.

Hefte zu „Der Unfallchirurg", Heft 241
K. E. Rehm (Hrsg.)
© Springer-Verlag Berlin Heidelberg 1994

Aber auch für die WTS des partiellen vorzeitigen Verschlusses einer Fuge kann das Abwarten durchaus therapeutischen Charakter haben. Ist die epi-metaphysäre Brücke im Ausmaß klein genug, ist der Patient jung, d.h. im eigentlichen Wachstumsalter und handelt es sich um eine hochprozentig wachsende Fuge mit entsprechender Wachstumskraft und Wachstumsdauer, so kann ohne jegliches Fehlwachstum eine kleine „Ausheilungsbrücke" durch die Wachstumskräfte gesprengt werden und das weitere Wachstum bis zum Wachstumsabschluß völlig normal verlaufen.

Derartige Sprengungen können bei etwas kräftigeren Brücken zum vorgängigen geringgradigen Fehlwachstum führen, das sich aber nach der „spontanen" Sprengung wieder „spontan" zu korrigieren vermag. Auch bei diesen Patienten ist ein ungestörtes weiteres Wachstum zu erwarten.

Ist der Patient älter, die Brücke größer, so kann sie nach anfänglichem deutlicherem Fehlwachstum ebenfalls „spontan" gesprengt werden. Die Wachstumskorrektur der stattgefundenen Deformität findet jedoch langsamer statt, so daß der andere Gelenkpartner sich währenddessen an die Deformität zu adaptieren beginnt.

Unabhängig von einer „Spontansprengung" mit und ohne passageres Fehlwachstum kann es mit Einsetzen der Pubertät zum „Brückenrezidiv" mit entsprechendem sekundären, erneuten Fehlwachstum kommen. Dabei kommt es beim „Rezidiv" nicht zur eigentlichen Brückenbildung, sondern die Fuge scheint im Bereiche der ehemaligen Läsion perpubertär zu ermüden und im abschließenden Wachstum gegenüber dem Rest der Fuge zurückzubleiben [5].

„Iatrogene" Brückensprengung nach WTS des partiellen vorzeitigen Verschlusses einer Fuge

Erscheint der Wachstumsschub bei älteren Patienten nicht mehr groß genug oder ist die Brücke im Ausmaß größer, als daß sie „spontan" gesprengt werden könnte, so besteht die Möglichkeit, z.B. mit einem Ringfixateur durch eine Epiphysiolyse die bestehende Brücke zu sprengen und damit einer „spontanen" Sprengung sozusagen unter die Arme zu greifen. Die Gefahr hierbei besteht darin, daß sich im Rahmen dieser „iatrogenen" Epiphysenlösung die Fugen insgesamt früher schließen können und es zu einer zunehmenden Verkürzung kommt.

Brückenresektion nach WTS des partiellen vorzeitigen Verschlusses einer Fuge

Eine inzwischen bewährte Methode ist die Brückenresektion [1, 3, 6] Diese ist dann indiziert, wenn das Ausmaß der Brücke zu groß für eine Spontansprengung ist. Gleichzeitig limitiert aber auch das Ausmaß der Brücke (z.B. halbe Fugenfläche) die Brückenresektion selbst. Der Erfolg der Resektion ist abhängig vom Interponat das in den entstandenen Defekt eingebracht wird um das Rezidiv der Brücke zu verhindern. Als Interponate werden verwendet Fett, Faszie, Kollagen, Pallacos etc. Dalleck berichtet über gute experimentelle und klinische Ergebnisse mit autologem Rippenknorpel [3]. Ist es vorgängig schon zu einem Fehlwachstum gekommen, so kann dies bei jungen Patienten (bis 5/6 Jahren) nach der Brückenresektion wieder „spontan" ausgeglichen, also auf eine zusätzliche Korrekturosteotomie verzichtet werden. Bei älteren Patienten (7–10 Jahre) muß zur Brückenresektion eine Korrekturosteotomie durchgeführt werden. Auch nach Brückenresektionen kann es nach Jahren des normalen Wachstums perpubertär zum sekundären Fehlwachstum auf Grund eines „Brückenrezidivs" kommen [5].

Partielle oder vollständige Fugenverödung
mit und ohne gleichzeitige Korrekturosteotomie
nach WTS des partiellen oder vollständigen Verschlusses einer Fuge

Die vollständige Verödung einer Fuge auf der Gegenseite dient ausschließlich dem präpubertären Längenausgleich. Die bis Wachstumsabschluß zu erwartende Länge kann bis auf etwa einen Zentimeter exakt berechnet werden. Die Indikation stellt sich im Prinzip nur bei großwüchsigen Patienten. Der Zeitpunkt dieser Korrekturart liegt kurz vor Wachstumsabschluß.

Die Indikation zur partiellen Verödung stellt sich immer dann, wenn es zu einem partiellen vorzeitigen Verschluß der Fuge mit zunehmendem Fehlwachstum gekommen ist und wenn die Brücke zu groß für eine „spontane" oder iatrogene Sprengung als auch für eine Brückenresektion ist. Die Verödung der Restfuge ist vor allem dann zu empfehlen, wenn das Gelenk selbst – z.B. bei zentralen Brücken beginnt deform zu wachsen (z.b. bei Zapfenepiphysen) oder wenn der andere Gelenkpartner sich an die Deformität zu adaptieren beginnt und eine spätere Korrektur dann unmöglich oder zumindest erschwert wird. Dieser Eingriff kann auch schon gegen Ende des eigentlichen Wachstumsalters notwendig werden (gegen das 10. Lebensjahr), wenn man dadurch dem Patienten kompliziertere Eingriffe in mehreren Etagen oder am Gelenk selbst ersparen kann.

Die späteren Korrekturosteotomien

Reine Verlängerungsosteotomien nach WTS des vollständigen vorzeitigen Verschlusses einer Fuge sind immer dann indiziert, wenn die entstandene Längendifferenz mit den üblichen orthopädischen Mitteln auf konservativem Wege ohne erheblichen apparativen Aufwand nicht mehr möglich ist, bzw. wenn der Patient eine derartige orthopädistische Versorgung verweigert. Der Zeitpunkt dafür kann somit auch schon in der eigentlichen Wachstumsphase liegen. Dann aber ist meistens später zum Wachstumsabschluß noch eine definitive Längenkorrektur nötig. Selbstverständlich können derartige Verlängerungsosteotomien auch mit Achsenkorrekturen kombiniert werden.

Aufklappende oder verkürzende Korrekturosteotomien nach WTS des partiellen vorzeitigen Verschlusses einer Fuge und konsekutivem Fehlwachstum sind immer dann – unabhängig vom Alter des Patienten – indiziert, wenn die Fehlstellung funktionell nicht mehr kompensiert wird und sie zu Beschwerden führt. Weiterhin ist sie indiziert, wenn eine kompensierende Wachstumsadaptation droht, um spätere Mehretagenosteotomien oder frustrane Eingriffe am Gelenk selbst zu vermeiden. Wenn immer möglich sollte der Zeitpunkt für derartige Korrekturen aber in das Alter um den Wachstumsabschluß hinausgezögert werden, wenn danach kein weiteres Fehlwachstum mehr zu erwarten ist. Korrekturosteotomien nach Wachstumsstörungen der partiellen passageren Stimulation an der proximalen Tibia bei noch offenen Fugen sind außerordentlich heikel, da – unabhängig von der Osteotomiemethode und der Stabilisierung – in jedem 2. Fall mit einem Valgusrezidiv gerechnet werden kann [2]. Das Rezidivausmaß kann dabei das primäre Valgusausmaß überschreiten. Die Ursache hierfür ist uns bislang unbekannt. Bei jungen Patienten – bis etwa zum 7. Lebensjahr sollte deshalb wenn vom Valgusausmaß möglich – auf die Osteotomie verzichtet werden, auch wenn es im weiteren Wachstum zu einer Gegenregulation der distalen Tibia kommen wird. So lange sich die beiden Epiphysenfugen wieder senkrecht zur Belastungsebene einwachsen können, (der Valgus verbleibt dann unverändert in Schaftmitte) spielt dies im Prinzip nur eine kosmetische Rolle. Gelingt es dem Wachstum der Tibia nicht, beide Fugen wieder senkrecht auf die Belastungsebene einzuwachsen, dann müßte bei Wachstumsabschluß eine Osteotomie in 2 Etagen durchgeführt werden (proximal und distal) um den Valgus und die distale Gegenregulation zu korrigieren. Zu diesem Zeitpunkt ist dann jedoch kein Rezidiv mehr zu befürchten.

Am häufigsten wird wohl eine Korrekturosteotomie bei verbliebenen Achsabweichungen vorgenommen. Oft gar nicht medizinisch indiziert, sondern von Kollegen und Eltern aus psychosozialen Gründen erzwungen. Die Indikation zur operativen Korrektur stellt sich an erster Stelle aus persistierenden funktionellen Defiziten, gefolgt von Beschwerden des Patienten sowie aus kosmetischen Gründen.

Grundsätzlich sollte ein verbliebener Achsenfehler – so lange er ohne Beschwerden von den umgebenden Gelenken anstandslos funktionell kompensiert wird – aus kosmetischen Gründen nicht operativ korrigiert werden. Aber auch immer dann, wenn Veränderungen durch das Wachstum und wenn mit zunehmendem Zeitintervall technische Schwierigkeiten zu erwarten sind, ist an eine schnelle Korrektur zu denken, als Beispiel sei die Ulnaosteotomie bei veralteten Monteggiafrakturen mit übersehener Radiusköpfchenluxation angeführt. Hier kommt es oft im weiteren Wachstum zu zunehmenden Längendifferenzen zwischen Radius und Ulna, zur zunehmenden Abflachung und Deformierung des Radiohumeralgelenkes und zur konvexen Verformung des Radiusköpfchens selbst, was mitunter eine späte operative Korrektur unmöglich macht.

Es kann aber auch durch die Osteotomie selbst zu Wachstumsveränderungen kommen, die dann wiederum funktionelle Beschwerden zur Folge haben können. Wie z.B. bei frühzeitigen Korrekturen im diaphysären Vorderarmbereich. Hier kann es nach der operativen Korrektur einer posttraumatischen Achsabweichung nur eines der beiden Knochen zur Verlängerung desselben nach der Osteotomie kommen, was u.U. sekundäre Funktionseinschränkungen zur Folge haben kann.

Grundsätzlich ist die Indikation zur operativen Korrektur verbliebener Achsenfehler immer dann gegeben, wenn funktionelle Beschwerden daraus resultieren. Diese sind jedoch nie vor Ablauf von 3–6 Monaten nach Konsolidation einer Fraktur zu erwarten, weshalb empfohlen wird stets primär eine derartige Zeitspanne abzuwarten. Handelt es sich um Fehlstellungen von denen man weiß, daß sie ohnehin eine schlechte Wachstumsprognose aufweisen, wie z.B. der Valgus am Oberarm, der Varus am distalen Oberarm, der interphalangeale Rotationsfehler an Händen und Füßen, der Innenrotationsfehler am Oberschenkel etc., so stellt sich dann angesichts entsprechender kosmetischer Störungen die Indikation zur Osteotomie.

Wann?

Für das eigentliche Wachstumsalter stellt sich am häufigsten die Indikation zur Brükkenresektion, bedingt auch zur Fugenverödung (zum Beendigen eines Fehlwachstums) und wahrscheinlich nur selten zur „iatrogenen" Sprengung und zur Osteotomie. Im Altersabschnitt kurz vor der Pubertät bis zum Wachstumsabschluß liegt die Hauptindikation zur Korrekturosteotomie, zur Fugenverödung (zum Längenausgleich) und zur „iatrogenen" Brückenresektion.

Resümee

Korrektureingrriffe nach verbliebenen Achsenfehlern, die das Hauptkontingent der Korrektureingriffe darstellen, sollten eigentlich nicht mehr vorgenommen werden müssen. Denn es sollte schon in die Primärtherapie integriert werden, daß Achsabweichungen mit einer schlechten „Spontankorrekturprognose" nicht belassen werden dürfen und primär beseitigt werden sollten. WTS hingegen sind schicksalhaft und vor allem nach fugennahen und fugenkreuzenden Frakturen zu erwarten. Sie kommen selten im eigentlichen Wachstumsalter vor und sind deutlich häufiger im Alter vor Wachstumsabschluss. Im Rahmen der Primärtherapie können wir höchstenfalls bessere Voraussetzungen schaffen und das Ausmaß ihrer Folgen eventuell etwas mindern. Nach diesen Frakturen müssen wir via klinische Nachkontrollen, die von kompetenten Ärzten durchgeführt werden sollten, versuchen derartige Folgen von Wachstumsstörungen frühzeitig zu erfassen, um sie rechtzeitig mit den zur Verfügung stehenden Mitteln diagnostizieren und behandeln zu können.

Literatur

1. Bright RW (1974) Operative correction of partial epiphyseal plate closure by osseous bridge resection and silicone rubber implant. J Bone Jt Surg 56-A:655
2. Cuny Th (1988) Zur Aetiologie des Valgus Rezidives nach korrektiver proximaler Tibiametaphysen-Osteotomie im Wachstumsalter – eine klinische retrospektive Studie. Diss Basel
3. Dalleck N, Meenen M, Herresthal-Mohr D, Jungbluth K-H (1993) Interne Kallusdistraktion im Epiphysenfugendefekt – physiologischer Weg der Spontankorrektur. Unfallchirurgie 4:202
4. v Laer LR (1991) Frakturen und Luxationen im Wachstumsalter. 2. Auflage, Georg Thieme Verlag Stuttgart, New York
5. v Laer LR (1994) Spontanverläufe nach Frakturen im Wachstumsalter. Orthopäde, Publikation in Vorbereitung
6. Langenskiöld A (1981) Consideration of growth factors in the treatment of fractures of long bones in children. In: Chapchal G Fractures in Children. Thieme, Stuttgart

Korrektureingriffe im Wachstumsalter am Oberarm

E. Engert, Herne

(Manuskript nicht eingegangen)

Korrektureingriffe im Wachstumsalter am Unterarm

H.-G. Breyer

Abteilung für Unfallchirurgie Sankt Gertrauden-Krankenhaus, Paretzer Straße 12,
D-10713 Berlin

Korrekturosteotomien im Kindesalter sind aufgrund der Möglichkeiten einer spontanen Wachstumskorrektur von Fehlstellungen selten erforderlich. Das gilt auch für den Unterarm, an dem zudem verbliebene Fehlstellungen häufig funktionell ausreichend kompensiert werden können. Die Indikationen zur Korrektur sind einerseits abhängig von der Lokalisation und Art der Fehlstellung und damit verbunden der Funktionsbehinderung und andererseits vom Alter des Kindes. Rotationsfehlstellungen werden wie an den anderen Skelettabschnitten nur unvollständig spontan korrigiert.

Je jünger ein Kind mit einer belassenen Achsenfehlstellung der Unterarmknochen ist, desto größer ist im allgemeinen die Chance, daß sich im Rahmen des weiteren Längenwachstums die Fehlstellung „auswächst".

An den Unterarmknochen sind es im wesentlichen 4 Abschnitte, an denen Korrekturosteotomien erforderlich werden können:

1. das Radiusköpfchen und der Radiushals,
2. das proximale Drittel des Radiusschaftes,
3. der diaphysäre Bereich der Unterarmknochen,
4. das körperferne Speichen- und das Ellenende.

Die Indikationen zu einer primären operativen Behandlung von Radiusköpfchen- und Radiushalsfrakturen umfassen unter anderem Achsabweichungen von über 60° bei Patienten unterhalb des 10. Lebensjahres und von über 20° nach dem 12. Lebensjahr (v. Laer 1991). Diese Fehlstellungen sind somit in der Regel auch Indikationen für eine frühzeitige Korrekturosteotomie, weil damit Funktionsbehinderungen und Deformitäten des Radiusköpfchens vermieden werden können.

Eingetretene Deformierungen des Radiusköpfchens und Gelenkflächenzerstörungen sowie radioulnare Synostosen im Bereich des proximalen Radius, die die Funktion des Armes wesentlich beeinträchtigen, sind Indikationen für eine Spätkorrektur (Engert 1987). Entscheidend für die Spätkorrekturen sind neben den Funktionsbehinderungen auch entsprechende Beschwerden des Patienten. Die mit einer Funktionsstörung einhergehende Fehlstellung des Radiusköpfchens kann nach Wachstumsabschluß der proximalen und der distalen Wachstumsfugen, die sich erst zwischen dem

Hefte zu „Der Unfallchirurg", Heft 241
K. E. Rehm (Hrsg.)
© Springer-Verlag Berlin Heidelberg 1994

16. und 18. Lebensjahr bei männlichen Jugendlichen schließen, durch eine subkapitale Osteotomie verbessert werden (Schmitt et al. 1984, Engert 1987, v. Laer 1991). Die Osteotomie wird mit einem schräg von radial eingebrachten Kirschner-Draht stabilisiert. Transartikuläre Fixationen werden kontrovers diskutiert (Mittelmeier et al. 1990, v. Laer 1991). Postoperativ wird in einer Oberarmgipsschiene in Supinationsstellung ruhiggestellt.

Die zu erreichende Funktionsverbesserung ist nicht immer ideal. Ist das verplumpte Radiusköpfchen als Ursache einer erheblichen Bewegungseinschränkung anzusehen, so kann – ebenfalls nach Wachstumsabschluß – durch eine Radiusköpfchenresektion versucht werden, die Funktion zu verbessern, allerdings zu Lasten der Stabilität des Ellenbogengelenkes (Stancovic et al. 1987). Die Frage der beobachteten zunehmenden Valgisierung des Ellenbogengelenkes nach der Radiusköpfchenresektion scheint teilweise überbewertet worden zu sein (Hertz u. Scharf 1982). Der endoprothetische Ersatz des Radiusköpfchens bei diesen jungen Erwachsenen ist noch nicht zu Ende diskutiert (Hertz u. Scharf 1982, Swanson et al. 1981, Menger et al. 1988). Wenn als Spätfolge der Radiusköpfchenresektion eine Irritation des Nervus ulnaris auftritt, empfiehlt es sich, eine Ventralverlagerung des Nerven durchzuführen.

Olekranonfrakturen führen sehr selten zu korrekturbedürftigen Fehlstellungen. Isolierte Frakturen des proximalen Ulnaschaftes als „Parierfrakturen" kommen im Kindesalter sehr selten vor. Meistens handelt es sich um Luxationsfrakturen, d.h. um Monteggia-Verletzungen, bei denen die begleitende Luxation des Speichenköpfchens nicht selten übersehen wird (Wiley et al. 1985, Engert 1987). Problematisch sind die veralteten Verletzungen, weil bei den jüngeren Kindern die längerzeitig bestehende Luxation zu einem Mehrwachstum des Radiusköpfchens führt. Die Luxationsstellung des Radiusköpfchens sollte nicht allein durch eine Ringbandplastik behandelt werden, weil die Ergebnisse unzureichend sind (Schulitz 1975). Da für die persistierende Luxation im wesentlichen die Fehlstellung der Ulna verantwortlich ist, kann die Luxation nur durch eine Korrekturosteotomie der Ulna beseitigt werden, die wegen des eingetretenen Wachstums nicht selten zu einer Angulation der Ulna führt (Mittelmeier et al. 1990).

Das kombinierte Operationsverfahren wird von einem radialen nach ulnar gebogenen Schnitt ausgeführt. Zunächst muß die von Bindegewebe ausgefüllte Loge des Radiusköpfchens freigelegt werden, um Raum für das zu reponierende Köpfchen zu schaffen. Dann erfolgt die additive Korrekturosteotomie der Ulna im ehemaligen Frakturbereich, d.h. am Ort der Fehlstellung. Die Ulna muß nicht selten überkorrigiert werden, um die Reposition des Radiusköpfchens zu erzielen. Ist die Korrektur richtig ausgeführt, verbleibt das Radiusköpfchen bei allen Bewegungen in der Repositionsstellung. Von einigen Autoren (Wieser et al. 1981, Kalamchi 1986, Mittelmeier et al. 1990, v. Laer 1991) wird trotzdem die zusätzliche Ringbandplastik empfohlen. Bei Schonung des Periostschlauches ist eine überbrückende Spongiosaplastik an der Ulna nicht erforderlich (Hertel et al. 1989). Aufgrund der Stabilisation der korrigierten Ulna mit einem 3,5 mm DC-Plättchen kann auf die zusätzliche Gipsfixation verzichtet werden. Will man dies aus Sicherheitsgründen nicht, so soll in leichter Supinationsstellung über Rechtwinkelbeugung des Ellenbogengelenkes für maximal 3 Wochen ruhiggestellt werden.

Ist das Radiusköpfchen aufgrund einer lange zurückliegenden Luxationsfraktur stärker deformiert oder die Längenverhältnisse von Radius und Ulna stark different, so können eine dauerhafte Reposition und das Erzielen größtmöglicher Bewegungsfreiheit häufig nicht erreicht werden. Zur Erzielung einer besseren Beweglichkeit wird dann eine Verkürzungsosteotomie des proximalen Radius empfohlen (Mittelmeier et al. 1990) oder die Radiusköpfchenresektion (Stancovic et al. 1987).

Frakturen im Unterarmschaftbereich besitzen im allgemeinen auch bei verbliebenen größeren Fehlstellungen eine gute Prognose. Dies gilt jedoch, nicht absolut. So konnten wir bei einer Nachuntersuchung von 100 Kindern mit Unterarmschaftfrakturen und belassenen Achsenfehlstellungen von bis zu 15° bei 31 Kindern Behinderungen von Pro- und Supination auch bei kleineren Kindern feststellen, die allerdings funktionell kompensiert wurden (Breyer et al. 1989). Ähnliches berichteten auch Freuler und Mitarbeiter (1978). Größere verbleibende Deformitäten des Unterarmschaftes, d.h. von mehr als 20°, insbesondere auch nur eines Knochens, können zu Funktionseinschränkungen führen. Von Laer 1991 empfiehlt zunächst, für 1–1 1/2 Jahre abzuwarten und bei nicht eintretender Befundänderung dann eine Korrekturosteotomie zu erwägen. Bei guter Adaptation des Patienten an die Deformität kann bis zum Wachstumsabschluß gewartet und dann evtl. erst die Korrekturosteotomie durchgeführt werden, wenn Patient und Eltern dies tolerieren. Wir folgen dieser abwartenden Haltung nicht immer:

Grobe Fehlstellungen von über 20° im proximalen und diaphysären Bereich korrigieren wir frühzeitig, möglichst vor der endgültigen Konsolidierung. Wir folgen damit den Indikationen zur operativen Behandlung frischer Unterarmschaftfrakturen (Breyer et al. 1989, Eitenmüller et al. 1990). Das Osteosynthesemittel ist in der Regel die Platte; in geeigneten Fällen kann aber auch die elastische Markdrahtung erfolgen (Lascombes et al. 1990).

Besonders ungünstig sind Achsabweichungen eines der beiden Unterarmknochen, meistens des Radius, in der Frontalebene durch den Zug der Membrana interossea, da sie die Unterarmrotation erheblich behindern und auch radioulnare Synostosen hervorrufen können. Eine weitere Besonderheit stellen die isolierte proximale Radiusschaftfraktur und die Kombinationsverletzung der proximalen Radiusfraktur mit einer distal gelegenen Ulnaschaftfraktur dar, weil es zu einer Fehlstellung des Radius mit ulnarer Deviation und gleichzeitiger Rotationsfehlstellung kommt. Heilt die Fraktur in dieser Stellung aus, so kommt es zu einer Behinderung der Pronation und meistens auch der Supination. Nicht selten sind proximale Synostosen die Folge. Die Korrekturosteotomie des Radius ist bei veralteten Fällen meistens ohne gleichzeitig Spaltung der Membrana interossea nicht ausführbar (Vinz 1987). Deshalb sollte die Frühkorrektur angestrebt werden. Das operative Vorgehen ist wegen des muskulären Mantels in diesem Bereich nicht ganz unproblematisch. Eine Schädigung des Ramus profundus nervi radialis muß unbedingt vermieden werden.

80% des Fugenwachstums der Unterarmknochen findet an den distalen Epiphysenfugen statt. Dementsprechend ist die Korrekturpotenz bei diesen Frakturen sehr groß (Daum 1987, v. Laer 1991). Natürlich besteht auch in diesem Knochenabschnitt eine Altersabhängigkeit der Korrekturmöglichkeit. Nach v. Laer sollte aber auch bei Jugendlichen erst nach Wachstumsabschluß, d.h. nach dem 16.–18. Lebensjahr bei den männlichen und nach dem 13.–15. Lebensjahr bei den weiblichen Jugendlichen die

Korrekturosteotomie vorgenommen werden, um alle Möglichkeiten der spontanen Korrektur auszunutzen und der Gefahr eines unterschiedlichen Längenwachstums zu begegnen, das durch die frühzeitige Korrekturosteotomie nur eines Knochens hervorgerufen werden kann. Solche Spätkorrekturen folgen denselben Grundsätzen wie Korrekturen bei Erwachsenen. Es werden überwiegend additive Korrekturen des Radius, seltener Verkürzungsosteotomien der Ulna erforderlich sein, um die Funktionsfähigkeit des Handgelenkes zu verbessern (Lanz 1987).

Frühkorrekturen belassener Fehlstellungen bei der Behandlung distaler Unterarmfrakturen werden nicht selten von den Eltern aufgrund des dramatischen Aussehens gefordert und auch von anderen Ärzten. Gelingt es nicht, die Eltern vom Abwarten zu überzeugen, sollte die Frühkorrektur von einem Erfahrenen vorgenommen werden, weil die Gefahr besteht, daß das Kind in die Hand eines in der Kindertraumatologie wenig erfahrenen Chirurgen gerät.

Wir sahen uns zweimal solchen Situationen gegenüber.

In einem Fall kam es zu einem teilweisen „Zurückfedern" des distalen Radiusfragmentes nach dorsal bei einem 13jährigen Jungen mit einer wieder eintretenden Fehlstellung von 10°. Der weitere Verlauf bewies, daß auch das Skelett des Jugendlichen an dieser Stelle noch ausreichende Korrekturpotenzen besitzt.

Zusammenfassung

Fehlheilungen am Unterarm bedürfen im Kindesalter der Korrekturosteotomie nur selten. Die Notwendigkeit zu einem korrigierenden Eingriff nimmt von der Lokalisation her von proximal nach distal ab. Da die Korrekturpotenz des kindlichen Knochens sich bis in das Jugendlichenalter erstreckt und die Korrektur zu 80% von den distalen Epiphysen erfolgt, kann bei distalen Frakturen bis in das 13. bis 15. Lebensjahr noch eine erhebliche Spontankorrektur erwartet werden, während proximale Fehlstellungen auch bei Kindern bis zum 10. Lebensjahr nur unvollständig spontan korrigiert werden. Im wesentlichen besteht die Indikation zur Spätkorrektur, d.h. der Korrektur bei Abschluß des Längenwachstums. In Einzelfällen kann jedoch die Frühkorrektur sinnvoll und notwendig sein, wie z.B. bei den Radiusköpfchen- und Radiushalsfrakturen und bei den Monteggia-Verletzungen. Die Korrekturosteotomie bedarf der Stabilisierung, die mit der Plattenosteosynthese im proximalen und mittleren Schaftbereich und am Radiusköpfchen, sowie am distalen Radius mit Kirschnerdrähten durchgeführt werden kann. Über Erfahrungen mit der elastischen intramedullären Nagelung nach Prevot bei der Korrekturosteotomie am Unterarm liegen noch keine Berichte vor.

Literatur

Breyer H-G, Meier R, Rahmanzadeh R (1989) Grenzen tolerierbarer Fehlstellungen bei Unterarmschaftfrakturen im Kindesalter. Hefte Unfallheilkunde 207:168
Daum R (1978) Operationsindikationen bei distalen Unterarmfrakturen. In: Hofmann – v. Kap-Herr S (Hrsg) Operationsindikationen bei Frakturen im Kindesalter. Fischer, Stuttgart, New York

Eitenmüller J, David A, Sott A, Muhr G (1990) Die operative Behandlung von Schaftfrakturen der oberen Extremität im Kindesalter. Indikation, Zeitpunkt und Verfahrenswahl. Hefte Unfallheilkunde 212:377–382

Engert J (1987) Operationsindikationen bei Verletzungen des Radiusköpfchens, der proximalen Ulna und bei Monteggiafrakturen. In: Hofmann – v. Kap-Herr S (Hrsg) Operationsindikationen bei Frakturen im Kindesalter. Fischer, Stuttgart, New York

Freuler F, Weber BG, Brunner CH (1978) Vorderarmschaftfrakturen. In: Weber BG, Brunner CH, Freuler F (Hrsg) Die Frakturenbehandlung bei Kindern und Jugendlichen. Springer, Berlin, Heidelberg, New York

Hertel P, Lais E, Moazami-Goudarzi Y (1989) Die übersehene kindliche Monteggia-Verletzung. Rekonstruktion am Radiusköpfchen oder an der Ulna? Hefte Unfallheilkunde 207:167–168

Hertz H, Scharf W (1982) Spätergebnisse nach Speichenköpfchenresektion. Akt Traumatol 11:181–184

Kalamchi A (1986) Monteggia-Fracture Dislocation in Children. J Bone Joint Surg 68A:615–619

v. Laer L (1991) Frakturen und Luxationen im Wachstumsalter. Thieme, Stuttgart, New York

Lanz U (1987) Korrekturosteotomie nach distalen Radiusfrakturen. Technik und Ergebnisse. In: Buck-Gramcko D (Hrsg) Frakturen am distalen Radiusende. Behandlung und Komplikationen. Hippokrates, Stuttgart

Lascombes P, Prevot J, Ligier N, Metaizeau JP, Poncelet T (1990) Elastic stable intramedullary nailing in forearm shaft fractures in children: 85 cases. J Pediatr Orthop 10:167–171

Menger MD, Gauger JU, Schmitt-Köppler A (1988) Die chirurgische Versorgung von dislozierten Frakturen des distalen Radiusendes. Unfallchirurg 91:77–84

Mittelmeier H, Schmitt E, Heisel J, Mittelmeier W (1990) Korrektur von Fehlstellungen nach kindlichen Schaftfrakturen der oberen Extremität. Hefte Unfallheilkunde 212:393–400

Schmitt E, Mittelmeier H, Katthagen BD (1984) Operative Langzeitergebnisse bei veralteter Radiusköpfchenluxation im Kindesalter. Akt Traumatol 14:36

Schulitz KP (1975) Die operative Behandlung der veralteten Radiusköpfchenluxationen im Kindesalter. Arch Orthop Unfall Chir 81:225–237

Stankovic P, Ohnesorge W, Burchardt H, Schlemminger H (1987) Die Problematik der Frakturen des proximalen Radius. In: Hofmann – v. Kap-Herr S (Hrsg) Operationsindikationen bei Frakturen im Kindesalter. Fischer, Stuttgart, New York

Swanson AB, Jaeger SH, La Rochelle D (1981) Comminuted Fractures of the Radial Head. J Bone Joint Surg 63A:1039–1048

Vinz H (1987) Die Fraktur des proximalen Radiusschaftes. In: Hofmann – v. Kap-Herr S (Hrsg) Operationsindikationen bei Frakturen im Kindesalter. Fischer, Stuttgart, New York

Wieser R, Scheier HJG, Grammont P, Chretian P, Ramaherison P, Bouyala JM, Jani L (1981) Veraltete Radiusköpfchenluxationen bei Kindern nach Monteggia-Frakturen. Orthopäde 10:307–310

Wiley JJ, Galey JP (1985) Monteggia Injuries in Children. J Bone Joint Surg 67B:728–731

Korrektureingriffe im Wachstumsalter am Oberschenkel

U. Weber

Orthopädische Universitätsklinik der FU im Oskar-Helene-Heim, Clayallee 229,
D-14195 Berlin

Die Häufigkeit von Korrektureingriffen am Oberschenkel wird u.a. wesentlich von der Anzahl der direkten Verletzungen im gleichen Skelettabschnitt abhängig sein. Nun sind Oberschenkelfrakturen beim Kind vergleichsweise selten. Jonasch und Berthel finden bei Kindern bis zum 14. Lebensjahr unter insgesamt etwa 60.000 Knochenbrüchen ca. 20.000 Frakturen am Unterschenkel; das sind über 30%. Aber nur 839 Oberschenkelschaftfrakturen, das sind ca. 1,5%; und nur 30 Schenkelhalsfrakturen, das entspricht etwa 1/2‰.

Unter den stationär behandelten Patienten machen die Oberschenkelfrakturen schon einen größeren Anteil aus. Im eigenen Krankengut finden sich im Zeitraum von Januar 1990–Dezember 1992 unter 352 stationär behandelten Kindern mit Knochenbrüchen 35 Kinder mit Oberschenkelfrakturen, das sind 10% (Tabelle 1).

Korrektureingriffe am Oberschenkel spielen dagegen zahlenmäßig eine größere Rolle. Im gleichen Zeitraum, von Januar 1990 bis zum Dezember 1992, sind im Oskar-Helene-Heim Berlin insgesamt 178 Korrektureingriffe am kindlichen Skelett durchgeführt worden, darunter alleine 112 Korrektureingriffe am Oberschenkel; das sind ca. 60%. Unter den 21 Korrektureingriffen, die wegen Frakturfolgen erforderlich wurden, finden sich allerdings nur 2 am Oberschenkel; das sind wiederum ca. 10%; diese Zahl entspricht damit geradezu exakt dem Anteil der Oberschenkelbrüche an der Gesamtheit der stationär behandelten Frakturen im gleichen Krankenhaus; d.h. zusammengefaßt: Korrektureingriffe nach Oberschenkelbrüchen scheinen zunächst einmal gegenüber den frischen Oberschenkelfrakturen selbst nicht überproportional häufig.

Korrektureingriffe am kindlichen Oberschenkel werden praktisch ausnahmslos wegen Fehlstellungen erforderlich; andere Ursachen, z.B. Pseudarthrosen, kommen praktisch nicht vor; eine seltene Ausnahme von der Regel stellt hier lediglich die kindliche Schenkelhalsfraktur dar, wo auch gelegentlich Pseudarthrosen beobachtet werden.

Die Gründe für das Auftreten von Fehlstellungen am Oberschenkel unterscheiden sich nicht prinzipiell von denjenigen anderer Lokalisation im Bereich langer Röhren-

Tabelle 1. Häufigkeit von Oberschenkelfrakturen bei Kindern (0–14 Jahre)

Allgemein (nach Jonasch und Bertel; 1966–1976)			stationär Oskar-Helene-Heim (1.1.90–31.12.92)		
Frakturen insgesamt	62.348		Gesamt	352	
Frakturen am Unterschenkel	19.612	(31,5%)	untere Extremität	126	(36%)
Oberschenkelschaftfrakturen	839	(1,3%)	Oberschenkel	35	(10%)
Schenkelhalsfrakturen	30	(0,48‰)			

Hefte zu „Der Unfallchirurg", Heft 241
K. E. Rehm (Hrsg.)
© Springer-Verlag Berlin Heidelberg 1994

492

Tabelle 2. Korrektureingriffe im Kindesalter Oskar-Helene-Heim
1.1.90–31.12.92 (0–14 Jahre)

Gesamt	178	
Oberschenkel	112	(62,9%)
posttraumatische Korrektureingriffe	21	
Oberschenkel	2	(9,5%)

knochen. Ganz grundsätzlich ist immer zwischen unmittelbar entstandenen (verbliebenen) und mittelbar entstandenen (durch Wuchsstörung) Fehlstellungen zu unterscheiden.

Das gedankliche Problem bei den unmittelbar entstandenen Fehlstellungen ist vergleichsweise einfach: Die Frage ist, welches Ausmaß an Fehlstellung kann aus funktionellen und biomechanischen Gründen toleriert werden; und diese Frage ist unmittelbar verbunden mit der Frage nach dem Korrekturpotential des wachsenden Skelettes. Hierzu können nur altersbezogene Anhaltswerte angegeben werden (Tabelle 3). Ganz grundsätzlich gilt, je jünger das Kind, desto größer die Toleranzbreite. Da zusätzlich interindividuelle Unterschiede bestehen, wird im Einzelfall die Indikation zur Korrekturosteotomie häufig auch von der kurz- bis mittelfristigen Verlaufsbeobachtung beeinflußt. Darüber hinaus gibt es am Oberschenkel einige Gesetzmäßigkeiten, die berücksichtigt werden sollten. Valgusfehlstellungen werden am Oberschenkel spontan schlechter korrigiert als Varusfehlstellungen; andererseits werden Varusfehlstellungen als direkte Traumafolge öfter beobachtet.

Auch die häufigen Antekurvationsfehlstellungen werden nur zögerlich spontan korrigiert.

Entsprechend dem unterschiedlichen Anteil der distalen und proximalen Wachstumsfuge am Gesamtanteil des Oberschenkelwachstums werden distale Fehlstellungen schneller, proximale Fehlstellungen langsamer und unsicherer spontan korrigiert. Entsprechend ist die Indikation zu operativen Eingriffen bei Achsfehlstellungen am distalen Femur, vor allem bei jüngeren Kindern, selten, bei proximalen Fehlstellungen dagegen eher frühzeitig zu stellen.

Proximale Korrekturosteotomien können relativ problemlos mit Plattenosteosynthesen, z.B. Winkelplatten, durchgeführt werden. In den mittleren 3/5 des Femur bevorzugen wir, unserem Vorgehen bei Erwachsenen entsprechend, etwa ab dem 8. Lebensjahr die Marknagelung. Dabei muß wie bei anderen intramedullären Osteosyntheseverfahren auch, die Integrität der Wachstumsfugen beachtet werden. Ein spe-

Tabelle 3. Altersbezogene Toleranzbreite von unmittelbaren Fehlstellungen am kindlichen Oberschenkel

	1–5 Jahre	6–10 Jahre	11–15 Jahre
Frontalebene	30°	20°	10°
Sagittalebene	20°	10°	10°
Rotation	30°	20°	10°

zielles Nageldesign dagegen ist in aller Regel nicht notwendig; dünne Unterschenkel-verriegelungsnägel mit einem Durchmesser von 8–9 mm sind ausreichend. Auch Torsionsfehler am Femur korrigieren spontan. Die in der Literatur immer wieder aufgestellte Behauptung, für Rotationsfehlstellungen am Oberschenkel lägen im Wachstumsalter keine Korrekturmechanismen vor, ist weder klinisch noch theoretisch ausreichend begründet. Wenn nach entsprechenden Vorstellungen von Pauwels Wachstum letztendlich funktionelle Anpassung bedeutet, dann kann dies selbstverständlich nicht auf die zweidimensionale Betrachtung beschränkt bleiben; sondern muß Rotation und Torsion miteinschließen. Im Tierexperiment lassen sich beispielsweise durch Änderung des muskulären Gleichgewichtes gezielt und reproduzierbar Änderungen der Oberschenkeltorsion herbeiführen. Derartige tierexperimentelle Ergebnisse sind inzwischen durch klinische Beobachtungen und durch klinische experimentelle Untersuchungen ausreichend unterlegt. Wenn man z.B. die tatsächlich am Hüftgelenk einwirkenden Kräfte nach Größe und Richtung bestimmt, wie dies erstmals durch telemetrische Untersuchungen im Biomechanik-Labor des Oskar-Helene-Heims nach Implantation spezieller Hüftgelenksendoprothesen mit inkorporierter Meßeinheit möglich ist, dann findet man, daß die Kraftrichtung in der Transversalebene, vor allem bei zunehmender Lastgröße, praktisch immer exakt in Richtung der Schenkelhalsanteversion wirkt. D.h. aber umgekehrt, daß sich die Oberschenkeltorsion bzw. die Schenkelhalsanteversion im Rahmen des Wachstumes offensichtlich unmittelbar in die Richtung der Hauptkraft einstellt; was ja auch dem Postulat von Pauwels entspricht. Gleiches muß selbstverständlich auch für Korrekturmechanismen nach Frakturen gelten.

Andererseits wissen wir aber auch, vor allem aus den Erfahrungen mit Osteotomien am proximalen Femur bei Hüftdysplasien, daß sich Varuseinstellungen von 100° oder weniger spontan nicht mehr aufrichten; und daß sich Schenkelhalsdetorsionen von weniger als +10° oder weniger als 0°, sog. Retroversionen, spontan nicht mehr korrigieren können. Derartige Fehlstellungen sollten deswegen frühzeitig behandelt werden. Nach Wachstumsabschluss haben alle verbliebenen Rotationsfehlstellungen als präarthrotische Deformierung zu gelten und machen eine entsprechende Korrekturosteotomie erforderlich; auch diese seit langem bekannte Forderung wird durch die vorgenannten Messungen der tatsächlichen Gelenkkräfte am Hüftgelenk bestätigt.

Ein weiteres Korrekturproblem stellen Beinlängendifferenzen dar. Direkte Beinverlängerungen als Folge von Oberschenkelfrakturen kommen praktisch nicht vor. Die posttraumatische Verlängerung nach Oberschenkelfraktur ist sozusagen immer die Folge eines unfallbedingten überschießenden Wachstumes. Hinsichtlich der Pathogenese dieses Vorganges gibt es unterschiedliche Vorstellungen. Die Hypothese, daß die stimulative Wachstumsstörung durch eine reaktive Hyperämie oder durch humerale oder hormonelle Wachstumsfaktoren verursacht sei, und daß sie insbesondere von der Dauer des Remodelling im unmittelbaren Frakturbereich gesteuert wird, ist nicht ausreichend begründet. Auf der anderen Seite gibt es zahlreiche klinische und experimentelle Hinweise darauf, daß die regionale Wachstumsgeschwindigkeit im Bereich der Wachstumsfuge mechanisch gesteuert wird; und daß dem periostalen Zug eine entscheidende Funktion zukommt.

Der temporäre Wegfall der periostalen Zügelung kann deshalb eher als eine wesentliche Ursache des temporär überschießenden Wachstumes angesehen werden.

Unabhängig von der Diskussion um die Ursache des überschiessenden Wachstumes nach Oberschenkelfrakturen bleibt aber die Tatsache bestehen, daß die resultierenden Beinlängendifferenzen 1 cm nur selten überschreiten; so daß operative Korrekturmaßnahmen nur ganz gelegentlich erforderlich werden. Im Gegensatz zu den unmittelbar verbliebenen Fehlstellungen sind die Fehlstellungen durch Störung der Wachstumsfugen bedeutsamer. Sie sind spontan nicht rückbildungsfähig, sondern in aller Regel progredient.

Verletzungen mit Beteiligung der distalen Wachstumsscheibe machen etwa 10% aller Oberschenkelfrakturen aus; in etwa 40% aller dieser Fälle ziehen sie schwere progrediente Wachstumsstörungen nach sich. Dabei sind asymmetrische Wachstumsstörungen häufiger, symmetrische Wachstumsstörungen eher die Ausnahme. Epiphysenlösungen, sog. Salter I-Verletzungen, sollen vornehmlich zu Antekurvationsfehlstellungen, Salter II-Verletzungen mit medialem metaphysärem Keil bevorzugt zu Valgusfehlstellungen führen.

Die selteneren symmetrischen distalen Epiphysenstörungen beeinflussen das Längenwachstum. Aufgrund des Anteiles der distalen Fuge von 70% am Gesamtlängenwachstum sind die Auswirkungen erheblich. Indikationen zum Korrektureingriff bei Beinlängendifferenzen aufgrund einer Wachstumsstörung sehen wir, unabhängig vom Alter des Kindes, wenn der Längenverlust beim jüngeren Kind 20%, beim älteren Kind 10% der altersentsprechenden Normallänge des Oberschenkels erreicht hat.

Verkürzungsosteotomien spielen in diesem Zusammenhang praktisch keine Rolle. Präoperative Fotomontagen machen sehr schnell deutlich, zu welch ungünstigen Ergebnissen bereits im kosmetischen Bereich Verkürzungen führen würden, wenn Längendifferenzen von 3 cm oder mehr ausgeglichen werden sollen.

Bei Verlängerungsosteotomien erscheint es wesentlich leichter, während des Wachstumes gegebenenfalls mehrfach zu korrigieren; als, wie teilweise früher empfohlen, das Wachstumsende abzuwarten; und dann den Versuch zu unternehmen, in einer Sitzung Beinlängendifferenzen von 8 cm oder mehr auszugleichen.

Bei Kindern und Jugendlichen kann die Kallusdistraktion heute als Therapieverfahren der Wahl angesehen werden. Technisch stehen unterschiedliche Systeme zur Verfügung, wobei am Oberschenkel die Ringsysteme gegenüber den unilateralen Verlängerungssystemen nicht nur Vorteile, sondern auch beträchtliche Nachteile aufweisen.

Noch interessanter als die Wachstumsstörung am distalen Femurende sind die Wachstumsstörungen am proximalen Femur. Dies in erster Linie wegen der Besonderheiten der funktionellen Anatomie der proximalen Wachstumsscheibe. Bis vor wenigen Jahren wurde die Anschauung vertreten, das proximale Femurende habe eine Epiphyse im Bereich der Kopfkalotte; und daneben eine sog. Apophyse im Bereich des großen Rollhügels. Diese Ansicht entspricht einer ausschließlich röntgen-morphologischen Betrachtungsweise. Sie wird den tatsächlichen anatomischen Gegebenheiten nicht gerecht. Tatsächlich wird nämlich das gesamte proximale Femurende von der Metphyse durch eine einzige, zusammenhängende, mehr oder weniger horizontal ausgerichtete Epiphysenfuge mit dachfirstartiger Ausbildung abgetrennt.

Unterschiedliche Ansichten bestehen in der neueren Literatur vor allem darüber, wie lange die Wachstumsscheibe in dieser Form erhalten bleibt. Im französischen Sprachraum wurde die Forderung erhoben, daß eine Zweiteilung der proximalen

Wachstumsscheibe erst am Wachstumsende, etwa im 14. oder 15. Lebensjahr, eintritt. Tatsächlich erfolgt diese Aufteilung aber bereits etwa im 10.–11. Lebensjahr. Entsprechend müssen alle kindlichen Schenkelhalsfrakturen vor dem 11. Lebensjahr als Verletzung mit Beteiligung der Wachstumsfuge gelten; während Schenkelhalsfrakturen ab dem 11. Lebensjahr rein metaphysäre Frakturen darstellen.

Störungen der proximalen Wachstumsscheibe haben weniger Auswirkungen auf die Gesamtlänge des Beines; sie führen vielmehr in erster Linie zu Formationsstörungen des proximalen Femurendes. Eine vorzeitige Auftrennung der Wachstumsfuge kann z.B. durch Fixierung des lateralen trochantären Fugenanteiles provoziert werden. Ähnliches ist auch vom proximalen Schienbein bekannt. Hier findet ja im Normalfall eine Auftrennung nicht statt; tritt eine derartige Auftrennung, z.B. nach Verletzung, ein, dann resultiert eine schenkelhalsähnliche Ausbildung des proximalen Schienbeinendes.

Am proximalen Femur führt die vorzeitige Auftrennung, z.B. durch Transfixierung des trochantären Fugenanteiles bei – Osteosynthesen, die den Verlauf der Wachstumsfuge nicht berücksichtigen (z.B. Marknagelung in Erwachsenen-Technik), zur Akzentuierung der Formation; zur posttraumatischen Coxa valga mit gleichzeitiger Verlängerung des Schenkelhalses.

Segmentationsstörungen dagegen, d.h. ausbleibende Zweiteilung im 10.–11. Lebensjahr, führt zur asymmetrischen Schenkelhalsverkürzung, zur Hyperextensionsdeformierung. Andere Formationsstörungen des proximalen Femurendes sind die symmetrische Schenkelhalsverkürzung und die Coxa vara mit Trochanterhochstand.

Frakturen mit Beteiligung der proximalen Wachstumsfuge, d.h. Schenkelhalsfrakturen, machen unter allen knöchernen Verletzungen nur einen Anteil von weniger als 5 von 1.000 aus; für 1 Million Einwohner ist pro Jahr mit weniger als einer derartigen Verletzung zu rechnen. Andererseits sind Schenkelhalsfrakturen im Kindesalter, u.a. auch wegen der Häufigkeit posttraumatischer Wuchsstörungen, problematisch. Über Art und Umfang der Wuchsstörung verfügen wir inzwischen aufgrund von Nachuntersuchungen über ausreichend gesicherte Erkenntnisse. In der zahlenmäßig bisher größten derartigen Studie, die 1985 im Auftrag der Deutschen AO durchgeführt worden war, konnten wir 150 kindliche Schenkelhalsfrakturen erfassen. Bei 80% dieser Patienten wurde ein Folgeschaden registriert; etwa 10% der Patienten entwickelten eine Schenkelhalspseudarthrose; 35% erlitten eine Hüftkopfnekrose; bei weiteren 35% wurde eine posttraumatische Wuchsstörung beobachtet. Die Art dieser Wachstumsstörung ist vom Alter des Patienten zum Unfallzeitpunkt und von der Frakturlokalisation entscheidend abhängig. Aber alle diese Veränderungen haben als präarthrotische Deformierung zu gelten und sollten einer dem jeweiligen Formfehler angepaßten Korrekturosteotomie zugeführt werden. Das sind für Varusdeformitäten die intertrochantäre valgisierende Osteotomie, für Valgusdeformitäten mit Verlängerung des proximalen Femurendes die intertrochantäre varisierende Verkürzungsosteotomie; für Hyperextensionsdeformierungen die varisierende Openwedge-Schenkelhalsosteotomie; und für Schenkelhalsverkürzungen mit Trochanterhochstand die Schenkelhalsverlängerungsosteotomie nach Morscher.

Korrektureingriffe im Wachstumsalter am Unterschenkel

F. Süssenbach

Orthopädische Fachklinik, Rosenstraße 2, D-40882 Ratingen

Durch stimulierende oder hemmende Wachstumsstörungen nach Epiphysenfugen-schädigungen oder epiphysenfugennahen Verletzungen kommt es am Unterschenkel zu charakteristischen Achsenabweichungen, häufig in Verbindung mit Verkürzung, selten mit Verlängerung.

Eine hemmende Wachstumsstörung durch asymmetrischen, vorzeitigen Fugen-schluß des ventralen Anteils der proximalen Wachstumsfuge führt zum Genu recur-vatum. Je nach Progredienz wird beim Jüngeren die aufklappende additive Korrektur-osteotomie mit Spaninterposition und Fixation mit Fixateur extern – heute wegen der Weichteilirritation nur noch in Ausnahmefällen – mit Kirschner-Drähten oder Platten durchgeführt. Eine gewisse Überkorrektur ist erforderlich. Beim älteren Kind sollte das Wachstumsende abgewartet werden. Besteht gleichzeitig eine Inkongruenz der ti-bialen Gelenkfläche, ist die additive Korrekturosteotomie wegen des sich erhöhenden Gelenkdruckes problematisch – Aufklärung!

Hohe Tibiaschräg- oder -querfrakturen verursachen häufig eine typische Valgus-fehlstellung des Unterschenkels. Ursache düfte auch bei exaktester Reposition ein un-gleiches Remodelling auf der Medial- bzw. Lateralseite der Fraktur sein. Die dorso-laterale Tibiafläche ist in ganzer Ausdehnung von einem dicken Muskelmantel umge-ben, also wohl wesentlich besser durchblutet als die nur von Haut bedeckte mediale Tibiapartie. Das Remodelling auf der Lateralseite der Fraktur dürfte also wesentlich schneller abgeschlossen sein als medial, wonach der stimulierende Wachstumsschub medial etwa im Verhältnis 2:1 erklärt werden kann. Das häufige Rezidiv nach Kor-rekturosteotomie mit oder ohne innere Fixation kann bis heute nicht erklärt werden – in der durchgesehenen Literatur sind keine Hinweise bekannt. In Übereinstimmung mit von Laer sollte man deshalb beobachtend abwarten, ob bzw. bis sich beide Epi-physenfugen, insbesondere aber die distale, wieder senkrecht zur Druckrichtung ein-stellen. Dann werden Knie- und Sprunggelenk wieder axial durckbelastet und nehmen keinen Schaden. Der Valgusschwung kann dann in den meisten Fällen als bedeu-tungslos unberücksichtigt bleiben. Ästhetisch stört er im Laufe der Zeit so gut wie nicht mehr.

Der asymmetrische Fugenschluß an der distalen Tibia führt in aller Regel zur Va-rusfehlstellung des OSG. Die Ursache des vorzeitigen partiellen Fugenverschlusses muß nicht immer ein Trauma sein, obwohl es sich in der überwiegenden Mehrzahl der Fälle um posttraumatische Fehlstellungen handelt. Der Varus muß auch nicht un-mittelbar nach Einwirkung des schädigenden Ereignisses eintreten – im Gegenteil, es werden zahlreiche Fälle beobachtet, in denen es bei Kleinkindern nach Verletzungen der Wachstumsfuge zwar zu einer – oft nur randständigen – epi-metaphysären Brük-kenbildung kommt, aber ohne Fehlwachstum in den nächsten Jahren. Der Varus be-ginnt dann ganz plötzlich mit Einsetzen der Pubertät. Dies wird mit einem patholo-

Hefte zu „Der Unfallchirurg", Heft 241
K. E. Rehm (Hrsg.)

gisch schnellen Fugenschluß genau an der Stelle erklärt, an der der physiologische Fugenschluß auch beginnt.

Eine progrediente Varusfehlstellung beim Kleinkind sollte besonders dann operativ angegangen werden, wenn die Kompensationsgrenze im USG erreicht ist und Kontrakturen einzutreten beginnen. Die Desepiphysiodese nach Langenskjöld einschließlich Defektauffüllung mit Silikonblock oder Knochenzement sollte der erste Schritt der operativen Korrektur sein. Je früher die Desepiphysiodese beim Kleinkind, desto besser die Prognose. Voraussetzung ist allerdings, dass die Knochenbrücke klein ist, d.h. ca. 5–8 mm und keinesfalls die Medianlinie überschreitet. Versagt die Wirkung der Desepiphysiodese oder ist sie technisch unmöglich, kommen Kombinationseingriffe in Frage und zwar meist additive subperiostale Korrekturosteotomien, durch die ein Brückenrezidiv beseitigt und die Achsen- und Längenkorrektur hergestellt werden kann. Beim älteren Kind kurz vor der Pubertät genügt die alleinige Kallusresektion meist nicht, man wartet dann möglichst das Wachstumsende ab und korrigiert Achse und Länge definitiv. Bei Mädchen mit knapper Wachstumsreserve kann dies schon frühzeitig geschehen, bei Jungen mit erheblicher Fehlstellung und mit voraussichtlich grösserer Wachstumspotenz Kallusresektion und additive Osteotomie mit Überkorrektur. Bei Stufenbildung der tibialen Gelenksfläche sollte zur Vermeidung eines Überdruckes im OSG besser eine subtraktive Osteotomie durchgeführt werden – Fixation mit äusseren Spannern, gekreuzten KD's, Platten oder Ringfixateur der Längenausgleich kann nach Wachstumsabschluß vorgenommen werden. Als seltene Verfahren bei asymmetrischem Fugenverschluß werden gelegentlich noch temporäre Epiphysiodesen durch Epiphysenklammerung nach Blount angewendet bzw. die Verödung der gesamten Fuge und gleichzeitige Korrektur von Fehlstellung und schwierig vorauszuberechnendem, weil überzukorrigierendem Verkürzungsausgleich. An diesem Beispiel ist bereits zu erkennen, dass der ideale Zeitpunkt für die operative Korrektur nur schwer zu bestimmen ist.

Dies gilt auch für die neueren Verfahren, z.B. die asymmetrische Epiphysendistraktion und die gleichzeitige Korrektur von Fehlstellung und Verkürzung mit dem Ringfixateur. Vereinzelt wird auch bereits das Segment-shifting am Unterschenkel angewendet. Neurologische Komplikationen treten sicherlich im Gegensatz zu den herkömmlichen Verfahren vermehrt auf – Aufklärung!

Zusammenfassung

Charakteristische Folgen von Wachstumsstörungen am Unterschenkel sind das Genu recurvatum proximal der Valgusknick in der Mitte die Varusfehlstellung distal mit und ohne Verkürzung.

Das Genu recurvatum wird in der Regel durch Korrekturosteotomie mit verschiedenen internen und externen Fixationstechniken beseitigt – je nach Alter mit gewisser Überkorrektur.

Die Strategie beim posttraumatischen Valgusknick der Tibia sollte eher abwartend sein, bis sich die Wachstumsfugen wieder senkrecht zur Belastungsachse einstellen.

Die Varusverbiegung am distalen Unterschenkel sollte durch frühzeitige Desepiphysiodese und Defektauffüllung mit Silikon oder Zement angegangen werden –

498

beim älteren Kind eventuell gleichzeitig mit subperiostaler additiver Korrekturosteotomie mit Überkorrektur. Verschiedene Fixationsverfahren sind möglich.

Die Weiterentwicklung von Kinderrückhaltesystemen:
Eine Herausforderung für Sicherheitsingenieure
und Unfallforscher

L. Brambilla

Mercedes-Benz AG, D-71059 Sindelfingen

Die Notwendigkeit von Kinderrückhaltesystemen

90% der Kinder, die bei Verkehrsunfällen im PKW getötet werden, könnten noch am
Leben sein, wenn sie durch ein entsprechendes Kinderrückhaltesystem geschützt gewesen wären. 17101 Kinder sind im Jahr 1992 in der BRD als PKW-Insassen verun-
glückt, 207 davon wurden getötet.

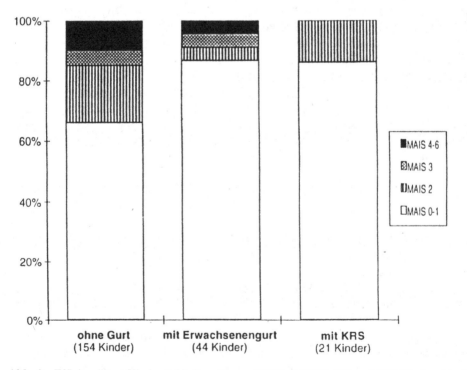

Abb. 1. „Effizienz" von Kinderrückhaltesystemen (KRS). 2432 Unfälle mit 219 Kindern bis 12
Jahre

Hefte zu „Der Unfallchirurg", Heft 241
K. E. Rehm (Hrsg.)
© Springer-Verlag Berlin Heidelberg 1994

Das ist das Ergebnis einer bundesweiten Statistik. Damit ist das Mitfahren im Auto verglichen mit den Gefahren, denen ein Kind als Fußgänger oder Fahrradfahrer ausgesetzt ist, die mit Abstand größere Gefahrenquelle. Dies ist den meisten Eltern nicht bewußt.

Ausgerechnet dort, wo man sich am sichersten fühlt, passiert am meisten: auf kurzen Fahrten unter 10 km Entfernung und bei Fahrgeschwindigkeiten unter 50 km/h. Auch die eigene Mercedes-Benz Unfallforschung bestätigt diesen Umstand. Ebenso wird bestätigt, daß eine effektive Schutzwirkung nur mit der Benutzung von Kinderrückhaltesystemen erreicht werden kann, siehe Diagramm. Erwachsenengurtsysteme können Kinder nur unzureichend schützen bzw. stellen eine potentielle zusätzliche Gefährdung dar (Abb. 1).

Da die Eltern in der Vergangenheit, oft aus Bequemlichkeit, immer noch zu wenig von den auf dem Markt angebotenen Kindersicherheitseinrichtungen Gebrauch machten, griff der Gesetzgeber zu einschneidenden Maßnahmen. Seit dem 1. April 1993 gilt in Deutschland eine allgemeine Kindersicherungspflicht. Kinder bis zum vollendeten zwölften Lebensjahr, die kleiner als 1,5 Meter sind, dürfen nur noch im Auto mitgenommen werden, wenn sie amtlich genehmigte und für das Kind geeignete Rückhalteeinrichtungen benutzen.

Anforderungen an die Kinderrückhaltesysteme und deren Weiterentwicklung

Die Haltesysteme für Kinder müssen zwangsweise sowohl dem rapiden Wachstum als auch den Bedürfnissen der Kinder nach Komfort gerecht werden. Neben einer optimalen Schutzfunktion sollten diese Einrichtungen leicht, raumsparend und kostengünstig sowie für Eltern und Kinder einfach zu handhaben sein, um mögliche Fehlbedienungen (misuse) auszuschließen.

Eine Fülle von Anforderungen, denen die heutigen Zubehör-Kindersitze noch nicht in vollem Maße entsprechen. Um diese Situation zu verbessern, hat Mercedes-Benz beschlossen, neben den bewährten und optimierten transportablen Kindersitzen für die verschiedenen Altersgruppen auch ins Fahrzeug integrierte Kinder-Rückhaltesysteme anzubieten (Abb. 2).

Diese Sitze sind zunächst für die C-Klasse entwickelt worden und sollen Anfang 94 auf den Markt kommen. Sie bieten deutliche Vorteile in Bezug auf Verfügbarkeit und Bedienbarkeit und sind dank eines zusätzlichen klappbaren Fangtisches bereits für Kinder ab 2 Jahre verwendbar. Damit wird der Altersbereich von 2 bis 12 Jahren abgedeckt.

Wichtigster Teil des sitzintegrierten Kinderrückhaltesystems ist ein hochklappbares Kissenteil mit einer ausgeklügelten Klappmechanik mit Verriegelungs- und Sicherheitsfunktionen. Neben optimaler Aufprallsicherheit bietet dieser Sitz auch auf langen Strecken einen guten Fahrkomfort für Kinder, ohne den Sitzkomfort auf der Fondsitzbank für die Erwachsenen einzuschränken.

Ob als Zubehör oder fahrzeugspezifisch bzw. integriert, Kindersitze müssen die europäische Richtlinie ECE R 44 erfüllen. Danach werden die Sitze in vier verschiedene Gewichtsgruppen unterteilt und dementsprechend zugelassen, siehe Tabelle 1.

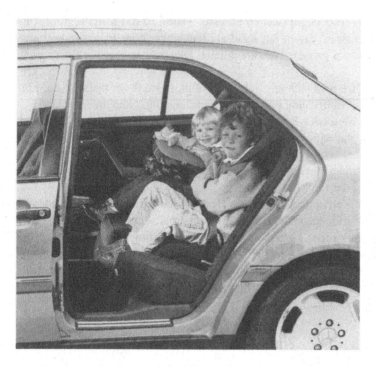

Abb. 2. Mercedes-Benz Integrierte Kindersitze

Tabelle 1. Gewichtsgruppen nach ECE R 44

Gruppe 0:	Kleinstkinder Altersbereich 0 bis 9 Monate Gewicht bis 10 kg
Gruppe 1:	Kleinkinder Altersbereich 9 Monate bis 3 1/2 Jahre Gewicht 9 bis 18 kg
Gruppe 2:	Kindergarten-/Vorschulkinder Altersbereich 3 bis 7 Jahre Gewicht 1 5 bis 25 kg
Gruppe 3:	Schulkinder Altersbereich 6 bis 12 Jahre Gewicht 22 bis 36 kg oder bis zu einer Körpergröße von 150 cm

Nachbildung von Unfallbelastungen und deren Ermittlung mit Hilfe von Kinderdummies

Dynamische Prüfungen auf einem Testschlitten unter Verwendung von geeigneten Kinderdummies sind für die amtliche Zulassung erforderlich. Dabei werden die am Dummy gemessenen Belastungen mit den vorgeschriebenen Werten verglichen. Die resultierende Beschleunigung des Brustkorbes darf 55 g nicht überschreiten, deren vertikale Komponente ist auf 30 g limitiert.

Darüber hinaus darf bei dem simulierten Frontalaufprall mit 50 km/h kein Submarining auftreten sowie keine Berührung des Kopfes mit Fahrzeugteilen stattfinden. Sollte dennoch ein Kontakt erfolgen, so darf die Geschwindigkeit des Kopfes maximal 24 km/h betragen und das betreffende Fahrzeugteil muß eine Energieaufnahmeprüfung erfüllen.

Da die Belastung bei der Prüfung für die amtliche Zulassung nicht den beim realen Crash auftretenden Belastungen entspricht, testet Mercedes-Benz alle von ihr empfohlenen Zubehör-Kindersitze und natürlich auch die neuartigen integrierten Sitze zusätzlich durch Crash-Tests mit kompletten Fahrzeugen.

Dabei werden Kinder der verschiedenen Altersstufen durch entsprechende Dummies simuliert. Angefangen vom Neugeborenen, über die neunmonatigen, dreijährigen, sechsjährigen bis zum zehnjährigen Kinderdummy. Mit Ausnahme vom Neugeborenen-Dummy sind die Testpuppen mit Meßinstrumenten bestückt, die Aufschluß über Kopf- und Thoraxbelastungen geben.

Mit Hilfe eines speziellen Meßhalses können auch die wichtige Halskraft in vertikaler Richtung und das Halsmoment um die Querachse gemessen werden. Diese Messungen sind für die kleineren Kinder von besonderer Bedeutung, denn bei diesen ist das Verhältnis von Kopf- zur Körpermasse wesentlich größer als bei erwachsenen Menschen. Bei einem Autounfall können deshalb entsprechend hohe Halswirbelsäulen-Belastungen aufgrund der auftretenden Kräfte hervorgerufen werden. Dies läßt sich bei Neugeborenen und Kindern bis 9 Monate durch rückwärtsgerichtete (reboard) Kindersitze vermeiden. Diese bieten bei der häufigsten Unfallart, nämlich dem Frontalaufprall, eine großflächige Abstützung von Kopf und Rumpf und erreichen dadurch den besseren Schutz im Vergleich zu vorwärtsgerichteten Sitzen.

Außerdem erlauben sie eine halbliegende Position des Kindes, das in dem Alter noch nicht richtig sitzen kann, sowie eine Unterbringung auf dem Beifahrersitz mit Blickkontakt zu dem Fahrer. Diese Position ist allerdings bei Fahrzeugen, die mit einem Beifahrer-Airbag ausgestattet sind, nicht erlaubt, da der Kindersitz bei einer Airbag-Entfaltung unmittelbar belastet und nach hinten beschleunigt werden kann.

In einer Arbeitsgemeinschaft fünf deutscher Automobilhersteller wird an einem neuen Konzept eines Reboard-Kindersitzes gearbeitet, das auch die Installation auf dem Beifahrersitz trotz Airbag erlaubt. Dieser Sitz soll für Kinder bis zu zwei Jahre geeignet sein.

Nicht nur der Kopf, sondern auch die Besonderheiten anderer Körperteile des Kindes müssen bei der Auslegung von Kinderrückhaltesystemen beachtet werden. Z.B. sind bei den Erwachsenen die Beckenknochen mit ausgeprägten Höckern versehen, die einem Beckengurt den nötigen Rückhalt geben. Beim Kleinkind fehlen diese

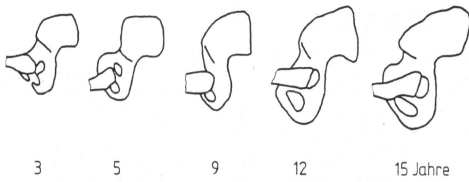

| 3 | 5 | 9 | 12 | 15 Jahre |

Abb. 3. Entwicklung der Beckenknochen bei Kindern

Höcker nahezu gänzlich. Sie werden erst mit zunehmenden Alter ausgebildet (Abb. 3).

Daher besteht die Gefahr eines Abgleitens des Gurtes in den Bauchbereich mit der möglichen Konsequenz schwerer Verletzung lebenswichtiger innerer Organe.

Aus diesem Grund sind Kleinkinder, die bereits sitzen können, bis zu einem Alter von etwa 4 Jahren durch zusätzliche Fangtische, bestehend aus polsterförmigen Ablagen zu sichern. Die Fangtische werden mit den Fahrzeuggurten befestigt und verteilen durch das Auffangen des Kinderrumpfes die Aufprallkräfte großflächig.

Für die älteren Kinder muß das Beckenteil eines Dreipunktgurtsystems für Erwachsene grundsätzlich so geführt werden,daß der Gurt in einer tiefen Position gehalten wird (Abb. 4).

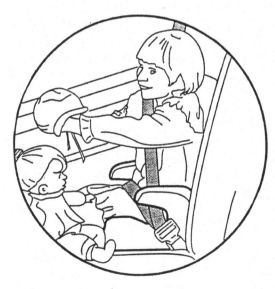

Abb. 4. Gurtführung beim Zubehör-Kindersitz

Weitere Anstrengungen zur Erhöhung der Kindersicherheit im Auto

Crashergebnisse bescheinigen, daß die hier beschriebenen Kinderhalteeinrichtungen ein sehr hohes Maß an Sicherheit bieten. Kinder können davon allerdings nur profitieren, wenn diese Systeme auch benutzt werden. Um über die gesetzliche Regelung hinaus Motivation und Verständnis für die Benutzung der Kinderhalteeinrichtungen zu steigern, hat Mercedes-Benz neuerdings zusammen mit der „Deutschen Verkehrswacht" unter dem Motto „Halt mich fest" eine weitere breit gestreute und besonders kinderorientierte Informationskampagne gestartet.

Die Schutzsysteme selbst können durch eine Intensivierung der Zusammenarbeit zwischen Automobil- und Kindersitzherstellern sowie Biomechanikern, Unfallforschern und Unfallchirurgen durchaus noch weiter verbessert werden.

Diesbezüglich spielt die Weiterentwicklung der Kinderdummies mit der Möglichkeit der Messung verletzungsrelevanter Kennwerte eine wichtige Rolle. Gleichzeitig soll die Korrelation zwischen diesen Kennwerten und den tatsächlichen Unfallverletzungen noch weiter erforscht werden, um kinderspezifische Grenzwerte noch genauer zu definieren.

XIX. Arbeitsgruppen/Spezialisten: Laser.
Laser in der Unfallchirurgie – gegenwärtiger Stand

Vorsitz: H. Rudolph, Rotenburg/Wümme; H. P. Berlien, Berlin

Physikalische Grundlagen und Sicherheitsaspekte der Laserchirurgie

B. Intriago Gutiérrez und H-P Berlien

Fachgebiet Laser Medizin, Freie Universität, Klinikum Steglitz, Hindenburgdamm 30, D-12200 Berlin

1 Grundlagen

In der gesamten Natur kommt es ständig zum Austausch von Energien zwischen den Atomen, aus denen die Materie besteht. In einigen Fällen geschieht dies in Form eines Transfers von Photonen (energetische Partikel, die Licht erzeugen). Ein Beispiel für diese Form der Energieübertragung ist die Glühbirne, die, wenn sie angeschaltet wird, Photonen emittiert.

Auch das Lasergerät emittiert Photonen; diese zeichnen sich jedoch durch ganz besondere Charakteristika aus: im Gegensatz zur Glühbirne ist hier die Photonenemission hoch monochromatisch, gleichgerichtet und kohärent. Das bedeutet, daß alle emittierten Lichtwellen die gleiche Wellenlänge aufweisen, daß sie sich zueinander parallel im Raum ausbreiten und daß sie sich alle in der gleichen Phase befinden. Das so entstehende Licht erhält auf diese Weise eine hohe Energie, Leistungsdichte (d.h. relativ viel Energie wirkt auf eine relativ kleine Fläche) und Fokalisation (Tabelle 1).

Die Eigenschaft der Monochromasie verleiht den verschiedenen Geräten zur Erzeugung von Laserlicht die Fähigkeit, auf jeweils genau definierten Wellenlängen das ganze Farbspektrum von Ultraviolett über blau und rot bis hin zum infraroten Bereich abzudecken.

Tabelle 1. Charakteristika des Laserstrahles

Kohärenz:	Alle Lichtwellen befinden sich in der gleichen Phase.
Kollimation:	Alle emittierten Lichtwellen breiten sich in der gleichen Richtung parallel zueinander im Raum aus.
Monochromasie:	Alle emittierten Lichtwellen weisen die gleiche Wellenlänge auf.

Hefte zu „Der Unfallchirurg", Heft 241
K. E. Rehm (Hrsg.)
© Springer-Verlag Berlin Heidelberg 1994

Der hohe Grad an Kollimation (Gleichrichtung) des Laserlichts macht es für medizinische Anwendungen interessant, da dieses Charakteristikum eine punktgenaue Fokussierbarkeit auch in kleinsten Dimensionen ermöglicht. Es kann so als ein hochpräzises chirurgisches Instrument Verwendung finden, das man zudem per Glasfaseroptik durch kleinkalibrige Endoskop führen kann.

Der technische Mechanismus eines Lasergerätes besteht im wesentlichen aus einer geschlossenen Kammer, die von zwei Spiegeln umgeben ist, und die ein aktives Medium enthält, das dem jeweiligen Lasertyp seinen Namen gibt (Kohlendioxid-Laser [CO_2], Neodyum-Yttrium-Aluminium-Granat-Laser [Nd:YAG], Argon-Laser, Farbstoff-Laser usw.). Wenn dieses Medium energetisch aktiviert wird, emittiert ein Teil seiner Atome Photonen, die durch Reflexion in den Spiegeln ihrerseits weitere Atome zur Photonenemission anregen und dadurch zu einer Multiplikation dieses Effektes führen.(Diesem physikalischen Prinzip wurde bei der Wahl des Wortes „Laser" als Bezeichnung des Phänomens Rechnung getragen; es handelt sich hierbei um ein Akronym für „Light amplification by stimulated emission of radiation"). Einer der Spiegel ist so konstruiert, daß er nicht sämtliche auftreffenden Photonen reflektiert, sondern einen kleineren Prozentsatz von ihnen durchtreten und auf diese Weise einen Laserstrahl nach außen dringen läßt (Abb. 1).

Die Lasertechnik stellt einen weiteren Fortschritt in der modernen Medizin dar, dessen Perspektiven zur Zeit Gegenstand intensiver wissenschaftlicher Forschung sind, und der auf verschiedenen Gebieten schon nutzbringend angewendet wird. Bevor diese Technik jedoch zu einem Standardverfahren werden kann, sind noch einige Hürden zu überwinden, zu denen in erster Linie die noch hohen Kosten zählen, sowie

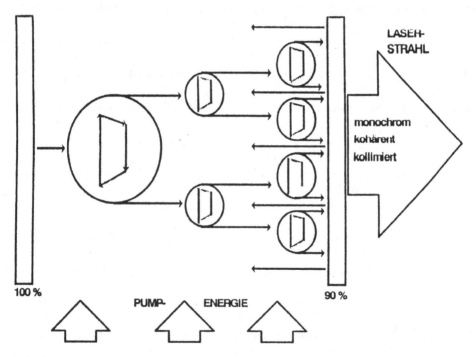

Abb. 1

die relativ große Anzahl noch unerforschter Wirkungen auf verschiedene Gewebetypen unter speziellen biologischen Bedingungen.

2 Wirkungen

Die Behandlung von Körpergeweben mit Laserlicht kann sehr unterschiedliche Wirkungen nach sich ziehen. Ihre jeweilige Ausprägung wird von einer ganzen Reihe von Einflußgrößen bestimmt, die einerseits auf Eigenschaften des jeweiligen Lasertyps zurückgehen können und andererseits auf solche des behandelten Gewebes. Zu den ersteren gehören die Energie, die Wellenlänge, die Expositionszeit, die Strahlencharakteristika usw. und zu den letzteren etwa die gewebespezifische biologische Reagibilität (Tabelle 2).

A. Thermische Wirkung

Es handelt sich hier um diejenige Wirkungsgruppe, derer sich Chirurgen und Vertreter anderer medizinischer Fachbereiche derzeit am häufigsten bedienen; die besten therapeutischen Ergebnisse lassen sich heute mit dem Argon-, dem CO_2- sowie dem Nd-YAG-Laser (s.o.) erzielen.

Wenn ein Laserstrahl mit großer Energie in ein Gewebe eindringt, erzeugt er in dem bestrahlten Gebiet eine Wärmeentwicklung, die mehrere hundert Grad Celsius betragen kann.

Schon bei einer Temperatursteigerung auf 45 °C treten in diesem Areal erste irreversible Veränderungen auf; es kommt zur Denaturierung der Enzyme sowie zu einer Auflockerung der Membranen. Das Gewebe wird jedoch nicht vollständig zerstört, sondern im Verlauf einer Entzündungsreaktion reorganisiert und kann so von einem vorher pathologischen Zustand in einen normalen überführt werden.

Eine Erwärmung des Gewebes auf Temperaturen zwischen 60 °C und 100 °C führt zu einer Gerinnung der vorliegenden Eiweiße (Koagulation). Die Koagulation kann bei großen Operationen zum Verschluß eröffneter Blutgefäße und damit zur Vermeidung größerer Blutverluste genutzt werden aber auch z.B. bei der chirurgischen Tumorbehandlung (s.u.).

Ab 100 °C kommt es zu Wasserverdampfung und schließlich zur Austrocknung und Mikrodestruktion der von der Strahlung betroffenen Strukturen, was dann zur chirurgischen Entfernung entsprechender Gewebeteile genutzt werden kann. Zwischen 150 °C und 300 °C liegt der Bereich der Karbonisation, darüber der der Vaporisation

Tabelle 2. Die Hauptgruppen der Laserwirkungen an Geweben

A.	Thermische Wirkung
B.	Photochemische Wirkung
C.	Wirkung durch sog. nichtlineare Prozesse

B. Photochemische Wirkungen

Bei der Verwendung von niedrigen Leistungsdichten kommt es nicht in erster Linie zu einer Erwärmung des Gewebes, sondern vielmehr zu biochemischen Veränderungen innerhalb der einzelnen Zellen. Es sind zur Zeit zwei verschiedene medizinische Nutzungsmöglichkeiten dieser Erscheinung in der wissenschaftlichen Diskussion: die photodynamische Therapie und die sog. Biostimulation. Von der ersteren wird heute schon in zahlreichen Zentren Gebrauch gemacht. Sie beruht auf der Beobachtung, daß es einige natürliche Chromophore gibt, die sich, wenn sie intravenös in einen Organismus eingebracht werden, z.B. in Tumorzellen weit stärker anreichern als in normalen Körperzellen. Unter diesen Chromophoren befinden sich auch solche, die sich unter Laserlichteinwirkung im Laufe von 24–48 Stunden nach der intraluminalen Anreicherung mit einem Argon-Dye bzw. Kupfer-Dampf-Laser entweder oberflächlich oder interstitiell bestrahlt, aufgrund einer Freisetzung von Sauerstoffradikalen in Zellgifte verwandeln.

Die zweite Nutzungsmöglichkeit photochemischer Effekte von Laserlicht, die sog. Biostimulation, ist heute noch Gegenstand einer weitgehend akademischen wissenschaftlichen Diskussion. Es handelt sich hierbei um die Vorstellung, erkrankte Gewebe bei der Ausübung ihrer normalen biologischen Funktionen durch Stimulation mit Laserlicht zu unterstützen. Dieses Prinzip ist vergleichbar mit dem anderer physikalischer Reiztherapien wie Reizstromtherapie, Magnetfeldtherapie oder Röntgenreiztherapie; die Anzahl der durchgeführten Studien zur Wirksamkeit und Indikation, d.h. Anwendbarkeit bei bestimmten Erkrankungen, ist jedoch noch zu gering und die bisher vorgebrachten Hypothesen über den genauen Wirkungsmechanismus sind noch zu wenig experimentell untermauert, als daß hier ein abschließendes Urteil über das in Rede stehende Verfahren formuliert werden könnte.

Jedenfalls sind die photochemischen Wirkungen und zum Teil auch die weiter unten erläuterten nicht linearen Prozesse die eigentlichen Herzstücke dessen, was man als Lasermedizin im engeren Sinne bezeichnen könnte. Sie stellen hier jeweils weniger Hilfsmittel zur Durchführung einer Therapie dar, sondern sind ihrerseits wesentliches therapeutisches Wirkprinzip.

C. Wirkung durch sogenannte nichtlineare Prozesse

Es handelt sich hierbei um einen Typ der Laserwirkung, der im Gegensatz zu den photochemischen und thermischen Prozessen bei der Anwendung sehr hoher Leistungsdichten auftritt. In Abhängigkeit von der Höhe dieser Leistungsdichten können zwei verschiedene Effekte unterschieden werden: Photoablation und die Photodisruption.

Die Photoablation läßt sich als ein Zerfall biologischen Materials unter Energieeinwirkung beschreiben, während die Photodisruption eine Folge des bei Laserstrahlen wie bei jedem anderen elektromagnetischen Wellenphänomen auftretenden elektrischen Feldes ist. Durch die Wirkung dieses Feldes wird die betroffene Struktur ionisiert, d.h. elektrisch negativ geladene Teilchen werden unter Bildung von wahrnehmbaren mechanischen Stoßwellen aus der Hülle von Atomen herausgerissen.

Tabelle 3. Laser in der Traumatologie I (UKS FU Berlin, 19 Lasermedizin)

Laser/Wellenlänge [nm]	PDT	IR-Diaphanoskopie	Koagulieren	Schneiden
Nd:YAG/1060		++	++	+
Nd:YAK/1320			+	+(+)
CO$_2$/10600			–	++
Dioden/780–900	++	++	+	+
Dye (cw)/633	++			

Der große Vorteil beider Effekte ist die Tatsache, daß es wegen der sehr hohen Leistungsdichte zu keiner wesentlichen thermischen oder photochemischen Veränderung der umliegenden Gewebe kommt. Dies läßt sie für eine medizinische Nutzung bei Operationen, die hohe Anforderungen an die Präzision stellen als besonders geeignet erscheinen. Aus diesem Grunde finden beide häufiger bei Augenoperationen z.B. an der Netzhaut oder an der Hornhaut Anwendung. Der Stoßwellencharakter der Photodisruption hat Anlaß dazu gegeben, systematische Forschungen über die Entwicklung von blitzlampengepumpten Farbstoff-, Q-switched- Nd:YAG- und Alexandritlasern für den Bereich der Angioplastie und Lithotripsie durchzuführen.

3 Verschiedene Lasertypen

Hauptunterscheidungsmerkmal der verschiedenen Lasergeräte ist das jeweilige aktive Medium, das für die Photonenemission verantwortlich ist (s.o.). In der Traumatologie kommt eine Reihe verschiedener Laser zum Einsatz, die drei wichtigsten Lasertypen, die zur Zeit in der Praxis verwendet werden sind der Argonlaser, der CO$_2$-Laser und der Nd:YAG-Laser (Tabelle 3 und 4).

A. Der Argonlaser

Der Argonlaser emittiert im blauen Bereich des sichtbaren Lichtspektrums bei 488 nm, sowie im grünen bei 514 nm. Dieser Lasertyp bewirkt im wesentlichen oberflächliche Effekte, da die beiden Substanzen Melanin und Hämoglobin, durch fast

Tabelle 4. Laser in der Traumatologie II (UKS FU Berlin, 19 Lasermedizin)

Laser/Wellenlänge [nm]	Fasertrasmission	hyaliner Knorpel	Faserknorpel	Osteotomie
Excimer/308	+(+)	+	+	+
Nd:YAG (1,44)/1440	++	(+)	++	
Holium/2100	+(+)	(+)	++	(+)
Erbium/2900	(+)		+(+)	++
CO$_2$ gep./10600	(+)			+

vollständige Absorption von Licht dieser Wellenlänge die Eindringtiefe begrenzen. Diese Besonderheiten sind die Grundlage seiner Eignung für chirurgische und augenärztliche Nutzungen.

B. Der CO_2-Laser

Bei diesem Lasertyp bewegt sich die Lichtemission im mittleren infraroten Bereich des elektromagnetischen Spektrums bei Wellenlängen um 10.6 µm. Er wird ebenso wie der Argonlaser ohne direkten Kontakt mit dem Gewebe angewendet. Auch der CO_2-Laser verfügt über eine nur sehr geringe Eindringtiefe und erzeugt nur minimale Schäden im umliegenden Gewebe. Dies ist hier jedoch anders als beim Argon-Laser darauf zurückzuführen, daß infrarotes Licht von dem überall in Körpergeweben vorliegenden Wasser absorbiert wird. Daher kann dieser Lasertyp bei praktisch allen Operationen als hochpräzises Schneideinstrument verwendet werden. In der Umgebung des jeweils behandelten Gebietes können verschiedene Zonen von Gewebsveränderungen unterschieden werden, deren Ausmaß mit der Entfernung vom Zentrum der Wirkung graduell abnimmt. An diesem Zentrum selbst tritt eine sofortige Gewebeverdampfung ein.

Der CO_2-Laser ist also ein universell anwendbares Präzisionsskalpell.

C. Der Nd:YAG-Laser

Das aktive Medium dieses Lasertyps ist ein Feststoff, der aus den Substanzen Neodymium, Yttrium, Aluminium und Granat besteht und der ebenfalls ein infrarotes Licht bei einer Wellenlänge von 1,06 µm, aussendet durch technische Modifikation auch 1,32 µm und 1,44 µm. Die Wellenlänge ist hier jedoch um den Faktor 10 kleiner als beim CO_2-Laser, was eine weniger starke Absorption durch Wasser und dadurch eine größere Eindringtiefe als bei den beiden oben beschriebenen Typen zur Folge hat. Der Nd:YAG wird in einer speziellen Resonatoranordnung (Q-switch, mode-locking) auch als Laser mit sehr kurzen, energiereichen Pulsen gebaut.

Auch der Nd:YAG-Laser kann bei Operationen sowohl als zusätzliches Hilfsinstrument, als auch in speziellen Bereichen als Hauptinstrument dienen. Bei großen Operationen mit Eröffnung von Körperhöhlen wird er mit Hilfe eines sog. Fokussier-Handstückes benutzt. Der große Vorteil ist hierbei, daß der Nd:YAG-Laser die Fähigkeit besitzt, Blutgefäße von bis zu 5 mm Durchmesser zu koagulieren. Deswegen ist er in idealer Weise dazu geeignet, stark durchblutete Gewebeteile zu entfernen.

Die Tatsache, daß das vom Nd:YAG-Laser ausgehende Licht aufgrund seiner physikalischen Eigenschaften auch durch biegsame (flexible) Endoskope geführt werden kann, eröffnet für diesen Lasertyp ein weiteres großes Anwendungsgebiet, das zur minimal invasiven Chirurgie im engeren Sinne gerechnet werden kann (s.u.).

Das äußere Ende der Glasfaseroptik wird dabei jeweils unter Sicht an den Einsatzort gebracht. Es kann dann bei Verwendung eines Nd-YAG-Lasers nach der Kontakt- oder der non-Kontakt-Methode vorgegangen werden, d.h die Glasfaser kann direkt (bare fiber) oder mittels einer speziell konstruierten Kontaktspitze mit dem

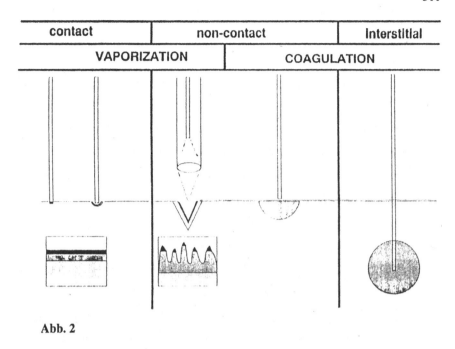

contact	non-contact	Interstitial
VAPORIZATION	COAGULATION	

Abb. 2

Gewebe in Berührung kommen, um eine besonders rapide Gewebsverdampfung oder -verkohlung zu erreichen (Entfernung von Gewebeteilen), oder eine solche Berührung kann vermieden werden (Blutstillung) (Abb. 2).

4 Lasersicherheit

Die Lasertechnik ist in den Händen von erfahrenen Operateuren ein sehr nützliches und sicheres Hilfsmittel; sie kann jedoch auch zu einer Gefährdung von Patienten und Personal führen, wenn die Sicherheitsvorschriften nicht genau eingehalten oder die erforderlichen Schutzmaßnahmen nicht oder nur unzureichend getroffen werden. Dabei sind jedoch nur wenige, dafür umso wichtigere Regeln zu beachten (Tabelle 5).

Dabei muß nicht immer der ganze Operationssaal als Laserschutzbereich ausgewiesen werden. Der Laserschutzbereich ist nämlich nicht allein dadurch schon definiert, daß ein Lasergerät darin steht, sondern dadurch, daß eine bestimmte zulässige Bestrahlungsstärke überschritten wird. Wird nur im Körperinneren gearbeitet und ist das Austreten von Laserstrahlung ausgeschlossen, können die sieben goldenen Regeln um folgenden Zusatz erweitert werden (Tabelle 6).

Zunächst muß das Augenmerk auf die Gerätesicherheit selbst gelegt werden, d.h. eine richtige Installation und korrekte Bedienung der Geräte muß gewährleistet sein, die verschiedenen Parameter müssen richtig gewählt werden, und das Gerät muß immer auf stand-by gestellt sein, wenn der Laser nicht in Betrieb ist.

Auch die Eignung eines Raumes als Betriebsstätte für ein Lasergerät ist an bestimmte Sicherheitsbedingungen gebunden.

Tabelle 5. Die sieben goldenen Regeln der Lasersicherheit

1	Der beste Schutz ist der Abstand – wie beim Röntgen –
2	Alle im Laserbereich tragen Schutzbrille – aber die Richtige –
3	Wenn nicht gerade gelasert werden soll – Gerät immer in „stand by" schalten –
4	Händstück so ablegen, daß Pilotlicht nicht frei umherstrahlt
5	Der Laser ist kein Zeigestock oder Dirigentenstab – nicht auf Personen richten oder herumschwenken –
6	Nicht auf Instrumente lasern – Reflexion –
7	Nicht auf Tücher, Tupfer, Tubi oder Lösungen lasern – Enflammungsgefahr –

So müssen Personen, die während der Operation den Saal betreten, durch Schilder mit der Aufschrift „Laser in Betrieb!" gewarnt werden. Ein als Laserschutzzone fungierender Vorraum im OP, wo z.b. die richtige Schutzbrille gewählt werden kann, ist empfehlenswert.

Wenn ein Laserstrahl direkt auf ein ungeschütztes Auge trifft, kann dieses schwere Schäden davongetragen. Und dies nicht nur in Fällen starker Strahlungsintensität, sondern auch bei eher schwachen Strahlungen, da diese ja durch die Augenlinse auf eine sehr kleine Fläche fokussiert werden (Nd:YAG-Laser).

Der CO_2-Laser kann wegen seiner Wellenlänge den Glaskörper des Auges nicht durchdringen, weshalb hier die Schädigung auf die Hornhaut beschränkt bleibt.

Ein wirksamer Schutz des Patienten und des medizinischen Personales in dieser Hinsicht ist daher in jedem Falle unverzichtbar; die Augen des Patienten müssen während der Behandlung durch Augenbinden bedeckt werden und das Personal muß speziell für diesen Zweck konstruierte Schutzbrillen tragen.

Das Risiko von Hautschädigungen spielt nur bei industriellen Lasern eine Rolle und ist bei medizinischen Lasern nur von hypothetischer Natur.

Es existieren aber noch weitere, eher indirekte Gefahren, die sich jedoch ebenfalls durch Beachtung der Sicherheitsvorschriften vermeiden lassen. Zu diesen gehört in erster Linie die möglichst vollständige Entfernung leicht entflammbarer Materialien,

Tabelle 6

	Laserbereich bei endoskopische bzw. interstitielle Anwendung: nur das Körperinnere wenn
1	Laser in „Stand by" wann immer möglich.
2	Laser „Ready" nur wenn Faser in Körper.
3	Faser gegen Bruch geschützt.
4	Bei Endoskopie → Video

wie zum Beispiel OP-Tücher, Zellstoff, Plastik und explosive Dämpfe von Lösungs- und Narkosemitteln aus der Umgebung des Lasers.

Auf die gleiche Weise kann auch der Gefahr von Laserlichtreflexionen durch blanke Metalle oder auch Nichtmetalle wie Keramikobjekte entgegengewirkt werden.

Wirkungen verschiedener Laser auf verschiedene Gewebe

H. Rudolph und V. Studtmann

II. Chirurgische Klinik für Unfall-, Wiederherstellungs-, Gefäß- und Plastische Chirurgie, Diakoniekrankenhaus, Elise-Averdieck-Straße 17, D-27342 Rotenburg/Wümme

In vielen medizinischen Fachdisziplinen ist die Lasertherapie schon lange eine Standardverfahren [2]. Routinemäßig setzen Urologen und Gynäkologen bereits seit 25 Jahren den Laser ein [4, 5]. In den Bereichen HNO, Neurochirurgie und Ophthalmologie finden verschiedenste Laser Verwendung, da es den Laser als die Wunderwaffe für alle Therapiemöglichkeiten trotz vieler Versprechungen der Herstellerfirmen noch nicht gibt. Der Einsatzbereich der verschiedenen Laser wird auch in Zukunft noch lange Zeit auf bestimmte Gewebe oder Therapieformen beschränkt bleiben. In den Fachbereichen Orthopädie und Chirurgie steht die Laserchirurgie jedoch erst in den Startlöchern und hat gegenüber den anderen Fächern einen enormen Nachholbedarf.

Für die Wundheilung und Narbenbildung bedeutet die Laseranwendung einen wesentlichen Fortschritt. Bei richtiger Indikation und korrekter Anwendung der Lasertherapiemöglichkeiten zeigt sich eine hervorragende Heilungstendenz [2, 6]. Am eindrucksvollsten ist dies bei der Laseranwendung an der Körperoberfläche. So haben wir ein Melanomrezidiv am Nasenrücken einer 79-jährigen Patientin in Lokalanästhesie mit einem Neodym:YAG Laser der Wellenlänge 1060 nm behandelt. Aufgrund einer schweren kardiopulmonalen Erkrankung war der Patientin eine lokale Exzision mit entsprechender plastisch-rekonstruktiver Deckung nicht zuzumuten. In der ersten postoperativen Woche entwickelte sich zunächst eine schmierig belegte Nekrose, deren Umgebung völlig reizlos ohne Anzeichen einer entzündlichen Begleitreaktion und ohne lokale Schmerzen war. Nach 8 Wochen war der Nekrosebezirk abgebaut und mit kaum sichtbarer Narbenbildung verheilt. Zu keinem Zeitpunkt der Nachbehandlung trat eine Perforation in die Nasenhöhle auf. Die Patientin ist jetzt seit drei Jahren rezidivfrei.

Der Laserstrahl wird bei vielen Lasern über dünne und elastische Lichtleiter angewandt. Auch bei engsten räumlichen Verhältnissen kann so eine maximale Wirkung entfaltet werden, wie z.B. in der periarthroskopischen Chirurgie insbesondere der räumlich engen Gelenke wie Ellbogen- oder Sprunggelenk [10, 12].

Unbestreitbare Nachteile der Laseranwendung sind die immer noch hohen Investitionskosten, der technische Aufwand, die teilweise noch unpraktische Handhabung,

Hefte zu „Der Unfallchirurg", Heft 241
K. E. Rehm (Hrsg.)
© Springer-Verlag Berlin Heidelberg 1994

514

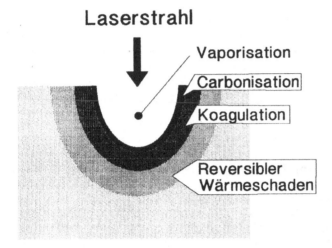

Abb. 1. Laserwirkung auf Gewebe, schematische Darstellung der verschiedenen Wärmezonen

der damit verbundene personelle Aufwand sowie die vorgeschriebenen Sicherheitsanforderungen, die zwangsläufig mit der Laserchirurgie verbunden sind [2, 13].

Bei der Laseranwendung werden nach dem Grad der Wärmeeinwirkung die 3 Wirkungszonen Vaporisation (Gewebeverdampfung), Karbonisation (Gewebeverkohlung) sowie die irreversible Gewebekoagulation und eine Zone mit reversiblen Hitzeschäden unterschieden (Abb. 1).

Bis auf einige wenige „athermische" Laser finden sich diese drei Zonen im Prinzip nach jeder Laseranwendung. Die Tiefenausdehnung der einzelnen Zonen ist jedoch bei den verschiedenen Lasern unterschiedlich ausgeprägt. Dies und die spezifische Absorptionseigenschaften der Gewebe kennzeichnen im Wesentlichen die unterschiedlichen Eigenschaften der Laser [2].

Die in Chirurgie und Orthopädie z.Zt. gebräuchlichsten Laser sind der Neodym:YAG und der Holmium:YAG Laser, die beide in flüssigem Medium verwandt werden, sowie der CO_2 Laser, der nur im gasförmigen Medium akzeptabel arbeiten kann [6].

Der CO_2 Laser ist ein idealer „Schneid"-Laser. Er gibt nahezu seine gesamte Energie an der Oberfläche des behandelten Gewebes ab, das Gewebe wird verdampft. Die Eindringtiefe in das darunterliegende, verbleibende Gewebe beträgt weniger als 0,1 mm (Karbonisationszone + reversible Gewebeschädigung). Es entsteht eine sehr exakte Schnittfläche mit nur minimaler Schädigung des verbleibenden Gewebes. Kontaktfrei können schwer zugängliche Regionen gut erreicht werden [6, 7, 8, 10, 14].

Fibrome, Verrucae, Naevi und ähnliche Tumoren der Körperoberfläche entfernen wir mit dem CO_2-Laser. Ein postoperativer Verband ist nur bei tiefreichenden Tumoren bis in das Unterhautfettgewebe hinein erforderlich. Bei oberflächlicher Anwendung ist eine spezielle Nachbehandlung nicht erforderlich [6].

In der Plastischen Chirurgie können Keloidnarben oder Tätowierungen schonend schichtweise abgetragen werden. Größere Schwierigkeiten bereiten die unprofessionell angefertigten Tätowierungen, bei denen der Farbstoff bis in das subkutane Fettgewebe appliziert wurde. Hier ist die Entfernung mit jedem Laser schwierig und zeigt wie auch bei allen anderen Verfahren (z.B. Diamantschleifer) nicht so gute Ergebnisse.

Der CO_2-Laser besitzt ideale Eigenschaften für die Verwendung in der Mikrochirurgie [8]. Mit seiner hervorragenden Präzision, sehr geringen Eindringtiefe, minimalen Nekrosezone, sehr guten Schneidfähigkeit und ausreichender Koagulation kleinster Gefäße ist selbst eine Blutstillung perineuraler Gefäße ohne Schädigung des Nervengewebes möglich.

Der CO_2 Laser wurde als erster erfolgreich in der periarthroskopischen Gelenkchirurgie verwendet [10, 14]. Nachteilig war jedoch, daß der CO_2 Laser nur in gasförmigem Milieu eingesetzt werden kann. Ein weiterer Nachteil für die periarthroskopische Anwendung ist der starre und immer auch heute noch mindestens 2 mm starke Lichtleiter, der bei beengten räumlichen Verhältnissen hinderlich ist.

In der Gelenkchirurgie haben sich der Neodym:YAG (Wellenlänge 1064 nm oder besser 1320 nm) und der Holmium:YAG Laser durchgesetzt. Sie werden beide in flüssigem Medium verwandt, sodaß auch bei hoher Leistungsabgabe durch die permanente Spülung Hitzeschäden sicher zu vermeiden sind und eventuelle Karbonisationsrückstände ohne Zeitverlust ausgespült werden [9, 12].

Ein entscheidender Vorteil ist die Verwendung von sehr dünnen (0,2–0,6 mm) und flexiblen Lichtleitern, so daß selbst engen Gelenkabschnitte problemlos erreicht werden. Die Lichtleiter sind nach Gassterilisation mehrfach wiederverwendbar. Dieses zeitraubende und umweltbelastende Verfahren kann in Kürze durch den Einsatz des neu entwickelten Niedrigtemperatur-Plasmasterilisators ersetzt werden [11].

Die mechanische perkutane Nukleotomie bei Bandscheibenschäden ist mit außerordentlich hohen Folgekosten verbunden (Einmal-Set: 1.400,- DM). Aufbauend auf den Ergebnissen von Ascher in Graz, der in Europa die größten klinischen Erfahrungen in der perkutanen Lasertherapie lumbaler Bandscheibenschäden besitzt [1], haben wir ein eigenes Rotenburger System für die perkutane Lasertherapie lumbaler Bandscheibenschäden entwickelt [6].

Da die optimale Wirkung des 1320 nm Neodym:YAG Laser, den auch Ascher benutzt, nur in flüssigem Medium erzielt wird, entwickelten wir ein Verfahren, in dem die Lichtleiterspitze im Bandscheibenraum permanent mit Ringer-Lösung umspült wird (Abb. 2 a, b).

Im vorklinischen Experimentalstadium wurde an unserer Klinik auch ein Holmium:YAG Laser an der Bandscheibe eingesetzt. Am Nucleus pulposus konnte jedoch bei weitem nicht eine ähnlich hohe Ablationsrate wie mit dem 1320 nm Neodym:YAG Laser erzielt werden und die angrenzenden Deckplatten wurden schon bei niedrigerer Leistung stark geschädigt.

Die an unserer Klinik erhobenen experimentellen Ergebnisse mit dem Holmium:YAG und dem Neodym:YAG Laser und die klinische Anwendung des 1320 nm Neodym:YAG Lasers in der perkutanen Bandscheibenchirurgie werden in einem Video-Film demonstriert.

Bei einer Leistung von 45 Watt im Superpulsbetrieb, einer Einzelexpositionsdauer von 1 sec, einem Pauseintervall von 10 sec, einer Gesamtenergieabgabe von durchschnittlich 4000–5000 Joule und permanenter Umspülung der Lichtleiterspitze mit Elektrolytlösung wird mit dem 1320 nm Neodym:YAG Laser eine sehr gute Reduzie-

516

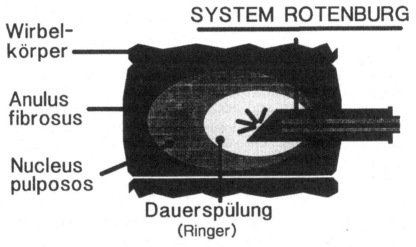

"System ROTENBURG"

Führungskanüle mit Lichtleiter (0,4mm)
und Spülmittelzufluss

Aussenkanüle mit
Spülmittelabfluss
a

SYSTEM ROTENBURG
Wirbel-
körper

Anulus
fibrosus

Nucleus
pulposos

Dauerspülung
b   (Ringer)

Abb. 2 a, b. Rotenburger System zur perkutanen Behandlung lumbaler Bandscheibenschäden: a Aufbau des Rotenburger Systems, b Flüssigkeitsumspülte Lichtleiterspitze im Bandscheibenfach positioniert

rung des Bandscheibengewebes bei gleichzeitiger Schonung der angrenzenden knöchernen Strukturen erreicht. Die ohne Spülung zu beobachtenden Karbonisationen an Wirbelkörperdeck- und -bodenplatten werden bei unserem Verfahren nicht beobachtet, was durch die klinischen Ergebnisse, insbesondere die geringe Rate an postoperativen Beschwerden, bestätigt wurde (Abb. 3) [1, 6].

Unser Rotenburger System zeichnet sich durch seine Einfachheit aus (Abb. 2). Es werden lediglich der Lichtleiter (bare fibre, Durchmesser: 0,4 mm), 2 ineinander passende Kanülen und ein Infusionsbesteck mit Ringer-Lösung benötigt.

Bei der Auswahl der Patienten für dieses Verfahren unterscheiden wir:

– Gute Indikation bei Bandscheibenprotrusion mit therapieresistenten Beschwerden

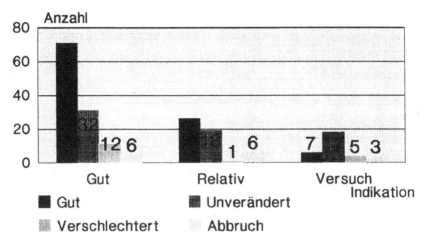

Abb. 3. Ergebnisse der perkutanen Lasertherapie mit dem Rotenburger System (*n* = 204)

– Relative Indikation bei einem fraglichen Prolaps mit älteren Paresen oder einer Protrusion in Kombination mit einer knöchernen Enge des Spinalkanales sowie den
– Therapieversuch bei einem Prolaps bzw. Sequester ohne akute Parese oder bei aus anaesthesiologischer Sicht
– hohem OP-Risiko, wobei auf die sorgfältige Aufklärung des Patienten größter Wert gelegt werden muß.

Kontraindikationen sind akute Paresen, ein enger Bandscheibenraum sowie posttraumatische Fehlheilungen der Wirbelsäule und eine „Röntgen-Kontraindikation" wie z.B. bei Gravidität.

Vorteile der perkutanen Lasertherapie sind die geringe Belastung der Patienten, der sehr kurze Krankenhausaufenthalt von 1 bis max. 3 Tagen, keine Immobilisierung und der meist sofortige Wirkungseintritt noch auf dem Operationstisch.

Selbstverständlich gehört auch die perkutane Lasertherapie der Bandscheibe in die Hand eines mit den Alternativmethoden vertrauten Klinikers. Trotz der Einfachheit des Verfahrens sind die Hygienevorschriften einzuhalten [3]! Die Lasertherapie der Bandscheibe ist kein „Waschkücheneingriff", sondern gehört in einen entsprechend eingerichteten aseptischen Operationssaal.

Nachteile der perkutanen Lasertherapie der Bandscheibe sind wie bei jeder Laseranwendung der technische und personelle Aufwand sowie die Laserschutzbestimmungen. Die Strahlenbelastung durch die Röntgenbildverstärker sollte mit modernen Geräten in der Hand des Erfahrenen gering gehalten werden können.

Der Neodym:YAG Laser wird auch mit gutem Erfolg in der Tumorchirurgie eingesetzt. Das Gewebe wird koaguliert, Blutgefäße bis zu einem Durchmesser von 0,5–1 mm werden sicher verschlossen.

Wegen seiner guten Koagulationseigenschaften wird der Neodym:YAG Laser auch in der Behandlung kavernöser Hämangiome eingesetzt. Zur Vermeidung von Hitzeschäden der Haut sind hierbei allerdings meist mehrere Sitzungen erforderlich [6].

518

Bei der Behandlung venöser Veränderungen, wie z.b. Hämangiome oder Angiektasien wird der Neodym:YAG Laser jedoch zunehmend von dem Argon Laser abgelöst. Das Licht des Argon Lasers mit einer Wellenlänge von 500 nm wird besonders gut vom oxygenierten Hämoglobin absorbiert. Für die Behandlung eines Naevus flammeus oder von Besenreiservarizen ist der Argon Laser prädisponiert. Die Haut über den veränderten Bezirken kann nicht geschädigt und es lassen sich kosmetisch hervorragende Resultate erzielen.

Trotz aller unbestreitbarer Vorteile haben alle Laser einen ernstzunehmender Nachteil: die hohen Investitionskosten.

Leider investieren selbst große Herstellerfirmen wegen des bisher kleinen Medizinanteiles zur Zeit noch lächerlich geringe Geldsummen in diesem Entwicklungssektor. Die Entwicklung praktischer und einfacher Geräte für die Anwendung in Klinik und OP ist schleppend und erschwert die breite Anwendung der Lasertechnologie. Die Zusammenarbeit von Konstrukteuren und Klinikern ist völlig unzureichend, so daß insbesondere beim Applikationsinstrumentarium viele für den klinischen Betrieb untaugliche und auch zu teure Instrumente entwickelt werden. Die Forderungen an die Laserindustrie müssen klar definiert werden [2, 3, 11, 13]:

- preiswerte Geräte, wobei der Entwicklung von Mehrfachfunktionsgeräten größere Beachtung geschenkt werden muß;
- praktisches und preiswertes Zubehör und Applikationsinstrumentarium;
- Geräte und Zubehör, welches den Anforderungen an Hygiene entspricht;
- optimalen Service bei Herstellern und Vertreibern, damit der klinische Routinebetrieb nicht unnötig unterbrochen wird.

Literatur

1. Ascher PW (1989) Der Laser in der Neurochirurgie. In: Berlin HP, Müller G Angewandte Lasermedizin. Ecomed:III 3.1.1–III 3.1.2
2. Berlin HP (1993) Aktueller Stand der Lasertechnologie in der Medizin. In: Draf W, Rudolph H Der Gewebekleber Stand 1991 – Der Laser in der Plastischen Chirurgie Möglichkeiten der interdisziplinären Zusammenarbeit. Georg Thieme Verlag, im Druck
3. Deutschsprachiger Arbeitskreis für Krankenhaushygiene (1989) Infektionsprophylaxe bei Arthroskopie und arthroskopischen Operationen. Chirurg 60:825–828
4. Pensel J, Hofstetter A, Thomas S (1989) Der Laser in der Urologie. In: Berlien HP, Müller G Angewandte Lasermedizin. Ecomed, Landsberg München Zürich:III-3.12.1–III-3.12.5
5. Müller-Stolzenburg N, Hövener G (1989) Der Laser in der Ophthalmologie. In: Berlien HP, Müller G Angewandte Lasermedizin. Ecomed, Landsberg München Zürich:III-3.2.1–III-3.2.19
6. Rudolph H (1993) Anwendungsmöglichkeiten der Laser an Bindegewebe und Knorpel. In: Draf W, Rudolph H Der Gewebekleber Stand 1991 – Der Laser in der Plastischen Chirurgie – Möglichkeiten der interdisziplinären Zusammenarbeit. Georg Thieme Verlag Stuttgart New York, im Druck
7. Rudolph H, Herberhold HJ (1990) Indikation und Technik der arthroskopischen Operation sportspezifischer Knieverletzungen. Hefte zur Unfallheilkunde 121:261–267
8. Rudolph H, Herberhold HJ, Krüger U (1990) Der Mikrolaser in der Mikrochirurgie. In: Samii M, Rudolph H Moderne Verfahren der Rekonstruktion von Knochenstrukturen – Gefäß- und Nervennaht sowie -transplantation Aufgaben der Plastischen und Wiederherstellungschirurgie bei Sportverletzungen. K Sasse Verlag Rotenburg/Wümme: S 207–209

9. Rudolph H, Studtmann V (1991) Laserchirurgie im Kniegelenk. In 147. Tagung der Vereinigung Nordwestdeutscher Chirurgen vom 13.–15. Juni 1991 in Berlin. Hansesches Verlagskontor H Scheffler Lübeck, Nr 30
10. Rudolph H, Herberhold HJ (1991) Arthroskopische Operationen im Kniegelenk mit dem CO_2 Laser. In: Siebert WE, Wirth CJ Laser in der Orthopädie – Einsatzmöglichkeiten der Lasertechnik bei operativen und diagnostischen Verfahren am Bewegungsapparat. Georg Thieme Verlag Stuttgart New York, S 74–76
11. Rudolph H, Studtmann V, Hilbert M (1993) Plasmasterilisator. Demeter Verlag Gräfelfing, Mitteilungen 5, Heft 5, S 21–25
12. Rudolph H, Studtmann V, Luitjens KD (1993) Der 1320 nm Nd:YAG Laser bei periarthroskopischen Eingriffen am Schultergelenk. In: Rahmenzadeh R, Meißner A Unfall- und Wiederherstellungschirurgie des Schultergürtels. Springer-Verlag Berlin Heidelberg, S 420–423
13. Unfallverhütungsvorschrift: Laserstrahlung. VGB 93 April 1988
14. Whippel TL, Caspari BC, Meyers JF (1984) Synovial Response to Laser induced Carbon Ash Residue. Lasers in Surgery & Medicine 3:291–295

Arthroskopische Operationen mit dem CO_2, Neodym:Yag (1320 mm) und Holmium:Yag Laser

H. Rudolph und V. Studtmann

II. Chirurgische Klinik für Unfall-, Wiederherstellungs-, Gefäß- und Plastische Chirurgie Diakoniekrankenhaus, Elise-Averdieck-Straße 17, D-27342 Rotenburg/Wümme

Seit 1986 führen wir mit einem Neodym:YAG Laser der Wellenlänge 1064 nm an unserer Klinik Laseroperationen an der Körperoberfläche, seit 1988 periarthroskopische Laseroperationen mit einem CO_2 Laser durch [7].

Der von uns benutzte CO_2 Laser ist ein leistungsstarkes 60 Watt Gerät, welches bis 1990 ausschließlich in der Gelenkchirurgie eingesetzt wurde.

Beim CO_2 Laser wird nahezu die gesamte Energie des Laserstrahles an die Oberfläche des behandelten Gewebes abgegeben; das Gewebe verdampft. Die Eindringtiefe in das verbleibende Gewebe ist mit 0,1 mm und einer minimalen Nekrosezone sehr gering. Nachbargewebe werden durch fortgeleitete Wärmeentwicklung nicht geschädigt. Der CO_2 Laser ist damit ein idealer Schneidlaser.

Die Ablationsrate eines leistungsstarken CO_2 Lasers ist hoch, sodaß größere Gewebeanteile rasch reseziert werden können. Kontaktfrei können schwer zugängliche, enge Gelenkregionen mit dem Laserstrahl problemlos erreicht werde [1].

Nachteilig ist, daß der CO_2-Laserstrahl nur über umständlich zu handhabende, starre Spiegelgelenkarme geführt werden muß. Das Applikationsinstrumentarium ist teuer und auch heute noch mit mindestens 2 mm Durchmesser relativ großlumig.

Die bei periarthroskopischer Anwendung im erforderlichen gasförmigen Milieu entstehenden Karbonisationsrückstände müssen ausgespült werden. Das ist ein weite-

Hefte zu „Der Unfallchirurg", Heft 241
K. E. Rehm (Hrsg.)
© Springer-Verlag Berlin Heidelberg 1994

rer erheblicher Nachteil, da das Gelenk anschließend immer wieder erst „trocken"-gesaugt werden muß, bevor mit dem CO_2 Laser weitergearbeitet werden kann.

Der CO_2 Laser wurde daher bei der periarthroskopischen Anwendung rasch von Lasern verdrängt, die in flüssigem Medium arbeiten [2]. An erster Stelle steht der Neodym:YAG Laser. Seit 1986 setzen wir ihn mit der konventionellen Wellenlänge von 1064 nm in der Behandlung von Oberflächentumoren und venösen Gefäßveränderungen ein. Seit 1990 führen wir mit einem Nd:YAG Laser der Wellenlänge 1320 nm perkutane Laserbehandlung lumbaler Bandscheibenschäden durch. Dieser spezielle Nd:YAG Laser ist aber auch hervorragend für die periarthroskopische Gelenkchirurgie geeignet [1, 8].

Wir verwenden ein sehr leistungsstarkes Gerät mit 50 Watt Ausgangsleistung im Dauerstrichbetrieb und bis zu 45 Watt im Superpulsbetrieb. Diese hohe Leistungsabgabe erfordert eine externe Wasserkühlung und damit einen Wasseranschluß im OP.

Gute Koagulationseigenschaften im Non-Kontakt-Verfahren erlauben im Gegensatz zum CO_2 Laser die Koagulation auch größere Blutgefäße. Dies ist besonders wichtig bei der Synovialektomie [4]. Im Kontakt-Verfahren besitzt er gute Schneideigenschaften bei geringer Eindringtiefe mit geringer Nekrosezone und damit ebenfalls geringer Gefahr einer Schädigung von Nachbargeweben.

Seine Anwendbarkeit im flüssigen Medium ist ein großer Vorteil gegenüber dem CO_2 Laser. Auch bei hoher Leistungsabgabe sind bei permanenter Spülung Hitzeschäden zu vermeiden, eventuelle Karbonisationsrückstände werden ohne Zeitverlust ausgespült.

Ein weiterer und entscheidender Vorteil ist die Verwendung von 0,2–0,6 mm dünnen und flexiblen Lichtleitern. Sie sind problemlos gassterilisierbar und damit bis zu 30mal wiederverwendbar. Die umweltbelastende Gassterilisation kann wahrscheinlich in Kürze durch die zeitsparende und ökologisch unbedenkliche Niedrigtemperatur-Plasmasterilisation ersetzt werden [9]. Der Lichtleiter wird über einfache, schmalkalibrige und je nach Bedarf verschieden gebogene Knopfkanülen im Gelenk appliziert, sodaß auch enge Abschnitte problemlos erreicht werden können. Die laufenden Betriebskosten wie Lichtleiter und Applikationsinstrumentarium sind denkbar gering. Nachteilig sind die externe Wasserkühlung und – wie bei allen Lasergeräten – der hohe Anschaffungspreis.

Hier noch einmal zusammengefaßt die wichtigsten Vorteile des Nd:YAG Lasers gegenüber dem CO_2 Laser:

- der permanente Spüleffekt,
- die flexiblen, dünnen Lichtleiter,
- das einfache und kostengünstige Zusatzinstrumentarium.

Wir konnten in unserer Klinik auch den ebenfalls in der Gelenkchirurgie propagierten Holmium:YAG Laser einsetzen. Diese Geräte sind noch nicht so leistungsstark wie der 1320 nm Nd:YAG Laser. Es werden auch bei diesem Laser flexible Lichtleiter im flüssigen Medium eingesetzt. Lichtleiter mit integriertem Handstück sind wesentlich teurer als eine Bare fibre und nur 2–3mal wiederverwendbar. Deswegen sollte beim Holmium:YAG Laser aus Kostengründen und ohne Einschränkung der Praktikabilität

Tabelle 1. Gute Indikation zur periarthroskopischen Laseranwendung

1. Synovialitis
2. Knorpelschaden
3. Plica mediopatellaris
4. Meniskusläsion

oder Anwendbarkeit auch die schmalkalibrige „bare fibre" mit den einfachen Zusatzinstrumentarium verwandt werden.

Der Excimer Laser zählt zu den sogenannten „athermischen" Lasern ohne Nekrosezone. Auch dieser Laser wird im flüssigen Medium eingesetzt. Operationen mit
dem Excimer Laser dauern jedoch trotz der jetzt schon mehrjährigen Entwicklungs-
zeit auf Grund der niedrigen Ablationsrate noch viel zu lange und sind damit für
einen klinischen Routinebetrieb nicht geeignet [1, 3, 12].

An erster Stelle der Einsatzmöglichkeiten von Nd:YAG und Hol:YAG Laser in
der Gelenkchirurgie steht die Resektion der entzündlich veränderten Synovialis (Tabelle 1) [4, 10] Bei der Laser-Synovialektomie kann die bisherige Gefahr von Nachblutungen durch die Verwendung dieser Laser wegen ihrer guten Koagulationseigenschaften deutlich reduziert werden. Auch in räumlich engen, kleinen Gelenken
wie Ellbogen- oder Sprunggelenk kann mit den flexiblen, dünnen Lichtleitern gut
operiert werden [10].

Die Abtragung einer Plica mediopatellaris gelingt rasch, ohne Blutung und mit
hervorragender Narbenbildung. Beide Laser eignen sich gut zur Abtragung und Glät-
tung degenerativer Knorpelschäden. In den verschiedenen Einsatzmodi mit oder ohne
Kontakt können größere Meniskusanteile reseziert, degenerative Meniskusschäden
geglättet werden [5, 6].

Für eine Knochenresektion sind die bisherigen Laser nicht geeignet [1, 3].

Die in Abhängigkeit vom Lasertyp nicht immer ganz sicher einschätzbare Tiefenwirkung mit der Gefahr einer Schädigung von empfindlichen Nachbargeweben kann
einen Lasereinsatz in speziellen Fällen verbieten. Allgemeine, medizinisch begründete Kontraindikationen für den Lasereinsatz sehen wir jedoch nicht. Oft spielen pa-
ramedizinische Gründe eine Rolle wie die hohen Anschaffungskosten und die besonders bei Anfängern gegenüber der Operation mit mechanischen Instrumenten verlängerten Operationszeiten.

Bei klinischem Gebrauch sind laserspezifische Komplikationen nicht sicher bekannt. Lediglich beim CO_2 Laser wird in der periarthroskopischen Gelenkchirurgie
eine statistisch nicht bewiesene erhöhte Thromboserate diskutiert. Es waren vermutlich Karbonisationsrückstände mit einer Reizung der Synovialis, die nach Anwendung des CO_2 Lasers zu einer etwas höheren Rate postoperativer Ergußbildungen
führten. Seit Verwendung des Nd:YAG Lasers mit permanenter Spülung und nur
noch minimalen im Gelenk verbleibenden Karbonisationsrückständen ist die Anzahl
postoperativer Ergußbildungen klinisch irrelevant. Spezielle Komplikationen bei der
Anwendung von Nd:YAG oder Hol:YAG Laser sind bisher nicht bekannt [14].

Tabelle 2. Anzahl periarthroskopischer Laseroperationen mit dem CO_2 Laser und dem 1320 nm Nd:YAG Laser von April 1988 bis Oktober 1993

	CO_2	Nd:YAG 1320 nm
Meniskus	141	1209
Knorpel	16	1049
Synovialis	185	1531
	342	3789
Gesamt: 4131		

Zunächst seit 1988 mit dem CO_2 Laser und ab 1990 nur noch mit dem 1320 nm Nd:YAG Laser haben wir an unserer Klinik insgesamt 4000 periarthroskopische Laseroperationen an Knie-, Schulter-, Ellbogen- und oberem Sprunggelenk durchgeführt (Tabelle 2). Die fast ausnahmslos guten Resultate haben in unserer Klinik dazu geführt, daß bei periarthroskopischer Operation, insbesondere seit Verwendung des 1320 nm Nd:YAG Lasers, routinemäßig der Laser eingesetzt wird und das mechanische Instrumentarium nur noch für größere Resektionen an gut zugänglicher Stelle verwandt wird [11]. Dies ist inzwischen ein nicht unerheblicher Kostenersparnisfaktor geworden.

In einem Videofilm werden die verschiedenen Einsatzmöglichkeiten von Nd:YAG und Hol:YAG Laser und das „Handling" der Laser im Gelenk demonstriert.

Der Laser ist ein exzellentes Instrument für die Feinarbeit an Meniskus und Knorpel sowie für den häufig erforderlichen Einsatz an schwer zugänglichen Stellen im Gelenk und insbesondere bei der Synovialektomie. Die hervorragende Narbenbildung, wie sie von der Laseranwendung zum Beispiel an der Körperoberfläche her bekannt ist, zeigt sich auch bei Kontrollarthroskopien insbesondere nach Eingriffen an der Synovialis. Narbige Verziehungen oder Verklebungen von Rezessi oder sonstigen freien Gelenkabschnitten haben wir bisher nach Laseranwendung nicht gesehen.

Auf Grund der noch hohen Anschaffungskosten und der im Routinebetrieb doch notwendigen Übung ist der Laser in der periarthroskopischen Chirurgie bisher noch ein Instrument für den Gelenkspezialisten. Es sei an dieser Stelle nochmals darauf hingewiesen, daß nur bei gezielter und indizierter Anwendung des Lasers tatsächlich gute Resultate erzielt werden können. Die häufig simple Anwendung darf jedoch nicht zu Nachlässigkeiten bezüglich der Hygienevorschriften verleiten. Auch die Laseranwendung, insbesondere im Gelenk, erfordert die volle Beachtung der üblichen Hygienevorschriften [2, 13].

Die Investitionskosten sind bei der Laseranwendung bisher noch relativ hoch, insbesondere beim Holmium:YAG Laser. Bei den Folgekosten muß an dieser Stelle eindringlich darauf hingewiesen werden, daß teures Einwegmaterial in der Laserchirurgie auch im Gelenk nicht erforderlich, sondern üble Geldschneiderei der Laserindustrie ist. Die schmalen, flexiblen Lichtleiter lassen sich über preisgünstige Kanülensysteme problemlos handhaben. Zur Begradigung einer ausgebrannten Lichtleiterspitze sind sehr preiswerte und resterilisierbare Glaskeramikschneider erhältlich. Teure Spezialinstrumente sind unsinnig und zudem hygienisch bedenklich.

Die bisher mangelhafte Zusammenarbeit von Herstellerfirmen und Klinikern hat bisher dazu geführt, daß insbesondere bei Applikationsinstrumentarium viele für den klinischen Betrieb untaugliche, hygienisch nicht einwandfreie und vor allem zu teure Instrumente entwickelt wurden. Die Entwicklung praktischer, einfacher und preisgünstiger Geräte für die Anwendung in Klinik und OP dauert viel zu lang und verhindert die breite Anwendung der Lasertechnologie [1, 8]. Die an sich großen Herstellerfirmen stellen wegen des bisher kleinen Medizinanteiles z.Zt. noch lächerlich geringe Geldsummen in diesem Entwicklungssektor zur Verfügung. Hier sind wir Kliniker gefordert, klare Forderungen an die Industrie zu stellen und bei deren Verwirklichung aktiv mitzuwirken:

– Es sollten möglichst bald Kombinationsgeräte entwickelt werden, die optimal koagulieren und schneiden und unterschiedliche Wellenlängen für verschiedene Einsatzmöglichkeiten erlauben.
– Die Verwendung eines Lasers darf zeitlich nicht wesentlich länger dauern als vergleichbare Operationen mit mechanischen Instrumenten und das Umgebungsmilieu für den Lasereinsatz darf die Operation nicht behindern.
– Die Anforderungen an Hygiene und Sterilität müssen gewährleistet sein und die Folgekosten müssen gering sein.
– Im klinischen Routinebetrieb muß ein zuverlässiger und rascher Service gewährleistet sein.

Literatur

1. Berlien HP (1993) Aktueller Stand der Lasertechnologie in der Medizin. In: Draf W, Rudolph H Der Gewebekleber Stand 1991 – Der Laser in der Plastischen Chirurgie – Möglichkeiten der interdisziplinären Zusammenarbeit. Georg Thieme Verlag, im Druck
2. Deutschsprachiger Arbeitskreis für Krankenhaushygiene (1989) Infektionsprophylaxe bei Arthroskopie und arthroskopischen Operationen. Chirurg 60:825–828
3. König HJ, Stefanec AM, Hiller U, Bücker G, Anagnostopoulos-Schleep J, Gullotta F (1992) Ablationswirkung von Excimer Laserstrahlung am Knochengewebe. In: Siebert WE, Wirth CJ Laser in der Orthopädie. Georg Thieme Verlag Stuttgart New York, S. 139–143
4. Raunest J (1991) Experimental results of synovectomies using a Neodym:YAG-Laser. In: Siebert WE, Wirth CJ 1992 Laser in der Orthopädie. Georg Thieme Verlag Stuttgart New York 1992, S 124–128
5. Rudolph H, Herberhold HJ (1990) Indikation und Technik der arthroskopischen Operation sportspezifischer Knieverletzungen. Hefte zur Unfallheilkunde 121:261–267
6. Rudolph H, Studtmann V (1991) Laserchirurgie im Kniegelenk. In 147. Tagung der Vereinigung Nordwestdeutscher Chirurgen vom 13.–15. Juni 1991 in Berlin. Hansesches Verlagskontor H Scheffler Lübeck, Nr 30
7. Rudolph H, Herberhold HJ (1991) Arthroskopische Operationen im Kniegelenk mit dem CO_2 Laser. In: Siebert WE, Wirth CJ Laser in der Orthopädie – Einsatzmöglichkeiten der Lasertechnik bei operativen und diagnostischen Verfahren am Bewegungsapparat. Georg Thieme Verlag Stuttgart New York, S 74–76

8. Rudolph H (1993) Anwendungsmöglichkeiten der Laser an Bindegewebe und Knorpel. In: Draf W, Rudolph H Der Gewebekleber Stand 1991 – Der Laser in der Plastischen Chirurgie – Möglichkeiten der interdisziplinären Zusammenarbeit. Georg Thieme Verlag, im Druck
9. Rudolph H, Studtmann V, Hilbert M (1993) Der Plasmasterilisator. Demeter Verlag Gräfelfing, Mitteilungen 5, Heft 5:21–25
10. Rudolph H, Studtmann V, Luitjens KD (1992) Der 1320 nm Nd:YAG Laser bei periarthroskopischen Eingriffen am Schultergelenk. In: Rahmenzadeh R, Meißner A Unfall- und Wiederherstellungschirurgie des Schultergürtels. Springer-Verlag Berlin Heidelberg 1993, S 420–423
11. Rudolph H, Studtmann V (1993) Arthroskopische Lasertherapie, Indikation, Technik und Resultate. Minimal-Invasive Chirurgie, Suppl, Zuckschwerdt Verlag München, im Druck
12. Tönshoff HK, Bütje R (1991) Technologie zum Einsatz von Excimer Lasern in der Medizintechnik. In: Siebert WE, Wirth CJ Laser in der Orthopädie. Georg Thieme Verlag Stuttgart New York, S 35–41
13. Unfallverhütungsvorschrift: Laserstrahlung. VGB 93 April 1988
14. Whippel TL, Caspari BC, Meyers JF (1984) Synovial Response to Laser induced Carbon Ash Residue. Lasers in Surgery & Medicine 3:291–195

Arthroskopische Operation mit dem Neodym:Yag Laser (1320 nm)

M. Roesgen[1], G. Hierholzer[2]

[1] Unfallchirurgische Klinik, Kliniken der Landeshauptstadt, Krankenhaus Benrath, Urdenbacher Allee 83, D-40593 Düsseldorf
[2] Berufsgenossenschaftliche Unfallklinik Duisburg-Buchholz

Die arthroskopische Operationstechnik ist zum Vorreiter der minimal invasiven Chirurgie der Gelenke geworden. Sie ermöglicht die direkte Abklärung der Gelenkerkrankung und ihre simultane Therapie. Die Alteration des Gelenkes bleibt minimal, die operative Störung des Gelenkes zusätzlich zum Verletzungsausmaß minimal, die Propriozeption erhalten und die Compliance der Patienten optimal. Mit der Entwicklung entsprechend kleiner Instrumente ist die intraartikuläre Manipulation einschließlich rekonstruktiver Maßnahmen möglich.

Dennoch ist unbestritten, daß durch den Einsatz mechanischer Instrumente, wie Scheren, Zangen, Schneidegeräte, Shaver etc., gröbere intraartikuläre Manipulationen unausweichlich sind und weitere Schädigungen der empfindlichen Gelenkoberflächen nach sich ziehen [3]. Die Suche nach einem noch geringer traumatisierenden, quasi kontaktlosem und den Gelenkbinnenverhältnissen angepassten Schneideverfahren mußte den Laserstrahl in das Zentrum der Betrachtung rücken. Aufgrund der physikalischen Eigenschaften ist er zum Schneiden und zum Abtragen von Gewebe geeignet [1, 2]. Somit ist der Einsatz in Ergänzung der arthroskopischen Operationstechniken nur folgerichtig.

Hefte zu „Der Unfallchirurg", Heft 241
K. E. Rehm (Hrsg.)
© Springer-Verlag Berlin Heidelberg 1994

Nach Vorversuchen wurde ein Neodym:YAG Laser der Wellenlänge 1320 nm an der Berufsgenossenschaftlichen Unfallklinik Duisburg-Buchholz installiert.

Der Operationssaal wurde mit Wasserzufuhr und -abfuhr für das Kühlsystem sowie einer Warnanlage mit Notfallstop aufgerüstet.

Entsprechend den Anregungen von Rudolph [6] wurde in der *ersten Patientenserie* mit der Bare-Fiber gearbeitet. Diese wird mittels einer gebogenen, handelsüblichen Knopfkanüle in das Kniegelenk eingeführt. Das Handling mit der Glasfaser erfordert eine Umstellung im Vergleich zur Manipulation mit den mechanischen Geräten. Die Kanüle kann durch eine Stichinzision an jeden beliebigen Ort intraartikulär verbracht werden. Durch eine leichte Vorbiegung im Kanülenverlauf kann auch um die Femorkondyle herum der hintere Rezessus mühelos erreicht werden. Durch diese Kanüle wird die Bare-Faser von 400 μ vorgebracht. Der Reflux aus dem Kniegelenk umspült die Glasfaser und läßt gleichzeitig einen konstanten Flow im Kniegelenk zu.

Vor der Anwendung wird die Glasfaser frisch gebrochen. Hierzu wird mit einer speziellen Abisolierzange der Silikonüberzug gekürzt. Die Glasfaser wird mit einem Keramikmesser geritzt und anschließend gebrochen. Weiteres Instrumentarium ist für die Anwendung nicht erforderlich.

Bei der Arbeit mit dem Arthroskop im Gelenk gilt das Gelenk selbst als Laserschutzbereich. Diesen Gelenkinnenraum kann der Laserstrahl nicht verlassen. Somit besteht außerhalb dieses Laserschutzbereiches auch keine Gefahr für den Patienten oder das Operationsteam.

Zur Applikation der Laserstrahlung wird die Kanülenspitze nahe an den Resektionsbereich geführt. Die Bare-Faser wird nun 3–5 mm aus der Kanülenspitze vorgeschoben und der Pilotstrahl auf das zu resezierende Gewebe gerichtet. Anschließend erfolgt die Laserapplikation durch Fußschalter, den der Operateur bedient (Abb. 1).

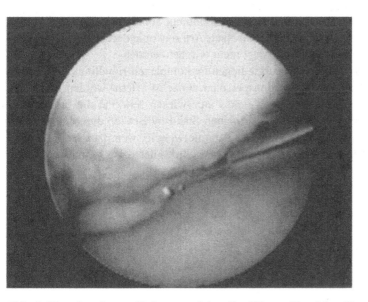

Abb. 1. Hinterhornlappenriß, Laserresektion. Der Pilotstrahl auf dem Fragment erkennbar, Führung des Kabels durch gebogene Kanüle intraartikulär. Hinterhornbereich mühelos erreichbar

Mit der Glasfaser kann mechanisch nicht manipuliert werden, da sie hierdurch leicht bricht. Dies erfordert gegenüber dem gewohnten Operieren mit mechanischen Instrumenten vom Operateur einen Lernprozess. Die Faser muß dem bereits resezierten Gewebe nachgeführt werden entsprechend der entstandenen Defektzone. Erneut vorfallendes Gewebe muß zwischenzeitlich mit dem Laserstrahl bearbeitet werden. Sehr bewährt hat es sich deshalb, zunächst die Kanüle möglichst weit vorzuführen, dann Glasfaser und Laserstrahl zu positionieren und unter Laserstrahlapplikation allmählich zurückzuziehen. Hierdurch operiert man im Gegensatz zur Resektion mit dem Messer oder mit der Schere nach rückwärtig. Dies gilt insbesondere, wenn im Kontaktverfahren mit direktem Gewebekontakt der Faserspitze gearbeitet wird.

Die gerade Strahlung aus der Faseroptik kann dabei nur dadurch manipuliert werden, daß die gebogene Kanüle entsprechend verdreht und damit die Glasfaser geschwenkt wird.

Bei der Manipulation ist darauf zu achten, daß die Glasfaser nicht zu weit aus der Kanüle vorgeschoben wird oder in diese zurückschlupft. Beim Vorschieben wird das Gewebe aufgeladen und die Glasfaser bricht. Beim Zurückschlupfen der Glasfaser in die umhüllende Kanüle tritt die Laserstrahlung innerhalb der Kanülenwandung aus und erwärmt diese erheblich.

Mit dem Laserstrahl können nahezu berührungsfrei und auch in den schwerst zugänglichen Bereichen des Innenmeniskushinterhornes Gewebeabtragungen durchgeführt werden, wie Meniskusteilresektion, Plicaresektion, Synovektomien oder die Abtragung von Knorpelzotten. Diese Indikationen haben sich bei der Erstanwendung des Neodym: Yag Lasers bewährt [4, 5, 7] (Tabelle 1).

In der ersten Anwendungsserie wurden an der Berufsgenossenschaftlichen Unfallklinik Duisburg-Buchholz bis zum 31.01.1993 folgende Resektionen durchgeführt (Tabelle 2).

An *Komplikationen* wurde einmal eine Ergußbildung abpunktiert. Dreimal wurde wegen noch bestehender Beschwerden eine Nach-Arthroskopie durchgeführt. Bei dieser konnte ein pathologischer Befund nicht mehr erhoben werden.

Die *Besonderheiten* der Laserchirurgie liegen im komplexen Handling, das sowohl vom Operateur als auch vom Operationspersonal zunächst erlernt werden muß. Ein Springer muß in der Handhabung des Gerätes unterwiesen sein und die Funktionen bedienen können. Häufig muß das Gerät in einen Stand-by Betrieb durch diese Pflegeperson geschaltet werden. Dies ist immer dann notwendig, wenn zur Auffrischung der Glasfaser der Operationsduktuts unterbrochen wird. Dieses ist 1–3mal pro Operation erforderlich.

Tabelle 1. Indikation zum Lasereinsatz am Kniegelenk

- Plicaresektionen
- Meniskusabtragung
- Synovektomie
- Knorpelresektion

Tabelle 2

– Innenmeniskus	31
– Außenmeniskus	5
– Plica Synovialis	6
– Kreuzbandstumpf	3
Chondromalazie	
– Mediale Kondyle	5
– Laterale Kondyle	2
– Patella	2
Diagnosen	5

Die *Vorteile* der Laserresektion liegen in einem nahezu berührungsfreien chirurgischen Vorgehen. Durch die kleine Dimensionierung sind auch engste Verhältnisse gut zugänglich.

Der ständige Instrumentenwechsel einer herkömmlichen arthroskopischen Manipulation entfällt. Die Kanüle wird einmal plaziert und kann dann an den Operationsort verschoben oder gedreht werden. Die Kanüle dient gleichzeitig als Schutz für die Glasfaser wie auch als mechanisches Manipulierinstrument (Abb. 2).

Ein *Nachteil* der konsequenten Laseranwendung ist, daß eine Histologie bei der Vaporisation des Gewebes nicht gewonnen werden kann. Hierzu müssen zuvor durch mechanische Abtragung Gewebspartikel gewonnen werden. Im Vergleich zur mechanischen Abtragung ist die Laserresektion langsamer. Dies gilt vor allen Dingen dann, wenn wenige degenerative Veränderungen vorliegen. Im soliden Gewebe ist die

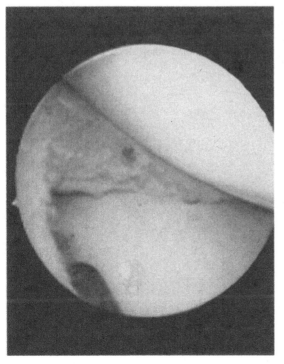

Abb. 2. Zustand nach Resektion eines Außenmeniskushinterhornes. Am unteren Bildrand rechts Kanüle erkennbar. Resektionsfläche geringfügig karbonisiert. Glatte Resektionsränder

Schneidleistung des Laserstrahls Neodym:Yag Laser 1320 mit 50 W Ausgangsleistung noch nicht hoch genug. Degenerativ verändertes Gewebe hingegen wird sehr schnell vaporisiert.

Diesen Effekt kann man sich zur *Gewebediskriminierung* nutzbar machen. Sobald nämlich der Laserstrahl intaktes Gewebe bearbeitet, ist eine deutliche Verlangsamung der Resektion erkennbar. Eine Grenzziehung zum gesunden Gewebe mit Abtragung allein der pathologisch veränderten Gewebestrukturen ist damit möglich; anatomisch intakte und funktionell bedeutende Strukturen können somit erhalten werden.

Die *Perspektiven* für den Lasereinsatz ergeben sich für die Zukunft generell bei einem entsprechenden Leistungsangebot der Industrie für die Meniskuschirurgie, für die Synovialisbearbeitung und für die Knorpelglättung. Gerade letztere würde das Dilemma beim frühzeitigen Knorpelverschleiß mit Aufbrüchen und fortschreitenden Defekten einer rekonstruktiven Therapie zugänglich machen.

Literatur

1. Berlien HP Laseranwendung in der Unfallchirurgie 10. AO-Seminar Bochum, 07.–09.06.1993
2. Bickerstaff DR, Wyman A, Laing RW, Smith TW (1991) Partial meniscectomy using the Neodymium:Yag laser, An in vitro study. Arthroscopy 7/1:63
3. Glinz W (1989) Die „verschwiegenen" Schäden bei der operativen Arthroskopie. In: Contzen H (Hrsg) Komplikationen bei der Arthroskopie. Enke, Stuttgart, S 14
4. O Brien SJ, Miller DV, Fealy SF, Gibney MA, Kelly AM (1991) Arthroscopic contact neodymium-YAG laser meniscectomy surgical technique and clinical follow up. Lasers Surg Med O (Suppl 3):53
5. Raunest J, Loehnert J (1989) Arthroskopische Synovektomie unter Anwendung des Neodym-YAG-Lasers. Chirurg 60/11:782
6. Rudolph H Arthroskopische Operationen mit Neodym-Yag und CO_2 Laser. V. Rotenburger Laseraufbaukurs, 24–25.10.1991
7. Siebert WE (1992) Laseranwendung in der Arthroskopie Orthopäde 21:273–288

Arthroskopische Operationen an Knie und Schulter. Der Excimer und Holmium:Yag Laser im experimentellen und klinischen Vergleich

A. B. Imhoff und T. Ledermann

Orthopädische Universitätsklinik Zürich, Klinik Balgrist, Forchstraße 340, CH-8008 Zürich

1 Einleitung

Laser ist die Abkürzung für light amplification by stimulated emission of radiation, d.h. Lichtverstärkung durch angeregte Strahlenemission. Dabei wird ein äußerst monochromatisches, kohärentes, sichtbares Licht erzeugt, das aus Lichtwellen nahezu einer einzigen Frequenz bzw. Wellenlänge besteht. Die Emission dieses Lichts kommt durch Wechselwirkungen zwischen einem Festkörperkristall (z.B. Rubinkristall) und einem elektromagnetischen Strahlungsfeld, aus dem Photonen absorbiert und energetisch angeregt werden können, zustande. Mit einem rückkoppelndem Spiegelsystem wird die entstehende Strahlung in einen energetisch höher liegenden Zustand angeregt und schliesslich als ein scharf gebündelter, monochromatischer Lichtstrahl ausgesandt.

Seit seiner Entdeckung 1960 ist der Einsatz des Lasers in vielen Gebieten zunehmend beliebter geworden. Bei vielen Krankheiten der Augen, der Haut, in der Hals-Nasen-Ohrenheilkunde und bei gynäkologischen Krankheiten ist die Verwendung der Laserenergie nun Routine geworden. In den 80iger Jahren wurde vermehrt versucht, die Laserenergie in der arthroskopischen Chirurgie einzusetzen. Der bekannteste medizinische Laser, der CO_2-Laser verursacht bei arthroskopischen Operationen viele technische Probleme. Das notwendige, gasförmige Medium verunmöglicht ein Ausspülen des Gelenks und hat eine sichtbehindernde, unerwünschte Rauchentwicklung zur Folge. Seither werden zunehmend verschiedene Laser-Systeme wie der Nd:YAG-Lasers, der Excimer-Laser und der Holmium:YAG-Laser (YAG:Yttrium Aluminium Garnet-Laser) infolge ihrer Miniaturisierung in der arthroskopischen Chirurgie eingesetzt (Sherk).

Mit dem vermehrten Aufkommen der Kaltschnittlaser ist es um die CO_2-Laser wieder etwas ruhiger geworden. Die anfängliche Euphorie beim Einsatz des klassischen, athermischen Excimer Lasers mit 308 nm Wellenlänge und seiner photoablativen Wirkung hat sich rasch gedämpft.

Die saubere Schnittführung und die Gewebeabtragung ohne Nekrose und ohne thermischen Nebeneffekt konnte über die offenen Fragen zur Mutagenität und Karzinogenität nicht hinwegtäuschen. Zudem war die Ablationsrate des Excimer-Lasers ungenügend, wie unsere klinischen Untersuchungen 1989 bereits bestätigt hatten (Imhoff 1991). Die geraden Arbeitskanülen und die starren Glasfasern erlaubten einen optimalen Einsatz bei der arthroskopischen Chirurgie am Knorpel oder am Meniskus. Trifft der Laserstrahl aber zu tangential auf den Meniskus, so ist die notwendige Energie zu gering und das Schneiden eines Meniskus benötigt zu viel Zeit und bei dege-

Hefte zu „Der Unfallchirurg", Heft 241
K. E. Rehm (Hrsg.)
© Springer-Verlag Berlin Heidelberg 1994

nerativen Meniskusläsionen ist die Ablationsrate des Excimer-Lasers bei vorwiegend punktförmiger Wirkung zu gering.

Laborstudien von Freedland konnten 1988 zeigen, dass der Excimer Laser Knorpel sehr exakt abladieren kann, ohne daß der benachbarte Knochen durchbrochen oder geschädigt worden wäre. In einer prospektiven randomisierten klinischen Studie bei der arthroskopischen Behandlung der Chondromalacia patellae konnte Raunest 1990 exzellente Resultate erreichen. Vor allem in den Parametern Schmerzen und postoperative Reizsynovitiden waren die Ergebnisse signifikant besser.

2 Experimentelle Laboruntersuchungen (Excimer-Laser)

Bei ersten Versuchen, den Excimer-Laser bei Gefäßdurchtrennungen und bei Gefäßanastomosen einzusetzen (Art. femoralis superficialis an einer Ratte), fanden wir erstaunlich glatte schöne Schnittflächen, die ohne zusätzliche Resektion problemlos wieder adaptiert werden konnten.

Histologisch sahen wir am Femurkopf einer Ratte praktisch keine Tiefenwirkung, jedoch eine deutliche Koagulationszone im Bereiche des Schnittes. Die Oberfläche ist praktisch versiegelt. Beim Schneiden und bei der Ablation von Muskulatur trat eine deutliche Vakuolenbildung auf, deren Wertigkeit unklar bleibt. Bei der Synovektomie und bei proliferierenden synovialen Tumoren konnte ohne thermische Wirkung eine Versiegelung der Oberfläche erreicht werden. Auch das Schneiden von Meniskusanteilen im Laborversuch zeigte sehr glatte und saubere Schnittränder, die aber unter klinischen Bedingungen nicht reproduzierbar werden können (Buchelt 1991).

3 Experimentelle Laboruntersuchungen (Holmium:YAG-Laser)

Im Gegensatz zum Excimer Laser werden beim Holmium-Laser nicht Molekülbruchstücke aus dem beschossenen Gewebe herausgerissen, sondern das Gewebe wird vaporisiert. Er ist zu einer echten Alternative zum Excimer Laser geworden. Der Holmium-Laser dagegen zeigt nun jedoch geringe thermische Nebenwirkungen (Trauner 1990).

Unter experimentellen Bedingungen wurde in unserem Laser-Labor die Absorption und die Transmission verschiedener Meniskusteile beim Einsatz des Holmium-Lasers gemessen. Die Absorption nimmt exponentiell zur Dicke zu. Allerdings konnte bei den üblichen Meniskusdicken kein kritischer Umschlagwert erreicht werden. Die Transmission, also die lineare Temperaturausbreitung, im Meniskus verhält sich ähnlich, wobei auch hier der unterschiedliche Effekt verschiedener Blenden deutlich sichtbar wurde. Die Halbwertsdicke des Meniskus, d.h. die Dicke wo die Intensität zur Hälfte abgefallen ist, beträgt denn auch 0,2 mm. Die Transmission ist für das praktische Schneiden leider noch schlecht, verhindert aber eine Schädigung des unter dem Meniskus liegenden Knorpels.

Auch im Tibiaknorpel ist der Anstieg der Absorption exponentiell. Die lineare Temperaturausbreitung (Transmission) im Tibiaknorpel bestätigt den vorherigen Befund. Die Halbwertsdicke beträgt für den Tibiaknorpel nur 0,1 mm. Zusammenfassend ist das Schneideverhalten des Meniskus bei der Kombination von 15 Watt und einer Pulsrate von 15 optimal. Die abladierte Fläche pro Sekunde betrug zwischen 0,37 und 0,39 mm^2/sec.

4 Arthroskopische Operationen am Knie

Bei der klinischen Anwendung fällt ein wesentlich besseres Schneideverhalten des Holmium-Lasers am Meniskus auf [5, 15]. Gerade bei bei der Abtrennung eines degenerativen Meniskuslapppens oder bei chondrocalcinotischen Meniskusanteilen sehen wir eine saubere Schnittfläche ohne thermische Nebenwirkung. Diesen Effekt kann auch idealerweise bei der Ablation von chondrocalcinotischen Herden am Femurkondylus zur Anwendung gelangen. Diese Herde lassen sich einfach „wegschießen", abladieren und pulversieren.

Klinisch haben wir den Excimer-, den Neodymium-YAG- und den Holmium-Laser bei medialen und lateralen Meniskusschäden, bei radiären Rissen an Scheibenmenisken und bei Knorpelschäden eingesetzt. Die klinischen Ergebnisse verschiedener Lasersysteme zeigen bezüglich Auf, postoperativen Schmerzen und des Bewegungsumfanges ein besseres Abschneiden des Holmium-Lasers, was auch im Lysholm-Score deutlich wird. Die Unterschiede sind nicht signifikant und die Patientengruppen sind zu klein, als dass hier bereits verbindliche Schlüsse gezogen werden dürften. Fanton konnte 1990 über hervorragende Resultate bei der Meniskectomie mit dem Holmium-Laser im Rahmen einer doppelblinden Studie anlässlich des Annual Meeting der AANA berichten. Im Vergleich mit der CO$_2$-Laserchirurgie und mechanischen Instrumenten bestätigten Lane & Sherk 1992 diese Resultate.

5 Arthroskopische Operationen an der Schulter

Die Schulterarthroskopie eröffnet heute Behandlungsmöglichkeiten, die den Operationseingriff kleiner und für den Patienten weniger belastend werden lassen. Zusammen mit den neueren diagnostischen Verfahren wie Magnetresonanz-Tomographie haben sich in den letzten 5–6 Jahren auch die Indikationen zur Schulterarthroskopie gewandelt (Imhoff [10–13]).

Die guten Resultate der arthroskopischen Operationen mit verschiedenen Laser-Systemen, die wir seit 1989 in der arthroskopischen Gelenkchirurgie verwenden (CO$_2$-Laser, Neodym:YAG-Laser, Excimer-Laser and Holmium:YAG-Laser), waren der Anlass, den Homium:YAG-Laser auch in der arthroskopischen Chirurgie an der Schulter einzusetzen (Imhoff 1991). Arthroskopisch lassen sich nicht nur begleitende Labrumlappenläsionen resezieren, sondern auch degenerative Rotorenmanschettenrisse débridieren.

Das Impingement-Syndrom wird durch die Einengung der Rotatorenmanschette zwischen Akromion, Akromio-klavicular-Gelenk und Humeruskopf verursacht. Ein wesentlicher Faktor ist die Konfiguration der Akromionunterfläche, wie sie von Bigliani mit den drei Akromiontypen korreliert werden konnte [2]. Das Impingement-

Syndrom ist wahrscheinlich die häufigste Ursache für Schulterschmerzen beim Erwachsenen. Die subakromiale Bursa und die Rotatorenmanschette werden sandwichartig zwischen dem korakoakromialen Bogen, der sich vom Akromion und dem Akromioklavikular-Gelenk über das Ligamentum korakoakromiale zum Processus coracoideus spannt, und dem Humeruskopf mit dem Tuberculum majus eingeklemmt. So kann bei der subakromialen Dekompression sowohl die Bursa subacromialis als auch knöcherne Prominenzen an der Unterfläche des Akromions reseziert werden Meist hat dieser akromiale Sporn beim Impingement-Syndrom bereits die Oberfläche der Rotatorenmanschette gereizt und zu kleinen Einrissen geführt. Die sehr guten Resultate der arthroskopischen Methoden seit den ersten Berichten von Ellman 1987 haben die offene Dekompression und Akromioplastik, wie sie von Neer 1972 als thera-

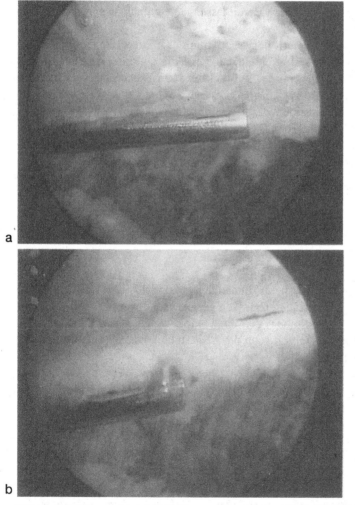

a

b

Abb. 1 a, b. Die subakromiale Dekompression mit dem Holmium:YAG-Laser. Direkter arthroskopischer Einblick auf das Laser-abladierte Akromion vom subakromialen Raum aus gesehen

peutisches Konzept in der Behandlung des Impingement-Syndroms bezeichnet und beschrieben worden waren, verdrängt [1, 7, 8, 14].

Mit dem Laser kann die vernarbte Bursa subacromialis sauber herausgeschält und entfernt und die Blutungen gestillt werden. Nach der Resektion des Akromions mit dem Shaver werden mit dem Laser die Akromion-Resektionsfläche quasi versiegelt (Abb. 1 a, b).

Diese Versiegelung und das Stillen der Blutungen an der Unterfläche des Akromions, der Bursa und des M. deltoideus ist einer der wesentlichsten Vorteile bei dieser minimal invasiven Technik (Imhoff 1993). Auch hier ist der geringe postoperative Schmerz, die fehlenden Verklebungen und die kaum vorhandene Schwellung die Grundlage für das rasche Erlangen einer vollständigen Schulterbeweglichkeit. Weil bei der arthroskopischen Technik zudem der M. deltoideus im Gegensatz zur offenen Akromioplastik nicht abgelöst, sondern intakt gelassen wird, ist keine längere Schonung oder Ruhigstellung notwendig.

In einer prospektiven Studie wurden zwei epidemiologisch ähnliche Gruppen mit und ohne Holmium-Laser arthroskopisch subakromial dekomprimiert. Die Patienten wurden standardisiert nach einem festen Protokoll mit einem einfachen eigenen Schulter-Score, dem Constant Score und mit einer elektronischen Kraftmessung kontrolliert (Abb. 2 a, b). Mit einer follow-up Zeit von minimal 10 Monaten und einem Durchschnittsalter von 47 Jahren wie auch im Vergleich zur offenen Technik einer älteren Gruppe sind die Vorteile und besseren Ergebnisse der subakromialen Dekompression mit Holmium:YAG-Laser signifikant (Abb. 3).

Balgrist Schulter Score

Schmerz	20
Sport/Aktivität	15
Funktion	15
Instabilität	15
Beweglichk.(Flex,Abd,IR,AR)	20
Kraft (Isobex)	15
a Total	100

Abb. 2 a, b. Eigener Schulter-Score zur Beurteilung des postoperativen Verlaufes mit den Parametern Schmerz, Aktivität, Funktion, Instabilität, Beweglichkeit und Kraft, gemessen mit einem elektronischen Kraftmeßgerät (Isobex)

SCHULTER - SCORE   KLINIK BALGRIST

Patient	Datum	0	....
	6 Wo		....
	3 Mt		....
	6 Mt		....
	12 Mt		....

Betroffene Schulter	rechts/links
Dominante Hand	rechts/links

Schmerzen bei der Arbeit

keine	20
wenig bei schwerer Arbeit	15
gelegentlich (leichte Arbeit)	10
beeinträchtigt die	
Tätigkeit stark	5
in Ruhe und nachts	0

Sport

ohne Probleme wie vorher	15
über Kopf eingeschränkt	10
alle Armbew. eingeschränkt	5
unmöglich wegen Arm	0

Instabilität

keine	15
Apprehensiontest	12
Subluxation selten	9
Subluxation oft	6
Luxation selten	3
Luxation oft	0

Funktion

über Kopf	15
bis Scheitel	12
bis Nacken	9
bis Mund	6
bis Gesäss	3
bis Hosentasche	0

Beweglichkeit

	Flexion	Abduktion
160°-180°	5	5
120°-155°	4	4
80°-115°	2	2
0°-75°	0	0

	AR	IR
75°-90°	5	5
55°-70°	4	4
35°-50°	2	2
0°-30°	0	0

Kraft (JOBE-Test)

Abduktion gegen Widerstand i.d.Scapula-
ebene 5 Sek.(Federwaage am Vorderarm)

11 Kg	15	5,1 Kg	7
10,2 Kg	14	4,4 Kg	6
9,5 Kg	13	3,6 Kg	5
8,8 Kg	12	2,9 Kg	4
8,0 Kg	11	2,2 Kg	3
7,3 Kg	10	1,4 Kg	2
6,6 Kg	9	0,7 Kg	1
5,8 Kg	8		

	0	6 Wo	3 Mt	6 Mt	12 Mt
Total Punkte (max. 100 Punkte)	...	...	...	...	...

Dr.A.Imhoff/8.93   Untersucher: ....

Abb. 2 b

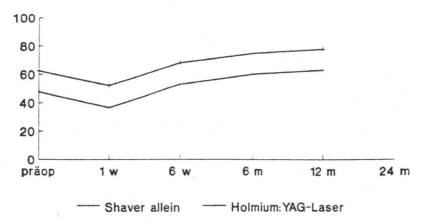

Abb. 3. Nach arthroskopischer subakromialer Dekompression mit Shaver oder mit Holmium:YAG-Laser zeigen die mit dem Schulter-Score gemessenen Resultate deutliche Unterschiede bereits unmittelbar postoperativ

Literatur

1. Altcheck DW, Warren RF, Wickiewicz TL, Dines D, Skyhar M, Ortiz G, Schwartz E (1990) Arthroscopic acromioplasty – technique and results. J Bone Joint Surg 72A:1198–1207
2. Bigliani LU, Morrison DS, April EW (1986) The morphology of the acromion and its relationsship to rotator cuff tears. Orthop Trans 10:228
3. Buchelt M, Papaioannou T, Fishbein M, Peters W, Beeder C, Grundfest WS (1991) Excimer laser ablation of fibrocartilage: an in vitro and in vivo study. Lasers Surg Med 11:271–279
4. Ellman H (1987) Arthroscopic subacromial decompression: analysis of 1 to 3 year results. Arthroscopy 3:173–181
5. Fanton GS, Dillingham MF (1992) Arthroscopic meniscectomy using the holmium:YAG-laser. A double-blind study. Sem Orthop 7/2:102–116
6. Freedland Y Use of the Excimer-Laser in fibrocartilaginous excision from adjacent bony stroma: a preliminary investigation. J Foot Surg 27/4:303
7. Gartsman GM (1990) Arthroscopic acromioplasty for lesions of the rotator cuff. J Bone Joint Surg 72A:169–180
8. Hawkins RJ, Kennedy JC (1980) Impingement syndrome in athletes. Am J Sports Med 8:151–158
9. Imhoff A, Leu HJ (1991) Arthroskopische Operationen mit dem Excimer-Laser. Erste Erfahrungen. In: Sieberth WE, Wirth CJ (Hrsg) Laser in der Orthopädie. Thieme Stuttgart:48–53
10. Imhoff A, Hodler J (1992) Stellenwert von Arthroskopie und MRI an der Schulter. Eine vergleichende Untersuchung. Z Orthop 130:188–196
11. Imhoff A (Hrsg) (1992) Schulterarthroskopie. Deutsche Ausgabe, Übersetzung und Bearb. von „Bunker T, Wallace A (ed) Shoulder Arthroscopy" unter Mitarbeit von Plaschy S und mit einem Geleitwort von Schreiber A. Thieme Verlag Stuttgart
12. Imhoff A (1992) Diagnostische Schulterarthroskopie. Instructional Course. In: Springorum HW, Katthagen BD (Hrsg) Aktuelle Schwerpunkte der Orthopädie Band 3. Thieme Stuttgart:131–138
13. Imhoff A (1993) Neuentwicklungen der arthroskopischen Gelenkschirurgie der Schulter: Arthroskopische subakromiale Dekompression und Rotatorenmanschetten – Débridement mit Holmium: YAG-Laser. Swiss Med 10:306–310

14. Klein W, Gassen A (1993) Die endoskopische subacromiale Dekompression bei kompletter Rotatorenmanschettenruptur. Indikation, Technik und Nachuntersuchungsergebnisse. Arthroskopie 6:107–111
15. Lane GJ, Sherk HH, Mooar PA, Lee SJ, Black J (1992) Holmium:YAG laser versus carbon dioxide laser versus mechanical arthroscopic debridement. Sem Orthop 7:95–101
16. Neer CS (1992) Anterior acromioplasty for the chronic impingement of the shoulder. J Bone Joint Surg 54A:41–50
17. Raunest J, Löhnert L (1990) Arthroscopic cartilage debridement by excimer laser in chondromalacia of the knee joint. A prospective randomized study. Arch Orthop and Trauma Surg 109:155–159
18. Sherk HH (1993) The use of lasers in orthopaedic procedures-Current concept review. J Bone and J Surg 75-A:768–776
19. Siebert W (1992) Laseranwendung in der Orthopädie. Orthopäde 21:273–288
20. Trauner K, Nihioka N, Patel D (1990) Pulsed Holmium:YAG laser ablation of fibrocartilage and articular cartilage. Am J Sports Med 18/3:316–320

XX. Arbeitsgruppen/Spezialisten:
EDV und Qualitätssicherung. Qualitätssicherung, Anspruch, Leistungsfähigkeit und Risiken

Vorsitz: M. Stürmer, Essen; J. Gruber, Hamburg

Chancen und Risiken der Qualitätssicherung

K. M. Stürmer

Abteilung für Unfallchirurgie, Universitätsklinikum, Hufelandstraße 55, D-45122 Essen

Definition von Qualität

Qualität ist schwer zu definieren und Qualität ist immer nur ein relativer Begriff. So hat Arnold (1992) Qualität als den „Vergleich mit ideal vorgestellten Verhältnissen" definiert. In der Praxis heißt das für uns: Es müssen zunächst die als ideal vorgestellten Verhältnisse definiert werden. Und genau damit sind wir mitten in der Problematik. Kann man Qualität als den Mittelwert oder Median einer Gruppe erfaßter Therapieverfahren definieren? Kann Durchschnitt Qualität sein? Wo sind die Grenzen zur unakzeptablen Qualität? Ist dies vielleicht die Unterschreitung der Standardabweichung des genannten Mittelwertes? Alle reden über Qualitätssicherung, aber bereits bei der Definition der Qualität ärztlicher Leistungen kommen wir ins Schwimmen.

Es darf nicht übersehen werden, daß es nicht „Qualitätssteigerung" sondern „Qualitätssicherung" heißt. Es geht also nur um die Erhaltung des status quo! Die Idee zur Qualitätssicherung wurde nicht aus der Absicht geboren, die Qualität ärztlicher Leistungen zu verbessern; vielmehr dachte man über Qualitätssicherung erst dann in den USA nach, als die Diagnosis Related Groups (DRG) – diese entsprechen unseren Fallpauschalen – eingeführt wurden und dadurch ein solcher Kostendruck entstand, daß man einem drohenden Qualitätsverlust durch geeignete Maßnahmen entgegentreten wollte. Nachdem die Diagnosis Related Groups in den USA bei kritischer Würdigung de facto gescheitert sind und insbesondere zum finanziellen Ruin zahlreicher Trauma-Zentren geführt haben, meint man von politischer Seite in Deutschland, daß wir dieses Experiment nun noch einmal nachholen sollten. Schwerwiegende Bedenken gegen die Fallpauschalen werden nicht nur von den betroffenen Ärzten und der Deutschen Krankenhausgesellschaft, sondern auch hinter vorgehaltener Hand aus dem Bundesministerium für Gesundheit, laut.

Hefte zu „Der Unfallchirurg", Heft 241
K. E. Rehm (Hrsg.)
© Springer-Verlag Berlin Heidelberg 1994

Gesetzliche Grundlagen

Die gesetzlichen Grundlagen zur Qualitätssicherung sind im Sozialgesetzbuch V, § 135 und § 137 geregelt. Kassenärztliche Vereinigungen und Krankenkassen sollen über neue Untersuchungs- und Behandlungsmethoden wachen: Es muß der Nutzen dieser neuen Methoden anerkannt sein, die anwendenden Ärzte müssen entsprechend qualifiziert sein und es muß eine Aufzeichnung über die Behandlungen sichergestellt werden. In der stationären Versorgung werden die zugelassenen Krankenhäuser verpflichtet, sich an Maßnahmen zur Qualitätssicherung zu beteiligen. Hierbei werden ausdrücklich die Qualität der Behandlung, der Versorgungsabläufe und der Behandlungsergebnisse im Gesetzestext erwähnt.

Ziele der Qualitätssicherung

Was sind die hochgesteckten Ziele und vielleicht auch die Chancen der Qualitätssicherung?

Betrachten wir die Qualitätssicherung (Tabelle 1) zunächst aus der Sicht des Patienten, denn um ihn geht es, auch wenn man manchmal den Eindruck gewinnt, als diene das Gesundheitswesen im wesentlichen den Ärzteverbänden, Krankenkassen, Krankenhäusern und Pharmaunternehmen. Nach wie vor bleibt das „salus aegroti suprema lex" (Arnold 1992). Für den Patienten steht im Mittelpunkt seines Interesses ein gutes Behandlungsergebnis. Dieses Ergebnis soll in humaner Weise erreicht werden. Er geht davon aus, daß er nach dem anerkannten Stand der Medizin behandelt wird und daß ihm in verschiedenen Krankenhäusern und Praxen eine gleichmäßige Leistungserbringung garantiert wird. Die Wahrung des Patientengeheimnisses ist für ihn trotz Qualitätssicherungsmaßnahmen selbstverständlich und seine Zufriedenheit beschränkt sich eindeutig nicht nur auf das Kurzzeit-, sondern besonders auf das Langzeitergebnis seiner Behandlung. Besonders aus der Sicht des Patienten ist die Ergebnisqualität der entscheidende Parameter, auf den wir achten müssen.

Die für die Qualität der Leistungserbringung maßgeblich Verantwortlichen sind die Ärzte und sie sind naturgemäß von der Qualitätssicherung besonders betroffen. Aber auch für uns Ärzte ergeben sich Chancen! Qualitätssicherung dient der Selbstkontrolle, die vor Selbstüberschätzung bewahrt. Die typische Chirurgenhaltung – „Ich sah nur Gutes" – braucht das Korrektiv der Selbstkontrolle. Komplikationserfassung und Risikoanalyse führen zur Qualitätssicherung. Methodenvielfalt kann nur dann erhalten bleiben, wenn wir durch Selbstkontrolle auch einen möglichst objektiven Methodenvergleich betreiben. Schließlich dienen Fort- und Weiterbildung der Qualitätssicherung, aber auch umgekehrt befruchtet eine vernünftige Qualitätssicherung die Fort- und Weiterbildung. Ein wichtiger Punkt der Qualitätssicherung aus ärztlicher Sicht ist ein Datenschutz für die Ärzte; denn Qualitätssicherung darf nicht zur öffentlichen und auch nicht zur krankenhausinternen Diskriminierung einzelner Ärzte führen, die – aus welchen Gründen auch immer – unterhalb des eingangs kritisch beleuchteten „Mittelwertes" liegen.

Zweifellos gibt es in der Medizin Grundsätze der ärztlichen Kunst, deren Mißachtung mit Fug und Recht als Kunstfehler bezeichnet wird. Andererseits müssen wir

Tabelle 1. Ziele und Chancen der Qualitätssicherung

1. Patienten	– gutes Behandlungsergebnis
	– humane Behandlung
	– Leistung nach anerkanntem Stand der Medizin
	– gleichmäßige Leistungserbringung
	– Wahrung des Patienten-Geheimnisses
	– Zufriedenheit: Kurzzeit- und Langzeitergebnis
2. Ärzte	– Selbstkontrolle
	– Qualitätssteigerung
	– Komplikationserfassung/Risikoanalyse
	– Methodenvergleich/Methodenvielfalt
	– Fort- und Weiterbildung
	– Datenschutz für Ärzte
3. Krankenhaus	– Leistungsfähigkeit der Organisationsstrukturen
	– diagnostische und therapeutische Voraussetzungen
	– personelle Ausstattung
	– Zusammenhang zwischen Fallzahl und Qualität
	– Erfassung des Versorgungsablaufs
4. Krankenkassen	– ausreichende und zweckmäßige Versorgung
	– Leistung nach anerkanntem Stand der Medizin
	– gleichmäßige Leistungserbringung
	– wirtschaftlich
	– kostengünstig
	– kurze Behandlungszeiten
	– dauerhafter Behandlungserfolg
5. Wissenschaft	– Vergleich der Behandlungsmethoden
	– Entwicklung neuer Methoden
	– Komplikationsanalyse
	– Entwicklung der Diagnostik
	– Entwicklung von Grundlagen
	– Methodik der Qualitätssicherung

uns als Ärzte dagegen wehren, daß von berufener oder unberufener Seite der Versuch gemacht wird, sogenannte „Diagnose- oder Therapiestandards" festzuschreiben (Franzki 1990). Standards binden den Arzt juristisch und ein Verstoß gegen Standards kann sogar strafrechtliche Folgen haben. Anders ist es mit Empfehlungen, wie sie z.B. von der Deutschen Gesellschaft für Chirurgie unter der Rubrik „Grundlagen der Chirurgie" regelmäßig herausgegeben werden. Solche Empfehlungen binden bei weitem nicht so stark wie sogenannte Standards. Der „Medizinische Standard" ist ein einklagbarer juristischer Begriff.

Als Leistungserbringer stehen die Krankenhäuser im Widerspruch zwischen Qualität und Wirtschaftlichkeit. Ziel der Qualitätssicherung muß es sein, diese beiden Forderungen miteinander in Einklang zu bringen. Das Krankenhaus kann von der Qualitätssicherung eine Überprüfung der eigenen Organisationsstrukturen ableiten. Im konkreten Fall der Unfallchirurgie kann die Qualitätssicherung z.B. dazu beitragen, daß sich Krankenhausträger überlegen, ob es nicht besser sei, für die Behandlung von Verletzungen selbständige Abteilungen anstelle ungeteilter allgemeinchirurgischer Kliniken einzurichten. Die Qualitätssicherung im Krankenhaus muß auch die diagnostischen und therapeutischen Voraussetzungen der Leistungserbringung kritisch durchleuchten. Anforderungen an die personelle Ausstattung zur Erbringung der Qualität müssen sichtbar werden. Ein wichtiger Punkt ist aber auch der Zusammenhang zwischen Fallzahl und Qualität, der voraussichtlich zur Konzentration bestimmter Leistungsangebote in bestimmten Krankenhäusern führen wird. Schließlich kann das Krankenhaus von einer selbstkritischen Erfassung seines gesamten Versorgungsablaufs nur profitieren (Eichhorn 1992).

Die Krankenkassen haben natürlicherweise ein Interesse an der Qualitätssicherung, wobei den Krankenkassen gesetzlich ausdrücklich die Sicherstellung einer „humanen Leistungserbringung" vorgeschrieben ist (SGB-V, § 70). Die Krankenkassen sollen eine „ausreichende und zweckmäßige Versorgung nach dem anerkannten Stand der Medizin" sicherstellen. Selbstverständlich liegt aber eine wirtschaftlich kostengünstige Behandlung mit möglichst kurzen Behandlungszeiten im besonderen Interesse der Kassen (Sitzmann 1992). Es sollte aber von den Kassen nicht übersehen werden, daß ein dauerhafter Behandlungserfolg langfristig die effektivste Kostensenkung darstellt.

Eine effektive Qualitätssicherung kann nicht ohne wissenschaftliche Analyse betrieben werden. Als wissenschaftliche Fachgesellschaft müssen wir darauf bestehen, daß Qualitätssicherung und klinische Forschung in engem Zusammenhang gesehen werden. Der wissenschaftliche Aspekt darf insbesondere von seiten der Geldgeber nicht leicht abschätzig beiseite geschoben werden! Der Vergleich von Behandlungsmethoden, die Entwicklung neuer Methoden, die Komplikationsanalyse, die Weiterentwicklung der Diagnostik und die Weiterentwicklung medizinischer Grundlagen kann nur mit wissenschaftlichen Methoden erfolgreich sein. Selbst die Methodik der Qualitätssicherung selber muß Thema wissenschaftlicher Forschung sein, wenn wir es ernst meinen. Gerade die Verbindung zwischen Wissenschaft und Qualitätssicherung muß mit dazu beitragen, daß Qualitätssicherung niemals die Innovation behindern darf.

Praxis der Qualitätssicherung

In der Praxis wird zwischen drei Stufen der Qualitätssicherung unterschieden:

1. Strukturqualität,
2. Prozeßqualität,
3. Ergebnisqualität.

Weitere wichtige Faktoren für eine erfolgreiche Durchführung der Qualitätssicherung sind die Sicherstellung einer effizienten Organisation, einer positiven Motivation – insbesondere der Ärzte – und einer ausreichenden und der Problematik angepaßten Finanzierung.

Alle bisherigen Qualitätssicherungsmaßnahmen in der Chirurgie sind nur bis zur Erhebung der Strukturqualität und Prozeßqualität vorgedrungen. Die so entscheidende

Ergebnisqualität ist bisher noch nicht erfaßt worden. Das gilt für die Qualitätssicherung in Nordrhein-Westfalen und Baden-Württemberg, wo die Schenkelhalsfrakturen und die pertrochantären Frakturen flächendeckend in die Qualitätssicherung aufgenommen wurden. Die Erhebung endet jedoch mit der Entlassung aus dem Krankenhaus. Es kann keine Aussage gemacht werden über später eingetretene Komplikationen, wie Implantatlockerung und Instabilität, Hüftkopfnekrose und Pseudarthrose, späte Arthrose oder Lungenembolie, ganz zu schweigen von der letztendlichen Lebensqualität der betagten Patienten.

Will man die funktionellen Resultate der Osteosynthese hüftnaher Frakturen überprüfen, so ergibt sich bei der Multimorbidität und dem Alter der Patienten ein falsches Bild, wenn man von absoluten Meßwerten und den absoluten Aktivitäten der Patienten im täglichen Leben ausgeht. Ganz entscheidend ist der Vergleich des postoperativen Zustandes mit demjenigen vor dem Unfall. In der Regel stürzt nicht der im häuslichen Bereich noch sehr aktive Patient, sondern derjenige, der auch ohne die Fraktur schon Probleme hat, seinen täglichen Aufgaben nachzukommen. Als Bewertungssysteme bewähren sich die folgenden Scores:

1. Mayo Hip Score (Kavarnagh und Fitzgerald, 1985),
2. Pre-Hospitalization Functional Status (Campion et al. 1987),
3. Traumatic Hip Rating Score (Sanders et al. 1988).

Alle diese Scores erlauben einen Vergleich des präoperativen und postoperativen funktionellen Status. Ihre Berücksichtigung bei der Qualitätssicherung ist aus wissenschaflicher Sicht ebenso geboten wie die Untersuchung der Ergebnisqualität.

Vorbildlich ist die ursprünglich aus wissenschaftlicher Intention betriebene Qualitätssicherung der AO, die mit der AO-Dokumentation als Service-Angebot für alle AO-Kliniken angeboten wird (Müller, M. E. 1980, 1987). Durch den Zwang zur Nachuntersuchung nach einem Jahr über eine zentral organisierte Einbestellung der Patienten kann auch die Ergebnisqualität kontrolliert werden.

Unfallchirurgische Pilotstudie zur Ergebnisqualität

Der Wissenschaftsausschuß unserer Gesellschaft hat in seiner Arbeitsgruppe Qualitätssicherung eine unfallchirurgische Pilotstudie zur Feststellung der Ergebnisqualität entwickelt. Gegenstand der Untersuchung sollen die Frakturen des oberen Sprunggelenkes sein (Tabelle 2). Die Frakturen des oberen Sprunggelenkes sind einfach und anerkannt nach AO zu klassifizieren. Die Therapieverfahren sind weitestgehend standardisiert. Die Patienten haben eine günstige Altersstruktur und eine geringe Polymorbidität, was eine hohe Nachuntersuchungsrate erwarten läßt. Das Ergebnis einer Sprunggelenksfraktur ist in hohem Maße proportional zur Qualität der Therapie. Das Resultat einer Sprunggelenksfraktur ist bei der Häufigkeit dieser Verletzung und der Struktur der Patienten – überwiegend im arbeitsfähigen Alter – von hoher gesundheitspolitischer und wirtschaftlicher Bedeutung.

Für die Durchführung der unfallchirurgischen Pilotstudie sind 10 Kliniken verschiedener Leistungsspektren auf freiwilliger Basis vorgesehen. Es soll eine zentrale Dokumentation unter Leitung eines hauptamtlichen Studienarztes geschaffen werden.

Tabelle 2. Unfallchirurgische Pilotstudie zur Erhebung der Ergebnisqualität bei Frakturen des oberen Sprunggelenkes. Argumente für das obere Sprunggelenk

- Einfache, anerkannte Klassifikation
- Standardisierte Therapieverfahren
- Günstige Altersstruktur
- Geringe Polymorbidität
- Hohe Nachuntersuchungsrate möglich
- Ergebnis entspricht Qualität der Therapie
- Hohe gesundheitspolitische und wirtschaftliche Bedeutung

Die erfaßten Daten sollen unmittelbar nach ihrer Erfassung per Telefax an die zentrale Dokumentationsstelle übermittelt werden: nach der Aufnahme des Patienten, nach der Operation, nach der stationären Entlassung und der Nachuntersuchung. Die Patienten sollen zum Zeitpunkt der Nachuntersuchung über einen Patientenfragebogen antworten. Die Nachuntersuchung soll durch den Studienarzt in den beteiligten Kliniken erfolgen, wobei sowohl die Klinikärzte und unabhängig davon der Studienarzt die Nachuntersuchung durchführt. Diese doppelte Nachuntersuchung soll zur Klärung der Frage beitragen, inwieweit die Nachuntersuchung durch die eigene Klinik zu subjektiven Verfälschungen führt.

Risiken der Qualitätssicherung

Die Qualitätssicherung birgt nicht nur Chancen sondern enthält – insbesondere für den Patienten und die Ärzte – nicht zu unterschätzende Risiken. Es besteht die Gefahr, daß das Patientengeheimnis berührt wird, die Beziehung zwischen Patient und Arzt kann gefährdet werden und die Tendenz zur Definition von einheitlichen „Standards" mißachtet die „Einmaligkeit des Patienten" (Arnold, 1992). Wenn Qualitätssicherung mit der Absicht der Kostensenkung verbunden wird, besteht für den Patienten die große Gefahr, daß man ihm das „billigste Verfahren" anbietet.

Auch die gesetzlich vorgeschriebene Einholung einer „Zweitmeinung" bei großen operativen Eingriffen kann dazu führen, daß dem Patienten bestimmte Therapiever-

Tabelle 3. Unfallchirurgische Pilotstudie zur Erhebung der Ergebnisqualität bei Frakturen des oberen Sprunggelenkes. Prinzipien der Studiendurchführung

- 10 Kliniken verschiedener Leistungsspektren
- Zentrale Dokumentation
- Hauptamtlicher Studienarzt
- Sofortige Datenübermittlung per Fax (4 x):   Aufnahme
                                                Operation
                                                Entlassung
                                                Nachuntersuchung

- Patientenfragebogen
- Nachuntersuchung durch Studienarzt vor Ort

fahren verweigert werden. Es besteht die nicht zu unterschätzende Gefahr, daß sich für bestimmte Operationen Altersgrenzen oder andere kollektiv festgesetzte Beschränkungen einbürgern. Auch die vorzeitige Entlassung zur Senkung der Liegezeiten wird in vielen Fällen zu Lasten des Patienten gehen, der in seiner häuslichen Umgebung auf die Nachsorge einer Operation meistens nicht vorbereitet ist.

Für die Ärzte ergibt sich die Gefahr einer extern gesteuerten Kontrolle und letztlich Disziplinierung. Das Arztgeheimnis kann eingeschränkt werden und Ärzte, die unterhalb des Mittelwertes und gar der Standardabweichung liegen, können öffentlich oder innerhalb der eigenen Klinik gebrandmarkt werden. Die Methodenfreiheit kann durch die Tendenz zur Definition fester „Diagnose- und Therapie-Standards" massive Einschränkungen erfahren. Zuwiderhandlungen gegen diese Standards führen zu ernsten juristischen Konsequenzen bis hin zum Strafrecht. Unklar ist die Bindung an die bei größeren Operationen geforderte „Zweitmeinung"; unklar ist auch die Verantwortung, die der „Zweitmeinende" für eine evtl. falsche Indikationsstellung trägt. Schließlich ist eine emstzunehmende Behinderung jeglicher Innovation durch falschverstandene Qualitätssicherung zu befürchten.

Die Risiken, die aus ärztlicher Sicht aus der Qualitätssicherung erwachsen, können nur dadurch vermieden werden, daß wir Ärzte den Auftrag zur Qualitätssicherung außerordentlich ernst nehmen (Stein 1993) und diese Qualitätssicherung als Aufgabe der ärztlichen Selbstverwaltung in eigener Regie durchführen.

Zusammenfassend bietet die gesetzliche Verpflichtung zur Qualitätssicherung für alle Beteiligten die Chance der Qualitätsanhebung, die Chance des Abbaus von Schwachstellen und die Chance, Wirtschaftlichkeit mit Humanität zu verbinden. Auf keinen Fall darf Qualitätssicherung zur Nivellierung und zum Aufbau eines Überwachungsapparates führen.

Literatur

1. Arnold M (1992) Grundsätzliche Grenzen der Qualitätssicherung in der Medizin. Chirurg BDC 31:154–157
2. Campion EW, Jette AM, Cleary PD, Harris BA (1987) Hip fracture. A prospective study of hospital course, complications and costs. J Gen Internal Med 2(2):78
3. Eichhorn S (1992) Qualitätssicherung in der Medizin – aus der Sicht des Krankenhausträgers. Chirurg BDC 31:158-164
4. Franzki H (1990) Rechtliche Möglichkeiten zur Durchsetzung der Qualitätssicherung – Rechtsfolgen bei Qualitätsmängeln. Der Bundesminister für Arbeit und Sozialordnung. Forschungsbericht Gesundheitsforschung 203:65–78
5. Kavanagh BF, Fitzgerald RH (1985) Clinical and roentgenologic assessment of total hip arthroplasty – A new hip score. Clin Orthop Rel Res 193:133–140
6. Müller ME (1980) Klassifikation und internationale AO-Dokumentation der Femurfrakturen. Unfallheilkunde 83:251–259
7. Müller ME, Nazarian S, Koch P (1987) Classification AO des fractures Springer-Verlag, Berlin Heidelberg New York
8. Sanders R, Regazzoni P, Routt ML (1992) The tratment of subtrochanteric fractures of the femur using the dynamic condylar screw Presented at the American Academy of Orthopedic Surgeons Annual Meeting, Atlanta, Georgia Feb 4–9 (1988). Zitiert nach: Russel TA, Taylor JC Subtrochanteric fractues of the femur. In: Skeletal Trauma. Saunders, 1485–1524

9. Sitzmann H (1992) Qualitätssicherung in der Medizin – aus der Sicht des Kostenträgers. Chirurg BDC 31:150–153
10. Stein R Systematisches Qualitätsmanagement auch in der Medizin? FAZ 19. Mai 1993

Standards und Methoden in der Qualitätssicherung am Beispiel der Perinatalerhebung

D. Berg

Klinikum St. Marien, D-92224 Amberg

Meine Herren Vorsitzenden, meine Damen und Herren,

ich bedanke mich zunächst einmal sehr herzlich für die Auszeichnung, als Gynäkologe vor Ihnen sprechen zu dürfen – das ist eine Auszeichnung, die ich sicherlich der Tatsache verdanke, daß auch Geburtshilfe gelegentlich mit Verkehrsunfällen zu tun hat.

Die Entwicklung der Deutschen Perinatalerhebung geht bis in das Jahr 1967 zurück (Tabelle 1). Damals haben sich in München einige Neonatologen versammelt, um über das Problem der Senkung der hohen deutschen Säuglingssterblichkeit nachzudenken. Sie nahmen sehr schnell zu Geburtshelfern Kontakt auf, ohne die eine Analyse wenig zweckdienlich schien. So kam es zunächst zu losen Kontakten zwischen Neonatologen und Geburtshelfern, und schließlich zur Gründung der Münchner Perinatalstudie, die dann sehr schnell 58% der Münchner Geburten erfaßte. 1979 wurde die Studie flächendeckend auf den gesamten Freistaat ausgedehnt und die Bayerische Perinatalerhebung gegründet. Ihre Repräsentanz beträgt heute durchschnittlich 87%.

Mittlerweile haben sich in allen KV-Bereichen und Bundesländern Zentren gebildet, die Perinatalerhebungen nach dem bayerischen Muster in absoluter Identität durchführen, so daß wir heute in Deutschland etwa 85% aller Geburt erfassen. Das sind etwa 900.000 Geburten pro Jahr.

1980 entwickelten sich neben den anfänglichen und ständig erweiterten Statistiken die Klinikprofile – ein sehr wichtiger Schritt zur übersichtlicheren Darstellung der

Tabelle 1. Meilensteine der Perinatalerhebung (BQS93-4.prs)

1975	Münchner Perinatalstudie: 58%
1979	Bayerische Perinatalerhebung: > 85%
1980	Klinikprofile
1987	Kennzeichnung von Randlagen/Vergleich mit Vorjahresstatistik
1990	Arbeitsgruppen: Geburtshilfe/Neonatologie/Dokumentationsstabe
1992	Arbeitsunterlagen/Kreuztabellen

Hefte zu „Der Unfallchirurg", Heft 241
K. E. Rehm (Hrsg.)
© Springer-Verlag Berlin Heidelberg 1994

Ergebnisse. 1987 wurden Randlagen der Klinik im Vergleich zum Gesamtkollektiv deutlicher gekennzeichnet. Ferner wurden Vergleiche mit den Vorjahresergebnissen eingebaut.

Schließlich entwickelten sich ab 1990 Arbeitsgruppen der Neonatologie, der Geburtshilfe und der Dokumentationsstäbe, die spezielle Fragestellungen in ihrem Bereich zu bearbeiten hatten.

1992 wurden Arbeitsunterlagen geschaffen, die die teilnehmende Klinik in die Lage versetzen sollen, die Daten ihrer Statistik graphisch besser in das Gesamtkollektiv einzuordnen und Abweichungen besser erkennen zu können.

Mittlerweile haben wir eine weitere Stufe der Qualitätssicherung erreicht, die sog. Rückkopplung, auf die ich nachher noch einmal gesondert eingehen will.

Die Perinatalen Arbeitsgemeinschaften (PAGs) haben eine große Zahl von qualitätsrelevanten Maßnahmen aus den Ergebnissen der Perinatalerhebung abgeleitet und sie haben gemeinsam mit den Deutschen Gesellschaften für Gynäkologie und Geburtshilfe, sowie Perinatologie Standards entwickelt oder verändert. Auf der Basis der Perinatalerhebungen entstanden einige Stellungnahmen zu wichtigen klinischen Fragestellungen.

Die folgende Abbildung (Abb. 1) zeigt den Basiserhebungsbogen, auf dem mittels eines dreiteiligen Formulars eine große Zahl von Fragen zur Schwangerschaft und zum Geburtsverlauf zu beantworten sind. Sie sehen einen Ausschnitt aus dem Originalblatt, das bei der ausfüllenden Klinik verbleibt. Der erste Durchschlag ist der Beleg, der an die PAG eingeschickt wird. Das dritte Blatt stellt den Verlegungsbrief dar, der nur im Falle einer Verlegung des Kindes vom Kreißsaal in die Kinderklinik ausgefüllt werden muß.

Mittlerweile wird die Erhebung auch EDV-gestützt durchgeführt und es werden vielfach nur noch Disketten eingesandt. Durch die PC-gestützte Bearbeitung können die erfaßten Daten auch zugleich für die Klinik-Dokumentation und für die Arztbriefschreibung genutzt werden.

Abbildung 2 zeigt einen Ausschnitt aus der sog. Kurzstatistik, die die erhobenen Daten auf 3 Seiten darstellt. Sie wird erstellt a) für die beteiligte Klinik und b) für das Gesamtkollektiv des KV-Bereichs. Die Klinik kann sich sowohl mit eigenen früheren Daten vergleichen, wie mit dem Gesamtkollektiv. Die Kurzstatistik enthält weiterhin Hinweise auf Randlagen der eigenen Klinikposition, durch Sternchen gekennzeichnet.

Abbildung 3 ist ein Auszug aus der Gesamtstatistik, die auf 15 Seiten alle erhobenen Parameter enthält. Wiederum wird die Statistik für das einzelne Klinikkollektiv erstellt, wie auch für das Gesamtkollektiv.

Schließlich zeigt Abb. 4 die sog. Klinikprofile. Zur Verdeutlichung der Position einer Klinik im Gesamtkollektiv werden Profile herausgegeben, die folgendes darstellen:

– Minimal- und Maximalwerte
– die 10., 25., 50., 75. und 90. Perzentile
– den Klinikwert
– den Durchschnittswert
– die Balkenlänge verdeutlicht graphisch die Position einer Klinik

Bayerische Landesärztekammer
Kassenärztliche Vereinigung Bayerns

Perinatologischer Basis-Erhebungsbogen

Name der Patientin

SCHWANGERE

1 Klinik — Geburtsnummer

2 Anzahl Mehrlinge — lfd. Nr. des Mehrlings

3 Geburtsjahr der Schw. — PLZ des Wohnorts — vierstellig

4 Herkunftsland: Deutschland (ja) Anderes Land lt. Schl.

5 Mutter alleinstehend [nein] (ja) Tätigk. d. Partners lt. Schl.

6 Berufst. währ. jetz. Ss [nein] (ja) Tätigk. der Mutter lt. Schl.

7 Anzahl vorausgeg. Ss — davon waren: Lebendgeb.

Totgeburten — Aborte — Abbrüche — EU

JETZIGE SCHWANGERSCHAFT

8 Durchschn. Zig.-Konsum / Tag (nach Bekanntw. der Ss)

9 Berufstätigkeit als Belastung empfunden [nein] (ja)

10 Schwangere während der Ss einem Arzt/Belegarzt

der Geburtsklinik vorgestellt [nein] (ja)

11 Ss im Mutterpaß als Risiko-Ss dokumentiert [nein] (ja)

Schwangere erscheint ohne Mutterpaß

12 Anzahl der präpartalen Klinikaufenthalte während der Ss (ohne den zur Geburt führenden)

13 Gesamter stat. Aufenthalt während Ss in Tagen (ohne den zur Geburt führenden)

14 Erst-Untersuchung (SSW) — Gesamtanzahl Vorsorge-U.

15 Körpergewicht bei Erstuntersuchung (volle kg)

16 Letztes Gewicht vor Geburt (volle kg)

17 Körpergröße (cm)

18 Röteln-Immunität vorliegend [nein] (ja) [unbekannt]

19 Erste Ultraschall-U. (SSW) — Gesamtzahl Ultraschall-U.

20 Chorionzottenbiopsie [nein] (ja)

21 Amniozent. bis 22. SSW [nein] (ja) Amniozent. n. 22. SSW [nein] (ja)

22 Hormonelle Ss-Überwachung im letzten Trimenon [nein] (ja)

23 CTG ante partum [nein] (ja) Wehen-Belastungstest [nein] (ja)

24 i. v. Tokol.-Dauer (Tg.) orale Tokol. [nein] (ja) Cerclage [nein] (ja)

25 Lungenreifebehandlung (ja) wenn ja: zuletzt am — Tag — Mon.

26 Berechneter, ggf. korrigierter Geburtstermin — Tag — Mon.

falls nicht bekannt, Tragzeit nach klinischem Befund

27 Schwangerschafts-Risiken: [nein]

bzw. lt. Kat. A/B

ENTBINDUNG

28 Geburt geplant gewesen in dieser Klinik [nein] (ja) wenn nein:

in anderer Klinik (ja) als Praxisgeburt (ja) als Hausgeburt (ja)

29 Außerhalb der Klinik geboren [nein] (ja)

30 Aufnahmetag geb./gyn. Abt. (zur Geburt führend) — Tag — Mon.

31 MM-Weite (cm) bei Aufnahme — Aufnahme CTG [nein] (ja)

32 Medikamentöse Cervixreifung [nein] (ja)

33 Geb.-Einltg. [nein] (ja) wenn ja: mit Oxyt. (ja) Prostagl. i. v. (ja)

durch Blasensprengung (ja) sonst. (ja) Ind. lt. Kat. C

34 Blasensprung vor Geburtsbeginn [nein] (ja)

wenn ja: Datum — Tag — Mon. — Uhrzeit — Std. — Min.

35 Wehenmittel sub partu [nein] (ja) Tokolyse s. p. [nein] (ja)

36 Fetalblut-A. [nein] (ja) Geburts-CTG ext. (ja) intern (ja) keines (ja)

37 Kontinuierliches CTG ab MM-Weite (cm) bis Geburt

38 Analgetika [nein] (ja)

39 Anästhesien [nein] (ja) wenn ja: Vollnarkose bei Geburt (ja)

Pudendusanästhesie (ja) Lokalinfiltration vor Epi (ja)

Epi/Periduralanästhesie (ja) Parazervikalanästhesie (ja) sonst. (ja)

40 Geburts-Risiken [nein] bzw. lt. Kat. C

41 Lage: regelrechte Schädellage (ja) regelwidrige Schädellage (ja)

Beckenendlage (ja) Querlage (ja)

42 Entbindungs-Mod.: spontan/Manualhilfe (ja) Extraktion (ja)

prim. Sectio (ja) sek. Sectio (ja) Forceps (ja) Vakuum (ja) sonst. (ja)

43 Indikationen zur op. Entb. lt. Kat. C

44 Episiotomie [nein] (ja)

45 Geb.-Dau. ab Beg. regelmäßiger Wehen bis Kindsgeb. (Std.)

46 Dauer der Preßperiode (Min.)

47 Hebamme anwesend [nein] (ja)

48 Arzt anw. [nein] (ja) Pädiater anw. [nein] (ja)

KIND

49 Tag der Geburt — Tag — Mon. — Jahr — Uhrzeit der Geburt — Std. — Min.

50 Geschlecht: männlich (ja) weiblich (ja)

51 Geb.-Gew. — Länge (cm) — Kopfumf.

52 Reanim. im Kreißs.: Maske (ja) Intub. (ja) Pufferung (ja) Volumensubst. (ja)

53 Tod vor Klinikaufnahme (ja) Tod ante partum (ja)

54 Tod sub partu (ja) Todeszeitpunkt unbekannt (ja)

55 Regelmäßige Eigenatmung innerhalb 1 Min. [nein] (ja)

56 APGAR: 1' — 5' — 10' — Nabelschnur-Arterien-pH

57 Erste kinderärztliche Untersuchung — Tag — Mon.

58 Morbidität des Kindes lt. Kat. D

59 Kind verlegt in Kinderklinik-Nr.

60 Verlegungsdatum — Tag — Mon. — Uhrzeit — Std. — Min.

61 Verlegungsgründe lt. Kat. D

62 Kind nach Hause entlassen (Datum) — Tag — Mon.

aus Geburtsklinik (ja) aus Kinderklinik (ja)

63 Kind in den ersten 7 Lebenstagen verstorben [nein] (ja)

64 Todesdatum — Tag — Mon. — Uhrzeit — Std. — Min.

65 Todessachen lt. Kat. D (auch b. Totgeb.)

MUTTER

66 Mütterl.-Kompl. [nein] (ja) wenn ja: Plazentalösungsstör. (ja)

DR III.-IV. Grad (ja) sonstige Geburtsverletzungen (ja)

Hysterektomie/Lap. (ja) Wundheilungsstörungen (ja)

Eklampsie (ja) tiefe Thrombose/Embolie (ja) Sepsis (ja)

Fieber im Wo.-Bett (>38° C >2 Tg) (ja) Blutung >1000 ml (ja)

Anämie Hb <10 g/dl (ja) sonst. Komplikationen (ja)

67 Mutter nach Hause entlassen — Tag — Mon.

Verlegt — Tag — Mon. — Verstorben — Tag — Mon.

Abb. 1

BAYERISCHE LANDESÄRZTEKAMMER   **KASSENÄRZTLICHE VEREINIGUNG BAYERNS**

KOMMISSION FÜR PERINATOLOGIE UND NEONATOLOGIE

```
GESAMT-KURZSTATISTIK 1992          (113735 VON 116266 KINDER AUSGEW.)
```

Erfaßter Zeitraum: 01.01.92 - 31.12.92	Klinik: 036		Seite: 1
Schwangere: 112244	Kinder: 113735	Lebend geb. Kinder:	113382

```
(* - IHR KLINIKWERT UEBER-/UNTERSCHREITET DIE 10./90. PERZENTILE)


SCHWANGERE
===================                       N       %    (%1991)

   AUSLAENDERANTEIL                  :   13398    11.9  ( 11.2)
   ALLEINSTEHENDE                    :    7717     6.9  (  7.1)
   ERSTGEBAERENDE                    :   52682    46.9  ( 47.4)
   MEHRLINGSGEBURTEN                 :    1457     1.3  (  1.3)


JETZIGE SCHWANGERSCHAFT
========================================================

   SCHWANGERSCHAFTSRISIKEN (KATALOG A/B)
   -------------------------------------

 * RISIKOFREIE SCHWANGERSCHAFTEN       :   44207    39.4  ( 39.3)
 * ANAMNESTISCH BELASTETE SCHWANGERSCHAFTEN :  52531  46.8  ( 45.3)
      SCHWANGERE UEBER 35 JAHREN (A14) :    8665     7.7  (  7.4)
      Z.N. 2 ODER MEHR ABORTEN (A19)   :    4573     4.1  (  3.9)
      Z.N. SECTIO (A23)                :    8426     7.5  (  7.2)
 * SCHWANGERE MIT BEFUNDETEN RISIKEN   :   31438    28.0  ( 29.3)
      PLAZENTA-INSUFFIZIENZ (B39)      :    1634     1.5  (  1.7)
      ISTHMOZERVIKALE INSUFFIZIENZ (B40) :  2960     2.6  (  3.0)
 *    VORZEITIGE WEHEN (B41)           :    8839     7.9  (  8.2)
      RAUCHERIN (AB 5 ZIGARETTEN)      :    8565     7.6  (  7.9)


   VORSORGE UND AERZTLICHE MASSNAHMEN
   ----------------------------------

   SCHWANGERE EINEM ARZT/BELEGARZT
   DER GEBURTSKLINIK VORGESTELLT       :   70890    63.2  ( 62.2)
   MIND. EIN PRAEPARTALER KLINIKAUFENTHALT :  17716  15.3  ( 16.1)
   ERSTUNTERSUCHUNG VOR 13. SS-WOCHE   :   90737    80.8  ( 79.6)
   10 UND MEHR VORSORGE-UNTERSUCHUNGEN :   83704    74.6  ( 73.7)
   CHORIONZOTTENBIOPSIE ODER AMNIOZENTESE
   BIS 22. SSW BEI SCHWANGEREN UEBER 35 J. : 3741   43.2  ( 45.4)
 * CTG ANTE PARTUM                     :  102134    91.0  ( 89.6)
   TOKOLYSE I.V.                       :    4792     4.3  (  4.2)
 * TOKOLYSE ORAL                       :    7185     6.4  (  6.6)
   CERCLAGE                            :    1798     1.6  (  1.8)


   TRAGZEIT NACH ERR. TERMIN ODER KLINISCHEM BEFUND
   ------------------------------------------------

   FRUEHGEBURTEN UNTER 32 WOCHEN (224 TAGE) :  1178   1.0  (  1.0)
   FRUEHGEBURTEN UNTER 37 WOCHEN (259 TAGE) :  7892   7.0  (  6.7)
   ERRECHNETER TERMIN LIEGT VOR        :  111509    99.3  ( 99.3)
```

Erstellt am: 12.05.93	SCHWANGERE/JETZIGE SCHWANGERSCHAFT

Abb. 2

```
┌─────────────────────────────────────────────────────────────────────────────┐
│  BAYERISCHE LANDESÄRZTEKAMMER     KASSENÄRZTLICHE VEREINIGUNG BAYERNS         │
│         KOMMISSION FÜR PERINATOLOGIE UND NEONATOLOGIE                         │
│                                                                               │
│  GEBURTSHILFE-GESAMTSTATISTIK 1992   (113735 VON 116266 KINDER AUSGEW.)       │
├───────────────────────────────────┬──────────────────┬──────────────────────┤
│ Erfaßter Zeitraum: 01.01.92 - 31.12.92 │ Klinik: ALLE    │ Seite:    1         │
├───────────────────┬───────────────┼──────────────────┴──────────────────────┤
│ Schwangere: 112244│ Kinder: 113735│ Lebend geb. Kinder:   113382            │
└───────────────────┴───────────────┴─────────────────────────────────────────┘
```

```
S C H W A N G E R E   (ZEILEN 3 - 7)
-----------------------

SCHWANGERSCHAFT
  EINLINGE:    110787    ZWILLINGE:      1424     DREI U.MEHR:      33


HERKUNFTSLAND
  DEUTSCHLAND: N=  95484   ANDERES LAND: N=  13397  O.ANG.: N=   3363
               %=  85.1                   %=  11.9                3.0


ALTER DER SCHWANGEREN
      BIS 17 J     18 - 34 J     35 - 39 J      UEB. 39 J        O. ANG.
  N=      590    N=  99867    N=   9792     N=   1781      N=     214
  %=      0.5    %=  89.0     %=    8.7     %=    1.6      %=     0.2


MUTTER ALLEINSTEHEND:           N=   7717    O.ANG.:          N=    940
                                %=    6.9                     %=    0.8


BERUFSTAETIG WAEHR. JETZ. SS:   N=  60410    O.ANG.:          N=   4543
                                %=   53.8                     %=    4.0


BERUFSSCHLUESSEL / TAETIGKEIT                                     KEINE/
                 1       2       3       4       5       6      7  O.ANG.
DER MUTTER: N=  33907   1872    1189   11000   41111   9268   1871  12026
            %=   30.2    1.7     1.1     9.8    36.6    8.3    1.7   10.7

D.PARTNERS: N=    439   1071     979   10717   52296  19397   4530  22815
            %=    0.4    1.0     0.9     9.5    46.6   17.3    4.0   20.3


VORAUSGEG. SCHWANGERSCHAFTEN, GEBURTEN, ABORTE, ABBRUECHE, EU'S

ANZAHL                0       1       2       3       4  5 U.M. O.ANG.
SCHWANGERSCHAFTEN N=  45379   37869   17797    6962    2600   1632      5
                  %=   40.4    33.7    15.9     6.2     2.3    1.5    0-0
LEBENDGEBURTEN    N=  52923   40131   14066    3618    1004    496      6
                  %=   47.1    35.8    12.5     3.2     0.9    0.4    0-0
TOTGEBURTEN       N= 111392     816      24       3       1      0      8
                  %=   99.2     0.7     0-0     0-0     0-0    0-0    0-0
ABORTE            N=  95131   13632    2727     742 -> (3 UND MEHR)
                  %=   84.8    12.1     2.4     0.7
ABBRUECHE         N= 109026    2743     466 -> (2 UND MEHR)
                  %=   97.1     2.4     0.4
EU                N= 111119    1117 -> (1 UND MEHR)

GEBURTEN OHNE VOR- N=  45379   31728   10253    2512     633    320
AUSGEGANG. ABORTE,
ABBRUECHE, EU UND
TOTGEBURTEN
```

```
┌───────────────────────────────┬─────────────────────────────────────────────┐
│ Erstellt am:   06.05.93        │                              SCHWANGERE      │
└───────────────────────────────┴─────────────────────────────────────────────┘
```

Abb. 3

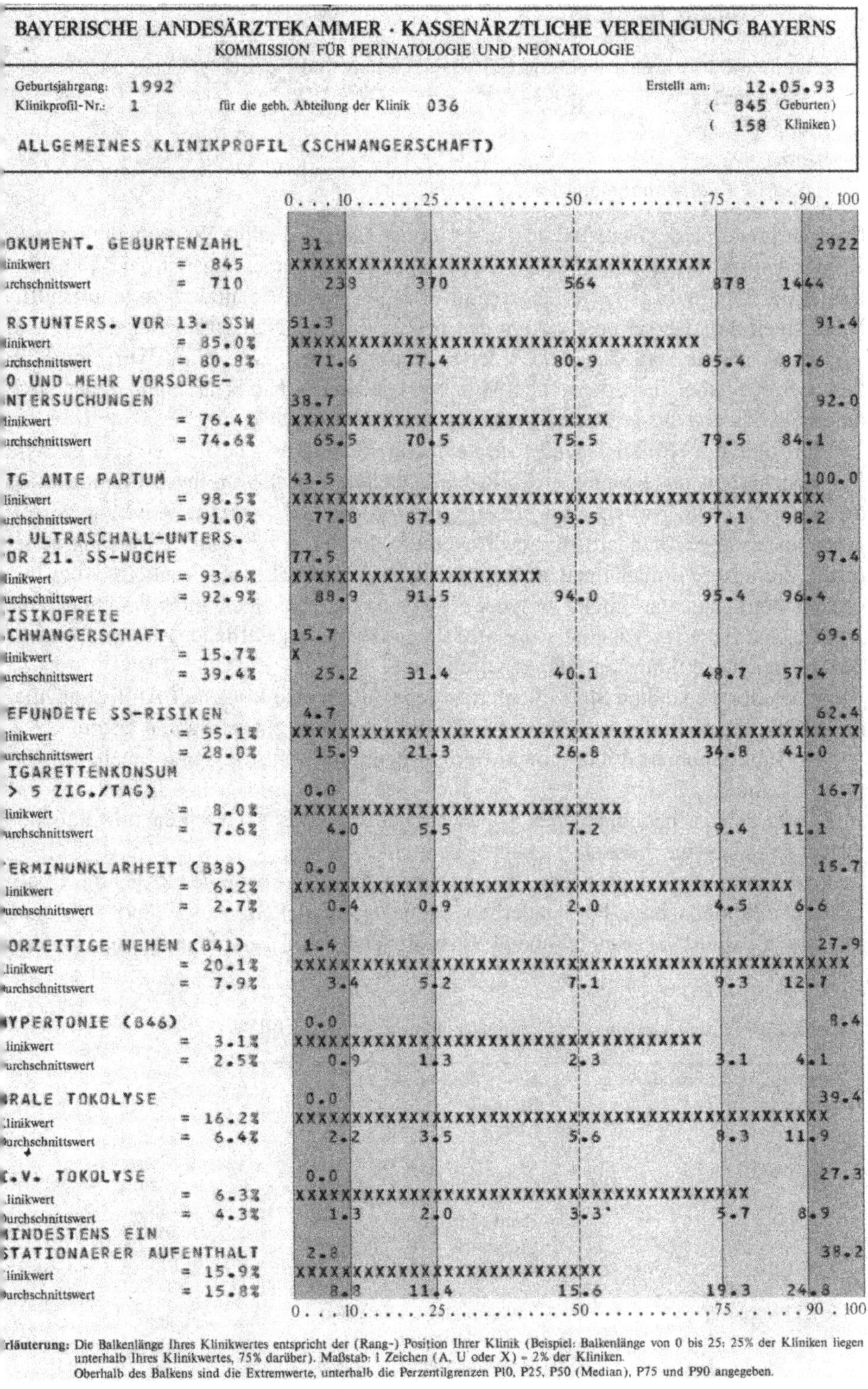

BAYERISCHE LANDESÄRZTEKAMMER · KASSENÄRZTLICHE VEREINIGUNG BAYERNS
KOMMISSION FÜR PERINATOLOGIE UND NEONATOLOGIE

Geburtsjahrgang: 1992
Klinikprofil-Nr.: 1   für die gebh. Abteilung der Klinik 036
Erstellt am: 12.05.93
(845 Geburten)
(158 Kliniken)

ALLGEMEINES KLINIKPROFIL (SCHWANGERSCHAFT)

```
                          0 . . . 10 . . . . . 25 . . . . . . . . . . . 50 . . . . . . . . . . . 75 . . . . . 90 . 100
OKUMENT. GEBURTENZAHL     31                                                                   2922
linikwert        = 845    XXXXXXXXXXXXXXXXXXXXXXXXXXXXXXXXXXXXXXXXX
urchschnittswert = 710    23.9      3.70          5.64          8.78   14.44

RSTUNTERS. VOR 13. SSW    51.3                                                                 91.4
linikwert        = 85.0%  XXXXXXXXXXXXXXXXXXXXXXXXXXXXXXXXXXXX
urchschnittswert = 80.8%  71.6     77.4       80.9          85.4   87.6
0 UND MEHR VORSORGE-
NTERSUCHUNGEN             38.7                                                                 92.0
linikwert        = 76.4%  XXXXXXXXXXXXXXXXXXXXXXXXXXXX
urchschnittswert = 74.6%  65.5    70.5       75.5       79.5   84.1

TG ANTE PARTUM           43.5                                                                 100.0
linikwert        = 98.5%  XXXXXXXXXXXXXXXXXXXXXXXXXXXXXXXXXXXXXXXXXXXXXXX
urchschnittswert = 91.0%  77.8   87.9      93.5       97.1   98.2
. ULTRASCHALL-UNTERS.
OR 21. SS-WOCHE          77.5                                                                 97.4
linikwert        = 93.6%  XXXXXXXXXXXXXXXXXXXXXXX
urchschnittswert = 92.9%  88.9    91.5     94.0       95.4   96.4
ISIKOFREIE
CHWANGERSCHAFT           15.7                                                                 69.6
linikwert        = 15.7%  X
urchschnittswert = 39.4%  25.2    31.4      40.1       48.7   57.4

EFUNDETE SS-RISIKEN      4.7                                                                  62.4
linikwert        = 55.1%  XXXXXXXXXXXXXXXXXXXXXXXXXXXXXXXXXXXXXXXXXXXXXXXXXXXX
urchschnittswert = 28.0%  15.9    21.3     26.8       34.8   41.0
IGARETTENKONSUM
> 5 ZIG./TAG)            0.0                                                                  16.7
linikwert        = 8.0%   XXXXXXXXXXXXXXXXXXXXXXXXXXXX
urchschnittswert = 7.6%   4.0     5.5       7.2        9.4   11.1

ERMINUNKLARHEIT (B38)    0.0                                                                  15.7
linikwert        = 6.2%   XXXXXXXXXXXXXXXXXXXXXXXXXXXXXXXXXXXXXX
urchschnittswert = 2.7%   0.4     0.9       2.0        4.5   6.6

ORZEITIGE WEHEN (B41)    1.4                                                                  27.9
linikwert        = 20.1%  XXXXXXXXXXXXXXXXXXXXXXXXXXXXXXXXXXXXXXXXXXXXXX
urchschnittswert = 7.9%   3.4     5.2       7.1        9.3   12.7

YPERTONIE (B46)          0.0                                                                  8.4
linikwert        = 3.1%   XXXXXXXXXXXXXXXXXXXXXXXXXXXXXXXXX
urchschnittswert = 2.5%   0.9     1.3       2.3        3.1   4.1

RALE TOKOLYSE            0.0                                                                  39.4
linikwert        = 16.2%  XXXXXXXXXXXXXXXXXXXXXXXXXXXXXXXXXXXXXXXXXXXXX
urchschnittswert = 6.4%   2.2     3.5       5.6        8.3   11.9

.V. TOKOLYSE             0.0                                                                  27.3
linikwert        = 6.3%   XXXXXXXXXXXXXXXXXXXXXXXXXXXXXXXXXXXXXXXX
urchschnittswert = 4.3%   1.3     2.0       3.3        5.7   8.9
INDESTENS EIN
TATIONAERER AUFENTHALT   2.8                                                                  38.2
linikwert        = 15.9%  XXXXXXXXXXXXXXXXXXXXXXXXX
urchschnittswert = 15.8%  8.8    11.4      15.6       19.3   24.8
                          0 . . . 10 . . . . . 25 . . . . . . . . . . . 50 . . . . . . . . . . . 75 . . . . . 90 . 100
```

rläuterung: Die Balkenlänge Ihres Klinikwertes entspricht der (Rang-) Position Ihrer Klinik (Beispiel: Balkenlänge von 0 bis 25: 25% der Kliniken liegen unterhalb Ihres Klinikwertes, 75% darüber). Maßstab: 1 Zeichen (A, U oder X) = 2% der Kliniken. Oberhalb des Balkens sind die Extremwerte, unterhalb die Perzentilgrenzen P10, P25, P50 (Median), P75 und P90 angegeben.

Abb. 4

Es gibt insgesamt 6 Profile für

- allgemeine Merkmale während Schwangerschaft und Geburt
- Beckenendlagen
- Frühgeburten
- Sectio
- risikofreie Schwangerschaften

Die Interpretation der Statistiken ist nicht immer einfach und die Wertung der eigenen Klinikposition im Gesamtkollektiv oft problematisch. Keineswegs ist der Mittelwert immer das Optimum. Wir verlangen zum Beispiel von einer modernen geburtshilflichen Abteilung, daß sie post partum den pH-Wert in der Nabelarterie bestimmt. Und 'wir setzen voraus, daß das in 95% der Fälle möglich ist. Ein Klinik-Wert von 85% liegt deutlich über dem deutschen Mittelwert, aber die Klinik arbeitet immer noch unterhalb des von uns gesetzten Standards von 95%.

Man kann mit Hilfe der erfaßten Datenmenge Standards schaffen, die eine gewisse Rechtssicherheit für denjenigen Kollegen darstellen, der sich an ihnen orientiert. Sie dienen nicht dazu, Kollegen zu gängeln und ihn der Gefahr der juristischen Verfolgung auszusetzen. Standards dieser Provenienz sind eine wertvolle Ergänzung derjenigen, die unsere – manchmal widersprüchlichen – Lehrbücher vermitteln. Aber insgesamt betrachtet darf nicht vergessen werden, daß die Standardentwicklung eine wissenschaftliche Aufgabe ist – die Statistiken der Perinatalerhebung können bestenfalls hilfreich, schlimmstenfalls verwirrend sein.

Neben den genannten Statistiken erhält jede Klinik eine Einzelfall-Auflistung aller in der Klinik perinatal verstorbener Kinder des Jahrgangs mit relevanten Daten.

Und schließlich wird jährlich ein Berichtsband mit Statistiken und Sonderauswertungen herausgegeben.

Die Perinatalerhebungen geben teilweise auch kurze Nachrichten mit aktuellen Daten, Hiweisen etc. heraus.

Wie schon angedeutet, haben die genannten Arbeitsgruppen der PAGs die Qualitätssicherungmaßnahme Perinatalerhebung weiterentwickelt. Ausgehend von einer internen Qualitätssicherung (Tabelle 2), bestehend aus Einzelfallanalysen, Listener-

Tabelle 2. Weiterentwicklung der Qualitätssicherung (PEWEIT.PRS)

1. interne Qualitätssicherung	Einzelfallanalyse
	Statistik
	Listen
2. externe Hilfen	Konsultationen
	Statistik-Vergleiche
	Konferenzen
	Standards
	Studien
3. Rückkopplung	anonymisierte Hinweise
	Aufforderungen
	Abmahnungen
	Meldung an die Berufsaufsicht

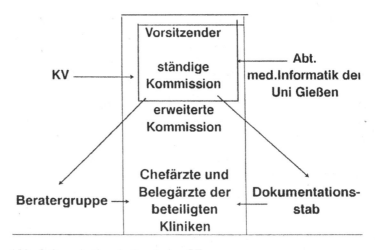

Abb. 5. Organisation der hessischen PE

stellung und Statistik gab es, wie gezeigt, mittlerweile die Möglichkeit externer Vergleiche und Hilfen.

Eine dritte Stufe der Qualitätssicherung ist durch die Möglichkeit eröffnet worden, Kliniken mit auffälligen Merkmalen außerhalb eines definierten Standardbereiches, anonym und durch den auswertenden Computer auf ihre Auffälligkeit aufmerksam zu machen. Es kann durch den Computer und ohne Kenntnis der PAG dazu aufgefordert werden, das ärztliche Verhaltensmuster zu hinterfragen, klinische Abläufe zu verändern und es können schließlich deutliche Abmahnungen erteilt werden, bespielsweise zur Senkung einer erhöhten Sectiorate. Als letzte Konsequenz dieser bisher anonymen Maßnahmen kann angedroht werden, bei Persistenz der Auffälligkeit die Berufsaufsicht zu informieren. Es ist dies eine Option, die von den derzeitigen Trägern der PAGs zunehmend öffentlich, wie von Seiten der Kassen und Krankenhausgesellschaften gefordert wird. Wir tun gut daran, die Entwicklung dieser sog. Rückkopplungsschritte in der eigenen Hand zu behalten und nicht Außenstehenden zu überlassen.

Sie erkennen aus dem bisher Gesagten die sehr aufwendige Struktur einer PAG, die ich am Beispiel der Hessischen erläutern möchte. Die Abb. 5 zeigt Ihnen deutlich die Vernetzungen zwischen PAG, Kliniken und Organisationen. Allerdings brauchen wir auf diese Struktur heute nicht weiter einzugehen, denn durch das GSG hat sich die Landschaft deutlich verändert.

Bisher waren die Träger der Perinatalerhebung (Tabelle 3) die Kammer oder die KVen. Die Organisation lag bei den PAGs, Kostenträger waren die KVen oder die Krankenkassen, die die Kosten über den Pflegesatz bezahlten. Die Projektgeschäftsstelle befand sich in ärztlicher Hand. Die Basis der Erhebung waren die Freiwilligkeit der Teilnahme und die zugesicherte Anonymität, die sicherstellte, daß niemand die Ergebnisse einer teilnehmenden Klinik außer dem Klinikchef kannte. Selbst die Perinatalkommission wußte nicht, wer sich hinter einer bestimmten Kliniknummer verbirgt. Wegen dieser Freiwilligkeit und Anonymität konnte davon ausgegangen werden, daß die Daten zuverlässig und wahrheitsgetreu erhoben wurden.

Tabelle 3. Sturktur und Organisation der Perinatalerhebung (BQS93-1.prs)

	bisher	nach GSG
Träger	Kammer, KV	KK, KG, ÄK (dreiseitiger Vertrag)
Organisation	Perinatale Arbeitsgemeinschaft	WS-Kommission
Kostenträger	KV, Pflegesatz	vorerst KK
Projektgeschäftsstelle	KV, ÄK	? KG ? KK ? ÄK ?
Freiwilligkeit	ja	nein
Anonymität	ja	nein oder stark eingeschränkt

Nach Inkrafttreten des GSG ist der Träger meistens durch dreiseitige Verträge geregelt, die Organisation obliegt einer Qualitätssicherungskommission, der jetzt auch Vertreter der Kassen und der Krankenhausgesellschaft angehören. Hinsichtlich des Kostenträgers bestehen uneinheitliche Regelungen, im allgemeinen sind es noch die Krankenkassen, die im bisherigen Umfang weiterfinanzieren. Zunehmend wird jedoch gefordert, die Projektgeschäftsstelle aus der Kammer oder KV in die Krankenhausgesellschaft oder die Kassen herauszulagern. Hier entstehen große Probleme hinsichtlich des Vertrauens der teilnehmenden Klinik in die Anonymität der Erhebung.

Wir werden aber sicherlich in Qualitätssicherungskommissionen mit Vertretern der Krankenkassen (medizinischer Dienst) und mit Vertretern der Krankenhausgesellschaft zusammen arbeiten müssen. Erste Modelle gibt es und sie sind bisher sehr gut gelaufen.

Es wird unserer ärztlichen Phantasie überlassen bleiben, den geringen, noch bestehenden Freiraum zu nutzen und in vertrauensvoller Zusammenarbeit mit Vertretern der Kassen und der Krankenhausgesellschaft Lösungen zu finden, die das Vertrauen der Teilnehmer aufrechterhalten. Gelingt das nicht, ist durch den Vertrauensverlust die Datenqualität ernsthaft in Frage gestellt.

Die Projektgeschäftsstelle ist in manchen Regionen (Westfalen-Lippe und Baden-Württemberg) bei der Kammer angesiedelt, in Hamburg bei der Krankenhausgesellschaft, in Bayern möglicherweise auch. Das könnte Problem aufwerfen.

Die Freiwilligkeit ist durch Gesetz aufgehoben, die Anonymität meiner Ansicht nach außerordentlich bedroht. Unter diesen Voraussetzungen sehe ich die Datenqualität in Gefahr, denn man kann von keinem Arzt erwarten, daß er sich zum „gläsernen Arzt" macht, der einer evtl. willkürlichen und von Sachverstand unbelasteten Interpretation durch Verwaltungsbeamte ausgesetzt ist.

Wie Qualitätssicherung in der Zukunft bezahlt werden soll – bedenken Sie das aufwendige Instrumentarium der Perinatalerhebung –, weiß niemand.

Lassen Sie mich zu einigen Ergebnissen der Peinatalerhebung Stellung nehmen.

Die bundesdeutsche perinatale Mortalität (Abb. 6) ist unter vergleichbaren europäischen Ländern mittlerweile die niedrigste. Wir können aus verschiedenen Hinweisen ableiten, daß die Perinatalerhebung einen erheblichen Anteil an dieser erfreulichen Entwicklung hat. Jeweils 2 Jahre nach Einführung der Perinatalerhebung in den

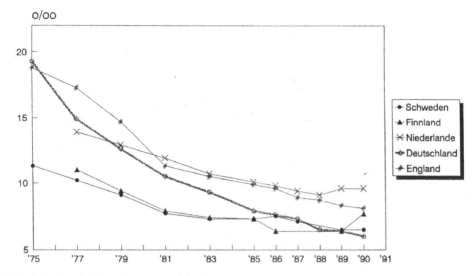

Abb. 6. Perinatale Mortalität in vergleichbaren europäischen Ländern

einzelnen Bundesländern kam es im Vergleich zu nicht-teilnehmenden Ländern zu einer deutlichen Reduktion der perinatalen Mortalität, auch im Vergleich zum Ausland.

Die folgende Abbildung (Abb. 7) zeigt ein Beispiel für die Veränderung der Prozeßqualität. Ausgehend von einer Analyse der Effektivität der Cerclage auf die Verminderung der Frühgeburtenrate, die sich auf Auswertungen des statistischen Materials der Bayerischen Perinatalerhebung stützte, haben wir die Cerclagefrequenz in

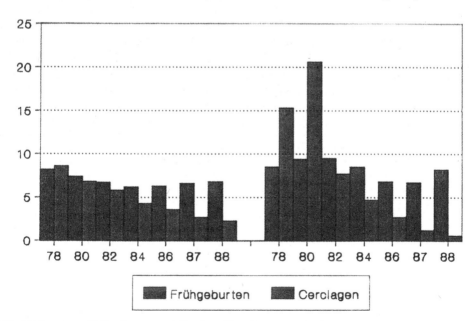

Abb. 7. Trend von Frühgeburten und Cerclage-Rate Bayern vs Amberg

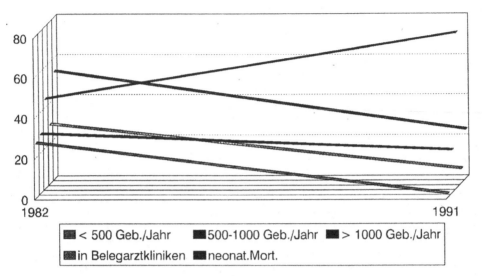

80

60

40

20

0
1982   1991

▓ < 500 Geb./Jahr   ▤500-1000 Geb./Jahr   ▦ > 1000 Geb./Jahr
▨in Belegarztkliniken ▦neonat.Mort.

Abb. 8. Reginalisierung im Bereich der BPE. Versorgung von Frühgeburten < 1000 g

Deutschland auf unter 1% gebracht, ohne daß sich die Frühgeburtenrate dadurch nachteilig verändert hätte. Durch die Senkung der Cerclagefrequenz konnten ohne Verlust an Qualität erhebliche Kosten eingespart werden.

Und schließlich bringe ich Ihnen ein Beispiel (Abb. 8) für die Veränderung der Strukturqualität. Durch entsprechende, auf statistische Ergebnisse gestützte Aufklärungsarbeit ist es gelungen, Risikofälle zunehmend in größere und besser ausgerüstete Kliniken zu verlagern. Sie sehen dies am Beispiel der Frühgeburten unter 1000 g Geburtsgewicht. Ganz deutlich findet eine Verlagerung in die Großkliniken statt und ebenso deutlich ist die perinatale Mortalität in diesem Hochrisikokollektiv gesunken.

Zusammenfassend ist die deutsche Perinatalerhebung, entstanden aus einem föderalistischen Prinzip, zur größten geburtshilflichen Qualitätssicherungsmaßnahme in der Welt geworden. Die derzeitige Entwicklung nach Einführung des GSG stellt eine ernsthafte Bedrohung für sie dar. Wir werden große Anstrengungen unternehmen müssen, die Gefahren durch die GSG für die Qualität der geburtshilflichen Versorgung unserer Bevölkerung abzuwenden.

Qualitätssicherung durch lückenlose Datenerhebung. Konzeption und Praxis

D. Hempel

II. Chirurgische Abteilung des Allgemeinen Krankenhauses, Rübenkamp 148, D-22307 Hamburg-Barmbek

Die ersten Modelle der Qualitätssicherung durch Erhebung von Daten zu operativen Eingriffen und ihren Bedingungen sowie den durchführenden Personen arbeiteten aus verschiedenen Gründen mit Belegleserbögen, auf denen Fragen angekreuzt und die mit Hilfe eines Beleglesers ausgewertet wurden. Die Menge der zu erhebenden Daten zwang wegen der damit verbundenen Arbeit zu einer Begrenzung der Zahl der Diagnosen und Eingriffe, an denen Qualitätssicherung erprobt wurde. Es wurden deshalb nur einzelne Diagnosen und Operationsverfahren überprüft. Mit solchen Leit- oder Tracerdiagnosen konnte belegt werden, daß eine Qualitätssicherung im Bereich der operativen Medizin machbar ist. Mit der Datenerfassung zu Tracerdiagnosen sind jedoch grundlegende Probleme zwangsläufig verbunden; eine Überprüfung aller chirurgischen Abteilungen mit wenigen Tracerdiagnosen führt zu einer ungleichmässigen Prüfung. Spezialabteilungen werden z.B. bei den Operationen Cholecystektomie, Leistenbruch und mediale Schenkelhalsfraktur, die in Baden-Württemberg und später auch anderenorts als Tracerdiagnose ausgewählt wurden, evtl. nur mit einer Diagnose oder gar nicht überprüft. Ausserdem werden in den Abteilungen selbst die unterschiedlichen Operationen bezüglich ihrer Beachtung unter Qualitätssicherungsblickwinkel unterschiedlich behandelt. Dazu kommt ein gravierendes statistisches Problem. Aus der unterschiedlichen Ausrichtung der chirurgischen Kliniken folgt eine sehr unterschiedliche Häufigkeit der bei Tracerdiagnosen durchgeführten Operationen. Es werden an einer Klinik mit sehr hohen Operationszahlen evtl. bei den überprüften Tracerdiagnosen für eine statistische Auswertung zu kleine Eingriffszahlen erreicht. Diese Gründe machen die Vergleichbarkeit in notwendiger Weise relativ kurzen Zeiträumen, wie z.B. einem Jahr, zunichte. Dagegen führt die lückenlose Erfassung qualitätsrelevanter Daten zu allen an einer Klinik durchgeführten Eingriffe zu einem verbesserten Qualitätsbewußtsein. Die lückenlose Datenerfassung ist selbstverständlich mit außerhalb der Abteilung zentral ausgewerteten Belegleserbögen nicht machbar. Sie erfordert eine direkte Eingabe der qualitätsrelevanten Daten in einen Rechner (die sog. on-line-Erfassung). Der in der Klinik betriebene Rechner hat den Vorteil, dass die Selbstkontrolle über alle Eingriffe jederzeit möglich ist und nicht nur bei den Tracerdiagnosen, auf die das Schlaglicht der überregionalen Qualitätskontrolle fällt. Es stehen zwangsläufig nicht nur ganz wenige Eingriffe im Mittelpunkt des Interesses. Darüber hinaus ermöglicht die lückenlose Erfassung aller Daten eine Reihe anderer notwendiger Überprüfungen. Es ist z.B. eine ständige und auch jederzeit abrufbare Infektionskontrolle möglich. Die praktische Arbeit mit einem computergestützten Erfassungssystem aller Daten wird durch die bei Benutzung von Rechnern gegebene Möglichkeit, jederzeit Hilfsanweisungen aufrufen zu können,

Hefte zu „Der Unfallchirurg", Heft 241
K. E. Rehm (Hrsg.)
© Springer-Verlag Berlin Heidelberg 1994

ohne in irgend welchen erläuternden Handbüchern blättern zu müssen, sehr erleichtert. Die Plausibilität der eingegebenen Daten muss kontrolliert werden. Das ist mit Belegleserbögen gut möglich. Eine Kontrolle der Vollständigkeit der abgefragten Daten mit der Möglichkeit der Korrektur unvollständiger Angaben ist bei Benutzung von Belegleser- und Tracerdiagnosen einfach, wenn auch zeitaufwendig machbar. Vor Ort in der Klinik ist für die Qualitätssicherung bei der Benutzung von Belegleserbögen kein Rechner erforderlich. Jedoch hat diese Art der Datenerfassung auch erhebliche Nachteile. Bei zentraler Auswertung der Bögen ist eine zeitnahe Datenerfassung mit Datenvergleich und evtl. Reaktion auf abweichende Ergebnisse nicht möglich. Bisher sind in der Praxis die kürzesten Reaktionsintervalle bei landesweiter Anwendung mindestens 6 Monate. Die Bögen müssen durch mehrere Hände in der Klinik gehen und durch eine zentrale Plausibilitäts- und Vollständigkeitskontrolle vor der Eingabe in der Zentrale. Der Zeitverlust bei Änderung des Anforderungsprofils ist ebenfalls beträchtlich und nur in einem Zeitraum von mehreren Monaten möglich. Dem dateneingebenden Anwender in der Klinik können Hilfen gegeben werden; das ist jedoch nur umständlich über Handbücher möglich.

Dagegen hat die lückenlose on-line-Erfassung aller Operationen mit einem Rechner den gar nicht zu überschätzenden Vorteil, dass eine jederzeitige Auswertung der eigenen Daten in der Klinik machbar ist. Es kann deshalb auch auf abweichende Ergebnisse sofort und ohne Zeitverlust reagiert werden. Eine durch Versagen der Klimaanlage in nur einem Operationsraum bedingte Infektionshäufung wird beispielsweise bereits bei einer monatlichen Selbstüberprüfung in der Klinik tendenziell sichtbar. Der Fehler kann gesucht und abgestellt werden. Wenn ich über diese Störung erst nach frühestens einem Jahr von der zentralen Datenauswertungsstelle einen Hinweis bekomme, ist die Katastrophe bereits komplett.

Die immer wichtiger werdende Erfassung von Daten für den Leistungsnachweis für die interne Budgetierung, die nach dem GSG Pflicht wird, ist ohne Mehrarbeit aus den on-line-erfassten Daten möglich. Ein Vorteil für die eingebenden Chirurgen ist die jederzeitige Abrufbarkeit eines persönlichen Operationskataloges. Nachteile der on-line-Erfassung aller Operationsdaten mit einem Rechner sind in erster Linie die Arbeitsbelastung der eingebenden Ärzte sowie der Kontrollaufwand für die Vollständigkeitsprüfungen und der finanzielle Aufwand für mindestens einen Rechner, jedoch besser ein Rechnernetzwerk mit verschiedenen Arbeitsplätzen pro Klinik.

Auf Grund der erörterten Vor- und Nachteile der unterschiedlichen möglichen Datenerfassungssysteme hat sich eine Arbeitsgruppe von Chirurgen unter Federführung der Ärztekammer Hamburg mit der Entwicklung eines on-line-Erfassungssystems qualitätsrelevanter Daten beschäftigt und ein Qualitätssicherungsprogramm Chirurgie entwickelt. Dieses Programm ist für alle Sparten der operativen Medizin mit geringfügigen Anpassungen in dem Bereich der benutzten Diagnosen und der durchgeführten Operationen in den Menue-Systemen sowie fachspezifischen Ergänzungen bei Risikofaktoren und Komplikationsmöglichkeiten einsetzbar. Die Datenfelder dieses Programms betreffen

1. Personenstammdaten,
2. Daten zum Eingriff: Zeitpunkt, Operationsraum, für den Eingriff beschäftigte Mitarbeiter,
3. präoperative Risikofaktoren, die mit Fachleuten abgestimmt sind und deren Definitionen jederzeit auf dem Bildschirm abrufbar sind,
4. intraoperative Risikofaktoren mit ihren Definitionen,
5. postoperative Störungen, deren Definitionen wiederum mit entsprechenden Fachleuten abgestimmt wurden,
6. Auswertungen.

Der Programmaufbau sieht im einzelnen so aus: Die Stammdaten werden aus dem Verwaltungsrechner übernommen oder, wenn ein solcher noch nicht vorhanden ist, eingegeben. Die den operativen Eingriff beschreibenden Daten werden durch Arzt oder Schwester eingegeben. Die Beschreibung der Operation erfolgt in einem modifizierten und erweiterten Vesca-Code. Präoperative Risikofaktoren und intraoperative Störungen werden angegeben. Die Eingabe erfolgt durch Auswahl-Menues mit Bestätigung der vorgedruckten Texte. Von den bis hier beschriebenen Eingaben wird ein sog. Laufzettel für die Patientenakte zur Benutzung auf der Station ausgedruckt. Er erleichtert die Abschlußeingabe mit der Auswahl der postoperativen Störungen und der Abschlußdiagnose. Je nach Klinikorganisation können auftretende postoperative Störungen täglich auf dem Laufzettel notiert werden und sofort oder bei der Abschlußeingabe gesammelt in den Rechner eingegeben werden. Zur Entlassung erfolgt der Ausdruck eines Datenprotokolls für die Krankenakte, welches auch dem Patienten bei Nachfrage nach gespeicherten Daten ausgehändigt werden kann. Die Auswertung nur vorher vereinbarter Auswertungsschemata ist zu jedem gewünschten Zeitpunkt möglich. Klarschrifteingaben sind für die Bedienung des Quasic-Programms nicht erforderlich. Es gibt jedoch z.B. Notizfelder, die eine spätere wissenschaftliche Auswertung von Daten möglich machen, jedoch nicht zur Qualitätssicherung gehören. Die inzwischen sehr weitgehenden Datenschutzanforderungen werden in diesem Programm berücksichtigt. Es gibt

1. gestaffelte Zugangsberechtigungen mit Passwortschutz;
2. der Datentransport in der Klinik geschieht nur in verschlüsselter Form. Das ist kostenaufwendig, war jedoch die Zustimmungsvoraussetzung zu dem Programm durch den Hamburgischen Datenschutzbeauftragten;
3. Auswertungen von Patientendaten, die für externe Qualitätsvergleiche die Klinik verlassen, sind nur anonym möglich: Auswertungen von mitarbeiterbezogenen Daten sind nur mit deren Zustimmung möglich. Diese Einschränkung war Zustimmungsvoraussetzung der nach dem Hamburgischen Personalvertretungsgesetz mitspracheberechtigten Personalräte.

Die Nachteile unseres Quasic-Programms sind, daß jede Klinik mindestens einen PC braucht. Es ist eine Einarbeitung in das Programm notwendig. Der Zeitaufwand für die Bearbeitung der Daten eines Patienten beträgt nach unseren Messungen im Durchschnitt 12 Minuten.

Die Vorteile sind

1. eine benutzerfreundliche programmgeführte Eingabe der Daten mit Auswahl-Menue;
2. die Plausibilitätskontrollen sind im Programm eingearbeitet. Zu jedem Punkt sind Hilfen aufrufbar. Die benutzten Risikofaktorenlisten intraoperativer und postoperativer Störungen enthalten zu jedem Punkt vereinbarte Definitionen. Beliebige Auswertungen werden nicht zugelassen. Es sind nur die vorher vereinbarten Auswertungen möglich. Das gewährleistet eine weitgehende Datensicherheit für Patienten und Mitarbeiter. Die Zeitersparnis durch die Direkteingabe ist offensichtlich. Jederzeitige Auswertungen vor Ort in der Klinik sind machbar. Es werden Kosten für Personal, Formulare und Porto gespart.

Qualitätssicherung durch lückenlose Datenerhebung, Leistungsfähigkeit und Fehler

J. Grüber, Ch. Eggers, A. Stahlenbrecher und U. Behrmann

Allgemeines Krankenhaus St. Georg, Abteilung für Unfall-, Wiederherstellungs- und Handchirurgie, Lohmühlenstraße 5, D-20099 Hamburg

Zielsetzung

Nach vollstandiger Darstellung des Systems der lückenlosen Datenerhebung im Beitrag von Dr. Hempel soll auf einige offene Probleme eingegangen werden:

1. Reicht der Beobachtungszeitraum bis zur Krankenhausentlassung aus?
2. Sind Tracer-Diagnosen represantativ für das gesamte Krankengut?
3. Was konnen wir aus großen Datensammlungen für den klinischen Alltag gewinnen?
4. Sollten wir konservative Verfahren miterfassen?

1. Beobachtungszeitraum

Durch die Entwicklung zur kürzeren Verweildauer im Krankenhaus und zur Tageschirurgie wurde der Beobachtungszeitraum zur Komplikationserfassung abgekürzt. Relevante postoperative Störungen treten nicht mehr während des Krankenhausaufenthaltes auf, sondern erst später. Bei Behandlung einer postoperativen Störung nach Krankenhausentlassung ist die Komplikationserfassung problemlos möglich, wenn der Patient sich erneut in die erstbehandelnde Klinik begibt. Bei Betreuung durch den Hausarzt oder durch ein anderes Krankenhaus ist die Erfassung erschwert. Das Ge-

Hefte zu „Der Unfallchirurg", Heft 241
K. E. Rehm (Hrsg.)
© Springer-Verlag Berlin Heidelberg 1994

sundheitsreformgesetz, das uns zur Qualitätssicherung verpflichtet, läßt die Möglichkeit von Nachuntersuchungen offen; dies sollte in den Fällen von Tageschirurgie und kurzem stationären Aufenthalt genutzt werden.

2. Tracer-Diagnosen

Als Kriterien für die Auswahl von Tracer-Diagnosen gibt Scheibe an:

1. Eine ausreichende Fallzahl in kleinen Kliniken.
2. Die Berücksichtigung verschiedener chirurgischer Teilgebiete.
3. Die Existenz gesicherten Wissens über den Krankheitsverlauf und die Therapie, denn nur dort, wo diese vorliegt, läßt sich Qualität auch sichern.

Offen bleibt die Frage, in wie weit das durch Tracer-Diagnosen ermittelte Komplikationsspektrum dem einer Gesamtklinik entspricht.

Aus einem 5-Jahreszeitraum wurden bei 14.682 Eingriffen fünf Komplikationen herausgegriffen, und die Komplikaffonen mit dem der Tracer-Diagnosen „OSG" und „Schenkelhalsfraktur" verglichen (Tabelle 1).

Das Komplikationsspektrum der Tracer-Diagnosen stimmte in keinem Punkt mit dem der Gesamtklinik überein.

Bei den sehr niedrigen Komplikationsraten (z.B. Infekt ca. 1%) sind große Patientenkollektive für statistisch signifikante Aussagen erforderlich. Selbst im 5-Jahreszeitraum mit 333 Schenkelhalsfrakturen wurden nur sechs Infekte dokumentiert.

In der Studie von Baden-Württemberg sind Kliniken verzeichnet, die im Jahr ca. 60 Schenkelhalsfrakturen versorgten. Aufgrund der kleinen Kollektive können statistisch nur unsichere Aussagen gemacht werden, die kein genaues Abbild des Komplikationsprofils einer Klinik erlauben.

3. Therapiekonzepte

Die Auswertung der intra- und postoperativen Störungen nach hüftgelenknahen Frakturen in einem Zeitraum von 10 Jahren haben an unserer Klinik entscheidend zur Schaffung eines neuen Therapiekonzeptes beigetragen. In unserer Analyse sollten verschiedene Osteosyntheseverfahren und Implantate den verschiedenen Frakturtypen gegenübergestellt werden. Bei den implantatspezifischen Komplikationen fielen nach

Tabelle 1. Vergleich der Komplikationsraten alle Diagnosen – Tracer Diagnosen

Komplikation	Klinik $n = 14682$	Tracerdiagnose OSG $n = 760$	Tracerdiagnose SHF $n = 333$
Kardio – Pulmo	0,44%	0,39%	1,5%
Lungenembolie	0,29%	0;52%	2,7%
Dekubitus	0,14%	0,26%	0,6%
Hämatom	0,64%	0,13%	2,7%
Infekt	0,27%	0,13%	1,8%

Tabelle 2. Therapieschema. Hüftgelenknahe Frakturen

Frakturtyp	Implantat
A1, A2, B2	DHS, Pohl'sche Laschenschraube
A3 subtr. Femur	Gamma Nagel, DCS, Winkelplatte
B1, B3, C3	Zugschrauben, Endoprothese

Anwendung der Pohl'schen Laschenschraube in 4,3% Trägerschraubendislokationen und in 0,9% Implantatbrüche auf. Diese hohe Komplikationsrate konnte nach Anwendung der DHS auf 0,7% gesenkt werden. Ein Großteil dieser Dislokationen ist auf Indikationsfehler bei pertrochantaren Frakturen des Types A.3 und hohen subtrochantären Frakturen mit Sekundärdislokation zurückzuführen. Schlußfolgernd aus den aufgetretenen Komplikationen haben wir ein vom Frakturtyp abhängiges Therapieschema erstellt (Tabelle 2).

4. Konservative Therapie

Die Erfassung von Komplikationen auf Grundlage des Op.-Buches vernachlässigt die konservative Therapie. Wie Müller anhand einer Studie, die operative und konservative Therapie bei OSG-Frakturen gegenüberstellt, zeigen konnte, gelang die perfekte Reposition bei OSG-Frakturen operativ in 75% der Fälle und konservativ in nur 40% der Falle. Die Arthroserate nach perfekter Reposition betrug 4–12 Jahre nach dem Trauma bei konservativ versorgten Patienten 0%, bei operativ versorgten Patienten 10%, bei einer Gesamtarthroserate von 25% in der operativ, und 55% in der konservativ behandelten Gruppe.

Zusammenfassung

Bei sich ständig verkürzender Verweildauer im Krankenhaus sind Nachuntersuchungen dringend erforderlich.

Qualitätssicherung mit Tracer-Diagnosen läßt nur sehr bedingt Rückschlüsse auf die Rate der intra- und postoperativen Störungen des gesamten Krankengutes zu.

Spezielle Auswertungen aus großen Datensammlungen können in der internen Qualitätssicherung Therapiekonzepte richtungsweisend beeinflussen.

Konservative Verfahren müssen auch dokumentiert werden.

Erfolge und Probleme der Qualitätssicherung bei pertrochantären Frakturen

O. Scheibe

Thüringer Wald Straße 33, D-70469 Stuttgart

Die Qualitätssicherung besteht aus zwei Teilen. Die externe QS sammelt Daten aus allen teilnehmenden Kliniken (116 von 136 Kliniken und Abteilungen Baden-Württembergs im Jahr 92) und liefert der einzelnen Klinik Vergleichswerte. Der Vergleich führt zur internen Qualitätssicherung: Bei unauffälligen eigenen Werten wird die Qualität für die Zukunft gesichert, bei auffälligen Werten, diese in die Unauffälligkeit zurückgeführt und dort gehalten. Baden-Württemberg führt landesweit die Qualitätssicherung nach Schega und Selbmann mit Tracerdiagnosen, wie Nordrhein, Westfalen-Lippe, Sachsen und Sachsen-Anhalt durch. Baden-Württemberg ist Vorreiter für die anderen Bundesländer und entwickelt neue Tracer = Beispielsdiagnosen. Baden-Württemberg hat sich nach drei Jahren der Qualitätssicherung an der Schenkelhalsfraktur, der Qualitätssicherung mit der sub- und pertrochantären Oberschenkelfraktur zugewandt. Qualitätssicherung ist keine Wissenschaft; sie ist ein Routineinstrument, um die Qualität der eigenen Abteilung/Klinik erkennen zu können.

Hat sich denn in der Qualität etwas geändert?

1. Jede Klinik kennt durch die externen Daten ihren Stand. Den kennt auch die Arbeitsgruppe Chirurgie der Arbeitsgemeinschaft Qualitätssicherung Baden-Württemberg, sie ist mit sechs Fachärzten besetzt. Je zwei werden bestimmt von der Landesärztekammer, vom Medizinischen Dienst der gesetzlichen Krankenkassen

Tabelle 1. Qualität unfallchirurgischer Behandlung gemessen mit der Tracerdiagnose. Per- und subtrochantäre Oberschenkelfraktur (aus der Qualitätssicherungs-Maßnahme Baden-Württemberg)

	1990		1991		1992	
Zahl unfallchir. tätiger Abt./Klin. Baden-Württ.	141		141		136	
Zahl an Qualitätssichrung beteiligter unfallchir. Abteilungen/Kliniken	113	80%	116	82%	116	85%
Zahl chir. Klin./Abt.						
Zahl chir. Klin./Abt.	185		185		185	
Zahl an Qualitätssicherung beteiligter Kliniken/Abt. Baden-Württemberg	142	77%	146	79%	153	83%

Hefte zu „Der Unfallchirurg", Heft 241
K. E. Rehm (Hrsg.)
© Springer-Verlag Berlin Heidelberg 1994

Tabelle 2. Qualität unfallchirurgischer Behandlung gemessen mit der Tracerdiagnose. Per- und subtrochantäre Oberschenkelfraktur (aus der Qualitätssicherungs-Maßnahme Baden-Württemberg)

	1990	1991	1992	Tendenz
Risikofaktoren/Begleitkrankh				
Gesamt (alle RF/Begl.kr.)	92,6%	89,2%	88,9%	↓ – 4%
Diabetes mellitus	20,3%	18,2%	17,7%	↓
Adipositas	14,8%	12,2%	12,2%	↓
Arterielle Verschlußkrankh.	9,5%	8,3%	8,1%	↓
Komplikationen				
Gesamt (alle Komplik.)	30,7%	27,3%	25,9%	↓ – 16%
sept. tiefe Wundeiterung (bis unter Fascie)	0,5%	0,4%	0,4%	↓
Osteitis, Weichteilabsz. Fistel	0,3%	0,4%	0,3%	//
andere Implantatlockerg./ anatom. Fehlstellung	2,0%	2,2%	2,0%	//
Decubitus	2,2%	1,7%	1,7%	↓ – 23%
Reinterventionen	7,8%	7,5%	6,5%	

und von der Baden-Württembergischen Krankenhausgesellschaft. Fachberater werden bei bestimmten Fragen beigezogen. Bei erheblichen oder Auffälligkeiten über Jahre hinweg, gibt diese Arbeitsgemeinschaft passive und aktive Hilfestellung.

2. Die Durchschnittswerte der 116 teilnehmenden Kliniken lassen bei einzelnen Qualitätsindikatoren eine Besserung nach sechs, bzw. nach drei Jahren erkennen.

tiefe Wundeiterungen um	20%
Dekubitalulcera um	23%
entsprechend sinkt auch die Rate an Reinterventionen um	18%.

Klassifikation, Scoring und Nachuntersuchung als Grundlagen der Ergebnisqualität

S. Behrens

Unfallchirurgische Klinik, Rintelner Straße 85, D-32657 Lemgo

Einflußgrößen auf die medizinische Qualität unfallchirurgischer Leistungen lassen sich nach Donabedian in 3 Faktoren unterteilen in:

1. Strukturelle Faktoren

Apparative, räumliche Ausstattung.
Qualifikation des ärztlichen, nichtärztlichen Personals, eingesetzte Materialien.

2. Prozessuale Faktoren

Wie arbeitet die Ärzteschaft und die Pflegebesatzung im Team zusammen – Verfahrensabläufe.
Wie schnell können notwendige diagnostische und therapeutische Maßnahmen umgesetzt werden.
Wie lange dauert es, bis die diagnostischen Erhebungen, z.B. beim Polytrauma, abgeschlossen sind, um die ersten notfallmäßigen Versorgungen einzuleiten.

3. Individuelle Faktoren

Wegen der Einmaligkeit menschlicher Natur entstehen bei der Bewältigung traumatologischer Läsionen zahlreiche Einflußmöglichkeiten, die sowohl im somatischen (z.B. Leistung des Herz-Kreislauf-Symstems, der Leber usw.) als auch im psychosozialen Umfeld zu finden sind, so daß eine wesentliche Voraussetzung für den Behandlungserfolg auch in der Bereitschaft des Patienten zur aktiven Mitarbeit zu sehen ist.

Die Faktoren 1–3 beeinflussen entscheidend das Endergebnis unserer Behandlung. Wir sprechen von Ergebnisqualität.

Derzeit gibt es für unser Fachgebiet keine objektiven Parameter, welche Ergebnisqualität erreichbar wäre und welche Mittel, dieses Ziel zu erreichen, angemessen gewesen wäre.

Nehmen wir das Beispiel der von zahlreichen Ärztekammern in unserer Republik eingeführte Qualitätssicherungsmaßnahmen für die Tracerdiagnose Schenkelhalsfraktur. Wir dokumentieren Patienten-individuelle Daten, das OP-Verfahren und mögliche Frühkomplikationen, um Aufschluß über die Versorgungsqualität im OP zu erlangen. Die für uns alle, besonders aber dem Patienten bedeutsamere Ergebnisqualität, läßt sich hieraus nicht ableiten. Wir haben keine Informationen über die definitive knöcherne Heilung, die Kopfnekrosenrate, Spätinfektionen, Mobilität des Patienten und funktionelle Gangleistung. Selbst bei komplikationsträchtigem Verlauf in der unmittelbaren postoperativen Phase können wir keine Aussagen über das defini-

Hefte zu „Der Unfallchirurg", Heft 241
K. E. Rehm (Hrsg.)

tive Endergebnis machen, da bei erfolgreicher Behandlung der Komplikationen ein gutes Endergebnis möglich wäre.

Deshalb müssen wir im Sinne der Ergebnisqualität Nachuntersuchungen frühestens 2 Jahre nach der Behandlung fordern, um das erzielte Endergebnis zu dokumentieren. Dieser Zeitrahmen entspricht auch dem von der Berufsgenossenschaft angestrebten Gewöhnungsprozeß.

Leider fehlt eine allgemein vergleichbare Standardisierung der Untersuchungsbedingungen durch Klassifikation der Verletzung, Definition von Risikofaktoren und Komplikationen, Verwendung einheitlicher Bewertungsverfahren (Scoring) und den Untersuchern fehlt häufig die emotionale Distanz, um schonungslos die kritischen Seiten der Ergebnisse darzulegen.

Standardisierung des diagnostischen und therapeutischen Vorgehens beinhalten normierende Festlegungen zur Vereinheitlichung von Leistung mit dem Ziel der Qualitätsbeurteilung und Sicherung. Zur Erarbeitung von Qualitätsstandards ist die Unfallchirurgie in Teilbereichen geeignet, da viele ärztliche Handlungen mechanistischer Natur und damit einer exakten Dokumentation und Kontrolle zugänglich sind. Im Gegensatz hierzu die Behandlung von Krankheitsbildern aus dem psychiatrischen Formenkreis, wo die Effizienz ärztlicher Maßnahmen kaum überprüfbar erscheint.

Der erste Schritt sollte eine exakte Basisdokumentation sein. Im Innenverhältnis zu unseren Sozialversicherungsträgern ist die Verschlüsselung unserer Diagnosen in der ICD-9-, ab 1994 in der erweiterten ICD-10-Klassifikation bindend vorgeschrieben. Die geringe Aussagekraft dieser Klassifikation für die Traumatologie im Hinblick auf klinische oder gar wissenschaftliche Belange wurde wiederholt dargestellt.

Die Arbeitsgruppe Dokumentation im Wissenschaftsausschuß der DGU hat vor einem Jahr das Konzept einer umfassenden Klassifikation unfallchirurgischer Krankheitsbilder vorgestellt. Basierend auf der AO-Verschlüsselung für Frakturen wurde eine detaillierte Differenzierung von Unfallerkrankungen nach Lokalisation, Verletzungsart und Schwere vorgenommen. Die Besonderheiten des Polytraumas, des Weichteilschadens, von Folgezuständen nach Verletzungen und das kindliche Trauma selbst wurden berücksichtigt. Der Schlüssel ist logisch aufgebaut, hierarchisch geführt und verspricht Anwenderfreundlichkeit bei gleichzeitiger Transparenz. Automatisches Matching zum ICD-Schlüssel – wie von den Krankenkassen gefordert – wird ermöglicht.

In gleicher Konsequenz soll ein Dokumentationsschlüssel für unsere therapeutischen Maßnahmen und mögliche Komplikationen erarbeitet werden.

Neben der Klassifikation ist die quantitative Bewertung, das sogenannte Scoring, wichtig. Dies erreicht man durch einen sogenannten Punkteschlüssel. Als Grundlage können anatomische epidemiologische Register oder auch Laborparameter herangezogen werden. Die komplexeste Aufgabe dieser Art ist der Versuch, die Verletzungsschwere bei Mehrfachverletzten und Polytraumatisierten zu erfassen. Gerade für diese Patientengruppe ist jedoch die Vergleichbarkeit der Verletzungsschwere von entscheidender Bedeutung, wenn man die Leistungsfähigkeit unterschiedlicher therapeutischer Konzepte bewerten will.

Die Benutzung dieser umfassenden Klassifikation sollte nach einem notwendigen Probelauf von möglichst allen Mitgliedern der DGU zur Dokumentation übernommen werden. Damit wäre der erste grundlegende Schritt auf dem Wege zu einer effizienten Qualitätssicherung, nämlich der Gewinnung eines kompatiblen Datenpooles erreicht. Die Überprüfung der Ergebnisqualität in der Unfallchirurgie ist nur über Nachuntersuchungsreihen zu erreichen. Im Gegensatz zur Anästhesie, wo das Endergebnis eines Narkoseverfahrens schon während der stationären Behandlung beurteilt werden kann, benötigt die Wiederherstellung von Funktion und Statik unfallchirurgischer Patienten oftmals Monate.

Endergebnisqualität kann nur in jenen Bereichen sinnvoll kontrolliert werden, in denen bereits gesicherte Referenzsysteme mit sinnvollen Standards existieren. Insoweit wäre es korrekt, im Rahmen von objektiven wissenschaftlichen Studien an Referenzkliniken, die die unterschiedliche Versorgungsstruktur der Krankenhäuser wiedergeben, prospektiv randomisierte Erhebungen zu definitiven Verletzungsbildern durchzuführen mit dem Ziel, solche Standards zu erarbeiten.

Ein zweiter, im Sinne der Qualitätssicherung weniger effektiver Weg wäre die Ermittlung von Qualitätsstandard aus den Ergebnissen standardisierter Nachuntersuchungsreihen sämtlicher Unfallkliniken unserer Republik. Wahrscheinlich liegt der Standard bei dieser Methodik im Mittelwert niedriger, da weniger leistungsfähige Einheiten das Niveau herabsetzen. Ich bin mir darüber im Klaren, daß der Begriff „Standard" viel Zündstoff in die folgende Diskussion bringen wird. Wir bewegen uns hier auf einem schmalen Grad zwischen Notwendigkeit und möglichem Schaden. Werden die Normen sehr eng ausgelegt, werden Außenseitermethoden ausgegrenzt, was einer Beschränkung der Therapiefreiheit gleich käme. Auch juristische Komplikationen sind zu beachten, da Empfehlungen wissenschaftlicher Fachgesellschaften gern als Angelpunkt für zivilrechtliche Auseinandersetzungen genommen werden. Auf der anderen Seite gibt es keine Sicherung der Ergebnisqualität, wenn wir nicht in irgendeiner Weise das unfallchirurgisch Machbare einer Behandlung definieren.

Welche Voraussetzungen müssen wir in unseren Kliniken schaffen, damit interne und externe Ergebnisqualität ermittelt werden kann.

1. Die Installierung einer leistungsfähigen EDV, die neben der Erfassung krankenhaustypischer Leistungen über entsprechende Vernetzungen unseren umfangreichen Diagnose- und Therapieschlüssel aufnehmen kann.
2. Die Arbeitsgruppe Dokumentation der DGU sollte den Diagnose- und Therapieschlüssel möglichst bald komplettiert zur Verfügung stellen.
3. Es müssen standardisierte Nachuntersuchungsbögen in Anlehnung an die AO-Dokumentation erarbeitet werden, um flächendeckend Nachuntersuchungsreihen durchzuführen.
4. Die Ermittlung der Ergebnisqualität für interne oder externe Vergleiche erfordert zusätzlichen Zeitaufwand und Personal und kann daher nicht aus dem bisherigen Budget beglichen werden. Kassenfunktionäre haben bisher aus verengter Kostenperspektive kaum Gelder für die Qualitätssicherung zur Verfügung gestellt. Wenn auf der einen Seite Krankenkasse und deren Versicherte einen uneingeschränkten Anspruch auf qualitativ hochstehende ärztliche Versorgung erheben, so muß auf der anderen Seite auch den Versicherern klar sein, daß eine Qualitätskontrolle nicht zum Nulltarif zu erhalten ist.

566

Literatur

Arnold M (1992) Grundsätzliche Grenzen der Qualitätssicherung in der Medizin. Chirurg BDC 31:8

Buchhorn E (1993) Der ärztliche Standard. Dtsch Ärztebl 90:28

Donabedian A (1974) The quality of medical care methods for assessing and monitoring the quality of care for research. Science 20:856

Eichhorn S (1992) Qualitätssicherung in der Medizin aus der Sicht des Krankenhausträgers. Chirurg BDC 31:8

Meenen NM et al. (1993) Anforderung an die Verschlüsselung von Diagnose, Therapieverfahren und Komplikationen in der Unfallchirurgie. H Unfallchirurg 232:302

Gefahren für Datenschutz und Therapiefreiheit durch falsch verstandene Qualitätssicherung

A. Pannike, Frankfurt

(Manuskript nicht eingegangen)

Hefte zu „Der Unfallchirurg", Heft 241
K. E. Rehm (Hrsg.)
© Springer-Verlag Berlin Heidelberg 1994

XXI. Arbeitsgruppen/Spezialisten: Intensivmedizin. Postprimäre Frakturversorgung des Schwerverletzten

Vorsitz: K. P. Schmit-Neuerburg, Essen; O. Trentz, Zürich

Pathophysiologie der operativen Frakturversorgung beim Frischverletzten. Intensiv-therapeutisches Management während der ersten Stabilisierungsphase und Indikatoren (Laborparameter, Marker) für die zeitliche Festlegung der postprimären Frakturversorgung

O. Trentz, Zürich

(Manuskript nicht eingegangen)

Dringliche Indikationen zur primären (innerhalb von 12 Stunden) Frakturstabilisierung (inklusive Simultanoperation) und Besonderheiten der Verfahrenswahl

G. Muhr

Berufsgenossenschaftliche Unfallklinik „Bergmannsheil", Gilsingstraße 14, D-44789 Bochum

Nach Abwendung der unmittelbaren Lebensbedrohung, in der Phase von Präklinik und Schockraum (Akutphase), haben alle nachfolgenden Bemühungen der Stabilisierung des Allgemein- und Wundzustandes zu gelten (Primärphase). Therapeutisch wird weiter Volumen zugeführt, Beatmungsparameter werden optimiert und diagnostische Kontrollen verfeinert (spezielle Röntgenuntersuchungen, Angiographien, Konsiliartätigkeit). Das Stabilisierungskonzept gilt ebenfalls für Extremitätentraumen, um akute Gefährdungen und chronische Spätfolgen zu verringern. Lokal-taktische Maßnahmen dieser Periode gelten der Blutstillung, der Wundausschneidung, der Durchblutungssicherung und der Fragmentfixation.

Hefte zu „Der Unfallchirurg", Heft 241
K. E. Rehm (Hrsg.)
© Springer-Verlag Berlin Heidelberg 1994

Indikation

In der Versorgungshierarchie und Dringlichkeit beim Schwerverletzten sind nach intrakraniellen Blutungen und kreislaufrelevanten, abdominellen Organrupturen, die Gefäßverletzungen mit und ohne Frakturen, die weit offenen Frakturen, Kompartment-Syndrome und schockrelevante Frakturen zu nennen. Je erheblicher der Dislokationsgrad der Fragmente ist, umso stärker sind die Weichteile geschädigt und desto größer ist daher die Schockrelevanz. Die Prioritäten der Extremitätenversorgung gelten der massiven Blutung mit vitaler Gefährdung, der Schockinduktion durch permanentes Gewebetrauma und Schmerzen, sowie der Sekundärgefährdung durch Perfusionsstörungen oder Kompartment-Syndrome. Nach etappenweiser Stabilisierung des Patienten mit aggressiver Volumenzufuhr, Sofortbeatmung und dem Ausschluß weiterer Lebensbedrohung, wird die Diagnostik an Extremitäten, Wirbelsäule und Stamm vorangetrieben, um die Operabilität herzustellen. Pulswerte unter 100, systolische Blutdruckwerte von über 100, Thrombozyten von über 100.000, ein PO_2 von über 80 und eine Stundenharnmenge von mindestens 60 ml sind u.a. Kriterien der Operabilität.

Ausgehend vom Gefährdungsgrad stehen instabile, dislozierte Beckenbrüche mit zunehmendem Blutverlust an oberster Stelle, gefolgt von Frakturen mit offenen Gefäßverletzungen, stark dislozierten Femurfrakturen, weit offenen Brüchen und Kompartment-Syndromen, Serienfrakturen, Brüchen mit schweren Weichteilschäden, Extremitätenzertrümmerungen und Amputationen.

Therapiekonzept

Nach Sicherung der Indikationsstellung und der Operationsfähigkeit wird der Patient in den Operationssaal gebracht. Unter der Vorbereitung zum Eingriff und während der Operation werden alle Schockbehandlungsmaßnahmen permanent durchgeführt, die Diagnostik wird kontinuierlich überprüft, es geschieht eine ununterbrochene Reevaluierung des Allgemeinzustandes. Dies erfordert ein umfassendes Kreislauf- und Atemmonitoring des Patienten, eine Kontrolle der Harnausscheidung, der peripheren Durchblutung (Pulsoxymeter) und der Blutgerinnung. Dies ist notwendig, um bei Veränderung der allgemeinen Situation einen Indikationswechsel in der Versorgungshierarchie vornehmen zu können. Die gesamte intensivmedizinische Tätigkeit wird im Operationsbereich durchgeführt. Die Behandlungsgrundsätze an Becken und Extremitäten umfassen bei offenen Frakturen die Wundausschneidung, bei weichteilgeschädigten Frakturen die Entlastung zur Perfusionsverbesserung und die Frakturstabilisierung. Die Knochenbruchfixation ist als Basis für die spätere Weichteilrekonstruktion zur Funktionswiederherstellung anzusehen. Die Reposition der Fragmente erfolgt günstigerweise mit einem Distraktor, Diastasen sind unbedingt zu vermeiden (Kompartment-Druckerhöhung).

Osteosynthesetechniken

Trotz der Dringlichkeit der Situation sollten Osteosynthesen möglichst definitiv angestrebt werden, um Sekundäreingriffe zu vermeiden. Erzwingt die lokale Situation oder der Allgemeinzustand eine notfallmäßige Stabilisation, dürfen dadurch spätere rekonstruktive Maßnahmen an Knochen und Weichteilen nicht behindert werden. Als Implantate kommen der Fixateur externe, ungebohrte Marknägel und Überbrückungsplatten in Betracht. Die Diaphysenfrakturen der unteren Extremität, aber auch an der oberen Extremität, können durch ungebohrte Marknägel rasch und biologisch stabilisiert werden. Plattenosteosynthesen kommen vor allem dann in Betracht, wenn sich aus anderer Ursache eine Marknagelosteosynthese verbietet und eine ausreichende Weichteildeckung des Implantates vorhanden ist. Die Platten sollten überbrückend angebracht werden, nur einfache Bruchformen erfordern das Konzept der rigiden Osteosynthese. Im Meta- und Epiphysenbereich kommen Schrauben und Platten in Betracht. Zusätzlich kann bei schweren Weichteilschäden oder isolierten Verschraubungen eine externe Transfixation des Gelenkes vorübergehend die Stabilität verbessern. Instabil-dislozierte Beckenbrüche werden notfallmäßig zur Blutstillung gedeckt reponiert und mit externen Fixateuren (Beckenzwinge) stabilisiert. Muß offen vorgegangen werden (operative Blutstillung, sekundäre Hämatomausräumung), so kann auf dem Rückweg beim Wundverschluß eine interne Osteosynthese angeschlossen werden. Interne Osteosynthesen sind aus Gründen der Biomechanik und des Pflegekomforts dem externen Fixateur am Becken überlegen.

Simultaneingriffe

Simultanoperationen in der Primärphase sind nur an den Extremitäten sinnvoll. Eine Möglichkeit der Simultaneingriffe besteht an Schädel und Extremitäten, kaum praktikabel ist die Kombination thorakaler oder abdomineller Operationen mit Eingriffen an den Extremitäten.

Schlußfolgerung

Beim schwerverletzten Patienten ist das Ziel eine möglichst umfassende und definitive Frakturversorgung „first day Surgery". Die dringlichen Eingriffe innerhalb der 12-Stundengrenze gelten all jenen Schäden, die durch Blutung, zunehmende Perfusionsstörung oder Instabilität den Schock unterhalten, verstärken oder drohende Spätschäden hervorrufen. Diese sollten, wenn es der Patientenzustand irgend zuläßt, sofort und umfassend definitiv versorgt werden. Parallel dazu ist während der gesamten Zeitperiode und darüberhinaus während aller Eingriffe der intensivmedizinische Standard aufrecht zu erhalten.

Postprimäre Frakturversorgung innerhalb der ersten 24 Stunden von Wirbelsäulenverletzungen, Thoraxwand-Instabilität, stammnahen Schaftfrakturen und komplexen Handverletzungen.

H.-C. Pape

Unfallchirurgische Klinik der MHH, Konstanty-Gutschow-Straße 8, D-30625 Hannover

Neben der Schockbekämpfung im Rahmen der Reanimationsphase nach schwerem Trauma stellt die frühe Stabilisierung von Frakturen einen der wesentlichen Pfeiler der Therapie polytraumatisierter Patienten dar. Deutliche Vorteile der primären Frakturstabilisierung insbesondere bezüglich der Beatmungsdauer, der Inzidenz infektiöser Komplikationen und der Letalität kornnten in einer Reihe von Studien Mitte der 80iger Jahren gezeigt werden.

1. Allerdings hat sich bei konsequenter Durchführung dieses Prinzips gezeigt, daß durch die Wahl des Zeitpunktes und des Verfahrens zur Stabilisierung von Frakturen der posttraumatische Verlauf auch ungünstig beeinflußt werden kann. Betrachtet man beispielsweise die Versorgungsprinzipien stammnaher Schaftfrakturen bei Polytrauma, so stellt im wesentlichen die Oberschenkelmarknagelung die Therapie der Wahl dar. Zu berücksichtigen ist bei der Indikationsstellung zur Oberschenkelmarknagelung neben den lokalen Kriterien (Frakturlokalisation, Weichteilverhälnisse) aber insbesondere der Gesamtzustand des Patienten. Bei Schwerverletzten mit zusätzlicher Lungenverletzung (Lungenkontusion, Rippenserienfrakturen) ist es bei Durchführung einer aufgebohrten Oberschenkelmarknagelung überzufällig häufig zu einer postoperativen Verschlechterung der Lungenfunktion mit nachfolgendem Lungenversagen (ARDS) gekommen. Dieses läßt sich pathogenetisch eindeutig auf eine Embolisierung von Knochenmarksfett in die Lunge im Rahmen des Aufbohrvorganges zurückfahren. Tiererexperimentelle und auch klinsche Untersuchungen haben gezeigt, daß diese Vorgänge verhindert werden können, wenn ein Verfahren ohne Aufbohrung des Markraumes gewählt wird. Alternativ hierzu kann bei klinisch instabilen Patienten auch die Anlage eines Fixateur externe am Oberschenkel sinnvoll sein – allerdings mit dem Nachteil eines nicht definierten Verfahrens und der Notwendigkeit einer erneuten Operation.

Die Indikation erwies sich insbesondere als schwierig bei den Patienten, welche von den allgemeinen Parametern stabil erscheinen, aber bei zusätzlichen „Operationstrauma" entgleisen. Für diese Patienten, besonders gefährdeten Patienten, bietet sich der Begriff „Borderline Patient" an.

2. Die Bedeutung des Operationstraumas kommt auch bei der Frage der Versorgung von instabilen Thoraxwandverletzungen zur Geltung. Im Laufe der letzten Jahrzehnte sind eine Reihe verschiedener Verfahren vom extern anzulegenden Distraktor bis zur intraossären Schienung in der Literatur diskutiert worden. Für den heute zu wählenden Standard spielt jedoch die in der letzten Dekade entwickelte Standard der „prophylaktischen Intubation und Dauerbeatmung" eine wesentliche Rolle. Zur Prophy-

Hefte zu „Der Unfallchirurg", Heft 241
K. E. Rehm (Hrsg.)

laxe eines posttraumatischen Lungenversagens stellt die Beatmung das Behandlungs-konzept der Wahl dar, da bis heute ein suffizientes (z.b. medikamentöses) Therapie-konzept nicht zur Verfügung steht. Die längerfristige Peep-Beatmung stellt eine „innere Schienung" der Thoraxwand dar, die somit die Phase bis zur beginnenden knöchernen Rekonsolidierung überbrückt. Eine Thorakotomie im Rahmen der Pri-märtherapie stellt hingegen ein erhebliches weiteres Operationtrauma dar, welches insbesondere beim „Borderline Patienten" den Ausschlag zu weiterer Ver-schlechterung der Gesamtsituation durch Verlängerung der Initial-Operationsdauer und zusätzlichen Blutverlust führen kann. Als Sonderfall ist hier eine intrathorakale Verletzung zu nennen, welche als solche eine Thorakotomie erfordert. Hier ist eine Stabilisation der Thoraxwand – gleichsam auf dem Rückzug nach erfolgter Operation – zu diskutieren.

3. Bei den Verletzungen der Wirbelsäule sind wiederum andere Prinzipien zu berück-sichtigen. Von den Prinzipien der Intensivpflege stellen nicht stabilisierte Verletzun-gen der Wirbelsäule komplexe Anforderungen an das Pflegepersonal. Ist z.b. ein Halo-Fixateur angelegt, so sind prinzipielle pflegerische Tätigkeiten erheblich beein-trächtigt durchführbar, bzw. eine Lagerung bei Frakturen des Lendenwirbelbereiches wiederum kann bei längerem Intensivverlauf zur Entwicklung von Dekubiti führen, welche ihrerseits weitere Komplikationen bedingen können. Somit ist, unabhängig von den absoluten OP-Indikationen (zunehmende Zeichen einer neurologischen Schädigung) – die primäre operative Versorgung anzustreben. Allerdings muß auch hier die Bedeutung des Operationstraumas berücksichtigt werden. Bei Verletzungen der HWS kommt dieses nicht so sehr zum tragen – hier kann eine ventrale Stabilisie-rung durchgeführt werden – als vielmehr in der LWS. Hierbei empfiehlt sich die pri-märe Stabilisation von dorsal. Diese ermöglicht bei geringem Operationstrauma eine Stabilisierung, welche zumindest die wesentlichen pflegerischen Maßnahmen (Dre-hung, beg. Mobilisation) ermöglicht. In der Regenerationsphase kann dann die zusätz-liche Stabilisation von ventral erfolgen.

4. Bei der Versorgung komplexer Handverletzungen ist es nicht so sehr das Opera-tionstrauma als solches, welches unbedingt berücksichtigt werden sollte. Vielmehr stellt die für eine komplette Rekonstruktion von Nerven, Gefäßen und Sehnen einen erheblichen Zeitaufwand dar. Dieser Faktor erscheint durch simultane Operation li-mitierbar. Für die Erhaltung der Funktionalität ist die primäre Rekonstruktion der Leitstrukturen von entscheidener Bedeutung. Eine Reanastomosierung peripherer Nerven und Sehnen ist als sekundäre Maßnahme aufgrund erfolgter Retrakierung des Gewebes und erheblicher Vernarbung kaum noch durchführbar. Somit gilt für die Versorgung der Handverletzungen – auch als komplexe Verletzung – der Grundsatz der möglichst primären definitiven Rekonstruktion. Anzumerken ist allerdings, daß diese komplexen Verletzungen insgesamt selten sind; im eigenen Patientengut fanden sie sich bei Polytrauma > 20 Punkte PTS nur in 0,8%. Bei der operativen Versorgung in der Primärphase ist somit die Anwendung operativen Möglichkeiten mit der Ge-samtverletzungsschwere des Patienten und insbesondere der Verletzungsverteilung abzuwägen. Die Wahl eines falschen Operationsverfahrens kann auch bei anschei-nend stabilen Patienten, welche sich de facto nur in einem labilen Gleichgewicht be-

finden („Borderline Patienten") eher zu einer Verschlechterung des Zustandes beitragen.

Somit ist eine genaue Einschätzung des Patienten unter Kenntnis aller Einzeldiagnosen und kontinuierlichen Monitoring von entscheidener Wichtigkeit. Erst hierdurch kann dann sinnvoll über eine Durchführung eines bestimmten Operationsverfahrens – oder auch Unterlassung einer „größeren" Operation entschieden werden.

Postprimäre Frakturversorgung in der zweiten Operationsphase (36–72 Stunden) bis zum Beginn der „vulnerablen" (septischen) Phase (ab 4.–6. Tag): Möglichkeiten und Grenzen der definitiven Stabilisierung von Gelenkfrakturen, Fußwurzel- und Handverletzungen, Beckenringfrakturen

D. Nast-Kolb, I. Gürtner, C. Waydhas und L. Schweiberer

Chirurgische Klinik und Poliklinik, Klinikum Innenstadt der Ludwigs-Maximilians-Universität, Nußbaumstraße 20, D-80336 München

Bei der Behandlung polytraumatisierter Patienten wird beim allgemein anerkannten abgestuften Behandlungsvorgehen [3] zwischen dringlichen Früh- und aufgeschobenen Spätoperationen unterschieden. Umstritten ist dabei weiterhin der günstigste Operationszeitpunkt von Frakturen. Während Frakturen mit Gefäßverletzung oder Weichteilschaden eine klare Indikation zur Primärversorgung innerhalb der ersten Stunden darstellen, steht die Stabilisierung stammnaher Frakturen in der Diskussion, wobei heute zwischen primären wenig invasiven (Fixateur externe, ungebohrte Marknagelung) und frühsekundären definitiven Verfahren (gebohrte Marknagelung) unterschieden wird.

Die Grundlage dieser differenzierten Betrachtung der Frühphase der Behandlung stellt zum einen der nun auch in prospektiven Studien klinisch nachgewiesene Ablauf des traumatisch-hämorrhagischen Schockgeschehens dar [1, 2]. Nach der primären, innerhalb der ersten 12 Stunden ablaufenden maximalen Aktivierung sämtlicher humoraler und zellulärer Systeme kommt es während des 2.–4. Tages bei allen Patienten zu einem Rückgang der erhöhten Mediatoren. Die Phase des ab dem 4. Tag auftretenden sekundären Organversagens ist charakterisiert durch anhaltend hohe bzw. wieder ansteigende Plasmaspiegeln der Entzündungsfaktoren, während bei komplikationslosem Heilungsverlauf eine Normalisierung dieser Systeme eintritt. Darüber hinaus konnten wir zum anderen aufzeigen, daß jede Osteosynthese, abhängig von der Größe des Eingriffes, ein additives Trauma entsprechend dem Unfall-Schockgeschehen darstellt [4].

Hefte zu „Der Unfallchirurg", Heft 241
K. E. Rehm (Hrsg.)

der
Gelenkregionen

der großen
Röhrenknochen

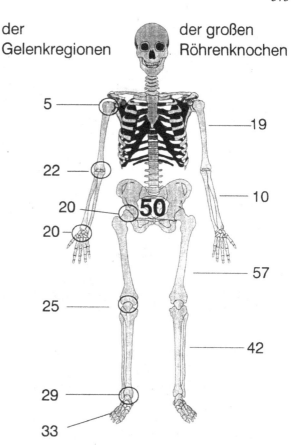

Abb. 1. Frakturverteilung auf die Gelenkregionen, den Bekkenring sowie auf die großen Röhrenknochen bei 144 polytraumatisierten Patienten (Frakturen: $n = 331$)

Im Folgenden soll anhand unseres prospektiv erfaßten Polytraumakrankengutes [1] der Stellenwert des postprimären Operations-Zeitpunktes für die Versorgung von Becken-, Gelenk- sowie Hand-und Fußfrakturen dargestellt werden.

Von 144 Patienten (mittl ISS: 37 Punkte, Letalität 15%) wiesen 48% Verletzungen des Beckens und 89% der Extremitäten auf. Zusatzverletzungen des Schädels wurden in 62%, des Thorax in 61% und des Abdomens in 41% der Fälle verzeichnet. Die Verteilung der Frakturen auf die o.g. Regionen ist der Abb. 1 zu entnehmen. Insgesamt betrug der Anteil offener Verletzungen 13%, wobei alle Azetabulumfrakturen geschlossen waren und die Beckenringverletzungen lediglich in 6% einen offenen Weichteilschaden zu verzeichnen hatten. Eine zunehmende Häufigkeit offener Frakturen zeigte sich von den Handverletzungen (10%) über die Schultergelenks- (20%), Sprunggelenks- (21%) und Fußregion (27%) bis zu den beim Trauma exponiertesten Bereichen des Kniegelenkes (44%) und des Ellbogengelenkes (50%).

Die Aufschlüsselung der Operationszeitpunkte (Abb. 2) ergibt insgesamt in 39% Frühoperationen der ersten 24 Stunden, am seltesten bei Azetabulumfrakturen (23%) und am häufigsten bei den Fußverletzungen (54%) durchgeführt. Über die Hälfte der Frakturversorgungen (51%) waren sekundär nach dem 3. Tag erfolgt. Der im Rahmen dieser Darstellung zu untersuchende „frühsekundäre" Operationszeitpunkt 24–72

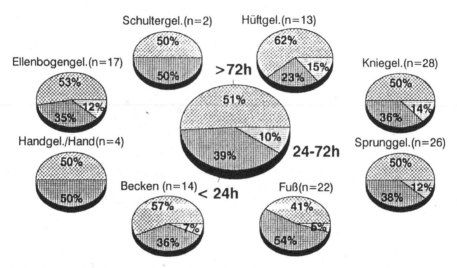

Abb. 2. Anteil (%) der Frühoperationen (< 24 Stunden n.tr.), frühsekundären Operationen (24–72 Stunden n. Tr.) und Spätoperationen (> 72 Stunden n.tr.) bei der Versorgung von Gelenk- und Beckenfrakturen (Polytrauma: n = 144)

Stunden nach dem Trauma kam insgesamt nur in 10% der 133 operativen Frakturversorgungen vor.

Zur Überprüfung des Zusammenhanges zwischen Operationszeitpunkt und Behandlungsverlauf wurde jeweils für die Frakturversorgungen der 3 zeitlichen Versorgungsbereiche sowie für die übrigen Behandlungen „ohne Operation" prozentual zwischen letalem, reversiblem und nicht aufgetretenem Organversagen unterschieden (Abb. 3). Dabei ergab sich für die 46 Früh- und 13 Frühsekundärversorgungen mit 20% bzw. 23% ein gleich hoher Anteil letaler Verläufe. Dies entspricht mit 24% demjenigen der „konservativen" Behandlungen, wobei in dieser Gruppe eine Reihe von operationspflichtigen Verletzungen beinhaltet ist, welche jedoch wegen frühen schweren Organfunktionsstörungen bis zum Versterben nicht osteosynthetisch stabilisiert werden konnten. Eine signifikant niedrigere Letalitätsrate (3%) war dagegen nach den 66 Sekundärversorgungen ab dem 4. Tag nach Trauma zu verzeichnen. Darüberhinaus zeigte diese Gruppe auch mit 42% den höchsten Anteil komplikationloser Verläufe. Der in Abb. 3 jeweils mitdargestellte mittlere ISS-Wert, welcher bei den Spätversorgungen mit 38 Punkten gegenüber den frühen (34 Punkte) und frühsekundären (30 Punkte) Operationen tendenziell am höchsten war, belegt, daß es sich bezüglich des Schweregrades um vergleichbare Gruppen handelt und somit die verbesserte Prognose tatsächlich auf den verzögerten Operationszeitpunkt zurückgeführt werden muß.

Dieses Ergebnis bestätigt uns in unserem Behandlungsvorgehen, bei dem die Regelversorgung der Becken- und Gelenkverletzungen in der späten Operationsphase ab dem 4. Tag stattfindet. Dies ist zum einen beim Polytraumatisierten wegen des additiven Operationstrauma bestimmt. Darüberhinaus ist ein zur Vermeidung lokaler Komplikationen abwartendes Vorgehen bis zum Rückgang der posttraumatischen Schwellung bei Plattenosteosynthesen der proximalen und distalen Tibia sowie des Kal-

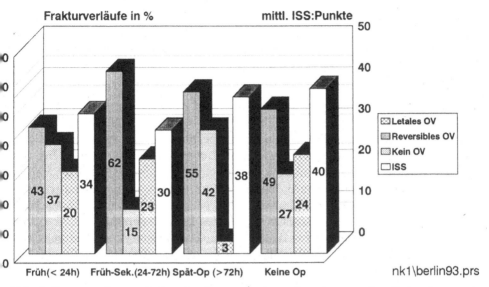

Abb. 3. Zusammenhang zwischen den Operationsphasen bzw. konservativer Behandlung und dem Krankheitsverlauf, in Abbhängigkeit vom Injury Severity Score (ISS) bei der Versorgung von Gelenk- und Beckenfrakturen (Polytrauma: $n = 144$; Frakturbehandlungen: $n = 222$)

kaneus auch beim Mehrfachverletzten selbstverständlich. Indikationen zur Frühoperation innerhalb der ersten 24 Stunden bestehen lediglich bei Beckenverletzungen mit Urogenitalbeteiligung bzw. schweren dorsalen Blutungen und bei Frakturen mit Gefäßbeteiligung, geschlossenem oder offenen Weichteilschaden Grad 2 und 3 bzw. Nekrosegefahr des Weichgewebes (geschlossen nicht reponierbare Luxationsfrakturen) und des Knochens (z.B. mediale Schenkelhalsfraktur, Talusluxationsfraktur).

Zur Beantwortung der Frage nach der Indikation einer frühsekundären definitiven Versorgung von Becken- und Gelenkverletzungen haben wir unsere 13 Operationen dieses Zeitraumes im Detail analysiert. Dabei ergaben sich 3 gleichgroße Gruppen: Bei 4 Patienten mit relativ niedrigem Schweregrad (mittl. ISS: 24 Punkte) erfolgte die definitive endgültige operative Rekonstruktion. Bei 5 Verletzten mit höherem Schweregrad (mittl. ISS: 35 Punkte) machten instabile Gelenkverletzungen eine offene Reposition und Stabilisierung erforderlich. Und schließlich fielen in diese Gruppe 4 Fälle mit dem höchsten Schweregrad (mittl. ISS: 45 Punkte), bei denen nach anderen vordringlichen Eingriffen die „Frühindikationen" verzögert „frühsekundär" nachgeholt wurden. Diese Analyse zeigt auf, daß eine Indikation zur definitiven Versorgung von Becken- und Gelenkverletzungen am 2. und 3. Tag lediglich bei Patienten mit geringem Schweregrad besteht.

Damit erhebt sich abschließend die Frage nach der Beurteilung eines „geringen Schweregrades" bzw. der „Operabilität" in diesem frühen posttraumatischen Verlauf. Diese Frage haben wir im Rahmen unserer prospektiven Polytraumastudie anhand perioperativer Messungen von 29 Operationen des 2. und 3.Tages untersucht (Way). Dabei stellte sich heraus, daß in dieser Phase der Oxygenierungsquotient (pO_2/Fio_2) den einzigen Parameter darstellt, der präoperativ mit einer Genauigkeit von 83% auf ein späteres Organversagen schließen lassen kann. Als Diskriminanzwert hatte sich dabei ein Wert von 280 ergeben. Dies bedeutet, daß eine definitive operative Versorgung nur dann erwogen werden sollte, wenn beim leichter Polytraumatisierten (ISS < 30 Punkte) kein respiratorisches Versagen mit einem Oxygenierungsquotienten < 280 vorliegt.

Zusammenfassung

Die Auswertung von 144 Patienten einer prospektiven Polytraumastudie (mittlerer ISS: 37 Punkte, Letalität: 15%) ergab bei Spätversorgungen nach dem 3. Tag von Becken- und Gelenkfrakturen mit 3% eine signifikant niedrigere Letalität als nach Frühversorgungen innerhalb der ersten 24 Stunden (20%) und frühsekundären Eingriffe 24–72 Stunden nach dem Trauma (23%). Dies bedeutet, daß die Regelversorgung dieser Frakturen mit Ausnahme von lokalen Zusatzverletzungen in der späten Operationsphase nach dem 3. Tag erfolgen sollte. Ein früherer Versorgungszeitpunkt ist nur bei Leichtverletzten mit normaler respiratorischer Funktion gerechtfertigt.

Literatur

beim Verfasser

Postprimäre Frakturversorgung des Schwerverletzten. Verlauf, Komplikationen und Ergebnisse der primären, postprimären, sekundären und spätsekundären Frakturversorgung

M. Aufmolk, U. Obertacke, F. Neudeck, Ch. Kleinschmidt, M. Bardenheuer und K. P. Schmit-Neuerburg

Abteilung für Unfallchirurgie, Universitätsklinikum Essen, Hufelandstraße 55, D-45122 Essen

Einleitung

Die frühe Stabilisation stammnaher Frakturen beim mehrfachverletzten Patienten wird allgemein gefordert [3, 5, 8, 9]. Prospektive Studien haben den Nutzen der Frühversorgung im Vergleich zur aufgeschobenen Versorgung hinsichtlich Morbidität und Mortalität gezeigt [3, 7]. Andere Behandlungskonzepte sehen in der verzögerten Frühversorgung einen Vorteil. Aufgrund einer besseren organisatorischen Vorbereitung und einem ausgesuchten Operationsteam sollen so günstigere Resultate als unter einer notfallmäßigen „improvisierten" Versorgung erzielt werden.

Ziel dieser Untersuchung war es, das Konzept einer konsequenten und umfassenden primär-osteosynthetischen Versorgung stammnaher Frakturen am Beispiel eines

Hefte zu „Der Unfallchirurg", Heft 241
K. E. Rehm (Hrsg.)

umfangreichen Patientenkollektivs aus einer einzelnen Klinik darzulegen. Neben den stammnahen Frakturen wurden alle offenen, sowie alle peripheren Frakturen mit hohem funktionellen Wert primär versorgt. Grundlage des Konzeptes war zum einen die Prophylaxe des Multiorganversagens, andererseits sollte nicht durch systemische Komplikationen im Behandlungsverlauf die Möglichkeit einer funktionell optimalen Therapie verloren gehen.

Fallbeispiel 1

Motorradunfall, männlich, 35 Jahre alt, BAB 15.44 Uhr. Aufnahme im Schockraum via RTH nach auswärtiger Ablehnung 18.05 Uhr. OP Beginn 20.00 Uhr. Diagnosen: Polytrauma mit hämorrhagischen Schock, Schädel-Hirn-Trauma, komplexe Beckenringfraktur, offener Oberschenkelfraktur rechts, geschlossene Unterschenkelfraktur mit Kompartmentsyndrom, stumpfen Thoraxtrauma mit Lungenkontusion und Pneumothorax rechts. Primäre operative Versorgung durch Fixateur externe am Becken, Kondylenplattenosteosynthese am Oberschenkel und Fixateur externe am Unterschenkel mit lateraler Kompartmentspaltung. Primäre Operationsdauer 6 Stunden, Blutverlust innerhalb 24 Stunden 8.700 ml, Infusionsbedarf innerhalb 24 Stunden 24.000 ml, Beatmungs- und Intensivbehandlungszeit 34/38 Tage, Komplikationen: Hämatom rechter Oberschenkel, kein OV/MOV.

Fallbeispiel 2

Absturztrauma, männlich 37 Jahre. Diagnosen: Polytrauma mit Leberruptur, Lungenkontusion rechts, subtrochantärer Oberschenkelfraktur rechts, beidseitigen OSG-Luxationsfrakturen. Primärversorgung durch Leberrupturübernähung, Kondylenplattenosteosynthese rechter Oberschenkel, beidseitiger operativer Stabilisierung der OSG-Luxationsfrakturen. Primäre Operationsdauer 4,5 Stunden, Blutverlust innerhalb 24 Stunden 9.800 ml, Infusionsbedarf innerhalb 24 Stunden 30.500 ml. Beatmungs-/Intensivbehandlungszeit 37/49 Tage. Komplikationen: Gallige Peritonitis mit MOV. Bemerkungen: Sehr gute Funktion der primär versorgten OSG; infolge der septischen Komplikationen wäre eine sekundäre bzw. spätsekundäre Versorgung der beiden OSG-Luxationsfrakturen (von hohem funktionellen Wert) nicht möglich gewesen.

Patienten und Methoden

Retrospektiv wurden die Akten aller polytraumatisierten Patienten aus den Jahren 1976 bis 1993 ausgewertet, die in der Unfallchirurgischen Abteilung des Universitätsklinikum Essen behandelt wurden und die in Tabelle 1 aufgeführten Einschlußkriterien erfüllten. Im Rahmen der Auswertung wurden die Versorgungszeiträume (Tabelle 2) erfaßt und der Verlauf der Patienten protokolliert (Tabelle 3).

Über den gesamten Untersuchungszeitraum galt ein einheitliches Behandlungskonzept: Angelehnt an das von Wolff [10] angegebene Schema (Tabelle 4) wurde für

Tabelle 1. Ein-/Ausschlußkriterien

Einschlußkriterien:	ISS > 17 Punkte Verletzung > = 2 Regionen im AIS primäre Aufnahme „blunt trauma"
Ausschlußkriterien	Tod in der Notaufnahme Behandlungsbedürftige Vorerkrankungen (Herz, Lunge)

Tabelle 2. Versorgungszeiträume

Primär	OP < 12 h nach Trauma
Postprimär	> = 12 h < 72 h nach Trauma
Sekundär	3.–6. Tag nach Trauma
Spätsekundär	6. Tag nach Trauma

Tabelle 3. Verlaufsdaten und Komplikationen

Gesamtverletzungsschwere (ISS) [2]
Einzelverletzungsschwere (AIS) [1]
Verletzungsspektrum (Anteil in%)
Rettungs-, Diagnostik-, Untersuchungszeitaum
Anzahl und Verteilung der Frakturen/Versorgungszeitraum
Beatmungsdauer
Intensivbehandlungsdauer
Blutverlust
Katecholaminpflichtigkeit
lokale reparationsbed. Komplikationen
Organversagen [6]
Sepsis [4]

Tabelle 4. Versorgungskonzept nach Wolff [10]

Reanimationsphase	Unfallrettung, lebensrettende Sofortoperation
Stabilisierungsphase I	Diagnostik
OP-Phase I	Operationen der höchsten Dringlichkeit
Stabilisierungsphase II	Intensivbehandlung
OP-Phase II	Funktionsherstellende- /Korrektur-operationen

die primäre Versorgungsphase (OP-Phase I) die umfassende operative Stabilisierung aller stammnaher Schaftfrakturen sowie aller offenen Frakturen gefordert.

Bei notwendiger Unterbrechung der OP-Phase I, konnte die definitive Versorgung in der postprimären Versorgungsphase bis maximal 48 h nach Trauma weitergeführt werden. Der sekundäre Versorgungszeitraum diente ausschließlich der Erholung der kardiopulmonalen und Stoffwechselsysteme (Stabilisierungsphase II). Expliziert ausgenommen waren notwendige Operationen zur Infektprophylaxe oder -bekämpfung (Second look-Operationen). Im spätsekundären Versorgungszeitraum wurden planmäßig unkomplizierte Beckenringfrakturen, gelenknahe Frakturen und proximale Oberarmfrakturen stabilisiert.

Die Daten wurden für jeden Patienten in einem Protokoll zusammengetragen und von einem Untersucher (M.A.) auf Vollständigkeit und Plausibilität kontrolliert. Anschließend erfolgte die EDV-gestützte Analyse der Daten (PC 486 DX, SPSS 4.01-Software).

Ergebnisse

Die Einschlußkriterien erfüllten 1108 Patienten (Tabelle 5). Im primären Versorgungszeitraum wurden 75% aller Frakturen stabilisiert (Abb. 1), hinsichtlich der Untergruppen der Oberschenkel- bzw. Unterschenkelfrakturen sogar 85 bzw. 95%. Weniger als 10% der Frakturen wurde im postprimären oder sekundären Versorgungszeitraum versorgt. Im spätsekundären Versorgungszeitraum wurden überwiegend gelenknahe, Beckenring- und proximale Oberarmfrakturen mit einer Osteosynthese versehen. Alle Kollektive zeigten keine signifikanten Unterschiede bezüglich der Verletzungsschwere (ISS), sowie der Einzelverletzungsschweren des AIS für die Regionen Kopf/Gehirn und Thorax (Tabelle 6). Die in der postprimären Versorgungsphase operativ behandelten Patienten hatten im Gruppenvergleich eine um 10 Minuten verminderte Rettungszeit und ein um 20 Minuten verkürzte Diagnostikzeit.

Die postprimär operativ stabilisierte Gruppe wies im Gruppenvergleich keine Unterschiede für die MOV und Sepsis-Inzidenz, sowie der Anzahl lokaler Komplikationen auf. Tendentiell war die Intensivbehandlungszeit verlängert (Abb. 2). In den Untergruppen der Patienten mit schwerem Schädel-Hirn- oder Thoraxtrauma zeigte sich eine Steigerung der MOV- und Sepsis-Inzidenz, bei einer verlängerten Intensivbehandlungsdauer für die Patienten der postprimären Versorgungsgruppe (Tab. 7). Dieser Trend zeigte sich auch im Teilkollektiv der Patienten mit Oberschenkelschaft-Frakturen. Trotz gleicher globaler Verletzungsschwere im ISS für alle Gruppen wies die postprimäre Gruppe einen deutlichen Anstieg der Inzidenzen für das MOV und der Rate an lokalen Komplikationen auf. Die Intensivbehandlungszeit war hier ebenfalls deutlich verlängert (Abb. 3).

Die planmäßig spätsekundär versorgten Frakturen des Beckenrings wiesen hinsichtlich der Sepsis-Inzidenz und der Intensivbehandlungszeit ungünstigere Ergebnisse auf (Abb. 4). Diese Ergebnisse zeigten sich auch bei den Kollektiven der ge-

Tabelle 5. Charakterisierung der 1108 Patienten (Mittelwerte)

Alter (Jahre)	36,7
ISS (Punkte)	25,5
AIS Kopf (Punkte)	1,96
AIS Thorax (Punkte)	1,71
AIS Extremitäten (Punkte)	2,54
Mortalität (%)	19,5
Multiorganversagen (%)	5,1
Organversagen (%)	11,1

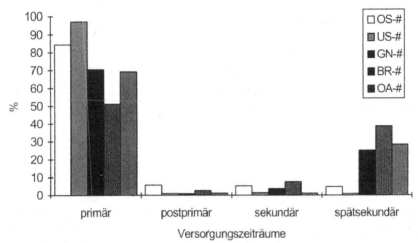

Abb. 1. Verteilung der Versorgungszeiträume für stammnahe Frakturen beim Polytrauma (OS-#: Oberschenkelfrakturen, US-#: Unterschenkelfrakturen, GN-#: Gelenknahe Frakturen, BR-#: Beckenringfrakturen, OA-#: Oberarmfrakturen). Die Darstellung zeigt die Versorgungszeiträume, wie sie nach dem geltenden Behandlungskonzept gewählt wurden. Über 90% dieser Frakturen wurden primär versorgt. Spätsekundär werden gelenknahe unverschobene Frakturen (z.B. Tibiakopffrakturen), klinisch stabile Beckenringfrakturen und proximale Oberarmfrakturen versorgt. Insgesamt beträgt der Anteil der primär versorgten stammnahen Frakturen 75%

lenknahen oder proximalen Oberarmfrakturen, war aber hier weniger deutlich ausgeprägt.

Diskussion und Schlußfolgerungen

In einem Intervall von 15 Jahren zeigte sich, daß das vorgegebene Behandlungskonzept der möglichst umfassenden Primärversorgung eingehalten wurde. Weniger als 10% der stammnahen Frakturen wurden außerhalb des angestrebten Versorgungszeitraumes operativ stabilisiert. Die ggf. gewählte Versorgung jenseits der 12. Stunde war nach der retrospektiven Datenanalyse überwiegend mit organisatorischen bzw. logistischen Gründen begründet, da sich die Kollektive hinsichtlich des Verletzungsmusters und der Verletzungsschwere nicht unterschieden.

Die postprimäre Versorgung zeigte anhand der Ergebnisse keine Vorteile gegenüber der Primärversorgung. Trotz der relativen initialen Begünstigung der postprimär operativ stabilisierten Gruppe (Primärversorgung aller offenen und mit starkem Blut-

Tabelle 6. Gesamt- und Einzelverletzungsschwere, (keine sign. Unterschiede) aller Patienten

	Primär	postprimär	sekundär	spätsekundär
ISS	25	25,1	27,4	27,1
AIS Kopf	1,3	1,3	1,4	1,5
AIS Thorax	1,9	1,5	2,3	2,0

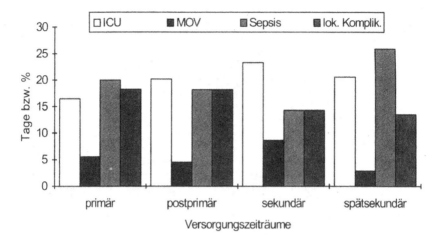

Abb. 2. Intensivbehandlungszeit, Inzidenz von Multiorganversagen, Sepsis und lokalen Komplikationen in Abhängigkeit vom gewählten Versorgungszeitraum der stammnahen Frakturen (ICU: Intensivbehandlungstage, MOV: Multiorganversagen, Sepsis: Inzidenz nach den Kriterien von Bone [4]; lokale Komplikation: Re-operationsbedürftige Komplikationen nach operativer Frakturbehandlung)

Tabelle 7. Einfluß des schweren SHT bzw. Thoraxtrauma (AIS Kopf bzw. AIS Thorax > 2 Punkte) auf die Dauer der Intensivbehandlungszeit und die MOV-/ARDS-Inzidenz

	Primär	postprimär	sekundär	spätsekundär
AIS Kopf > 2 Pkt				
Intensivdauer (Tage)	20,7	28,6	33,5	25,4
MOV-Inzidenz (%)	6,8	12,5	6,7	4,0
ARDS-Inzidenz (%)	11,5	25,0	13,3	4,0
AIS Thorax > 2 Pkt.				
Intensivdauer (Tage)	21,6	22,3	33,4	24,2
MOV-Inzidenz (%)	9,7	0	21,4	5,6
ARDS-Inzidenz (%)	15,4	14,3	14,3	5,6

582

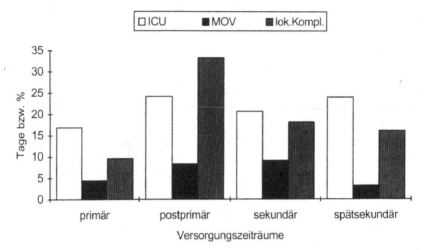

Abb. 3. Intensivbehandlungszeit, Inzidenz von Multiorganversagen und lokalen Komplikationen in Abhängigkeit vom gewählten Versorgungszeitraum der Oberschenkelfrakturen (ICU: Intensivbehandlungstage, MOV: Multiorganversagen, lokale Komplikation: Re-operationsbedürftige Komplikationen am Oberschenkel nach operativer Frakturbehandlung). Beim Vergleich der Versorgungszeiträume schneidet die Gruppe der postprimär stabilisierten Frakturen deutlich schlechter ab

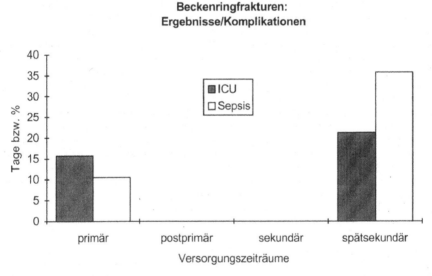

Abb. 4. Intensivbehandlungszeit, und Inzidenz der Sepsis in Abhängigkeit vom gewählten Versorgungszeitraum der Beckenringfrakturen (ICU: Intensivbehandlungstage, Sepsis: Inzidenz nach den Kriterien von Bone [4]). Die planmäßig spätversorgten Beckenringfrakturen wiesen eine deutlich schlechteres Behandlungsergebnis auf, obwohl die planmäßig spätsekundäre Frakturversorgung nur für klinisch stabile Frakturformen gewählt wurden (siehe Text). Im postprimären und sekundären Versorgungszeitraum wurden weniger als 10 Frakturen dieser Art versorgt, so daß hier Auswertungen unterblieben

verlust einhergehenden Frakturen) zeigte sich im Verlauf eine verlängerte Intensivbe-handlungszeit, hervorgerufen durch eine erhöhte allgemeine (MOV, Sepsis) und lokale Komplikationsrate. Dies zeigt sich besonders deutlich bei der Analyse der Teilkollektive mit schwerem Schädel-Hirn- oder Thoraxtrauma. Die planmäßig aufgeschobene Primärversorgung stammnaher Frakturen muß aufgrund der erhöhten Morbidität abgelehnt werden.

Die planmäßig spätsekundär versorgten Frakturen (stabile Beckenring-, gelenknahe und proximale Oberarmfrakturen) zeigten keinen Vorteil hinsichtlich des gewählten Versorgungszeitraumes. Der postprimäre Versorgungszeitraum könnte möglicherweise genutzt werden, um kardiopulmonal- und stoffwechselstabile Patienten ergänzend bis zur 48. Stunde auch an diesen Verletzungen operativ zu versorgen.

Der sekundäre Versorgungszeitraum entspricht pathophysiologisch der sog. „vulnerablen Phase" [9]. Er galt im geltenden Behandlungskonzept als op-freie Phase. Zur Vermeidung des Einzel- oder Multiorganversagens und septischer Komplikationen muß eine planmäßige operative Intervention, die mit einem starkem Blutverlust oder Gewebstrauma einhergeht, in dieser Phase absolut vermieden werden. Ausnahme stellen Operationen dar, die zur Infektvermeidung oder -bekämpfung notwendig sind (sog. „second look" Operationen).

Literatur

1. Association for the advancement of automotive medicine: The abbreviate injury scale 1990 revision. Des Plaines, IL
2. Baker SP, O'Neill B, Haddon W, Long WB (1974) The injury severity score: A method for describing patients with multiple injuries and evaluation emergency care. J Trauma 14:187–196
3. Bone LB, Johnson KD, Weigelt J, Scheinberg R (1989) Early versus delate stabilization of femoral fractures. J Bone Joint Surg 71-A:336–340
4. Bone RC (1991) Definitions for sepsis and organ failure and guidelines for the use of innovative therapies in sepsis. Crit Care Med 20:865–874
5. Goris RJA, Gimbre're JSF, Van Niekerk JLM, Schoots FJ, Booy LHD (1982) Early osteosynthesis and prophylactic mechanical ventilation in the multitrauma-patient. J Trauma 22:895–903
6. Goris RJA, Te Broekhorst TPA, Nuytinck JKS, Gimbre're JSF (1985) Multiple organ failure. Arch Surg 120:1109–1115
7. Johnson KD, Cadambi A, Seibert GB (1985) Incidence of adult respiratory distress syndrome in patients with multiple muscosceletal injuries: effect of early operative stabilization of fractures. J Trauma 25:375–384
8. Schatzker J (1990) The rational for internal fixation. H Unfallheilkunde 212:519–525
9. Tscherne H, Sturm JA, Regel G (1987) Die prognostische Bedeutung der Frühversorgung am Beispiel des Unfallpatienten. Langenbecks Arch Chir 372:37–42. Kongreßbericht
10. Wolff G, Dittmann M, Frede KE (1978) Klinische Versorgung des Polytraumatisierten: Indikationsprioritäten und Therapieplan. Chirurg 49:737–744

XXII. Physiotherapie bei Schulterinstabilitäten und Verletzungen des Ellenbogens und der Wirbelsäule

Vorsitz: A. Wentzensen, Ludwigshafen; M. List, München

Anforderungen an die Physiotherapie nach operativer Versorgung von Schulterverletzungen

F. W. Thielemann

Unfallchirurgische Abteilung, Katharinenhospital, Kriegsbergstraße 60, D-70174 Stuttgart

Die Schulter hat die größte Beweglichkeit von allen Gelenken. Sie beruht im wesentlichen auf der geringen knöchernen Führung die kombiniert ist mit einer komplexen muskulären Führung, die gleichzeitig den Humeruskopf in der Pfanne stabilisiert, das Schulterblatt zur Thoraxwand einstellt und als Motor für den Schulter-Arm-Komplex arbeitet. Die Muskulatur wird ergänzt von den Kapselstrukturen des Schultergelenks, die zusammengesetzt sind aus der Kapsel selbst und den mit ihr räumlich eng verwobenen Sehnen der Rotatorenmanschette. Gleitstukturen und Schleimbeutel ermöglichen eine starke Verschiebung der einzelnen Muskelschichten gegeneinander und erlauben dadurch den großen Bewegungsspielraum. Ein optimales Ergebnis nach Schulterverletzungen wird nur erreicht, wenn der Dreiklang korrekte Chirurgie mit atraumatischer Wiederherstellung der Strukturen und deren Belastbarkeit, frühe Wiedergewinnung der Beweglichkeit zur Vermeidung von Verklebungen der Verschiebeschichten und gute muskuläre Krafwiederherstellung stimmt.

Diese kann erreicht werden:

- wenn der Patient weiß was und warum er etwas tun soll.
- wenn die Therapeutin oder der Therapeut weiß, was das anatomische Problem ist und wo die Ziele liegen und wo zeitliche Beschränkungen im Behandlungsverlauf liegen.
- wenn der Operateur sein Wissen um die Stabilität und Belastbarkeit der von ihm operierten Strukturen und die intraoperativ gewonnenen Erkenntnisse um den Zustand der Muskulatur weitergibt und die Zielvorgabe hinsichtlich Beweglichkeit und Kraftaufbau klar formuliert.

Das Vorgehen läßt sich in 10 Regeln zusammenfassen:

1. Die Ergebnisse der operativen Therapie werden vom Patiententyp bestimmt: Alter, Allgemeinzustand, Motivation, muskuläre und neuromuskuläre Fähigkeiten.

Hefte zu „Der Unfallchirurg", Heft 241
K. E. Rehm (Hrsg.)
© Springer-Verlag Berlin Heidelberg 1994

2. Es muß ein Konsens über das beabsichtigte Übungsprogramm zwischen Patient, Physiotherapeut, und Operateur hergestellt werden und das Programm muß immer wieder kritisch überprüft werden. Der Arzt muß die Therapie initiieren und Änderungen am Plan vornehmen. Der Therapeut muß den Patienten anleiten und anweisen. Er muß die Fortschritte erkennen, dokumentieren und mit dem Operateur die Fortschritte besprechen. Bei Abweichungen im Verlauf muß er rechtzeitig erneut Konsens über das weitere Vorgehen wiederherstellen. Der Patient muß seine Übungen erlernen und ihren Sinn verstehen. Es muß festgelegt werden, ob der Patient ein uneingeschränktes Übungsprogramm z.B. bei einer stabil rekonstruierten Oberarmkopffraktur mit Wiederherstellung der anatomischen Kopfform soll, oder ob bestimmte Bewegungsausschläge oder aktive Bewegungen wie z.b. nach der Versorgung einer AC-Gelenksverletzungen für eine bestimmte Zeit ausgespart werden müssen.

3. Es muß die begleitende physikalische Therapie festgelegt werden. Kälte oder Wärme oder keines von beiden? Postoperative ist meist Kälte indiziert wegen der vorhandenen Schwellung, der Einblutung und der analgetischen Wirkung. Wärme ist früh postoperativ kontraindiziert wegen der gefäßdilatatorischen Wirkung Sie kann jedoch in späten Stadien eingesetzt werden, wenn es gilt kontrakte Muskel zu lockern.

4. Die Wiedergewinnung der Beweglichkeit hat Vorrang vor der Wiedergewinnung der Kraft. Die Beweglichkeit muß wiederhergestellt sein, bevor sich Verklebungen ausbilden können. Sonst können Reeingriffe zur Lösung der Verklebungen notwendig werden. Innerhalb der ersten 2 bis 3 Wochen ist hier sicher ein goldenes Fenster vorhanden. Auch die spätere Muskelkräftigung setzt eine entzündungsfreie bewegliche Muskulatur voraus. Bereits in der Frühphase sollte hier auf Hilfsmittel wie CPM mit dem motorisierten Schulterstuhl zurückgegriffen werden.

5. Die Wiedergewinnung der Beweglichkeit soll durch wiederholte tägliche kurze Übungsperioden erreicht werden. Dabei ist auf eine entspannte Muskulatur zu achten. Dabei soll anfänglich passiv z.B. als Pendelübungen oder CPM auf dem motorisierten Schulterstuhl, dann assistiert unter abnehmender Entlastung von der Schwerkraft und erst in der Spätphase mit Dehnungsübungen gearbeitet werden. Eine entspannte Muskulatur ist eine Voraussetzung dafür und muß angestrebt werden. Es ist wichtig, daß ein Konsens zwischen Arzt und Therapeut über die Stabilität der operierten Strukturen und deren Belastbarkeit durch passive mobilisierende Maßnahmen besteht. Sekundär auftretende Instabilitäten z.B. bei Dislokation einer versorgten Fraktur gilt es zu erkennen und entsprechend Regel 2 zu behandeln.

6. Das normale Bewegungsspiel der Skapula ist ein Voraussetzung für eine gute aktive und passive Beweglichkeit der Schulter. So müssen zum Beispiel Rotationsbewegungen erlaubt werden um das Akromion bei der Abduktion des Armes aus den Bahn des Tuberculum majus zu bekommen. Eine passive Fixierung des Schulterblattes z.B durch thorakoskapuläre Adhäsionen verhindert eine freie Beweglichkeit. Wichtig ist deshalb bereits in der Frühphase das Erlernen der aktiven Stabilisierung des Schulterblattes, um Ausweichbewegungen zu vermeiden.

7. Die Wiedergewinnung der Kraft ist das Ergebnis einer guter Beweglichkeit und kontinuierlich gesteigerter Belastung unterbrochen von Ruhepausen. Begonnen werden soll mit isometrischen Anspannungsübungen gefolgt von aktiv assistierten und aktiven Bewegungen. Isokinetische resistive Übung sind in der Endphase der Physiotherapie einzusetzen. Schmerzen und Muskelentzündungen verlangen Verlängerung der Ruhepausen und Unterbrechen der Therapie.

8. Die Fortschritte der Physiotherapie müssen regelmäßig mit einem einfachen reproduzierbaren System dokumentiert werden. Dies läßt Defizite frühzeitig erkennen und stellt auch eine Motivation für den Patienten dar.

9. Der Patient soll durch Anerkennung und Würdigung seiner Fortschritte positiv motiviert werden.

10. Das Therapieziel sollte zu Beginn der Behandlung in realistischer Weise festgelegt werden. Die Verletzung selbst und die muskulären Fähigkeiten des Patienten sollten dabei berücksichtigt werden. Der Operateur muß dabei realistisch das erreichbare Ziel festlegen, um den Patienten und den Physiotherapeuten nicht zu überfordern. Ein klares Wort über das zu erwartende Ergebnis ist hilfreicher als immer wieder herunterkorrigierte Ziele.

In der Regel kann in 90% der verletzten Schultern ein volles Rehabilitationsprogramm durchgeführt werden. Eine limitierte Zielsetzung ist bei Vorschäden wie zum Beispiel bei vorbestehendem Rotatorenmanschettendefekt oder ausgedehnten muskulären Defekten oder Lähmungen notwendig.

Modifizierende Kriterien die eine zeitliche Änderung im Behandlungsplan erzwingen sind

- der Muskelzustand,
- der Gelenkzustand (Arthrose oder nicht),
- die unzureichende Stabilität der Fixierung,
- die ungenügende Rekonstruktion der anatomischen Situation. Diese Punkte verlangen ein Verlängerungen der Behandlung.
- Die Notwendigkeit sekundärer rekonstruktiver Maßnahmen z.B. Prothese nach Fraktur bei fehlgeschlagener Rekonstruktion hingegen verlangt eine frühe Intensivierung der Bewegungsübungen und eine frühe Muskelkräftigung ohne Rücksicht auf die Fraktur. Die Behandlungsziele und der Ablauf der einzelnen Physiotherapiemaßnahmen sind Gegenstand des nächsten Vortrages.

Behandlungsziele und zeitliche Zuordnung der Physiotherapie nach Verletzungen des proximalen Humerus

U. Robitschek

Unfallchirurgische Abteilung, Katharinenhospital, Kriegsbergstraße 60, D-70174 Stuttgart

Einleitung

Beschreibung des ausgewählten Patientenguts (Luxationsfrakturen, Humeruskopffrakturen, osteosynthetisch refixierte Tuberculum majus Ausrisse) und des Therapiezeitraumes (1. bis 3. postoperative Woche).

Therapieziel

Wiederherstellung des physiologischen Bewegungsverhaltens durch frühfunktionelle Nachbehandlung des SchulterGelenk.

Spezielle Behandlungsziele

1. Schmerzlinderung (korrekte Lagerung, Eisapplikation nach Bedarf)
2. Zirkulations- und Resorptionsförderung (periphere Übungen, evtl. ELO, siehe 1.)
3. Frühzeitiger Tonusaufbau
4. Funktionserhalt anliegender Gelenke
5. Schultermobilisation (proximaler/distaler Hebel, Weichteiltechniken)
6. Verbessern von Funktion und Koordination.

Die ersten postoperativen Tage beinhalten einen gezielten Tonusaufbau über Spannungsübungen gegen Führungskontakt im/ohne Gilchrist-Verband bzw. über PNF Pattern der kontralateralen Seite. Das funktionelle Durchbewegen anliegender Gelenke, Haltungsüberprüfung/-korrektur und eine entsprechende Anleitung des Patienten zur Selbstdurchführung aller ihm möglichen Übungen gehören in diese Frühphase.

Ab dem 3. postoperativen Tag kommt eine motorisierte Bewegungsschiene zur passiven Mobilisation im assistiv bereits vorhandenen Bewegungsausmaß zur Anwendung (Konzept der Continuous Passive Motion).

Verschiedene PNF-Techniken wie z.B. Rhythmische Stabilisation, langsame Umkehr/Halten, dienen der Koordinationsschulung, Stabilisierung oder Bewegungserweiterung. Rotationsbewegungen werden für die hier angesprochenen Patienten als Schlüsselbewegung für physiologisches Bewegungsverhalten stets zugelassen und im Rahmen komplexer Muster, hubarmer (Bauchlage und seitlicher Überhang, Sitz) und hubbelasteter Ausgangsstellungen erarbeitet. Nach Einüben der aktiven Skapulafixation als Voraussetzung für isolierte Humerusbewegungen, schließen sich PNF Armpattern in zunächst assistiver, zunehmend aktiver Ausführung an.

Hefte zu „Der Unfallchirurg", Heft 241
K. E. Rehm (Hrsg.)
© Springer-Verlag Berlin Heidelberg 1994

Die Schlingentischbehandlung findet ihren Einsatz im Rahmen von Weichteildehnungen/-detonisierungen (m. trapezius pars descendens, m. levator scapulae) sowie bei der widerlagernden Mobilisation des Schultergelenks in Anlehnung an die FBL nach Klein-Vogelbach.

Dem Bereich der DLA/Funktionsgriffe wird großer therapeutischer Stellenwert eingeräumt. Um der Spielfunktion des Körperabschnitts Arm gerecht zu werden, muß Muskulatur auf differenzierte Aktivität und Geschicklichkeit trainiert werden, wohingegen sich ein reiner Kraftzuwachs durch Wiedereingliederung in Alltag, Sport, Beruf etc. automatisch ergibt.

Nach Abschluß der Wundheilung wird die KG-Therapie durch den Einsatz des Bewegungsbades weiter abgerundet. Die Arbeit in Kleingruppen fördert dabei nicht nur die gezielte Mobilisation des Schultergelenks, sondern stellt eine positive Körpererfahrung und allgemeine Motivationssteigerung dar. Ergotherapeutische Maßnahmen und weitere physikalische Behandlungsformen (Manuelle Lymphdrainage, ELO...) ergänzen zusätzlich das Therapiespektrum.

Ärztliche Anforderungen an die Physiotherapie nach operativer Versorgung von Schulterinstabilitäten

G. Hörster

Unfallchirurgische Klinik der Städtischen Krankenanstalten, Teutoburger Straße 50, D-33604 Bielefeld

Im vorliegenden Beitrag sollen die Grundlagen der verschiedenen Formen von Schulterinstabilitäten aus ärztlicher Sicht dargestellt werden. Die sich aus den jeweiligen operativen Behandlungsmaßnahmen ergebenden Anforderungen an die Physiotherapie werden angeschnitten; die praktischen Details der Weiterbehandlung werden in einem eigenen Beitrag dargestellt.

Es lassen sich aus ärztlicher Sicht vier verschiedene Formen der Schultergelenksinstabilität klassifizieren:

1. die posttraumatische Instabilität (Luxation)
2. die sportbedingte Instabilität (Subluxation)
3. die anlagemäßig bedingte Instabilität (durch knöcherne Fehlform der gelenkbildenden Skelettanteile, bindegewebige Schwäche bzw. Koordinationsstörung der Muskulatur)
4. die posttraumatische Subluxation nach kaudal.

Die Krankheitsbilder werden im folgenden kurz beschrieben, ihre konservativen und operativen Behandlungsmöglichkeiten geschildert und physiotherapeutische Maßnahmen abgeleitet.

Hefte zu „Der Unfallchirurg", Heft 241
K. E. Rehm (Hrsg.)
© Springer-Verlag Berlin Heidelberg 1994

1 Die posttraumatische Schulterinstabilität (Luxation)

Traumatische Erstluxationen haben immer mehr oder weniger ausgedehnte intraartikuläre Gewebsschäden zur Folge; diese betreffen zwei anatomisch verschiedene Bereiche:

1. den ventro-kaudalen Pfannenrand im Sinne einer Abrißverletzung (Bankart-Läsion);
2. den dorso-kranialen Oberarmkopfbereich im Sinne einer Impressionsfraktur (Hill-Sachs-Delle).

In selteneren Fällen sind Schulterinstabilitäten nach in Fehlstellung verheilter Skapulafraktur ohne Primärluxation beschrieben [14].

Die Ausdehnung der intraartikulären Primärschäden nach Luxation – nicht etwa die Art der Erstbehandlung – bedingt die sich daraus entwickelnde rezidivierende Instabilität. Das Risiko ist bei jungen Patienten außerordentlich groß – wird in einzelnen Literaturstellen mit über 50% beziffert – und wirft die Frage nach einer konsequenten Primärdiagnostik auf. Die technischen Möglichkeiten (Nativröntgen, CT, Arthro-CT, MRT) sind heute derartig umfangreich, daß eine einwandfreie Detaildiagnose auch nach Erstluxation unbedingt angestrebt werden sollte. Zunehmend wird auch die Arthroskopie zur Primärdiagnostik des Gelenkbinnenraumes genutzt. Interessanterweise lassen sich bei der direkten Betrachtung praktisch immer gleichzeitig Schäden im Bereich des vorderen unteren Pfannenrandes sowie des dorsokranialen Oberarmkopfbereiches feststellen, häufig dominiert optisch die Schädigung des Oberarmkopfes. Im Vergleich zwischen Arthro-CT und Arthroskopie wird die Hill-Sachs-Delle durch das Arthro-CT offensichtlich eher dissimuliert.

Angesichts der durch die Erstluxation verursachten und nicht ausgeheilten Gewebsschäden kommt es – vornehmlich bei Abduktion und Außenrotation des Armes – häufig zur Reluxation, welche sich dann durch zunehmende Ausweitung der Gelenkkapsel zum Vollbild der Rezidivluxation auch bei Bagatellanlässen aufbaut.

Die erforderlichen operativen Maßnahmen versuchen den jeweiligen Schaden zu beseitigen und haben daher zwei gedankliche Ansätze:

1. Stabilisierende Maßnahmen im Bereich des vorderen unteren Pfannenrandes: Hier sind Techniken unterschiedlicher Art im Gebrauch; allen gemeinsam ist der Versuch, den vorderen unteren Pfannenrand zu verstärken. Dazu werden arthroskopisch oder offen durchgeführte Reinsertionen von Limbus und Gelenkkapsel sowie auch knöcherne Erhöhungen des vorderen unteren Pfannenrandes genutzt. Nach den bisher vorliegenden Ergebnissen scheinen die arthroskopischen Operationen den offenen vergleichbar zu sein; sie sind allerdings technisch schwieriger und daher noch an bestimmte Zentren gebunden [1, 5]. Durch technischen Fortschritt sind hier sicherlich weitere Verbesserungen in den Ergebnissen zu erwarten.
2. Ausschaltung der Hill-Sachs-Delle: Da im chronischen Zustand eine Wiederherstellung der Oberarmkopfform durch aufbauende Maßnahmen nicht mehr möglich ist, wird das Einhaken der Oberarmkopfdelle bei Abduktion und Außenrotation am vorderen Pfannenrand durch eine Derotationsosteotomie verhindert. Das Prinzip besteht darin, den Oberarmkopf in der Pfanne um etwa 30° nach dorsal zu ver-

drehen, wobei die Delle bei den gefährdeten Abduktions-Außenrotationsbewegungen keinen Kontakt mehr zum vorderen Pfannenrand bekommt und damit Reluxationen vermieden werden. Durch die mit der Derotation verbundene Retroversion des Kopfes in der Pfanne wird eine zusätzliche Verminderung der Belastung des gefährdeten vorderen unteren Pfannenrandes erreicht. Zur weiteren Sicherung wird eine Verkürzung der Subskapularissehne angeschlossen. Die Operationsergebnisse werden allgemein als gut beschrieben [3, 8].

Die unterschiedlichen Operationstechniken bedingen selbstverständlich auch eine am Einzelfall speziell ausgerichtete physiotherapeutische Weiterbehandlung. Allen stabilisierenden operativen Maßnahmen am Pfannenrand bzw. der Gelenkkapsel ist eine postoperative Ruhigstellung von 2 bis 4 Wochen Dauer in Adduktionsstellung gemeinsam; anschließend kann die Bewegung sukzessive aufgebaut werden, wobei Bewegungen im Sinne der vollen Abduktion und Außenrotation am längsten (für die Dauer von ca. 8 bis 12 Wochen) vermieden werden müssen. Das gesamte Spektrum der krankengymnastischen Behandlungsmaßnahmen wird herangezogen, um den Bewegungsumfang sowie die generell bestehenden Störungen von Muskelkraft und Koordination zu normalisieren. Besondere Aufmerksamkeit hat dem Training der Rotorenmanschette und des M. deltoideus zu gelten.

Nach Derotationsosteotomien ist primär postoperativ volle Bewegungsfähigkeit im Schultergelenk gegeben; Belastungsfähigkeit tritt nach knöcherner Konsolidierung der Osteotomie ca. 6 bis 8 Wochen postoperativ ein. Bei gleichzeitiger Durchtrennung der Subskapularissehne müssen Abduktionsbewegungen innerhalb der ersten 5 bis 6 Wochen vermieden werden. Im übrigen ist die muskuläre Rehabilitation nach der Osteotomie gewöhnlich problemlos; durch die Derotation des Kopfes nach dorsal verbleibt in der Regel keine Bewegungseinschränkung.

2 Die sportbedingte Instabilität (Subluxation)

Bei wiederholter Ausführung von Wurfbewegungen oder der Wurfbewegung ähnlichen sportlichen Überkopftätigkeiten kommt es durch die damit verbundene extreme Elevations-Abduktions-Außenrotationsstellung des Schultergelenks zu einer permanenten Überbelastung des vorderen unteren Pfannenrandes, insbesondere des Limbus und des Lig. gleno-humerale inferius [12]. Der passive Halteapparat des Schultergelenks wird damit überlastet und funktionell geschädigt, so daß die muskulär-aktiven Strukturen – insbesondere die Rotatorenmanschette – zusätzliche Arbeit zur Zentrierung des Kopfes in der Pfanne übernehmen müssen. Es vermischt sich damit die Symptomatik der Subluxation mit der eines sekundären Impingement; für die Diagnostik bedeutet das eine besondere Schwierigkeit, da die Instabilität häufig subjektiv nicht wahrgenommen wird, und – insbesondere operative – Maßnahmen zur Beseitigung des Impingement nicht das Zentrum der Pathophysiologie treffen und damit klinisch erfolglos sind [11]. Die klinische Diagnostik der sportbedingten Instabilität des Schultergelenks ist durch besondere Testverfahren möglich (Apprehension-Test; Relokations-Test). Vor Einleitung operativer Maßnahmen wird in jedem Fall versucht, über einen längeren Zeitraum durch Kräftigung der Rotatorenmanschette als dem der Subluxation hauptsächlich entgegenwirkenden aktiven Stabilisator sowie

Kräftigung der Adduktoren und Innenrotatoren der Subluxation entgegenzuwirken [9]. Auch die Skapularotatoren müssen in die Therapie einbezogen werden, da sie durch Positionierung des Glenoids wesentlich zur Stabilität beitragen können.

Ist es bereits zu einer mechanisch faßbaren Strukturschädigung des Gelenk gekommen, sind diese Maßnahmen meist nicht mehr von Erfolg. Operative Schritte sind erforderlich und werden heute meist arthroskopisch durchgeführt. Sie bestehen in einer Reinsertion von Limbus und anhängender Gelenkkapsel am Glenoid; die Stabilisierung wird über Nähte, Schrauben oder Krampen erreicht. Wichtiges Therapieziel ist dabei neben der Beseitigung der Subluxation die Vermeidung postoperativer Außenrotationseinschränkungen des Sportlers.

Die physiotherapeutische Weiterbehandlung richtet sich auch hier nach dem jeweiligen Operationsverfahren und muß mit dem Operateur exakt abgestimmt werden. In der Regel wird eine postoperative Ruhigstellung von 3 bis 4 Wochen Dauer in Adduktionsstellung durchgeführt, um den operativ fixierten Strukturen Gelegenheit zur Einheilung zu geben. Während dieser Zeit sind bereits statisch-isometrische Übungen möglich. Interessant ist dabei der Hinweis, daß resistive Übungen in Adduktion die Durchblutung von Supraspinatus- und langer Bizepssehne beeinträchtigen können; weitere Beobachtungen müssen hier abgewartet werden [4].

Im weiteren Verlauf steht die Wiedererlangung der vorbestehenden Bewegungsfähigkeit des Gelenk – insbesondere in Bezug auf Abduktion und Außenrotation – im Vordergrund; resistive Übungsprogramme zum Training des für den Abschluß der Wurfphase wesentlichen exzentrischen Dezelerationsvermögens der Rotatorenmanschette sind von großer Bedeutung, um insbesondere im Hochleistungssport den alten Leistungsstand wiederherzustellen. Die postoperative Behandlungsdauer ist in der Regel auf mindestens 3 bis 4 Monate anzulegen. Eine isokinetische Abschlußdiagnose sollte die komplette funktionelle Wiederherstellung der Schultergelenksmuskulatur absichern, bevor Sportfähigkeit attestiert wird.

Neben der sportbedingten antero-kaudalen Subluxation werden auch in seltenen Fällen nach posterior gerichtete Subluxationsphänomene beschrieben. Sie müssen durch klinische Untersuchung abgesichert und ggf. spezifisch therapeutisch angegangen werden.

3 Die anlagemäßig bedingte Instabilität

Die relativ seltene anlagemäßig bedingte Instabilität des Schultergelenks ist meist auf eine Bindegewebsschwäche mit Überdehnung der Gelenkkapselstrukturen zurückzuführen [13]. In selteneren Fällen kann es auch durch knöcherne Verformungen (Veränderung von: Humerustorsion, Pfannenpositionierung, Glenohumeralindex) zur Luxation kommen, ohne daß ein Trauma mit entsprechender Schädigung vorausgegangen ist [5]. Eine vermehrte Retroversion des Glenoids spielt hierbei offensichtlich eine besondere Rolle [7]. Auch Koordinationsstörungen der Muskulatur wurden als Ursache für mangelnde Zentrierung des Oberarmkopfes bei der aktiven Bewegung gefunden [1, 13]. Physiotherapeutische Maßnahmen ergeben in derartigen Fällen nur begrenzten Erfolg, so daß operative Maßnahmen angezeigt sind, wenn die Klinik verbesserungsbedürftig ist [2].

Die anlagemäßig bedingten Instabilitäten sind in der Regel multidirektional, wirken sich also gleichzeitig in mehrere Richtungen aus. Es ist Aufgabe der ärztlichen Diagnostik, die Hauptrichtung der Instabilität herauszufinden und danach eventuell erforderliche operative Maßnahmen auszurichten bzw. gezielte konservative Behandlungsschritte einzuleiten. Die Operation besteht in einer plastischen Verkleinerung des Gelenkbinnenraumes durch Kapselraffung, in geeigneten Fällen auch in korrigierenden operativen Maßnahmen zur Aufrichtung des Glenoid-Vorderrandes oder zur Beseitigung der vermehrten Anteversion des Oberarmkopfes [10].

Die physiotherapeutische Weiterbehandlung nach durchgeführter Operation unterscheidet sich nicht von den ansonsten im Bereich der Schulter üblichen stabilisierenden Physiotherapiemaßnahmen. Von besonderer Bedeutung ist wiederum die Aufschulung der jeder Dezentrierung des Gelenk entgegenwirkenden muskulären Kräfte, also insbesondere der Rotatorenmanschette. In gleicher Weise ist durch Kräftigung des M. serratus anterior eine Optimierung der Stellungskontrolle der Skapula stabilitätsfördernd [13].

4 Die Posttraumatische Subluxation

Diese Form der Instabilität findet sich häufig nach Oberarmkopfbrüchen und wird röntgenologisch in einer deutlichen Wanderung des Oberarmkopfes in der Pfanne nach kaudal sichtbar. Der Kopfmittelpunkt steht dem unteren Pfannenrand gegenüber, so daß gelegentlich der Verdacht auf eine vollständige Luxation geäußert werden muß; eine solche läßt sich jedoch durch gezielte Röntgendiagnostik ausschließen. Ursache für die nach kaudal gerichtete Subluxationsstellung des Oberarmkopfes ist in der Regel eine funktionelle oder strukturelle Schädigung des N. axillaris und der durch diesen versorgten Muskelstrukturen, welche – unter Umständen auch nur schmerzbedingt – ihre normale Funktion nicht vollständig ausführen. Auch Gelenkkapselschädigungen können durch Störung der Hydraulik zur kaudal gerichteten Subluxation führen [6].

Operative Maßnahmen kommen für dieses Krankheitsbild nicht in Frage; die Veränderungen bilden sich praktisch immer innerhalb von Wochen vollständig zurück; unterstützend sind krankengymnastische Maßnahmen zur Kräftigung der Rotatorenmanschette und des M. deltoideus sinnvoll. Eine kranialwärts gerichtete Lagerung des verletzten Armes unterstützt diese Therapieschritte.

Literatur

1. Bosch M, Lobenhoffer PH, Südkamp N, Pape HChr (1993) Die differenzierte Therapie der Schulterinstabilität Vergleich von 3 Verfahren. Vortrag: 57. Jahrestagung Dt Ges f Unfallchirurgie 17.–20.11.93 Berlin
2. Brostrom L-A, Kronberg M, Nemeth G, Oxelbäck K (1992) The effect of shoulder muscle training in patients with recurrent shoulder dislocations. Scand J Rehab Med 24:11–15
3. Chylarecki Ch, Hierholzer G (1993) Subkapitale Drehosteotomie nach Weber – ein bewährtes Verfahren zur Behandlung der chronischen vorderen Schulterinstabilität – Langzeitergebnisse. Vortrag: 57. Jahrestagung Dt Ges f Unfallchirurgie, 17.–20.11.93 Berlin

4. Ellenbecker TS, Derscheid GL (1989) Rehabilitation of overuse injuries of the shoulder. Clinics in Sports Medicine 8(3):583–604
5. Habermeyer P, Brunner U, Treptow U, Wiedemann E (1993) Im Vergleich: Die arthroskopische versus offene Bankart-Operation bei der vorderen Schulterluxation. Vortrag: 57. Jahrestagung Dt Ges f Unfallchirurgie 17.–20.11.93 Berlin
6. Harryman DT, Sidles JA, Clark JM et al. (1990) Translation of the humeral head on the glenoid with passive glenohumeral motion. J Bone Jt Surg 72A:1334–1343
7. Hirschfelder H (1993) Biometrie der Schulter bei dorsaler Instabilität. Vortrag: 57. Jahrestagung Dt Ges f Unfallchirurgie 17.–20.11.93 Berlin
8. Hoellen I, Hehl G, Grenzner P (1993) Komplikationen und Ergebnisse nach Rotationsosteotomie nach Weber mit Subscapularisraffung wegen rezidivierender Schulterluxation. Vortrag: 57. Jahrestagung Dt Ges f Unfallchirurgie 17.–20.11.93 Berlin
9. Jerosch J, Castro WHM, Sons HV (1990) Das sekundäre Impingement-Syndrom beim Sportler. Sportverl Sportschad 4:180–185
10. Neer II CS; Foster CR (1980) Inferior capsular shift for involuntary inferior and multidirectional instability of the shoulder. J Bone Jt Surg 62A(6):897–908
11. Rowe CR, Zarins B (1981) Recurrent transient subluxation of the shoulder. J Bone Jt Surg 63A(6):863–872
12. Turkel SJ, Panio MW, Marshall JL, Girgis FG (1981) Stabilizing mechanisms preventing anterior dislocation of the glenohumeral joint. J Bone Jt Surg 63A(8):1208–1217
13. Wiedemann E, Rödl R, Habermeyer R, Schweiberer L (1993) EMG-Untersuchungen zur Genese der multidirektionalen Instabilität Vortrag: 57. Jahrestagung Dt Ges f Unfallchirurgie 17.–20.11.93 Berlin
14. Würtenberger C, Meissner A, Rahmanzadeh R (1993) Schulterinstabilität nach Scapulafraktur. Vortrag: 57. Jahrestagung Dt Ges f Unfallchirurgie 17.–20.11.93 Berlin

Anforderungen und Behandlungsziele aus der Sicht der Physiotherapie nach operativer Versorgung von Schulterinstabilitäten

Bettina Buche[1]

Berufsgenossenschaftliche Unfallklinik, Ludwig-Guttmann-Straße 13, D-67071 Ludwigshafen

Die Operationsindikationen einer Schulterinstabilität wurden bereits ausführlich von Herrn Priv. Doz. Dr. Hörster beschrieben.

Je nach Ausmaß der Läsion und je nach Wahl des Operationsverfahrens variiert das Behandlungskonzept in Bezug auf die Limitierung der Bewegung und in Bezug auf die Belastbarkeit der operierten Strukturen. Es gibt, wie bekannt, verschiedene Luxationsrichtungen, wobei ich mich in diesem Vortrag vorwiegend auf die zuvor bestehende ventrale Instabilität – mit nachfolgender OP – beziehen möchte, da wir in der Praxis damit am häufigsten konfrontiert werden.

---

[1] Unter Mitarbeit von: Ulrike Hilges und Ulrike Gortner.

Hefte zu „Der Unfallchirurg", Heft 241
K. E. Rehm (Hrsg.)

Bei der nun folgenden Beschreibung der postoperativen Vorgehensweise beziehe ich mich auf die OP mit Sehnenverlagerung des M. subscapularis. Der vorwiegende Unterschied im Vergleich zur OP ohne Subskapularisverlagerung liegt in der Limitierung der Bewegung. Die Abduktion und Flexion dürfen nur bis 60° bis zur 3./4. Woche beübt werden. Kontraindiziert ist

a) die Bewegung in die Außenrotation
b) die innenrotatorische Anspannung bis zur 4./6. Woche.

Die Grobstruktur der physiotherapeutischen Behandlung gestaltet sich folgendermaßen:

1. Behandlungszeitraum

Entspricht dem 1. und 2. postoperativen Tag, d.h. bis zur Entfernung der Redondrainage.

2. Behandlungszeitraum

3. Tag postop. bis zur Freigabe der Rotation, d.h. bis zur 4. bis 6. Woche, dies entspricht der Zeit der bedingten Bewegungsstabilität.

3. Behandlungszeitraum

Ab 4. bis 6. Woche bis zur 10./12. Woche, Rotation ist freigegeben, es besteht Bewegungsstabilität bis hin zur bedingten Belastungsstabilität.

4. Behandlungszeitraum = Reintegrationsphase

Ab 10. bis 12. Woche bis zum Abschluß der Reha, dies entspricht dem Stadium der Belastungsstabilität.

Anhand eines Fallbeispieles werde ich Ihnen nun die Vorgehensweise der physiotherapeutischen Nachbehandlung beschreiben:

Nach erfolgter OP setzt die Behandlung sofort am 1. postop. Tag ein. Im Anschluß an die routinemäßige Lagerungskontrolle erfolgen wie nach jeder OP Übungen zur Pneumonie- und Thromboseprophylaxe. Es werden Atemtherapie, Fuß- und Armbewegungen durchgeführt. Des weiteren ist es erforderlich, die Sensibilität und Motorik der operierten Extremität zu kontrollieren und die Durchblutung sicherzustellen (Verband, Lagerung,...).

Da eine Schultergelenksinstabilität fast immer zu einer Asymmetrie im Rumpf führt, stellt dies ein gestörtes Körperschema dar. Eine effiziente krankengymnastische Therapie erfordert demnach die Einbeziehung des gesamten Körpers in das Behandlungskonzept und zwar schon ab der 1. Behandlungseinheit. Die Ganzkörperbehandlung ist auch deswegen wichtig, da bei Einnahme einer Schonhaltung über einen längeren Zeitraum sich häufig Überlastungsproblematiken entwickeln, weit entfernt vom primären Krankheitsherd.

Ein stabiler Rumpf ist die Voraussetzung zur Übernahme dynamischer Aktivität durch die obere Extremität, da er die Funktion des Punktum fixum bzw. der Widerlagerung übernehmen muß. Unter Berücksichtigung dieser Aspekte wird mit Stabilisationsübungen des Rumpfes nach PNF begonnen. Dieser Behandlungsaufbau, entfernt des primären Krankheitsherdes, wird in der Technik des PNF als „positiver Approach" bezeichnet. Diese Wahl der Behandlungskonzeption ist vorteilhaft, weil der Patient auf Grund der Schmerzfreiheit seine Kraft besser entfalten kann. Außerdem erreicht man durch den indirekten Einstieg – über das Prinzip der Irradiation eine weiterlaufende Muskelaktivität und somit auch eine Kräftigung der betroffenen Extremität.

In der Regel wird das operierte Schultergelenk für 2 bis 5 Tage im Desault ruhiggestellt. Anschließend bekommt der Patient einen Gilchrist-Verband angelegt. Während der Zeit des Desaultverbandes wird der gesamte Arm zunächst isometrisch und die Hand zusätzlich dynamisch beübt.

Ziele sind die Durchblutung anzuregen um der Ödembildung entgegenzuwirken und Aktivierung des Nerv-/Muskelspieles. Am 2. postoperativen Tag werden die Redondrainagen entfernt und ein intensives, funktionelles Übungsprogramm kann beginnen.

Ab dem 3. Tag findet die Eisapplikation zur Schmerzlinderung ihre Anwendung. Die Wirkungsweise von Eis, die Van Wingerden im Mai 1992 publiziert hat, liegen ausschließlich in

1. der Analgesie und
2. in der Tonusreduktion. Sinnvoll ist es, die Eisapplikation frühestens 72 Stunden postoperativ im Sinne der Cryokinetics durchzuführen, d.h. 30 bis 45 sec Eisapplikation anschließend 3 bis 5 min. Bewegungsübungen bis die Hauttemperatur sich wieder normalisiert hat. Dies sollte in 3 Serien, mehrmals täglich wiederholt werden. Bei frühzeitigerer Anwendung werden ansonsten die ablaufenden, zur Wundheilung notwendigen Entzündungsprozesse gestört.

Zurück zum Behandlungsablauf. Ist der Desault entfernt, wird mit der Übungsbehandlung der betroffenen Schulter begonnen. Zunächst wird der Arm assisitv in Flexion und Abduktion mit kurzem Hebel bewegt. Die Limitierung der Bewegung erfolgt immer in Absprache mit dem Operateur. In der Regel ist das Ausmaß an Flexion und Abduktion auf 60° für ca. 3 bis 4 Wochen limitiert. Jedoch richtet sich das Bewegungsausmaß prinzipiell nach der individuellen Schmerzgrenze des Patienten, die ja erfahrungsgemäß sehr unterschiedlich ist! Rotationsbewegungen sind im Allgemeinen bis zur 4. bis 6. Woche nicht erlaubt. Dennoch darf die außenrotatorische Muskulatur isometrisch beübt werden.

Besonders wichtig ist dies aus folgeden Gründen:

a) Die Außenrotatoren werden häufig aktiv insuffizient
b) benötigt man die außenrotatorische Aktivität – im Schultergelenk – als Initiator für eine weiterlaufende Bewegung zur Aufrichtung des gesamten Rumpfes.

Je nach Disposition (Alter, Schmerzzustand, OP-Verfahren, Intellekt, ...) des Patienten kann die elektrische Bewegungsschiene, für das Schultergelenk, begleitend zum Erhalten des in der Einzeltherapie beübten bzw. neugewonnen Bewegungsausmaßes eingesetzt werden. Zu erwähnen ist dabei, daß es wirklich nur eine passive, unterstützende Maßnahme ist und niemals die physiotherapeutische Einzelbehandlung ersetzen kann.

Ein weiteres Ziel – am Anfang vom zweiten Behandlungszeitraum – ist die Wiederherstellung des skapulohumeralen Rhytmus als Voraussetzung für das physiologische Bewegungsverhalten. Geeignet sind hier Techniken aus der funktionellen Bewegungslehre Klein-Vobelbach, wie z.B. die widerlagernde Mobilisation. Dabei wird gegensinnig vom prox. und distalen Hebel, mit Drehpunktverschiebung – gleichzeitig in die zu erarbeitende Bewegungsrichtung mobilisiert.

Günstig wirkt sich dabei auch, beim Erarbeiten der Beweglichkeit, bei der Beeinflussung des Schmerzes, die Behandlung im Schlingentisch aus. Durch die Abnahme des Armgewichtes kann der Patient locker lassen und entspannen. Hierzu bietet sich die Aufhängung in Rückenlage zur ab- und adduktorischen Bewegung bzw. die Seitlage zur flex- und extensorischen Bewegung an.

In Bezug auf die Mobilisation ist generell zu sagen, daß zunächst auf Grund der Wundheilung und der Schmerzsituation hubfrei bewegt werden muß. Hubfreies Bewegen, eine Definition aus der funktionellen Bewegungslehre heißt: Bewegen, ohne die bewegten Teilgewichte des Körpers gegen die Schwerkraft heben zu müssen. Eine Steigerung der Therapie mit dem Ziel, Bewegen gegen die Schwerkraft, wird durch Veränderung der Ausgangsstellung erzielt, wobei hier aber auch einige Gesichtspunkte zu berücksichtigen sind.

Beispiel. Abduktion gegen die Schwerkraft. Man kann einmal in Seitlage gegen die Schwerkraft bewegen, aber auch im Sitz und Stand. In der Seitenlage sind die ersten 45° der Abduktion wesentlich schwerer als die Spanne zwischen 45° und 90°. Im Sitz und Stand sind die ersten 45° Abduktion leichter zu bewegen als im Winkel von 45° bis 90°. Dies ist bedingt durch die unterschiedliche Länge des Lastarmes. Insofern sollte man in der Übungsbehandlung keine Ausgangsstellung vernachlässigen.

Die zuvor genannten Maßnahmen dienen der Wiederherstellung des skapulo-humeralen Rhytmus und damit auch dem gesamten physiologischen Bewegungsverhalten. Es schließen sich Skapulapattern an, um das (eben erworbene) Bewegungsausmaß der Skapula muskulär zu sichern.

Nach eingehender Mobilisation schließt sich immer eine ausgewogene Muskelkräftigung der schultergelenksumgebenden Muskulatur an. Bei der Schulter ist dies von besonderer Wichtigkeit – und vor allen Dingen bei vorliegender Instabilität – da dieses Gelenk in der Hauptsache durch Muskelführung gesichert ist.

Bei der Kräftigung ist es wichtig, auf die Arthro- und Osteokinematik einzugehen.

Die Behandlung beginnt im Sinne der Arthrokinematik, d.h. der „Kopf" (caput humeri) muß aktiv in verschiedenen Gelenkstellungen (sofern erlaubt) muskulär zentriert werden können.

Beispiel. Bei der Abduktion wird der Humerus physiologisch durch die Aktivität des M. supraspinatus in der Pfanne zentriert. Wenn der Patient nicht in der Lage ist seinen Kopf aktiv zu zentrieren, bedingt durch eine Insuffizienz der gelenkführenden Muskulatur bzw. des. M. supraspinatus, kommt es innerhalb dieser Bewegung zu einem Hochziehen des Kopfes (und somit zu einer Kompression zwischen Kopf und Akromion). Die Folge daraus ist, der Beginn der weiterlaufenen Kette des Ausweichmechanismus.

Um eine bessere Funktionsfähigkeit und Aktivität des M. supraspinatus zu erzielen, ist es sinnvoll ihn vorher – wegen der geringen Durchblutung seine Sehne zu erwärmen. Dies wird über weiche Gleitbewegungen oder durch isometrische Anspannungsübungen erreicht. Im Anschluß an die Arthrokinematik kommt es zur Schulung der Osteokinematik (entspricht der Knochenbewegung im Raum). Nun wird das eigentliche Armheben erarbeitet. Der Arm wird als Hebel im Raum in Zusammenarbeit mit der zentrierenden Muskulatur beansprucht.

Die praktische Durchführung sieht folgendermaßen aus: Zuerst soll die (aktive) Zentrierung über Druck oder Zug in verschiedenen Gelenkstellungen durchgeführt werden. Als nächstes wird die Arthrokinematik mit der Osteokinematik verbunden. Hierzu bieten sich PNF-Pattern mit kurzem Hebel, unter Ausschluß der Rotation, an. Unter anderem werden auch Techniken aus FBL, wie die schon vorher erwähnte widerlagernde Mobilisation angewandt, wobei auch widerlagernde Haltewiderstände gesetzt werden können. Eine Erschwernis bedeutet z.B. die Arbeit mit langem Hebel, die meistens erst zu einem späteren Zeitpunkt möglich ist.

In diesem Therapiestadium ist es notwendig eine bewußte, aufrechte Körperhaltung zu vermitteln. Zur besseren Eigenkontrolle (Bewußtmachung) bietet sich die Einbeziehung des Spiegels – in der Behandlung – an.

Innerhalb der Therapiegestaltung wird das Bewegungsbad integriert, sobald die Wundverhältnisse es zulassen.

Die physikalische Eigenschaften des Wassers ermöglichen eine deutliche Bewegungserleichterung. Erfahrungsgemäß ist diese Art der Behandlung, auch wegen der verringerten Schmerzsituation, erfolgversprechend und beim Patienten sehr beliebt.

Innerhalb dieser Behandlungsphase wird versucht die ausgewogene muskuläre Stabilisation soweit zu verbessern, daß der Patient auch ohne Gilchrist-Verband in der Lage ist, mit dem Arm schmerzfrei zu agieren. Normal dies nach 2 bis 3 Wochen möglich.

In der 3. Woche wird auch mit der Narbenbehandlung begonnen, um dadurch bedingte mögliche Bewegungseinschränkungen zu beheben oder zu vermeiden. Wichtig ist es daher Maßnahmen anzuwenden, die positiven Einfluß auf die Dehnfähigkeit und Verschieblichkeit der Narbe haben. Dazu bietet sich beispielsweise das Anhaken der Narbe an.

Im Laufe der 3. Woche wird die Beweglichkeit der Flexion und Abduktion erweitert. Die durch die Schonhaltung und Ruhigstellung bedingten Verkürzungen der Muskulatur treten nun als limitierender Faktor ans Tageslicht. Es stellt sich die Indikation zur Längs- und Querdehnung.

Die Effizienz einer Längsdehnung ist gewährleistet bei einer Dehungsdauer von 2 Minuten (jedoch nicht weniger als 30 sec) bei einer Querdehnung von 30 sec. Nachdem dieser Teil ausreichend erfolgt ist, schließt sich das Einspielen des neu erarbeiteten Bewegungsausmaßes an. Die nachfolgende Kräftigung ist unerläßlich.

Die Rehabilitationsphase ist jetzt soweit fortgeschritten, daß das Anforderungsniveau differenziert gesteigert wird.

Der zunächst kurze Hebel – innerhalb, der PNF-Pattern wird um den langen Hebel ergänzt. Auch die Schwerkraft kann den Anspruch einer Übung erhärten.

1. Zuerst Bewegen ohne Einfluß der Schwerkraft

2. Bewegen unter Abnahme der Schwere (= hubarm)
3. Bewegen in der Schwere mit kurzem Hebel
4. Bewegen in der Schwere mit langem Hebel
5. Bewegen gegen die Schwere mit kurzem Hebel
6. Bewegen gegen die schwere mit langem Hebel
7. Bewegen gegen die Schwere mit langem Hebel und Widerstand.

Auch das reaktive Auslösen von Muskelaktivitäten, im Sinne von Gleichgewichtsreaktionen darf nicht vergessen werden. Es bietet sich vorwiegend bei ängstlichen Schmerzpatienten an, da das Bewegen unter Ausschluß des Bewußtseins abläuft. Dabei kann der Therapeut durch gezielte taktile Reize bestimmte Bewegungsrichtungen anbahnen.

Nach 4 bis 6 Wochen ist eine OP mit Bandnaht verheilt, so daß dann die Rotation dynamisch in das Bewegungsspektrum einbezogen wird. Ab dann liegt volle Bewegungsstabilität vor.

Die eingeschränkte Rotation, aber auch andere mögliche bestehende Kontrakturen werden ab diesem Zeitpunkt mit Hilfe der Manuellen Therapie angegangen. Die Gleitmobilisation der Manuellen Therapie findet ihre Anwendung bei bestehendem Kapselmuster:

AR > ABD > IR
- Traktion
- eingeschränkte Außenrotation   - Ventralgleiten
- eingeschränkte Abduktion   - Kaudalgleiten
- eingeschränkte Innenrotation   - Dorsalgleiten
- eingeschränkte Flexion   - Dors./Kaudalgleiten
- eingeschränkte Extension   - Ventral-/Caudalgleiten
- Ziel: Kapseldehnung

Anschließend dürfen die weiteren Behandlungsmaßnahmen in Dehnstellung der Kapsel (Flex., Abd, AR) nicht vernachlässigt werden (Mobilisation und Kräftigung).

Der 3. Behandlungszeitraum läßt eine bedingte Belastungsstabilität zu. Der fortgeschrittene Heilungsverlauf ermöglicht den Einsatz von Trainingsgeräten, aber auch Gruppentherapien werden begleitend zur Einzelbehandlung verordnet. → Oberkörpertraining, Armgruppe, Tischtennis, Kegeln.

Übungsserie.   Pezziball
                      Rollbrett
                      Theraband
                      Deuserband
                      Zugapparat.

Nach Beendigung des stationären Aufenthaltes muß der Patient neben der fortlaufenden krankengymnastischen Einzelbehandlung eigenverantwortlich seine Rehabilitationsmaßnahmen intensiv wahrnehmen.

Das Hausaufgabenprogrammm beinhaltet sowohl die in der Physiotherapie eingeschulten Übungen (individuell auf den Patienten abgestimmt) als auch das Umsetzen von korrekt erlernten alltäglichen Bewegungsabläufen (Tragen, ...).

Um dem OP-Ergebnis nicht entgegenzuwirken ist sowohl in der Frühphase als auch nach Abschluß der Rehabilitation darauf zu achten, daß das Schultergelenk nicht in vermehrte Extension gebracht wird. Weiterlaufend würde sich eine Ventralisierung des Humeruskopfes und somit die Bewegung in die Instabilitätsrichtung ergeben. Gleiches erfolgt bei einer Protraktionshaltung (entspricht Ventralduktion) im Sinne einer Belastungshaltung.

10 bis 12 Wochen nach erfolgter OP sind die Voraussetzungen so weit geschaffen, daß Anforderungen an Maximalleistungen des Schultergelenks wieder gestellt werden können.

In Bezug auf die komplexe Fragestellung der Wahl geeigneter Sportarten ist folgendes zu bemerken: Theoretisch sind alle Sportarten erlaubt. Welche Sportart jedoch ermöglicht einen muskulär ausgewogenen harmonischen Einsatz? Beispiel Tennis: Bei dieser Sportart wird vorwiegend die ventrale Muskulatur beansprucht. Somit ist die zur Sicherung des Gelenk notwendige Agonisten-, Antagonistenspannung nicht gewährleistet. Ausgleichssportarten, die dieser Dysbalance entgegenwirken sind daher notwendig. Auch der Einsatz einer korrekten Technik im Sport ist unerläßlich, da ansonsten schädigende Einflüsse im Bereich der Arthro- und Osteokinematik entstehen, die sich beispielsweise durch einen Tennisellbogen ausdrücken. Die Wahl einer Sportart sollte man hinsichtlich der genannten Erläuterungen genau überdenken. Die Ausübung zweier sich ergänzender Sportarten ist empfehlenswert.

Zusammenfassend ist zu sagen, daß die Wiederherstellung der Funktion des Schultergelenks nur bei vollständiger Gelenkbeweglichkeit möglich ist. Kraft, Koordination und Ausdauer müssen in Einklang gebracht werden, um einen physiologischen Einsatz des Armes zu gewährleisten. Bedenke: Eine volle Kraftentfaltung ist nur bei bestehender Schmerzfreiheit möglich!

Entsprechend der Instabilitätsrichtung muß besonderes Augenmerk auf die Kräftigung jener Muskulatur gelegt werden, die der vorliegenden Instabilität entgegenwirkt.

Anforderungen an die Physiotherapie nach konservativer Wirbelbruchbehandlung aus ärztlicher Sicht

H. Winkler

Berufsgenossenschaftliche Unfallklinik, Ludwig-Guttmann-Straße 13, D-67071 Ludwigshafen

Frakturen der Wirbelsäule machen 0,5 bis 3% aller Frakturen aus. Trotz aller Fortschritte und Erfahrungen in der operativen Wirbelfrakturbehandlung wird der größte Teil der Brüche konservativ behandelt. In der Berufsgenossenschaftlichen Unfallklinik Ludwigshafen wurden beispielsweise im Jahre 1992 115 Wirbelfrakturen stationär behandelt. Von diesen war bei 35 eine operative Stabilisierung erforderlich. Das be-

Hefte zu „Der Unfallchirurg", Heft 241
K. E. Rehm (Hrsg.)
© Springer-Verlag Berlin Heidelberg 1994

deutet, daß ca. 2/3 aller Frakturen konservativ behandelt wurden. Konservative Behandlung muß in jedem Falle funktionelle Behandlung bedeuten. Darüber besteht allgemein Einigkeit.

Funktionelle Behandlung beschreibt ein Behandlungskonzept, welches nur im engen Zusammenwirken zwischen Arzt und Krankengymnasten umgesetzt werden kann. Von ärztlicher Seite wird der Rahmen der Behandlung abgesteckt. Die konkreten praktischen Behandlungsmaßnahmen müssen vom Krankengymnasten vorgenommen werden.

Die Behandlungsmaßnahmen müssen anatomische und biomechanische Gegebenheiten berücksichtigen. Vor der Entscheidung, welcher therapeutische Weg eingeschlagen wird, muß eine Beurteilung der Wirbelfraktur hinsichtlich ihrer Stabilität vorgenommen werden, da alle physiotherapeutischen Behandlungsmaßnahmen mit einer Belastung der Wirbelsäule verbunden sind.

Für die Beurteilung in der Praxis ist die Differenzierung zwischen Instabilität und Stabilität erforderlich. Dies macht Einteilungen und Klassifikationen von Verletzungen im Bereich der Wirbelsäule erforderlich, um daraus entsprechende Behandlungsrichtlinien ableiten zu können.

Als wichtigstes funktionelles Segment eines Wirbelkörpers beschreibt Roy Camille im Jahre 1977 ein „segment vertebral moyen", ein mittleres Vertebralsegment. Dieses besteht aus der dorsalen Wirbelkörperbegrenzung, den dorsalen Diskusanteilen und seinen ligamentären Ansätzen, den Bogenwurzeln, den Isthmen und den Gelenkfortsätzen. Jede Fraktur in diesem Wirbelsäulenabschnitt hat nach Roy Camille eine osteoligamentäre Instabilität zur Folge. Diese beinhaltet die Gefahr einer Verschiebung.

Unter biomechanischen Aspekten ist die Wirbelsäule ein komplexer Verspannungsapparat, in dem sich Druck-, Zug- und Scherkräfte ein dynamisches Gleichgewicht halten.

Die Anordnung der Wirbelsäule in Segmenten, ihre ligamentäre und muskuläre Stabilisierung, kann eine Störung in einem Bewegungssegment funktionell wesentlich leichter kompensieren als im Bereich der Extremitäten. Aus diesem Grunde steht bei der funktionellen Behandlung der Frakturen der Brust- und Lendenwirbelsäule nicht die Wiederherstellung der Form, sondern die Wiederherstellung der Funktion des Achsenorgans an erster Stelle.

Das Ziel der weitgehenden Erhaltung der Funktion der geschädigten Wirbelsäule ist unabhängig davon, ob eine Aufrichtung oder eine operative Stabilisierung vorgenommen wird.

Die Intensität der Physiotherapie bei Wirbelfrakturen hat sich an dem durch die Fraktur erlittenen Verlust der Stabilität zu orientieren. Aus diesem Grunde ist in jedem Einzelfall eine Stabilitätsbeurteilung erforderlich und vom Arzt ein Therapiekonzept im Hinblick auf die Intensität der funktionellen Behandlung festzulegen.

Ein zeitliches starres Schema für die Belastbarkeit kann nur sehr schwer angegeben werden und ist möglicherweise auch im Einzelfall gefährlich. Zu berücksichtigen sind Art der Fraktur, Alter des Patienten, Trainingszustand der Muskulatur, Kräftezustand und Begleitverletzungen. Die krankengymnastische Therapie soll der jeweiligen Situation in Bezug auf Stabilitätskriterien angepaßt sein. Auch ein Teil der nach der

Definition instabilen Brüche ist unter diesen Voraussetzungen einer funktionellen Behandlung zugänglich.

Als Grenzmarken sind auf der einen Seite die biomechanische Instabilität und auf der anderen Seite volle Stabilität zu beurteilen. Zwischen den beiden Grenzmarken sind die Übergänge fließend. Für die krankengymnastische Begleit- und Nachbehandlung folgen daraus drei grundsätzliche Stabilitätsgrade: Lagerungsstabilität, Bewegungsstabilität und Belastungsstabilität. Auch zwischen diesen existieren fließende Übergänge. Da die statischen Stabilisatoren wie Knochen, Bandscheiben und ligamentäre Verbindungen einer physiotherapeutischen funktionellen Behandlung nur bedingt zugänglich sind, muß Ziel der krankensymnastischen Behandlung das Training der Rückenstreck- und der ventralen Rumpfmuskulatur sein. Die muskulären Stabilisatoren müssen gekräftigt werden, um so als biologisches Stützkorsett zu wirken.

Die Behandlung mit einem Stützkorsett ist bei konsequenter Verfolgung des Prinzips der funktionellen Behandlung entbehrlich.

Lagerungsstabilität

In dieser Situation besteht eine derartig hohe Instabilität in einem Bewegungssegment, daß nur eine begrenzte physiotherapeutische Therapie möglich ist. Bei einer solchen Instabiltät muß eine operative Behandlung ernsthaft in Erwägung gezogen werden. Ansonsten sind nur Maßnahmen zur Pneumonie- und Thromboseprophylaxe, Schmerzlinderung oder statische Muskelarbeit zur Vorbeugung von Atrophien möglich. Da das Ausmaß der Instabilität sehr hoch ist müssen relativ lange Zeiten der Bettlägerigkeit von 4–6 Wochen in Kauf genommen werden.

Bewegungsstabilität

Je nach Ausmaß der knöchernen und ligamentären Schädigung ist in Bauch- und Rückenlage eine dynamische Muskelarbeit möglich. Die Bettlägerigkeit beträgt ca. 2–4 Wochen.

Belastungsstabilität

Aufgrund der Frakturform bestehen biomechanisch stabile Verhältnisse, welche keine zusätzliche Schädigung durch frühzeitige Belastung erwarten läßt. Die Mobilisierung kann prinzipiell sofort erfolgen, wird aber in der Regel aus Gründen der Schmerzhaftigkeit erst nach 2–8 Tagen möglich sein. Alle krankengymnastischen Behandlungsmaßnahmen sind möglich.

Neben der Behandlung der Verletzung ist es aber auch eine ganz wesentliche Aufgabe der krankengymnastischen Therapeuten beim Patienten eine Beeinflussung des Bewußtseins im Sinne von Erziehung zu einem wirbelsäulengerechten Verhalten zu bewirken. Eine Rückenschule, welche auch nach Entlassung aus der stationären Behandlung fortgesetzt wird, hilft dabei die auftrainierte Muskulatur zu erhalten. Die Patienten, die die in der Klinik erlernte Gymnastik zur Stärkung der Rückenstreck-muskulatur auch nach Entlassung durchführen, äußern auch bei Nachuntersuchungen weniger Beschwerden.

Andererseits sind die Kenntnisse der Ärzte über Stabilitätskriterien der verletzten Wirbelsäule zu verbessern, damit nicht, wie immer noch häufig ein Reflexbogen Wir-belbruch gleich 6 Wochen Bettruhe zustande kommt.

Behandlungsziele und zeitliche Zuordnung aus der Sicht der Physiotherapie nach konservativer Wirbelbruchbehandlung

Marion Gutbier

Berufsgenossenschaftliche Unfallklinik, Ludwig-Guttmann-Straße 13, D-67071 Ludwigshafen

Dank der wesentlich verbesserten Diagnostik und damit verbundenen Therapiemaß-nahmen hat sich die zeitliche Zuordnung der krankengymnastischen Zielsetzungen bei Wirbelfrakturen in den vergangenen zwei Jahrzehnten grundlegend zum Positiven verändert. Noch vor 20 Jahren wurde jede Wirbelfraktur zu mindestens 4–6 Wochen Bettruhe verbannt mit dem Hinweis „gerade eben einer Querschnittslähmung entgan-gen zu sein". Wie mühsam war damals der Kampf gegen Pneumonie und Thrombose, Atrophien, Kontrakturen und Koordinationsstörungen! Der Stellenplan für unsere Be-rufsgruppe war damals äußerst gering, zumindest in kleinerer Krankenhäusern, so daß man gegen die Folgen der langen Immobilisierung nicht optimal arbeiten konnte.

Herr Dr. Winkler hat in seinem Referat bereits darüber gesprochen, welche Wir-belfrakturen eher konservativ bzw. operativ behandelt werden Wie aus seinem Vor-trag zu entnehmen war, ist es schwierig, bzw, sogar gefährlich, pauschale zeitliche Angaben für die Belastbarkeit zu nennen, seinen Anspruch an die Ärzte, die lediglich mehr oder weniger mutig entscheiden sollen, welcher Stabilitätsgrad der Fraktur vor-liegt, kann ich nur begrüßen.

Anhand des „verordneten" Stabilitätsgrades sollte jeder Physiotherapeut wissen, wie weit er sein Behandlunysspektrum an besagtem Patienten anwenden kann.

Im Folgenden werde ich verschiedene Behandlungsziele und Maßnahmen den Stabilitätsgraden zeitlich zuordnen. Die Maßnahmen richten sich im Wesentlichen nach den Konzepten und Techniken, die wir in der BG-Unfallklinik Ludwigshafen ausführen, auf jeden Fall möchte ich davor warnen, daß aufgrund irgendeiner Mode eine bestimmte Behandlungstechnik von ärztlicher Seite verordnet wird. Die Physio-therapeuten werden nach ihrer Ausbildung von Fortbildungsangeboten überflutet und geben dafür in der Regel auch überproportionale Summen im Verhältnis zu ihrem Gehalt aus. Es ist aber unsinnig, „Scheine" zu sammeln, denn jede gute Technik wird

Hefte zu „Der Unfallchirurg", Heft 241
K. E. Rehm (Hrsg.)
© Springer-Verlag Berlin Heidelberg 1994

nur beherrscht, wenn man sie auch regelmäßig anwendet. Jede biomechanisch und ökonomisch fundierte Technik ist geeignet – sofern sie beherrscht wird – die vorgegebenen Behandlungsziele zu realisieren.

Lagerungsstabilität/Instabilität (Tabelle 1)

Lagerungsstabilität/Instabilität bedeutet für uns Immobilisierung für wenige Tage oder beim Polytrauma unter Umständen auch für mehrere Wochen, wenn es aus Gründen des Allgemeinzustandes oder prioren anderen Verletzungen nicht operativ versorgt werden konnte. Unser Augenmerk gehört sofort der schmerzfreien adäquaten Lagerung. Der Patient hat ein Brett unter der Matratze, ist flach gelagert und bekommt bei eingeschränkter Hüftgelenkextension ein Kissen unter die Oberschenkel und die LWS. Auch der perfekte Sitz der langen Thrombosestrümpfe muß kontrolliert werden, damit eventuelle Einschnürungen keine Stauungen verursachen.

Zur Pneumonieprohylaxe werden intensive Atemübungen durchgeführt, die die Ventilation aller Lungenabschnitte zum Ziel haben, Geräte zur Vertiefung der Einatmung werden dem Patienten zur Verfügung gestellt, um selbständig Atemübungen auszuführen. Damit das Abhusten erleichtert werden kann, arbeiten wir auch mit dem Vibrax, Reizgriffen und Eisabreibungen. Zur Thromboseprophylaxe lassen wir die distalen Extremitätengelenke schnell und kräftig bewegen. Eine Studie der Effektivität dieser Maßnahme ist heute nicht möglich, da die medikamentöse Thromboseprophylaxe rechtlich verbindlich ist.

Schon in dieser Phase ist es wichtig, den frakturierten Bereich muskulär über Irradiation zu sichern. Um die physiologische Nullstellung des Achsorgans Wirbelsäule zu erreichen, ist eine Stabilisation im Sinne der Extension notwendig. Bilaterale flexorische Armpattern schließen Rotationstendenzen für die Wirbelsäule aus und erreichen weiterlaufend eine Irradiation auf die Extensoren der WS, zusätzlich wird jede Möglichkeit der statischen Muskelarbeit angewandt, gleichzeitig auch als Anleitung zum Eigentraining.

Das Erhalten von Kraft und Funktion der nicht ruhiggestellten Gelenke muß ein wichtiges Ziel in der Immobilisationsphase sein, Ganzkörperspannungen unter Einbezug von freigegebenen Gelenkbewegungen und distale Gelenkbewegungen – teils auch gegen Widerstand – helfen uns, dieses Ziel zu erreichen. Jeder weiß, daß man nach längerer Bettruhe, evtl. sogar schon nach längerem Ausschlafen am Sonntag, in seiner Wahrnehmung gestört ist. Der bettlägerige Patient muß deshalb für seine Wahrnehmung in Bezug auf Sensibilität, Motorik und Gelenkstellungen geschult werden, damit sie für unsere späteren Aktivitäten nicht verlorengeht. Dies bezieht

Tabelle 1. Lagerungsstabilität/Instabilität

- Lagerungskontrolle und Schmerzlinderung
- Pneumonie–und Thromboseprophylaxe
- Stabilisation der WS im Sinne der Extension
- Erhalten von Kraft und Funktion der nicht ruhiggestellten Gelenke
- Wahrnehmungsschulung i.B. auf Sensibilität, Motorik, Gelenkstellungen

---

sich auch auf das „Drehen en bloc", das wir besonders auch aus pflegerischen Gründen in der Regel bereits am 2. posttraumatischen Tag einüben. Die Frage nach Sensibilitätsstörungen darf der Physiotherapeut nicht vergessen, denn oft genug gibt es Patienten, die solche Ausfälle ihrem Krankheitsbild zugehörig hinnehmen, ohne von sich aus etwas zu äußern.

Bedingte Bewegungsstabilität (Tabelle 2)

Die bedingte Bewegungsstabilität fällt zeitlich oft mit einer bedingten Belastungsstabilität zusammen. Wird unser Patient ausnahmsweise mit einem halbelastischen Mieder oder einem 3-Punkte-Stützkorsett versorgt, müssen wir ihm auch beibringen, wie er diese Hilfsmittel im Liegen anzieht. Da dies allerdings häufig zu unphysiologischen Verrenkungen führt, ist zu überlegen, ob man nicht doch besser darauf verzichtet. Das 3-Punkte-Stützkorsett mag bei thorakalen Wirbelfrakturen eine gute Erinnerung an aufrechte Haltung sein, sitzt aber leider selten gut, bzw. hat die Tendenz zu verrutschen. Im Sitzen kommt es zusätzlich zu einem unangenehmen Druck auf die Symphyse.

Der Physiotherapeut übt nun mit unserem Patienten das Aufstehen mit eingeordneter Körperlängsachse über die Seiten-oder Bauchlage. Der Sitz an der Bettkante muß immer mit Fuß-Bodenkontakt und einer Hüftflexion von höchstens 45° stattfinden. Deshalb empfehlen wir auch für die erste Zeit einen erhöhten Toilettensitz und unseren „Bandscheibenstuhl".

Je nach muskulärer Situation und Kreislaufstabilität werden die ersten Schritte im Gehwagen, mit Gehhilfen oder ohne Hilfsmittel durchgeführt. Verläuft diese Maßnahme erfolgreich, kann der Patient zur Behandlung in unsere Krankengymnastikabteilung kommen.

Aktives Bewegen ist zunächst hubfrei oder hubarm erlaubt, wobei die Rotation noch ausgeschlossen ist. Hierfür eignen sich besonders die differenzierten Bewegungen der hubfreien/hubarmen Mobilisation aus der funktionellen Bewegungslehre Klein-Vogelbach.

Auch das Bewegen gegen und mit der Schwerkraft ist ohne Widerstände möglich. Besonders wichtig ist die Haltungskorrektur des Patienten. Nur eine in ihren physiologischen Krümmungen korrekt eingestellte Wirbelsäule belastet nicht die passiven Strukturen. Damit der Patient in der Lage ist, automatisch die richtige Haltung einzunehmen, muß seine Wahrnehmung dafür intensiv geschult werden. Übungen im Sinne der Ganzkörperspannung werden dem Patienten in verschiedenen Ausgangsstellungen instruiert und zum selbständigen regelmäßigen Durchführen empfohlen.

Tabelle 2. Bedingte Bewegungsstabilität. Verbot
einer oder mehrerer Bewegungskomponenten

- aktives Bewegen: hubfrei/hubarm
- aktives Bewegen gegen die Schwerkraft
- Haltungskorrektur
- statische Muskelarbeit

Bewegungsstabilität (Tabelle 3)

Gilt die Wirbelfraktur als bewegungsstabil, ist aktives Bewegen in allen Bewegungskomponenten im Rahmen der Schmerzgrenze und der vorhandenen Bewegungstoleranzen erlaubt. Bei eingeordneter vertikaler Körperlängsachse wird die Rotation ohne schädigenden Effekt hubfrei geübt. Ist diese Einordnung möglich, kann die Rotation schon relativ früh geübt werden, da mit dieser Bewegung keinerlei Kraft- und Hebeleinwirkung wie z.B. bei Scharnierbewegungen zustandekommt. Reaktives Üben heißt, über Gleichgewichtssituationen automatisch die erwünschten Muskelgruppen arbeiten zu lassen. Diese Art der Behandlung ist lebensnah und der Erfolg effektiver, als wenn ein gezielter Übungsauftrag an geschwächte Strukturen gestellt wird.

Da wir bei einer Wasserhöhe, die über den Schultergürtel reicht, nur noch 10% des Körpergewichts belasten, kann der Patient nun auch ohne Bedenken in das Bewegungsbad gehen. Während der hydrostatische Druck einen Bewegungswiderstand verlangt, der zur Tonuserhaltung verhilft, wird durch den Auftrieb des Wassers eine „muskelentspannende" Wirkung erreicht, die wiederum die Muskelfunktion erleichtert.

Um die Belastung zu reduzieren und eine eventuelle Schmerzsymptomatik durch Fehlhaltungen auszuschalten, zeigen wir dem Patienten Entlastungsstellungen in verschiedenen Positionen. Dadurch werden Gewichte und Muskelaktivitäten umverteilt und damit die Belastung auf die Wirbelsäule reduziert. Es ist grundsätzlich wichtig, dem Patienten mehrere Entlastungsstellungen beizubringen, da jede Position, wenn sie über einen längeren Zeitraum eingenommen wird, unangenehm werden kann. Um die Beweglichkeit der betroffenen Wirbelsegmente zu verbessern, wenden wir die widerlagernde Mobilisation aus der FBL an. Durch aktive Widerlagerung wird ein Wirbelsäulenabschnitt festgestellt, während der zu mobilisierende Teil bewegt.

Nicht selten besteht ein Hypertonus der lumbalen Muskulatur, der durch das zunächst anstrengende Erlernen der physiologischen Haltung zustandekommt. Um die Durchblutung zu verbessern, den Tonus in diesem Bereich zu senken und die Beweglichkeit zu fördern, bietet sich die mobilisierende Massage aus der FBL an. Der Patient lernt, über die authtochtone Muskulatur kleinste Bewegungen durchzuführen, die der Therapeut anhand seiner Massagegriffe unterstützt. Bewegen und bewegt werden gehen dabei fließend ineinander über.

Tabelle 3. Bewegungsstabilität

- aktives Bewegen im Rahmen der Schmerzgrenze
  und der vorhandenen Bewegungstoleranzen
  in allen Bewegungskomponenten
- reaktives Üben
- Bewegungsbad
- Instruktion von Entlastungsstellungen
- Widerlagernde Mobilisation (FBL)
- Mobilisierende Massage (FBL)

Tabelle 4. Bedingte Belastungsstabilität

- Bewegen gegen Widerstand (z.b. PNF)
- Muskeldehnung
- Therapeutische Übungen (FBL)
- Pezziballübungen
- Bücktraining
- Wirbelsäulengruppe
- Gebrauchsbewegungen
- Verhaltensmuster für den häuslichen Gebrauch

Bedingte Belastungsstabilität (Tabelle 4)

Die bedingte Belastungsstabilität schließt Maximalbelastungen aus. Es können jetzt aber Bewegungen gegen Widerstand zur Kräftigung und Stabilisation durchgeführt werden. Hierzu bieten sich PNF Pattern symmetrisch, asymmetrisch, für die Extremitäten sowie Becken und Rumpf an.

Mußte der Patient bis dahin eine längere Immobilisationsphase durchstehen, ist durchaus zu erwarten, daß sich vor allem die zweigelenkige Muskulatur verkürzt hat, über Muskeldehntechniken versuchen wir wieder die physiologische Länge zu erreichen, wobei zu beachten ist, daß eine Längsdehnung des Muskels unter 2 Minuten sicherlich keinen Erfolg bringen wird. Eine Vielzahl von therapeutischen Übungen, mit dem Ziel der Mobilisation, Stabilisation und Automatisieren der ökonomischen Muskelarbeit, stehen uns zur Verfügung. Dabei soll keine Ausgangsstellung vernachlässigt werden. Besonders gute Möglichkeiten, diese Ziele zu erreichen, bietet uns der Therapieball. Durch die Ballrollung wird gleichzeitig die Reaktionsbereitschaft geschult und eine korrekte Haltung kann automatisch eingenommen werden, Im Sinne der Rückenschule und unter Berücksichtigung von Kondition und konstitutionellen Gegebenheiten des Patienten wird das optimale Bücken, individuell angepasst, geschult. Mit Gleichgesinnten geht der Patient nun auch in die Wirbelsäulengruppe, wo das in der Einzeltherapie Erlernte praktiziert und intensiviert wird. Da der Patient zu diesem Zeitpunkt meist schon ambulant in unsere Behandlung kommt, ist es notwendig, daß er alltägliche Gebrauchsbewegungen im Sinne der physiologischen Haltung und ökonomischen Aktivität ausführt. Dazu gehören auch Verhaltensmuster aus dem häuslichen Bereich, so daß der Therapeut keine Hemmungen haben sollte, ihm praxisnah auch einmal einen Besen oder Wischlappen in die Hand zu geben.

Wir haben die Möglichkeit das Ein- und Aussteigen und den Sitz im PKW an einem Modell auszuprobieren. Je nach Marke, bzw. Sitzhöhe ist es oft empfehlenswert, die Wirbelsäule mit einem Lendenkissen zu unterstützen, um eine möglichst aufrechte Haltung zu erzielen. Generell ist aber die aktive Stabilisation effektiver, als der Einsatz von Hilfsmitteln.

Tabelle 5. Belastungsstabilität

- Therapeutische Übungen mit hoher Intensität der ökonomischen Aktivität
- Belastende Übungen im Stand und in der Fortbewegung
- Hebetechnik
- Geräte (Zugapparate, Schlingentisch, Isokinetik)
- Therapeutische Sportgruppen

Belastungsstabilität (Tabelle 5)

Ist nach ca 3 Monaten volle Belastungsstabilität gegeben, gilt das Ziel, die volle Belastbarkeit im Sport und am Arbeitsplatz zu erreichen. Immer entsprechend der Kraft und Stabilisationsfähigkeit des Patienten können nun Übungen mit hoher Intensität der ökonomischen Aktivität ausgewählt werden. Wieder wird in allen Ausgangsstellungen gearbeitet. Besonders belastende Übungen im Stand und in der Fortbewegung sind nun angesagt damit das von Beginn der Mobilisation an angestrebte ökonomische Gangbild beibehalten werden kann.

Das bereits erlernte Bücken wird mit Heben und Tragen ergänzt. Auch vorhandene Geräte wie Zugapparate, Isokinetik oder Schlingentischarbeit gegen Expanderzüge können nun eingesetzt werden. Hat der Patient die Möglichkeit, in eine therapeutische Sportgruppe zu gehen, um sich dort sportspezifisch unter Anleitung richtig zu bewegen, ist dies zu diesem Zeitpunkt unbedingt zu befürworten.

Die physiotherapeutische Behandlung ist in der Regel jetzt abgeschlossen. Bundesweit werden inzwischen Rückenschulkurse von verschiedenen Institutionen wie Volkshochschule, Krankenkassen usw. gegen eine geringe Kostenbeteiligung des Teilnehmers angeboten. Um das Erlernte bezüglich Haltung und Bewegung nicht zu vergessen, sollte sich der Patient vornehmen, vielleicht einmal jährlich eine solche Präventivmaßnahme zu besuchen. Damit sollte ihm dann auch der Transfer zu seinen sportlichen Aktivitäten gelingen, die meist spätestens nach einem Jahr wieder im gewohnten Ausmaß aufgenommen werden können.

Grundsätzlich gilt, daß der natürliche Alarmmelder, der Schmerz, nicht ignoriert werden darf und die Mobilisation immer mit der entsprechenden Stabilisation verbunden werden muß.

Meine Damen und Herren, ich hoffe daß aus meinen Ausführungen ersichtlich wurde, daß eine zeitliche Zuordnung in Form von Tagen, Wochen oder Monaten bei der Behandlung der Wirbelfraktur nicht gegeben werden kann. Dagegen ist die zeitliche Zuordnung zu den Stabilitätsgraden einfach, erfordert jedoch die enge Zusammenarbeit mit dem behandelnden Arzt.

Operative Versorgung von Wirbelfrakturen

H. Hertlein und M. Schürmann

Chirurgische Klinik und Poliklinik der Universität, Klinikum Großhadern, Marchioninistraße 15, D-81377 München

Jede Wirbelsäulenverletzung birgt die Gefahr einer Rückenmarks- oder Nervenwurzelschädigung. Dieser Tatsache sollte bei der Diagnostik und Therapie traumatisierter Patienten Rechnung getragen werden. Ausschlaggebend für die Differentialtherapie der Wirbelsäulenverletzung sind die Stabilität der Verletzung sowie ein eventuell vorliegendes neurologisches Defizit. Diese Grundinformationen entscheiden bereits in den meisten Fällen über eine operative Indikationsstellung oder ein konservatives Vorgehen.

Zur Beurteilung der Stabilität von Wirbelsäulenverletzungen existieren in der Literatur eine Vielzahl von verschiedenen Einteilungen. Aufgrund ihrer Übersichtlichkeit und Praktikabilität hat sich die Einteilung nach Wolter sehr bewährt [27]. Wie bereits von Denis [7] beschrieben geht Wolter von 3 osteoligamentären Säulen aus, wobei die vordere Säule von den vorderen und mittleren Anteilen des Wirbelkörpers gebildet wird. Verletzungen in diesem Bereich werden als Verletzungen der Gruppe A bezeichnet. Die mittlere Säule besteht aus dem dorsalen Teil des Wirbelkörpers und den Bogenwurzeln (Verletzungen der Gruppe B). Die dorsale Säule setzt sich aus den Wirbelbögen, den Wirbelgelenken und den dorsalen Bandstrukturen zusammen (Verletzungen der Gruppe C). Reine diskoligamentäre Zerreißungen zwischen zwei Wirbelkörpern ohne Fraktur werden als Verletzung der Gruppe D bezeichnet. Frakturen der mittleren bzw. hinteren funktionellen Säule sowie diskoligamentäre Verletzungen, d.h. Verletzungen der Gruppen B, C und D werden als instabil eingeschätzt. Sie sollten dementsprechend operativ stabilisiert werden. Wirbelkanaleinengungen werden nach Wolter entsprechend der Tiefe der in den Spinalkanal vorgedrungenen ossären Elemente in 3 Schweregrade (Grad I–III) eingeteilt. Frakturen aus der Gruppe A (ventraler Wirbelkörper ohne Hinterkantenbeteiligung) mit einer Gibbusbildung der Wirbelsäule von mehr als 20° stellen, obwohl per definitionem keine Instabilität vorliegt, ebenfalls eine relative Indikation zur Operation dar [20]. Bestehen bei dem Verletzten bereits Symptome eines kompletten oder inkompletten Querschnittssyndromes, so ist nach bildgebender Diagnostik und Lokalisation der Myelonschädigung eine sofortige operative Dekompression des geschädigten Rückenmarks anzustreben, soweit der Allgemeinzustand und das übrige Verletzungsmuster des Patienten eine solche Operation zuläßt.

Verletzungen der Halswirbelsäule

Okzipitozervikaler Übergang

Luxationsverletzungen zwischen Okziput und Atlas stellen sehr seltene Ereignisse mit denkbar schlechter Prognose dar [19, 23]. Hier kann es zu vollständigen Zerreißung

Hefte zu „Der Unfallchirurg", Heft 241
K. E. Rehm (Hrsg.)
© Springer-Verlag Berlin Heidelberg 1994

der Membranae atlantooccipitales ant. et post., der Membrana tectoria und der Ligg. alaria kommen, ohne daß in konventionellen a.p. – oder Seitaufnahmen die Verletzung augenfällig wird.

Die Primärversorgung derartig verletzter Personen sollte in der Ruhigstellung der Verletzung mit dem Halo-Fixateur und einer schnellen operativen Stabilisierung in Form einer kraniozervikalen Fusion mit Plattenosteosynthese oder Luque-Rahmen mit zusätzlicher Spanspondylodese bestehen. Beim praeoperativen Handling ist eine Distraktion der HWS oder ein axialer Zug am Kopf, wie er sonst bei Halswirbelsäulenverletzten empfohlen wird (z.B. durch steife Halskrawatte) streng kontraindiziert.

Atlas-Verletzungen

Der Atlas der anstelle eines Korpus einen Arcus anterior besitzt, ist vor allem bei axialer Gewalteinwirkung leicht zu verletzen [11, 21]. In diesem Fall findet sich eine Berstungsfraktur des Atlasbogens („Jeffersonfraktur"").

Therapie der Wahl stellt die Extension und Ruhigstellung mittels Haloring und -weste dar [15, 25]. Bei Luxationsgefahr des Atlas sowie bei deutlicher frakturbedingter Gelenksinkongruenz besteht die Notwendigkeit zur operativen Therapie, da bei dieser Art der Verletzung mit einer beschleunigten degenerativen Veränderung der Wirbelgelenke zu rechnen ist. Als Stabilisierungsverfahren empfiehlt sich die dorsale transartikuläre Verschraubung und Spondylodese nach Magerl [13]. Diese Fusionsoperation erlaubt zusätzlich die Reposition der Gelenkflächen unter Sicht und ermöglicht im Gegensatz zu anderen dorsalen Spondylodeseverfahren die selektive atlanto-axiale Spondylodese.

Isolierte Atlasbogenfrakturen sind in der Regel selten [15, 25]. Nur ausnahmsweise betreffen sie den stabilen vorderen Atlasbogen. Bei diesen Verletzungen reicht zur definitiven Versorgung die konservative Therapie mittels Halskrawatte aus.

Axis-Verletzungen

Densfrakturen

Der Bruch des Dens axis wird relativ häufig übersehen, da er in den üblichen Übersichtsaufnahmen nicht immer suffizient dargestellt wird. Paakkala konnte zeigen, daß 50% aller Densfrakturen radiologisch primär nicht diagnostiziert werden [22]. Radiologisch werden die Densfrakturen nach Anderson und D'Alonzo [4] in 3 Gruppen eingeteilt: Unter einer Typ I-Fraktur versteht man eine knöcherne Absprengung der Epistropheusspitze. Sie stellt für den Patienten in der Regel keine Bedrohung dar und bedarf keiner speziellen Therapie. Als Densfrakturen der Gruppe II bezeichnet man Brüche im Bereich der Densbasis und der Gruppe III Brüche unter Einbeziehung des Korpus axis.

In Anbetracht der sehr hohen Pseudarthroserate bei konservativ behandelten Typ II Frakturen wird bei diesen Verletzungen die operative Stabilisierung mit zwei von ventral eingebrachten Zugschrauben („Knörringer-Schrauben"") empfohlen [2, 26].

Bei Densfrakturen vom Typ III ist wiederum das konservative Vorgehen zu favorisieren, da Brüche in diesem spongiösen Bereich bei guter Reposition zur unproblematischen Frakturheilung neigen. Die Behandlung erfolgt in diesem Fall durch Ruhigstellung mit dem Halo-Fixateur [2, 4, 12] für mindestens 8 Wochen.

Axis-Bogenfrakturen

Beidseitige Isthmusfrakturen des 2. Halswirbelkörpers werden als „Hangman-Fraktur" bezeichnet und können mit Bandscheibenzerstörung und Dislokation des Axis gegenüber dem 3. Wirbelkörper einhergehen [10]. Sie entstehen durch plötzliche gewaltsame Übersteckung der HWS, im Sinne eines Extensions-Distraktions-Mechanismus. Die Isthmusfrakturen werden entsprechend dem Grad ihrer Dislokation gegenüber dem 3. Halswirbelkörper nach Effendi in 3 Gruppen eingeteilt [3]. Dabei lassen sich stabile Axisbogenbrüche (keine Dislokation gegenüber HWK 3 = Effendi I) von instabilen Brüchen (Effendi II und III) unterscheiden.

Ausgehend von einer großen Selbstheilungstendenz bei Axisbogenfrakturen ohne Luxation wird gemeinhin bei einer derartigen Verletzung die konservative Therapie mit dem Halo-Fixateur empfohlen. Bei dislozierten Axisbogenfrakturen können jedoch erhebliche Spätkomplikationen insbesondere neurologische Ausfälle beobachtet werden. Deshalb ist bei instabilen Brüchen der Typen Effendi II und III die operative Therapie indiziert [16]. Diese wird üblicherweise durch eine Spondylodese zwischen HWK 2 und 3 mit H-Platte und kortikospongiösem Span über den ventromedialen Zugang nach Robinson erreicht [6].

Verletzungen der mittleren und unteren Halswirbelsäule

Die knöchernen Strukturen der mittleren und unteren Halswirbelsäule sind in der Regel auf Übersichtsaufnahmen gut zu beurteilen. Die typische Verletzung in diesem Bereich ist die Kompressionsfraktur mit zusammengebrochenem Korpus des Wirbelkörpers, die vor allem durch Flexionsbewegungen der HWS oder durch axiale Gewalteinwirkung entsteht. Bei instabilen Frakturen bzw. bei starker Dislokation erfolgt die operative Behandlung durch eine ventrale Spondylodese mit H-Platte und kortikospongiösem Span. Diese Form der Stabilisierung kann sowohl unisegmental als auch multisegmental angewendet werden.

Diskoligamentäre Verletzungen

Bei denen heute im Straßenverkehr häufig vorkommenden HWS-Schleudertraumen kann es im Bereich der HWS zu reinen diskoligamentären Verletzungen kommen. Diese auf konventionellen Übersichtsaufnahmen oft nicht zu erkennenden Verletzungen müssen bei entsprechendem Verdacht gezielt durch funktionelle Röntgenaufnahmen (Flexion/Extension oder Durchleuchtung) diagnostiziert werden [8, 11]

Diskoligamentäre Verletzungen, die als instabile Verletzungen potentiell die Gefahr von Rückenmarksläsionen bedingen, müssen operativ stabilisiert werden. Die Versorgung erfolgt über eine ventrale Spanspondylodese mit H-Platte. In seltenen Fällen kann es nötig sein, eine Reposition unter Durchleuchtung durchzuführen. Bei irreponiblen Luxationen kann auch die Notwendigkeit zur offenen Reposition von dorsal mit anschließender Stabilisierung durch Hakenplatte nach Magerl bestehen [14].

Verletzungen der Brustwirbelsäule (BWK 1–BWK 10)

Verletzungen der Brustwirbelsäule sind im Vergleich zur Hals- bzw. Lendenwirbelsäule eher selten. Die zusätzliche Stabilisierung dieses Wirbelsäulenabschnittes durch den Rippenthorax mag dafür mitverantwortlich sein. In Anbetracht der funktionellen Einheit der den geschlossenen Rippenthorax tragenden Wirbelkörper (BWK 1–10), definieren wir unter dem Begriff der Brustwirbelsäule lediglich die BWK 1–10. Stabile Frakturen der Brustwirbelsäule werden konservativ behandelt – eine Versorgung des Patienten mit einem Stützkorsett erübrigt sich in der Regel kranial der Höhe von BWK 7, da der knöcherne Rippenthorax den Wirbelsäulenabschnitt entsprechend stabilisiert. Instabile Kompressionsfrakturen sollten vor allem bei Spinalkanaleinengungen operiert werden [18]. Es erfolgt hierzu eine Aufrichtung und transpedikuläre dorsale Stabilisierung durch winkelstabile Implantate (z.B. Druckplattenfixateur nach Wolter). Instabile Berstungsbrüche werden operativ durch ventrale Korporektomie und Wirbelkörperersatz mit Spanspondylodese und Plattenosteosynthese versorgt. Bei dorsaler Wirbelkörperzerstörung mit Spinalkanaleinengung ohne großen ventralen Substanzdefekt sollte eine Laminektomie mit anschließender Spanspondylodese und Stabilisierung mit Druckplattenfixateur nach Wolter durchgeführt werden.

Verletzungen der Lendenwirbelsäule (BWK 10–LWK 5)

Die beiden untersten Brustwirbelkörper bilden mit den Wirbelkörpern der Lendenwirbelsäule eine funktionelle Einheit und werden demnach diagnostisch und therapeutisch gleich angegangen. Aufgrund der fehlenden zusätzlichen Stabilisierung durch den Rippenthorax bei gleichzeitig maximaler physiologischer Beweglichkeit ist die Lendenwirbelsäule häufiger als die Brustwirbelsäule von Verletzungen betroffen. Axiale Gewalteinwirkungen sowie Flexions- oder Extensionstraumen können gleichermaßen zu Lendenwirbelsäulenverletzungen führen. Besonders häufig sind reine Kompressionsfrakturen bei axialen Stauchungen der Wirbelsäule.

Wichtig für die Indikationsstellung von Lendenwirbelsäulenverletzungen ist die Differenzierung von stabilen und instabilen Zuständen. Bei Frakturen des Wirbelkörpers ist hier in erster Linie die Beteiligung der Wirbelkörperhinterkante maßgebend, die ein wichtiges Kriterium für eine instabile Fraktur darstellt [7, 27]. Hier kann nach der konventionellen Röntgendiagnostik oft nur die Computertomographie weiteren Aufschluß geben. Insbesondere erlaubt die Computertomographie eine definitive Aussage über eine potentielle Spinalkanaleinengung und ist somit bei der operativen Indikationsstellung von ausschlaggebender Bedeutung [17].

Stabile Verletzungen der Lendenwirbelsäule sollten konservativ behandelt werden. Dazu wird dem Patienten ein 3-Punkte-Korsett angepaßt und eine frühzeitige Mobilisierung unter krankengymnastischer Anleitung durchgeführt. Diese Vorgehensweise wird vor allem bei den sehr häufigen stabilen Kompressionsfrakturen oder Deckplatteneinbrüchen der Lendenwirbelsäule gewählt [9]. Instabile Frakturen erfordern eine differenziertere Behandlung unter Berücksichtigung der individuellen Situation (Frakturtyp, Zustand des Patienten, neurologisches Defizit, ...) [5]. Instabile Kompressionsfrakturen sollten mittels Fixateur interne und transpedikulärer Spongiosaplastik von dorsal nach intraoperativer Reposition stabilisiert werden [1, 24]. Bei intraspinalen Raumforderung ist eine Laminektomie und Dekompression mit anschließender dorsaler Spananlagerung indiziert. Bei Berstungsbrüchen und Rotationsverletzungen mit Wirbelkörperzerstörung sollte eine dorsoventrale Stabilisierung durchgeführt werden. Hierbei wird von ventral der zerstörte Wirbelkörper reseziert und dabei der Spinalkanal dekomprimiert. Dann erfolgt der Wirbelkörperersatz durch einen kortikospongiösen Span. Zusätzlich wird die Spondylodese von dorsal durch ein winkelstabiles Implantat (Fixateur interne) komplettiert.

Literatur

1. Aebi M (1991) Transpedicular Fixation: Indications, Technique and complications. Current Orthopaedics 5:109–116
2. Aebi M, Etter C (1991) Die ventrale direkte Verschraubung der Densfraktur. Orthopäde 20.2:147–153
3. Aebi M, Nazarian S (1987) Klassifikation der Halswirbelsäulenverletzungen. Orthopäde 16:27–36
4. Anderson LD, D'Alonzo RT (1974) Fractures of the odontoid process of the axis. J Bone Joint Surg 56:1663–1674
5. Bötel U (1988) Operative Behandlungsverfahren bei Lendenwirbelsäulenverletzungen. Vortrag bei der 10. Murnauer Unfalltagung „Diagnostik und Therapie von Wirbelsäulenverletzungen"
6. Crockard HA (1991) Ventrale Zugänge zur Halswirbelsäule. Orthopäde 20:140–146
7. Denis F (1983) The three column spine and its significance in the classification of acute thoraco-lumbar spinal injuries. Spine 8:817–831
8. Dvorak J (1991) Funktionelle Röntgendiagnostik der oberen Halswirbelsäule. Orthopäde 20:121–126
9. Dürr W (1988) Welche Wirbelverletzungen sind konservativ zu behandeln? Vortrag bei der 10. Murnauer Unfalltagung „Diagnostik und Therapie von Wirbelsäulenverletzungen"
10. Fielding JW (1981) Hangman's Fracture. Z Orthop 119:677–679
11. Frank D (1980) Röntgenologische Diagnose und Differentialdiagnose von Verletzungen der oberen Halssäule. Röntgen-Bl 33:67–76
12. Gallie WE (1939) Fractures and dislocations of the cervical spine. Am J Surg 46:495–499
13. Grob D, Magerl F (1987) Operative Stabilisierung bei Frakturen von C1 und C2. Orthopäde 16:46–54
14. Grob D, Magerl F (1987) Dorsale Spondylodese der Halswirbelsäule mit Hakenplatte. Orthopäde 16:55–61
15. Hadley MN, Dickman CA (1988) Acute traumatic Atlas fractures: management and longterm outcome. Neurosurgery 23:31–35
16. Ilgner A, Haas N, Blauth M, Tscherne H (1989) Die operative Behandlung von Verletzungen der Halswirbelsäule. Unfallchirurg 92:363–372
17. Knörringer P (1985) Diagnostischer Wert der Computertomographie bei spinalen Verletzungen. Unfallchirurg 88:63–74

18. Leyendecker (1988) Operative Behandlungsverfahren bei Brustwirbelsäulenverletzungen. Vortrag bei der 10. Murnauer Unfalltagung „Diagnostik und Therapie von Wirbelsäulen- verletzungen"
19. Levine AM, Edwards CC (1989) Traumatic lesions of the occipito-atlantoaxial complex. Clin Orthop 239:53–68
20. Lies A, Muhr G (1988) Klinische Diagnostik der Wirbelsäulenverletzungen. Vortrag bei der 10. Murnauer Unfalltagung „Diagnostik und Therapie von Wirbelsäulenverletzungen"
21. Meuli HC (1980) Röntgenuntersuchung der verletzten Wirbelsäule. Orthopäde 9:7–15
22. Paakkala T, Keski-Nisula L, Lehtinen E (1978) Fehlbefunde in der Röntgendiagnostik der Halswirbelsäulenverletzungen. Fortschritt Röntgenstr 128.5:550–558
23. Probst J (1978) Röntgendiagnostik der knöchernen Verletzungen der Wirbelsäule. Vortrag bei der Unfallmedizinischen Tagung in Mainz 4./5.11.1978
24. Slot GH (1991) Recent advances in techniques of spinal surgery. Current Opinion in Or- thopaedics 2:233–237
25. Sonntag KH, Hadley MN (1988) Atlas fractures: treatment and long-term results. Acta Neurochir Suppl 43:63–68
26. Spetzler RF, Hadley MN (1988) The transoral approach to the anterior superior cervical spine. Acta Neurochir Suppl 43:69–74
27. Wolter D (1985) Vorschlag für die Einteilung von Wirbelsäulenverletzungen. Unfallchirurg 88:481–484

Physiotherapie und Frühmobilisation nach operativer Versorgung von Wirbelfrakturen

Margrit List

Chirurgische Klinik und Poliklinik der Universität, Klinikum Großhadern,
Marchioninistraße 15, D-81377 München

Die Literatur zur Behandlung nach Wirbelfrakturen ist reichhaltig. Ich bin mir nicht schlüssig, ob ich Ihnen neue Erkenntnisse darbringen kann. Deshalb beginne ich mit einem Zitat unseres Bundeskanzlers, der kürzlich gesagt hat:
„Es muß grundsätzlich erlaubt sein über alles neu nachzudenken".

Beginnen wir mit dem Wort „Frühmobilisation".
Mobilisation? Vom Wort her bedeutet es Beweglichmachen eines Gelenk oder im weiten Sinn Bewegen eines Menschen in seinen Alltagsfunkionen, häufig mit der Vorstellung, den Patienten aus dem Bett in den Sitz, Stand oder zum Gehen zu brin- gen. „Früh" heißt, im Verständnis der meisten Ärzte, nach Entfernung der Redon- Drainagen. Bezogen auf Wirbelsäulenverletzte Patienten nach einer Osteosynthese mit einem Fixateur interne, ventraler Plattenosteosynthese o.ä. kann Frühmobilisation nicht im Sinn von Beweglichmachen der Zwischenwirbelgelenke eines Bewegungs- segmentes oder der gesamten Wirbelsäule verstanden werden. Alltagsbewegungen können ebenfalls nicht gemeint sein. Schon beim Versuch sich auf die Seite zu legen

Hefte zu „Der Unfallchirurg", Heft 241
K. E. Rehm (Hrsg.)
© Springer-Verlag Berlin Heidelberg 1994

wird der Patient unangenehm daran erinnert, daß mit seinem Rücken etwas nicht in Ordnung ist.

Im Folgenden werde ich mich auf die Wirbelverletzungen von BWK 10 bis BWK 5 beziehen. Der thorakolumbale Übergang und die Wirbelkörper L1–L3 sind besonders häufig verletzt.

Welche biomechanischen Kräfte wirken auf ein thorakolumbales oder lumbales Bewegungssegment?

Können diese Kräfte die Stabilität der Osteosynthese und die Heilung der Fraktur stören?

Die Belastung der Wirbel, seiner Wirbelgelenke und der Bandscheiben ergeben sich nach Kapandji aus den Teilgewichten der darüberliegenden Körperabschnitte, der Spannung der autochthonen Muskulatur und der Bänderspannung. Sie teilt sich in eine Druckkraft mit Wirkung auf den *vorderen Pfeiler A* und eine Schub- und Drehkraft, die auf den *Pfeiler B*, und die Wirbelbogengelenke ausgerichtet sind. Zwischen vorderem und hinterem Pfeiler besteht eine funktionelle Verknüpfung, wobei die *Pediculi* eine Schlüsselfunktion einnehmen (Abb. 1).

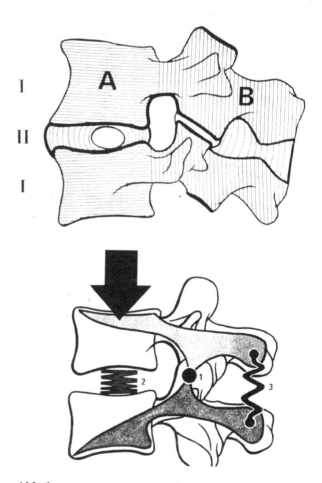

Abb. 1

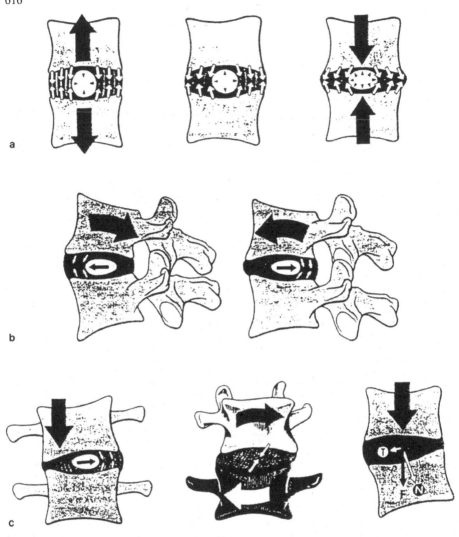

Abb. 2 a–c

Zum Verständnis der Kraftauswirkungen auf ein Bewegungssegment sei hier kurz auf das Verhalten der Bandscheiben bei axialem Zug oder Druck (Abb. 2 a). Extension und Flexion (Abb. 2 b) und bei Lateralflexion und Rotation hingewiesen (Abb. 2 c).

Die stärkste Belastung erfahren die Bewegungssegmente der Lendenwirbelsäule. Kramer beschreibt eine Arbeit von Nachemson und Morris aus dem Jahre 1964, die die starken Belastungen auf das Bewegungssegment L3 nachweist.

3 Folgende Angaben sind von Bedeutung (Abb. 3):

in RL 15 kp über Muskel- und Bänderzugspannung
in SL 30 kp
im Sitz ohne Lehne 140 kp

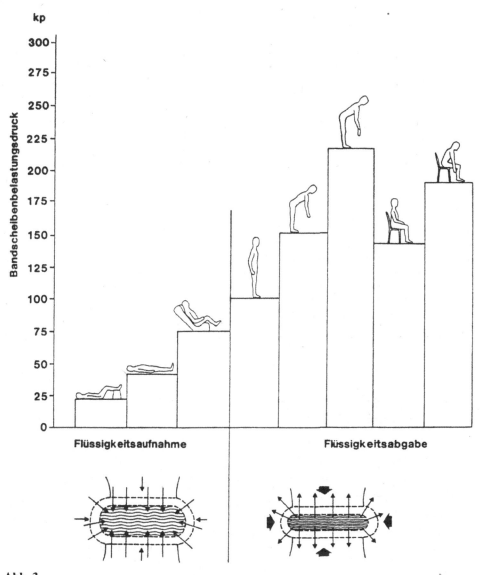

Abb. 3

im entlasteten Sitz 70 kp (Abb. 4)
im Stand mit Rumpfvorbeugung 140 kp,
unter 20 kg Gewichtsbelastung an den Händen 200 kp.

In der aufrechten Haltung überwiegen die längsgerichteten Kräfte, sie verteilen sich gleichmäßig auf die Wirbelkörper und Bandscheiben, eine ausgewogene ventrale und dorsale Muskelspannung sorgt für Verringerung der Schub- und Rotationskräfte. Bei Rumpfbeugung vergrößern sich die Schubkräfte, bei einseitiger Belastung die Rotationskräfte.

Alle Aussagen haben Bedeutung für die frühe Behandlungsphase nach Wirbelfrakturen, zwischen BWK 10 und LWK 5.

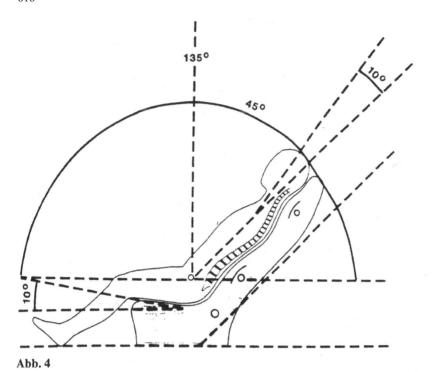

Abb. 4

Mobilisation und Krafttraining sind deshalb keine Behandlungsziele bei der krankengymnastischen Frühbehandlung!

Die Bewertung biomechanischer Prinzipien führt zu folgenden Behandlungszielen für die Frühbehandlung:

1. Behandlungsziel muß die Stabilisierung des aufgerichteten Wirbelsäulensegmentes in entlasteter Position sein.
2. Ziel muß die Anpassung der Belastung an die Tragfähigkeit des verletzten Bewegungssegmentes während der Heilungsphase sein. Die Osteosynthese soll adäquat belastet, jedoch nicht unter Schubkraft oder Rotation mobilisiert werden.
3. Behandlungsziel ist die Einübung des Bewegungsverhaltens für die folgenden Wochen. Gewohntes Sitzen, Drehen, Aufstehen muß verändert werden zu Gunsten schonender Belastungen des lumbothorakalen Wirbelsäulenabschnitts.
4. Ziel betrifft die Beratung über falsches und richtiges Bewegungsverhalten und über günstige und ungünstige Positionen.

Konkret kann ein Umsetzen der biomechanischen Erkenntnisse Folgendes bedeuten:

zu 1. Als Ausgangspositionen können zur Stabilisation, gewählt werden:

- Rückenlage und stabile Seitenlage in Streckstellung der Wirbelsäule
- Bauchlage und der
- entlastete Sitz.

Damit soll es zur Entlastung der passiven und aktiven Strukturen des Bewegungssegmentes kommen.

Statt Mobilisation des Bewegungssegmentes soll dieses in einer geraden Streckstellung oder Mittellinie stabilisiert werden. Das kann über statische Übungsformen der dorsalen und ventralen Muskulatur in komplexen Mustern erfolgen, z.b. nach Scharll, Brunkow, PNF, Brügger und McKenzie. Die komplexen Übungen werden gegen Führungskontakt oder angepaßten manuellen Widerstand statisch ausgeführt.

zu 2. Die Anpassung der Belastung an die Tragfähigkeit des verletzten Bewegungssegmentes soll in Streckstellung der Wirbelsäule erfolgen. Durch ein Drei-Punkt-Korsett wird die Wirbelsäule in die Aufrichtung gebracht, so daß längsgerichtete Kräfte die Osteosynthese gleichmäßig belasten. Wir verordnen das Tragen des Korsetts für 3 Monate.

zu 3. Bewegungsübergänge, werden mit Korsett unter Streckstellung der Wirbelsäule, minimaler Rotation und Lateralflexion von der Rückenlage über die Seiten- und Bauchlage zum Stand eingeübt. In diesen Stellungen kann die Wirbelsäule dann ebenfalls stabilisiert werden. Ist die Wundheilung abgeschlossen darf der Patient mit Korsett im Bewegungsbad üben.

zu 4. Da der freie Sitz für mindestens 6 Wochen nicht eingenommen werden soll, Flexionsmuster der Wirbelsäule, sowie dynamische Rotationsbewegungen vermieden werden müssen, kommt der Schulung von Verhaltensmustern und der Beratung für das Verhalten im Alltag nach der frühen Entlassung aus der Klinik große Bedeutung zu. Die Patienten sollen sich noch öfter am Tag hinlegen, sie sollen den entlasteten Sitz für kurzzeitiges Sitzen wählen, langes Sitzen und Tragen von schweren Gegenständen vermeiden und Schuhe mit federnden Sohlen tragen. Sie sollen die mit ihnen eingeübten Übungen regelmäßig selbst durchführen. Als Hilfsmittel geben wir den Patienten einen Brüggerkeil und einen Toilettenaufsatz mit und empfehlen, das Bett zu Hause zu erhöhen.

Wir sehen uns in unserem Behandlungskonzept bestätigt durch eine Arbeit von Loew et al. aus Heidelberg, 1992. Die Arbeit beschäftigte sich mit konservativ versorgten Wirbelfrakturen im lumbothorakalen Bereich, die einen Kyphosewinkel von 12,5° aufwiesen und mit einem Drei-Punkt-Korsett versorgt wurden. Die Kyphose nahm signifikant um 1,5–2,5° innerhalb der ersten 3 Monate zu. Anschließend blieb der Winkel konstant. Die Belastungskräfte konnten offenbar nicht genügend abgefangen werden. Auch bei operativ versorgten Frakturen wirken die belastenden Kräfte auf das stabilisierte Bewegungssegment in gleicher Weise. Aus eigener Beobachtung können wir feststellen, daß die Schantz'schen Schrauben des Fixateur interne sich häufig vorzeitig lockern. Nach Weller bedeutet jede Materiallockerung ein erhöhtes Infektrisiko.

Um diese frühzeitige Lockerung der Osteosynthese und um eine Vergrößerung des Kyphosewinkels zu vermeiden soll, wie bereits besprochen, der Patient das Drei-Punkt-Korsett 3 Monate lang tragen und konsequent sein Bewegungsverhalten kontrollieren.

Die konkrete Planung der physiotherapeutischen Behandlung muß einerseits die biomechanischen Belastungen und ihre Auswirkungen auf die Frakturheilung, andererseits aber auch den aktuellen Befund berücksichtigen. Wichtigstes Symptom ist der Schmerz.

Was sind dies für Schmerzen?

Diese zu ermitteln bezüglich ihrer Lokalisation, ihrem Auftreten in Ruhe, bei Muskelspannung oder bei Dehnung, (z.B. Kopfanhebung) und ihrer Art ist von großer Bedeutung. Wundschmerzen oder Schmerzen, verursacht durch ein Hämatom oder Ödem im Foramen intevertebrale können entsprechend ihrer Charakteristik bestimmt werden. Ist die Fraktur stabilisiert hört der Frakturschmerz sofort auf, besteht er weiter, muß eine Instabilität angenommen werden. Nach Triano und einer Studie aus Quebec können Beschwerden in folgende Kategorien eingeteilt werden.

1. Schmerzen:
   - lokale, paravertebrale Schmerz ohne Ausstrahlung,
   - Schmerz mit Ausstrahlung nach proximal, nach distal, radikulär oder segmental
   - Schmerz mit neurologischem Befund, (Sensibilitätsstörung, motorischen Schwächen) postoperativ andauernd oder wechselnd, akut oder chronisch.
2. Radiologischer Befund mit Verdacht auf Wurzelkompression nach Fraktur, bei Instabilität oder bei bei bestehender Spinalkanaleinengung.
3. Adäquater Rehabilitationszustand mit symptomatischen oder gelegentlichen Beschwerden.

Im postoperativen Stadium beobachten wir meistens Irritationen der neuro-meningialen Strukturen als Schmerzauslöser. Dieses Schmerzverhalten zeigt eine Wechselwirkung auf die Muskulatur und das Bewegungsverhalten. Segmentale oder radikuläre Schmerzen beeinflussen auch die Atmung, bei Instabiliät oder bestehender Spinalkanaleinengung werden Liegezeiten zu Kreislaufproblemen führen.

Die Schmerzlinderung ist deshalb ein zentraler Behandlungsschwerpunkt.

Zur Schmerzminderung können eine entlastende flache Lagerung auf Fell oder Schaumstoffmatte, Eislangzeitanwendung und aktive Entspannungstechniken gewählt werden, z.B. die schnelle Lagerung nach Schaarschuch oder Techniken der progressiven Muskelrelaxation. Bei Reduzierung der muskulären Abwehrspannung und Resorption des Hämatoms werden die Schmerzen verschwinden.

Eine neurologische Symptomatik würde die Behandlungsplanung und Durchführung verändern und würde eine ausführliche neurologische Befunderhebung notwendig machen.

Frakturen der Brustwirbelkörper oberhalb von BWK 10 werden ohne Korsett bei uns nach gleichen Prinzipien behandelt. Patienten mit einer Halswirbelfraktur erhalten postoperativ nach Rücksprache mit dem Operateur eine feste Camp-Halsstütze oder eine weiche Schanzkrawatte für 6–8 Wochen. Selten ist eine intensive postoperative krankengymnastische Behandlung nötig. Wenn Beschwerden bestehen gelten die gleichen Ziele wie vorab besprochen.

Zusammenfassend seien die Ziele der Frühbehandlung der Patienten mit operativ versorgten lumbalen Wirbelfrakturen nochmal zur Diskussion gestellt:

1. Erreichen der anatomischen Stabilität
2. Fördern der Resorption des Hämatoms/Ödems
3. Schmerzbeseitigung
4. Förderung der schmerzfreien Bewegung ohne exzessive mechanische Belastung
5. Schulen der Alltagsbewegungen mit dem Korsett
6. Verbesserung der Ausdauer- und Kraftleistung in Anpassung an die aktuelle Situation.
7. Vermeidung von Risikofaktoren für Spätkomplikationen durch Beratung und Angabe weiteren Vorgehens.

Stabilisation, geringstmögliche Belastung des verletzten Wirbelbereiches und biomechanisch günstiges Bewegungsverhalten verhindern Schmerzen und vorzeitiges Lokkern der Osteosynthese damit auch Komplikationen für die Zukunft.
Amerikanische Autoren z.B. Triano vom Ergonomics Research Laboratory, Illinois, empfiehlt eine maximal 7wöchige Behandlungzeit. Ist kein gutes Ergebnis erreicht worden, so schlußfolgert die Studie, muß die Behandlung überprüft und neu konzipiert werden.

Literatur

1. Bilow H, Beinike H, Hermichen H (1988) Management und Ergebnisse der konservativen Behandlung von Patienten mit Brust- und Lendenwirbelsäulenverletzungen. Akt Traumatologie 18
2. Kapandji IA (1985) Funktionelle Anatomie der Gelenke. Enke
3. Krämer J (1986) Bandscheibenbedingte Erkrankungen. Thieme
4. List M (1984) Krankengymnastische Behandlungen in der Traumatologie. Springer
5. Nachemson AL (Juni 1992) Newest Knowledge of Low Back Pain. Clinical Orthopaedics 279
6. Mow VC (1991) Basic Orthopaedic Biomechanics. Raven Press
7. Steffen R et al. (1993) Einfluß von Weichteilverletzungen auf die Biomechanik sagittal symmetrischer thorakolumbaler Wirbelkompressionsfrakturen. Akt Traumatologie 2
8. White AH (1991) Conservative Care of Low Back Pain. Williams and Wilkins
9. Zusman M (1992) Central nervous system contribution to mechanically produced motor and sensory responses. Australian Physiotherapy 38:4

Einsatzmöglichkeiten der Isokinetik am Rumpf nach Wirbelsäulenverletzung

M. Settner, Duisburg

(Manuskript nicht eingegangen)

Hefte zu „Der Unfallchirurg", Heft 241
K. E. Rehm (Hrsg.)
© Springer-Verlag Berlin Heidelberg 1994

622

Anforderungen an die Physiotherapie nach operativer Versorgung von Ellenbogengelenksverletzungen

R. Weise

Berufsgenossenschaftliche Unfallklinik, Schnarrenbergstraße 95, D-72076 Tübingen

Einleitung

Knöcherne und ligamentäre Verletzungen am Ellenbogengelenk bedürfen einer differenzierten Therapie, welche neben der vielfach notwendigen operativen Rekonstruktion mit einer allenfalls kurzfristigen Immobilisierung eine individuell abgestimmte krankengymnastische Begleit- und Nachbehandlung erforderlich macht. Die Osteosynthese muß das Ziel der Übungsstabilität erreichen, da eine längere Ruhigstellung regelmäßig zu dauerhaften Funktionseinbußen führt. Die Möglichkeiten der physiotherapeutischen Therapiemaßnahmen müssen vom Operateur festgelegt werden, genauere Anweisungen sind anläßlich der gemeinsamen täglichen Visiten zu geben.

Aufgrund der Komplexizität des Gelenk und der Gefahr periartikulärer Ossifikationen sind Art und Umfang der Krankengymnastik individuell abzustimmen wobei insbesondere auf eine fallweise zunehmende Schwellung mit periartikulärem Ödem und auf einen Rückgang der Bewegungsausmaße infolge Weichteilverkalkung zu achten ist. In diesem Zusammenhang soll auch betont werden, daß der Patient zu aktiver Mitarbeit anzuleiten ist und daß nach einer zeitlich begrenzten Begleit- und Nachbehandlungsphase Eigeninitiative entwickelt werden muß.

Anatomie

Das Ellenbogengelenk ist ein sogenanntes zusammengesetztes Gelenk, bestehend aus der Articulatio humero ulnaris (Scharniergelenk), der Articulatio humero radialis (Kugelgelenk) und der Articulation radio ulnaris proximalis (Radgelenk).

Diese insgesamt eher komplizierten Gelenkverhaltnisse erschweren gleichermaßen die operative Rekonstruktion wie auch die Voraussetzungen für die Physiotherapie. Dazu kommt ein dünner Weichteilmantel bei teilweise unmittelbar unter der Haut gelegenen Knochenvorsprüngen, so daß auftragende Osteosynthesematerialien zu störenden Irritationen fuhren können.

Operationstechnik

Der Zusammenhang zwischen operativer Weichteiltechnik und dem Auftreten von periartikulären Verkalkungen ist bekannt, schonendes Vorgehen daher unverzichtbar. Intraartikuläre Frakturen vom B- und C-Typ nach der AO-Klassifikation verlangen eine stufenlose Repositon und Fixation. Diesem Anspruch sind durch die teilweise

Hefte zu „Der Unfallchirurg", Heft 241
K. E. Rehm (Hrsg.)
© Springer-Verlag Berlin Heidelberg 1994

schwersten Zerstörungen der einzelnen Gelenkflächen gewisse Grenzen gesetzt. Nicht immer liefert der operative Eingriff bei dislozierten Gelenkfrakturen bessere Ergebnisse als ein konservatives Vorgehen (z.B. Radiusköpfchen). Hier bietet der Arm als sogenannte „unbelastete" Extremität bessere Voraussetzungen als das Bein.

Wird die Indikation zum operativen Vorgehen gestellt, so muß der zu erwartende Erfolg dem Ausgang nach konservativem Behandlungsregime überlegen sein. Eine absolute Anzeige für die Rekonstruktion sind vor allem instabile Gelenkfrakturen bzw. Luxationsfrakturen, Verletzungen mit Beteiligung der Wachstumsfuge beim Kind und Heranwachsenden oder größere Stufen in der humeralen bzw. ulnaren Gelenkfläche.

Grundsätzlich muß mit möglichst wenig Metall ein Optimum an Stabilität erreicht werden, wozu eine sichere Beherrschung sämtlicher in Frage kommender Osteosynthesetechniken unabdingbar ist. Die Implantate sind so zu plazieren, daß sie nicht unnötig auftragen und vor allem nicht intraartikulär zum Liegen kommen. Bei Kindern und Jugendlichen kommt man überwiegend mit Bohrdraht- und Zuggurtungsosteosynthesen aus, beim Erwachsenen überwiegen Techniken mit Platten und Schrauben. Die Stabilität der Osteosynthese spielt bei der Versorgung von Frakturen im Wachstumsalter eine eher untergeordnete Rolle, da die Immobilisierung über einen Zeitraum von 4–6 Wochen in der Regel keine bleibenden funktionellen Einbußen hinterläßt.

Ausgedehnte Kapselbandverletzungen bei der Ellenbogengelenksluxation und irreponible Radiusköpfchenluxationen müssen ebenfalls operativ angegangen werden, da nicht selten bleibende Schäden und Gelenkinstabilitäten die Folge sind. Auch in derartigen Fällen soll die Operation eine frühzeitige Übungstherapie ermöglichen, da sonst Einsteifungen des Gelenk verbleiben. Für die operative Versorgung von Ellenbogengelenksverletzungen und die daraus resultierende Art der krankengymnastischen Begleit- und Nachbehandlung bei den am häufigsten vorkommenden operationsbedürftigen Ellenbogenverletzungen gelten nachstehende, an den Einzelfall anzupassende Richtlinien:

1. Supra- diakondylare Humerusfraktur

Während im Wachstumsalter perkutane oder offene Bohrdrahtosteosynthesen mit nachfolgender Immobilisierung im Oberarmgips das Verfahren der Wahl darstellen, ist beim Erwachsenen die sofortige Übungsstabilität oberstes Gebot.

Die Rekonstruktion der Trochlea mittels Schraube (n) und die Abstützung der Pfeiler mit von dorsal her angelegten Rekonstruktionsplatten laßt in der Regel eine sofortige Übungstherapie zu. Selbst bei stärkerer Zertrümmerung der Gelenkfläche ist eine längere Immobilisierung nachteilig. Der Operateur ist verpflichtet, dem Krankengymnasten klare Angaben über die Belastungsfähigkeit der Osteosynthese zu machen und die Steigerung in der funktionellen Beanspruchung der jeweiligen Situation angepaßt zu aktualisieren. Bei vermehrten Reizzuständen und einem Rückgang der Beweglichkeit ist die Intensität der Physiotherapie zurückzunehmen und durch eine Röntgenaufnahme das Auftreten periartikulärer Ossifikationen auszuschließen.

2. Abrißfrakturen der Epikondylen

Hierbei handelt es sich überwiegend um Frakturen im Wachstumsalter, so daß nach Refixation mit Bohrdrähten, Zuggurtung oder Schräubchen eine Immobilisierung erfolgt. Eine krankengymnastische Begleit- und Nachbehandlung ist in diesen Fallen meist entbehrlich.

3. Ellenbogengelenksluxationen

Werden nur in ausgewählten Fällen und bei ausgeprägter Kapsel-Band-Instabilität operativ versorgt. Nach der Refixation der gerissenen Strukturen bzw. nach plastischen Ersatzoperationen muß über 3–4 Wochen im Gips ruhiggestellt werden, anschließend wird mit vorsichtigen aktiven Bewegungsübungen begonnen. Da bei solchen Verletzungen eine ausgeprägte Verkalkungstendenz besteht, müssen passive Dehnungen oder forcierte Übungen gegen Widerstand strikt unterbleiben.

4. Olekranonfrakturen, proximale Ulnafrakturen (Monteggia-Läsion)

Die überwiegende Mehrzahl von Frakturen an der proximalen Ulna kann übungsstabil versorgt werden und macht jegliche Immobilisierung überflüssig. Die aktive Übungstherapie muß besonderen Wert auf einen schrittweisen Zugewinn an Beugefähigkeit legen. Bei Monteggia-Frakturen ist auf den Erhalt der Repositon des Radiusköpfchens zu achten, d.h. die Unterarmdrehbewegung muß vorsichtig einsetzen.

5. Radiusköpfchenfrakturen

Vielfach sind durch eine konservative Therapie mit aktiven Bewegungsübungen nach 2–3 wöchiger Immobilisierung gute funktionelle Ergebnisse möglich. Nach Osteosynthesen beobachtet man trotz eines guten radiologischen Resultates in vielen Fällen erhebliche Einschränkungen der Drehbewegung bei teilweise ausgedehnten Verkalkungen. Die krankengymnastische Begleit- und Nachbehandlung muß schonend erfolgen, der Patient ist zum Gebrauch seines Armes und selbständigen Übungen anzuhalten.

Grundzüge der Physiotherapie

Basis jeglicher krankengymnastischer Behandlung nach der operativen Versorgung von Ellenbogengelenksverletzungen ist die Information des Physiotherapeuten durch den Operateur. Auch im weiteren Verlauf müssen zwischen diesen beiden regelmäßige Absprachen erfolgen. Das Ellenbogengelenk ist aufgrund seines komplizierten Aufbaus, seiner infolge eines dünnen Weichteilmantels teilweise exponierten Lage und einer ausgeprägten Neigung zu Verkalkungen der Kapselbandstrukturen schwierig zu behandeln, sowohl was die operative Therapie als auch was die krankengymnastische Begleit- und Nachbehandlung anbelangt. Zu Beginn muß eine antiödematöse Therapie und Analgesie im Vordergrund stehen, die Bewegungen dürfen ausschließlich aktiv durchgeführt werden, passive Dehnungen und Übungen gegen größeren Widerstand sind zu unterlassen. Geht das Ausmaß der Motilität eher wieder zurück und bestehen periartikuläre Ossifikationen, so ist auch die Krankengymnastik zumindest einzuschränken. Die Dauer der fachangeleiteten Übungstherapie ist zeitlich zu begrenzen und sollte nicht monatelang weitergeführt werden. Der Patient ist vom Arzt und Physiotherapeuten zu zunehmendem Eigentraining sowie zum Einsatz der verletzten Extremität im alltäglichen Gebrauch anzuhalten.

Behandlungsziele und zeitliche Zuordung der Physiotherapie nach operativer Versorgung von Ellenbogenverletzungen

Andrea Kölle

Berufsgenossenschaftliche Unfallklinik, Schnarrenbergstraße 95, D-72076 Tübingen

Bezugnehmend auf den Vortrag von Herrn. Dr. Weise über die Möglichkeiten der operativen Versorgung bei Ellenbogengelenksverletzungen und die Anforderungen an die Physiotherapie, möchte ich über das physiotherapeutische Behandlungsziel, die Gesichtspunkte der Behandlung und die zeitliche Zuordnung der physiotherapeutischen Maßnahmen sprechen.

Das übergeordnete Behandlungsziel umfaßt die schmerzfreie, physiologische Bewegung im Ellenbogengelenk, bei ökonomischer Muskelaktivität. Die harmonische Bewegung des Ellenbogen soll dabei in die normale Gesamtmotorik eingebunden sein.

Da ich mich jetzt nicht auf eine spezielle Verletzung beziehe, erscheint es sinnvoll, die allgemein auftretenden Befunde aufzuzeigen und diesen die entsprechenden krankengymnastischen Gesichtspunkte zuzuordnen. Postoperativ kann sich im OP-Gebiet und in den angrenzenden Regionen ein Hämatom oder ein Ödem darstellen. Das Gebiet um den Ellenbogen ist überwärmt und der Patient äußert Schmerzen. Unsere Gesichtspunkte sind hier die Resorptionsförderung, die Thermoregulation und die Schmerzlinderung.

Es wird hypo- und hypertone Muskelgruppen geben. Als Voraussetzung für jede physiologische Bewegung streben wir eine Tonusregulation zugunsten eines Normotonus an.

Durch diese Befunde beeinflußt, treten in den ersten Tagen Bewegungseinschränkungen des Ellenbogengelenks einschließlich der Radio-Ulnargelenke, des Handgelenks und der Fingergelenke auf, auch Schulter- und Schultergürtelgelenke können betroffen sein. Wir sind bestrebt, die physiologische Beweglichkeit zu erhalten, bzw. im Behandlungsverlauf wiederherzustellen.

Hefte zu „Der Unfallchirurg", Heft 241
K. E. Rehm (Hrsg.)
© Springer-Verlag Berlin Heidelberg 1994

Die Schonhaltung des Körperabschnitts Arm und des gesamten Oberkörpers zeigt sich beim Patienten schon in Rückenlage und verstärkt sich in höheren Positionen wie Sitz, Stand oder Gang. Von Beginn der Behandlung an wird auf die Einordnung der KA in die KLA sowie auf die Stabilisation derselben geachtet.

Die Ausweichmechanismen, die bei Bewegungsübergängen oder bei Intention einer Bewegung im Ellenbogengelenk auftreten, werden abgebaut und somit ein physiologisches Bewegungsverhalten geschult.

Zu einem physiologischen Bewegungsverhalten gehört auch die Gewährleistung eines normalen Roll-Gleitverhalten. Bei Patienten mit Ellenbogengelenksverletzungen vor allem im Ellenbogen- und im proximalen und distalen Radio-Ulnargelenk.

Die gestörte inter- und intramuskuläre Koordination verbessern wir durch die Schulung eines ökonomischen Muskeleinsatzes.

Nicht zuletzt muß die ellenbogengelenksumgebende Muskulatur in ihrer Dehnfähigkeit und in ihrer Kraft auf ein physiologisches Level gebracht werden.

Kommen wir nun zu den konkreten physiotherapeutischen Maßnahmen

Da wir uns täglich an dem aktuellen Befund des Patienten orientieren und bei der täglichen Visite unseren Behandlungsaufbau mit dem Arzt besprechen, möchte ich nur eine grobe zeitliche Einteilung vornehmen. Im Rahmen der Phase 1 werde ich mögliche Maßnahmen bis zur Wundheilung darstellen, und in der Phase 2 werde ich zu den Maßnahmen übergehen, die nach der Wundheilung zusätzlich angewandt werden können. Da das Behandlungskonzept ein schonendes ist, können die Maßnahmen der 2. Phase bei entsprechendem Befund und in Absprache mit dem Arzt auch schon vor der Wundheilung eingesetzt werden. Nach der Wundheilung sollte man jedoch genauso mit seinen Behandlungsansprüchen zurückstecken, wenn die koordinativen Fähigkeiten des Patienten nicht ausreichen oder Komplikationen, wie zum Beispiel periartikuläre Verkalkungen auftreten.

Beginnen wir nun mit der Phase 1

Gleich postoperativ sollte der Arm des Patienten entstauend gelagert werden. Das maßgebliche Kriterium hierfür ist ein durchgehendes Gefälle der venösen Blutbahn von der Peripherie zum Zentrum. Die Hand liegt höher als der Ellenbogen, dieser wiederum höher als die Schulter. Der Ellenbogen sollte dabei nur ganz leicht gebeugt sein, um den Abfluß nicht zu behindern. In dieser Lagerung werden dem Patienten entstauende Übungen der Hand und Finger gezeigt. Er soll diese selbständig durchführen, bis die Neigung zu Schwellung und Stauung nicht mehr besteht. Als Beispiel hier, die funktionelle Faust, die funktionelle Handöffnung und die lumbrikale Hand. Durch eine n. ulnaris-Schädigung bedingt, sind diese Übungen für den Patienten nicht optimal durchführbar.

Zur Abschwellung, Schmerzlinderung und Tonusregulation, kommt in der 1. Phase das Kurzzeiteis in trockener Form zur Anwendung. Es wird tupfend von proximal nach distal angewandt, und der Patient führt parallel entstauende Übungen durch.

Die physiologische Aktivierung der Muskulatur des betroffenen Armes kann schon am 1. postoperativen Tag von den gesunden Körperabschnitten, wie z.B. vom anderen Arm aus, angebahnt werden. Es wird über die Flex/Add/AR des linken Armes, über die Schwerpunktverlagerung und Rumpforientierung nach rechts, das Muster Ext/Abd/IR im rechten Arm bei posteriorer Depression des Schulterblattes angebahnt.

Hier wird durch betonten Einsatz des rechten Beines und unter Verwendung des Therabandes für den linken Arm eine räumliche Summation der Reize erreicht. Die Irradiation erscheint dadurch intensiver.

Durch die PNF-Pattern an den gesunden Körperabschnitten werden globale Bewegungsmuster aus dem ZNS abgerufen. Diese physiologischen Gesamtbewegungsmuster sind auf spinaler und supraspinaler Ebene gespeichert. Für den betroffenen Arm bedeutet dies, daß über die Irradiation ein Teilmuster in ihm erzeugt wird, welches gesetzmäßig zu dem Gesamtbewegungsmuster gehört. Er erfährt die passenden muskulären Kontraktionen, und kleine Bewegungen in allen zugehörigen Gelenken. Die so erzeugte koordinierte Aktivität der Arm-, Schulter, Schultergürtel-, und Rumpfmuskulatur, ist für eine harmonische Bewegung genauso wichtig, wie ein freies Gelenkspiel.

Die Stabilisation der Körperlängsachse in höheren Ausgangsstellungen wird über stato-dynamische Pattern von Schultergürtel und Becken erreicht. Der Patient lernt hierdurch, seine Sitzhaltung zu verbessern und selbständig einzuhalten. Aus der funktionellen Bewegungslehre werden, zur schonenden Erhaltung der Beweglichkeit, Bewegungen vom proximalen Hebel angewandt, durch die Vorneigung des Oberkörpers, bei abgelegtem Ellenbogen und Unterarm. Es entsteht eine Flexion vom proximalen Hebel. Diese Art von Bewegungen wird hauptsächlich von der nichtbetroffenen Muskulatur ausgeführt. Sie reichen aus, um das Gleiten der Gelenkflächen, sowie der periartikulären Kapsel- und Weichteilschichten zu fördern. Bewegungen vom distalen Hebel sollten anfangs noch hubfrei durchgeführt werden, d.h., der Arm ist so gelagert, daß die Flexions-Extensionsachse des Ellenbogengelenks vertikal steht und somit das Eigengewicht nicht gegen die Schwerkraft gehoben bzw. exzentrisch abgelassen werden muß. Dasselbe gilt für die Pronation und Supination. Das widerlagernde Bewegen stellt eine Steigerung dar. Es wird zuerst vom proximalen Hebel und dann vom distalen Hebel bewegt, um die maximal möglich Beweglichkeit auszuschöpfen.

Dies waren exemplarisch dargestellt, Maßnahmen, die am Befund orientiert in der Wundheilungsphase zur Anwendung kommen. Gehen wir jetzt weiter zur 2. Phase. Nach der Wundheilung können wir vom Trockeneis zur Naßeisanwendung übergehen, um den Tonus intensiver zu beeinflussen. Die Kurzzeiteisanwendung inform einer Eisballabreibung wirkt tonisierend und resorptionsfördernd.

Die Langzeiteisanwendung mit dem Eishandtuch wirkt detonisierend. Das Handtuch kann bis zu 20 Minuten auf dem hypertonen Muskel aufliegen, es ist jedoch darauf zu achten, daß der Patient in dieser Zeit aktiv übt. Nach der Langzeiteisanwendung dürfen keine passiven Dehnungen gemacht werden, da es durch das herabgesetzte Schmerzempfinden sonst leicht zu Mikrotraumen in der Muskulatur kommt.

Bei übungsstabiler Versorgung kann man jetzt zunehmend dazu übergehen, die PNF-Pattern mit Führung bzw. Führungswiderstand an dem betroffenen Arm zu üben. Hierbei gilt es, die gestörten Muskelaktivitäten zu einem normalen Timing zu führen. Dies sollte immer im Rahmen eines Gesamtbewegungsmusters geschehen. Hier sehen wir z.b. die Schwerpunktverlagerung auf das rechte Bein, wie sie beim Gehen gebraucht wird. Die Ext/Abd/IR mit Ellenbogenextension des rechten Armes wird dadurch erleichtert und gleichzeitig funktionsbezogen geübt.

Es stellt das gesetzmäßig auftretende Teilmuster in der physiologischen Schwerpunktverlagerung dar, und wird sowohl konzentrisch, als auch exzentrisch geübt. Sollten Bewegungseinschränkungen entstanden sein, die auf Kraftdefizite, Tonusstörungen oder Schrumpfung der gelenkumgebenden Strukturen zurückzuführen sind, werden Entspannungstechniken, wie Hold-Relax, am betroffenen Arm angewandt. Dabei wird über den Mechanismus der reziproken Innervation, bzw. der postisometrischen Relaxation gearbeitet. Wenn die operative Versorgung dies nicht zuläßt, das Gelenk sehr schmerzhaft ist, oder periartikuläre Verkalkungen bestehen, kann man auch von den anderen Körperabschnitten her mit Entspannungstechniken arbeiten. Der Arm ist dabei in seiner maximal möglichen Gelenkstellung entspannt zu lagern.

Diese Gesamtbewegungsmuster sollten in jeder Behandlung ihren Platz finden und so oft wiederholt werden, bis der Patient sie ohne Mühe einsetzen kann. Damit wird gewährleistet, daß die Armaktivitäten in physiologischer Art und Weise in die Alltagsbewegungen integriert und somit geübt werden.

Ohne die Anwendung eines neurophysiologischen Behandlungskonzeptes bereitet dies oft Probleme. Eine Ellenbogenverletzung kann auch Störungen des Gangablaufs hervorrufen. Das Armpendel ist oft ungleichmäßig, und bei diesem Patienten sieht man, wie er über die Kleinzehenseite des linken Fußes abrollt. Diese Abrollung stellt einen unphysiologischen Input für das Gesamtbewegungsmuster dar und wirkt sich somit störend auf die natürlichen Armaktivitäten aus. Bei der Gangschulung in der Vertikalen wird deshalb der physiologische Großzehenabdruck fazilitiert. Auch im Eigentraining des Patienten wird darauf geachtet, daß er in funktionellen Gesamtbewegungsmustern arbeitet. Hier sehen wir die Schwerpunktverlagerung auf das li Bein. Der rechte Arm arbeitet im Muster Ext/Add/IR mit Ellenbogenextension. Die reaktive Beweglichkeit des Ellenbogengelenks wird unter anderem auch mit Hilfe von Geräten geschult. Hier die Vor- und Rückrollung eines Gymnastikballes zur Schulung der reaktiven Bewegung im Ellenbogen- und Handgelenk. Der Patient wird hierzu angeleitet und führt die Übungen dann im Eigentraining durch.

Für die beschriebene Einzeltherapie bieten wir unterstützend Gruppentherapien für Patienten mit Verletzungen am Körperabschnitt Arm und entsprechende Übungsgruppen im Bewegungsbad an. In unserem Haus wird die krankengymnastische Therapie größtenteils „von dem Konzept" der Funktionellen Bewegungslehre und PNF beherrscht. Ich möchte ergänzen, daß bei Bedarf auch die „Manuelle Therapie", zur Optimierung des Roll-Gleitverhaltens, die manuelle Narbenmobilisation, zur Lösung von lokalen Verklebungen, sowie die Bindegewebsmassage zur vegetativen Umstimmung bei dystrophischen Erscheinungen, eingesetzt wird. Es hat sich jedoch in der Vergangenheit gezeigt, daß dieser Bedarf, durch die zunehmende Verwirklichung der neurophysiologischen Denkansätze in der Behandlung, stark zurückgegangen ist. Diese Therapiekonzepte betrachten den Körper in seinem Bewegungsverhalten als Ganzes, und wenn für eine gezielte Greifbewegung der Hand, der dynamisch stabilisierte Rumpf und Schultergürtel als Haltungshintergrund für einen koordinierten Einsatz des Armes erforderlich sind, so muß auch die Physiotherapie diesen Weg gehen.

Möglichkeiten der Ergotherapie nach Ellbogenverletzungen

Karin Blumenthal

Berufgenossenschaftliche Unfallklinik, Ludwig-Guttmann-Straße 13, D-67071 Ludwigshafen

Versucht man, ergotherapeutische Behandlungsmethoden nach Verletzung des Ellenbogengelenks in eine Übersicht zu bringen, so wird deren Indikation in unmittelbarem Zusammenhang zur Art und Schwere der lokalen Verletzung, den daraus resultierenden funktionellen Einbußen, zu möglichen Folgeproblematiken, Kombinationsverletzungen und dem Zeitpunkt der therapeutischen Intervention stehen.

Ohne zunächst auf eine spezifische Verletzungsart einzugehen, kann festgestellt werden, daß der Zeitraum frühfunktioneller Behandlungsmethoden und solcher, die eine bedingte Bewegungsstabilität bieten, den krankengymnastischen, physikalischen und apparativen Maßnahmen vorbehalten sein werden, wohingegen ergotherapeutische Vorgehensweisen Bewegungs- oder Belastungsstabilität der jeweils betroffenen anatomischen Struktur vorraussetzen.

Aufgrund des hausinternen Patientenklientels finden sich unsere Maßnahmen hinsichtlich Verletzungen des Ellbogengelenks in der aufgelisteten Schwergewichtung, wobei sich daraus verständlicherweise recht unterschiedlich gelagerte therapeutische Zielsetzungen ergeben.

Um die Gruppe der traumatischen Verletzungen näher zu beleuchten, möchte ich vorab ein wenig Zahlenmaterial zugrunde legen.

Die Auswertung von nur 25 ergotherapeutischen Verlaufs- und Dokumentationsbögen der letzten 26 Monate – ausgesucht nach einem randomisierten Verfahren, exklusive aller Polytraumata – erbrachte folgende Verteilung: In 9 der 25 Fällen lag eine Luxationsfraktur vor, 5mal wurden Patienten nach einer proximalen Radiusköpfchenfraktur ergotherapeutisch behandelt, 3 Patienten wiesen eine Kombination mit anderen Verletzungen auf, wie Scaphoid- oder MHK-Fraktur und eine Radialisläsion,

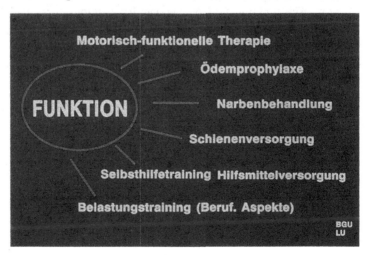

Abb. 1

Hefte zu „Der Unfallchirurg", Heft 241
K. E. Rehm (Hrsg.)
© Springer-Verlag Berlin Heidelberg 1994

Tabelle 1

- Traumatische Verletzung
- Brandverletzung
- Amputationsverletzung

---

ebenfalls 3 Patienten hatten eine Bizepssehnenruptur erlitten und mit je einer Verteilung repräsentieren sich andere Verletzungsarten. 14mal war das linke, 11mal das rechte Ellbogengelenk betroffen und die höhere Anzahl von 16 Arbeits- gegenüber 9 Privatunfällen ist in einer Klinik wie der unsrigen nicht verwunderlich. Den Unfallmechanismus bildete in 21 der gesamten Fälle schwerpunktmäßig der Sturz. Interessanterweise lieferten aber erst die folgenden Zahlen eine Bestätigung meiner vorbestehenden Vermutung, daß wir bei den traumatischen Ellbogenverletzungen in unserer Abteilung weniger die frühen Behandlungsperioden vorfinden, die möglicherweise eben auch komplikationslos erst krankengymnastisch in unserem Haus und dann ambulant am Wohnort verliefen.

So erfolgte die Aufnahme bei 16 der Patienten nach 1 bis längstens 14 Monate nach Unfallereignis ausschließlich aus Gründen der Übungsbehandlung und einmal zur erneuten operativen Intervention, während sich Behandlungsmaßnahmen der hauseigenen 9 Patienten direkt nach Gipsabnahme terminierten.

In Ermangelung einer persönlichen Begeisterung für die Computertechnik gelang es mir bei meiner herkömmlichen Auswertungsmethode allerdings nicht, irgendwelche Verbindungen zwischen der Schwere des Traumas und dem zeitlichen Verlauf zu knüpfen.

Mit diesen Zahlen im Hintergrund möchte ich nun einige therapeutische Möglichkeiten der eingangs gezeigten Auflistung erläutern, die in Art und Intensität von den allgemein üblichen Kriterien diktiert werden und deren Evaluation zu Behandlungsbeginn die Strategie festlegen.

Motorisch-funktionelle Übungen werden sich logischerweise bei Verletzungen des Ellbogengelenks – verzeihen Sie mir diese lapidare Feststellung – hauptsächlich mit Bewegungseinschränkungen in Extension/Flexion/Pro- und Supination zu beschäfti-

Tabelle 2

Primärbehandlung im Haus n = 8
Von auswärts aufgenommen n = 17

1	Monat	post	Trauma	1
2	"	"	"	1
3	"	"	"	5
4	"	"	"	2
5	"	"	"	1
6	"	"	"	3
8	"	"	"	2
9	"	"	"	1
14	"	"	"	1

---

gen haben, wobei der muskulären Leistungsfähigkeit je nach Länge der Immobilisierung oder bedingten Inaktivität eine besondere Bedeutung zukommt. Dieses erfordert zu Beginn der Behandlung oft assistive Vorgehensweisen, zu denen auch die bilateralen Tätigkeiten zählen.

Wird der Patient zu früh überfordert, d.h. über die ihm mögliche maximale muskuläre Anspannungsleistung hinaus, resultieren zwangsläufig Kompensationsbewegungen von Schultergürtel, Wirbelsäule und Hand, gleichwohl eine Prädestination für Reizzustände unterschiedlichster Art.

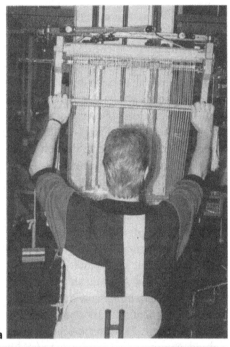

a

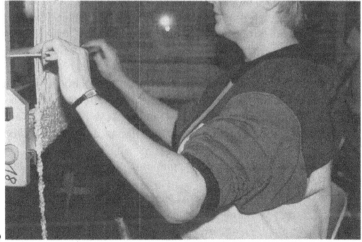

b

Abb. 2 a, b

Insofern nutzen auch wir zunächst die dem Patienten aktiv möglichen Maximalbewegungen unter Intensivierung durch Arbeiten gegen die Schwerkraft, gegen Widerstand, durch Veränderung des Therapiemittels und steigernd im Bewegungsradius. Auch bei unseren Möglichkeiten bietet sich der Einsatz der kontinuierlichen passiven Bewegungen (CPM) mit Variation der Bewegungsgeschwindigkeit, wobei Ellbogen und Handgelenk in ihren Bewegungsrichtungen aus verschiedenen Ausgangsstellungen berücksichtigt werden können.

Der positive Effekt der über Herzhöhe durchgeführten Aktivitäten hinsichtlich einer Rückflußförderung seien nur am Rande erwähnt (dokumentiert in der Effizienz durch die Wasserverdrängungsmethode), ebenso wie der ergotherapeutisch gewollte Ablenkungseffekt von der frühktionellen Beanspruchung seine Vorteile bietet. Dennoch sollte dieses nicht darüber hinwegtäuschen, daß im Rahmen einer 30minütigen Behandlung die Aufschlüsselung der motorischen Beanspruchung für die Extension 180 und für die Flexionsbewegung 60mal betragen kann, also in einem Verhältnis von 3:1; wobei wir in der Anfangsphase – zur Vermeidung von Ausweichbewegungen – den mittleren Bewegungsradius des Patienten ausnutzen. Pro- und Supination wechseln bei dieser Tätigkeit, können durch entsprechende Adaptationen gezielt berücksichtigt oder – wie in diesem Beispiel eines funktionellen Spieles unter Zuhilfenahme einer sehr preiswerten Feedbackmethode wirksam intensiviert werden.

Das Training der Handgelenksextensoren und -flexoren bildet einen Teilaspekt im Rahmen der Nachbehandlung – ebenso wie ein Defizit im Kraftgrad der Handmuskulatur entsprechende Therapieschritte erfordert.

Widerlagernde Mobilisationstechniken, wie sie sich bei krankengymnastischen Durchführungsmodalitäten bieten, finden sich bei unseren Möglichkeiten natürlich nicht, so daß wir uns verstärkt die muskulären Anspannungssituationen in Bezug auf Sitzposition und Ausgangshaltung zunutze machen müssen. Dies bedeutet z.B., daß bei freier Sitzhaltung und entsprechend gewählter Reichweite der höhere Extensorentonus der Rumpfmuskulatur eine Fortsetzung in den Extremitäten erfährt. in umgekehrter Form Flexionsbewegungen in körpernaher Durchführungsweise mit gleichzeitiger Supination eine ebenso unterstützende Innervation zur Folge haben.

Wie immer sich nun die Problematik des einzelnen Patienten und seiner spezifischen Verletzungsfolge in Form funktioneller Defizite dokumentiert, wird eine Steigerung therapeutischer Aktivitäten in Anlehnung an den individuell erreichten Fortschritten zu treffen sein.

Dabei spielen möglicherweise Aspekte der Narbenbehandlung eine zusätzliche Rolle; dieses nicht nur beim brandverletzten Patienten, sondern ebenso bei allen Arten von Weichteilverletzungen, die mit der Ausbildung von Narbenzügen oder wenig verschieblichen Weichteilen eine Auswirkung auf die Gelenkbewegung haben können.

Kompression und/oder die Applikation von Silikonpräparaten zeigen hier sehr positive Resultate.

In ähnlicher Weise ist die Anwendung korrektiver Schienen zu betrachten; vorausgesetzt, daß Wirkungsart, -dauer der Applikation und funktioneller Mechanismus im Einklang mit allen anderen therapeutischen Vorstellungen stehen.

Eine Kurzumfrage meinerseits vor 2 Jahren in allen BG-Kliniken erbrachte sehr unterschiedliche Handhabungsmodalitäten und Herstellungsarten in unsere – bis da-

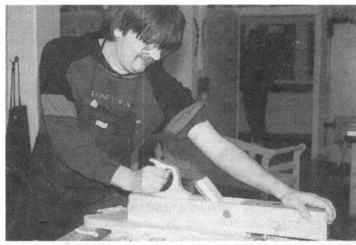

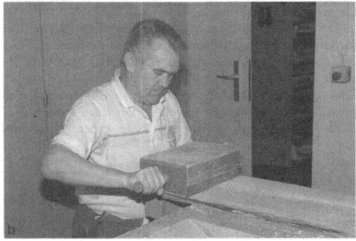

Abb. 3 a, b

hin vermeintlich klar umschriebenen Vorstellungen, so daß wohl in der breiten Peripherie noch weit mehr Pro - und Kontras erwartet werden können.

Unsere Erfahrungen mit korrektiven Schienen am Ellbogengelenk – bislang nicht selektiv aus anderen Behandlungsmaßnahmen herausgenommen und auf Effizienz untersucht – zeigten eine Einsatzhäufung bei allen dermatogenen Kontrakturen, vorrangig also solcher nach Brandverletzungen, unterstützend ebenfalls nach Amputationsverletzungen vor einer prothetischen Versorgung – stumpflängenabhängig aber eher die Ausnahme – und nach unterschiedlichen Diagnosen des traumatischen Formenkreises für Extension und Flexion, wobei die Gummispannung eine Gegenbewegung zu der angestrebten Dehnrichtung ermöglichen muß. In den ausgewerteten Dokumentationsbögen fanden sich bei Erstevaluation, 19mal z.T. erhebliche Streck- und 2mal Beugedefizite. Man muß sich dabei bewußt machen, daß gerade das Ellbogengelenk die aktiven Übungsbemühungen des Patienten je nach Schwere der Verletzung durch die diffizile Fixierungsmöglichkeit limitiert und schnell in Ausweichbewegungen resultiert, so daß die Schienenversorgung als unterstützende Maßnahme der therapeutischen Bemühungen in die Überlegungen miteinbezogen werden sollte, vorausgesetzt, artikuläre Limitationen, die Gefahr von Reizzuständen oder einer Myositis sind ausgeschlossen.

Auch Einschränkungen in der Pro- und Supinationsbewegung, bei 15 Patienten als Problematik bei Behandlungsbeginn festgestellt, können durch diese Art der Versorgung einer langsam zunehmenden Spannung ausgesetzt und unterstützend auch Einschränkungen der Langfingerbewegung – wie in diesem Fall der MCP-Gelenke – angegangen werden. Während sich unsere Versorgungsarten hauptsächlich der Dehnung elastischer Fasern durch höhere Zugintensität widmen, soll der Vorteil der Dynasplintsysteme auf einer langandauernden, auch nächtlich möglichen Elongation plastischer bindegewebiger Strukturen beruhen; ein Nachteil mag jedoch im Leasingpreis, z.T. schwierigen Handling und der erforderlichen Applikationslänge, die sich über mehrere Monate erstrecken muß – und somit sehr viel Kooperationsbereitschaft des Patienten voraussetzt – liegen.

Betrachtet man im Bereich der Aktivitäten des täglichen Lebens die Ansprüche, die wir an unsere Funktionseinheit stellen, so wird eine bleibende Funktionsbehinderung des Ellbogengelenks einseitig lokalisiert – zwar möglicherweise empfindlich unsere Routine stören; durch Umlernen auf die nicht verletzte Seite und Erlernen von Trick- und Kompensationsbewegungen jedoch oft ohne Hilfen möglich sein. Nicht so leicht lassen sich hingegen bilaterale Tätigkeiten kompensieren, bei denen Reichweite, Gegenhalt und Gewicht eine Rolle spielen. Morrey, Askew, An und Chao

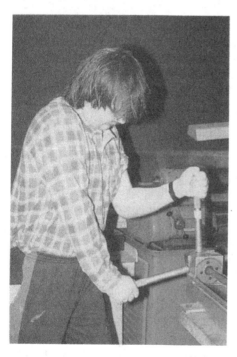

Abb. 4

Berufsverteilung

Lager.-/Maschinenarbeiter	6		Gerätetechniker	1
Dachdecker	3		Krankenpfleger	1
Maurer	2		Hausfrau	4
Winzer	2		Kaufm.Angestellter	1
Zimmermann	1		Verkäufer	1
Maler	1		Rentner	1
n=25	Installateur	1		

BGU LU

Abb. 5

führten 1981 eine biomechanische Studie des funktionellen Ellenbogengelenkradius bei 15 Aktivitäten des täglichen Lebens durch, wie beispielsweise persönliche Hygiene, Essen, Trinken, Telefonbenutzen und weiteren. Die elektrogoniographischen Analysen ergaben bei ihrer Untersuchung, daß· die meisten Aktivitäten des täglichen Lebens mit einer Ellbogenextension und -flexion von 100 Grad (reichend von 30–130 Grad) und einem Pro- und Supinationsradius von 100 Grad, reichend von 50 Grad Pro- zu 50 Grad Supination durchgeführt werden können. Die Aktivitäten, die die extremsten Bewegungsradii erforderten, waren das Aufstehen von einem Stuhl mit Armlehnen – beim älteren Patienten von Relevanz –, die Benutzung des Telefones, eine Gabel zum Mund zu führen und das Lesen einer Zeitung.

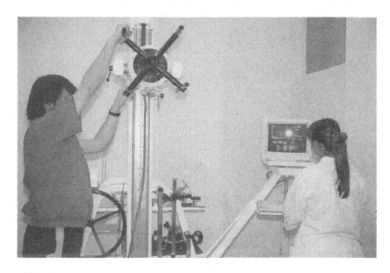

Abb. 6

Kombinationsverletzungen, wie in diesem Fall einer Oberarmamputation mit gleichzeitiger Arthrodese des linken Ellbogengelenk erfordern eine spezielle Hilfsmittelversorgung, ebenso wie die ausgedehnte Brandverletzung breitgefächerte Aspekte der Selbsthilfe beinhalten müssen, wie an diesen Beispielen verdeutlicht.

Kommen wir zurück zu den bereits angeschnittenen funktionellen Defiziten und deren Trainingsmöglichkeiten unter den Aspekten zunehmender motorischer Anforderungen, die im Hinblick auf berufliche Beanspruchungssituationen u.U. besonderes Augenmerk erfordern.

So liegt es auch in unseren Bemühungen, konstant zunehmende muskuläre Anspannungsleistungen des Ober- und Unterarmes in die Behandlung zu integrieren und – nicht zu vergessen – auch die der Hand, deren meßbar eingeschränkte Kraftentfaltung bei 19 der ausgewerteten Dokumentationsbögen z.T. bei nur 1/4 des Normwertes lag. Dieses bedeutet nicht, daß die anderen 6 Patienten keine Handkraftminderung aufwiesen, zumal die Art der Verletzung und Länge der Immobilisierung dieses vermuten ließen; es ist wohl eher auf das allen bekannte Dokumentationsloch zurückzuführen.

Anhand der beruflichen Verteilung unserer Patientengruppe (Abb. 5) läßt sich die körperlich eher schwere Beanspruchung ableiten, die insofern auch andere Ansprüche an ein Belastungstraining stellt, daß mit Hilfe handwerklicher Techniken und seit neuerem auch unter Simulationsbedingungen an dieser computergesteuerten Arbeitseinheit (Abb. 6) in Bezug auf Leistungsfähigkeit, Kraftgrad, Muskelermüdung in das Übungsprogramm integriert werden kann; insbesondere auch Aussage schaffen kann im Hinblick auf wiederkehrende berufliche Beanspruchungssituationen wie das Steigen einer Leiter, Überkopfarbeiten oder das Arbeiten in Zwangshaltungen.

Meine Damen und Herren, wie viele andere Verletzungsfolgen erfordern auch die des Ellbogengelenks aus therapeutischer Sicht weitere Untersuchungen hinsichtlich der Vorgehensmethodik, der Effizienz verschiedener Maßnahmen und einer daraus hoffentlich resultierenden Verbesserung des Rehabilitationsergebnisses.

XXIII. Vorlesung: Ambulante Thromboseprophylaxe

Ambulante Thromboseprophylaxe – medizinische Aspekte

H.-G. Breyer

Abteilung für Unfallchirurgie des Sankt Gertrauden-Krankenhauses, Paretzer Straße 12,
D-10713 Berlin (Wilmersdorf)

Das Ziel ärztlicher Behandlung ist die Wiederherstellung der Lebensqualität eines Patienten, die er vor dem Eingriff bzw. vor seiner Verletzung hatte. Insbesondere bei Verletzten kann dieses Ziel mit entsprechendem therapeutischem Einsatz heute häufig erreicht werden. Deshalb erlangt die Vermeidung jeder möglichen Komplikation eine entscheidende Bedeutung. Das Auftreten einer tiefen Beinvenenthrombose oder gar einer Lungenembolie nach glücklichem postoperativem Verlauf stellt unter diesem Gesichtspunkt eine Katastrophe dar, so daß wir weiter daran arbeiten müssen, diese Komplikationen erheblich zu vermindern.

Die perioperative mechanische und medikamentöse Thromboembolie-Prophylaxe bei stationär behandelten Patienten hat sich in Europa im vergangenen Jahrzehnt sowohl in der Allgemeinchirurgie (Nicolaides 1990) als auch in der Unfallchirurgie und Orthopädie (Hirsh 1990) zu einem medizinischen Standard entwickelt.

Da in der postoperativen Behandlungsphase die Immobilisation des Patienten einer der entscheidenden Faktoren ist (Caprini und Natonson, 1989) und deren Dauer von der Erkrankung, der angewandten Therapie und von individuellen Gegebenheiten der Patienten abhängt, resultieren daraus verschieden lange Zeiträume für den Einsatz der medikamentösen Thromboembolie-Prophylaxe.

Aus Kostengründen wird zunehmend eine Verkürzung der stationären Verweildauer angestrebt und praktiziert und die Patienten sehr frühzeitig in ambulante Behandlung entlassen oder ambulant operiert. Durch eine individuelle Risikokonstellation bedingt, kann dadurch bei einigen Patienten nach unfallchirurgischen oder orthopädischen Eingriffen eine über den stationären Behandlungszeitraum hinausgehende, d.h. poststationäre medikamentöse Thromboembolieprophylaxe erforderlich werden. Dies kann z.B. der Fall sein bei Patienten, die aufgrund von internistischen Begleiterkrankungen oder durch altersbedingte allgemeine Gebrechlichkeit nicht ausreichend mobilisierbar, d.h. bettlägerig sind oder nur ganztägig im Sessel sitzend von

Hefte zu „Der Unfallchirurg", Heft 241
K. E. Rehm (Hrsg.)
© Springer-Verlag Berlin Heidelberg 1994

Angehörigen oder ambulanten Krankenpflegediensten betreut werden (beispielsweise nach Operationen hüftgelenksnaher Femurfrakturen).

Das Thromboembolierisiko im poststationären Bereich ist zahlenmäßig bislang nur unzureichend erfaßt worden. Es gibt jedoch ernstzunehmende Hinweise, daß das Risiko unterschätzt wird (Soerensen et al. 1989, Huber et al. 1992). In den Publikationen über prospektive Studien zur stationären Thromboseprophylaxe, z.B. bei totalendoprothetischem Hüftgelenksersatz, lassen sich hierzu nur unzureichende Daten ablesen. Da gerade Patienten mit hüftgelenksnahen Femurfrakturen vielfach multimorbide sind, wird der Todesursache einige Wochen nach einem stationären Aufenthalt selten ausreichend nachgegangen (Agnelli et al. 1991, Bergqvist u. Fredin 1991).

Obwohl bei der Behandlung von Extremitätentraumata der Grundsatz gilt, eine funktionelle Behandlung mit maximaler Mobilisierung anzustreben, ist diese Forderung im Einzelfall nicht immer einzuhalten, so daß nicht selten auch postoperativ temporäre Immobilisationen der unteren Extremitäten im Rahmen der Behandlung unvermeidlich sind, z.B. bei Sprunggelenksluxationsfrakturen. Diese Teilimmobilisation verlängert theoretisch auch die Gefährdungsphase bezüglich postoperativer thromboembolischer Komplikationen.

Über eine klinische Beobachtung bei Patienten mit Sprunggelenksfrakturen und poststationärer Gipsimmobilisation berichteten Zagrodnick und Kaufner (1990). Sie stellten durch klinische Untersuchung nach sechswöchiger Gipsbehandlung bei 200 Patienten neun (4,5%) tiefe Beinvenenthrombosen fest und zwei (1%) Lungenembolien. Geht man davon aus, daß ein Großteil der tiefen Beinvenenthrombosen im Unterschenkelbereich klinisch inapparent bleibt, und daß höchstens 1/3 bis 1/5 der tiefen Beinvenenthrombosen klinisch erkennbar sind (Caprini und Natonson 1989), so läßt sich eine phlebographisch nachweisbare Thromboserate von ca. 15 bis 25% errechnen. Zagrodnick und Kaufner behandelten deshalb eine zweite Patientengruppe von 220 Patienten mit einem Heparin bzw. einem niedermolekularen Heparin und fanden in dieser Gruppe nur noch zwei tiefe Beinvenenthrombosen (0,9%) und keine Lungenembolie. Diese Erkenntnisse sind natürlich keine ausreichende Begründung für eine generelle poststationäre medikamentöse Thromboembolie-Prophylaxe. Sie sollten uns aber auf das Problem aufmerksam machen und veranlassen, entsprechend den Empfehlungen der Deutschen Gesellschaft für Unfallchirurgie von 1990 (Schmit-Neuerburg 1990) im Einzelfall eine medikamentöse Thromboembolie-Prophylaxe durchzuführen. In diesem Zusammenhang ist im übrigen die Indikation für einen postoperativen ruhigstellenden Verband streng zu stellen.

Auch im Rahmen der ambulanten Behandlung kommen wir aber häufig ohne einen ruhigstellenden starren Verband nicht aus, z.B. bei undislozierten Sprunggelenks-, Fußwurzel- oder Mittelfußfrakturen. Das Risiko dieser zumeist jungen Patienten ist in zwei vor kurzem publizierten Studien untersucht worden, die prospektiv und randomisiert und mit objektiven Untersuchungsmethoden (Duplex-Dopplersonographie, Venenverschlußplethysmographie) durchgeführt worden sind.

In der ersten Studie, die von Kujath und Mitarbeitern (1992) durchgeführt wurde, waren die Patienten durchschnittlich 15 1/2 Tage mit einem Unterschenkelliegegipsverband immobilisiert worden. In der nicht mit Antithrombotika behandelten Gruppe traten 17,1% (18 von 105 Patienten) tiefe Beinvenenthrombosen auf, die phlebographisch gesichert worden waren, in der mit einem niedermolekularen Heparin behandelten Gruppe nur 6,1% (6 von 99 Patienten). Es handelte sich überwiegend um isolierte, teilweise asymptomatische Unterschenkelvenenthrombosen, die eine Beziehung zur Schwere der Verletzung zeigten, d.h. daß Frakturen deutlich häufiger zu tiefen Venenthrombosen führten als Weichteil- und Bandverletzungen.

In der zweiten Studie von Kock und Mitarbeitern (1993) wurden bei 241 Patienten Ruhigstellungen von Verletzungen mit Unterschenkelspalt- und Unterschenkelgehgipsverbänden und z.t. auch Oberschenkeltutoren vorgenommen. In der Gruppe der unbehandelten Patienten wurden 3,9% (5 von 126), in der mit einem niedermolekularen Heparin behandelten Gruppe (115) keine Thrombose festgestellt. Unter isolierter Betrachtung der Unterschenkelgipsverbände ergab sich sogar nur eine Rate tiefer Beinvenenthrombosen von 2,9 %.

Diese beiden Studien sind bisher die einzigen prospektiv durchgeführten publizierten Studien zu diesem Problem. Die erheblichen Unterschiede in der Thromboserate in den beiden Studien mit vergleichbarem Studiendesign sind wahrscheinlich dadurch zu erklären, daß in der Arbeit von Kock und Mitarbeitern Patienten mit erhöhtem Thromboembolie-Risiko grundsätzlich ausgeschlossen worden waren, in der Studie von Kujath und Mitarbeitern dagegen nicht.

Wir können also davon ausgehen, daß das Risiko, eine tiefe Beinvenenthrombose in einem Unterschenkelgipsverband bei ausschließlich ambulanter konservativer Behandlung von Weichteil-, Bandläsionen und Frakturen zu erleiden, zwischen 3 und 17% liegt.

Ist dieses Risiko hoch genug, um eine generelle medikamentöse Thromboseprophylaxe bei solchen ambulanten Patienten zu empfehlen? Hierzu sind Nutzen und Risiko gegeneinander abzuwägen. Da es sich bei den festgestellten Venenthrombosen fast ausnahmslos um tiefe Unterschenkelvenenthrombosen gehandelt hat, die vielfach als „harmlos" angesehen werden, erhebt sich natürlich die Frage nach der klinischen Relevanz solcher asymptomatischer und lediglich durch Routineuntersuchung festgestellter tiefer Venenthrombosen. Bei ihnen besteht aufgrund einiger neuer Forschungsergebnisse die Gefahr der weiteren Apposition (Lohr et al. 1991, Haas et al. 1992).

Schon aus Untersuchungen von Nicolaides et al. (1971) geht hervor, daß Lungenembolien ihren Ausgangspunkt nicht nur von den Unterschenkelhauptvenen, sondern von den Muskelsinusvenen nehmen können. Darüber hinaus weist eine in jüngster Zeit veröffentlichte Untersuchung (Andersen und Wille-Joergensen 1989) darauf hin, daß selbst nach asymptomatischen, im Rahmen von Studien routinemäßig entdeckten und mit dreimonatiger Antikoagulation behandelten Patienten mit Hilfe der Straingauge-Plethysmographie gestörte Venenfunktionen nachweisbar sind, aus denen möglicherweise postthrombotische Syndrome resultieren können.

Das Risiko, eine tödliche Lungenembolie zu erleiden, ist für diese Patientengruppe noch unbekannt. Geht man jedoch hilfsweise von dem Risiko stationärer Patienten der mittleren Risikogruppe (6–40% TVT, Nicolaides 1990) aus, das mit 0,01–1% beziffert wird (Encke 1992), so errechnet sich ein statistisches Risiko im günstigsten Fall von 1:10.000. Stellt man dem das Risiko der möglichen heparininduzierten Thrombozytopenie als der schwerwiegendsten Nebenwirkung von Heparin gegenüber, das für unfraktioniertes Heparin mit bis 5% angegeben wird (Niedermaier et al. 1992), so ist zumindest nach dieser Berechnung das statistische Risiko der Prophylaxe als wesentlich höher anzusehen. Die niedermolekularen Heparine besitzen jedoch eine geringere Affinität zu den Thrombozyten (Vermylen 1993), so daß das Risiko der HIT wesentlich geringer ist (Lojewski et al. 1993). Bei der Risiko-Nutzen-Abwägung sind jedoch auch die (zehnfach höhere) Rate der nicht tödlichen Lungenembolien und die lokalen Folgen tiefer Beinvenenthrombosen berücksichtigen.

Aus dem Gesagten ergibt sich, daß genügend vernünftige Gründe vorliegen, eine generelle medikamentöse Thromboembolie-Prophylaxe bei ambulanten, im Gipsverband immobilisierten Patienten mit Verletzungen der unteren Extremitäten, insbesondere von Frakturen, durchzuführen, auch wenn letzte Details hierzu noch nicht geklärt sind.

Man muß sich allerdings bewußt sein, daß die Rate tiefer Beinvenenthrombosen auch *mit* einer medikamentösen Prophylaxe nicht auf Null gesenkt werden kann, so daß diese Patienten trotzdem weiterhin eingehend auf die Gefahren der Entstehung einer tiefen Beinvenenthrombose und über ihre möglichen Symptome und die daraus folgenden Handlungen aufgeklärt werden müssen.

Ist eine medikamentöse Thromboembolieprophylaxe nur kurzzeitig erforderlich, so sollte sie heute vorzugsweise mit einem niedermolekularen Heparin erfolgen, das die Mehrzahl der Patienten selbst injizieren kann. Bei einer Behandlungsdauer von mehr als 5–6 Wochen ist die Antikoagulanzientherapie als sogenannte „low-dose-Behandlung", d.h. mit einem erzielten Quick-Wert von 30–35%, zu erwägen. Bei beiden Therapien sind natürlich mögliche Nebenwirkungen zu beachten.

Literatur

Agnelli G, Ranucci V, Cosmi B, Rinonapoli E, Lupatelli L, Nenci GG (1991) Outcome of hip surgery patients with lower limb-negative venography at discharge. Thromb Haemostas 65:1175 (Abstr)

Andersen M, Wille-Joergensen P (1989) Late venous function after asymptomatic deep venous thrombosis. Thromb Haemostas 62:336 (Abstr)

Arcelus JI, Caprini JA, Traversoc CJ (1993) Venous thromboembolism after hospital discharge. Sem Thromb Haemostas Suppl 19:142–146

Bergqvist D, Fredin H (1991) Pulmonary embolism and mortality in patients with fractured hips a prospective consecutive series. Eur J Surg 157:571–574

Caprini JA, Natonson RA (1989) Postoperative deep vein thrombosis: Current clinical considerations. Sem Thromb Haemostas 15:244–249

Encke A (1992) Thromboembolieprophylaxe in der Allgemeinchirurgie. Chirurg 63:264–270

Haas SB, Tribus CB, Insall JN, Becker MW, Windsor RE (1992) The significance of calf thrombi after total knee arthroplasty. J Bone Joint Surg 74B:799–802

Hirsh J (1990) Prevention of venous thrombosis in patients undergoing major orthopaedic surgical procedures. Acta Chir Scand Suppl 556:30–35

Huber O, Bounameaux H, Borst F, Rohner A (1992) Post-operative pulmonary embolism after hospital discharge. An underestimated risk. Arch Surg 127:310–313

Kock HJ, Schmit-Neuerburg KP, Hanke J, Hakmann A, Althoff M, Rudofski G, Hirche H (1993) Ambulante Thromboseprophylaxe mit niedermolekularem Heparin bei Gipsimmobilisation der unteren Extremität. Chirurg 64:483–491

Kujath P, Spannagel U, Habscheid W, Schindler G, Weckbach A (1992) Thromboseprophylaxe bei ambulanten Patienten mit Verletzungen der unteren Extremität. Dtsch med Wschr 117:6–10

Lohr JM, Kerr TM, Lutter KS, Cranley RD, Spirtoff K, Cranley JJ (1991) Lower extremity calf thrombosis: To treat or not to treat? J Vasc Surg 14:618–623

Lojewski B, Bacher P, Iqbal 0, Iialenga JM, Hoppensteadt DA, Leya F, Fareed J (1993) Evaluation of hematologic alterations associated with daily administration of low molecular weight heparin (Mono-Embolex) for a 12-week period. Sem Thromb Hemostas Suppl 19:36–43

Nicolaides AN, Kakkar VV, Field ES, Renney J-TG (1971) The origin of deep venous thrombosis: A venographic study. Br J Radiol 44:653–663

Nicolaides AN (1990) Benefits of prophylaxis in general surgery. Acta Chir Scand Suppl 556:25–29

Niedermaier J, Kohl P, Hiller E (1992) Nebenwirkungen von Heparin. Arneimitteltherapie 10:111–114

Scurr JH (1990) How long after surgery does the risk of thromboembolism persist? Acta Chir Scand Suppl 556:22–24

Soerensen C, Andersen M, Kristiansen V, Jensen R, Wille-Joergensen P (1989) Development of late thromboembolic complications after major elective abdominal surgery: an interim report. Thromb Haemostas 62:129 (Abstr)

Schmit-Neuerburg KP (1990) Empfehlungen zur Thromboseprophylaxe bei ambulanten Patienten. Chirurg 61:853

Zagrodnick J, Kaufner HK (1990) Ambulante Thromboembolieprophylaxe in der Traumatologie durch Selbstinjektion von Heparin. Unfallchirurg 93:331–333

Ambulante Thromboseprophylaxe – juristische Aspekte

K. Ulsenheimer

Maximiliansplatz 12/IV, D-80333 München

Einleitung

Die Bereitschaft der Patienten, in einer erfolglosen Therapie, einer tödlichen Komplikation oder mißlungenen Operation ein *schicksalshaftes* Ereignis zu sehen, ist in der heutigen Zeit weitgehend geschwunden. Stattdessen wird hierfür ein Schuldiger gesucht, und den glaubt man – allzu oft und allzu leicht – im Arzt zu finden. Der – aus den grandiosen Leistungen der Medizin abgeleitete – (Irr-)Glaube an die ärztliche Omnipotenz und die Beherrschbarkeit des menschlichen Körpers gleich einer Maschine versperrt die Einsicht, daß „zwischen Schicksal und Schuld unterschieden werden" muß und es „kaum eine ärztliche Tätigkeit ohne mehr oder weniger Risiko gibt" [1]. „Wir leben im Zeitalter der übermäßigen, nämlich der absoluten Ansprüche, und absolute Ansprüche – auch und gerade an die Medizin – können nur enttäuscht werden" [2].

Übersteigertes Anspruchsdenken und überzogener Erwartungsdruck sind, gepaart mit dem gewachsenen Selbstbewußtsein der Patienten und ihrer gegenüber früher deutlich gestiegenen Konfliktbereitschaft, ein geradezu idealer Nährboden für rechtliche Auseinandersetzungen [3] zumal wenn Rechtsschutzversicherungen zunehmend

Hefte zu „Der Unfallchirurg", Heft 241
K. E. Rehm (Hrsg.)
© Springer-Verlag Berlin Heidelberg 1994

häufiger „das Kostenrisiko eines zweifelhaften Prozesses abnehmen" [4] und Anwälte dies aus durchsichtigen Motiven durch entsprechende Beratung ausnutzen.

Insofern muß man ganz nüchtern und realistisch feststellen: auf absehbare Zeit ist mit einem Rückgang der in den letzten 20 Jahren drastisch gestiegenen Zahl der Arzthaftungsstreitigkeiten bzw. Strafverfahren und damit Ihrer forensischen Risiken nicht zu rechnen. Der Ihnen früher zugestandene gewisse Freiraum innerhalb der vertrauensvollen Arzt-Patienten-Beziehung wird im Zuge der Verrechtlichung der Medizin in immer stärkerem Maße von richterlicher Beurteilung abhängig und damit eingeschränkt [5].

I.

Vor diesem Hintergrund gewinnt das heutige Thema seine besondere praktische Bedeutung, zumal ganz konkret immer häufiger die tiefe Beinvenenthrombose forensische Bedeutung erlangt, und zwar vor allem im *poststationären* und *ambulanten* Bereich.

1. Grundvoraussetzung

der zivil- und strafrechtlichen Haftung des Arztes ist die Verletzung der *objektiven* Sorgfaltspflicht. Darunter versteht man konkret einen Verstoß gegen denjenigen Behandlungsstandard, den aus *ex-ante-Sicht* ein erfahrener und gewissenhafter, dem Fachgebiet des Betroffenen zugehöriger Facharzt in der konkreten Situation dem Patienten geboten hätte. Dieser „Standard" ist abstrakt-generell als der jeweilige Stand der medizinischen Wissenschaft, genauer als das zum Behandlungszeitpunkt in der ärztlichen Praxis und Erfahrung bewährte, nach naturwissenschaftlicher Erkenntnis gesicherte, von einem durchschnittlich befähigten Facharzt verlangte Maß an Kenntnis und Können umschrieben.

2. Daraus folgt:

1. Die Haftungsschwelle wird erst dann überschritten, wenn der behandelnde Arzt den Rahmen des nach dem Urteil seiner Fachkollegen zum Zeitpunkt der Behandlung noch Vertretbaren verläßt.

2. Der Standard ist keine rein *statische* Größe, sondern enthält auch eine *dynamische* Komponente, die von der Entwicklung und dem jeweiligen Fortschritt des Fachgebietes abhängt, also *neue* Erkenntnisse und Erfahrungen, z.B. auf dem Gebiete der Thromboseprophylaxe, in sich aufnimmt und dadurch den „Standard" ändert [6].

3. Was „Standard" ist und was nicht, ist zwar im Streitfall eine vom Gericht zu beurteilende Rechtsfrage, de facto wird sie aber, da dem Richter die nötigen Fachkenntnisse fehlen, vom Sachverständigen entschieden. Der Richter bleibt zwar verpflichtet, das Gutachten selbständig und kritisch auf seine Überzeugungskraft zu prüfen, doch läuft dies praktisch auf eine *bloße Plausibilitätskontrolle* hinaus. „Die Folge ist, daß der Richter die Verantwortung für Entscheidungen trägt, die in Wirklichkeit ein anderer, nämlich der Sachverständige, produziert hat" [7]. Die Entwicklung neuer Stan-

dards „bleibt damit grundsätzlich der *medizininternen* Auseinandersetzung überlassen" [8].

4. Diese „Übermacht" legt dem Gutachter eine besonders hohe Verantwortung für die sachliche Richtigkeit seiner Ausführungen auf. Im Falle eines Schulenstreits oder wissenschaftlicher Kontroversen muß er das ganze Meinungsspektrum darlegen und darf nicht durch Parteinahme zugunsten *einer* Richtung zu Lasten des beschuldigten Arztes entscheiden. Gerade für den überzeugten Wissenschaftler oder Spezialisten ist daher in seiner Funktion als Sachverständiger größte Zurückhaltung geboten, damit er nicht der Gefahr erliegt, übersteigerte oder einseitige, noch nicht allgemein anerkannte Sorgfaltsanforderungen an seine Berufskollegen zu stellen.

Deshalb muß der Gutachter z.B. die – nach wie vor bestehenden – unterschiedlichen Auffassungen zur Frage darstellen, ob die Immobilisation der unteren Extremität *allein* schon eine zwingende Indikation für die Thromboseprophylaxe darstellt oder ob *zusätzliche Risikofaktoren* (z.b. Übergewicht, Nikotinabusus, Vorschäden u.a.) hinzutreten müssen.

In diesem Zusammenhang wäre auch zu berichten, daß es statistisch ausreichendes Material aus kontrollierten Studien nicht gibt und noch 1992 eine einschlägige Studie mit einer Placebogruppe durchgeführt, also im ambulanten Bereich bei einem Teil der Patienten bewußt *keine* Thromboseprophylaxe vorgenommen wurde [9].

5. Insofern halte ich es gegenwärtig für – noch – voreilig, bereits von einem neuen „Standard" zu sprechen [10], der auch bei ambulanter Traumabehandlung eine medikamentöse Thromboseprophylaxe gebietet.

Ich bin vielmehr der Auffassung, daß wir uns offenbar in der Entwicklung *zu* einem *neuen* Behandlungsstandard infolge *neuer* wissenschaftlicher Erkenntnisse befinden, diese aber noch nicht absolut gesichert und in der medizinischen Wissenschaft noch bestritten sind. Das gilt zweifellos auch für Dosierung, Dauer und Art der Medikamente.

Unabhängig davon aber gilt – und dies ist unstreitig: der Arzt, der sich *gegen* die generelle Thromboseprophylaxe entscheidet, muß jedes Symptom, das *für* die Entwicklung einer Thrombose sprechen könnte, sorgfältigst analysieren und ihm seine *besondere* Aufmerksamkeit widmen. Carstensen hat recht, wenn er insoweit feststellt, beim Verdacht einer tiefen Venenthrombose sei es erforderlich, „sie entweder nachzuweisen oder auszuschließen" [11].

6. Letztlich kann die Frage des Standards, die die Gemüter der Ärzte so heftig bewegt, aus *rechtlicher* Sicht jedoch offen bleiben. Denn der *Zwang* zur Vornahme der Thromboseprophylaxe bei allen ambulanten Patienten über 14 Jahren mit Immobilisation der unteren Extremitäten gibt sich regelmäßig aus einem anderen Grund: Zwar gilt grundsätzlich das *Prinzip der Methodenfreiheit,* d.h. der Arzt [12] entscheidet über die Wahl des Therapieverfahrens, wenn es mehrere medizinisch anerkannte Heilmethoden gibt oder sich noch keine „Standard"-behandlungsweise durchgesetzt hat. Aber: Unter mehreren medizinisch in Betracht kommenden Heilverfahren muß der Arzt nach der Rechtsprechung grundsätzlich dasjenige wählen, das das *geringste* Risiko für den Patienten mit sich bringt.

Das Eingehen eines höheren Risikos muß „in den besonderen Sachzwängen des konkreten Falles oder in einer günstigeren Heilungsprognose eine sachliche Rechtfertigung finden" [13]. Der Arzt verstößt somit gegen seine Sorgfaltspflichten, „wenn er sich *ohne medizinisch anerkennenswerten Grund* für die gefahrenträchtigere verbundene Maßnahme entscheidet, obwohl unter Abwägung aller Umstände, insbesondere der spezifischen Vor- und Nachteile der jeweiligen Behandlung, ein weniger riskantes Vorgehen den Zweck in etwa gleicher Weise erfüllt hätte" [14].

Berücksichtigt man dies, so kommt man zu folgendem Ergebnis:

Schwere Nebenwirkungen der Thromboseprophylaxe sind – so jedenfalls die herrschende Meinung – ausserordentlich selten – z.b. die Thrombozytopenie oder allergische Reaktionen – und soweit es um häufigere Komplikationen geht, sind diese regelmäßig nicht gravierend wie z.b. das Auftreten von Wundhämatomen [15]. Demgegenüber kann eine adäquate medikamentöse Thromboseprophylaxe das Entstehen einer lebensbedrohlichen tiefen Beinvenenthrombose oder Lungenembolie zwar nicht stets verhindern aber, wie alle bisherigen Studien übereinstimmend zeigen, die *Gefährdung* des Patienten doch signifikant *vermindern*.

Wägt man somit Risiken und Chancen der Vornahme bzw. Unterlassung einer generellen Thromboseprophylaxe gegeneinander ab, so fällt der Vergleich eindeutig zugunsten der Anwendung dieser therapeutischen Maßnahme aus: das *Unterlassen der generellen Thromboseprophylaxe* stellt angesichts der unter Umständen tödlichen und relativ häufigen Gefahr einer Thrombose die risikoreichere Behandlung dar, anders formuliert, die *Vornahme* der Thromboseprophylaxe bedeutet wegen ihrer extrem seltenen oder meist nicht ins Gewicht fallenden Komplikationsmöglichkeiten für den Patienten das *geringere* Risiko. *Unter diesen Umständen* besteht rechtlich aber, wie dargelegt, *keine ärztliche Wahlfreiheit* mehr, vielmehr ist das weniger riskante Vorgehen, also die Prophylaxe, *geboten*, es sei denn, es liegen im Einzelfall *ausnahmsweise besondere* Umstände vor, die aus medizinischer Sicht ein Absehen von dieser Regel rechtfertigen.

Es mehren sich deshalb mit Recht die Stimmen, die das „Unterlassen einer möglichen medikamentösen Prophylaxe" bei Patienten mit einem Bagatelltrauma und/oder einem Gips- oder Stützverband um das Kniegelenk schon heute als Behandlungsfehler werten [16].

7. Das Problem der generellen Thromboseprophylaxe bei ambulanten Patienten ist aber *nicht nur* unter dem Aspekt des *Behandlungsfehlers*, sondern auch – und vielleicht erst recht – unter dem Gesichtspunkt der *Aufklärungspflichtverletzung* zu würdigen. Wie Sie wissen, muß die Risiko-Aufklärung stets am Beginn jedweder Maßnahmen der Krankenbehandlung stehen. Rechtsirrig ist dabei die Ansicht, „nur grobe Verstöße gegen die Aufklärungspflicht rechtfertigten ein Schmerzensgeld", vielmehr führen alle „Versäumnisse bei der Eingriffsaufklärung grundsätzlich zur Unzulässigkeit der Behandlung und zur Haftung für ihre nachteiligen Folgen", auch wenn die Maßnahmen selbst lege artis vorgenommen wurden.

Nach Ansicht der Rechtsprechung muß der Patient zur Wahrung seines Selbstbestimmungsrechts auf echte Wahlmöglichkeiten hingewiesen werden, wenn unterschiedliche Behandlungskonzepte mit unterschiedlichen Erfolgschancen, Belastungen oder Risiken in der Medizin vertreten werden oder wenn die vom Arzt vorgeschlagene Behandlungsweise ernsthaft umstritten ist. In diesen Fällen muß der Patient „nach sachverständiger und vollständiger Beratung des Arztes selbst prüfen können, was er an Belastungen und Gefahren auf sich nehmen will [17]. Daraus folgt, daß der *Arzt* die in Betracht kommenden Behandlungsalternativen mit ihren jeweiligen Vor- und Nachteilen, Risiken und möglichen Nebenfolgen dem Patienten deutlich vor Augen führen muß.

Dies bedeutet für den Fall der Thromboseprophylaxe: der Arzt muß über das Thromboserisiko, insbesondere der Gipsanlage und von immobilisierenden Verbänden, sowie über die Risiken der medikamentösen Prophylaxe eingehend und sachkundig unterrichten. Insofern relativiert sich die Frage des Behandlungsfehlers und verlagert ihr Schwergewicht auf den Bereich der *Aufklärung*. Diese ist zwar mündlich wirksam, sollte aber aus Beweisgründen unbedingt *schriftlich* eingehend dokumentiert werden.

8. Unter dem Aspekt der zivil- und strafrechtlichen Verantwortlichkeit des Arztes muß jedoch mit Nachdruck darauf hingewiesen werden, daß der *bloße* Verstoß gegen die Regeln der ärztlichen Kunst bzw. die Aufklärungspflicht für sich *alleine* weder strafbar ist noch Schadensersatzansprüche des Patienten auslöst. Voraussetzung hierfür ist vielmehr, daß die Pflichtverletzung des Arztes für den Tod oder die Körperverletzung des Patienten *ursächlich* gewesen ist.

Die Beweisführung für diese Kausalität dürfte im Zivilprozeß dem klagenden Patienten relativ häufig gelingen [18], da ihm Beweiserleichterungen, z.B. der sog. prima facie Beweis, also der Rückschluß vom Schaden auf eine bestimmte typische Ursache, zugute kommen oder bei *groben* Behandlungsfehlern und *schweren* Dokumentationsmängeln die Beweislast sich sogar zu *Ungunsten des Arztes* umkehrt.

Im *Strafprozeß* dagegen gilt der Grundsatz „im Zweifel für den Angeklagten". Die Ursächlichkeit einer pflichtwidrigen Handlung oder Unterlassung ist daher *nur dann* zu bejahen, wenn bei sorgfaltsgemäßem Verhalten der Tod oder die Körperverletzung mit *an Sicherheit grenzender Wahrscheinlichkeit*, d.h. unter Ausschluß vernünftiger Zweifel, vermieden worden wäre [19].

Dieser im Strafprozeß erforderliche höchste Grad von Gewißheit für die Lebensrettung bzw. Verhinderung einer Dauerschädigung bei Vornahme der entsprechenden Thromboseprophylaxe dürfte sich nach dem derzeitigen Stand der wissenschaftlichen Erkenntnis aber *kaum* bejahen lassen.

Denn (in den mir bekannten Gutachten heißt es stets fast gleichlautend):

„Es ist davon auszugehen, daß der Tod des Patienten durch eine Thromboseprophylaxe mittels eines Heparin-Präparats nicht mit an Sicherheit grenzender Wahrscheinlichkeit hätte verhindert werden können. Es existiert bis heute keine Behandlungsmethode, die unter allen Umständen eine Thrombose oder Embolie verhindern kann. Thrombosen und Lungenembolien treten auch bei regelrecht indizierter, durchgeführter und kontrollierter Prophylaxe im stationären wie im ambulanten Bereich auf".

II.

Praktische Folgerungen:

1. Bei jährlich schätzungsweise 20.000 bis 30.000 – unter Einschluß der neuen Länder sogar 30.000 bis 40.000 fulminanten Lungenembolien und 1 Mio Patienten, die an einem postthrombotischen Syndrom leiden, ist es aus rechtlicher Sicht für den Arzt ein zwingendes Gebot, sich *abzusichern,* also – *unabhängig* von der Frage des *„Standards"* – den Weg des geringsten Risikos zu gehen. Das aber heißt: *Aufklärung* und – bei Zustimmung des Patienten – Vornahme der Thromboseprophylaxe im Falle eines konkreten Thromboserisikos. Denn die Gefahr des Entstehens einer Thrombose ist größer und unter Berücksichtigung ihrer Folgen eindeutig schwerwiegender als die mit einer adäquaten Prophylaxe verbundenen Nebenwirkungen oder Risiken, so daß ihr *genereller* Einsatz *auch bei ambulanten immobilisierten Patienten über 14 Jahren aus rechtlicher Sicht geboten ist,* es sei denn, daß medizinische Gründe ausnahmsweise dagegen sprechen.

2. Dabei bin ich mir bewußt, daß mit dieser Forderung neue *Kosten* ausgelöst werden und sich deshalb angesichts der Knappheit der Ressourcen und dem gesetzlich verordneten Zwang zum Sparen die Frage stellen kann, ob und inwieweit der *Kostenaspekt* bei der Beurteilung von Behandlungsfehlern herangezogen werden darf [20].

Die *Rechtsprechung* [21] hat sich mit dieser Problematik schon mehrfach befaßt und die prinzipielle Notwendigkeit anerkannt, wirtschaftliche Überlegungen in ärztliches Denken einfließen zu lassen.

Daraus darf aber nicht die Folgerung abgeleitet werden, der Kostenaspekt senke den Standard guter ärztlicher Behandlung. Das medizinisch *Notwendige* darf der Arzt vielmehr dem Patienten nicht vorenthalten! Auch das sozialrechtliche Wirtschaftlichkeitsgebot erkennt an mehreren Stellen im Gesetz (§§ 2, 70 SGB V) ausdrücklich an, daß die ärztlich gebotene Sorgfalt erfüllt werden darf und muß. Die Wirksamkeit einer Maßnahme oder eines Mittels und die medizinische Indikation haben bei der Abwägung eindeutig Vorrang vor dem Aspekt des Preises!

3. Abgesehen davon aber ist es durchaus fraglich, ob angesichts der Kosten von ca. DM 100.000,00 bis DM 150.000,00 für die Behandlung *eines* Falles eines postthrombotischen Syndroms und der Vielzahl der Patienten, die darunter leiden, die generelle Thromboseprophylaxe nicht letztlich sogar die *kostengünstigere* Behandlung darstellt. Angesichts fehlender exakter Daten muß ich diese Frage jedoch offen lassen.

Unabhängig davon aber sollten in Zweifelsfällen die Indikationsstellung für die Gipsanlage oder die sonstige Immobilisation *streng* erfolgen und die Gründe exakt *dokumentiert* werden, damit man bei kassenärztlichen Prüfungsmaßnahmen leichter nachweisen kann, nur die medizinisch notwendige Behandlung vorgenommen und daher das Gebot der Wirtschaftlichkeit beachtet zu haben.

Literatur

1. Der medizinische Sachverständige (1976), 82
2. Marquard, Gynäkologe (1989), 342
3. Decker (1983) In: Unfallmedizinische Tagungen der Landesverbände der gewerblichen Berufsgenossenschaften, 1983. Heft 51:181; Eb. Schmidt, Verhandlungen des 44. DJT Hannover 1962, Bd I, Gutachten: 30, Anm 39 (S 31)
4. Franzki (1991) In: Defensives Denken in der Medizin. Irrweg oder Notwendigkeit? S 20
5. vgl. zum Ganzen Ulsenheimer, DGU-Mitteilungen u. Nachrichten 1993, Jg 27:21 ff
6. Carstensen (1984) Langenbeck's Archiv für klinische Chirurgie, Bd 364:299 ff
7. Dippel (1986) Die Stellung des Sachverständigen im Strafprozeß:205
8. Damm (1989) NJW:738
9. Kujath u.a. (1992) Deutsche Medizinische Wochenschrift Bd 117:6 ff
10. vgl. aber Schreiber (1991) Unfallchirurgie:20
11. Carstensen (1991) Unfallchirurgie:18
12. BGH (1982) NJW:2121, 2122
13. BGH (1987) NJW:2927
14. BGH (1968) NJW:1181
15. Haas/Biegholdt Hämostaseologie Bd 9:237
16. Schreiber (1991) Unfallchirurgie 20; Carstensen, a.a.O., S 17; Schreiber/Carstensen, Aktuelle Chirurgie 1992 Bd 27:149 ff
17. BGHZ 102:17, 22
18. siehe aber OLG München, VersR 1993, 362
19. BGH (1988) MDR:100
20. Laufs (1989) Der ärztliche Heilauftrag aus juristischer Sicht:46
21. BGH (1975) VersR:43; BGH (1984) VersR:290; OLG Köln (1993) VersR:53

XXIV. Vorlesung: Infektionsprophylaxe

Perioperative Infektionsprophylaxe – Eine kritische Bestandsaufnahme

M. Hansis

Klinik und Poliklinik für Unfallchirurgie der Universität, Sigmund-Freud-Straße 25, D-53127 Bonn

1 Einleitung

Alle perioperative Hygienemaßnahmen zielen darauf ab, auf dem Level einer höchstmöglichen Sicherheit und Reproduzierbarkeit Infektionen für den Patienten sowie berufsbedingte Infektionen für das Personal zu vermeiden. Der Schutz von Patienten und Personal hat unter den heutigen Bedingungen zweifelsfrei gleich hohen Rang. Die Techniken, wie beides erreicht werden kann, sind im wesentlichen dieselben bzw. entsprechend übertragbar. Aus Gründen der Vereinfachung soll im folgenden der Schutz des Patienten vor perioperativen Infektionen im Mittelpunkt stehen; die angesprochenen Maßnahmen sind jedoch sinngemäß übertragbar zum Zwecke des Personalschutzes.

In Kenntnis der drei wesentlichen Einflußfaktoren für die Infektentstehung perioperativ (Keiminokulation sowie Abwehrschädigung auf lokaler und systemischer Ebene) [34] ergeben sich für die perioperativen Vorsorgemaßnahmen zwei Ansätze:

Schutz vor einer intraoperativen Keiminokulation bzw. die Minimierung derselben sowie Minimierung des perioperativen Traumas.

Nicht dem therapeutischen Einfluß unterliegen das unfallbedingte Trauma sowie die systemische Abwehrschwäche. Letztere wird zwar gelegentlich (vor allem bei Versagensfällen) reklamiert. Es ist jedoch zu postulieren, daß der Patient auch dann vor einer perioperativen Infektion zu schützen sei, wenn er wesentliche Vorerkrankungen (z.B. einen Alkoholismus oder einen Diabetes) mitbringt.

Das lokale operationsbedingte Trauma halten wir dadurch gering, daß wir eine sorgfältige Operationstechnik bei richtiger Indikation anwenden, daß wir regelmäßig stabile (vor allem übungsstabile) Osteosynthesen erzielen, mit möglichst wenig Implantat und möglichst wenig örtlicher Denudierung auskommen. Unsere heutigen Vorstellungen über eine biologische Osteosynthese kommen sicher den Anforderun-

Hefte zu „Der Unfallchirurg", Heft 241
K. E. Rehm (Hrsg.)
© Springer-Verlag Berlin Heidelberg 1994

gen einer Infektionsverhütung wesentlich näher als der Stabilitätsfetischismus oder Anatomiefetischismus früherer Zeiten [9, 14, 15, 16, 17, 20, 21, 35, 44, 45, 46, 51, 52].

Die Einschleppung von Keimen in aseptische Wunden zu vermeiden bzw. zu minimieren und das in der präoperativen, der operativen und der postoperativen Phase – das ist Inhalt und Zweck aller Hygienemaßnahmen. Diese vor Ort jeweils gültigen Hygienemaßnahmen begegnen den Anwendern und Verantwortlichen in Form eines jeweils vor Ort gültigen Hygienekodex. Wer mit dem Erfolg seiner Infektionsprophylaxe zufrieden ist, eine niedrige Infektionsrate zu verzeichnen hat und sich über diese Thematik auch keine weiteren Gedanken machen will, kann den vor Ort gültigen Hygienekodex wie eine „Black Box" übernehmen und fortführen. Oder er wird einen Hygienekodex, wie er von Experten herausgegeben und empfohlen wurde [z.b. 11, 50] übernehmen und anwenden; er macht mit Sicherheit nichts falsch.

Besteht jedoch der Wunsch oder die Notwendigkeit, einen vorgefundenen Hygienekodex zu hinterfragen und für die eigenen Bedürfnisse zu modifizieren, so muß zumindest die Möglichkeit bestehen, festzustellen, was sich in diesem „Fertiggericht" eines allgemein empfohlenen Hygienekodex alles an Inhaltsstoffen verbirgt.

Im einzelnen setzt er sich gewöhnlich zusammen aus sicherem Wissen, überregionaler Empirie, lokaler Tradition und Sicherheitsbedürfnis. Jede vor Ort gültige Routine muß sich darüber hinaus den kritischen Fragen nach Effizienz, Sicherheit, Fehlerfreundlichkeit, Abhängigkeit vom Verhalten, Relevanz sowie der ökonomischen und ökologischen Verträglichkeit stellen können.

Die jetzt fertiggestellte Monographie differenziert diese Bestandteile erstmals ausdrücklich [28] und gibt damit erstmals jedem Nutzer die Möglichkeit, die angetroffenen Routinen gedanklich und inhaltlich zu bewerten.

2 Einzelne Maßnahmen

Bestimmte Techniken der perioperativen Asepsis/Antisepsis sind geläufig und auch wenig Variationen unterworfen, z.B. die Nonkontamination durch richtige chirurgische Händewaschung, Hautdesinfektion, Vermeidung einer Durchbrechung der Sicherheitsabstände, sorgfältiges Handling beim postoperativen Verbandwechsel. Für andere Bereich ergeben sich immer neue Diskussionen. Fünf Themen sollen herausgegriffen und unter den vorstehend genannten Gesichtspunkten analysiert werden. Es wird zu zeigen sein, daß bei den immer selben Bestandteilen des sicheren Wissens die örtliche Ausformulierung im wesentlichen persönlichen Gewichtungen entspringt.

2.1 Abdeck- und Bekleidungstechnik

Die sterile Abdeckung des Patienten, ebenso wie die sterile OP-Kleidung und die OP-Bereichskleidung sollen jeweils einen Keimübertritt von der Haut des Personals bzw. des Patienten in die Wunde mit hinreichender Sicherheit vermeiden. Wesentliche Voraussetzung hierfür ist, daß weder das Abdeckmaterial noch die OP-Kleidung noch die OP-Bereichskleidung durchweicht. Wie dieses Durchweichen vermieden wird, ist letztlich gleichgültig.

In der Vergangenheit wurden mehrere Studien vorgelegt, welche eine geringere Wundkontamination oder in einzelnen Fällen sogar eine geringere Infektionsrate für die Einwegmaterialien bzw. die beschichteten Baumwollmaterialien nachweisen [2, 3, 4, 5, 13, 18, 22, 30, 31, 32, 40, 41, 42, 43].

Einerseits sind diese Studien überwiegend methodisch nicht unangreifbar, andererseits sind sie nahezu ausschließlich bei aseptischen hüftgelenksnahen unfallchirurgischen bzw. orthopädischen Eingriffen durchgeführt worden. Es mag durchaus sein, daß für diese spezielle Eingriffsform, (d.h. die Hüftendoprothese bzw. einen vergleichbaren aseptischen hüftgelenksnahen Eingriff) die Verwendung von Einwegmaterialien oder beschichteten Baumwollmaterialien zu einer weiteren graduellen Reduktion der Wundkontamination und damit möglicherweise auch zu einer weiteren geringfügigen graduellen Reduktion der Infektionsrate führt. Es ist jedoch nicht in ausreichendem Maße überprüft, ob diese Erkenntnisse auch für die kontaminierten Eingriffe gelten und es ist insbesondere nicht ernsthaft überprüft, ob diese Erkenntnisse auch für alle anderen operativen Eingriffe anderer Disziplinen übertragbar sind.

Gegen die Verwendung derartiger Materialien werden ökologische Bedenken ins Feld geführt. Man muß diese Bedenken genauso ernst nehmen wie diejenigen der Infektionsvermeidung. Die Studie aus dem Ifeu-Institut Heidelberg [49] weist allerdings nach, daß die sogenannte Ökobilanz der Baumwollmaterialien bzw. Einwegmaterialien ausgeglichen ist d.h., die Frage der ökologischen Belastung kann weder im einen noch im anderen Sinne als Entscheidungskriterium herangezogen werden. – Ähnliches gilt für modellhafte Kostenberechnungen [43].

Auf der anderen Seite formulierte Robert Schneider [48] nach der Implantation von über dreitausend Hüftendoprothesen in seinem Buch lapidar: „Der Operationstisch muß am Ende des Eingriffs trotz Spülung völlig trocken sein." Für ihn war also die Frage einer Durchfeuchtung überhaupt nicht aktuell. Ähnliches kann sicher für viele Operateure gelten, wo standardisierte operative Eingriffe mit relativ wenig Sekretanfall immer in derselben Hand, immer im selben Ablauf, mit dem selben Team durchgeführt werden.

Festzuhalten ist also:

a) Einwegmaterialien bzw. beschichtete Baumwollmaterialien für die Patientenabdeckung bzw. die Personalkleidung können statistisch gesehen bei einzelnen speziellen Eingriffsformen vielleicht zu einer geringen Reduktion der Kontamination und mit noch mehr Vorbehalt vielleicht auch zu einer graduellen Reduktion der Infektionsrate beitragen.

b) Der Übertrag dieser Erkenntnisse auf andere operative Eingriffe (kontaminierte Eingriffe sowie Eingriffe außerhalb der Traumatologie bzw. Orthopädie) ist nicht ausreichend gesichert.

c) Ökonomisch oder ökologisch ist offenbar kein Verfahren sicher überlegen.

d) Die Frage des Durchfeuchtens ist in erster Linie eine Frage des Handlings. Je unübersichtlicher ein OP-Betrieb, je mehr Personen an ihm teilnehmen, je unterschiedlicher die Eingriffe sind, um so eher wird man aus Gründen der Betriebssicherheit, der Handhabbarkeit, Sicherheitsreserven einbauen. In einem unübersichtlichen Großbetrieb wird man also eher eine Einwegabdeckung verwenden – nicht jedoch, weil dies nachgewiesenermaßen einen hygienischen Vorteil brächte, sondern in allererster Linie (und das sollte ausdrücklich konzediert werden) aus Gründen der Ablaufsicherheit.

2.2 Inzisionsfolie

Rein theoretisch ist es denkbar, daß durch das Aufkleben einer sterilen wasserundurchlässigen Folie die Keimeinschleppung von der umgebenden Haut in die geöffnete aseptische Operationswunde vermindert wird. In der Tat läßt sich bei richtig aufgeklebter Folie eine geringere Zahl an asymptomatischen Kontaminationen nachweisen und möglicherweise auch eine geringere Zahl postoperativer Infektionen. In dem Augenblick jedoch, wo sich die Folie vorzeitig ablöst und der unter der Folie sich gesammelt habende keimbeladene Saft in die Wunde eintritt, wird dieser Vorteil mehr als zunichte gemacht; durch diesen Umstand droht dem Patienten ein ganz massiver Nachteil mit einer deutlichen Erhöhung der Infektionsgefahr. Sofern also nicht mit hinreichender großer Sicherheit ein vorzeitiges Ablösen der Folie verhindert werden kann, sollte man auf ihre Anwendung eher verzichten; die Inzisionsfolie ist sicher kein fehlerfreundliches Verfahren [1, 6, 10, 12, 33, 39].

2.3 Lüftung

Die Studien von Lidwell [37, 38] sind hinreichend bekannt: Hier wurden prospektiv über 8.000 Hüft- und Kniegelenksendoprothesen hinsichtlich der Lüftungstechnik, der asymptomatischen Besiedlung sowie der Infektionsrate untersucht. Es konnte hier gezeigt werden, daß unter laminar air flow-Bedingungen mit Helmabsaugung bei dieser Art von Operationen die Infektionsrate niedriger war als bei konventioneller Belüftung. Auch diese Studie ist letztlich in ihrem Design nicht unangreifbar. Darüber hinaus gilt für diese Studie das vorstehend Ausgeführte sinngemäß: Auch hier ist nicht nachgewiesen, daß dieser graduelle Vorteil auch für andere Eingriffe Gültigkeit hat.

Aus Untersuchungen von Thomas [53] ist bekannt, daß die Luftkeimzahl nicht nur durch die Einführung einer Laminar air flow-Belüftung mit Helmabsaugung erniedrigt werden kann, sondern durch zahlreiche wesentlich einfacher gestaltete Lüftungstechniken ebenso. Dort ist weiterhin gezeigt worden, daß innerhalb eines einzelnen Belüftungssystems die Luftkeimzahl während des operativen Eingriffes erheblich schwankt; bei jeder Form von Unruhe (ob anläßlich einer unkontrollierten Blutung oder der Reposition des Hüftgelenkes) steigt die Luftkeimzahl sprunghaft an. Insofern läßt sich bereits durch eine einfache Technologie in Kombination mit einem sehr disziplinierten Verhalten aller Mitarbeiter eine erträglich niedrige Luftkeimzahl erreichen.

2.4 Antibiotische Prophylaxe

Einen nachweisbaren Vorteil genießen Patienten durch eine routinemäßige systemische antibiotische Prophylaxe unter zwei Bedingungen:

a) Eine routinemäßige antibiotische Prophylaxe bei Hüftgelenksendoprothesen kann hohe Infektionszahlen merkbar erniedrigen. Ob jedoch eine Infektionsrate von um die 1% (wie sie unter günstigen Bedingungen auch ohne Antibiotikagabe erreichbar, ist), mit einer Prophylaxe weiter gesenkt werden kann, ist nach unserer Kenntnis nicht untersucht [z.B. 7, 25].

b) Patienten mit zweit- und drittgradig offenen Frakturen können durch eine routinemäßige antibiotische Prophylaxe ebenfalls einen Benefit haben [29, 47] – in einer eigenen Studie konnten wir diesen Vorteil allerdings nicht nachweisen [26].

c) Einen theoretischen Vorteil genießen darüber hinaus Patienten mit ehemaligen Voreingriffen in derselben Region; hier kann eine (theoretische) alte Inokulation unterstellt und erwartet werden, daß dieses alte Inokulat durch eine perioperative Prophylaxe anläßlich des Reeingriffs möglicherweise an seiner weiteren Vermehrung gehindert werden kann. Nach unserer Kenntnis ist diese Vorstellung allerdings bislang nie valide nachgewiesen worden.

d) Darüber hinaus werden routinemäßig systemische Antibiotika bei aseptischen Eingriffen mit außergewöhnlich großem lokalem Schaden oder bei Patienten mit einer außergewöhnlich ausgeprägten systemischen Abwehrschwäche empfohlen [19].

Gerade diese Indikation zeigt die breite Kluft zwischen zwischen Theorie und Praxis: Sie eröffnet – bei allem guten Willen zur Systematisierung der Indikationen – die Möglichkeit, eine antibiotische Prophylaxe nach dem Gefühl des Chirurgen einzusetzen und damit beispielsweise auch beim Bürgermeister der Stadt oder bei der Gattin des Verwaltungsdirektors.

Ist es dann nicht konsequenter, sich diese pseudowissenschaftlichen Hilfsbegründungen zu sparen und sich bei der antibiotischen Prophylaxe klar zur Polypragmasie zu bekennen:

Außerhalb der drei erstgenannten Indikationen ist eine antibiotische Prophylaxe aus theoretischen Erwägungen nicht erforderlich. Es ist deswegen nicht verwerflich, es dabei zu belassen. Wer jedoch eher zu den vorsichtigen Naturen gehört, für den ist es absolut legitim und ebensowenig verwerflich, wenn dort routinemäßig bei jeder Osteosynthese und/oder bei jedem Gelenkeingriff eine Indikation zur antibiotischen Prophylaxe gesehen wird; auch hierfür bedarf es keiner Exkulpation.

Diese Prophylaxe muß allerdings drei Bedingungen erfüllen: Sie muß zwingend spätestens mit Narkoseeinleitung beginnen und sie darf keinesfalls mehr als 2 Dosen umfassen. Darüber hinaus muß sich diese antibiotische Prophylaxe an dem Keimspektrum orientieren, welches im Rahmen seiner routinemäßigen Erfassung innerhalb der Klinik ohnehin bekannt ist [24].

2.5 Infektionsstatistik

Theoretisch müßte es ganz einfach sein, die Wirksamkeit von Hygienemaßnahmen zu überprüfen: Wenn nur die Infektionsrate sich in einem vernünftigen Bereich bewegt, dann müßte eigentliche die Gesamtheit aller Hygienemaßnahmen in Ordnung sein; die Infektionsrate als „Superzahl" der perioperativen Infektionsprophylaxe. Dennoch ist festzustellen,daß gerade deren Ermittlung zum perfektionierten Selbstbetrug ausarten kann.

Folgende Schwachstellen hat die Führung der Infektionsstatistik:

a) Es ist nicht unproblematisch, die Verdachtsfälle einer postoperativen Infektion vollständig zu erfassen. Es muß ein Meldesystem eingeführt werden, das es ermöglicht, lückenlos derjeniger Patientinnen und Patienten habhaft zu werden, bei denen auch nur annähernd eine postoperative Infektion vermutet wird. Der Deutschsprachige Arbeitskreis empfiehlt hierzu, für jeden Patienten zusammen mit dem Krankenblatt ein gesondertes Infektionsmeldeblatt zu führen auf dem auch im Falle der Nichtinfektion ein entsprechender Vermerk, also „keine Infektion", anzubringen ist.

b) Weit schwieriger ist es, aus den Verdachtsfällen diejenigen Patientinnen und Patienten auszusortieren, bei denen eine postoperative Infektion tatsächlich vorliegt. In der Unfallchirurgie werden neben aseptischen Wunden ständig kontaminierte, jedoch nicht infizierte Wunden behandelt (Eintrittstellen des Fixateur externe, Komplikationswunden nach erst-, zweit- und drittgradig offenen Frakturen, offengelassene Defekte nach Kompartmentspaltung und Meshgraft-Transplantation usw.). Hier ist die Differenzierung nach „infiziert" und „kontaminiert" schwierig [8] und damit auch für Wunschdenken offen.
Aseptischen Eingriffen sind darüberhinaus weiterhin häufig Operationen anderenorts vorausgegangen. Soll hier im Infektionsfalle von einer aseptischen Operation oder rein theoretisch von einer kontaminierten Operation ausgegangen werden?
Wie ist es einzustufen, wenn ein Hämatom revidiert wird, bei dem zwar Keime nachgewiesen werden aber bei dem keinerlei Infektionszeichen vorliegen, ist dieser Keimnachweis nicht eher nur ein technischer Unfall bei der Probenentnahme?
Und wie ist es umgekehrt einzustufen, wenn bei eindeutigen klinischen Infektzeichen zu keinem Zeitpunkt Keime nachgewiesen wurden, soll dann angeblich hier keine Infektion vorgelegen haben?
Zur Frage der Zuordnung des Begriffes „Infektion" gibt es im Bereich der Unfallchirurgie keinen überregionalen Konsens. In Anlehnung an die Empfehlungen des CDC [8] ist es vernünftig, eine Wundinfektion dann anzunehmen, wenn es nach einem Eingriff zu einer revisionspflichtigen Entzündung unter den entsprechenden klinischen Zeichen kommt. Der Bakteriennachweis hat hierbei sowohl als Einschluß- wie als Ausschlußkriterium nachrangige Bedeutung. Diese Definition kann sowohl für die ursprünglich aseptischen wie für die ursprünglich kontaminierten Eingriffe gelten.
Für eine derart schwerpunktmäßig klinisch orientierte Diagnosestellung einer postoperativen Infektion ist allerdings niemand so ungeeignet, wie der Operateur.

Hier muß nach einer chefärztlichen Operation zur Entscheidungsfindung einer der Oberärzte gebeten werden.

c) Die größten Variationsmöglichkeiten während der Bestimmung der Infektionsrate liegen in der Festlegung der Bezugsgröße:

Soll als Bezugsgröße die Zahl der operierten Patienten dienen oder die Zahl der eigentlich bei diesen Patienten durchgeführten selbständigen Eingriffe? Soll also, wenn bei einem Patienten zwei Osteosynthesen in einer Sitzung gemacht wurden, hier als Bezugsgröße für die Jahresstatistik zwei oder ein Eingriff gezählt werden? Sollen die erstgradig offenen Verletzungen in der Bezugsgröße mitberechnet werden, sollen die auswärts voroperierten Patienten mitberechnet werden? Gehen kleinste ambulante Eingriffe in die Bezugsgröße ein? Gilt die Entfernung eines perkutan einliegenden Spickdrahtes als eigenständiger Eingriff? Es läßt sich an konstruierten Beispielrechnungen zeigen, daß problemlos fast jede gewünschte Infektionsrate ermittelt werden kann – selbstverständlich ohne Verfälschung von Daten, nur mit jeweils guten sachlichen Argumenten.

Daß es unter diesen Bedingungen gleichgültig ist, ob die Infektionsstatistik mittels Abakus, mittels Lochkarten oder Strichlisten oder mittels PC geführt wird, versteht sich von selbst. Die Form der Datenspeicherung und der Auszählung ist sicher das kleinste Problem.

Diese Problemskizze sollte zeigen, wie anfällig die Errechnung der Infektionsrate für jedwede Form des Selbstbetruges ist. Da zu den angesprochenen Fragen überwiegend kein überregionaler Konsens besteht, eignet sich die Ermittlung der Infektionsrate derzeit lediglich für die intrahospitale Kontrolle, vorausgesetzt, dies wird ausreichend stringent und über Jahre konsequent durchgeführt. Für den interhospitalen Vergleich sind zum heutigen Zeitpunkt die mitgeteilten Infektionsraten noch nicht brauchbar.

3 Allgemeine Probleme

Es wurde eingangs gezeigt, welches die Bestandteile eines Hygienekodex sind und welchen kritischen Fragen sich dieser stellen muß. Diese Aspekte sollen im Überblick nochmals zusammengestellt werden:

3.1 Substitution und Sicherheitsreserve

Unter Substitution ist der wechselweise Ersatz von Techniken der Verhaltenskontrolle durch Techniken der instrumentell-technischen Optimierung zu verstehen. Eine solche Substitution findet z.B. statt, wenn das Durchfeuchten des Umgebungsgebietes des Operationsfeldes einmal durch optimales Handling – durch optimal sauberes und trockenes Operieren – und das andere Mal durch den Einsatz von wasserundurchlässigen Materialien vermieden wird. Eine der beiden Techniken muß erbracht werden (entweder die Verhaltensoptimierung oder die technisch instrumentelle Vorkehr). Für welches der beiden Verfahren man sich auch entscheidet, das Verfahren muß nicht nur inauguriert, es muß seine tatsächliche Durchführung auch überwacht und durchgesetzt werden: Das heißt, es muß nicht nur verlangt werden, daß sauber und trocken operiert wird, der Verantwortliche muß sich auch sicher darüber sein, daß dies tatsächlich so geschieht.

Sicherheitsreserve. Je größer und unübersichtlicher ein Betrieb, je höher die Personalfluktuation je unterschiedlicher die operativen Maßnahmen und je schwieriger und langdauernder die Eingriffe sind, um so eher ist mit Fehlern im Ablauf, Fehlern im Handling zu rechnen. Umso mehr wird – auch in der perioperativen Hygiene – Wert auf Sicherheitsreserven, auf fehlerfreundliche und wenig störanfällige Techniken gelegt werden; umso eher wird man – auch in einzelnen Bereichen der perioperativen Hygiene – eher ein Übermaß an Vorsicht walten lassen (und damit zwangsläufig teurer arbeiten).

Ob sich also ein Betrieb im Sinne der Substitution eher für die Verhaltensnormierung oder für Optimierung der technischen Ausstattung entscheidet und welches Ausmaß an Sicherheitsreserve dort in der perioperativen Infektionsprophylaxe für notwendig erachtet wird – dies kann niemand von außen entscheiden, dies ist ausschließlich von den örtlichen Gegebenheiten und von der persönlichen Einstellung des Verantwortlichen abhängig. Die immer wieder hochgespielten Unterschiede in Hygienetechniken beruhen überwiegend schlicht auf Differenzen hinsichtlich der Substitution und der Sicherheitsreserve und nicht wie in der Regel vorgetäuscht – auf unterschiedlichen „harten Daten".

3.2 Ökonomische Aspekte

Nicht nur jetzt – aber jetzt vermehrt – wird bei einzelnen Präparaten und Produkten streng auf den Einkaufspreis geachtet. Dies ist zweifelsohne richtig. Wenn jedoch in der Abdecktechnik vom Präparat der Firma A auf das Präparat der Firma B gewechselt wird, wenn statt der Redonflaschen der Firma C in Zukunft die Flaschen der Firma D verwandt werden, von den Drainagen E auf die Drainagen F übergegangen wird – und dies alles unter dem ausschließlichen Aspekt des jeweiligen Einkaufspreises – so sind diese Kalkulationen zunächst falsch und unvollständig.

Jede Umstellung eines Präparats macht in der Tat auch eine Änderung des Handlings, eine Änderung der Gebrauchsgewohnheiten, eine Änderung der technischen Abläufe usw. notwendig. Damit kann jede Präparatänderung zunächst nach ihrer Einführung in mehr oder weniger ausgeprägtem Maße Unsicherheiten, Fehler, und damit betriebswirtschaftlich eher höhere denn niedrigere Kosten verursachen.

Es muß deswegen dringend davor gewarnt werden, die Frage der Wirtschaftlichkeit auf den Einkaufspreis zu verkürzen. Kein Handwerksmeister und kein großer Industriebetrieb würde dies tun; es ist nicht einzusehen, warum diese Primitivform der Betriebswirtschaft dann gerade im Krankenhausbereich gelten sollte.

3.3 Organisation

Der organisatorische Ablauf innerhalb einer Op-Abteilung hat nachhaltigen Einfluß auf das Behandlungsresultat und mithin auch auf Entstehung und Vermeidung perioperativer Infektionen. Rechtzeitige Planung von Eingriffen, genaue Absprachen über Lagerung und benötigte Instrumente, pünktliche Anwesenheit aller Beteiligten, vorheriges Nachlesen über die vorgesehene Operation einschließlich des Zugangs – diese und ähnliche organisatorische Vorkehrungen verleihen allen funktionellen Abläufen ein hohes Maß an Sicherheit und Reproduzierbarkeit und helfen entscheidend mit, Fehler jedweder Art zu vermeiden.

3.4 Der Hygienekodex und seine Durchsetzung

Im Vordergrund stand bisher die Frage, welche Hygienemaßnahmen im einzelnen als erwünscht bzw. sinnvoll zu postulieren seien und damit in den Hygienekodex einzufügen seien – dieses Konglomerat aus sicherem Wissen, Tradition und Überzeugung, aus Glaube und Aberglaube – abgerundet und abgesichert durch Sicherheitsbedürfnis, ökonomische und ökologische Fragen [50]. Jede Instituion verfügt über einen solchen Kodex. – Ein Hygienekodex ist jedoch nur das wert, was im Alltag und ohne große Anstrengungen sowie mit einer hohen Reproduzierbarkeit auch durchgesetzt und eingehalten werden kann. Er ist nur so viel wert, wie auch in Abwesenheit der Hygienefachschwester nachts um 3.00 Uhr unter schlechtesten Bedingungen und von den uninteressiertesten Mitarbeitern geleistet wird. Der Hygienekodex muß sich deswegen in seiner Ausformulierung nicht nur an theoretischen Bedürfnissen, sondern gleichzeitig an den Aspekten der Verhaltenstheorie [23], der Handhabbarkeit und Durchsetzbarkeit sowie der Akzeptanz orientieren. Akzeptanz bzw. Durchsetzbarkeit hängen bekanntermaßen sehr eng zusammen mit Bequemlichkeit und Gewohnheit.

Das Sicherste unter diesen Überlegungen ist es deswegen, den vor Ort gefundenen Hygienekodex möglichst nicht anzugreifen und zwar deshalb, weil dort jede Änderung oder Abweichung zunächst zu einer Verunsicherung und damit zumindest anfangs zu mehr Fehlern führt. Je älter, je eingeführter, je logischer und je durchsetzbarer ein Hygienekodex ist, um so eher wird er eingehalten und um so wertvoller ist er. Erst, wenn aufgrund der eigentlichen Zielfrage (Infektionsrate) oder anderer eindeutiger Indizien ein Hygienekodex sich als falsch, unvollständig oder unzutreffend erweist, erst dann sollte er in Teilen neu formuliert oder formatiert werden.

4 Abschließende Empfehlungen

Empfehlungen von kundigen Fachkollegen gehören in allen Bereichen der Medizin zu den Hilfsmitteln, die es ermöglichen, den Alltag mit Anstand hinter sich zu bringen. Diese Empfehlungen brauchen nicht ständig hinterfragt zu werden – aber es muß möglich sein, das zu tun. Derjenige, der kritisch hinterfragt, erwartet eine ehrliche Antwort – was ist sicheres Wissen, was ist Tradition. – Diesen in der perioperativen Hygiene besonders ausgeprägten Filz zu entwirren, war Aufgabe der vorstehenden

Ausführungen. Sie sollen in fünf speziellen und vier allgemeinen Empfehlungen zusammenfaßt werden. Ausdrücklich handelt es sich hierbei um um Äußerungen, die alle ihren Ursprung zwar in theoretisch sicherem Wissen haben, in ihrer Ausformulierung jedoch einer rein persönlichen Gewichtung entspringen:

1. Führen Sie eine Infektionsstatistik mit ganz genau festgelegten internen Kriterien und geben Sie die Führung der Infektionsstatistik langfristig einem interessierten, jedoch nachrangigen ärztlichen Mitarbeiter an die Hand.

2. Konventionelle OP-Saal-Belüftung mit einer möglichst sorgfältigen Kontrolle des Personenverkehrs erscheint uns in der Regel ausreichend.

3. Wir verwenden aus Gründen der Ablaufsicherheit und der Reproduzierbarkeit ausschließlich und für alle Eingriffe wasserundurchlässige aufbereitbare Baumwollabdeck- und Kleidungsmaterialien, wohl wissend, daß wir hierbei in einigen Fällen des Guten zuviel tun.

4. Wir verwenden aus Gründen der Ablaufsicherheit keine Inzisionsfolie, weil wir die Fehler mehr fürchten als die Vorteile schätzen.

5. Wir verwenden aus Gründen der Praktikabilität und der Ehrlichkeit die Antibiotikaprophylaxe sehr großzügig, d.h. für alle Osteosynthesen, Gelenkeingriffe und Endoprothesen.

6. Wägen Sie immer sehr genau ab, worauf Sie sich mehr verlassen wollen, auf eine technische Einrichtung oder auf das Verhalten Ihrer Mitarbeiter. Einsparungen im instrumentell-technischen Bereich erfordern obligat erhöhte Anstrengungen im Bereich der Verhaltensoptimierung und Verhaltenskontrolle. Wer dies ignoriert, handelt fahrlässig und unwissenschaftlich.

7. Wehren Sie sich dagegen, daß ökonomische Überlegungen auf den Aspekt des Einkaufspreises reduziert werden.

8. Pflegen Sie Ihren örtlich vorgefundenen Hygienekodex mit äußerster Behutsamkeit und äußerst konservativ. Insbesondere:

9. Hüten Sie sich vor punktuellen Änderungen des Hygienekodex. Jede punktuelle Änderung führt zumindest initial zu verstärkten Unsicherheiten im Ablauf, zu mehr Fehlern und damit auch zu mehr Infektionen. Kein Zimmermann käme auf die Idee, einen Balken eines Dachstuhls gegen einen 5 cm kürzen auszutauschen, nur um zu probieren, ob die Konstruktion dann immer noch trägt. Ich frage mich, warum wir uns weniger klug verhalten sollten.

Literatur

1. Alexander JW, Aernie S, Plettner JP (1985) Development of a safe and effective one minute preoperative skin preparation. Arch Surg 120:1357–1361
2. Bergmann BR, Hoborn J, Nachemson A (1985) Patient draping and staff clothing in the operating theatre: A microbiological study. Scand J Infect Dis 17:421–426
3. Billings L, Vasseur PB, Fancher C, Miller M, Nearenberg D (1990) Wound infection rates in dogs and cats after use of cotton muslin or disposable impermeable fabric as barrier material: 720 cases (1983–1989). J Am Vet Med Assoc 197:889–892
4. Blomgren G, Hambraeus A, Malmborg AS (1983) The influence of the total body exhaust suit on air and wound contamination in elective hip operations. J Hosp Infect 4:257–268

659

5. Blomgren G, Hoborn J, Nyström B (1990) Reduction of contamination at total hip replacement by special working clothes. J Bone Joint Surg 72B:985–987
6. Breitner S, Ruckdeschel G (1986) Bakteriologische Untersuchungen über den Nutzen von Inzisionsfolien bei orthopädischen Operationen. Unfallchirurgie 12:301–304
7. Buckley R, Hughes GN, Snodgrass T, Huchgroft SA (1990) Perioperative cefazol in prophylaxis in hip fracture surgery. Can J Surg 33:122–127
8. CDC (1989) Definitionen für nosokomiale Infektionen. hyg + med 14:259–269
9. Cruse PJE, Foord R (1980) The epidemiology of wound infection: A 10 year prospective study of 62939 wounds. Surg Clin N Amer 60:27–40
10. Daschner F, Langmaack H, Maros-Schwörer G, Hartung HG (1984) Einfluß von Plasikinzisionsfolien auf die postoperative Wundinfektionsrate? Chir Praxis 34:357–358
11. Deutschsprachiger Arbeitskreis für Krankenhaushygiene. Krankenhaushygiene Hospital Hygiene mhp Wiesbaden 1992
12. Dewan PA, Van Rij AM, Robinson RG, Skeggs GB, Fergus M (1987) The use of a iodophor-impregnated plastic incise drape in abdominal surgery – a controlled trial. Aust NZJ Surg 57:859–863
13. Dietz FR, Koontz FP, Found EM, Marsh JL (1991) The importance of positive bacterial cultures of specimes obtained during clean orthopaedic operations. J Bone Joint Surg 73A:1200–1207
14. Dillin L, Slabaugh P (1986) Delayed wound healing. J Trauma 26:1116–1121
15. Dongus H (1990) Faktoren für die Entstehung von Infektionen nach HTP-Erstimplantationen, Dissertation, Tübingen
16. Elek SD, Conen PE (1957) The virulence of staphylococcus pyogenes for man. Brit J exp Path 38:573–581
17. Evans RB (1991) An update on wound management. Hand Clinics 7:409–432
18. Färber WU, Wille B, Wirth S (1981) Untersuchungen zur Keimkinetik bei künstlicher Kontamination verschiedener Op-Abdeckmaterialien. Krankenhaus-Hygiene und Infektionsverhütung 3:115–127
19. Gay B (1985) Kriterien für den therpeutischen und prophylaktischen Einsatz von Antibiotika in der Unfallchirurgie. Chirurg 56:568–572
20. Gil-Egea MJ, Pi-Sunyer MT, Verdaguer A, Sanz F, Sitges-Serra A, Eleizegui LT (1987) Surgical wound infections: Prospective study of 4468 clean wounds. Inf Control 8:277–281
21. Grossi EA, Culliford AT, Krieger KH, Kloth D, Press R, Baumann FG, Spencer FC (1985) A survey of 77 major infectious complications of median sternotomy. Ann Thorac Surg 40:214–218
22. Ha'eri GB, Wiley AM Wound contamination through drapes and gowns, 25th annual meeting Orthopaedic Research Society San Francisco, California
23. v. Hagen C, Hansis M Verhaltensprobleme in der Krankenhaushygiene. Im Druck
24. Hansis M, Weller S (1983) Kontinuierliche bakteriologische Kontrolle in der Unfallchirurgie und ihr Einfluß auf eine antibiotische Therapie. hyg + med. 8:163–167
25. Hansis M (1988) Antibiotikabehandlung in der Unfallchirurgie. Akt Traumat 18:81–88
26. Hansis M (1991) Wundinfektionen in der Unfallchirurgie. Wiesbaden, mhp
27. Hansis M (1993) Überwachung und Durchsetzung von Maßnahmen zur Infektionsverhütung in der Unfallchirurgie. H Unfallchirurg 230:1278–1282
28. Hansis M (1993) Perioperative Infektionsprophylaxe in der Unfallchirurgie – eine kritische Bestandsaufnahme. Thieme Stuttgart
29. Henry SL, Ostermann PA, Seligson D (1990) The prophylyctic use of antibiotic impregnated beads in open fractures. J Trauma 30:1231–1238
30. Hoborn J (1990) Wet strike-through and transfer of bacteria through operating barrier material. hyg + med 15:15–20
31. Horn H, Macmerth R (1987) Verminderung der Keimabgabe des menschlichen Körpers durch Kleidungszuschnitt und Körperpflege des Chirurgen und seiner Helfer. hyg. + med. 12:205–210
32. Jalovaara P, Puranen J (1989) Air bacterial and particle counts in total hip replacement operations using non-woven and cotton gowns and drapes. J Hosp Infect 14:333–338

33. Katthagen B-D, Aeckerle P, Mittelmeier H (1991) Nutzen der Operations-Incisionsfolie – perioperative, quantitative und qualitative Keimanalyse. H Unfallheilk 220:305–306
34. Knapp U (1981) Die Wunde. Thieme Stuttgart New York
35. Lau WY, Fan ST, Chu KW, Yip WC, Yuen WC, Wong K (1988) Influence of surgeons experience on postoperative sepsis. Am J Surg 155:322–328
36. Lewis DA, Leaper DJ, Speller DC (1984) Prevention of bacterial colonization of wounds at operation: Comparison of iodine-impregnated („Ioban") drapes with conventional methods. J Hosp Inf 5:431–437
37. Lidwell OM, Lowbury EJL, Whyte W, Blowers R, Stanley SJ, Lowe D (1982) Effect of ultraclean air in operating rooms on deep sepsis in the joint after total hip or knee replacement: a randomised study. Brit Med J 285:10–14
38. Lidwell OM, Lowbury EJL, Whyte W, Blowers R, Stanley SJ, Lowe D (1987) Ultraclean air and antibiotics for prevention of postoperative infection. A multicenter study of 8052 joint replacement operations. Acta Orth Scand 58:4–13
39. Manncke K, Heeg P (1984) Experimentelle und klinische Untersuchungen zur Wirksamkeit einer antimikrobiell ausgerüsteten Incisionsfolie. Chirurg 55:515–518
40. Mengen T, Werner HP (1985) Prüfung verschiedener Abdeckmaterialien auf ihre Keimdurchlässigkeit. hyg + med 10:12–16
41. Moylan JA, Kennedy BV (1980) The importance of gown and drape barriers in the prevention of wound infection. Surg Gyn Obstetr 151:465–470
42. Moylan A, Fitzpatrick KT, Davenport E (1987) Reducing wound infections: Improved gown and drape barrier performance. Arch Surg 122:152–157
43. Müller W, Jiru P, Mach (1989) Der Einsatz von Einwegabdeckung im Operationssaal und sein Einfluß auf die postoperative Wundinfektionsrate. Wien Klin Wschr 23:837–842
44. Nast-Kolb D, Betz A, Schweiberer L (1991) Der Wandel in der Unfallchirurgie der letzten 10 Jahre – ein Beitrag zur Infektionsprophylaxe. Chirurg 62:846–851
45. Renvall S, Havia T (1987) Factors contributing to subphrenic abscess. Ann Chir Hynaecol 76:147–152
46. Ritter EF, Demas CP, Thompson DA, Devereux DF (1990) Effects of method of hemostasis on wound-infection rate. Am Surg 56:648–650
47. Rojczyk M (1981) Keimbesiedlung und Keimverhalten bei offenen Frakturen. Unfallheilkunde 84:458–462
48. Schneider R (1987) Die Totalprothese der Hüfte. Huber Bern Stuttgart Toronto
49. Schorb A (1988) Ökobilanz von Hygieneprodukten für den Krankenhausbereich. Ifeu-Institut Heidelberg
50. Schweins M, Holthausen U, Troidl H, Neugebauer E, Daschner F (1993) (Hrsg) Hygiene im chirurgischen Alltag. de Gruyter Berlin
51. Steinau HU, Germann G (1991) Plastisch-rekonstruktive Mikrochirurgie zur posttraumatischen Infektionsprophylaxe und -therapie. Chirurg 62:852–860
52. Trimbos JB, Brohim R, Rijssel EJ (1989) Factors relating to the volume of surgical knots. Int J Gynaecol Obstet 30:355–359
53. Thomas G (1979) Luftkeimzahlmessungen als Indikator der Reinheit von Operationseinrichtungen. Swiss Med 12:19–29

XXV. Kuratorium ZNS

Vorsitz: K. Mayer, Tübingen; W. Arens, Ludwigshafen

Erfahrungen in den neuen Bundesländern aus neurochirurgischer Sicht

M. Gaab, Greifswald

(Manuskript nicht eingegangen)

Telekommunikation in der Versorgung Schädel-Hirn-Verletzter und Mehrfachschwerverletzter – Erfahrungen in den neuen Bundesländern aus chirurgischer Sicht

W. Brinckmann

Klinik und Poliklinik für Chirurgie der Universität, Schillingallee 35, D-18055 Rostock

Die Zahlen des Statistischen Jahrbuches schaffen einen guten Überblick für die gegenwärtige Situation. Dabei fällt vor allem auf, daß bei allen möglichen statistischen Fehlern die Unfallinzidenz und gleichzeitig die Unfalltoten in den neuen Bundesländern um 30% höher als in den alten Bundesländern liegen. Letztlich versterben in den neuen Bundesländern 4,1% Menschen auf 100.000 Bürger durch Unfälle. Diese Zahlen sind leider bittere Realität.

Es ist eine traurige Erfahrung, daß seit der Wiedervereinigung die Unfallinzidenz stark zugenommen hat – weniger im Bereich der Betriebsunfälle, stärker bei den Verkehrsunfällen.

Die Ursache hierfür ist erkennbar in einem deutlich stärkeren Motorisierungsgrad, der im Kontrast zum Straßenzustand steht, aber auch das unangemessene Fahren mit erhöhter Geschwindigkeit und unter Alkoholeinfluß sind anzuschuldigen.

Zahlen der Polizeidirektion Rostock belegen, daß die schweren Unfälle vom Jahre 1989 zu 1990 angestiegen sind und dann plateaumäßig dem jetzigen Stand entsprechen. Die Unfalltoten haben ebenfalls einen Anstieg von 1989 zu 1990 zu verzeichnen.

Hefte zu „Der Unfallchirurg", Heft 241
K. E. Rehm (Hrsg.)
© Springer-Verlag Berlin Heidelberg 1994

PKW		82,4 %
LKW / BUS		10 %
Fußgänger		3,6 %
Motorrad		2,3 %
Fahrad		1,7 %

Abb. 1. Unfallverursacher

Bei den Unfallverursachern stehen PKW- und LKW-Fahrer mit 92,4% an der Spitze. Fußgänger, Fahrrad- und Motorradfahrer machen den Rest aus (Abb. 1).

Bei den Unfallopfern ist zu erkennen, daß die PKW-Fahrer mit 63,4% führen, gefolgt dann von den Fußgängern mit steigender Tendenz (Abb. 2).

Getötete Motorradfahrer gehören heutzutage der Seltenheit an. 11,0% aller Unfalltoten sind Kinder, obwohl sie selbst nicht aktiv am Straßenverkehr teilnehmen, denn als Fahrradfahrer verursachen sie nur 1,7% aller Unfälle.

Aus dieser Situation heraus galt es, die steigende Unfallinzidenz in der eigenen Klinik zu analysieren. Die Zahlen von 1989 zu 1990 sind ständig steigend. Derzeit reicht die Kapazität in der Traumatologischen Fachabteilung nicht aus, so daß 15% aller Unfallpatienten in der Allgemeinchirurgie versorgt werden müssen. Neben dem

			Tendenz
PKW - Fahrer		52 (63,40 %)	↑
Fußgänger		21 (25,60 %)	↑
Radfahrer		4 (4,30 %)	↓
LKW - Fahrer		2 (2,15 %)	↓
Motorradfahrer		1 (1,00 %)	↓
davon Kinder		*11,00 % !*	

Abb. 2. Unfallopfer

Tabelle 1. Unfallpatienten stationär

	Anzahl		
1990	1833	[♀ 765; ♂ 1068]	22,9% Kinder
1991	1949	[♀ 632; ♂ 1317]	33,7% Kinder
1992	2559	[♀ 821; ♂ 1317]	24,9% Kinder
1993[a]	2234	[♀ 708; ♂ 1526]	15,4% Kinder

[a] (–31.10.1993)

deutlichen Anstieg ist auch die steigende Operationsfrequenz zu erkennen (Tabelle 1 und Abb. 3).

An erster Stelle der getöteten Verkehrsunfallopfer liegen Patienten mit Schädel-Hirn-Traumata. Insgesamt ist die Zahl mit 2075 in den letzten 3 Jahren hoch. II- und III°ige Schädel-Hirn-Verletzungen machen 16,2 = 337 Patienten aus. 61 Patienten sind gestorben, daß sind bezogen auf die II- und III°igen Schädel-Hirn-Traumata 18,1%, auf das Gesamtkrankengut 2,9% (Tabelle 2). Das Polytraumatisierte eine höhere Letalität aufweisen, verdeutlicht die folgende Tabelle 3.

Damit liegen auch wir im Bereich anderer Einrichtungen. Kliniken mit einer neurochirurgischen Abteilung haben noch schlechtere Zahlen. Dieser scheinbare Widerspruch begründet sich durch die Zuweisung besonders schwerverletzter Patienten.

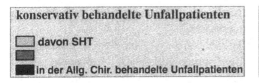

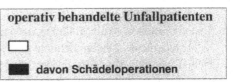

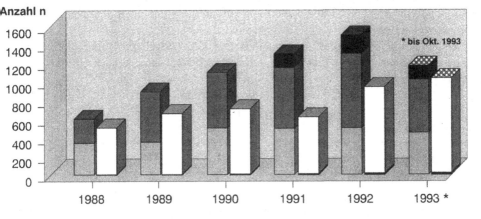

Abb. 3

Tabelle 2. Schädelhirntrauma 1990–31.10.1993

I°–III°	:	2075	
II°–III°	:	337 = 16,2%	

	:	61 = 18,1%	[12,0 bs 27,5]
+			bezogen auf II°–III°
		= 2,9%	bezogen auf Gesamtkrankengut

Unfallbedingte Schädel-Hirn-Traumata: 34,7%

Da die Chirurgische Universitätsklinik Rostock sowie das Städtische Klinikum Rostock keine eigene Neurochirurgie betreiben, wurde nur mit Hilfe des Kuratoriums „ZNS" Rostock mit an die Telekommunikation angeschlossen. Potenter Fachpartner ist die Neurochirurgische Universitätsklinik in Greifswald, zu der auch persönlich enge Beziehungen bestehen.

Im Berichtszeitraum wurden bei 80 Patienten 158 Konsultationen vorgenommen. Diese waren zur überwiegenden Zahl intrakranielle Blutungen, wobei die traumatischen Blutungen wiederum an der Spitze standen. Hinzu kommen Querschnittssyndrome und kindliche Mißbildungen (Tabelle 4).

Diese Telekommunikation wurde selbstverständlich nicht nur auf die Unfallpatienten bezogen, sondern die in Rostock befindliche Nervenklinik hat ihre Problempatienten ebenso vorgestellt wie die Medizinische Universitätsklinik.

Mehrfachkonsultationen machten sich erforderlich bei diskrepanten Auffassungen zum Detail. Der Neurochirurg war im Dialog mit uns und besprach jeden Patienten gesondert. Dabei wurden die aktuellen Befunde vom Chirurgen bzw. Neurologen in Rostock erhoben – mit in die Diskussion eingebracht.

Mittels dieses Systems konnte eine suffiziente Neurotraumatologie in Rostock betrieben werden. Mit Hilfe unserer neurochirurgischen Kollegen in Greifswald gestalteten wir eine individuelle Neurotraumatologie und konnten die Befunde ebenfalls kontrollierend mit den Greifswaldern besprechen.

Bei Patienten mit Verletzungen unterhalb der Dura mater sind Allgemeinchirurg und Unfallchirurg zumeist überfordert und sollten diese Patienten dem Neurotraumatologen vorstellen.

Um unnötige Transporte zu vermeiden und das Therapieprogramm optimal gestalten zu können, wurden diese Patienten nur nach Rücksprache nach Greifswald di-

Tabelle 3. Schädel-Hirn-Trauma II° und III° im Berichtszeitraum – ITS (03.10.1990–27.10.1993)

SHT II° und III° isoliert	206	(† 25 = 12,0%)
davon Kinder	[33,	† 2 = 6,0%]
bei Polytrauma	131	(† 36 = 27,5%)
davon Kinder	[22,	† 1 = 4,5%]

Tabelle 4. Telekommunikation mit Neurochirurgie Greifswald
158 Konsultationen bei 80 Patienten

Intrakranielle Blutungen	– traumatisch	32
	– spontan	16
Intrakranielle Blutungen	– Tumor	12
	– Tumormetastasen	8
Querschnittssyndrom	– traumatisch	4
	– Tumor	2
Kindliche Mißbildungen		6

rekt verlegt. Auch machte sich das Aktivwerden von Neurochirurgen in Rostock erforderlich, wenn der Patient nicht verlegungsfähig war.

Auf dieser Basis entwickelte sich eine fruchtbare Zusammenarbeit zum Wohle unserer Patienten mit einer deutlichen Besserung des neurotraumatologischen Zustandes in unserem Einzugsgebiet.

Wir glauben, daß diese Form der Konsultation mit Hilfe eines geeigneten Systems in der Lage ist, Problemfälle suffizient zu behandeln, kostengünstig zu agieren und den Patienten eine hochspezialisierte Behandlung zum Zeitpunkt der Wahl und nach Maß angedeihen zu lassen.

Einige Beispiele auf der Computertomographieserie verdeutlichen die Differentialtherapie kritischer Kranke. Es kann eingeschätzt werden, daß kontroverse Diskussionen geführt wurden. Diese initiierten stets neurologische und neuroradiologische Befundkontrollen.

Wenn wir noch vor 1992 CT-Bilder mit dem Kurier oder dem Zugführer des D-Zuges nach Greifswald schaffen mußten, eröffnet die Telekommunikation von CT-Bildern eine neue Dimension der Neurotraumatologie bis zum Wirksamwerden eigener neurochirurgischer Strukturen in Rostock.

Telekommunikation in der Versorgung Schädel-Hirn-Verletzter und Mehrfachverletzter – Erfahrungen in Süddeutschland

W. J. Pöll und P. Braun

Neurochirurgische Abteilung, St. Elisabethenkrankenhaus, D-88191 Ravensburg

Seit der Einrichtung des Standbildtransfers über Telefonleitung hat sich die Versorgung von Schädelhirn- und Mehrfachverletzten, durch raschere Kommunikation und damit auch Koordination der Kapazitäten, im Konsiliardienst deutlich verbessern lassen.

Hefte zu „Der Unfallchirurg", Heft 241
K. E. Rehm (Hrsg.)
© Springer-Verlag Berlin Heidelberg 1994

Unsere Erfahrungen in Süddeutschland sollen anhand der Analyse der Standbild-konsilien der Neurochirurgischen Abteilung des St. Elisabethenkrankenhauses in Ravensburg dargestellt werden.

Ravensburg liegt inmitten Oberschwabens, etwa 20 km nördlich des Bodensees. Das Einzugsgebiet der Neurochirurgischen Abteilung reicht weit über den Bodenseekreis hinaus und umfaßt das südliche Baden-Württemberg und das südwestliche Bayern. Unser Krankenhaus ist freigemeinnützig und beherbergt 780 Betten (incl. Kinderklinik) und ist im Krankenhausplan des Landes Baden-Württemberg aufgenommen als Haus der Zentralversorgung. Hier besteht seit 1969 eine der ersten außeruniversitären Neurochirurgischen Abteilungen Deutschlands mit inzwischen 56 Planbetten (davon 45 Betten auf 3 Allgemeinstationen, 3 Betten Kinderklinik und 8 Betten Wachstation). Darüberhinaus belegt die Neurochirurgie im Schnitt noch etwa 7–8 Intensivbetten auf der interdisziplinären operativen Intensivstation.

Das großes Einzugsgebiet und die damit automatisch verbundenen weiten Transportwege haben uns frühzeitig an eine Bildübertragungsmöglichkeit denken lassen. In Absprache mit den Abteilungen für Traumatologie (CA. PD. Dr. Henkemeyer) und Radiologie (CA. Dr. Drescher) der Städtischen Krankenanstalten Villingen-Schwenningen), konnten wir ab 01. Januar 1990, als Pilotprojekt im süddeutschen Raum, das Bildtelefon „Photophone" zunächst für drei Monate auf Mietbasis erproben und testen. In diesem ersten Quartal 1990 konnten wir damit 17 Patienten einen unnötigen Hubschraubertransport und den entsprechenden Kostenträgern dafür jeweils etwa 4.000 bis 5.000 DM Transportkosten ersparen. Aufgrund dieser positiven Erfahrungen wurde das System sowohl in Schwenningen als auch in unserem Hause gekauft und installiert.

Im Jahre 1991 gab es dann eine Initiative der süddeutschen Neurochirurgischen Kliniken, unter Federführung von Prof. Dr. Oldenkott (Leiter der Neurochir. Abtlg. am Bundeswehrkrankenhaus Ulm) zur breiten Einführung eines Standbildübertragungssystems an den Neurochirurgischen Kliniken und deren zuweisenden Krankenhäusern in Baden-Württemberg und Bayern.

Aus Gründen des günstigsten Preis-Leistungs-Verhältnisses, sowie der einfachen Installation und der benutzerfreundlichen Bedienung wegen, hatten wir uns primär für das System „Photophone" entschieden. Für dieses System hat man sich dann, nach langer Debatte und Erprobung anderer Systeme, auch im gesamten süddeutschen Raum entschieden. So stehen derzeit in Baden-Württemberg 23 und in Bayern 30 solcher Geräte zur Verfügung.

Standorte	Baden-Württemberg	Bayern
In Neurochir. Kliniken:	6	12
In zuweisenden Häusern:	17	18
	23	30

Das System „Photophone" selbst besteht aus einer einem normalen Telefonanschluß (auch der Nebenstelle einer Telefonanlage) zugeordneten Sende- und Empfangs-Einheit, sowie einer daran angeschlossenen handelsüblichen schwarz-weiß Videokamera.

Die Sende- und Empfangseinheit enthält einen Bildschirm (911 Bilddiagonale), ein Diskettenlaufwerk (3,5") und als Steuerungselemente einen Hauptschalter, einen Helligkeitsregler und eine 12er-Tastatur, wie sie beim Tastentelefon üblich ist. Die Bedienung geschieht menügesteuert und ist sehr einfach. Im Monitor eingeblendet ist ein Schema der 12er-Tastatur mit den jeweiligen Steuerbefehlen, die über die entsprechenden Tasten aktiviert werden können. In der Praxis wird zunächst mit dem Telefonapparat die Verbindung aufgebaut, dann können die Bilder übertragen, im Gerät gespeichert und auf dem Bildschirm angezeigt werden. Aus dem Gerätespeicher werden die Bilder anschließend auf Diskette archiviert. Während der Bildübertragung, die in der Regel mit 9600 bps in komprimierter Form erfolgt und in Normalauflösung pro Bild zwischen 12 und 20 sec dauert, kann nicht gesprochen werden, wohl aber danach, wobei zusätzlich durch Einblenden eines menugesteuert bewegbaren Pfeiles auf den Bildschirmen der verbundenen Teilnehmer, eine interaktive Kommunikation möglich wird. Die Bildqualität ist in technischer Hinsicht von der Qualität der Telefonverbindung abhängig, in praktischer Hinsicht jedoch von der exakten Fokusierung an der aufnehmenden Videokamera.

Im folgenden dürfen wir über unsere Erfahrungen mit dem Standbildtransfer aus dem Zeitraum vom 01.01.90 bis zum 15.10.93. berichten. In diesem Zeitraum sind insgesamt 366 Standbildkonsilien erfolgt. Dabei waren männliche Patienten nahezu doppelt so häufig betroffen wie weibliche.

Standbildkonsilien

Betroffene	Anzahl	(%)
Frauen	136	(37,2)
Männer	230	(62,8)
	366	(100)

Die Verteilung nach Alter und Geschlecht ergab sich wie folgt:

Jahre	Frauen	Männer
0–10	6	21
11–20	9	10
21–30	1	21
31–40	3	15
41–50	12	24
51–60	22	39
61–70	26	32
71–80	21	40
81–90	34	24
91–100	2	1
ohne Altersangabe		3
	136	230
Durchschnittsalter	63 J.	53 J.

In geographischer Hinsicht verteilten sich die Konsilanforderungen auf die einzelnen Standorte folgendermaßen:

Standbildkonsilien

Standort	Anzahl
Villingen- Schwenningen	164
Singen	62
Sigmaringen	47
Tuttlingen	27
Friedrichshafen	23
Kempten	22
Memmingen	9
Balingen	4
Wangen	2
unbekannt	6
Ravensburg	366

Dabei korreliert die Häufigkeitsverteilung weitgehend mit der zeitlichen Abfolge der Aufstellung der Geräte an den einzelnen Standorten. Dies zeigt sich auch bei der Aufschlüsselung der Zahlen nach den einzelnen Jahren.

Stanbildkonsilien

Jahr	Anzahl
1990	45
1991	54
1992	141
1993 (bis 15.10.)	126
	366

Analysiert man die Gesamtzahl der Konsilien über den Gesamtzeitraum nach einzelnen Monaten, so bedingen die Schädelhirn- und Mehrfachverletzten (SHT) das Häufigkeitsverteilungsmuster.

Standbildkonsilien

Monat	gesamt	(%)	SHT	(%)
Januar	35	(9,6)	15	(8,5)
Februar	9	(5,2)	7	(4,0)
März	25	(6,8)	10	(5,7)
April	28	(7,7)	15	(8,5)
Mai	39	(10,7)	19	(10,8)
Juni	54	(14,8)	28	(15,9)
Juli	31	(8,5)	12	(6,8)
August	33	(9,0)	16	(9,1)
September	31	(8,5)	15	(8,5)
Oktober	34	(9,2)	23	(13,1)
November	13	(3,5)	7	(4,0)
Dezember	24	(6,5)	9	(5,1)
(1.1.90–15.10.93)	366	(100)	176	(100)

Zahlenmäßig machen die Schädel-Hirn-Traumen nahezu die Hälfte der Standbildkonsilien aus. Eine Aufgliederung nach Diagnosegruppen zeigt die folgende Darstellung.

Diagnose	Anzahl	(%)
Schädel-Hirntrauma (SHT) 1	76	48,1
davon: akut	146	39,9
davon: SHT-Folgen	30	8,2
Wirbelsäulentrauma (WST)	7	1,9
Intracerebrale Blutung	83	22,7
Subarachnoidalblutung	30	8,2
Raumforderung	26	7,1
davon: intracerebral	21	5,7
davon: intraspinal	5	1,4
Hydrocephalus	20	5,5
Hirninfarkt	8	2,1
Andere	16	4,4
	366	100

Die Schädel-Hirn-Traumen (SHT) in der Akutphase sind epidurale und subdurale Hämatome sowie raumfordernde Kontusionen. In der Gruppe „andere" sind zusammengenommen: Arachnoidalzyste, Bandscheibenvorfall, Encephalopathie bei Meningitis, Ertrinkungsunfall, Hirnabszeß ohne SHT.

Was wollen bzw. können wir mit der Standbildübertragung von Röntgenbildern (CT, Nativaufnahmen etc.) erreichen?

Besonders in der Neurotraumatologie gilt es, keine Zeit zu verlieren. Am Unfallort müssen die vitalen Funktionen wiederhergestellt und/oder stabilisiert werden, der Patient ist dann schnell in das nächstgelegene, geeignete Krankenhaus zu transportieren. Dort muß rasch diagnostiziert werden, in der Regel mit dem Computertomographen. Im Falle eines pathologischen Befundes, gilt es, eine Operationsindikation abzuklären. Dazu wird zeit- und kostensparend ein Standbildkonsil mit der zuständigen Neurochirurgischen Klinik geführt. Bei gegebener Operationsindikation kann sofort die Übernahme des Patienten besprochen und geplant werden. Während des Transportes, der in der Regel per Hubschrauber erfolgt, kann in der aufnehmenden Klinik schon alles für die Operation vorbereitet und somit wieder Zeit eingespart werden.

Bleibt der Patient „vor Ort", muß eine therapeutische Empfehlung an den behandelnden Kollegen ergehen können, und für späterhin sind Therapiebegleitung oder gar das Erkennen von Komplikationen durch die Bildkommunikation zwischen auswärtigem Krankenhaus und Spezialabteilung frühzeitig möglich.

Welches Vorgehen sich bei unseren 366 Standbildkonsilien geben hat, soll im Folgenden dargelegt werden.

Eine sofortige Übernahme des Patienten mußte in 19% der Fälle erfolgen. Bei 11% konnte eine Übernahme im Intervall vereinbart werden. Folglich brauchten 70% der Patienten keine Verlegung. Diese konnten „vor Ort", meist konservativ behandelt werden. Nach Diagnosegruppen aufgeschlüsselt ergibt sich folgendes:

Übernahme	Gesamtzahl		SHT		WST	Sonstige	
sofort indiziert	69	(19%)	23	(13%)	0	46	(25%)
im Intervall	39	(11%)	15	(9%)	1	23	(13%
nicht notwendig (nicht möglich)	258	(70%)	138	(78%)	6	114	(62%)
	366	(100)	176	(100)	7	183	(100)

Als Begründung für „Übernahme nicht notwendig" bzw. „nicht möglich" hat sich ergeben:

1. Keine Indikation zur Neurochirurgischen Intervention	84	(33%)
2. Therapieempfehlung, zur Behandlung „vor Ort"	140	(54%)
3. Keine Therapie, da Prognose infaust	15	(6%)
4. Keine Kapazität zur Übernahme, trotz bestehender sofortiger Indikation	19	(7%)
	258	(100)

Bedauerlicherweise mußten wir 19 Patienten abweisen bzw. an andere Neurochirurgische Kliniken vermitteln.

Zusammenfassend wollen wir Vorteil und Nutzen des Standbildtransfers im Medizinischen Bereich beleuchten.

1. Den entscheidendsten Vorteil hat zweifelos der Patient. Anzuführen sind:
1.1. Rasche Diagnosefindung
1.2. Beurteilung durch Spezialisten zu jeder Tageszeit
1.3. Keine Gefährdung durch unnötigen Transport
1.4. Wenn Verlegung notwendig wird, kann diese rasch geplant und schnellstmöglich durchgeführt werden
1.5. Die Möglichkeit der frühen Rückverlegung in ein Heimatkrankenhaus eröffnet sich, da weitere konsiliarische Mitbetreuung über Standbildtransfer gesichert ist.

2. Die Vorteile für den Arzt „vor Ort":
2.1. Schnelle Beratung mit Spezialisten zur Diagnosesicherung
2.2. Gemeinsame Festlegung des weiteren Vorgehens
2.3. Wenn notwendig, Planung der Übernahme
2.4. Sekundäre Therapiebegleitung und eventuell Therapieerfolgskontrolle.

3. Vorteile für die Neurochirurgische Abteilung:
3.1. Entscheidung über Operationsindikation erfolgt definitiv in kürzest möglicher Zeit
3.2. Bessere Auslastung der Kapazitäten, weil eine Operation bereits während des Transportes vorbereitet werden kann (Operateur und Anaesthesist wissen was bevorsteht)
3.3. Frühzeitige Rückverlegung eines Patienten mit anschließender konsiliarischer Therapiebegleitmöglichkeit schafft freie Betten auf Intensiv- und Wachstation
3.4. Mögliche sekundäre Komplikationen werden schneller erkannt und können frühzeitig behoben werden
3.5. Die Kommunikation zwischen den Abteilungen wird durch den persönlichen Dialog deutlich verbessert.

4. Nutzen für die Kostenträger:
4.1. Einsparung von Transportkosten für Patienten oder Bilder
4.2. Einsparung von Personalausgaben für Transportbegleitung

5. Natürlich müssen auch Nachteile einer Methode angeführt werden:
5.1. Relativ hohe Anschaffungskosten
5.2. Noch keine Standardisierung der Übertagungssysteme, daher Kompatibilitätsprobleme von Süd nach Nord
5.3. Rascher Technologiefortschritt in der Telekommunikation läßt noch auf Standardisierung warten
5.4. Routineuntersuchungen werden konsiliarisch zur Beurteilung vorgestellt, ohne daß klinische Angaben zum Patienten gemacht werden können (Verdacht der „Diagnose-Optimierung"!).

Mit unseren Ausführungen können wir ohne Übertreibung behaupten, daß der Standbildtransfer in der Versorgung von Schädelhirn- und Mehrfachverletzten, aber auch bei der Versorgung anderer Notfallpatienten, inzwischen zu einem unverzichtbaren Standard geworden ist.

Daher soll am Schluß unsere Bitte stehen, an die Geschäftsträger der Krankenhäuser, aber auch an die Kostenträger im Gesundheitswesen, dafür zu sorgen, daß dieses technische Hilfsmittel in allen Häusern der Regelversorgung zusammen mit einem Computertomographen bzw. als dessen Ergänzung angeschafft wird. Die gleiche Bitte richten wir selbstverständlich auch an die Innenministerien, die Sozial- oder Gesundheitsministerien sowie insbesondere an die Finanzministerien der Länder, alle Krankenhäuser der Regelversorgung mit Computertomographen und Standbildübertragungssystemen auszustatten bzw. deren Ausstattung finanziell zu fördern, damit die Maßgabe an die Notärzte, den Notfallpatienten in ein „geeigneten" Krankenhaus zu bringen, allerorts im Lande auf kürzestem Wege erfüllt werden kann, und ein sogenannter „Patiententourismus" über weite Entfernungen bald der Vergangenheit angehört.

Zur Diskussion

Digitalisierung konventioneller Bilddaten –
Ist Monitorbefundung möglich?

R. Braunschweig, Tübingen

(Manuskript nicht eingegangen)

Hefte zu „Der Unfallchirurg", Heft 241
K. E. Rehm (Hrsg.)
© Springer-Verlag Berlin Heidelberg 1994

Schlußveranstaltung

Präsident: Professor Dr. U. Holz

Meine Damen und Herren,

es ist ein kleines, aufrechtes Fähnlein der Unfallchirurgen, das noch an der Schluß-veranstaltung teilnimmt. Wichtig ist, daß der Kongreß ansonsten sehr gut besucht wurde. Wir haben auch eine erfreuliche Bilanz bei den Fortbildungsveranstaltungen; es haben sich 617 Kolleginnen und Kollegen für die Fortbildungskurse interessiert. Der kleinste Kurs hatte 52 und der größte Kurs 145 Teilnehmer. Ich hoffe, daß diese Fortbildungskurse auch in der Zukunft immer mehr in das Zentrum unserer Kongreß-arbeit rücken, denn in den Fortbildungskursen ist von Experten etwas zu erfahren und ich würde mir wünschen, daß man diese Chance nützt um in kleinerem Kreis intensiv zu diskutieren. Es ist leichter, in einem Fortbildungskurs zu diskutieren als in einem großen Auditorium. Diese Chance soll man nützen.

Es ist erfreulich, daß wir eine steigende Zahl von Kongreßteilnehmern, Mitglie-dern und Nichtmitgliedern zu verzeichnen haben, auf die wir stolz sein können. Un-sere Gesellschaft für Unfallchirurgie blüht und gedeiht hoffentlich auch weiterhin.

Das Hauptanliegen dieser Schlußveranstaltung ist, zunächst einmal all denen zu danken, die als Referenten und als Vorsitzende an unserem Kongreß dafür gesorgt haben, daß der Besuch der einzelnen Veranstaltungen lebhaft war und daß der Infor-mationsgewinn über die aktuellen Probleme der Unfallchirurgie gelungen ist.

Natürlich danke ich auch den Organisatoren vor Ort, unseren Damen vom Berliner Büro, die eine große Aufgabe zu bewältigen hatten am ersten und am zweiten Tag mit sehr vielen Anmeldungen. Es ist alles gut gelaufen. Ich bin Ihnen zu Dank verpflich-tet.

Ich danke auch sehr herzlich den Kollegen der Berliner Universitäten Steglitz und Virchow, Herrn Rahmanzadeh und Herrn Haas, daß sie mit ihren Mitarbeitern uns hier vor Ort unterstützt haben in jedem organisatorischen Bereich. Hoffentlich wird eines Tages auch ein Unfallchirurg der Charité dafür sorgen, daß diese Gruppe ver-stärkt wird.

Das Schönste an einer Schlußveranstaltung ist es, Preise zu verleihen an Kollegen, die sich besonders ausgezeichnet haben. Ich darf bitten, zur Verleihung des Forums-preises, des Videopreises und der drei Posterpreise folgende Kolleginnen und Kolle-gen zu mir aufs Podium zu kommen:

Zunächst einmal einer aus der Arbeitsgruppe Rose, Geiselmann, Bauer und Marzi aus Homburg für den Forumspreis, für den Videopreis darf ich Herrn Lobenhoffer bitten, zu mir zu kommen und für die Posterpreisverleihung darf ich aufs Podium bitten einen Vertreter aus der Arbeitsgruppe Amling, Wening, Hahn und Jungbluth aus Hamburg, dann aus der Arbeitsgruppe John, Schneller, Eichendorff, Berlien aus Berlin und schließlich noch Herrn Nieländer aus Meppen.

Der *Forumspreis* geht an die Arbeitsgruppe Rose, Geiselmann, Bauer und Marzi aus Homburg für die Arbeit „Haes-Desferoxamin-protektiver Effekt auf Hämody-namik und oxidativen Membranschaden im hämorrhagischen Schock". Dieser Preis ist mit 2000.- DM dotiert und ich darf Ihnen herzlich dazu gratulieren.

Hefte zu „Der Unfallchirurg", Heft 241
K. E. Rehm (Hrsg.)
© Springer-Verlag Berlin Heidelberg 1994

Der *Videopreis* geht an den Kollegen Lobenhoffer aus Hannover für seinen Film-
beitrag „Der arthroskopische Ersatz des hinteren Kreuzbandes mit einem homologen
Achillessehnentransplantat". Der Film ist sehr anschaulich. Er wurde sehr gelobt und
wo viel Lob ist, gibt es auch immer Anregung. Es wird vermißt, daß etwas über die
Problematik des Allotransplantates geäußert wird. Dieser Preis ist mit 2000.- DM dotiert. Ich gratuliere Ihnen herzlich für diesen guten Beitrag.

Die *Posterausstellung* hat sehr gute Beiträge gehabt. Es war bestimmt für die Jury
nicht einfach, hier die besten drei auszusuchen. Die Preisrichterkollegien sind in unserem Kongreßheft vorne aufgezeichnet und sie haben sich viel Mühe gegeben.

Ich freue mich, daß die Arbeitsgruppe Amling, Wening, Hahn und Jungbluth aus
Hamburg den ersten Preis gewonnen hat für den Beitrag „Morphologische Struktur-
analyse des Axis und ihre Korrelation zu Densfrakturen". Herzlichen Glückwunsch.

Der zweite Preis geht an die Arbeitsgruppe John, Schneller, Eichendorff und Berlien hier aus Berlin: „Untersuchungen von humanem Gelenkknorpel in Organoidkul-
tur als Basis einer Low-level-Laserbestrahlung in vivo". Der Preis ist mit 2000,- DM
dotiert. Herzlichen Glückwunsch.

Der dritte Preis ist eine sehr geglückte und originelle Gestaltung zur Erinnerung an
die Beiträge, die Malgaigne zur Chirurgie und Unfallchirurgie geliefert hat. Dieser
Preis geht an Herrn Nieländer aus Meppen. Er hat in einem großen Poster historisch
dokumentiert, was Malgaigne damals aufgezeigt hat. Im Zentrum dieser Darstellung
steht die „Klassifikation der Beckenfrakturen von Malgaigne". Herzlichen Glückwunsch.

Wir sind damit am Ende dieses Jahreskongresses. Ich freue mich, daß Sie so zahl-
reich teilgenommen haben. Ich hoffe, daß wir uns nächstes Jahr zu einer arbeitsrei-
chen Sitzung wieder treffen, zum Kongreß von Axel Rüter. Ich wünsche ihm zur
Vorbereitung und Ausgestaltung der nächsten Jahrestagung von Herzen alles Gute.

Auf Wiedersehen.

Professor Dr. A. Rüter

Meine Damen und Herren, ich bin sicher, daß ich im Namen fast aller Kongreßteil-
nehmer spreche, wenn ich Ulrich Holz zu der eben zu Ende gehenden Tagung
zunächst einmal sehr herzlich gratuliere. Die Aktualität der von Dir getroffenen Themenauswahl fand ihre Resonanz in dem zahlreichen, ungewöhnlich zahlreichen Besuch fast aller Vorlesungen, fast aller Veranstaltungen, und das alleine muß Dir Bestätigung sein, daß Du die richtigen, aktuellen Themen getroffen und mit interessan-
ten Referenten besetzt hast. Wir danken Dir sehr für diese Initiativen und wir freuen
uns mit Dir, daß Du so einen schönen, runden Kongreß eben beenden konntest. Der
Dank gilt ganz sicher auch Deiner lieben Frau, die das Ambiente um den Kongreß
herum ganz sicher wesentlich beeinflußt und hervorragend gestaltet hat. Leider hat
das Kongreßgeschehen uns Männern ja wenig Zeit gelassen, von diesem schönen Angebot Gebrauch zu machen. Doch was man aus dem Damenkreise hört, ist die Freude

groß. Ich spreche sicher auch für die Damen, ich traue mich einfach, für die Damen zu sprechen und Ihnen auch dafür sehr herzlich zu danken.

Natürlich, diesen Auftritt des Dankes an den scheidenden Präsidenten benützt der kommende Präsident sehr eigennützig, um auf die nächstjährige Tagung aufmerksam zu machen. Die Themen, die hoffentlich genauso das Interesse und die Aktualität treffen, wie es dieses Jahr gelungen ist, sind ausgedruckt. Ich bitte Sie einerseits, Ihre Mitarbeiter oder, wenn Sie in den entsprechenden Jahrgängen noch sind, sich selber zu motivieren und uns bis Ende Februar Vortragsanmeldungen zu schicken und ich bitte Sie sehr herzlich, durch einen regen Besuch auch der nächstjährigen Tagung mich zu unterstützen und in der Themenauswahl zu bestätigen.

Ich wünsche uns allen eine gute Heimreise.

XXVI. Fortbildungskurse

Schultergelenk

Vorsitz: H. Seiler, Bremerhaven

Anatomie und Biomechanik des Schultergelenks

J. Koebke

Zentrum Anatomie der Universität zu Köln, Joseph-Stelzmann-Straße 9, D-50931 Köln

Eine funktionell-anatomische und klinisch relevante Analyse des Schultergelenks muß u.a. erkennen, daß, bedingt durch die bipede Fortbewegungsweise, das menschliche Schultergelenk einen Funktionswandel erfahren hat. Mit der Befreiung von der Aufgabe des Körperlasttragens gewinnt das Wurzelgelenk der freien oberen Extremität anatomische Merkmale, die ein Höchstmaß an Eigenbeweglichkeit garantieren.

Die Diskrepanz zwischen Pfannen- und Kopffläche des mechanisch nahezu idealen Kugelgelenks ist augenfälligstes Merkmal. Die Artikulationsfläche am Caput humeri ist dreifach größer als die der Cavitas glenoidalis. Eine Führung der Gelenkbewegungen von Seiten der Gelenkkörper ist nicht zu erwarten, zumal neben dem Mißverhältnis der Gelenkflächen diese in ihren Krümmungsmerkmalen nicht identisch sind; d.h., es besteht eine gewisse Inkongruenz der Gelenkkörper.

Inwieweit Weichteilstrukturen, so vor allem die Pfannenlippe, das Ligamentum coracohumerale und die Ligamenta glenohumeralia, zur Stabilität des Schultergelenkes beitragen, wird in letzter Zeit sehr kontrovers diskutiert.

Eigene experimentelle Versuche am Leichenpräparat zeigen, daß Insulte der Pfannenlippe in Abhängigkeit von der Verletzungsart (Ablösung, Einriß) unterschiedliche Grade des Stabilitätsverlustes bedingen.

Die die Kapsel lokal verstärkenden Ligamente können nur in Endstellung einer Gelenkbewegung passiv stabilisieren, da sie nur dann angespannt sind. Bei älteren Individuen ist ihre Bedeutung verschwindend gering.

Maßgeblich für die Stabilität des Schultergelenks ist zweifelsohne die Muskulatur. Das Gelenk wird rein kraftschlüssig geführt. Für sowohl den M. deltoideus und den M. biceps brachii als auch und vor allem für die Muskeln der Rotatorenmanschette lassen sich elementare, gelenkstabilisierende Momente aufweisen.

Hefte zu „Der Unfallchirurg", Heft 241
K. E. Rehm (Hrsg.)
© Springer-Verlag Berlin Heidelberg 1994

Klinische Diagnostik

P. Habermeyer

Klinik für Orthopädische Chirurgie und Sportmedizin der Sporthilfe Württemberg e.V.,
Taubenheimstraße 8, D-70372 Stuttgart

SPORT KLINIK STUTTGART

Klinik für Orthopädische Chirurgie und Sportmedizin der Sporthilfe Württemberg e.V. · Taubenheimstraße 8 · 70372 Stuttgart · Tel. 07 11/55 35-0

SCHULTERERHEBUNGSBOGEN

Chefärzte:
Prof. Dr. med. habil. K. STEINBRÜCK
PD Dr. med. habil. P. HABERMEYER

Persönliche Daten:

Name:

Vorname:

Geb.-Datum:

Protokoll-Nr.:

Aufn.-Datum:

Unters.-Datum:

Unfall-Art:
dir. Trauma ☐ fortgel. Trauma ☐ Hebetrauma ☐
Unfalldatum: kein Unfall ☐ Schmerz seit: ☐
D 13

Seite: rechts ☐ links ☐
Dominanz: rechts ☐ links ☐
Sportart:
Sportniveau:
Freizeit ☐ Amateur ☐ Profi ☐
Beruf:

prim. Luxation: körperlich ☐ nicht körperl. ☐
traumatisch ☐ **Anzahl der** letzte Luxation:
atraumatisch ☐ **Rezidive** ☐ traumatisch ☐
Reposition: atraumatisch ☐
in Narkose ☐ **Reposition:**
Arzt ☐ in Narkose ☐
selbst ☐ Arzt ☐
selbst ☐

Subjektive Beschwerden:
Schmerz bei: **Lokalisation** **Ausstrahlung**
Ruhe ☐ Tub. majus ☐ Schädel ☐
Aktivität ☐ Delt. ☐ Nacken ☐
Nacht ☐ Fossa SSP ☐ OA ☐
Stärke ☐ Fossa ISP ☐ ges. Arm ☐

Inspektion:
Schonhaltung ☐ Atrophie Delt ☐ Scapula alata ☐
Schwellung ☐ Atrophie SSP ☐ Clavicula ☐
LBS Ruptur ☐ Atrophie ISP ☐

HWS-Untersuchung:
Einschränkung: Flex./Ext. ☐ ☐ Kompressions-Test ☐
sellw. Bewegung ☐ ☐ Distraktions-Test ☐
Rotation ☐ ☐ Spurling's-Test ☐
Druckschmerz: Dornfortsätze ☐ Valsalva Manöver ☐
Trapezius ☐
Rhomboidei ☐

Instabilitätsprüfung:
Thoracic outlet (Adson Test) ☐ Incisura scap. Syndrom ☐
Parästhesien ☐ Kopfschmerz ☐

Druckpunkte:
Tub. majus ☐ Proc. coraco ☐
Tub. minus ☐ AC-Gelenk ☐
Sulcus bicipitalis ☐ Nackenmusk. ☐
Crepitation ☐ Grad ☐ ☐ ☐

Bewegungseinschränkung:
nein ☐ Psonfanganalyse ☐
aktiv ☐ passiv ☐ aktiv passiv ☐

Bewegungsausmaß: Painful arc
Abd./Add. (180°-0°-40°) nein ☐
Flex./Ext. (170°-0°-40°) 0° <120° ☐
IR/AR (95°-0°-60°) 0° >120° ☐

Rotatorentest:
Drop arm sign ☐
90°SSP-Test AR ☐
90°SSP-Test IR ☐
Außenrot. bei 0°Abd. ☐
0°Abduktion ☐
Innenrot. bei 0°Abd. ☐
Lift off Test ☐

Impingement-Test:
Impingement-Test (LA) ☐
Impingement-Zeichen:
nach Neer ☐ nach Yocum ☐ nach Hawkins ☐

AC-Gelenktest:
Clavicula horizont.Streß ☐ Horizontaladductionstest ☐
AC Crepitation ☐

LBS-Test:
Yergason ☐ Schaupp-Test ☐ Palm up Test ☐

Muskelkraft
Flex.: ☐ ☐ ☐ ☐ ☐ ☐
Abd.: ☐ ☐ ☐ ☐ ☐ ☐
AR.: ☐ ☐ ☐ ☐ ☐ ☐

Apprehension Test: **Schublade:**
negativ ☐ vordere ☐
positiv 60° Abd. ☐ hintere ☐
positiv 90° Abd. ☐ untere ☐
positiv 120° Abd. ☐ Sulcus Zeich. ☐

Röntgen:
O.B. ☐ **Arthrographie** ☐ **Sonographie** ☐
Hill-Sachs ☐ ja/neg. ☐
Fraktur ☐ ja/positiv ☐
Enthesopathie ☐
Kalk ☐ **Kernspin** **CT**
Os akrom. ☐ ja/neg. ☐ ja/neg. ☐
Humerus-Hochstand ☐ ja/positiv ☐ ja/positiv ☐
Humerus-Tiefstand ☐ o.KM
Kopfhochstand ☐ mono
Pfannenanlg. ☐ doppel
AC-Arthrose ☐
Acromion Typ 1 2 3

Freier Text:

Diagnose:

Procedere: konservativ ☐ operativ ☐

Alg. Gelenklaxität ☐
Fulcrum-Test ☐
Relocations-Test ☐
Click Phänom. ☐
Dead arm sign ☐

9/93

Bildgebende Verfahren, apparative Diagnostik

A. Gerlach

Radiologische Klinik, Katharinenhospital, Kriegsbergstraße 60, D-70174 Stuttgart

Seit ca. 10 Jahren gibt es eine umfangreiche Literatur, die sich mit der Bildgebung des Schultergelenkes beschäftigt, aber es besteht kein Konsensus darüber, wie das Schultergelenk am besten untersucht wird.

Ein sinnvoller Weg kann nur beschritten werden bei guter klinischer Untersuchung mit Einengung der Diagnose. Im Folgenden werden die bildgebenden Verfahren kursorisch mit ihren Indikationen vorgestellt.

Röntgen

Basis der Bildgebung ist die Röntgenaufnahme. Aus der Vielzahl der publizierten Projektionen erscheinen uns folgende für eine Basisuntersuchung sinnvoll:

1. wahre ap Projektion = Glenoid-tangential Aufnahme
   Vorteil: überlagerunsfreie Abbildung des Gelenkes und des Subacromialraumes
   Nachteil: keine Beurteilbarkeit des AC-Gelenkes

2. transscapuläre Projektion = modifizierte Y-Aufnahme
   Vorteil: Darstellung des Subacromialraums in der 2. Ebene, Bestimmung der Lux.- oder Subluxationsrichtung
   Nachteil: knöcherne Überlagerung des prox. Humerus, keine Darstellung der Pfanne in der 2. Ebene

3. axiale Projektion
   Vorteil: in Kombination mit 1. wird das Gelenk selbst am besten in der 2. Ebene dargestellt
   Nachteil: der Subacromialraum ist nicht sichtbar.

Sonographie

Die Sonographie des Schultergelenkes erlaubt die Beurteilung folgender Strukturen: distale Rotatorenmanschette (RM), lange Bicepssehne, Teile der Bursa subdeltoidea, Humeruskopfoberfläche, Beweglichkeit in der Bursa, objektivierbare Stabilitätsprüfung.

Schwerpunkt der Sonographie ist die Pathologie der RM. RM-Totalrupturen werden mit einer Treffsicherheit von ca. 90% diagnostiziert, Partialrupturen weniger zuverlässig. Sicher beurteilen lassen sich Ergüsse, Bursitiden, Tendinosen, ggf. T. majus Abrisse, Hill-Sachs-Defekte.

Nicht ausreichend beurteilen läßt sich der vordere Pfannenrand.

Hefte zu „Der Unfallchirurg", Heft 241
K. E. Rehm (Hrsg.)
© Springer-Verlag Berlin Heidelberg 1994

Wesentlicher Nachteil der Methode ist die große Untersucherabhängigkeit und langwierige Erlernbarkeit.

Arthrographie

Die Schulterarthrographie ist invasiv, aber komplikationsarm. Folgende Indikationen seien erwähnt:

1. Bestätigung oder Ausschluß einer RM-Totalruptur bei sonographisch unsicherem Befund und therapeutischer Konsequenz, sofern nicht das MR bevorzugt wird. Die Sensitivitität und Spezifität eine RM-Ruptur zu diagnostizieren, liegt bei 90%.
2. Verifizierung einer adhäsiven Kapsulitis.
3. Die Doppel-Kontrast-Arthrographie ist Voraussetzung für das Arthro-CT (s. dort).

Computertomographie

Die Indikationen für ein Nativ-CT sind begrenzt:

1. Scapulafrakturen mit Beteiligung des Glenoids
2. evtl. komplexe Humeruskopffrakturen
3. Knochentumore.

Das Arthro-CT wird vorwiegend in der Instabilitätsdiagnostik eingesetzt:

4. Nachweis von luxationsspezifischen Verletzungen
5. Nachweis von luxations- oder subluxationsbegünstigenden knöchernen Anomalien
6. V.a. intrakapsuläre Fremdkörper.

Zusätzlich lassen sich RM-Rupturen, Muskelatrophien und auf Rekonstruktionen der subacrominale Raum erkennen.

Magnetresonanztomographie (MR)

Die MR ist das jüngste, teuerste und von der Bildgebung her bestechendste Verfahren.

Unumstrittene Indikationen sind:

1. Humeruskopfnekrosen
2. Tumore
3. Synovitiden (KM erforderlich).

Häufig eingesetzt wird die MR auch bei folgenden Indikationen:

4. Rotatorenmanschettenruptur
   Vorteil: Größenbestimmung
   Nachteil: keine Differenzierung zwischen kleiner Totalruptur, Partialruptur und
   degen. Herd.

5. Luxationsspezifische Verletzungen
   Nachteil: hier ist die Nativ-MR der Arthro-CT unterlegen.

Schultergelenk: Schulterinstabilität

Vorsitz: P. Habermeyer, Stuttgart

Historisches und Definitionen, Trends

P. Habermeyer

Klinik für Orthopädische Chirurgie und Sportmedizin der Sporthilfe Württemberg e.V.,
Taubenheimstraße 8, D-70372 Stuttgart

1. Historisches

- Erstbeschreibung einer Schulterluxation – Edwin Smith Papyrus (3000–2500 a.D.)
- Hippokrates (460 a.D.): Beschreibung der Anatomie, der Luxationstypen, der Therapie
- Malgaigne (1846): Erstbeschreibung des „Hill-Sachs"-Defektes
- Joessel (1874): Beschreibung von Rotatorenmanschettenrupturen bei habitueller Luxation
- Broca und Hartmann (1890): Beschreibung des „Bankart Defektes"
- Franke (1898): Erster radiologischer Nachweis eines „Hill-Sachs"-Defektes
- Perthes (1906): Erste „Bankart"-Operation, erste Refixation der Supraspinatussehne
- Bankart (1923): Labrumabriß als kausale Läsion erkannt. Entwicklung der Bankart-OP.

2. Definition

A) Klassifikation der Instabilität

- Luxationsrichtung: anterior, posterior, inferior, multidirektional
- Luxationsausmaß: Subluxation, Luxation
- Luxationsursache: Traumatisch, atraumatisch, repetitives Mikrotrauma
- Luxationshäufigkeit: Akut, chronisch, habituell
- Luxationskontrolle: Willkürlich, unwillkürlich.

Hefte zu „Der Unfallchirurg", Heft 241
K. E. Rehm (Hrsg.)
© Springer-Verlag Berlin Heidelberg 1994

B) Matsen's Klassifikation der Instabilität

TUBS: Traumatic, Unidirectional, Bankartlesion, Surgery
AMBRI: Atraumatic, Multidirectional, Bilateral, Rehabilitation, Interior capsular shift.

C) Mobilität vs Stabilität

D) Klassifikation und Definition der Instabilitätspathologie

- Hill-Sachs: chondral (Grad I), osteochondral (Grad II), ossär (Grad III)
- Bankart: Abriß des Labrums vom vorderen Pfannenrand mit Desinsertion LGHi
- ALPSA: Abriß Labrum mit Periost
- GLAD: Läsion an der Knorpel-Labrum-Grenze
- Non Bankart: intaktes Labrum bei Kapsellaxität
- Knöcherner Bankart: ossärer Labrumdefekt
- HAGL: humeraler Kapselriß
- SLAP: Kranialer Labrumdefekt mit Läsion der langen Bizepssehne
- Supraspinatusruptur: häufigste Begleitverletzung bei Patienten älter 40 Jahre.

E) Reluxationsrate nach Erstluxation

C. Rowe:	94%	< 20 a
Mclaugklin:	95%	< 20 a
Hovelius:	64%	< 22 a
Henry:	88%	< 32 a (Athleten!)
Wheeber:	92%	Athleten
Maraus:	100%	bei Kindern.

F) Behandlungsplan – Schulterluxation

siehe nächste Seite.

3. Trends

- Vermeidung ungezielter Stabilisationsverfahren (Knochenblock-OP's)
- Rekonstruktion der Läsion
- Neuere Kapselshift-Techniken: Rockwood, Jobe
- Verbesserung der arthroskopischen Verfahren: neue Materialien, neues Instrumentarium, verbesserte Technik
- Operative Stabilisierung der traumatischen Erstluxation.

Offene Stabilisierungsverfahren

F. W. Thielemann, Stuttgart

Unfallchirurgische Abteilung, Katharinenhospital, Kriegsbergstraße 60, D-70174 Stuttgart

Die Ursachen bei Instabilitäten des Schultergelenkes wechseln und die zusätzlichen Begleitveränderungen die vorgefunden werden sind unterschiedlich:

Bankart Läsion	– knöchern
	– Knorpel/Labrum Übergang
	– Labrum/Kapsel Übergang.
Begleitsituation	– Hill-Sachs Läsion
	– Kapsellaxizität
	– muskuläre Fehlsteuerung
	– Pfannendysplasie.

Die Therapie der Instabilität muß schadensadäquat sein und die zusätzliche Begleitsituation mit berücksichtigen.

Die angewandte Methode muß geeignet sein, alle Komponenten der Instabilität anzugehen. Sie muß eine gezielte Restabilisierung mit der niedrigsten Reluxationsrate möglichst ohne Komplikationen und ohne spätere Arthroseentwicklung erreichen lassen. Sie soll dem Geübten zur Verfügung stehen. Dies gilt uneingeschränkt für einige offene Verfahren während andere, die nicht alle pathogenetischen Prinzipien der Instabilität berücksichtigen z.T. unerträglich hohe Versagerraten haben.

Therapieprinzipien

1. Verkürzung und Verlagerung der Subscapularissehne
2. Straffung der ventralen Kapsel (Lig. glenohum. inf.)
3. Wiederherstellung oder Vergrößerung des ventralen Labrumkomplexes.

Die offenen Operationsverfahren haben unterschiedliche Ansatzpunkte:

Passiv stabilisierende Maßnahmen an Kapsel (Bankart, Neer, duToit/Roux) oder an Sehne und Bändern (Nicola, Gallie, Le Mesurier) oder durch Knochenblöcke (Eden-Hybinette, Lange, Bristow, Trillat) oder durch eine Osteotomie (Weber) und aktiv die muskuläre Kontrolle beeinflussende Maßnahmen am Muskel (Putti-Platt, Magnusson-Stack, Dickson, Bristow-Helfet, Boytchev) und als Begleitkomponente bei der Weberosteotomie.

Praktische Vorgehensweise

1. Diagnostik

Anamnese, Röntgen, Sonographie, Arthro-CT oder Arthroskopie. Die Arthroskopie ist wegen der besseren Aussagekraft vorzuziehen!

Hefte zu „Der Unfallchirurg", Heft 241
K. E. Rehm (Hrsg.)
© Springer-Verlag Berlin Heidelberg 1994

2. Op-Indikation

Bei nachgewiesener und funktionell wirksamer vorderer Instabilität! Nur bei jungen und aktiven Patienten mit Überkopfaktivitäten (Sport oder Arbeit) und bei Pfannenrandfrakturen mit einer Stufe oder einer Größe von mehr als 5 mm besteht nach der Erstluxation eine Op-Indikation; bei allen anderen nach der Zweitluxation, da dann von einer rezidivierenden Luxation ausgegangen werden kann. Ausnahmen bestehen bei den über 40jährigen.

Am häufigsten wird als Op-Technik die Kapselrefixation nach Bankart Anwendung finden (85%), bei knöchernen Defekten der Pfanne oder bei flacher, dysplastischer Pfanne im CT eine Spanplastik (J-Span oder Eden-Span). Indikationen für eine Drehosteotomie nach Weber bestehen nur bei nachgewiesener funktioneller Wirksamkeit des Hill-Sachs-Defektes und immer nur in Kombination mit einem Bankart Repair.

Bei multidirektionaler Instabilität und hinterer Instabilität bei Versagen der konservativen Therapie.

3. Therapie bei vorderer Instabilität

Baukastenprinzip der Operation

– Zugang im Sulcus deltoideopectoralis
– exakte Subscapularisablösung
– Kapselprüfung und laterale Incision
– Darstellung der Labrumläsion (2. quere Incision)
– Anfrischen des Glenoids
– ev. Knochenblock (J-Span oder extrakapsulär)
– Refixation der Kapsel und Straffung des Lig. glenohumerale inferius (Mitek Anker)
– ev. Kapselshift nach Neer
– ev. Lateralisation des M. subscapularis
– Weber-Osteotomie nur bei funktionell wirksamem Hill-Sachs Defekt.

4. Therapie bei hinterer Instabilität

– Limbusrekonstruktion
– Kapseldoppelung
– ev. Knochenblock
– wenn verhakt, Drehosteotomie.

5. Therapie bei multidirektionaler Instabilität

– konservativ
– im Ausnahmefall Kapselshift nach Neer.

Nachbehandlung

Instabilität	1. Wo	2. Wo	3. Wo	6. Wo	9. Wo	12. Wo
Gilchrist	xxx xx xx x x					
KG,	von Anfang an dem Patienten und Fortschritten					
Schulterstuhl	angepaßt					
Haltungsschule,						
Mobilisation						
Eis	xxxxxxxxxxxxx					
Flexion	PP 90 assistiv-------aktiv---->>>>>>>170					>>>180
Abduktion	PP 90 assistiv-------aktiv---->>>>>>>170					>>>180
A-Rotation	0---------------20--------30------max. ohne Dehnen					
AF			Büro	leichte A.		volle A.
Sport			Lauf	funktionell		volle Kraft

Ergebnisse

Die Komplikationsraten sind verfahrensabhängig unterschiedlich ebenso wie die Rezidivraten.

Die chirurgischen Komplikationen (Hämatome, Infekte und passagere Nervenläsionen) sind selten. Sie liegen in der Literatur bis auf die Hämatome (bis 3%) und oberflächlichen Infekte (bis 3%) unter 1%.

Bei der korrekten Berücksichtigung des obengenannten Baukastenprinzips sollte die Rezidivluxationsrate unter 2% liegen, in der Literatur werden Werte von 0–2% berichtet.

Die Rezidivraten in der Literatur werden für alternative Verfahren unterschiedlich angegeben. Die höchsten Zahlen werden für die Drehosteotomien gefunden, wohl weil von vielen Therapeuten eine gleichzeitig mit vorliegenden Bankart Läsion nicht behandelt wurde.

Über die Arthroseentwicklung liegen nur für die Operation nach Eden-Hybinette Werte vor, die anderen Verfahren lassen noch keine Aussage zu. Allerdings sind die mitgeteilten Zahlen mit bis zu 57% erschreckend hoch, die Korrelation mit entsprechenden Beschwerden scheint aber gering zu sein.

Außenrotationseinschränkungen sind die Regel nach offener Stabilisierung und liegen häufig im Bereich zwischen 10 und 30 Grad. Ursachen sind zum einen eine beabsichtigte Einschränkung durch die Operation, zum anderen das Operationstrauma und die daraus resultierenden Verklebungen sowie ruhigstellungsbedingte Kapselschrumpfungen.

Statement

Für den Geübten stellt zur Zeit die offene Stabilisierung einer Schulterinstabilität nach wie vor das sicherste Verfahren zur Behandlung einer funktionell wirksamen Instabilität dar.

Arthroskopische Stabilisierungstechniken

H. Seiler

Klinik für Unfall-, Hand- und Plastische Chirurgie, Zentralkrankenhaus Reinkenheide, Postbrookstraße, D-27574 Bremerhaven

Seit 1982 stehen arthroskopische Techniken für die Behandlung der akuten und chronischen Schulterinstabilitäten zur Verfügung. Die Mitteilungen bei hinteren Subluxationen und multidirektionalen Instabilitäten sind anekdotisch. Alle Techniken (rein ventral, transossär-extraarticulär und transossär-intraarticulär) zielen auf Refixation, Straffung bzw. Rekonstruktion des Labrum-Ligamenta-glenohumeralia-Komplexes. Die ursprünglich hohe Rezidivquote beträgt heute gegen 10% und ist somit immer noch höher als bei offenen Rekonstruktionen vom Bankart-Typ. Entscheidend für das Ergebnis sind die klinische Patientenselektion (TUBS), die Wiederherstellung der ursprünglichen Länge, insbesondere des Lig. glenohumerale inferius, auch bei dissoziierten und okkulten Läsionen (ALPSA) und eine postoperative Immobilisation von etwa 3 Wochen. Die fehlende Bankart- oder Sachs-Hill-Läsion spricht für Ambri und in der Regel bei arthroskopischer Stabilisierung für zu erwartende Probleme.

Die superiore und supero-anteriore Labrum-Läsion wird zunehmend im Rahmen des Instabilitätsimpingements – und hier primär – arthroskopisch behandelt.

Keine der bisherigen Stabilisierungstechniken ist ausgereift, intraartikuläres Metall zu vermeiden. Vielversprechend erscheinen resorbierbare knopf-, nieten oder stapleförmige Implantate, die bisher jedoch in Deutschland ausnahmslos nicht zugelassen sind. Die eigene Technik besteht zur Zeit bei eigentlichen Labrum-Läsionen in einer rein ventralen Ankertechnik, bei Bandverletzung eher in der transossären extraartikulären Nahttechnik.

Literatur

Caspari RB, Geissler WB (1993) Arthroscopic manifestations of shoulder subluxation and dislocation. Clin Orthop 291, 54

Johnson L (1993) Diagnostic and surgical arthroscopy of the Shoulder. Mosby, St. Louis Boston Chicago

Resch H, Beck E (1991) Arthroskopie der Schulter. Springer Wien New York

Habermeyer P, Krüger P, Schweiberer L (1990) Schulterchirurgie. Urban und Schwarzenberg München Wien Baltimore

Hefte zu „Der Unfallchirurg", Heft 241
K. E. Rehm (Hrsg.)
© Springer-Verlag Berlin Heidelberg 1994

Schultergelenk: Impingement

Vorsitz: H. Resch, Salzburg

Impingementformen – Spezielle Labrumläsionen

H. Resch

Abteilung Unfallchirurgie, AKH Salzburg, Müllner Hauptstraße 48, A-5020 Salzburg

Das Impingementsyndrom ist ein klinisches Erscheinungsbild, das dem Subacromialraum zugeordnet wird. Es ist Ausdruck einer Gleitstörung der Sehnen der Rotatorenmanschette im Subacromialraum. Die Ursachen dafür sind vielfältig. Röntgenologisch erkennbare Veränderungen am Tuberculum majus und am Acromion, wie zystische Veränderungen, Sklerosierungen und Osteophytenbildung entstehen sekundär und sind Folge einer erhöhten Druck- (Acromion) bzw. Zugbelastung (Lig. coracoacromiale). Abstandsveränderungen zwischen Humeruskopf und Schulterdach können nur durch dynamische Strukturen wie die Sehnen der Rotatorenmanschette bzw. den durch Muskel geführten Humeruskopf verursacht sein. Dezentrierungen des Humeruskopfes in ventraler, caudaler und dorsaler Richtung sind in Form von Luxationen und Subluxationen längst bekannt. Eine massive Dislokation in cranialer Richtung wird durch das Schulterdach verhindert, führt aber zur klinischen Symptomatik des Impingementsyndromes.

Läsionen des Labrum glenoidale sind meist Ausdruck einer nicht zentrierten Führung des Humeruskopfes und somit einer mehr oder weniger ausgeprägten Instabilität.

Labrumablösung im vorderen oberen Pfannenbereich

Ablösungen des Labrum glenoidale in diesem Bereich sind häufig mit einer lokalen Synovitis im vorderen oberen Kapselbereich vergesellschaftet. Im eigenen Krankengut wurden nur vollständig vorhandene Ablösungen des Labrum glenoidale refixiert ohne gleichzeitig eine Acromioplastik durchzuführen. Bei 66% der Patienten wurde eine eindeutige Besserung der Impingementbeschwerden nur durch diese Maßnahme festgestellt.

Hefte zu „Der Unfallchirurg", Heft 241
K. E. Rehm (Hrsg.)
© Springer-Verlag Berlin Heidelberg 1994

SLAP-Läsion

Die Ablösung des Ankers der langen Bizepssehne vom oberen Pfannenpol (Snyder Typ II) führt ebenfalls zur Dezentrierung des Humeruskopfes und damit zu impingementartigen Beschwerden. Die Refixation des Labrums und damit des Bizepssehnenankers führte im eigenen Krankengut in 83% zur Besserung der Beschwerdesymptomatik.

Labrumablösung im hinteren oberen Pfannendrittel

Diese von G. Walch beschriebene Läsion ist eher selten anzutreffen und tritt fast ausschließlich bei Wurfsportlern auf. Die Refixation ist wegen des Acromions ähnlich schwierig wie bei der Slap-Läsion. Im eigenen Krankengut wurden erst 3 Patienten auf diese Weise behandelt. Ergebnisse können daher noch nicht angegeben werden.

Bankart-Läsion mit hoher Labrumablösung

Die ventrale Instabilität des Humeruskopfes kann im ventrocranialen Bereich zu impingementartigen Beschwerden führen. Die Behandlung der Instabilität führt auch zum Verschwinden der Impingementbeschwerden.

Schlußfolgerung

Ablösungen des Labrum glenoidale sind häufig Ausdruck einer Dezentrierung des Humeruskopfes mit impingementartigen Beschwerden. Ob die Ablösung des Labrum glenoidale Ursache oder Wirkung der Instabilität des Humeruskopfes ist steht zur Zeit noch nicht fest.

Ist das Labrum glenoidale in seiner Form erhalten, sollte die Refixation angestrebt werden. Ist dieses destruiert, ist eine craniale Erweiterung durch eine Acromioplastik notwendig.

Subacromiales Impingement –
Operation offen versus arthroskopisch

K. Golser

Unfallchirurgische Universitätsklinik, Anichstraße, A-6010 Innsbruck

Die vordere Acromioplastik wird seit Jahren erfolgreich zur operativen Therapie des chronischen Impingement-Syndromes angewendet. Dieses bewährte Operationsverfahren kann in offener oder arthroskopischer Technik durchgeführt werden.

Offene Acromioplastik

Anlegen einer ca 5 cm langen Hautinzision über dem Vorderrand des Acromions nahe dem AC-Gelenk. Anschließend wird der Musculus deltoideus entlang seines Faserverlaufes gespreizt und eine Sicherungsnaht für den Nervus axillaris angelegt. Das Acromion wird durch periostales Ablösen des Ursprungs des Musculus deltoideus freigelegt. Nach Durchtrennung und Resektion des Ligamentum coracoacromiale wird der vordere Teil des Acromions schräg osteotomiert und die Unterfläche mit einer Feile geglättet. Allfällige Osteophyten am Unterrand des lateralen Claviculaendes werden ebenfalls abgetragen. Nach Austasten des Subacromialraumes und Überprüfen des Resektionsergebnisses wird der Musculus deltoideus durch transossäre Nähte an den vorderen Acromionrand rückvernäht.

Arthroskopische Technik

In halbsitzender Lagerung des Patienten wird über einen dorsalen Zugang das Arthroskop vorerst in das Glenohumeralgelenk eingebracht. Im Rahmen der Inspektion des Gelenkes können intraartikuläre Ursachen des Impingement-Syndromes diagnostiziert (Labrumlaesionen, Synovitis, inkomplette Rotatorenmanschettenrupturen), und einer allfälligen operativen Therapie zugeführt werden. Nach Beendigung der Arthroskopie wird der Optikschaft zurückgezogen und in die Bursa subacromialis vorgeschoben, wobei das Eindringen in den Subacromialraum durch vorheriges Auffüllen der Bursae erleichtert wird. Dann wird 2 cm lateral des vorderen Acromionrandes der Zugang für das Einbringen der Instrumente angelegt. Die Bursa muß so weit mit dem Shaver entfernt werden, daß die Inspektion und das Austasten der Rotatorenmanschette gut möglich wird, um Rupturen oder degenerative Auffaserungen der Sehnenmanschette genau erfassen zu können. Anschließend werden die Weichteile an der Unterfläche des vorderen Acromion mit dem Elektrokauter koaguliert und mit dem Shaver abgetragen. Es sollen die knöchernen Begrenzungen des Acromions bis zum AC-Gelenk hin freigelegt werden, um einen guten Überblick über die Resektionsfläche zu bekommen. Anschließend wird mit der Zapfenfräse ca 5 mm Knochen von der Acromionunterfläche reseziert, wobei auf einen stufenlosen Übergang zum dorsalen

Hefte zu „Der Unfallchirurg", Heft 241
K. E. Rehm (Hrsg.)
© Springer-Verlag Berlin Heidelberg 1994

Acromionanteil geachtet werden soll. Das Coracoacromialband löst sich bei der Knochenresektion meist von selbst ab, Restgewebe kann am Schluß der Operation mit dem Kauter durchtrennt werden. Das Resektionsergebnis muß mittels Tasthäckchen genau überprüft werden, wobei das Einbringen der Optik von lateral dafür hilfreich sein kann.

Die Vor- und Nachteile beider Operationstechniken können basierend auf einer Nachuntersuchung von 100 Patienten folgendermaßen zusammengefaßt werden.

Operationstechnik und Operationszeit

Die offene Acromioplastik stellt ein technisch einfaches und schnell erlernbares Operationsverfahren dar. Die Operationszeit beträgt durchschnittlich 25 Minuten bei der offenen Technik. Demgegenüber stellt die arthroskopische subacromiale Dekompression einen technisch anspruchsvollen Eingriff dar, die Operationszeit beträgt beim erfahrenen Operateur durchschnittlich 35 Minuten, wobei die Zeit für die Arthroskopie des GH Gelenkes nicht eingerechnet ist.

Hospitalisierungsdauer

Nach offener Acromioplastik beträgt der Spitalsaufenthalt 3 bis 4 Tage, nach arthroskopischer subacromialer Dekompression 1 bis 2 Tage.

Rehabilitationsdauer

Die Rehabilitationszeit gemessen an der Zeitdauer zwischen Operation und Rückkehr zum Arbeitsplatz ist bei Durchführung der arthroskopischen Technik signifikant verkürzt.

Glenohumeralgelenk

Bei der Durchführung der offenen Technik ist eine Evaluierung des Glenohumeralgelenks nicht möglich. Durch die arthroskopische Technik ist es möglich, differentialdiagnostisch pathologische Veränderungen des Glenohumeralgelenks, welche eine Impingementsymptomatik verursachen können, zu erfassen und falls notwendig einer kausalen Therapie zuzuführen.

Kraftmessung

In der CYBEX II Testung bei 180 Grad pro Sekunde und 25 Wiederholungen sowie bei 60 Grad pro Sekunde und 5 Wiederholungen zeigte sich ein deutlich vermindertes Kraftdefizit in der arthroskopisch operierten Gruppe.

Gesamtergebnis UCLA-Score

In der Auswertung nach dem UCLA-Shoulder Rating Scale ergaben sich keine statistisch signifikanten Unterschiede im Endergebnis bei einer durchschnittlichen Nachuntersuchungszeit von 21 Monaten in der offen operierten Gruppe und 15 Monaten in der arthroskopisch operierten Gruppe.

Kosmetik

Die arthroskopische Technik erbringt mit einer dorsalen und einer lateralen Stichinzision ein kosmetisch deutlich besseres Ergebnis als die offene Acromioplastik.

Schlußfolgerung

Die arthroskopische subacromiale Dekompression kann auf Grund der Möglichkeit der Abklärung des GH-Gelenks, der kürzeren Rehabilitations- und Hospitalisierungsdauer, des besseren kosmetischen Ergebnisses und des geringeren postoperativen Kraftdefizites als die Operationstechnik der Wahl für die operative Therapie des Impingement-Syndromes angesehen werden.

Behandlung der Rotatorenmanschettenruptur

H. Resch

Abteilung Unfallchirurgie, AKH Salzburg, Müllner Haupstraße 48, A-5020 Salzburg

Rupturen der Rotatorenmanschetten äußern sich in Schmerz und Funktionseinschränkung. Die Indikation zur konservativen oder operativen Behandlung wird nicht nur durch diese beiden Kriterien, sondern auch durch Alter und Aktivität des Patienten beeinflußt. Hinsichtlich der Operation kann zwischen rekonstruktivem und palliativem Vorgehen unterschieden werden.

Indikation zur operativen Behandlung

Schmerz. Starker Schmerz ist immer eine Indikation zur operativen Behandlung unabhängig von Alter und Aktivität des Patienten. Bei hohem Alter bzw. geringem Aktivitätsgrad empfiehlt sich lediglich ein Debridement des Subacromialraumes mit gleichzeitiger Acromioplastik. Beim jüngeren und aktiven Patienten ist eine Rekon-

Hefte zu „Der Unfallchirurg", Heft 241
K. E. Rehm (Hrsg.)

struktion der Sehnen anzustreben. Rupturdauer und Rißgröße lassen eine Verschiebung in die eine oder andere Richtung zu.

Funktion. Hier ist die Indikation selektiv zu stellen.

Schlechte Funktion bei geringem Schmerz: Nur beim jungen bzw. sehr aktiven Patienten ist eine Rekonstruktion der Rotatorenmanschette angezeigt. Es geht dabei um die Wiederherstellung der feinmotorischen Funktion der Hand. Die grobe Beweglichkeit mit Heben des Armes über die Schulterhöhe ist lediglich eine Funktion der Zeit und wird auch ohne Operation meist innerhalb eines halben Jahres erreicht.

Gute Funktion und starker Schmerz. Es empfiehlt sich, insbesondere beim älteren Patienten, die alleinige Acromioplastik.

Technik der Sehnennaht. Ist die primäre Sehnennaht nicht möglich, sollte versucht werden mit ortsständigem Material eine Deckung zu erreichen. Je nach Defektform wird unterschiedlich vorgegangen:

Längsovaler Riß

Sehnentransposition nach Neviaser. Die obere Hälfte des M. infraspinatus wird in den Defekt eingeschwenkt.

Sehnentransposition nach Cofield. Die obere Hälfte des M. supraspinatus wird in den Defekt eingeschwenkt.

Querovaler Riß

Muskelmobilisation nach Debeyre. Auch ohne den Muskel ganz aus seinem Bett zu lösen läßt sich ein Längengewinn von 1–1,5 cm erreichen, was für den Defektverschluß meist ausreicht.

Deltoideusflap. Diese hauptsächlich in Frankreich angewendete Technik verwendet für den Defektschluß Anteile des M. deltoideus. Da es sich beim M. deltoideus um den einzigen noch intakten Armheber handelt, ist diese Technik nur in sehr ausgewählten Fällen anzuwenden.

Latissimustransfer nach Gerber. Diese Technik ist ebenfalls nur in ausgewählten Fällen angezeigt (junge, aktive Patienten mit großem, nichtschließbaren Defekt).

Das Argument, daß es in einem hohen Prozentsatz nach Sehnenrekonstruktion zu Rerupturen kommt, zählt insofern nur teilweise, als daß die Rerupturen kleiner sind als die ursprüngliche Rupturgröße und daher selbst in diesem Zustand zur Funktionsverbesserung beiträgt.

Schultergelenk: AC-Gelenk, Spezielle Themen

Vorsitz: F. Thielemann, Stuttgart

AC-Gelenksverletzungen und -schäden

F. W. Thielemann

Unfallchirurgische Abteilung, Katharinenhospital, Kriegsbergstraße 60, D-70174 Stuttgart

Seit Hippokrates die AC-Gelenksluxation erstmals beschrieben und von der Schulter-gelenksluxation abgegrenzt hat besteht eine bis auf den heutigen Tag anhaltende Kontroverse zwischen operativer Therapie, konservativer Therapie und bloßem Ne-gieren dieser Verletzung.

Bei der AC-Luxation können die nachfolgenden Strukturen verletzt werden:

- AC-Gelenkskapsel und Bänder
- coracoclavikuläre Bänder
- Diskus intraartikularis
- Muskelschlinge zwischen Trapezius und Pectoralis
- (Plexus brachialis mit Arterie).

Klassifikation

Die Verletzung betrifft die jungen und aktiven Patienten. Als Mechanismus wird eine Gewalteinwirkung auf die Rückseite der Scapula angegeben.

Die Verletzungsschwere kann nach

- Allmann und Tossy
- Rockwood
- Neer

klassifiziert werden.

Die Klassifikation nach Allman und Tossy unterscheidet 3 Schweregrade entspre-chend den verletzten Bandstrukturen. Sie ist zwar einfach zu handhaben, für die the-rapeutischen Entscheidungen aber zu unkritisch.

Hefte zu „Der Unfallchirurg", Heft 241
K. E. Rehm (Hrsg.)
© Springer-Verlag Berlin Heidelberg 1994

Die Klassifikation nach Rockwood ist sehr differenziert und berücksichtigt sowohl die verletzten Bandstrukturen und die Begleitstrukturen als auch Dislokationsrichtung und -ausmaß. Ihre Anwendung hat sich allgemein durchgesetzt.

Eine Vereinfachung der o.g. Klassifikation erfolgte durch Neer mit dem Ziel, die Operationsindikationen klarer herauszuarbeiten.

Statt 6 Untergruppen sind nur noch 4 vorhanden. Auch die Eingruppierung erscheint leichter nachvollziehbar zu sein.

Diagnostik

Der klinische Befund ist zwar für eine Verletzung des AC-Gelenkes beweisend, für die therapeutischen Entscheidungen sind aber objektivierende Zusatzuntersuchungen notwendig.

Die Röntgenuntersuchung dient der Beurteilung der knöchernen Strukturen, des Dislokationsausmaßes und damit der Klassifizierung.

Die Sonographie kann den Dislokationsgrad und die Dislokationsrichtung im Gelenk im Seitvergleich und ohne Strahlenbelastung aufzeigen und ist als funktionelle Untersuchung ausführbar und beliebig reproduzierbar.

Überlegungen zur Behandlungsart

Eine AC-Gelenksverletzung kann Auswirkungen auf die folgenden Funktionen am Schultergürtel haben:

- Schädigung der Aufhängung des Armes an der Clavicula
- Steuerungsfunktion der Clavicula für die Scapulabewegungen ist gestört
- der infraclaviculäre Plexus kann irritiert werden.

Daneben spielen Gesichtspunkte wie

- Alter
- Aktivitätslevel (sportlich und beruflich)
- Körperbewußtsein und kosmetische Ansprüche
- zu erwartende Restbeschwerden

eine Rolle bei der Therapieplanung.

Therapie

Die große Kontroverse bei der Behandlung der Schultereckgelenkssprengung betrifft die anzuwendende Behandlungsmethode.

Verletzungen ohne Beteiligung der coracoclaviculären Bänder werden nach übereinstimmender Meinung konservativ behandelt. Lokale physikalische Maßnahmen wie Eisauflagerungen werden kombiniert mit entlastenden Maßnahmen für das AC-

Gelenk. Hierbei genügt in der Regel eine Schlinge für den Arm. Arbeitsfähigkeit tritt spätestens nach 3 Wochen ein; Sportfähigkeit nach 6 Wochen.

Operative Methoden

Neben der grundsätzlichen Indikation zur Operation ist die Wahl des Operationsverfahrens Gegenstand sehr kontroverser zum Teil gar weltanschaulicher Diskussionen. Man unterscheidet die intraartikulären von den extraartikulären Fixationen.

Intraartikuläre Verfahren

- Kirschner-Drähte mit Zuggurtung des AC-Gelenkes
- Hackenplatten.

Extraartikuläre Verfahren

- Gelenkplatten
- Schraubfixierung der Clavicula
- Coracobrachialistransfer.

Die Kirschnerdrahtfixierung des Gelenkes und die Sicherung der genähten Bänder mit einer Zuggurtung ist ein technisch einfaches Verfahren, das nur mit dem Risiko eines Drahtbruches und einer Drahtmigration behaftet ist.

Die Hackenplatten stellen groß dimensionierte Implantate im Subcutangewebe dar, die auch bei der notwendigen Entfernung eine komplette erneute Freilegung verlangen.

Gelenkplatten haben daneben noch die Risiken der Luxation des Plattengelenkes und des Ausreißens der Platte aus dem Acromion.

Die Schraubenfixation der Clavicula ist technisch aufwendig, ergibt nicht immer eine korrekte Positionierung der Clavicula im AC-Gelenk und kann sekundär zu Schraubenlockerungen an der Clavicula und am Coracoid führen.

Der Coracobrachialtransfer ist mit einem hohen Risiko für den N. musculocutaneus belastet.

Die Anwendung alloplastischer Bandmaterialien ist mit einer unnötig hohen Anzahl lokaler Komplikationen (z.B. Fistelungen) belastet und bietet auch mechanisch bis zum Abschluß der Bandheilung meist keine befriedigende Festigkeit. Trotz des unbestreitbaren Vorteils einer entfallenden Metallentfernung kann noch keine Empfehlung für diese Materialien ausgesprochen werden.

Wir empfehlen zur operativen Stabilisierung die Anwendung von Kirschnerdraht und Zuggurtung.

In Rückenlage des Patienten mit angehobener Schulter erfolgt die Freilegung des Acromions und der lateralen Clavicula von einem seitlichen Schnitt aus. Der Säbelhiebschnitt wäre zwar wegen des Spaltlinienverlaufes der Haut interessanter, verlangt aber eine ausgedehntere Weichteilablösung. Die zerstörten coracoclavikulären Bandstrukturen werden dargestellt und mit Fäden armiert, der Diskus wird inspiziert und zerstörte Anteile werden entfernt.

Von lateral her wird durch das Acromion ein Kirschnerdraht der Stärke 2,0 bis eben zum Gelenk hin vorgebohrt. Ist seine Position korrekt, so wird das Gelenk reponiert und der Kirschnerdraht über den Gelenkspalt in die Klavikula weitergebohrt bis er sicher in der Gegenkortikalis verankert ist. Nur dadurch läßt sich zuverlässig eine Wanderung der Drahtspitze bei einem möglichen Drahtbruch verhindern. Ein queres Bohrloch in der lateralen Klavikula dient der Verankerung der Zuggurtung, die ihr Widerlager am Kirschnerdraht am Acromion findet. Das Drahtende muß um 180 Grad umgebogen werden und wird in den Knochen eingeschlagen. Die Zuggurtung soll nur die distrahierenden Kräfte am AC-Gelenk neutralisieren und darf keine Kompression ausüben. Die vorgelegten Nähte werden geknotet und es erfolgt der Wundverschluß über Drainagen.

Anschließend Ruhigstellung im Gilchristverband bis zu Sicherstellung der Wundheilung und Pendelübungen. Nach 10 Tagen Verbandsabnahme, Fädenentfernung und Aufnahme der alltäglichen Belastungen ohne Tragen von Lasten über 10 kg und Flexion und Abduktion über 90 Grad. Nach 6 Wochen Metallentfernung und nach Wundheilung uneingeschränkte Belastung und volle Sportfähigkeit.

Komplikationen

Hämatome und infektöse Komplikationen sind selten. Technische Komplikationen wie Drahtbrüche kommen nur bei zu dünnen Drähten und voller Freigabe der Bewegung vor und können dann durch Drahtwanderungen problematisch werden. Ein Ausbrechen des Drahtes aus dem Acromion mit Verlust der Reposition ist nur bei inkorrekter Plazierung zu erwarten.

Prognose und Spätfolgen

In über 90% der Fälle sind bei Verletzungen der Typen 3–6 nach Rockwood sehr gute Ergebnisse zu erwarten. Bewegungseinschränkungen der Schulter und eine MdE ist eine Ausnahme. Eine meist asymptomatische, aber röntgenologisch nachweisbare Arthrose entwickelt sich in 30 bis 50 Prozent aller Verletzungen. Verkalkungen der coracoklavikulären Bänder finden sich bei über 50% der Patienten unabhängig von der Therapie. Persistierende Stufenbildungen finden sich in 12–25% der Verletzungen nach operativer und konservativer Behandlung, symptomatische Instabilitäten des AC-Gelenkes verbleiben jedoch nur in 2% der frischen Verletzungen ohne eindeutige Beziehung zur Therapie. Narbenbildungen ergeben sich nur bei der operativen Therapie, wobei hier die subjektive Komponente auch ein funktionell optimales Ergebnis relativieren kann. Dadurch nivellieren sich in vielen Studien die Vorteile der operativen Therapie.

700

Veraltete AC-Gelenkssprengungen

Bei negierten oder auch behandelten AC-Gelenksverletzungen können Restbeschwerden zurückbleiben oder nach einem beschwerdefreien Intervall auftreten.

Diese zeigen sich als

- Belastungsbeschwerden des M. trapezius (funktionell)
- positiver Horizontaladduktionstest (AC-Arthrose)
- Plexusirritation (funktionell oder instabilitätsbedingt)
- subacromiales Impingement (funktionell oder instabilitätsbedingt).

Sind konservative Maßnahmen wie Muskelkräftigung und Eisanwendung nicht mehr hilfreich, so muß eine chirurgische Intervention überlegt werden.

Die Wahl der einzuschlagenden Methode hängt dabei von der Stabilität des AC-Gelenkes ab.

Ist die Verletzung stabil ausgeheilt und kein Klavikulahochstand verblieben, so ist eine laterale Klavikularesektion bei der meist ursächlichen AC-Arthrose ausreichend.

Besteht eine Instabilität und ein subacromiales Impingement, so ist die laterale Klavikularesektion mit einer Transposition des Ligamentum coracoacromiale zu kombinieren (sog Op. nach Weaver Dunn). Damit läßt sich meist eine Beschwerdefreiheit erreichen.

Zusammenfassend läßt sich für die AC-Gelenksverletzungen feststellen:

Die Verletzung ist klinisch und mit einer Röntgenuntersuchung problemlos zu diagnostizieren und zu klassifizieren.

Bei aktiven Patienten mit deutlicher funktioneller Belastung des Schultergürtels wird bei Verletzungen vom Typ 3–6 nach Rockwood die operative Therapie empfohlen.

Als Stabilisierungsmethode sollte die Kirschnerdrahtspickung mit Zuggurtungssicherung der genähten coracoclaviculären Bänder angewendet werden.

Die operative, aber auch die konservative Therapie führt bei wenigen Patienten zu Spätproblemen, die in Abhängigkeit von der verbliebenen Instabilität entweder durch eine laterale Klavikularesektion oder bei Instabilität durch eine laterale Klavikularesektion in Verbindung mit einer Transposition des Lig. coracoacromiale nach Weaver-Dunn therapeutisch gut beherrscht werden können.

Bicepssehnenerkrankungen und Verletzungen

K. Golser

Unfallchirurgische Universitätsklinik, Anichstraße, A-6010 Innsbruck

Die Therapie von Erkrankungen und Verletzungen der langen Bicepssehne geben auch heute noch Anlaß zu kontroversiellen Diskussionen sowohl hinsichtlich der zu Grunde liegenden Pathologie, als auch der chirurgischen Therapie. Anatomisch steht die lange Bicepssehne in sehr enger Beziehung zur Rotatorenmanschette, deren Ausläufer gemeinsam mit dem Coracohumeralband das Dach des knöchernen Sulcus bicipitalis bilden. Sie inseriert intraartikulär im Schultergelenk knöchern am Tuberkulum supraglenoidale der Gelenkspfanne, aber auch in unterschiedlichem Ausmaß am Labrum glenoidale. Die lange Bicepssehne steht somit im engen Kontakt sowohl zum Gelenksinnenraum als auch zum Subacromialraum. Biomechanisch wirkt sie sowohl als schwacher Flexor und Abduktor im Schultergelenk, vor allem aber als Depressor und Stabilisator des Humeruskopfes. Bedingt durch die straffe Verankerung im Sulcus intertuberkularis erfährt die lange Bicepssehne vor allem bei Rotationsbewegungen extreme Belastungen. Entsprechend der anatomischen Gegebenheiten sind isolierte Erkrankungen oder Verletzungen der langen Bicepssehne die Ausnahme. Zumeist sind sie mit Läsionen der Rotatorenmanschette oder des Subacromialraumes beziehungsweise des Gelenksinnenraumes und des Labrum glenoidale im oberen Anteil vergesellschaftet.

Diagnostik

Die Evaluierung der langen Bicepssehne soll immer zusammen mit einer vollständigen Untersuchung des Schultergelenkes erfolgen. Im Rahmen der Anamnese sind schulterbelastende Sportarten (vor allem Wurfsportarten) zu erfragen. Bei der Inspektion können komplette Rupturen der langen Bicepssehne bereits blickdiagnostisch erkannt werden. Im Rahmen der genaueren klinischen Untersuchung muß ein Druckschmerz im Sulcus bicipitalis erfaßt werden. Bicepssehnenspezifische Tests sind der Yergason-Test, der Schnapptest sowie der Palm up Test. Die radiologische Abklärung sollte Schulterstandardaufnahmen in ap, axialer und outlet view Einstellung umfassen sowie eine Tangentialaufnahme des Sulcus intertuberkularis, um knöcherne pathologische Veränderungen dort zu erkennen. Die Sonographie erlaubt die Beurteilung des korrekten Verlaufes der langen Bicepssehne im Sulcus intertuberkularis, des gleichen können entzündliche Schwellungen oder Verdickungen der langen Bicepssehne im Seitenvergleich beurteilt werden, sowie Subluxationen und Luxationen. Als invasives Diagnostikum steht die Arthroskopie zur Verfügung, durch welche es möglich ist isolierte Entzündungen, degenerative Veränderungen und Teilrupturen sowie Läsionen der langen Bicepssehne in Verbindung mit Labrumläsionen, zu erkennen.

Hefte zu „Der Unfallchirurg", Heft 241
K. E. Rehm (Hrsg.)
© Springer-Verlag Berlin Heidelberg 1994

Rupturen der langen Bicepssehne

Komplette Rupturen der langen Bicepssehne sind in der überwiegenden Mehrzahl der Fälle mit Läsionen der Rotatorenmanschette vergesellschaftet. Bei der frischen Ruptur (bis maximal 8 Wochen nach dem Trauma) des jüngeren und aktiven Patienten ist bei Vorliegen einer zusätzlichen Rotatorenmanschettenruptur die möglichst frühzeitige Rekonstruktion der Rotatorenmanschette mit gleichzeitiger Tenodese der langen Bicepssehne indiziert. Bei seltenen isolierten Rupturen muß die Invasivität des Eingriffes mit dem Nutzen für den Patienten abgewägt werden, die Entscheidung zur operativen Refixation sollte individuell nach genauer Aufklärung des Patienten erfolgen. Ältere Rupturen können auf Grund der starken Retraktion und Degeneration des Sehnenstumpfes meist nicht mehr ausreichend refixiert werden. Die Operationstechnik zur Refixation der langen Bicepssehne besteht einerseits in einem transossären Vernähen der Sehne im Sulcus intertuberkularis oder in der Durchführung einer sogenannten Schlüssellochplastik.

Teilrupturen

Sie treten als Folge von Überbeanspruchungen und vermutlich in Kombination mit Entzündungen und begleitender Degeneration der Sehne auf. Sie sind der arthroskopischen Diagnostik vorbehalten. Zumeist werden sie im Rahmen einer Arthroskopie des Schultergelenkes als Zufallsdiagnose festgestellt. In ausgewählten Fällen kann bei diesen Patienten eine prophylaktische Tenodese durchgeführt werden.

Subluxation und Luxation der langen Bicepssehne

Das Heraustreten der langen Bicepssehne aus dem Sulcus intertuberkularis ist zumeist mit Läsionen der Rotatorenmanschette vergesellschaftet. Die Reposition und Fixation der langen Bicepssehne im Sulcus erfolgt gemeinsam mit der Rekonstruktion der Rotatorenmanschette. In diesen Fällen wird die Operationsindikation jedoch durch die Pathologie der Rotatorenmanschette bestimmt.

Sogenannte „Tendinitis" der langen Bicepssehne

In der Mehrzahl der Fälle ist eine Entzündung der langen Bicepssehne beziehungsweise des Gleitgewebes assoziiert mit einem Impingementsyndrom. Beim Vorliegen subacromialer Osteophyten erfährt die Bicepssehne gemeinsam mit der Rotatorenmanschette eine direkte mechanische Kompression und Irritation. Die klinische Abgrenzung von Bicepssehnenläsionen zum Impingementsyndrom ist sehr schwierig, deshalb soll eine selektive Lokalinfiltration der subacromialen Bursa und des Sulcus bicipitalis zur genaueren Differentialdiagnose durchgeführt werden. Die Indikation zur Bicepssehnentenodese beim Vorliegen einer Tendinitis sollte erst nach Ausschöpfen aller konservativen Maßnahmen gestellt werden.

Läsionen der langen Bicepssehne kombiniert mit Labrumläsion

Die sogenannte Slap-Läsion, welche die Ablösung des Labrum glenoidale am oberen Pfannenpol mit Desinsertion der langen Bicepssehne in verschiedenen Schweregraden inkludiert, ist eine relativ seltene Verletzung, welche der arthroskopischen Diagnostik vorbehalten bleibt. Ziel der operativen Therapie ist die Refixation des Labrum glenoidale sowie der langen Bicepssehne. Für diese sehr anspruchsvolle arthroskopische Operation können Nähte oder resorbierbare Suretacks verwendet werden.

Zusammenfassung

Isolierte Erkrankungen oder Verletzungen der langen Bicepssehne sind selten. In den meisten Fällen liegen den Affektionen der langen Bicepssehne andere primär kausale pathologische Veränderungen des Schultergelenkes beziehungsweise des Subacromialraumes zu Grunde. Insbesondere bei der Verdachtsdiagnose einer Bicepssehnentendinitis muß eine vollständig klinische und apparative Untersuchung des Schultergelenkes erfolgen. Die Indikation zur Reinsertion einer Ruptur der langen Bicepssehne muß individuell gestellt werden und hängt ganz vom gleichzeitigen Vorliegen einer Rotatorenmanschettenruptur ab. Die Durchführung einer Tenodese beim Vorliegen einer Bicepssehnentendinitis soll nur bei arthroskopisch gesicherter Diagnose und konservativer Therapieresistenz durchgeführt werden.

Spezielle konservative und postoperative Behandlung

P. Habermeyer

Klinik für Orthopädische Chirurgie und Sportmedizin der Sporthilfe Württemberg e.V.,
Taubenheimstraße 8, D-70372 Stuttgart

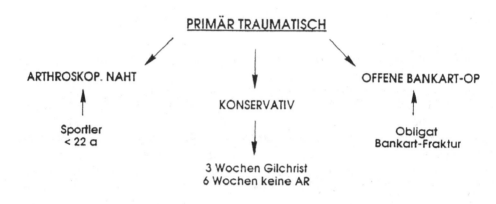

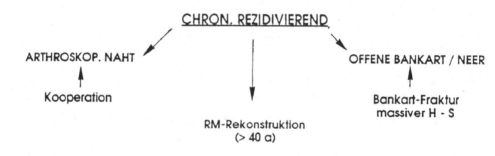

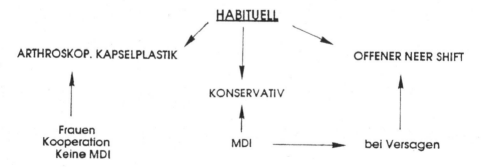

Behandlungsplan – Schulterluxation. Sportklinik Stuttgart

Hefte zu „Der Unfallchirurg", Heft 241
K. E. Rehm (Hrsg.)
© Springer-Verlag Berlin Heidelberg 1994

Kniebandverletzungen: Frische, einfache und komplexe Bandverletzungen des Kniegelenkes – Grundlagen

Vorsitz: W. Glinz, Zürich

Klinische Diagnostik von einfachen und komplexen Kniebandverletzungen

K. Weise

BG-Unfallklinik, Schnarrenbergstraße 95, D-72076 Tübingen

Grundsätzliches

Die klinische Diagnostik stellt eine unverzichtbare Grundlage in der Erfassung und Klassifikation von Bandverletzungen des Kniegelenkes dar. Sie kann durch apparative Diagnostik und die Möglichkeiten moderner bildgebender Verfahren nicht ersetzt werden. Die Treffsicherheit der klinischen Untersuchung erreicht beim Erfahrenen einen hohen Prozentsatz und verringert die Anzahl falsch negativer Befunde drastisch. Erweiterte diagnostische Verfahren wie Sonographie, MR und Arthroskopie können danach gezielt eingesetzt werden. Voraussetzung für eine exakte klinische Untersuchung sind umfassende Kenntnisse der Anatomie und Biomechanik sowie der Pathophysiologie des Kniegelenkes, insbesondere der Kapsel-Band-Strukturen.

Funktionelle Anatomie

Statische Stabilisatoren sind die einzelnen Komplexe des Kapsel-Band-Apparates. Dynamische Stabilisatoren sind die verschiedenen gelenkübergreifenden Muskeln (Strecker, Beuger).

Die statischen Stabilisatoren bestehen aus einem zentralen, einem medialen und einem lateralen Komplex, außerdem gehören ein ventraler bzw. ein dorsaler Komplex dazu. Die statischen werden durch dynamische Stabilisatoren verstärkt. In den einzelnen Gelenkpositionen wirken unterschiedliche Anteile des Kapsel-Band-Apparates bzw. der gelenkübergreifenden Muskulatur zusammen. Von besonderer Bedeutung für die Stabilität des Kniegelenkes ist der zentrale Komplex mit den beiden Kreuzbändern sowie den Menisken samt ihrer Aufhängung. Bestimmte Anteile des Kapsel-Band-Apparates wirken in verschiedenen Gelenkpositionen (Beugung, Streckung, ARO, IRO) als primäre bzw. sekundäre Stabilisatoren, insbesondere gegen Varus-

Hefte zu „Der Unfallchirurg", Heft 241
K. E. Rehm (Hrsg.)
© Springer-Verlag Berlin Heidelberg 1994

und Valgusstreß sowie eine vordere oder hintere Schublade, aber auch gegen passiven Rotationsstreß. Die Prüfung der Stabilität einzelner Kapsel-Band-Anteile hat daher in unterschiedlichen Gelenkpositionen zu erfolgen (z.b. Prüfung der Seitenbandkomplexe in Streckstellung und 20° Beugung).

Pathophysiologie

Zur genauen Erfassung des Verletzungsmusters am Kapsel-Band-Apparat ist die Kenntnis der stabilisierenden Anteile in verschiedenen Winkelstellungen des Kniegelenkes erforderlich.

Angespannt in Streckstellung

- med. SB, hinteres Schrägband
- VKB, HKB
- lat. SB, Lig. femorotibiale anterius (LFTA), Popliteuseck
- dorsale Kapselschale.

Angespannt in 30° Beugung

Normalrotation

- med. SB, Semimembranosuseck gering
- HKB (VKB entspannt)
- lat. SB, LFTA leicht.

ARO

- med. SB, Semimenbranosuseck
- lat. SB, Popliteuseck.

IRO

- Semimembranosuseck
- LFTA, Lig. arcuatum
- VKB, HKB.

Die klinische Prüfung der Bandstabilität muß behutsam und nach einem Algorithmus erfolgen. Streß auf die einzelnen Bandanteile wird in verschiedenen Gelenkpositionen ausgeübt. Zur Klassifikation des Schweregrades der Instabilität dient nachstehende Einteilung:

Schweregrad		Lockerung um	
+	= leicht	bis 5 mm	jeweils im Vergleich zur gesunden
++	= mittel	5–10 mm	Seite, auf anlagebedingte Bandlaxi-
+++	= stark	> 10 mm	zität achten!

Einteilung der Instabilitäten

- einfache   – Instabilitäten in einer Ebene
- komplexe   – Rotationsinstabilitäten, in 2 oder mehr Ebenen (anterome-
                     dial
                     und -lateral, posteromedial und -lateral)
- kombinierte   – z.B. Kombination VKB, HKB, lat. Komplex (kombinierte
                     antero- und posterolaterale Instabilität).

Klinische Diagnostik von Knie-Band-Verletzungen – Algorithmus

Anamnese

Unfallhergang (z.B. Skisturz, Drehmechanismus, usw.).
     Subjektives Erleben (Rißgefühl, hörbares Geräusch, zunehmende Schwellung, Instabilität).
     Vorverletzungen (wann?, wie behandelt?, welche Folgen?)

Inspektion: Schonhaltung, Schwellung, Kontur, Hämatom, Zustand der Mus-
                     kulatur, DSM
Palpation: Schmerzpunkte lokalisieren, Erguß?, Unterbrechung im Band-
                     verlauf
Bewegungsprüfung: Streckung, Beugung schmerzhaft eingeschränkt, Rotation

Stabilitätsprüfung (immer im Seitenvergleich)

1. *Kollateralbänder*

med. SB   :   Valgusstreß in Streck- und 20–30° Beugestellung
negativ   :   Keine wesentliche Instabilität
+ – ++   :   Verletzt sind med. SB, dorsomediale Kapselschale und Semimem-
              branosuseck fakultativ, VKB + HKB fraglich
+++   :   Verletzt sind med. SB, hinteres Schrägband, dorsaler Kapsel-
              Band-Apparat, VKB, evtl. HKB, dorsolaterale Kapselanteile frag-
              lich
lat. SB   :   Varusstreß in Streck- und 20–30° Beugestellung + ARO
negativ   :   Keine wesentliche Instabilität
+ – ++   :   Lat. SB, LFTA fraglich, dorsolaterale Kapsel-Band-Strukturen (bei
              Prüfung in Streckstellung)
+++   :   Lat. SB, LFTA, dorsolateraler Kapsel-Band-Apparat, in Streckstel-
              lung HKB + fraglich VKB, in 20–30° Beugung VKB, fragl. HKB.

2. *Kreuzbänder*

VKB   :   Schublade in 90° Beugung ohne zuverlässige Aussagekraft, daher
              extensionsnahe Schubladenprüfung nach vorn (Lachman) und

ventrale Subluxation des lateralen Tibiakopfanteils in Streckung bei IRO und Valgusstreß (Pivot-shift) vorzuziehen.

Prüfung der vorderen Schublade in Neutral-, Außen- und Innenrotation

+ – ++	– Neutralrotation	:	Verletzt sind mediale oder laterale Kapsel-Band-Strukturen, evtl. VKB
	– ARO	:	Verletzt sind mediale und dorsomediale Strukturen
	– IRO	:	Verletzt sind VKB, laterale und dorsolaterale Strukturen, Tractus iliotibialis, fakultativ mediale und dorsomediale Strukturen
+++	– Neutralrotation	:	Verletzt sind VKB, mediale/dorsomediale und/oder laterale/dorsolaterale Strukturen
	– ARO	:	Verletzt sind VKB, mediale und dorsomediale Strukturen
	– IRO	:	Verletzt sind VKB + HKB, laterale/dorsolaterale Strukturen, Tractus iliotibialis.

Vordere Schublade bei 30° Beugung (Lachman-Test)

Umfassen von Ober- und Unterschenkel durch die Hände des Untersuchers, danach Ausüben einer vorderen Schublade. Schmerzarmes Verfahren mit hohem Aussagewert. Bei muskelkräftigen oder korpulenten Patienten Keil unter distalen Femur, diesen von vorn mit einer Hand fixieren, zweite Hand macht Schubladenbewegung am Tibiakopf.

Dynamische Stabilisationstests VKB

Durch eine VKB-Insuffizienz wird die Rollphase im Rahmen der Roll-Gleit-Bewegung verlängert Subluxation lateraler Tibiakopf nach vorn. Folgende Tests beruhen auf diesem Mechanismus:

Pivot-shift-Test. Bein gestreckt, mit der einen Hand Innenrotation Fuß, mit der anderen Valgusstreß Kniegelenk Subluxation lateraler Tibiakopf nach ventral, bei zunehmender Beugung (ab 30°) Spontanreposition. Test negativ bei komplexen Instabilitäten medialer Komplex, Tractus iliotibialis oder Korbhenkelruptur lateraler Meniskus.

Lémaire-Test. Nahezu identisch mit vorigem, Valgusstreß oberhalb laterale Femurcondyle, Subluxation lateraler Tibiakopf extensionsnah, Spontanreposition bei zunehmender Beugung.

Jerk-Test. IRO Unterschenkel, 60–70° Kniebeugung, Valgusstreß Kniegelenk, während zunehmender Streckung bei ca. 30° Beugung Subluxation lateraler Tibiakopf.

Slocum-Test. Seitlage, verletztes Bein oben, Ferse auf Unterlage; Untersucher steht dorsal. Je eine Hand Oberschenkel und Tibiakopf, Daumen auf Fibulaköpfchen. Valgusstreß durch Druck beider Hände, in weitgehender Streckung Subluxation lateraler Tibiakopf, ab 30° Beugung Reposition, fühlbar am Fibulaköpfchen.

Loose-Test. 50° Kniebeugung, Anheben + ARO Fuß, andere Hand auf Vorderseite Knie und Fibulaköpfchen. Bei Streckung gleicher Mechanismus wie bei vorhergehenden Tests.

Funktionelle Tests VKB

Kommen vor allem bei chronischen Instabilitäten in Betracht. Sie beruhen wiederum auf dem pivot-shifting des lateralen Tibiakopfanteils.

Giving-way-Test. Im Stehen Abstützen an einer Wand durch gesunden Arm, beide Kniegelenke durchgestreckt. Ober- und Unterschenkel werden nahe am Kniegelenk von außen umfaßt, danach Valgusstreß Subluxation lateraler Tibiakopf und Spontanreposition bei 30° Beugung.

Cross-over-Test. Im Stehen Fixation des verletzten Fußes durch Untersucher, gesundes Bein vor verletztes, durch Rotationsbewegung des Körpers zur betroffenen Seite Subluxation lateraler Tibiakopf nach vorn.

HKB: Bei 90° gebeugten Kniegelenken und Aufstellen der Ferse spontanes Zurücksinken Tibiakopf bei hinteren Instabilitäten („gravity-sign")
Passive hintere Schublade positiv in Neutralstellung (HKB verletzt), in ARO (HKB und posterolaterale Strukturen verletzt) und in IRO (HKB und posteromediale Strukturen verletzt).

HSL-Zeichen durch aktive Muskelkontraktion

30°-Kniebeugung. Knie mit Keil unterstützt, Ferse auf Unterlage fixiert, durch Quadricepsanspannung (Streckenbewegung) Verlagerung Tibiakopf nach vorn (Seitenvergleich, radiologische Dokumentation möglich).

90°-Kniebeugung. Bei HKB-Insuffizienz Zurücksinken des Tibiakopfes nach dorsal. Beim Anspannen der ischiokruralen Muskulatur (Zurückziehen der Ferse) verstärkte hintere Schublade; beim Versuch, die Ferse abzuheben infolge Quadrizepskontraktion Spontanreposition.

710

Subluxationstests

Umgekehrter Pivot-shift-Test. Reposition des in Beugung nach hinten subluxierten Tibiakopfes in Streckstellung durch laterale Bandstrukturen und lateralen Gastrocnemius.

ARO-Rekurvatum-Test (Hughston). Nachweis einer posterolateralen Instabilität beim Anheben der Füße, im Seitenvergleich Überstreckung, Varusstellung + ARO Tibiakopf → Verletzung HKB + laterale/dorsolaterale Kapsel-Band-Strukturen.

Schema der verschiedenen Instabilitätsformen (nach W. Müller)

Radiologische Diagnostik. Standardaufnahmen des Kniegelenkes in 2 Ebenen.
Evtl. Défileé-Aufnahmen des retropatellaren Gleitlagers bzw. Einsicht-, Tunnelaufnahmen ap.
Gehaltene Aufnahmen wegen mangelhafter Standardisierung nicht immer verwertbar (Abb. 1).

Radiologischer Lachman-Test. Knie 30° oder 90° gebeugt, Patient in Seitenlage. Anlegen des Haltegerätes nach Scheuba, 15 kg Anpressdruck ca. 12 cm distal Kniegelenkspalt. Messungen und Röntgendokumentation in Neutral-, ARO- und IRO-Stellung.
Ausmessen der Schublade nach Jacobsen, Modifikation nach Pässler unter Verwendung von Schablonen.
Bezugspunkte entweder senkrecht auf Tibiaplateaulinie stehende Tangente der vorderen Begrenzung laterale Femurcondyle im Seitenvergleich oder Verlagerung der auf Tibiaplateaulinie senkrecht stehenden Tangente hintere Begrenzung Tibiakopf in Bezug auf Tangente hintere Anteile Femurcondyle (VSL + HSL).

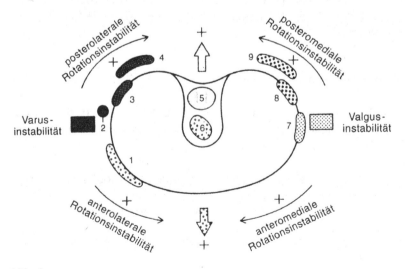

Abb. 1

Kniegelenkspunktion

In unklaren Fällen als Erweiterung der Diagnostik. Bei Hämarthros Indikation zur Arthroskopie. Punktion unter streng aseptischen Bedingungen vorzugsweise im oberen Rezessus.

Erweiterung des diagnostischen Stufenplans durch die Möglichkeiten der modernen bildgebenden Verfahren (Sonographie, MR, CT).

In einigen Fällen bei entsprechender Verdachtsdiagnostik Narkoseuntersuchung in Operationsbereitschaft angezeigt.

Indikation zur erweiterten Diagnostik (Sonographie, MR, Arthroskopie) und zur arthroskopischen Therapie

W. Glinz

Zentrum für Gelenk- und Sporttraumatologie, Belleveristraße 34, CH-8008 Zürich

Grenzen der klinischen Beurteilung

Die Diagnose einer Bandverletzung am Kniegelenk ist im wesentlichen eine *klinische Diagnose*. Durch die bei totalen Rupturen fast immer nachzuweisende Instabilität wird der Rückschluß auf Verletzung des Bandes gezogen. Hämarthros und Schmerz können die klinische Beurteilung erschweren. Da ein operativer Eingriff meist nicht notfallmäßig erfolgen muß, kann trotzdem die totale Bandverletzung in der Regel durch erneute Beurteilung nach Abklingen der stärksten Reizerscheinungen klinisch erkannt werden.

Die *Grenzen* der klinischen Beurteilung liegen einerseits im Erkennen von *partiellen Rupturen*, die gelegentlich nur zu geringer Instabilität führen und beim *Erkennen von Begleitverletzungen, Meniskusläsionen*, häufig zusätzlicher Befund bei einer vorderen Kreuzbandruptur, sind im akuten Stadium nicht sicher zu erkennen; über die Hälfte davon werden in dieser Situation nicht klinisch erkannt. Begleitende *Verletzungen am Gelenkknorpel* sind klinisch im Femorotibialgelenk nicht und im Femoropatellargelenk nur ausnahmsweise zu diagnostizieren. Aus diesen Gründen ist bei Bandverletzungen in der Regel eine zusätzliche Abklärung notwendig.

Vorbemerkungen zur weiteren Abklärung

Es ist heute im Routinebetrieb nicht mehr sinnvoll, möglichst viele oder alle zur Verfügung stehenden Abklärungsuntersuchungen durchzuführen. Eine strikte Beschrän-

Hefte zu „Der Unfallchirurg", Heft 241
K. E. Rehm (Hrsg.)
© Springer-Verlag Berlin Heidelberg 1994

kung ist unerläßlich. Eine Ausnahme bilden natürlich Untersuchungen, die im Rahmen von gezielten klinischen Studien durchgeführt werden. Die Indikation für eine spezielle Untersuchung muß immer Aufwand und Nutzen berücksichtigen. So besteht in der Regel keine Indikation zur Magnetresonanz-Untersuchung, wenn eine Operationsindikation vom klinischen Befund her schon gegeben ist, die Arthroskopie also im Rahmen der Bandrekonstruktion ohnehin erfolgt, oder wenn bereits die Indikation für eine Arthroskopie, auch aus therapeutischen Gründen, feststeht.

Die Wahl der Methode zur weiteren Abklärung ist also eng gekoppelt mit der Frage der Operationsindikation generell. Ist diese ohnehin gegeben, wird man wegen der großen Zuverläßigkeit und gleichzeitigen Möglichkeit der Therapie der Arthroskopie den Vorzug geben.

Es sei hier besonders auf die Wichtigkeit hingewiesen, *Meniskusverletzungen* als Begleitverletzungen einer Bandläsion von Anfang an zu erkennen. Die Meniskusnaht im Rahmen einer vorderen Kreuzbandrekonstruktion bewirkt in der weiteren Behandlung kaum eine zusätzliche Morbidität; wird diese erst später vorgenommen, beginnen Schonung und Rehabilitation erneut.

Sonographie

Selby (1985) und Sohn (1987) haben gezeigt, daß Meniskusverletzungen sonographisch darzustellen sind. Die Berichte über gute Resultate in der Literatur (Sensitivität bis 93%, Spezifität bis 91%) wurden leider im klinischen Alltag nicht bestätigt. Werden in kontrollierten Vergleichsuntersuchungen nicht nur die Frage nach einer Meniskusverletzung, sondern die Beurteilung einzelner Meniskussektoren erfaßt, was allein über die Zuverlässigkeit einer sonographischen Untersuchung Auskunft geben kann, fällt die Bilanz ernüchternd aus (in unserem Krankengut sind Sensitivität 53%, Spezifität 44%, positiver prädiktiver Wert 72%, negativer prädiktiver Wert 26%).

In der Akutphase erschweren die schlechtere Manipulierbarkeit des Knies sowie Erguß und Hämarthrosbildung die Untersuchung.

Ist die Meniskussonographie schon bei alleinigem Verdacht auf Meniskusverletzung fragwürdig, besteht im Zusammenhang mit Bandläsionen keine Indikation für diese Untersuchung. Sie hätte lediglich orientierenden Wert. Knorpelverletzungen können in der Regel nicht erkannt werden. Es ist allerdings möglich, das Ausmaß einer Bandinstabilität, also beispielsweise die sagittale Verschieblichkeit des Tibiaplateaus im Lachmantest, sonographisch auszumessen.

Magnetresonanz (MR)

Die *diagnostische Wertigkeit* der Magnetresonanz ist bezüglich Bandläsionen und Meniskusverletzungen deutlich höher als klinische Untersuchung allein, Arthrographie oder Sonographie. Am *Meniskus* können neben Rißbildungen auch intrameniskale Läsionen erkannt werden, die arthroskopisch kaum erfaßbar sind. Ihre klinische Bedeutung ist allerdings fraglich; die hohe Empfindlichkeit der Technik bezüglich degenerativen Veränderungen erfordert vom Beurteiler besonders viel Erfahrung, um nicht Rißbildungen zu erkennen, wo keine sind.

In der Literatur findet sich bezüglich Meniskusläsion eine Sensitivität zwischen 67% und 97%, eine Spezifität zwischen 50% und 100%, ein positiver prädiktiver Wert zwischen 65% und 85% und ein negativer prädiktiver Wert zwischen 78% und 95%.

Beide *Kreuzbänder* sind im Magnetresonanzbild gut darstellbar, in der Regel auch das *mediale Seitenband* und die Anteile des *lateralen Bandapparates*. Akute, vollständige Läsionen des vorderen Kreuzbandes können in der Regel erkannt werden. Die Darstellung von partiellen Rupturen ist aber oft mit Problemen behaftet. Besondere Bedeutung bekommt die MRI-Untersuchung bei Verletzungen des hinteren Kreuzbandes, die ja auch bei der Arthroskopie oft schwer zu erkennen sind.

Sensitivitäts- und Spezifitätsangaben der Kernspintomographie bei Bandverletzungen am Knie entsprechen etwa den Werten bei der Meniskusläsion und liegen zwischen 61% und 100% resp. 82% und 100%.

Von besonderer Wichtigkeit ist der im allgemeinen hohe negative Vorhersagewert für Band- und Meniskusverletzungen bei der MR-Untersuchung.

Ein großer Vorteil der Magnetresonanz liegt darin, daß es sich nicht um eine invasive Untersuchung handelt. Andererseits ist der Aufwand groß. Der Hauptnachteil besteht darin, daß damit nicht gleichzeitig auch die Therapie erfolgt; sie hat darum im Routinebetrieb dort eine Bedeutung, wenn keine Operationsindikation zu bestehen scheint.

Knorpelschäden werden nur unzuverlässig erkannt. Andererseits können, im Gegensatz zur Arthroskopie, auch ossäre Läsionen, z.B. subchondrale Knochenverletzungen oder eine Osteochondrosis dissecans erkannt werden.

Arthroskopie

Als zuverlässigste diagnostische Methode zur Beurteilung intraartikulärer Bandverletzungen, von Meniskusverletzungen und von Knorpelschäden ist die Arthroskopie die dominierende Ergänzungsuntersuchung. Ihre Indikation ist in den folgenden vier Situationen:

1. Bei vorderer Kreuzbandrekonstruktion

Die Arthroskopie ist *immer* vorher indiziert: Definitive Beurteilung der Verletzung am vorderen Kreuzband, Beurteilung des hinteren Kreuzbandes (partielle Rupturen!) und vor allem von Meniskusverletzungen. Zum Erfassen von begleitenden Verletzungen am Gelenkknorpel ist die Arthroskopie konkurrenzlos. Sie erlaubt überdies Diagnose und Operation im gleichen Schritt (s. unten).

2. Vordere Kreuzbandruptur, keine Operation

Hier *kann* eine Arthroskopie als *Bestandsaufnahme* durchgeführt werden, sie ist aber nicht obligat. Es ist absolut vertretbar, zunächst zuzuwarten und bei Auftreten einer Meniskussymptomatik oder anhaltenden Beschwerden zu arthroskopieren; in dieser Situation könnte auch eine MR-Untersuchung in Frage kommen.

3. Alleinige Verletzung des medialen Seitenbandes

Diese werden heute in der Regel konservativ behandelt. Die Arthroskopie hat hier einen Platz, wenn es um die *Differentialdiagnose* einer medialen Seitenbandläsion zu einer Meniskusverletzung oder um den Verdacht bei zusätzlicher Meniskusverletzung handelt.

4. Komplexe Bandverletzungen

Die Zeit der großen Gelenkseröffnungen ist vorbei; auch beim operativen Vorgehen wird man versuchen, nur mit kleinen Inzisionen zu arbeiten, die keine genügende Beurteilung des ganzen Gelenksinnern zulassen. Die Arthroskopie ist hier *immer indiziert*.

Indikation für arthroskopische Operationen

1. Auch wenn eine vordere Kreuzbandrekonstruktion offen durchgeführt wird, sollte die *Operation am Meniskus* in der Regel arthroskopisch erfolgen. Bei gleichzeitiger Bandläsion ist die Indikation für eine *Meniskusnaht* weit zu stellen. Die erhebliche Morbidität einer Meniskusnaht postoperativ geht voll in der Morbidität der Bandoperation und in der Rehabilitationszeit danach unter. Das gleiche gilt für die Meniskusoperation bei der Verletzung des medialen Seitenbandes und bei komplexen Verletzungen. Die arthroskopische Operationstechnik bei der Meniskusnaht erlaubt auch, Läsionen zu nähen, die etwas weiter im Gelenksinneren liegen als die rein kapsulären Meniskusabrisse.

Meniskusresektionen werden – wie heute allgemein üblich – auch in dieser Situation arthroskopisch vorgenommen.

2. *Knorpelverletzungen:* Arthroskopisch werden freie Knorpel- oder Knorpel-Knochen-Absprengungen entfernt und sich loslösende Knorpelanteile reseziert mit dem Ziel, wieder eine glatte Gelenksfläche zu schaffen ohne Kanten- und Stufenbildung.

3. *Arthroskopische Kreuzbandrekonstruktion:* Der Ersatz des vorderen Kreuzbandes wird vielerorts arthroskopisch durchgeführt, wobei natürlich zur Entnahme des Transplantates eine größere Inzision notwendig ist. Große ausgedehnte Gelenkseröffnungen sind für die Kreuzbandoperation heute ohnehin nicht mehr zu vertreten. Vergleicht man die arthroskopische Operation mit dem vorderen Kreuzbandersatz durch Mini-Arthrotomie (wir verwenden beispielsweise eine alleinige Inzision von 4 cm

Länge für Transplantatentnahme aus dem Ligamentum patellae und für die ganze Rekonstruktion), ist der postoperative Verlauf ohne wesentliche Unterschiede; die arthroskopische Operation benötigt aber eine längere Operationsdauer. Soweit Spätresultate vergleichbar sind, sind auch diese nicht unterschiedlich zwischen den beiden Techniken.

Literatur

1. Glinz W (1988) Diagnostik der Meniskusläsion. Arthroskopie 1:17–24
   Umfassender Überblick mit vielen technischen Details
2. Hanks GA, Gause TM, Sebastianelli WJ, O'Donnell ChS, Kalenak A (1991) Repair of peripheral meniscal tears: Open versus arthroscopic technique. Arthroscopy 7:72–77
   Übersicht über die Problematik mit 47 Literaturangaben
3. Jerosch J, Assheuer J (1992) Kernspintomographie als konkurrierendes Verfahren zur diagnostischen Arthroskopie an Knie- und Schultergelenk. Arthroskopie 5:102–114
   Übersichtsarbeit mit großer Literaturauswahl
4. Kohn D, Rössig S (1993) Meniskusnaht. Biomechanik, Technik, klinische Resultate. Arthroskopie 6:63–66
   Differenzierung der Indikation für offene und arthroskopische Meniskusnaht
5. Schelbourne KD, Rettig AC, Hardin G, Williams RJ (1993) Miniarthrotomy versus arthroscopic-assisted anterior cruciate ligament reconstruction with autogenous patellar tendon graft. Arthroscopy 9:72–75
   Wichtigste, bereits schon „klassische" Arbeit zum Thema, aufbauend auf früheren Arbeiten desselben Autors
6. Tauber G, Holzach P, Mattli J, Benz K, Streicher U, Matter O (1992) Meniskussonographie: Ein sicherer Weg zur Diagnose von Meniskusläsionen? Z Ultraschall Klin Prax 7:1–6
   Ernüchternde Erfahrungen über die Wertigkeit der Sonographie; einzige publizierte Arbeit, die die Übereinstimmung der Beurteilung nach Sektoren im Meniskus

Indikation zur konservativen und operativen Therapie von Kniebandverletzungen

A. Betz

(Manuskript nicht eingegangen)

Hefte zu „Der Unfallchirurg", Heft 241
K. E. Rehm (Hrsg.)
© Springer-Verlag Berlin Heidelberg 1994

Kniebandverletzungen: Zugänge und Operationstechnik bei frischen und alten peripheren Kniebandverletzungen

Vorsitz: C. J. Wirth, Hannover

Medialer Knieband-Komplex – Zugänge und Operationsverfahren bei Nahtversorgung und Rekonstruktion

P. Lobenhoffer

Unfallchirurgische Klinik, Medizinische Hochschule Hannover, Konstanty-Gutschow-Straße 8, D-30625 Hannover

Anatomie

Bandstrukturen

Es hat sich bewährt, auf der Medialseite des Kniegelenks drei Schichten und drei Segmente zu unterscheiden: die äußere, die mittlere und die tiefe Schicht sowie das vordere, das mittlere und das hintere Segment. Die äußerste Schicht wird vom medialen Retinaculum gebildet, die mittlere vom oberflächlichen Innenbandes und dem hinteren Schrägband und die tiefe Schicht vom tiefen Kapselbandes mit seiner Anheftung an den Innenmeniskus. Im vorderen Segment befinden sich als wesentliche Strukturen das Retinaculum und die synoviale Kapsel, im mittleren Segment die Strukturen des Innenbandkomplexes und im hinteren Segment das hintere Schrägband mit dem Semimembranosusansatz. Der dreischichtige Aufbau ist im mittleren Anteil des medialen Bandapparats am deutlichsten ausgeprägt (Retinaculum, Innenband, Kapselband). Anterior finden wir nur Retinaculum und Gelenkskapsel vor, posterior verschmilzt die mittlere mit der tiefen Schicht im hinteren Schrägband. Das mediale Retinaculum ist mit dem Innenband verwachsen und kann nur scharf von diesem getrennt werden, während sich zwischen Innenband und tiefen Kapselband im Allgemeinen ein Schleimbeutel befindet.

Sehnen

Der Pes anserinus strahlt mit seinen drei Sehnen ventral des Innenbandes in die proximale Tibia ein. Der Musculus semimembranosus zieht mit einem Arm in das hintere Schrägband und dynamisiert dieses Ligament. Ein weiterer Arm inseriert knö-

Hefte zu „Der Unfallchirurg", Heft 241
K. E. Rehm (Hrsg.)
© Springer-Verlag Berlin Heidelberg 1994

Tabelle 1. (aus Biedert et al. [2])

Struktur	Rel. Anzahl freier Nervenenden/50 mm^2
Pes anserinus	18
Lig. meniscotibiale	16,3
Hinteres Schrägband	15,4
Innenband	12,3
Semimembranosus	10,3

chern unterhalb des medialen Gelenkspaltes. Die restlichen Fasern ziehen in die Kniekehle und bilden das Lig. popliteum obliquum. Dorsal des Epicondylus femoris strahlt die Sehne des M. adductor longus in den Knochen ein. Hier entsteht das tastbare Tuberculum adductorium.

Nerven

Zwei wesentliche Strukturen müssen beachtet werden: der Ramus infrapatellaris des N. saphenus und der Nervus articularis genus. Der Ramus infrapatellaris N. saphenus verläuft sehr variabel mit dem Pes anserinus nach distal und überkreuzt die Mittellinie etwa in Höhe der Tuberositas tibiae. Er versorgt sensibel das prätibiale Hautareal. Der Nervus articularis genus überträgt nur proprioceptive Impulse aus den tiefen Schichten des Gelenks. Er verläuft unterhalb des M. vastus medialis nach distal und tritt auf Höhe der Patella in die Tiefe.

Die Versorgung der Gewebe mit proprioceptiven Nervenfasern ist zum heutigen Zeitpunkt noch nicht vollständig bekannt (Tabelle 1).

Bisherige Untersuchungen legen nahe, daß die nociceptiven afferenten Nervenenden gehäuft in Strukturen der Medial- und Dorsomedialseite des Kniegelenks vorkommen. Dies mag die große Schmerzhaftigkeit von Verletzungen und Operationen in dieser Region erklären.

Gefäße

Zu beachten ist die A. genus med. inferior, die parallel zum Innenmeniskus verläuft und kleinere Blutungen verursachen kann. Die Poplitealgefäße sind durch das Septum intermusculare mediale von den medialen Strukturen des Kniegelenks getrennt und werden durch Präparation auf der Knieinnenseite nicht gefährdet. Nur bei Zugängen zum hinteren Kreuzband von dorsomedial her besteht ein Risiko für eine Verletzung der großen Kniegefäße (Abb. 1).

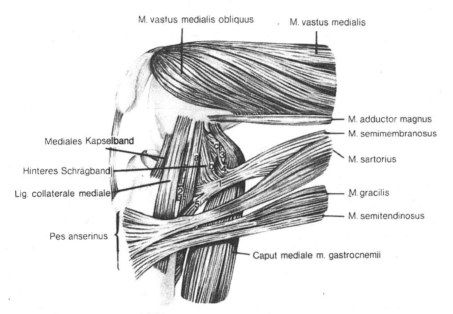

M. vastus medialis obliquus · M. vastus medialis

M. adductor magnus
M. semimembranosus
Mediales Kapselband
M. sartorius
Hinteres Schrägband
Lig. collaterale mediale
M. gracilis
M. semitendinosus
Pes anserinus
Caput mediale m. gastrocnemii

Hinteres Schrägband (POL):
a) Distaler, superfizialer Arm
b) Tibialer Arm
c) Kapselarm

Semimembranosusarme:
1. Zur postero-medialen Ecke der Tibia
2. Zur medialen Tibiafläche
3. Lig. popliteum obliquum
4. Zur hinteren Kapsel u. zum medialen Meniscus
5. Zur Faszie des M. popliteus u. zur Tibiahinterfläche

Abb. 1. Anatomie der medialen Knieseite: Wichtig ist insbesondere der Aufbau des medialen Seitenbandapparats mit Innenband, Kapselband und hinterem Schrägband sowie die verschiedenen Ansätze des M. semimembranosus

Zugänge

Hautschnitte

In der Vergangenheit erfreute sich der mediale „Hockeyschläger-Schnitt" großer Beliebtheit. Er verläuft vom Tibiakopf parallel zum medialen Rand der Patellarsehne und biegt dann am Unterrand des Musculus vastus medialis nach proximal um. Nachteil ist die obligate Durchtrennung der Endäste des N. saphenus mit dem Risiko von Parästhesien vor der Tuberositas tibiae. Das Retinaculum wird dann in Schnittrichtung inzidiert und zur Darstellung der medialen Bandstrukturen von diesen abpräpariert. Die Arthrotomie erfolgt medial parapatellar.

Alternativ kann auch zur Darstellung der medialen Strukturen ein lateraler Hautschnitt verwendet werden. Dieser Schnitt wurde besonders von W. Müller empfohlen, da die Hautsensibilität unangetastet bleibt. Dieses Vorgehen stellt höhere Anforderungen an die Präparationstechnik. Der Hautlappen muß über der Patella unbedingt unterhalb der cranialen Schicht der Bursa präpatellaris präpariert werden, da die Hautdurchblutung von Gefäßen in dieser Schicht abhängt. Andernfalls kann es zu Vollhautnekrosen präpatellar kommen. Wichtig ist eine gute Drainage postoperativ, um Hämatombildungen zu vermeiden.

Im Zeitalter der minimal-invasiven Operationsmethoden gewinnen begrenzte Zugänge an Interesse. Es ist oft möglich, die mediale Bandläsion arthroskopisch vom Gelenk aus zu lokalisieren. Bandfetzen können im Gelenk flottieren, die Aufhängung des Innenmeniskus kann abgerissen sein oder subsynoviale Hämatome lassen sich abgrenzen. In diesen Fällen kann durch eine von außen eingestochene Kanüle die topographische Zuordnung erfolgen und die Versorgung kann über eine kleineren Hautschnitt über der eingestochenen Kanüle erfolgen. Allerdings haben dorsal gelegene Längsschnitte auf der Medialseite ein hohes Risiko für Verletzungen der Saphenus-Endäste.

Tiefe Zugänge zu den Bandstrukturen

Beim klassischen medialen „Hockeyschläger-Zugang" wird das Retinaculum in Schnittrichtung parallel zur Patellarsehne und dann am Unterrand des M. vastus medialis entlang inzidiert. Es wird nun von cranial nach caudal von den tieferen Schichten abpräpariert, was im Bereich des oberflächlichen Innenbandes nur scharf gelingt. Am Ende des Eingriffs wird das Retinaculum refixiert.

Alternativ kann das mediale Retinaculum auch über der jeweiligen Läsion längst inzidiert und ggf. flügelförmig zur Seite präpariert werden (Abb. 2).

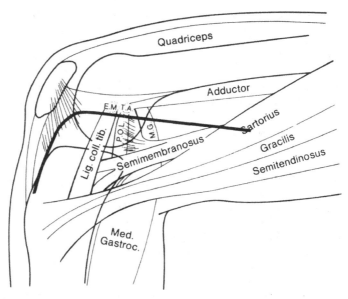

Abb. 2. Medialer „Hockeyschläger-Zugang", wie er für Versorgung medialer Bandverletzungen verwendet wird. Nach dem Hautschnitt wird das mediale Retinaculum entweder in Schnittrichtung parapatellar und am Unterrand des M. vastus medialis abgelöst und von den medialen Bandstrukturen abpräpariert oder das Retinaculum wird über der zu versorgenden Läsion längsgespalten. Die vordere Arthrotomie erfolgt medial prapatellar. Dorsal kann bei Bedarf zwischen Innenband und hinterem Schrägband eingegangen werden (Orientierungspunkt: der Sattel zwischen Tuberculum adductorium und Epicondylus medialis markiert die Grenze zwischen den beiden Bandstrukturen)

720

Rekonstruktion der medialen Bandstrukturen bei frischen Verletzungen

Weder die isolierte Innenbandruptur noch die Innenbandruptur in Verbindung mit einer Kreuzbandruptur sind heute noch gesicherte Indikationen zur operativen Revision. In der überwiegenden Zahl der Fälle wird die Indikation zur chirurgischen Therapie daher bei frischen komplexen Kapselbandrupturen gestellt werden. Hier steht die anatomische Wiederherstellung der Strukturen im Vordergrund. Die Kontinuität gerissener Bandstrukturen wird von der tiefsten Schicht nach außen schrittweise mit Adaptationsnähten aus feinem resorbierbarem Nahtmaterial (bevorzugt 0 bis 3/0 PDS) wiederhergestellt. Es können je nach Läsion U-Nähte, Matratzennähte oder fortlaufende Nähte Verwendung finden. Die Kirchmayr-Technik hat sich besonders bewährt, um das Einrollen von Bandstümpfen zu verhindern. Die transossäre Fixierung ist im Insertionsbereich von Bandstrukturen zu bevorzugen (Epicondylus medialis). Knochenanker (Mitek, Statak) erleichtern und beschleunigen die transossäre Fixierung. Schrauben mit Zackenunterlegscheiben sind hilfreich, wenn knöcherne Ausrißfragmente refixiert werden können.

Wichtig ist die Kenntnis der anatomischen Verhältnisse: statisch fixiert sind das oberflächliche Innenband, das tiefe Kapselband und der vordere Anteil des hinteren Schrägbandes. Diese Strukturen gehorchen ebenso wie die Kreuzbänder mechanischen Gesetzen und müssen exakt an korrekter Position verankert werden, da sie sonst dem Bewegungsumfang des Gelenks nicht folgen können. Im Zweifel muß

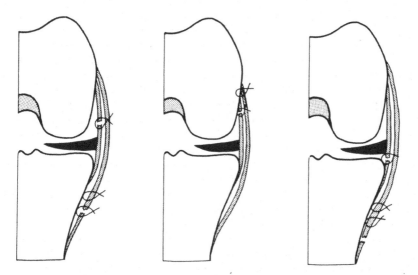

Abb. 3. Versorgungsschema bei Verletzungen des Innenbandkomplexes: Es wird schichtweise vorgegangen, wobei zunächst die tiefste Schicht mit Kapselband und Meniskusaufhängung rekonstruiert wird. Anschließend anatomiegerechte Naht bzw. transossäre Refixation des oberflächlichen Innenbandes

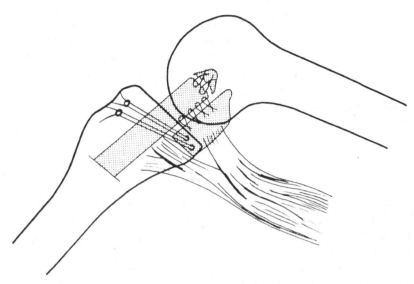

Abb. 4. Schematische funktionelle Darstellung der wichtigen zu rekonstruierenden Strukturen: Das hintere Schrägband muß mit seinen ossären Verankerungen unbedingt wiederhergestellt werden (hier beispielhaft tibiale Refixation über Bohrkanäle). Dann wird es mit dem oberflächlichen Innenband verbunden. Das Innenband wird bevorzugt transossär refixiert

durch intraoperative Bewegungsprüfungen festgestellt werden, ob diese Voraussetzungen erfüllt sind. Dynamisch fixiert (am restlichen Innenbandkomplex) ist der hintere Anteil des hinteren Schrägbandes mit dem Kapselarm der Semimembranosussehne (Abb. 3 und 4).

Rekonstruktion der medialen Bandstruktur bei veralteten Instabilitäten

Eingriffe am medialen Bandsystem werden bei chronischen Instabilitäten nur noch selten durchgeführt. Effektivere Ersatzmethoden des vorderen Kreuzbandes und die mäßigen Ergebnisse von Bandplastiken auf der Knieinnenseite haben fast zum Verschwinden dieser Operationen geführt. Nachfolgend sollen trotzdem zwei Verfahren dargestellt werden:

Proximale Versetzung des oberflächlichen Innenbandes

Das Innenband wird im Bereich seines Ursprungs am Epicondylus medialis umschnitten und mit einer Knochenschuppe ausgemeißelt. Das Knochenbett wird nach proximal erweitert und die Knochenschuppe wird 5–10 mm proximal der ursprünglichen Position mit einer Schraube refixiert. Sofern der Innenmeniskus vorhanden ist, muß vor der Refixation das Innenband vom tiefen Kapselband abpräpariert werden, um eine Verziehung des Meniskus zu vermeiden. Vorteil dieses Verfahrens ist die einfache technische Durchführbarkeit, wobei die Innenbandablösung gleichzeitig einen ausgedehnten Gelenkzugang ermöglicht. Dieses Verfahren greift aber erheb-

722

lich in die Biomechanik des Innenbandes ein. Der neue femorale Ursprung entspricht nicht der Burmester-Kurve (die Verbindung „isometrischer" Punkte, folgernd aus den mechanischen Prinzipien der überschlagenen Viergelenkskette) und bedingt erhebliche Veränderungen der Länge des Bandes über den Bewegungsumfang. Bewegungseinschränkung oder Bandinsuffizienzen sind möglich.

Eine distale Bandversetzung wäre biomechanisch sinnvoller, ist aber technisch schwierig durchzuführen.

Raffung der dorsomedialen Kapselschale

Hierbei wird eine Inzision zwischen oberflächlichem Innenband und hinterem Schrägband angelegt. Die posteriore Schicht wird nun in Beugung unter Verschiebung nach anterior und proximal auf das Innenband genäht. Dadurch wird die Außenrotationsfähigkeit reduziert und eine Anspannung der dorsomedialen Kapsel bei Streckung herbeigeführt. Auch hier gilt aber, daß dieser Eingriff der Anatomie und Biomechanik nicht vollständig gehorcht und ein erhebliches Risiko für ein persistierendes Streckdefizit beinhaltet. Zudem sind Operationen am posteromedialen Gelenkseck sehr schmerzhaft und können die Rehabilitation erschweren.

Literatur

1. Bartel DL, Marshall JL, Schieck RA, Wang JB (1977) Surgical Repositioning of the medial collateral ligament. J Bone Joint Surg [Am] 59-A:107–116
2. Biedert R, Stauffer E, Friederich N (1992) Occurence of free nerve endings in the soft tissue of the knee joint. A histological investigation. Am J Sports Med 20(4):430–434
3. Blauth W, Schuchardt E (1986) Orthopädisch-chirurgische Operationen am Knie. Thieme-Verlag Stuttgart
4. Brantigan OC, Voshell AF (1941) The mechanics of the ligaments and the menisci of the knee joint. J Bone Joint Surg [Am] 23:44–66
5. Ellsasser JC, Reynolds FC, Omohundro JR (1974) The non-operative treatment of collateral ligament injuries of the knee in professional football players: an analysis of seventy-four injuries treated non-operatively and twenty-four injuries treated surgically. J Bone Joint Surg [Am] 56:1185–1190
6. Fick R (1904) Handbuch der Anatomie und Mechanik der Gelenke unter Berücksichtigung der bewegenden Muskeln. Erster Teil: Anatomie der Gelenke. Gustav Fischer Jena, p 353–391
7. Hughston JC, Andrews JR, Cross MJ, Moshi A (1976) Classification of knee ligament instabilities. Part I: The medial compartment and cruciate ligaments. Part II: The lateral Compartment. J Bone Joint Surg [Am] 58-A(2):159–179
8. Jäger M, Wirth CJ (1978) Kapselbandläsionen. Thieme-Verlag Stuttgart
9. Müller W (1982) Das Knie. Form, Funktion und ligamentäre Wiederherstellungschirurgie. Springer-Verlag Berlin Heidelberg New York
10. Shelbourne KD, Baele JR (1988) Treatment of combined anterior cruciate ligament and medial collateral ligament injuries. Am J Knee Surg 1(1):56–58
11. Strobel M, Stedtfeld H-W (1991) Diagnostik des Kniegelenkes. Springer-Verlag Berlin Heidelberg New York
12. Warren LF, Marshall JL (1978) Injuries to the anterior cruciate and medial collateral ligaments of the knee. A retrospective analysis of clinical records. Clin Orthop Rel Res 136:191–197

13. Warren LF, Marshall JL (1978) Injuries to the anterior cruciate and medial collateral ligaments of the knee. A long-term follow-up of 86 cases. Clin Orthop Rel Res 136:198–211
14. Warren LF, Marshall JL (1979) The supporting structures and layers on the medial side of the knee: an anatomical analysis. J Bone Joint Surg [Am] 61:56–62
15. Wirth CJ, Jäger M, Kolb M (1984) Die komplexe vordere Knieinstabilität. Thieme-Verlag Stuttgart

Lateraler Kniebandkomplex – Zugänge und Operationsverfahren bei der Nahtversorgung und Rekonstruktion

C. J. Wirth

Orthopädische Klinik III, MHH, Heimchenstraße 1–7, D-30625 Hannover

Anatomie

Als passive Stabilisatoren gelten: Tractus iliotibialis mit Lftla
laterales Kapselband
Lig. collaterale laterale
Lig. arcuatum

Als aktive Stabilisatoren fungieren: Tractis iliotibialis mit M. tensor fasciate latae
M. biceps femoris
M. popliteus
M. gastrocnemius, lateraler Kopf.

Verletzungshäufigkeit

5% aller Bandrupturen (W. Müller, 1982).

Verletzungsmechanismus

Varus-Flexion-Innenrotation
Hyperextension mit Gewalteinwirkung von anteromedial her.

Hefte zu „Der Unfallchirurg", Heft 241
K. E. Rehm (Hrsg.)
© Springer-Verlag Berlin Heidelberg 1994

Tabelle 1. Rupturen (Hughston 1993)

Instabilität / Ruptur	Anterolat. Instabilität	Laterale Instabilität (n = 201)	Posterolat. Instabilität (n = 14) (n = 63)
ACL	100%	79%	55%
Außenmeniskus	59%	50%	49%
Tractus iliotibialis	100%	64%	52%
Popliteussehne	7%	64%	34%
Bicepssehne	4%	36%	29%
Lat. Kapselband	93%	36%	66%
Außenband	10%	57%	50%
Arcuatumkomplex	2%	100%	100%
PCL	–	100%	–

Klassifikation (Tabelle 1 und 2)

Laterale Instabilität als gerade Instabilität
Anterolaterale Instabilität
Posterolaterale Instabilität als Rotationsinstabilitäten.

Therapie

Akute anterolaterale Rotationsinstabilität: Lateraler Hockeyschlägerschnitt, Längsspaltung Tractus iliotibialis, anterolaterale Gelenkeröffnung
Nahtfolge:
1. Außenmeniskus, 2. mittleres Kapselband, 3. tiefe Schicht des Tractus iliotibialis, 4. Bicepssehne
ACL später (arthroskopisch)

Tabelle 2. Klinische Diagnostik

	Anterolaterale Instabilität	Laterale Instabilität	Posterolaterale Instabilität
Lachman-Test	+	+	
VorderesSchubladenzeichen	(+)	+	
Pivot Shift-Zeichen	+		
Adduktionstest	+	+	+
AR-Rekurvatumtest		+	+
Hinteres AR-Schubladenzeichen		+	+
Hinteres Schubladenzeichen		+	

Chron. anterolaterale Rotationsinstabilität:	– Tractusraffung oder – Tractopexie, – Tractusumlenkung, – Tractusschlinge, – Bicepssehnentransfer, – ACL arthroskopisch
Akute posterolaterale Rotationsinstabilität:	Lateraler Hockeyschlägerschnitt, Längsspaltung Tractus iliotibialis, anterolaterale Gelenkeröffnung. Nahtfolge: 1. Außenmeniskus, 2. Lig. arcuatum, 3. Popliteussehne, 4. Bicepssehne.
Chron. posterolaterale Rotationsinstabilität:	– Epicondylusversetzung oder – Versetzung Popliteussehne und Außenband – Popliteus-Bypass, – Bicepssehnentransfer
Akute und chron. laterale Instabilität:	Beinhaltet die oben genannten Techniken mit zusätzlicher Versorgung des vorderen und hinteren Kreuzbandes.

Literatur

Andrews JR, Sanders RA, Morion B (1985) Surgical treatment of anterolateral rotatory instability: a followup study. Am J Sports Med 13:112–119

Baker CL, Norwood LA, Hughston JC (1984) Acute combined posterior cruciate and posterolateral instability of the knee. Am J Sports Med 12:204–208

DeLee JC, Riley MB, Rockwood CA (1983) Acute posterolateral rotatory instability of the knee. Am J Sports Med 11:199–207

Ellison A (1979) Distal iliotibial band transfer for anterolateral rotatory instability of the knee. J Bone Joint Surg 61A:330–337

Hughston JC (1993) Knee Ligaments. Injury and Repair. Mosby, St. Louis

Hughston JC, Andrews JR, Cross MJ et al. (1976) Classification of knee ligament instabilities: parts I and II. J Bone Joint Surg 58A:159–179

Hughston JC, Jacobson KE (1985) Chronic posterolateral rotatory instability of the knee. J Bone Joint Surg 67a:351–359

Krakow D, Brooks R (1983) Optimization of knee ligament position for lateral extraarticular reconstruction. Am J Sports Med 11:293–301

Larson RL (1993) The Knee. Form, Function, Pathology, and Treatment. WB Saunders Company, Philadelphie

Losee RE, Jonsson TR, Southwick W (1978) Anterior subluxation of the lateral tibial plateau with diagnostic tests and operative repair. J Bone Joint Surg 60A:1015–1030

Müller W (1983) The Knee: Form, Function, and Ligament Reconstruction. Springer-Verlag, Berlin

Patellaluxation – Frühversorgung bei der Erstverletzung und Rekonstruktion bei der rezidivierenden Verletzung

M. Bernard

Martin-Luther-Krankenhaus, Caspar-Theyß-Straße 27, D-14193 Berlin

Pathomechanismus

Durch asymetrische Kontraktion der Oberschenkelmuskulatur, meist im Verlauf einer Außenrotationsbewegung bei fixiertem Unterschenkel, wird die Patella aus der Gleitbahn nach lateral gezogen und gleitet beim Beugevorgang lateral der Trochlea. Durch den dadurch entstehenden Schmerz kommt es reflektorisch zum Tonusverlust der Quadrizepsmuskulatur und zur passiven Beugung, wodurch die Patella mit ihrer medialen Facette neben dem lateralen Femurkondylus unter starke Kompression gerät.

Beim Strecken des Kniegelenkes springt die Patella meistens wieder in ihre ursprüngliche Gleitbahn zurück.

Demgemäß ist bei einer Patellaluxation mit folgenden Verletzungen zu rechnen

- Zerreißung des medialen Retinakulums
- Knorpelkontusion, chondrale oder osteochondrale Fraktur am medialen Patellarand

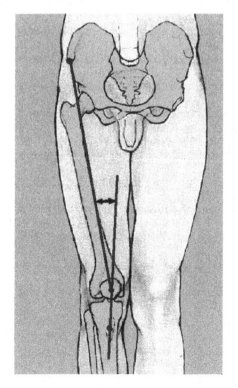

Abb. 1. Schematische Darstellung des Luxationsmechanismus

Hefte zu „Der Unfallchirurg", Heft 241
K. E. Rehm (Hrsg.)
© Springer-Verlag Berlin Heidelberg 1994

- Knorpelkontusion, chondrale oder osteochondrale Fraktur am lateralen Femurkondylus.

Diagnostik

– Anamnese
– Klinische Untersuchung
  Hämarthros
  Druckschmerz mediales Retinakulum
  Druckschmerz lateraler Femurkondylus
  Druckschmerz mediale Patellafacette
  vermehrte Lateralisierbarkeit
– Röntgenuntersuchung
  Knie a.p. und seitlich
  axiale Patellaaufnahme (besonders wichtig zum Nachweis knöcherner Läsionen)
– Narkoseuntersuchung
  Luxierbarkeit oder Subluxierbarkeit im Seitenvergleich
– Arthroskopie
  Die Arthroskopie ist bei einer Patellaluxation immer indiziert zum Entfernen des Hämarthros, zur Beurteilung der Luxationsverletzungen am Retinakulum und den Knorpelflächen und evtl. deren Therapie.

Therapie der erstmaligen Patellaluxation

Konservativ

Die konservative Therapie sollte folgender Situation vorbehalten sein:

– geringe seitliche Instabilität bei der Narkoseuntersuchung
– geringe oder fehlende Einblutung im medialen Retinakulum
– fehlende chondrale oder osteochondrale Fragmente
– gute Einstellung der Patella im vergleichenden axialen Röntgenbild.

Man kann sich hierbei auf die arthroskopische Diagnostik beschränken und funktionell behandeln mit Intensivierung der Quadrizepsfunktion, insbesondere des Vastus medialis und des Vastus medialis obliquus.

Arthroskopisch

Der Hämarthros wird ausgespült, kleinere chondrale oder osteochondrale Fragmente werden entfernt. Knorpelläsionen werden geglättet durch Entfernung etwaiger loser Knorpelränder. Ziel der weiteren Therapie ist es, das zerissene mediale Retinakulum zu rekonstruieren, um Rezidivluxationen zu verhindern.

Technik der arthroskopischen Retinakulumnaht

- stichförmige Inzision der Haut am vorderen Rand des Innenbandes
- von hier aus Vorschieben einer kräftigen Punktionsnadel in das Gelenksinnere
- Passieren des Retinakulumrisses und Vorbeischieben der Nadel unmittelbar am medialen Patellarand, bzw. der Quadrizepssehne oder Patellarsehne
- Vorschieben der Nadel durch die Haut und stichförmige Inzision der Punktionsstelle
- Subkutanes Vorschieben einer zweiten Nadel von der primären Einstichstelle bis zur ventralen Perforationsstelle
- Einfädeln eines geflochtenen Vicryl-Fadens Stärke 2 durch beide Punktionskanülen
- Entfernen der Punktionskanülen, beide Fadenenden ragen aus der primären Punktionsstelle heraus, es ergibt sich eine U-förmige Nahtführung, die den Retinakulumriß einschließt.
- Anspannen des Fadens uns Ausführen „sägender" Bewegungen bis alle subkutanen Adhäsionen passiert sind und der Faden tatsächlich am Retinakulum plaziert ist.

Meistens sind 3–5 solcher Nähte erforderlich, je nach Ausdehnung des Retinakulumrisses. Nach Legen aller Nähte werden sie sukzessive verknotet und subkutan versenkt. Wichtig ist, daß es sich um geflochtene Fäden handelt, damit die Sägebewegungen durchgeführt werden können.

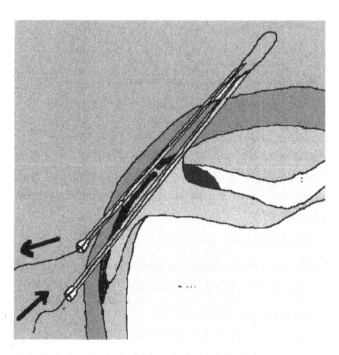

Abb. 2. Arthroskopische Nahttechnik mit 2 Punktionskanülen

Offene Operation

Eine Arthrotomie sollte vorgenommen werden, wenn sehr große Fragmente (> 1,5 cm Durchmesser) vorhanden sind, um diese zu refixieren.

Therapie der rezidivierenden Patellaluxation

Die rezidivierende Patellaluxation ist definiert als mehrfach auftretende Luxation nach einem adäquaten Trauma, das zu einer erstmaligen Patellaluxation geführt hatte. Davon abzugrenzen ist die habituelle Patellaluxation, bedingt durch anatomische Fehlanlagen des Femoropatellargelenkes.

Maßnahmen bei der rezidivierenden Patellaluxation sollten rechtzeitig durchgeführt werden, um eine Progredienz der Knorpelschädigung zu vermeiden.

Bewährt hat sich hierfür die Operation nach Elmslie/Trillat. Die Reluxationsrate nach diesem Eingriff wird in der Literatur durchschnittlich mit 5–6% angegeben.

Das Prinzip der in zahlreichen Variationen existierenden Operation besteht in einer Medialisierung der Tuberositas tibiae und einer Spaltung des lateralen Retinakulums mit zusätzlicher medialer Kapselraffung oder Kapseldopplung. Durch eine entsprechende Schnittführung bei der Osteotomie der Tuberositas tibiae kann gleichzeitig eine leichte Ventralisierung der Patella erzielt werden.

Operationstechnik

– Gerader Hautschnitt parapatellar lateral.
– Darstellung des lateralen und medialen Retinakulums sowie der Tuberositas tibiae.
– Das laterale Retinakulum wird in seiner gesamten Ausdehnung etwa 2 cm proximal des oberen Patellarandes bis zur Tuberositas tibiae gespalten. Die Synovialis sollte hierbei intakt bleiben. Die Inzision verläuft dicht am Patellarand, bzw. Patellarsehnenrand.
– Das mediale Retinakulum wird in der gleichen Weise gespalten. Die Inzision verläuft etwa 2 cm vom medialen Patellarand entfernt. Das Capsula fibrosa wird beidseits der Inzisionslinie von der Synovialis abpräpariert.
– Falls vorher keine Arthroskopie vorgenommen wurde oder ein arthroskopisch gesicherter pathologischer Befund durch einen Zusatzeingriff therapiert werden muß, wird die mediale Synovialis im Verlauf der Inzision soweit wie erforderlich eröffnet und anschließend wieder mit fortlaufender Vicryl-Naht verschlossen.
– Das Periost wird medial und lateral der Tuberositas tibiae auf einer Länge von 4–6 cm gespalten.
– Mit dem 3,2 mm Bohrer wird die Tibiavorderkante etwa 5 cm distal des Patellarsehnenansatzes in querer Richtung durchbohrt. Diese Bohrung dient bei der folgenden Verlagerung der Tuberositas als Sollbruchstelle.
– Die Tuberositas tibiae wird in der Frontalebene mit der oszillierenden Säge osteotomiert, so daß ein Span von etwa 5 mm Dicke entsteht, der distal noch im Knochenverbund ist. Die Schnittführung sollte leicht schräg von dorsolateral nach

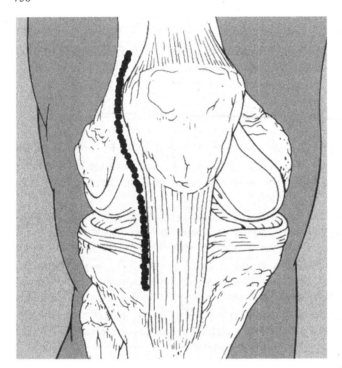

Abb. 3. Schnittführung beim lateral release

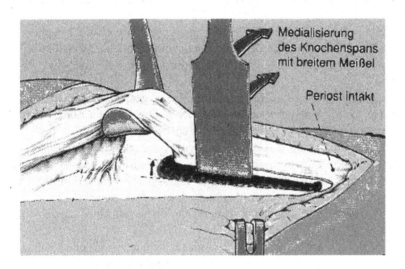

Abb. 4. Osteotomie der Tuberositas tibiae

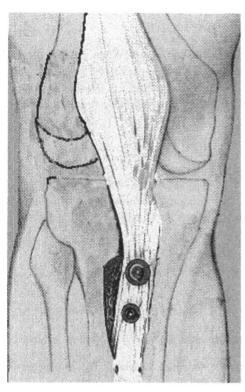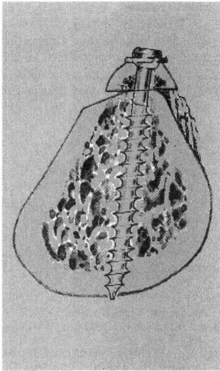

b

Abb. 5. a Medialisierung der Tuberositas tibiae. **b** Querschnittsbild. Die Tuberositas wird gleichzeitig neutralisiert. Dopplung des medialen Retinakulums

ventromedial gerichtet sein, um bei der nachfolgenden Medialverlagerung der Tuberositas gleichzeitig eine leichte Ventralisierung zu erreichen.

Mit einem Meißel wird der Knochenspan von lateral nach medial gehebelt, wobei er meist an der Sollbruchstelle einbricht. Die periostale Verbindung bleibt dabei jedoch erhalten. Das proximale Ende des Spanes sollte danach mindestens 1,5–2 cm weit nach medial verlagert sein.

– In dieser Position wird der Knochenspan mit einem 2 mm starken Kirschner-Draht provisorisch fixiert und in verschiedenen Beugestellungen die korrekte Position der Patella überprüft. Die Patella darf sich nicht mehr nach lateral luxieren lassen.

– Die endgültige Fixierung in dieser Position erfolgt mit 2 Großfragmenten – Kortikalis – Zugschrauben mit Unterlegscheibe, die die dorsale Tibiakortikalis sicher fassen müssen.

– Knochenspäne aus dem Osteotomiedefekt können medial unter den Span angelagert werden.

– Abschließend wird das mediale Retinakulum durch 2 Einzelknopfnahtreihen gedoppelt, wobei der mediale Retinakulumanteil unter den patellaren Teil geschoben wird. Die Überlappung sollte je nach Elongation des Retinakulums 1–1,5 cm betragen. Das laterale Retinakulum bleibt offen.

Nachbehandlung

Tragen einer abnehmbaren Orthese in Streckstellung für 6 Wochen. Mit dieser Orthese ist Vollbelastung erlaubt. Vom 2. postoperativen Tag an Bewegungsübungen (Motorschiene). Bewegungsausmaß bis 4 Wochen postoperativ 0–0–60°, bis zur 6. Woche auf 0–0–90° steigern, dann langsam Übergang zum vollen Bewegungsausmaß.

Cave!

Bei noch offenen Wachstumsfugen ist die Operation nach Elmslie kontraindiziert. Man sollte sich in diesem Fall bei der rezidivierenden Patellaluxation auf die reine Weichteiloperation mit Spaltung des lateralen Retinakulums und Doppelung des medialen Retinakulums beschränken.

Literatur

Hertel P (1985) Die Patellaluxation. In Hofer H (Hrsg): Fortschritte in der Arthroskopie. Ferdinand Enke Verlag Stuttgart, S 55–62

Krämer KL, Jani L (1991) Die Operation nach Elmslie-Trillat. Operat Orthop Traumatol 3:38–48

Merchant AC (1991) Patellofemoral Disorders: Biomechanics, Diagnosis and Nonoperative Treatment. In: McGinty JB (Hrsg) Operative Arthroscopy, Raven Press New York, S 261–275

Strobel M, Stedtfeld HW (1988) Diagnostik des verletzten Kniegelenkes. Hans Marseille Verlag München, S 181–189

Trillat A, Dejour H, Couette A (1964) Diagnostic et traitement des subluxations récidivantes de la rotule. Rev Chir Orthop 50:813–824

Kniebandverletzungen: Zugänge und Operationstechnik bei zentralen Kniebandverletzungen

Vorsitz: P. Hertel, Berlin

Allogene Augmentation bei der Naht der frischen vorderen Kreuzbandruptur – Operationstechnik und Wertigkeit

H. H. Pässler

ATOS-Praxisklinik, Bismarkstraße 9–15, D-69115 Heidelberg

Die alleinige Naht des vorderen Kreuzbandes (VKB) führt zu einer unakzeptabel hohen Mißerfolgsrate [2, 4].

Ursache ist die hohe ap-Translationskraft des Quadriceps in Streck- bis leichter Beugestellung (0–50°) auf die Tibia und damit auf das genähte VKB.

Nach Yasuda et al. [10] führt eine willkürliche Quadricepsanspannung bei 30° Beugestellung zu einer Belastung des VKB von 7–15 kp. In-vivo Untersuchungen von Beynnon et al. [1] bei gesunden Probanden ergab eine Dehnung des VKB von 5% bei reiner Quadricepsanspannung zwichen 0 und 30° Beugung.

Eine VKB-Naht vermag diesen Kräften nur kurze Zeit zu widerstehen und muß zwangsläufig versagen.

Augmentation

Augmentierte Nähte des VKB erzielen wesentlich bessere Ergebnisse als alleinige Nähte [3, 5, 6]. Grundsätzlich ist zur Augmentation körpereigenes Gewebe geeignet. Die Naht des VKB soll aber zum Ziel haben, möglichst viele VKB-Fasern zu erhalten a) um eine hohe Reißfestigkeit des wiederhergestellten VKB zu bekommen und b) um eine hohe Zahl von Mechanorezeptoren (Propriozeptoren) zu retten.

Autologe Sehnen benötigen großlumige Bohrkanäle (min 6–7 mm für eine Semitendinosussehne), während bei allogenem Material (Dacron- oder Trevirabänder) ein Bohrkanal von 3–4 mm ausreicht. Gegenüber autologen Augmentationsbändern werden signifikant weniger VKB-Fasern durch das Bohren zerstört.

Hefte zu „Der Unfallchirurg", Heft 241
K. E. Rehm (Hrsg.)
© Springer-Verlag Berlin Heidelberg 1994

Paralleler versus divergierender Verlauf des Augmentationsbandes

Umstritten ist heute noch die Führung des Augmentationsbandes. Während ursprünglich von Kennedy das LAD-Band in das Transplantat eingenäht wurde und damit parallel zum Transplantat verlief, mehren sich in letzter Zeit die Berichte [3, 6, 7, 9], die eine divergierende Lage des Augmentationsbandes empfehlen, um eine Streß-Shielding (Verhinderung der biologischen Umstrukturierung der kollagenen Fasern aufgrund des fehlenden formativen Reizes), wie wir es von den Osteosynthesen her kennen, zu vermeiden. Kasperczyk und Bosch konnten am Schaf nachweisen, daß die parallele Führung eines LAD-Augmentationsbandes zu einer Atrophie des Transplantates infolge „Overprotection" führt. Der parallelen sog. Tunneltechnik haftet ein weiterer Nachteil an. Infolge von Mikrobewegungen am femoralen Tunneleingang kommt es zum vorzeitigen Durchscheuern und damit zum Versagen des Bandes. Gleichzeitig kann eine Abrasionssynovitis daraus resultieren. Dieses soll durch die „over the top"-Führung des Augmentationsbandes verhindert werden.

Wir haben eigene Untersuchungen am Leichenknie zur Klärung der Frage einer divergierenden „over-the-top"-Positionierung des Augmentationsbandes durchgeführt:

Zweck der Studie war herauszufinden, welche Lastverteilung zwischen Sehnentransplantat und einer nicht isometrischen synthetischen Augmentation erzielt werden kann.

An 8 frischen, tiefgefrorenen Leichenkniegelenken wurde das vordere Kreuzband möglichst isometrisch durch ein Knochen-Patellasehnendrittel-Knochen Transplantat ersetzt (femoral Hertel-Technik, tibial ap-Schlitz). Anschließend wurde eine nicht-parallele Augmentation mit einem Polyesterband in „over the top"-Position durchgeführt.

Die so präparierten Kniegelenke wurden in einem Kniebewegungs und -belastungssimulator ohne Einwirkung von Zwangskräften bewegt. Ein spezielles Spanngerät ermöglichte es, Augmentation und Sehne unabhängig voneinander vorzuspannen und diese Kräfte mit Hilfe von Meßaufnehmern zu erfassen. Zusätzlich konnte die Quadricepskraft simuliert werden. Schließlich wurden die Zugkräfte während der Flexion der Gelenke in Sehne und Augmentation bei verschiedenen Vorlasten kontinuierlich aufgezeichnet.

Die nicht augmentierte Sehne erreichte in Streckung durchschnittliche Zuglasten von 76 N (Vorlast in 10° Beugung: 20 N). Quadricepseinsatz erhöhte die Kraft auf 80 N. Bei Einsatz der Augmentation mit 50 N Vorspannung in 10° Beugestellung verringerten sich die Zugkräfte im Sehnentransplantat auf 58 N. Erhöhen der Augmentationsvorspannung auf 100 N verbesserte diesen Effekt nur unwesentlich.

Weiterhin konnte gemessen werden, daß Vorspannen und Fixieren des Augmentationsbandes *vor* der Sehne die ursprünglich auf die Sehne gegebene Vorspannung sich nach Lösen des Augmentationsbandes verdoppelte.

Die Ergebnisse zeigen, daß nicht-parallele Augmentation die Zuglastmaxima in einem Sehnentransplantat vermindern kann, ohne diese im gesamten Beugebereich des Knies zu entlasten (keine dauernde „stress-protection").

Diese experimentellen Resultate lassen sich ohne Zweifel auch auf eine Naht des VKB übertragen.

Es kommt demnach bei einer „over the top"-Positionierung des Augmentationsbandes zu einer Protektion der Naht gegenüber zu hohem Streß nur in der gefährlichen extensionsnahen Position, während im übrigen Bewegungsbereich der natürliche, für eine optimale Ligamentheilung unabdingbare Streß auf das genähte Band einwirken kann.

Operationstechnik

Arthroskopie, arthroskopische Meniskuschirurgie (Naht, Teilresektion)
VKB-Naht: offene modifizierte Marshallnaht
Zugang: Mediale paraligamentäre Miniarthrotomie (4 cm)

Die Fasern des anteromedialen und posterolateralen Bündels werden mit je 3–4 PDS (3–0) U-Nähten gefaßt, die über zwei durch das Zentrum der jeweiligen femoralen Insertionsstelle gebohrte 3-mm-Kanäle nach lateral herausgeführt werden. Eine kurze laterale Zusatzinzision ist hierfür erforderlich.

Tibial wird ein 3-mm Bohrkanal mit Zielgerät ins Zentrum des tibialen VKB-Ansatzes gebohrt.

Einziehen des Augmentationsbandes transtibial, dann „over the top" zur lateralen Inzision.

Fixierung des Bandes mit je einer Klammer (Vorspannung in 10° Beugung mit 50 Newton).

Zum Schluß Verknoten der Nähte beider Bündel gegeneinander über dem lateralen Femurcondylus.

Nachbehandlung

Gipsfrei frühfunktionell, Belastung sobald schmerzfrei möglich.

Ergebnisse

Von 1985–87 wurden am KKH Bopfingen 61 Patienten nach obiger Technik versorgt. 57 Patienten konnten beim ersten Follow-up 1990 nachuntersucht werden [7]. Hiervon konnten 55 Patienten erneut 1992 kontrolliert werden. Das Follow-up betrug dabei 66,4 Monate (51–83).

Die Einzelergebnisse sind in Tabelle 1 aufgeführt.

Nachoperationen waren bei 10 Patienten (18,2%) notwendig, davon 4 VKB-Rekonstruktionen und 7 Meniskektomien (davon 1mal bei den Rekonstruktionen).

Die Ergebnisse zeigen einen hohen Grad an subjektiver Zufriedenheit, wobei der Lyholm-Score sogar gegenüber dem 1. Follow-up gering verbessert ist, obwohl sich die Stabilität verschlechtert hat.

Der IKDC-Score korreliert hingegen besser mit dem unbefriedigendem objektiven Ergebnis hinsichtlich der Stabilität.

Tabelle 1. Ergebnisse. (Die Werte in Klammern beziehen sich auf das 1. Follow-up)

Subjektiv:		
Lyholm-Score:		
sehr gut	83,6%	(84,2)
gut	19,9%	(8,8)
mäßig	1,8%	(5,3)
schlecht	1,8%	(1,8)
Gesamt-Punktzahl von 100:		98,3
IKDC-Score:		
A	–	
B	10,9%	
C	72,7%	
D	16,4%	
Objektiv:		
Radiol. Lachman-Test Seitendifferenz		
< 3 mm	50,9%	(63,2)
3–5 mm	24,8%	(15,8)
> 5 mm	24,8%	(21,0)
One-leg-hop-Test	0,99	(0,98)

Ganz anders dagegen verhält sich von den objektiven Tests der One-leg-Hop-Test. Er korreliert mit dem Lysholm-Score und nicht mit dem IKDC-Score.

Bei den hochfemoralen Rupturen waren die Stabilitätsergebnisse (radiologischer Lachman-Test) zwar besser als bei intraligamentären Verletzungen, doch war dieser Unterschied nicht signifikant.

Da wir heute davon ausgehen, daß langfristig die Stabilität entscheidend für die Erhaltung von Menisken und Knorpel verantwortlich ist, andererseits die Ergebnisse dieser Studie zeigen, daß mit der Naht und allogenen Augmentation eine zu hohe Instabilitätsrate resultiert, können wir dieses Vorgehen heute auch im Hinblick auf die erhöhte Arthrofibroserate bei Akutversorgung nicht mehr als Routineverfahren empfehlen.

Literatur

1. Beynnon B, Howe JG, Pope MH, Fleming BC (1992) The measurement of anterior cruciate ligament strain in vivo. Intern Orthop (SICOT) 16:1–12
2. Engebretsen L, Svenningsen S, Benum P (1988) Poor results of anterior cruciate ligament repair in adole scene. Acta Orthop Scand 59(6):684–686
3. Engebretsen L, Benum P, Fastings O, Molster A, Strand T (1990) A prospective, randomized study of three surgical techniques for treatment of acute ruptures of the anterior cruciate ligament. Am J Sports Med 18(6):585–590
4. Feagin JA, Curl WW (1976) Isolated tear of the anterior cruciate ligament: 5-year follow-up study. Am J Sports Med 4:95–100

5. Higgins RW, Steadman JR (1987) Anterior cruciate ligament repairs in world class skiers. Am J Sports Med 15:439–447
6. Kwasny O, Schabus R, Wuppinger G et al. (1989) Ergebnisse der Kontrollarthroskopie nach Reinsertion des vorderen Kreuzbandes und alloplastischer Verstärkung. Arthroskopie 2:58–62
7. Pässler HH, Deneke J, Dahners LE (1992) Augmentated repair and early mobilization of acute anterior cruciate ligament injuries. Am J Sports Med 20:667–674
8. Pässler HH, Dürselen L, Treugut-Rösch B (1993) Biomechanische Studie zur Lastverteilung zwischen einem Patellasehnentransplantat und einer nicht parallelen Augmentation. Orthop Mitteilungen 23, 171
9. Schabus R (1988) Die Bedeutung der Augmentation für die Rekonstruktion des vorderen Kreuzbandes. Acta Chirurg Austrica Supp 76:1–48
10. Yasuda K, Sasaki T (1987) Muscle exercise after anterior cruciate ligament reconstruction. Clin Orthop 220:266–274

Vordere Kreuzbandrupturen – primäre und sekundäre Operationsverfahren

P. Hertel und M. Bernard

Martin-Luther-Krankenhaus, Unfallchirurgische Abteilung, Caspar-Theyß-Straße 27, D-14193 Berlin

Distale ligamentäre Bandausrisse

Sehr selten, transossäre Reinsertion, Augmentation durch resorbierbares allogenes Material (Polydioxanon) möglich.

Distale knöcherne Ausrisse

Kind: arthroskopisch durch Miniarthrotomie
Arthroskopisch: Kirschner-Drähte,
                   Nahtschlinge,
                   epiphysäre Verschraubung,
                   direkte transossäre Naht.

Bei artroskopischen Nahtschlinge Zielgerät, bei der arthroskopischen epiphysärer Verschraubung kanülierte Schrauben und Zielgerät.

Erwachsene: Stabile Fixation notwendig, um Gipsruhigstellung zu vermeiden (direkte Verschraubung, Drahtschlinge). Eher offen als arthroskopisch.

Hefte zu „Der Unfallchirurg", Heft 241
K. E. Rehm (Hrsg.)
© Springer-Verlag Berlin Heidelberg 1994

Proximale Ausrisse

- Knöcherne Ausrisse sehr selten.
- Ligamentärer Ansatzriß sehr selten.
- Indikation für *Naht mit Augmentation* (offen oder arthroskopisch).

Naht

Multiple U-Nähte (Marshall) oder Kirchmayer-Drähte. Anteromediales und posterolaterales Bündel extra beachten, resorbierbare Nähte verwenden. Zwei 3,2-mm-Bohrungen mit Zielgerät (eine Bohrung anteromedial = isometrischer Punkt, die andere Bohrung posterolateral = lateraler Femurcondylus, bei 90° Beugung relativ weit vorn = distal).

Augmentation

Allogen

Schmales, resorbierbares oder nichtresorbierbares Material dorsal des anteromedialen Bandes des vorderen Kreuzbandes in Richtung „over the top" oder zum isometrischen Punkt.

Autolog

- Fascia lata (proximal gestielt).
- Semitendinosus, Gracilis (distal gestielt).
- 6,5-mm-Bohrungen (cave Verletzungen des originalen Bandes), proximal „isometrisch" oder „over the top".

Autologe Augmentate dürfen Notch nicht überfüllen. Nähte und Augmentate in ca. 20° Beugung anspannen (z.B. abnehmbare Schiene) anspannen mit ca. 50 N Zugkraft. Bei weitere Beugung darf die Spannung nicht zunehmen, wohl aber abnehmen. Die Augmentation sollte eine immobilisierende Nachbehandlung vermeiden.

Intraligamentäre Risse

Indikation zum primären Ersatz des vorderen Kreuzbandes sollte nur bei abgeschwollenem und gut beweglichem Gelenk durchgeführt werden. Der primäre Ersatz entspricht dem Ersatz bei chronischen Kreuzbandverletzungen. Eine resorbierbare oder nichtresorbierbare allogene Verstärkung bringt keine Verbesserung der Ergebnisse.

Ligamentum patellae als Kreuzbandtransplantat – Vorbemerkungen

Häufigstes Transplantat mittleres oder mediales Drittel des Ligamentum patellae mit unterschiedlich gestalteten Knochenblöcken aus der Tuberositas tibiae und Patella. Auf eine sparsame Schnittführung mit der Oszillationssäge und besonders die Vermeidung von queren und längsgerichteten Sollbruchstellen ist zu achten, da Frakturen des Ligamentum patellae drohen.

Miniarthrotomie

Die großen Freilegungen nach Payr sind heute verlassen. Die Miniarthrotomie braucht nur den Hautschnitt, der zur Transplantatentnahme notwendig ist.

Anatomische Press-fit-Technik (Hertel)

Berücksichtigt anatomische Möglichkeiten des Patellarsehnentransplantates und kann schraubenfrei verankert werden. Die Haut wird über dem medialen Rand der Patellarsehne längs inzidiert. Der Schnitt ist so lange, wie die Transplantatentnahme es erfordert, also etwa 6–8 cm.

Der mediale Patellarsehnenrand wird präpariert und vom medialen Retinakulum abgelöst. Die Patellarsehne wird dann 1 cm neben dem medialen Rand längsinzidiert.

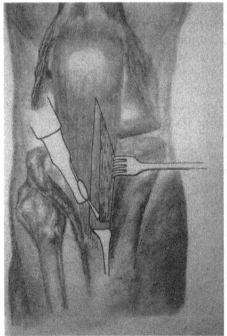
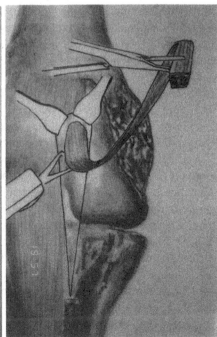

a b

Abb. 1 a, b

In Fortsetzung des Transplantatverlaufs wird der tibiale Knochenblock markiert, indem das Periost mit dem Skalpell in einer Länge von 3 cm und in einer Breite von 9 mm U-förmig eingeschnitten wird.

Die Markierungen werden mit einer feinen Oszillationssäge bis zu einer Tiefe von ca. 1 cm eingesägt. Direkt vor dem proximalen Ansatz des Ligamentes wird ein schmaler Flachmeißel angesetzt und damit der proximale Anschnitt des Knochenblockes bewerkstelligt.

Dann wird der Knochenblock vorsichtig herausgehebelt. Er sollte trapezförmigen Querschnitt haben.

Unter leichtem Zug an der Patellarsehne wird nun nach proximal präpariert und der Hoffa'sche Fettkörper vom Transplantat abgelöst.

An der Patella wird mit dem Skalpell ein etwa 2 cm breites und 2,5 cm langes Areal periostal umschnitten. Der mediale Schnitt verläuft in Verlängerung des medialen Transplantatrandes, der laterale Schnitt geht ca. 8 mm über die laterale Transplantatkante hinaus. Der proximale Rand verläuft halbkreisförmig, so daß ein ovalärer Umriß des patellaren Knochenblockes entsteht.

Mit einer schräg angesetzten Oszillationssäge wird der so markierte Knochenblock umschnitten. Die Schnittiefe entspricht der Dicke der ventralen Patellakortikalis. Durch das schräge Ansetzen der Säge erhält der Knochenblock eine umlaufende scharfe Kante. Mit einem schmalen Flachmeißel wird der Block dann vorsichtig gehoben.

Durch diese Schnittführung entsteht ein gleichmäßiger, flacher Übergang zwischen dem Hebedefekt und der restlichen Patellakortikalis. Da keine Schnitte in sagittaler oder koronarer Richtung geführt werden und der proximale Umriß rund gestaltet wird, ist eine iatrogene Patellafraktur praktisch ausgeschlossen.

Das Transplantat wird von anhängenden Fettresten gesäubert. Der aus der Tuberositas tibiae gewonnene Knochenblock wird mit dem Luer soweit zurechtgetrimmt, daß er gerade durch die 9,5 mm Öffnung einer Marknagelschablone paßt.

Das mediale Retinakulum wird bis in Höhe der Kniescheibe eingekerbt und der Hoffa'sche Fettkörper vom medialen Tibiakopf abgelöst. Das Knie wird auf 120° gebeugt und die Patellarsehne mit dem Hoffa'schen Fettkörper durch einen flachen Kniehaken nach lateral zur Seite gehalten. Das mediale Retinakulum wird durch einen spitzwinkligen Kniehaken retrahiert.

Als Leitgebilde für die Bohrungen dienen die Reste des vorderen Kreuzbandes, die komplett reseziert werden. Sind Kreuzbandreste nicht mehr zu erkennen, werden die bekannten topographisch anatomischen Daten zur Hilfe genommen. Die Bohrung im Femurkondylus erfolgt zunächst mit dem 8-mm-Hohlbohrer, dann wird mit der 9 mm-Kopfraumfräse aus dem Großfragmentinstrumentarium komprimiert. Alle Bohrungen perforieren komplett die laterale Femurkortikalis.

Das Zentrum der Bohrung liegt im dorsalen Abschnitt des lateralen Femurkondylus ca. 8 mm von der Knorpelknochengrenze entfernt in der Nähe der over the top Position (Ansatzregion des antero-medialen Bündels). Der Bohrer wird dabei dicht am medialen Femurkondylus vorbeigeführt und parallel zur tibialen Gelenkfläche gehalten (Gewebeschutzhülse).

Durch die 120°-Beugung des Kniegelenkes resultiert daher eine Ventralneigung des Bohrkanals zur Femurschaftachse von 20–25° (im seitlichen Röntgenbild nach-

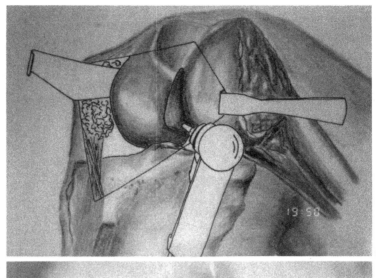

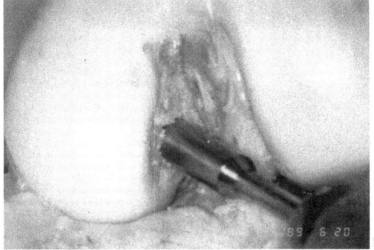

Abb. 2 a, b

kontrollierbar). Durch die Vergrößerung der Bohrung auf 9 mm und die schräge Boh-
rerführung wird der bei 120°-Beugung mehr ventral liegende Ansatzbereich des
posterolateralen Bündels erreicht. Die Hinterkante des 9-mm-Bohrloches soll dann
4 mm Abstand zur Knorpel-Knochen Grenze haben (mit Tasthaken nachkontrol-
lieren).

Am Tibiakopf wird vom Entnahmeort des Transplantates an der Tuberositas tibiae
aus ein 8 mm Hohlbohrkanal zum Zentrum des antero-medialen Bündels des vorderen
Kreuzbandes vorgebracht.

Falls der Kreuzbandansatz nicht mehr sichtbar ist, kann man sich am Ansatz des
Außenmeniskusvorderhornes orientieren. Die Mündung des Bohrloches liegt dorsomedial des Meniskusansatzes, die ventrale Kante des Bohrloches hat etwa 15 mm Abstand zur Vorderkante des Tibiaplateaus.

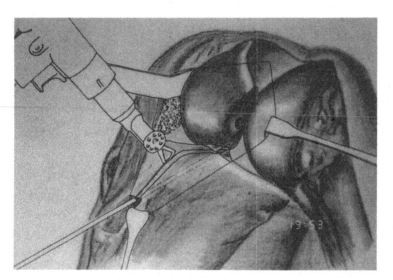

Abb. 3

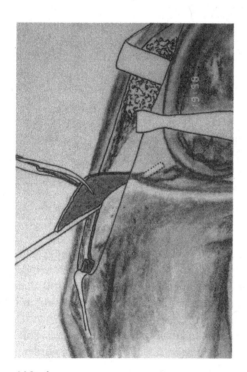

Abb. 4

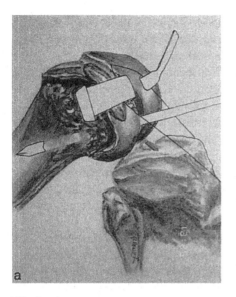
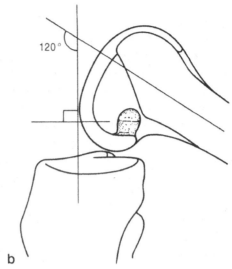

Abb. 5 a, b

Mit der Oszillationssäge wird über dem noch liegenden Bohrer ein ca. 6 mm breites Knochensegment aus dem Tibiakopf ausgeschnitten. Die Oszillationssäge wird dazu senkrecht auf den Bohrer zugeführt.

Das Knochensegment wird mit dem Bohrer herausgehebelt und entfernt.

Der Eingang der Bohrung wird mit dem Luer oder einer Rundfeile zusätzlich so weit abgeschrägt und abgerundet, bis die posterolaterale Ansatzfläche erreicht ist.

Bevor das Transplantat proximal verankert wird, wird ein 5-mm-Steinmannagel durch den Bohrkanal im Femurkondylus eingeführt und lateral transkutan herausgeleitet.

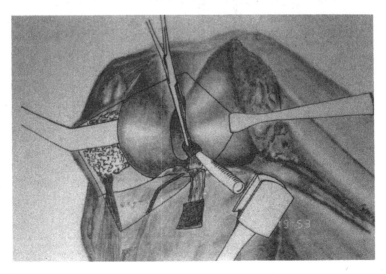

Abb. 6

744

Diese Maßnahme ist wichtig, da man nun die Möglichkeit hat, bei einem zu frühen Verklemmen des Knochenblockes im Bohrkanal den Block mit Hilfe dieses Steinmannagels wieder herauszuschlagen und ihn nachzubearbeiten.

Der aus der Tuberositas tibiae stammende Knochenblock des Transplantates wird nun im femoralen Bohrkanal verankert. Dazu wird der Knochenblock mit einer Knochenklemme gefaßt und an der Bohrung im Femurkondylus angesetzt.

Der Block wird so ausgerichtet, daß die kortikale Seite mit dem ligamentären Transplantat zum Tibiakopf weist und parallel zur Ebene der Tibiagelenkfläche liegt. Das Knie ist dabei auf 120° gebeugt.

Diese korrekte Torsion des Knochenblockes ist wichtig für den parallelen Verlauf der Faserbündel in Streckstellung und ihre Verwindung in Beugung. Der mediale Teil des Sehnentransplantates wird somit zum antero-medialen Kreuzbandbündel, der laterale zum postero-lateralen Bündel des neuen Kreuzbandes.

Mit einem Stößel wird der Knochenblock nun in den Bohrkanal eingetrieben. Ein gleichmäßiger Vorschub mit jedem Schlag ist normal. Die Einschlagfläche des Knochenblockes endet annähernd plan in der femoralen Bohrung. Bei korrektem Press Fit kann der Knochenblock nicht mehr aus dem Bohrkanal herausgezogen werden.

Beim Einschlagen des Knochenblockes muß darauf geachtet werden, daß der Stößel auf die ligamentnahe Kortikalis des Knochenblockes aufgesetzt wird, da sonst die Spongiosa des Blockes durch den Stößel zusammengepreßt und abgeschoben wird, und die Kortikalis mit dem anhaftenden Ligament nicht in den Knochenkanal einwandert.

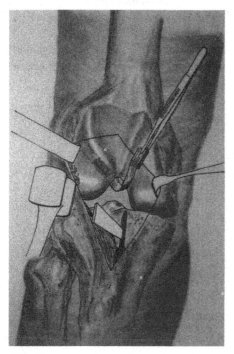

Abb. 7

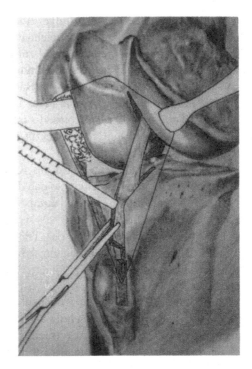

Abb. 8

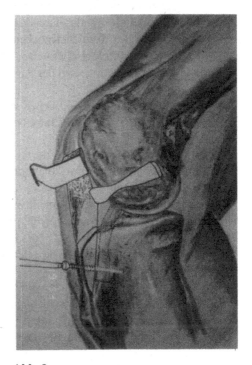

Abb. 9

Der Knochenblock kann infolge einer verstärkten Eigenkrümmung, einer sehr harten Spongiosa oder einer unzureichenden Trimmung in dem Bohrkanal festlaufen. Er wird dann mit dem Steinmannagel zurückgeschlagen und mit dem Luer nachgearbeitet. Dieses Rückschlagen sollte immer dann vorgenommen werden, wenn der Knochenblock nicht in gleichmäßigen Raten impaktiert werden kann.

Falls der Knochenblock keine Press fit Verankerung erhält (zu weiter Bohrkanal ohne Eröffnung der lateralen Kortikalis oder zu kleiner Knochenblock), so wird durch eine laterale Inzision eine Schraube zur Interferenz-Fixation des Knochenblockes in den Bohrkanal eingedreht.

Zur distalen Verankerung wird das Knie auf 20° gestreckt und am Oberschenkel mit einer Knierolle unterpolstert, so daß der Tibiakopf in die hintere Schublade sinkt.

In die Knochenrinne im Tibiakopf wird in dorsomedialer Richtung ein breiter Flachmeißel eingetrieben.

Der patellare Knochenblock des Transplantates wird mit einer Knochenklemme gefaßt und unter leichter Anspannung mit seiner lateralen, scharfen Kante an diesem Meißelschlitz angesetzt. Die spongiöse Fläche des Knochenblockes weist somit nach lateral.

Mit einem Stößel wird der Knochenblock nun in den Meißelschlitz eingetrieben. Die Schlagrichtung ist dabei schräg nach distal, um eine Lockerung der Transplantatspannung beim Einschlagen zu vermeiden.

Bei provisorischer Fixation wird nun das Spannungsverhalten des Bandes überprüft.

Der Lachmantest muß negativ sein. Ein Impingement an der Notch wird durch eine Notchplastik beseitigt (z.B. wenn dort Exophyten vorliegen).

In voller Streckung muß das Transplantat straff gespannt sein, ohne daß es zu einem Hochrutschen des distalen Knochenblockes kommt. Bei Beugung zwischen 60 und 90° kommt es physiologischerweise zu einer Lockerung des Ligamentes.

Zur endgültigen Fixation wird der Knochenblock danach tief in den Tibiakopf eingetrieben.

Falls das Transplantat nicht sicher verankert werden kann (weiche Spongiosa) oder bei Entnahme bzw. beim Eintreiben bricht, wird es mit einer Kleinfragment-Kortikalisschraube fixiert.

Diese Schraube kann in ventro-dorsaler Richtung neben den Knochenblock eingedreht werden und ihn somit im Tibiakopf verklemmen oder schräg von medial eingebracht werden und somit die Kortikalis vom Tibiakopf und Knochenblock fassen.

Das entnommene Knochensegment wird wieder in die Rinne im Tibiakopf eingesetzt und mit zuvor gelegten queren, transossären Nähten refixiert (UCL-Nadel, Vicryl 0).

Die freie Beweglichkeit des Kniegelenkes wird nochmals kontrolliert und die Stabilität im Lachman-Test und im Jerk- bzw. pivot shift-Test überprüft.

Die Blutsperre wird zur exakten Blutstillung geöffnet. Redon-Drainagen werden eingelegt und das Gelenk mehrschichtig fortlaufend mit Vicryl der Stärke 1 oder 2 verschlossen. Das mediale Retinakulum wird an das Ligamentum patellae readaptiert.

Die bei der Zurechttrimmung des Knochenblockes angefallene Spongiosa wird in den Entnahmedefekt an der Patella eingelegt.

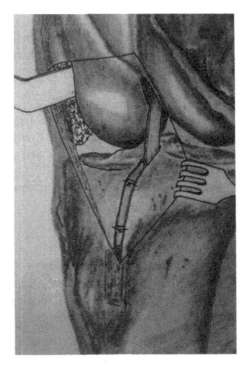

Abb. 10

Arthroskopischer Kreuzbandersatz

Semitendinosus-Gracilis-Sehne

- Tibiale Bohrung mit Zielgerät.
- Femorale Bohrung durch die tibiae Bohrung (Gefahr der cranialen und ventralen Notch-Position) oder von lateral mit Zielgerät.
- Gewinnen der Semitendinosus- oder Gracilis-Sehne mit dem Stripper.
- Zweifache, dreifache oder vierfache Komposition der Sehne.
- Armierung mit Nähten an beiden Enden (Bunnell-Technik, kräftig, nicht resorbierbar).
- Einziehen in die Bohrkanäle nach Abrundung der Kanten.
- Fixation der Nähte über Knochenklammern oder Ankerschrauben.

Ligamentum patellae

- Entnahme des zentralen Drittels des Ligamentum patellae mit Knochenblöcken aus Patella und Tuberositas mit Hilfe einer feinen Oszillationssäge, Vermeidung von Sollbruchstellen an der Patella.
- Armierung der Knochenblöcke mit Durchzugsfäden durch 2-mm-Knochenblockbohrung.

- Tibiale Bohrung mit Zielgerät.
- Femorale Bohrung mit Zielgerät von lateral oder durch die tibiale Bohrung.
- Bildverstärker sinnvoll zur Vermeidung zu weit ventraler Insertion. Bei transtibialer Bohrung Gefahr der zu weit cranialen und ventralen Position extraanatomisch in der Notch.
- Einziehen des Transplantates in die Bohrkanäle, proximaler bündiger Sitz.
- Fixation proximal durch zentrale Interferenzschraube (sitzt am spongiösen Knochenblockanteil, der corticale Knochenblockanteil sitzt schräg dorsal an der Femurkante, Vorschlagen eines Schraubenansatzes, Einführen der Schraube über Plastikhülle).
- Fixation distal bei 20° Beugung und ca. 50 N Zug durch Interferenzschraube.

Isometrie-Messung intraoperativ

Zeitraubend, umständlich, ungenau.
Orientierung am anatomischen Ansatz ist sinnvoller. Isometrie ist nicht falsch, aber nicht physiologisch. Nicht-Isometrie mit Lockerung in Beugung und Straffung in Streckung ist physiologisch. Nicht-Isometrie mit zusätzlicher Straffung in Beugung ist pathologisch.

Periphere Bandverletzungen bei vorderer Kreuzbandverletzung

Akut

Leichte bis mittlere periphere Kapsel-Bandverletzungen werden bei Stabilisierung des zentralen Pfeilers konservativ behandelt.
Starke mediale und laterale Aufklappbarkeiten werden durch Naht (möglichst gezielte Freilegung) rekonstruiert.

Chronisch

Posterolaterale Lockerung:
z.B. Trillat-Operation: Versetzung von femoralem Ansatz
Außenband/Popliteussehne.
z.B. Müller-Operation: Popliteus-Bypass.
Anterolaterale Lockerung:
z.B. Tractusplastik nach Müller bzw. Hughston.
Anteromedial Lockerung:
z.B. posteromediale Kapseldoppelung nach Hughston.

**Auslockerung eines intakten Kreuzbandtransplantates
(arthroskopische Bestätigung)**

Distale Straffung

Scheibenförmige oder zylinderförmige Auslösung des Ansatzes im Tibiakopf (cave Transplantatfasern intraossär), distale Versetzung und Fixation.

Proximale Straffung

Zylinderförmige Auslösung von lateral, Verschiebung nach lateral (korrekter Ansatz) oder dorsal (zu weit ventraler Ansatz).

Hintere Kreuzbandruptur: Operationsindikation und Technik bei frischen und alten Verletzungen

A. Kentsch

(Manuskript nicht eingegangen)

Hefte zu „Der Unfallchirurg", Heft 241
K. E. Rehm (Hrsg.)
© Springer-Verlag Berlin Heidelberg 1994

Kniebandverletzungen: Postoperative Behandlung nach frischen und alten Kniebandverletzungen

Vorsitz: Th. Tiling, Köln

Der Stellenwert von Ruhigstellung und funktioneller Therapie bei einfachen und komplexen Kniebandverletzungen

Th. Tiling und J. Höher

Abteilung für Unfallchirurgie, Chirurgische Klinik Köln-Merheim, Ostmerheimer Straße 200, D-51109 Köln

Einleitung

Kontrovers wird in der Literatur diskutiert, ob eine frische ligamentäre Ruptur des Bandapparates des Kniegelenkes operativ oder konservativ behandelt und ob bei einem operativen Vorgehen die ligamentäre Kreuzbandruptur rekonstruiert oder durch eine Ersatzplastik primär oder zu einem späteren Zeitpunkt versorgt werden soll. Manigfaltig sind die Therapiemöglichkeiten der Patelluxation. Diese Themen wurden in den vorangegangenen Vorträgen abgehandelt. Wir werden uns daher auf die Frage beschränken, welche experimentellen Grundlagen und klinischen Ergebnisse eine primäre, funktionelle Behandlung nach einer Bandrekonstruktion oder Bandersatzplastik möglich und sinnvoll erscheinen lassen.

Immobilisation

Nach Lorenz Böhler „heißt Funktion Gebrauchsfähigkeit. Funktionelle Behandlung ist also eine Behandlung, welche die Gebrauchsfähigkeit möglichst rasch wieder hergestellt" [4]. Die Folgen einer Immobilisation im Experiment mit nachfolgender Mobilisation sind seit den grundlegenden Arbeiten von Evans [11] bekannt und wurden am Menschen durch Enneking [10] bestätigt. Alle Gelenkrekonstruktionen wiesen einen irreversiblen Schaden auf, wenn die Immobilisation länger als 30 Tage andauerte. Diese Schäden spielen sich am Knochen, am Gelenkknorpel, der Synovialmembran und den Bandkapselstrukturen sowie der Muskulatur ab. Dieses sind eine Proliferation des subsynovialen Kapselgewebes infrapatellar und intercondylär, synoviale Verlötungen, synovialer Kapselpannus, Knorpelverdünnung, Knorpelerosion und Knorpeldegeneration sowie eine Osteoporose und Kapselkontraktur. Äthiologisch entscheidend ist die Muskelverkürzung mit erhöhtem Knorpelanpreßdruck und syn-

Hefte zu „Der Unfallchirurg", Heft 241
K. E. Rehm (Hrsg.)
© Springer-Verlag Berlin Heidelberg 1994

ovialer Proliferation, wobei Häggmark [14] am Menschen zeigen konnte, daß es zu Verschiebungen im prozentualen Anteil der einzelnen Muskelfasertypen kommt. Der Kraftverlust ist die vordergründige Antwort auf die Atrophie. Der Kraftverlust ist in der ersten Immobilisationswoche besonders dramatisch. Das Muskelgewicht und die Muskelfasergröße nimmt ab. Die langsamen Muskelfasern zeigen eine größere Atrophie als die schnellen Muskelfasern. Die vollständige Atrophieerholung ist möglich, dauert jedoch meist sehr viel länger als die Zeit der Immobilisation [2].

Damit ergibt sich die Frage, welches die Voraussetzungen für die Möglichkeit einer frühfunktionellen Behandlung sind. Hierfür werden die Detailfragen in der Literatur analysiert: Es sind dies der Zeitpunkt der Rekonstruktion, die Wahl des Nahtmaterials, die Frage der Augmentation, der mechanischen Belastbarkeit von Bandnähten und Verankerungen bei Bandplastiken und der Einfluß einer funktionellen Behandlung auf die Bandheilung und Festigkeit, der Nutzen einer kontinuierlichen passiven Bewegung und nicht zuletzt dann die Frage nach Ergebnissen anhand klinischer Studien.

Nahtmaterial

Als Nahtmaterial kommen resorbierbare und nicht resorbierbare Materialien zur Anwendung. Aufgrund des schnellen Verlustes der Reißfestigkeit von Vicryl und Dexon erscheint die Verwendung von PDS und nicht resorbierbarem Nahtmaterial vorteilhaft zu sein. Der Nachteil von PDS besteht jedoch darin, daß eine nur geringe Verletzung der Oberfläche zu einem erheblichen Verlust der Reißfestigkeit führt. Es ist deshalb bei Verwendung dieses Materials unter der Operation darauf zu achten, daß der Faden nicht mit Instrumenten gequetscht und beim Durchzug durch die Knochenkanäle verletzt wird. Als Nahttechnik empfiehlt sich die modifizierte Kessler-Naht, da sie den besten Kompromiß zwischen Ausreißfestigkeit und Vermeidung einer Durchblutungsstörung im Bandstumpf darstellt. Die Zugbelastbarkeit einer Naht stellt jedoch den Schwachpunkt in der Möglichkeit einer frühfunktionellen Rehabilitation dar, da die Zugbelastbarkeit einer End-zu-End-Naht nur etwa 20 Newton beträgt [8].

Entscheidend für den Erfolg einer Bandnaht scheint auch der Zeitpunkt der Operation zu sein. Nach Untersuchung von Lies ließ sich experimentell in Abhängigkeit von der Zeit zwischen Setzen der Läsion und Nahtversorgung des vorderen Kreuzbandes eine zunehmende Dehiszenz der Bandstümpfe durch Verkürzung nachweisen [15], so daß die Forderung einer möglichst sofortigen Bandrekonstruktion sinnvoll erscheint.

Die alleinige Naht der interligamentären vorderen Kreuzbandruptur ist nicht erfolgversprechen [27]. Es ist deshalb eine Augmentation mit autologem Material, z.B. der Semitendinosus-Sehne, mit PDS-Kordel oder synthetischem Material erforderlich, wenn nicht der primären Ersatzplastik der Vorzug gegeben wird. Durch die Verwendung von autologem Sehnenmaterial kann zwar eine hohe primäre Belastbarkeit erreicht werden, es kommt jedoch im Rahmen der Degeneration des Sehnenmaterials zu einem Spannungsverlust. PDS-Bänder weisen den Nachteil einer primären hohen Materialdehnung auf und einen Verlust der Reißfestigkeit nach 6 Wochen von 42% und nach 12 Wochen findet sich eine nahezu vollständige Auflösung mit einer verbliebenen Reißfestigkeit von 2% [23]. Der Nachteil bei Verwendung von nicht resorbierbarem synthetischen Augmentationsmaterial besteht in einer möglichen Fremdkörpersynovialitis und einer möglichen Streßprotektion und damit ausbleibenden Ligamentisation des genähten Kreuzbandes. Die Reißfestigkeit von Nähten mit und ohne Augmentation im Rahmen der Bandheilung ist experimentell nicht geprüft.

Mechanische Untersuchungen

„Die Gesetze der Anatometrie und der Gelenkkinematik während der operativen Rekonstruktion müssen bis ins Detail respektiert werden, damit eine funktionelle Behandlung frühstmöglich begonnen werden kann" [30]. Nach Odensten kommt es experimentell zu keiner Längenänderung zwischen 0° und 135° unter der Verwendung von Bandersatzteilen eines Durchmessers von 1 mm [21]. Dies bedeutet, daß die einzelnen Kreuzbandanteile entsprechend ihrer Anatomie refixiert werden müssen, um bei funktioneller Behandlung keine Ausrisse des Nahtmaterials aus den Bandstümpfen zu bekommen. Das körpereigene oder resorbierbare Augmentationsmaterial muß ebenfalls möglichst isoanatometrisch eingezogen werden und sollte möglichst dünn sein, da bei Verwendung von 6 mm starkem Bandersatz eine Längenänderung des vorderen Kreuzbandes im Mittel von 5,6 mm auftritt und damit keine ausreichende Spannung besteht [25]. Bei der Augmentation mit Synthetikmaterial wird bevorzugt eine „over-the-top"-Position femoral angegeben und tibial eine mehr dorsale Position des Augmentationsmaterials um in Streckung eine Entlastung des vorderen Kreuzbandes zu bekommen, aber keine Entlastung dann bei Beugung, um einer Streßprotektion nicht Vorschub zu leisten. Für das hintere Kreuzband wird eher eine femoral posteriore Position angegeben.

Aufgrund von experimentellen Untersuchungen am Leichenknie besteht eine spannungsfreie Bewegung für das Innenband zwischen 15° und 65° und das vordere Kreuzband zwischen 15° und 100°. Eine Nahtdehiszenz trat zwischen 20° und 60° nicht auf [5]. Nach Untersuchungen von Paulos trat ebenfalls eine Kraftbelastung des vorderen Kreuzbandes bei aktiver Streckung der Quadrizepsmuskulatur aus 90° Beugung zwischen 90°–30° nicht auf [22]. Damit scheint eine funktionelle Behandlung des frisch zugenähten und augmentierten Kreuzbandes zwischen 30° und 90° Beugung weitgehend möglich zu sein. Ungeklärt ist, ob die Kreuzbandnaht durch eine Augmentation für die passive Extension bis 0° ausreichend geschützt wird. Dafür spräche, daß wir bei anatomischen Refixationen von proximalen Kreuzbandrupturen mit zusätzlicher Semitendinosusaugmentation nach der passiven Durchbewegung zwischen 0° und 90° eine Dehiszenz und Auslockerung der Kreuzbandrekonstruktion und Nähte intraoperativ nicht feststellen konnten.

Bei der Verwendung des Ligamentum patellae oder der Sehne des M. semitendinosus als Ersatzmaterial für das vordere oder hintere Kreuzband stellt die Verankerungstechnik die Limitierung der Primärbelastbarkeit dar. Bei Verwendung von nicht resorbierenden Nahtmaterialien oder Interferenzschrauben ist eine primär funktionelle Therapie möglich und im weiteren Verlauf bestimmen spätestens 3–6 Wochen später die Reißfestigkeit des Transplantatmaterials die Belastungsfähigkeit und nicht mehr die Verankerungstechnik.

Für das Ausmaß der funktionellen Behandlung und Belastung ist weiterhin die Änderung der Reißfestigkeit im Rahmen der Bandheilung entscheidend. Die Reißfestigkeit der vorderen Kreuzbandersatzplastik beträgt knapp weniger als 50% bis zu 12 Wochen postoperativ [9, 22]. Im Tiermodell konnte an Affen gezeigt werden, daß die Maximalkraftwerte bis zum Zerreißen des Transplantats nach 7 Wochen lediglich noch 15,6% des Ausgangswertes betragen [6]. Bezogen auf die Zerreißkraft von Leichenpatellasehnen anläßlich der Entnahme mit einer Maximalkraft bis zur Zerreißung von 2.900 Newton [19] würde die Reißfestigkeit immerhin noch 425 Newton betragen. Berücksichtigt man, daß es vor dem Zerreißen zu einer plastischen, irreversiblen Verformung und damit Schädigung der Kollagenfasern kommt, so muß von einer Reißfestigkeit des vorderen Kreuzbandtransplantats in der frühen Heilungsphase von unter 400 Newton ausgegangen werden.

Mechanik der Bandheilung

Der Einfluß der Frühmobilisation auf die Reißfestigkeit des Innenbandes ist experimentell gut untersucht. Eine Immobilisation führt am Innenband des Kaninchens nach 4 Wochen zu einer 40%igen Minderung der Reißfestigkeit [31]. Je länger die Immobilisation andauert, desto größer ist der Verlust der Reißfestigkeit [13, 32]. Goldstein konnte als erster nachweisen, daß die funktionell behandelte Innenbandverletzung des Kaninchens eine höhere Stabilität aufwies als immobilisierte Innenbandverletzungen [12]. Die Reißfestigkeit des mobilisierten Kanincheninnenbandes ist gegenüber dem Immobilisierten nach Durchtrennung 2 Wochen später doppelt so hoch [7]. Eine Intensivierung der Rehabilitation führt experimentell am Innenband zu einer höheren Reißfestigkeit [28, 29]. Ausdruck dieser erhöhten Stabilität ist mikroskopisch nach 3 und 6 Wochen unter Mobilisation auch der Nachweis einer besseren Anordnung der Kollagenstruktur, wobei diese nach 2 Wochen histologisch noch nicht nachweisbar war [17]. Damit erscheint experimentell ausreichend belegt zu sein, daß eine funktionelle Nachbehandlung nach einer Innenbandruptur zu einer besseren Stabilität des Innenbandes führt. Nach Untersuchungen von Gomez weist das genähte Innenband im Experiment nach 6 Wochen unter funktioneller Behandlung eine höhere Reißfestigkeit auf als konservativ und funktionell behandelte Innenbandrupturen [13].

Experimentelle Untersuchungen zur Stabilität des heilenden Kreuzbandes unter verschiedenen Behandlungsregimen fehlen weitgehend. Es findet sich lediglich eine Untersuchung von Noyes, der an Rhesusaffen keinen Unterschied der Reißfestigkeit des Kreuzbandes 8 Wochen nach Immobilisation oder funktioneller Behandlung finden konnte [18]. Die Wertigkeit einer kontinuierlichen passiven Bewegung (CPM) für eine schnellere Ligamentheilung mit höherer Reißfestigkeit, dichterem Sehnenkallus und einer besseren Kollagenausrichtung konnte durch die grundlegenden Arbeiten von Salter und Bell nachgewiesen werden [24].

Klinische Studien

Ergebnisse von Studien nach unterschiedlichem Regimen einer frühmobilisierenden und funktionellen Behandlung beim Menschen sind in großer Zahl publiziert worden. Kontrollierte Studien sind jedoch die Ausnahme. Ballmer und Jacob fanden keinen Stabilitätsunterschied bei funktioneller und immobilisierender Therapie bei der konservativen Behandlung der drittgradigen Innenbandruptur. Sie konnten aber einen Vorteil für die funktionell behandelte Gruppe bezüglich des Behandlungszeitraums nachweisen mit einer 30% kürzeren Arbeitsunfähigkeit [3]. Im Rahmen einer historischen Vergleichsuntersuchung fand Lobenhöffer et al keinen Unterschied bezüglich der Stabilität nach vorderer Kreuzbandrekonstruktion zwischen Immobilisation und funktioneller Nachbehandlung. Der Vorteil der funktionellen Behandlung bestand aber in einem geringeren Streckdefizit und einer früheren Sportfähigkeit [16]. Auch Shelbourne und Nitz berichten in einer historischen Kontrollstudie, daß Patienten mit einer sofortigen Streckung des Kniegelenkes und frühzeitigen Vollbelastung eher die Vollstreckung erreichen und ein geringes Streckdefizit aufweisen. Ebenfalls wurde die Beugung eher erreicht. Ein Stabilitätsunterschied bestand nicht. Die Komplikationsrate in der limitierten Therapiegruppe betrug jedoch gegenüber der nicht limitierten 12 gegenüber 4% Rearthroskopien wegen eines Streckproblems [26]. In einer kontrollierten Studie konnten Andersson und Liscomb nachweisen, daß funktionell behandelte, operierte vordere Kreuzbandrupturen ein besseres Ergebnis bezüglich der Funktion aufwiesen, als in Extension immobilisierte Kniegelenke und letztere gelegentlich mobilisiert werden mußten. Der frühzeitige Einsatz einer Muskelelektrostimulation verringerte den Kraftverlust, aber nicht die Muskelatrophie und verringerte die Häufigkeit femoropatellarer Krepitationen. Nach 18 Monaten ergab sich sonst aber kein Unterschied insbesondere auch nicht für die Stabilität [1]. In dieser dreiarmigen kontrollierten Studie ergab die CPM-Therapie bei aktiver Frühmobilisation identische Ergebnisse [1]. Noyes untersuchte dann die Frage, zu welchem Zeitpunkt CPM eingesetzt werden sollte. Er fand im Rahmen einer prospektiven, kontrollierten klinischen Studie nach vorderer Kreuzbandrekonstruktion keinen Unterschied bezüglich der Schwellung, Beweglichkeit und Stabilität am Menschen, wenn CPM am 2. oder am 7. postoperativen Tag eingesetzt wurde [20].

Schlußfolgerungen

Eine sofortige funktionelle Behandlung nach operativer Bandrekonstruktion ist möglich. Durch die funktionelle Behandlung kann zeitlich eher eine höhere Reißfestigkeit erreicht werden. Das endgültige Stabilitätsergebnis ist jedoch unabhängig von einer immobilisierenden oder funktionellen Nachbehandlung. Im Endergebnis führt jedoch die funktionelle Behandlung zu einer frühzeitigen und verbesserten Funktion, frühzeitigeren Sportfähigkeit und Arbeitsfähigkeit, mit einer Verminderung der Qualen im Rahmen der Rehabilitation sowohl für den Patienten, als auch den Krankengymnasten und Physiotherapeuten und bei der Kreuzbandersatzplastik zu einer geringeren Rate an notwendigen Nachoperationen wegen eines Streckdefizits. Eine Immobilisation erscheint aus heutiger Sicht nicht mehr erforderlich und sinnvoll zu sein.

Aufgrund der experimentellen und klinischen Untersuchungen sollten Bandnähte mit PDS oder nicht resorbierbarem Nahtmaterial durchgeführt werden. Die Anatometrie muß bei den Rekonstruktionen aller Bänder berücksichtigt werden. Intraoperativ ist die funktionelle Belastbarkeit durch Durchbewegung zu Überprüfen. Im Anschluß an die Operation kann eine kontinuierliche passive Bewegung bei allen Bandkapselrekonstruktionen durchgeführt werden. Das Ausmaß der Bewegung bestimmt die intraoperative Bandnahtstabilität. Bei Bandersatzplastiken ist bei suffizienter Verankerungstechnik eine Limitierung nicht erforderlich. Der Zeitpunkt der Belastung erscheint im wesentlichen abhängig zu sein vom Reizzustand des Kniegelenkes und eine frühzeitige Vollbelastung scheint unter Beachtung der Beinachsensituation bei der Kollateralbandverletzung und Lig. patellae-Ersatzplastik des vorderen Kreuzbandes nicht nur möglich, sondern sinnvoll zu sein.

Im Rehabilitationsprogramm ist jedoch zu berücksichtigen, daß der Quadrizeps ein Antagonist des vorderen Kreuzbandes ist und die ischiocrurale Muskulatur der Antagonist des hinteren Kreuzbandes.

Literatur

1. Anderson HF, Liscomp AB (1989) Analysis of rehabilitation techniques after anterior cruciate reconstruction. Am J Sports Med 17:154–160
2. Appell HJ (1990) Muscular Atrophy Following Immobilisation. Sports Med 10:42–58
3. Ballmer PM, Jakob RP (1988) The nonoperative treatment of isolated complete tears of the medial collateral ligament of the knee. Arch Orthop Trauma Surg 107:273–276
4. Böhler L (1932) Die Technik der Knochenbruchbehandlung. Verlag W. Mandrich, Wien
5. Burri C, Pässler H, Radde J (1973) Experimentelle Grundlagen zur funktionellen Behandlung nach Bandnaht und -plastik am Kniegelenk. Z Orthop 111:378–379
6. Butler DL, Grood ES, Noyes FR, Olmstead ML, Hohn RB, Arnoczky SP, Siegel MG (1989) Mechanical properties of primate vascularized vs. nonvascularized patella tendon grafts; changes over time. J Orthop Res 7:68–79
7. Dahners LE, Torke MD, Gilbert JA, Lester GE (1989) The effect of motion on collagen synthesis, DNA synthesis and fiber orientation during ligament healing. Orthop Res Soc 14:299
8. Dihl K, El-Ahmad M, Franze K (1987) Kapselbandchirurgie des Kniegelenkes mit resorbierbaren Materialien. Z Orthop 125:467–472
9. Drez D, DeLee J, Holden JP, Arnoczky S, Noyes Fr, Roberts ThS (1991) Anterior cruciate ligament reconstruction using bone-patellar tendon-bone allografts. Am J Sports Med 19:256–263
10. Enneking WF, Horowitz M (1872) The intra-articular effects of immobilisation on the human knee. J Bone Joint Surg 54A:973–985
11. Evans EB, Eggers GWN, Butler JK, Blume J (1960) Experimental immobilization and remobilization of rat knee joints. J Bone Joint Surg 42A:737–758
12. Goldstein WM, Barmada R (1984) Early mobilization of rabbit medial collateral ligament repairs: biomechanic and histologic study. Arch Phys Med Rehabil 65:239–242
13. Gomez MA, Woo SL-Y, Inone M, Amiel D, Harwood FL, Kitabayashi L (1989) Medial collateral ligament healing subsequent to different treatment regimes. J Appl Phisiol 66:245–252
14. Häggmark T, Eriksson E, Jannson E (1986) Muscle fiber type changes in human skeletal muscle after injuries and immobilization. Orthopedics 9:181–185
15. Lies A, Jablonski H, Bär H-F, Muhr G (1989) Bedeutung des Versorgungszeitpunktes nach Bandverletzungen. Hefte Unfallheilkd 207:273

16. Lobenhoffer P, Blauth M, Tscherne H (1988) Resorbierbare Augmentationsplastik und funktionelle Nachbehandlung bei frischer vorderer Kreuzbandruptur. Z Orthop 126:296–299

17. MacFarlane BJ, Edwards P, Frank CB, Rangayyan R, Lin ZQ (1989) Quantification of collagen remodeling in healing nonimmobilized and immobilized ligaments. Orthop Res Soc 14:300

18. Noyes FR, Torvik PJ, Hyck WB, DeLucas JL (1974) Biomechanics of ligament failure. J Bone Joint Surg 56A:1406–1418

19. Noyes FR, Butler DL, Grood ES, Zernicke RF, Hefzy MS (1984) Biomechanical Analysis of Human Ligament Grafts used in Knee-Ligament Repairs and Reconstructions. J Bone Joint Surg A 66:344–352

20. Noyes FR, Mangine RE, Barber S (1987) Early knee motion after open and arthroscopic anterior cruciate ligament reconstruction. Am J Sports Med 15:149–160

21. Odensten M, Gillquist J (1985) Functional anatomy anterior cruciate ligament and a rationale for reconstruction. J Bone Joint Surg 67A:257

22. Paulos L, Noyes RR, Grood E, Butler DL (1981) Knee rehabilitation after anterior cruciate ligament reconstruction and repair. Am J Sports Med 9:140–149

23. Rehm KE, Schultheis KH (1985) Bandersatz mit Polydioxanon (PDS). Unfallchirurgie 11:264–273

24. Salter RB, Bell RS (1981) The effect of continuous passive motion on the healing of partial thickness lacerations of the patellar tendon in the rabbit. Orthop, Trans 5:209

25. Schutzer SF, Christen S, Jakob RP (1989) Further observations on the isometricity of the anterior cruciate ligament. Clin Orthop Rel Res 242:247–255

26. Shelbourne KD, Nitz P (1990) Accelerated rehabiliation after anterior cruciate ligament reconstruction. Am J Sports Med 18:292–299

27. Tiling Th, Schmid A, Edelmann M, Stadelmayer B (1987) Therapie der ligamentären vorderen Kreuzbandruptur. Nachuntersuchungsergebnisse in Abhängigkeit von der Rißlokalisation und Versorgung. Hefte Unfallheilkd 189:1098–1105

28. Tipton CM, Yames SL, Merguer KW, Tcheng T-K (1970) Influence of exercise on strength of medial collateral knee ligaments of dogs. Am J Physiol 218:894–902

29. Vailas AC, Tipton M, Matthes RD, et al (1981) Physical Activity and its influence on the repair process of medial collateral ligaments. Connet Tissue Res 9:25–31

30. Vuilleumier B, Müller W Operative Verfahren der frischen vorderen Kreuzbandruptur. Symposium: Die Kreuzbandverletzungen des Sportlers, Köln 1–2.9.1989

31. Walsh S, Frank C, Chimich D, Lam T, Hart D (1989) Immobilization inhibits biomechanical maturation of growing ligaments. Orthop Res Soc 14:253

32. Woo SL-Y, Masahiro J, McGurk-Burleson E, Gomez MA (1987) Treatment of the medial collateral ligament injury. Am J Sports Med 15:22–29

Wertigkeit von Knieorthesen in der Nachbehandlung von Kniebandverletzungen

K. Neumann

Klinik für Unfall- und Wiederherstellungschirurgie, Kreiskrankenhaus, Akademisches Lehrkrankenhaus der Technischen Universität München, Auenstraße 6, D-82467 Garmisch-Partenkirchen

Der immense Fortschritt in der konservativen wie operativen Therapie von Kapselbandverletzungen des Kniegelenkes erlaubt auch eine aggressivere Rehabilitation. Hierbei wird den Knieführungsschienen (Brace) eine besondere schützende Rolle für die genähten Bandstrukturen oder das Transplantat beigemessen.

Folgende Knieschienen (Braces) werden angewendet:

1. Prophylaktische Braces. Sie sollen Verletzungen vorbeugen. Es gibt allerdings bisher keine Schiene, die das normale Kniegelenk gegen eine vordere Kreuzbandverletzung schützen kann. In einer prospektiv-randomisierten Studie prophylaktischer Knieorthesen im amerikanischen Football konnte zwar die Rate der MCL-Verletzungen bei Verteidigern (47% lateraler Kontakt!) signifikant gesenkt werden, während die Verletzungskombination von MCL und VKB unbeeinträchtigt blieb. Der routinemäßige Gebrauch bei Mannschaftssportarten bleibt somit fraglich.

2. Postoperative/Rehabilitative Braces. Sie sollen in der postoperativen Phase bei fixiertem Winkel oder limitiertem Bewegungsausmaß den Kapsel-Band-Apparat oder das Transplantat vor einwirkenden Muskelkräften schützen.

3. Funktionelle Braces. Sie sollen zur mechanischen Stabilisierung des Kniegelenkes nach Operation einer Kreuzbandverletzung oder bei vorderer Kreuzband-Insuffizienz beitragen, um das Gefühl der adäquaten Streß-Protektion sowie kontrollierten Gelenkführung zu vermitteln. Hierbei gilt besonders, Scherkräfte und Achsverschiebungen im Kniegelenk zu vermeiden.

Brace-Typen

Scharnier-Schienen-Riemen-Typ
Scharnier-Schienen-Schalen-Typ.

Gelenk-Konstruktionen

1. Einachs-Gelenk mit 16 mm posteriorer Achse.
2. Doppel-Gelenk mit Zahnsegmentführung.
3. Vierachs-Gelenk entspricht dem Funktionsprinzip der überschlagenen Viergelenk-Kette der Kreuzbänder.

Hefte zu „Der Unfallchirurg", Heft 241
K. E. Rehm (Hrsg.)
© Springer-Verlag Berlin Heidelberg 1994

Biomechanische Untersuchungen von Walker (J. Biomechanics 21, 1988) haben bei den getesteten Orthesen kein kinematisches Scharnier oder einen physiologischen Drehpunkt ergeben.

Probleme der Anpassung und Halterung der Braces sind

- Distale Migration aller Knie-Orthesen mit konsekutiver Störung der Kniekinematik.
- Elastizität der Halterung.
- Anpassung an die Beinachse.
- Bewegungen im Brace bei fixiertem Winkel bis zu +18 Grad Extension.

Alle Knieschienen (Braces) erheben den Anspruch, Dehnungskräfte zu reduzieren, zu einer verbesserten Propriozeption beizutragen und mechanischen Schutz zu gewährleisten.

Muskelfunktion unter Brace

Die Knieschiene verursacht eine intramuskuläre Druckerhöhung und Perfusionsminderung der Oberschenkelmuskulatur, was in einer vorzeitigen Ermüdung resultiert.

Bei Patienten mit Brace wurden 41% höhere Lactatwerte gemessen als ohne Brace. Laufversuche mit Knieschienen bei vorderer Kreuzband-Insufficienz führten zu einem Anstieg des Sauerstoffverbrauchs um 4,58%, einer Erhöhung der Herzfrequenz um 5,10% und einer Reduzierung der Schrittlänge um 0,72%.

Knie-Brace-Funktion auf den Kapsel-Band-Apparat

Die Innen- wie Außenrotation läßt sich eher reduzieren als die a.p.-Translation. Die vordere Schublade ist unter Brace in 30 Grad stärker ausgeprägt als in 60°-Flexion. Untersuchungen von Branch zur Propriozeption mit und ohne Brace ergeben im EMG keinen signifikanten Unterschied. Auch stabilometrische Untersuchungen (Kinästhesie) mit und ohne Brace zeigen keine Differenz.

Ohne Anwendung von Brace nach vorderem Kreuzbandersatz liegt die Versagerquote in einer retrospektiven Studie bei 1%.

Braces bei hinteren Kreuzbandverletzungen können die hintere Subluxation nicht reduzieren.

Subjektive Kriterien

Trotz des Mangels an objektiven Daten über Knie-Braces geben Patienten eine bessere Funktion an und nehmen rigoroser wieder an Mannschafts- und Kampfsportarten teil.

Zudem sollen Knieschienen Dehnungskräfte im vorderen Kreuzband während der Rehabilitation verringern können.

Schlußfolgerung

Qualitative Werte über Funktion der rehabilitiven und funktionellen Knie-Braces liegen unter realistischen, physiologischen und pathomechanischen Belastungsbedingungen bisher nicht vor. Prospektive Studien zur Effizienz dieser Orthesen nach Kreuzbandoperationen oder in der Behandlung der chronisch vorderen Kreuzband-Insuffizienz stehen noch aus.

Bis dahin vermitteln Knie-Braces weiterhin ein Gefühl der Sicherheit und stabilisierenden Führung (Memory-Effekt?), das die Einhaltung des Rehabilitationsprogrammes fördert.

Literatur

Bähler A (1992) Orthopädie-Technik 3
Beck C (1986) Am J Sports Med 14
Branch T (1986) Orthopedics 9
Cawley PW (1991) Am J Sports Med 19
Davies GJ (1992) JOSPT 15
Erickson AR (1993) Am J Sports Med 21
Houston ME (1982) Arch Phys Med Rehabil 63
Mishra DK (1989) Clin Orthop 241
Neumann K (1992) Akt Chir 27
Ott JW (1993) Orthopedics 16
Rovere GD (1987) Am J Sports Med 15
Sitler M (1990) Am J Sports Med 18
Styf J (1992) Am J Sports Med 20
Walker J (1988) J Biomechanics 21
Zetterlund AE (1986) Am J Sports Med 14

Voraussetzungen zur Wiederaufnahme von Belastung und Sport beim Normalsportler und Leistungssportler

L. Gotzen, M. Schierl und J. Petermann

Klinik für Unfallchirurgie Philipps-Universität Marburg,
Baldinger Straße, D-35043 Marburg a.d. Lahn

Kapselbandläsionen des Kniegelenkes sind nahezu alltägliche Verletzungen im Breitensport, Vereinssport und Hochleistungssport, wobei besonders häufig das vordere Kreuzband betroffen ist.

Verbesserte Konzepte und Techniken in der operativen Behandlung und in der Rehabilitation während der letzten 3–5 Jahre haben dazu geführt, daß die Ruptur des VKB für den Sportler vieles vom Schrecken der früheren Jahre verloren hat.

Hefte zu „Der Unfallchirurg", Heft 241
K. E. Rehm (Hrsg.)
© Springer-Verlag Berlin Heidelberg 1994

Trotzdem stellt die Rehabilitation von operativ versorgten vorderen Kreuzband-verletzungen weiterhin ein aktuelles Problem der Sporttraumatologie dar.

Das Behandlungsziel besteht nicht nur in der Wiedererlangung der passiven Stabilität und freien Beweglichkeit des Kniegelenkes, sondern vor allem in der Wiederherstellung der individuellen Sportfähigkeit des Patienten. Diese beinhaltet sowohl eine normale aktive Stabilität mit einem hohen Leistungsvermögen sämtlicher Extensoren, Flexoren und Rotatoren als auch Beschwerdefreiheit im Kniegelenk, was hier nicht nur Schmerzfreiheit, sondern auch das Gefühl der Sicherheit bedeutet. Sportfähigkeit stellt damit das wichtigste Kriterium für den Therapieerfolg dar. Die Wiedererlangung der vollen Sportfähigkeit, die man als qualitativ und quantitativ uneingeschränkte Möglichkeit der beschwerdefreien Sportausübung auf gewünschtem Leistungsniveau definieren kann, wird von vielen verletzten Sportlern erwartet und gefordert.

Insbesondere Leistungs- und Profisportler sind in ihrer beruflichen Karriere, ihrem sozialen Ansehen als auch in ihrem persönlichen Selbsverständnis stark von ihrer körperlichen Fitness und Leistungsfähigkeit abhängig.

Diesen Anforderungen gerecht zu werden, stellt das gesamte Behandlungsteam vor eine schwierige und verantwortungsvolle Aufgabe. Erschwert wird diese Aufgabe nicht nur durch die persönlichen Ansprüche des Sportlers, sondern auch durch von außen herangetragene Forderungen von Trainern, Managern und Funktionären. Der Eigengesetzlichkeit des Hochleistungssports folgend, werden optimale Behandlungsergebnisse in kürzester Zeit erwartet und in der Diskussion Argumente angeführt, die den realen Rehabilitationsstand oftmals unberücksichtigt lassen.

Auf der anderen Seite jedoch bieten Sportler in der Regel eine hohe Kooperationsbereitschaft, Motivation und gute motorische Fähigkeiten, die in die richtigen Bahnen gelenkt optimale Voraussetzungen für eine rasche Rehabilitation darstellen.

Was für den Hochleistungssportler gilt, ist dem Normalsportler heutzutage leider nur allzu häufig billig. Durch Pressemitteilungen über rascheste Wiedergenesung nach schweren Verletzungen, die teilweise in keiner vernünftigen Relation zu den pathophysiologisch vorgegebenen Heilungszeiten stehen, geschürt, sind die Erwartungen und Vorstellungen über die Wiedergenesung stark überzogen, ohne daß der Normalsportler entsprechend eigene Leistungen im Rahmen der Rehabilitation bringen kann oder will. Hierin und nur hierin unterscheidet er sich vom Leistungssportler.

Wovon hängen Belastbarkeit und Sportfähigkeit nach einer VKB-Rekonstruktion in erster Linie ab? Folgende Faktoren sind entscheidend:

- Operation
- Rehabilitation
- Zeit
- Motivation.

Operation und Rehabilitation müssen als Einheit betrachtet werden. Von ihrer Qualität hängt es vor allem ab, ob die Sportfähigkeit in vollem Umfang erreicht wird.

Wenn auch bei der Rehabilitation die physische Wiederherstellung im Vordergrund steht, so dürfen speziell beim Sportler nicht die psychischen Rehabilitationsaspekte vernachlässigt werden. Faris prägte den Satz: „To treat a knee and ignore the brain and emotions that direct the choreography of that knee is not consistent with total care of this patient".

Die Operation muß in den Gesamtkomplex der Rehabilitation integriert werden, d.h. es ist nicht nur eine postoperative, sondern auch eine präoperative Rehabilitation erforderlich.

Die Rehabilitation stellt somit präoperativ das Bindeglied zwischen Verletzung und Bandrekonstruktion und postoperativ das Bindeglied zwischen Bandrekonstruktion und sportlicher Belastung dar.

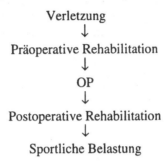

Die präoperative Rehabilitation erstreckt sich bei unseren Sportlern in der Regel über einen Zeitraum von 4–10 Tagen. Diese Zeit wird intensiv genützt, um das verletzte Knie und den Patienten auf die Bandrekonstruktion vorzubereiten. Zur Anwendung kommen Analgetika und Antiphlogistika, Kryotherapie, passive Extensionsübungen, aktive Bewegungsübungen, muskuläre Kräftigung und Gangschulung. Es hat sich als vorteilhaft erwiesen, den Patienten zur mentalen Vorbereitung auf die Operation anhand von Schautafeln und Kniemodellen die Rekonstruktionstechnik zu erläutern, die Umbauvorgänge des Transplantates darzulegen und über den Ablauf der postoperativen Rehabilitation genau zu informieren. Eine gute präoperative Vorbereitung hilft wesentlich, postoperativ Probleme zu vermeiden.

Präoperative Rehabilitation

– Beseitigung der Gelenkschwellung
– Normalisierung der Beweglichkeit (volle Extension)
– Muskelkräftigung
– Gangschulung
– Mentale Vorbereitung.

Operation

Als Biotransplantat zur Rekonstruktion des VKB stellt das Lig. patellae-Transplantat (BTB) den goldenen Standard dar. Unabhängig vom verwendeten Ersatzmaterial müssen zur Sicherstellung des Operationserfolges folgende Bedingungen erfüllt werden:

- Anatomisch-isometrische Anlage der Bohrkanäle
- 2 mm-Isometrie
- Freie Kniebeweglichkeit einschließlich der physiologischen
- Rekurvation
- Kein Transplantat-Impingement
- Stabilie Transplantatfixation
- Normale vordere Stabilität.

Obwohl der Wert einer synthetischen Augmentation kontrovers diskutiert wird, führen wir routinemäßig eine Transplantatprotektion mit dem TETRA-L3 durch.

Das Biotransplantat unterliegt einem tiefgreifenden und langandauernden strukturellen Transformationsprozeß.

Nekrose	Struktureller
	Transformations-
Revitalisierung	prozess eines
	Biotransplantates
Kollagensynthese	zum Ersatz des
	vorderen Kreuz-
Remodelling	bandes

Die initiale Nekrose- und Degenerationsphase geht mit einer erheblichen mechanischen Schwächung des Transplantates einher. Nach den experimentellen Untersuchungen von Kasperczyk und Bosch erreicht es 8 Wochen postoperativ mit nur 13% der Zugfestigkeit vom kontralateralen Kreuzband eine Belastungsminimum. In der Revitalisierungsphase, charakterisiert durch Revaskularisation und Fibroblaseneinstrom sowie im Gefolge der Kollagensynthese beginnt es allmählich an Zugfestigkeit zu gewinnen. Nach tierexperimentellen Untersuchungen hat das Transplantat nach einem Jahr etwa 40 bis 50% der Zugfestigkeit des kontralateralen Kreuzbandes erreicht.

Das biomechanische Konzept der Augmentation besteht zum einen darin, mit Hilfe des synthetischen Partners die primäre Stabilitätslücke zu schließen und damit das Biotransplantat in der vulnerablen Frühphase vor mechanischer Überlastung zu schützen, ohne auf eine forcierte Rehabilitation verzichten zu müssen.

Der zweite wesentliche biomechanische Aspekt ist der graduell zunehmende Belastungstransfer vom synthetischen Bandmaterial auf das körpereigene Ersatzgewebe, damit sich dieses ohne schädliche Traumatisierung morphologisch an die vermehrte Belastung anpassen kann.

Wir halten noch einen dritten Aspekt für wesentlich, nämlich den langfristigen Schutz des Biotransplantates durch das Augmentationsband, um den abschließenden Ligamentisierungsprozeß zu fördern.

Postoperative Rehabilitation

Die Nachbehandlung während des stationären Aufenthaltes umfaßt folgende wesentliche Maßnahmen:

- Medikamentöse Schmerztherapie
- Kryotherapie
- Isometrische Spannungsübungen
- CPM aus voller Extension mit zunehmender Flexion
- Krankengymnastische Innervations- und Funktionsschulung der Muskulatur
- Elektrotherapie
- Aktive Bewegungsübungen ohne Limitierung
- Gangschulung unter Teilbelastung
- Manuelle Therapie zur Patellamobilisation und Lymphdrainage.

Der Übergang von der stationären in die ambulante Rehabilitation darf keinen Einschnitt bedeuten.

Optimale Voraussetzungen für eine effektive Fortsetzung der Rehabilitation bieten Rehabilitationszentren, die die Anforderung der Berufsgenossenschaften an die Besonders Indizierte Therapie erfüllen. Die Kombination auf fachlich geschulten Krankengymnasten und Masseuren, Diplomsportlehrern mit Zusatzausbildung Rehabilitation, die Überwachung der Therapie durch die regelmäßige Anwesenheit eines Arztes sowie die vorgeschriebenen räumlichen und apparativen Ausstattungen bieten besonders gute Möglichkeiten einer komplexen inhaltlichen als auch adäquaten zeitlichen Betreuung des Patienten vom stationären Aufenthalt bis zur Wiedererlangung der Sportfähigkeit.

Bei der BITH erfährt der Patient eine Komplextherapie bestehend aus Krankengymnastik, physikalischer Therapie und medizinischer Trainingslehre. Am Anfang der ambulanten Rehabilitation steht die Fortführung der stationär eingeleiteten Maßnahmen. Nach Erreichen der stockfreien Gehfähigkeit, was in der Regel bei unseren Patienten nach der 3. bis 4. Woche möglich ist, verlagert sich die weitere Rehabilitation auf die Schulung der koordinativen Fähigkeiten, den Kraftzuwachs der Muskulatur als auch auf die Verbesserung ihrer Ausdauerleistung. Bei der Koordinationsschulung werden vor allem kombinierte Armbeinbewegungen sowie Komplexbewegungen trainiert. Hierzu dienen Gymnastikgeräte wie weiche Fußmatte, Gymnastikseil, Medizinball, Trampolin, Kreisel etc.

Das trainingswissenschaftlich fundierte Muskelaufbautraining gewinnt in der Rehabilitation nach operativ versorgten Kniebandinstabilitäten immer mehr an Bedeutung. Das Krafttraining erfolgt im offenen und geschlossenen System. Im geschlossenen System erreichen wir die für Alltag und Sport belastende physiologische Kinesie und die dafür erforderliche koordinierte und koaktivierte Muskelaktionsfolge. Darüber hinaus werden die auf das Gelenk eintreffenden Normal- und Reaktionskräfte schonend vorbereitet. Desweiteren gelingt es, das Kniegelenk in den gesamten Bewegungsapparat mit zu reintegrieren. Dabei entstehende Druck- und Zugfaktoren dienen zur Verbesserung des Knorpelstoffwechsels sowie zur Einübung des ständigen Wechsels von konzentrischer und exzentrischer Muskelarbeit.

Ein intensives Stretching der beübten Muskulatur ist obligat.

Im Rahmen des allgemeinen Muskeltrainings werden insbesondere die Schultergürtel-, die Hüftgelenk- und die Rumpfmuskulatur beübt. Hiebei wird in erster Linie an konventionellen Trainingsgeräten an der Zugmaschine trainiert.

Ausdauertraining erfolgt am isokinetischen Fahrradergometer und auf dem Laufband.

Im zunehmenden Maße können sportspezifische Übungen in das Trainingsprogramm eingearbeitet werden. So wird der Sportler Schritt für Schritt wieder an seine Sportart herangeführt. Er gewinnt durch die intensive Betreuung selbst Einsicht in die Rehabilitationsprinzipien und kann zunehmend auch selbständig arbeiten.

Zur Überprüfung des Rehabilitationszustandes und der Rehabilitationsfortschritte führen wir neben der klinischen Untersuchung regelmäßig Isokinetiktests durch.

Zielsetzung isokinetischer Messungen ist die muskuläre Leistungsdiagnostik im Sinne der

- Erfassung funktioneller Störungen der Gelenkmechanik
- Erfassung muskulärer Defizite und Dysbalancen
- Beurteilung und Steuerung von Kraft- und Muskelaufbautraining.

Isokinetiktests sind damit besonders geeignet zur Objektivierung, inwieweit die körpereigene Bilateralität bezüglich der Kraft wiederhergestellt ist.

Neben der Kraftentwicklung von Flexoren und Extensoren kann auch das Verhältnis dieser beiden Muskelgruppen beurteilt werden, das physiologischerweise etwa 0,7 beträgt.

Voraussetzungen zur Sportaufnahme

Klare und verbindliche Aussagen, unter welchen Bedingungen ein Sportler nach vorderer Kreuzbandrekonstruktion wieder uneingeschränkt sich sportlich betätigen kann, sind kaum vorhanden.

Basierend auf einer eingehenden Analyse eines Kollektivs von 41 Sportlern, bei denen wegen einer akuten VKB-Ruptur eine augmentierte Patellarsehnenplastik durchgeführt worden war, wurden folgende Parameter als besonders wichtig zur vollen Sportausübung eruiert:

- Stabilität
- Beweglichkeit
- Muskelstatus
- Koordination
- Zeit
- Motivation.

Stabilität

Die passive vordere Stabilität, von uns gemessen mit dem KT 1000 unter maximaler vorderer Schublade, darf im Seitenvergleich nur eine Differenz von maximal 3 mm aufweisen.

Beweglichkeit

Es muß eine freie Kniebeweglichkeit vorliegen. Allenfalls darf das Streckdefizit im Seitenvergleich 5° betragen. Besonders für den Sportler ist die physiologische Rekurvation wichtig.

Muskelstatus

Ein grober Parameter zur Beurteilung des Muskelstatus ist die Umfangsmessung des Oberschenkels. Die Seitendifferenz darf den Wert von 1 cm nicht überschreiten. Objektiver ist die isokinetische Leistungsmessung der Muskulatur. Die Muskelkraft der verletzten Seite sowohl für die Extensoren als auch Flexoren muß über 85% von der der Gegenseite betragen. Weiterhin muß ein ausgewogenes Verhältnis zwischen Flexoren und Extensoren vorhanden sein.

Koordination

Besonders schwierig ist die Koordinationsleistung zu objektivieren. Wir haben als Kriterium für die Koordinationsleistung den One Leg Hop-Test herangezogen. Dieser muß bei über 90% im Vergleich zur Gegenseite liegen.

Sportler die ein oder gar mehrere dieser Werte nicht erreichen, machten die Knieverletzung dafür verantwortlich, daß sie das angestrebte sportliche Leistungsniveau nicht ereichen konnten. Sie klagten in erheblichem Maße über Einbußen der Schnelligkeit, Wendigkeit, der Sprungkraft und der Ausdauer. Alle Sportler, die die genannten Kriterien erfüllten, erreichten den angestrebten Leistungslevel.

Zeit

Das Ziel der Rehabilitation aus der Sicht des Sportlers, insbesondere des Hochleistungsathleten ist darauf ausgerichtet, daß nach 6 Monaten wieder sportliche Vollbelastung erreicht wird.

Nach dieser Zeit sind meist beim motivierten Sportler unter optimaler Rehabilitation Koordination, Kraft und Ausdauer weitgehend normalisiert.

Die Frage, nach welcher Zeit das Transplantat genügend Festigkeit hat, um Belastungen unbeschadet zu widerstehen, stellt einen entscheidenden Parameter für die Sportaufnahme dar. Nach tierexperimentellen Untersuchungen beträgt die Zugfestigkeit des Patellarsehnentransplantates nach einem halben Jahr etwa 25–30%, nach einem Jahr etwa 45–50% der des kontralateralen Kreuzbandes. Wenn man für das menschliche VKB einen Normwert für die Zugfestigkeit von etwa 1800 N zugrunde legt, kann man davon ausgehen, daß das Transplantat nach einem halben Jahr eine Festigkeit von etwa 500 N, nach einem Jahr von etwa 900 N besitzt (Tabelle 1).

Das normale VKB weist eine komplexe, helixartige Struktur aus unterschiedlichen Bündeln und Faserzügen auf. Das VKB wird bei Beanspruchung des Kniegelenkes nicht gleichmäßig belastet, am ehesten sind in voller Kniestreckung die Fasern weit-

Tabelle 1. Tierexperimentelle Untersuchungen

VKB-Ersatz mit Patellarsehnentransplantat Zugfestigkeit in % zur Gegenseite			
Wochen postoperativ	12–16	26–30	52–104
Clancy	26		52
Mc Pherson	15	38	45
Shino		30	
Hurley			< 32
Mc Farland		23	
Kasperczyk (HKB-Ersatz mit PS)			47–60

gehend parallel und gespannt. Unter Belastung kommt es zu einem Faserrecruitment, d.h. je größer die Belastung auf das VKB wird, desto mehr Fasern werden zur Belastungsaufnahme herangezogen.

Beim VKB-Ersatz wird im Prinzip nur das anteromediale Bündel ersetzt. Das Transplantat entspricht einer uniaxialen parallelfaserigen Struktur. Die Belastungen, die auf das Transplantat einwirken, werden mit der gesamten Querschnittsfläche aufgefangen. Insofern unterscheidet es sich ganz wesentlich im biomechanischen Verhalten gegenüber dem normalen VKB.

Daraus läßt sich ableiten, daß das Transplantat, auch wenn es im Vergleich zum normalen VKB eine wesentlich geringere Zugfestigkeit aufweist, trotzdem in der Lage ist, die ventrale Kniestabilität auch unter sportlicher Belastung sicherzustellen, vorausgesetzt, daß das Kniegelenk durch die intensive Rehabilitation eine optimale dynamisch-muskuläre Stabilisierung und Führung erlangt hat. Allerdings ist die Belastungs- und damit Sicherheitsreserve wesentlich geringer als beim normalen VKB.

Bei unseren Patienten mit synthetisch augmentiertem Patellarsehnentransplantat erlauben wir bei entsprechender Rehabilitation und bei Erfüllung der aufgezeigten Parameter die volle Sportaufnahme nach einem halben Jahr. Für VKB-Rekonstruktionen mit alleinigem PS-Transplantat ist es sicherlich ratsam, einen Zeitraum von 8–9 Monaten zugrunde zu legen.

Motivation

Die Motivation ist eine entscheidende Voraussetzung zur Wiederaufnahme des Sports. Beim Leistungs- und Profisportler ist die Motivation meist kein Problem, da sein sozialer Status eng mit dem Sport verbunden ist.

Zahlreiche Untersuchungen belegen den hohen Stellenwert der Motivation für das muskuläre Aufbautraining und die Entfaltung der Maximalkraft. Beim Leistungssportler ist es häufig eher die Übermotivation, die es zu zügeln gilt.

Anders ist es beim Normalsportler. In unserem Untersuchungskollektiv wurde nur von 25% der Sportler, die ihre sportliche Betätigung aufgaben oder den Leistungslevel reduziert hatten, die Knieverletzung und ihre physischen Folgen als Ursache hierfür angegeben. Bei 3/4 der Sportler stand die Angst vor einer Reverletzung mit ihren sozialen und ökonomischen Folgen im Vordergrund.

Als weitere Gründe wurden das höhere Alter, das mangelnde Interesse, die fehlende Zeit, die Beanspruchung durch die Familie und das ärztliche Abraten angeführt. Die Leistungsbereitschaft wird beeinflußt von endogenen und exogenen Faktoren, wobei die Motivation eine besonders große Rolle spielt.

Schlußfolgerung

Die Wiederherstellung der Sportfähigkeit nach einer vorderen Kreuzbandoperation stellt für das gesamte Behandlungsteam und den Patienten einen langwierigen und komplexen Prozeß dar. Perfekte Operationstechnik und optimale Rehabilitation sind neben der Motivation des Sportlers die wesentlichen Bedingungen, dieses Ziel zu erreichen. Für den operativ tätigen Sporttraumatologen ist es besonders wichtig, daß er neben den chirurgischen Aspekten auch die modernen Rehabilitationsmodalitäten beherrscht, um dem Sportler eine umfassende ärztliche Betreuung angedeihen zu lassen. Als die wesentlichen objektiven Voraussetzungen zur vollen Sportaufnahme nach einer vorderen Kreuzbandrekonstruktion sind die Restitution der passiven Stabilität, die uneingeschränkte schmerzfreie Beweglichkeit, die Normalisierung der Muskelkraft und das Koordinationsvermögen zu nennen. Für die volle sportliche Belastbarkeit muß beim Ersatz des VKB mit einem nicht synthetisch augmentiertem Patellarsehnentransplantat ein Zeitraum von 8–9 Monaten zugrunde gelegt werden, während bei synthetischer Augmentation die uneingeschränkte Sportausübung bereits nach einem halben Jahr gestattet werden kann.

Intramedulläre Stabilisierung: Grundlagen der intramedullären Stabilisierung

Vorsitz: B. Claudi, München

Einleitung, Zielsetzung des Fortbildungskurses

B. Claudi

(Manuskript nicht eingegangen)

Historie der Marknagelung

U. Pfister

Unfallchirurgie, Städtische Krankenanstalten, Moltkestraße 14, D-67655 Karlsruhe

Die operative Stabilisierung frakturierter Knochen mit Hilfe eines Nagels ist ein relativ altes Verfahren. Zunächst wurde die Methode nur bei gelenknahen Frakturen angewandt. Dieffenbach und von Langenbeck (1858) führten die ersten Nagelungen von Schenkelhalsfrakturen schon in der Mitte des 19. Jahrhunderts durch. Die Resultate waren nicht befriedigend. Sie verbesserten sich als Smith-Peterson (1925) den 3-Lamellen-Nagel entwickelte und Sven Johannsen (1932) das operative Vorgehen standardisierte.

Die Nagelung bei Frakturen langer Röhrenknochen wurde erstmals vor fast 100 Jahren durchgeführt. Die ersten Versuche wurden von

Nicolaysen 1897
Lejahr 1902
Lambotte 1907

unternommen.

Lejahr benutzte lange, gut passende Elfenbeinnägel, Lambotte Metallstäbe.

Rissler (1911) empfahl die Stabilisierung von diaphysären Frakturen durch intramedulläre Zapfen aus Elfenbein oder Knochen. Er legte die Fraktur frei, bohrte dann beide Fragmente auf und führte das Implantat von der Fraktur her ein.

Hey Groves (1912) zeigte verschiedentlich Fälle, bei denen er zur intramedullären Fixation massive Metallstäbe, Zapfen, Röhren und 4-Lamellen-Drähte benutzt hat.

Hefte zu „Der Unfallchirurg", Heft 241
K. E. Rehm (Hrsg.)
© Springer-Verlag Berlin Heidelberg 1994

Schöne (1913) verwendete ductile Silberdrähte zur Stabilisierung von Unterarm-frakturen.

Müller-Meernach (1933) operierte Femur- und Tibiafrakturen und benützte zur Stabilisierung intramedulläre Zapfen aus Stahl oder Messing.

Die Gebrüder Rush publizierten ihre Methode der Frakturstabilisierung mit massiven elastischen Stahldrähten im Jahre 1933.

Mit Ausnahme der Rush-Pin-Methode waren alle anderen Verfahren nicht erfolgreich. Gründe dafür waren eine nicht ausgereifte Indikationsstellung, insuffiziente Materialien und operative Techniken und auch das fehlende Wissen, um die grundsätzlichen biomechanischen Prinzipien der Frakturheilung.

Die Geschichte der intramedullären Marknagelung, wie wir sie heute kennen, begann 1939 mit Küntscher. Er zeigte seine ersten zwölf Fälle einer Femurmarknagelung am Kongress der Deutschen Gesellschaft für Chirurgie im Jahre 1940. Bei dieser Vorstellung wies er auch auf die zwei wesentlichen Prinzipien seiner Methode hin:

1. Bewegungslose Fixation der Fragmente bis zur knöchernen Heilung
2. Sofortige Bewegungs- und frühe Übungsstabilität.

Küntschers Vorstellung von einer „stabilen Osteosynthese" basierte auf zwei unabdingbaren mechanischen Voraussetzungen:

1. Der Belastbarkeit der intramedullären Schiene
2. Einer festen Verbindung zwischen Nagel und Knochen.

Vehement forderte er, daß die entscheidende biologische Prämisse für die operative Frakturbehandlung ein geschlossenes Vorgehen ohne Entfernung des Frakturhaematoms und ohne Zerstörung des Periosts sein sollte. Praxisübersetzt hieß dies:

1. Der Marknagel muß stabil genug sein, um biegenden Kräften während der Übungsbehandlung oder gar der Belastung zu wiederstehen.
2. Der Nagel muß eine Rotation oder ein Kippen der Fragmente verhindern.
3. Der Nagel muß fern von der Fraktur eingeführt werden und in die Markhöhle passen.

Aus diesen Forderungen Küntschers erwuchsen in den folgenden Jahren eine ganze Reihe von Veränderungen und Verbesserungen sowohl des Implantats als auch der Operationsmethode selbst.

Stabilität und Passform des Nagels

Anfänglich benützte Küntscher elastische V-förmige Nägel. Schon 1942 führte er aber rigide Femurnägel mit Kleeblattprofil ein. Sie waren aus geschlitzten hohlen Stahlröhren gefertigt. Die Krümmung der Markhöhle und die exzentrisch gelegenen Insertionspunkte der Tibia, der Unterarmknochen und des Humerus zwangen ihn aber, bei Frakturen dieser Lokalisationen weiterhin elastische V-förmige Nägel zu benützen. Er verwendete dann aber, z.B. an der Tibia in manchen Fällen zwei V-förmige Nägel, um eine stabilere Fixation zu erreichen.

1950 entwickelte Herzog einen rigiden Tibianagel mit einer Krümmung. Ab diesem Zeitpunkt konnten die Hohlnägel mit kleeblattförmigem Querschnitt auch für Tibia und Humerusschaftfrakturen Verwendung finden.

Zu Beginn der 50er Jahre wurde das vorher teilweise erheblich störende metallurgische Problem der Korrosion dadurch gelöst, daß zur Herstellung der Nägel bessere Metallegierungen gefunden wurden. Vorher hatte der Rost häufig die Nägel in situ zerfressen und damit eine Reihe von Problemen erwachsen lassen. Ein anderes Problem erwuchs aus der Notwendigkeit, aus mechanischen Gründen Nägel mit möglichst großen Durchmessern zu verwenden. Manchmal blieben diese rigiden Nägel in der unaufgebohrten gebogenen und unregelmäßigen Markhöhle stecken und konnten weder ganz eingeschlagen noch auf die übliche Weise wieder entfernt werden.

Schon 1950 hatte Küntscher empfohlen, beim Vorliegen einer abgedeckelten Pseudarthrose die Markhöhle mit Handbohrern aufzuweiten. 1954 hatte er einen elektrisch betriebenen Bohrer konstruiert und ab 1960 empfahl er dann das Aufbohren als Standard bei jeder Marknagelung. Durch das Aufbohren wurde ein gerader medullärer Kanal erzeugt und die Verwendung von Nägeln mit größerem Durchmesser ohne das Risiko eines Festlaufens möglich.

Der original Küntscher-Nagel hat ein ovales Loch am proximalen Ende, um die Extraktion mit einem speziellen Haken zu erleichtern. Jeder, der diese Nägel benutzt hat, kennt das Problem der gebrochenen Haken und der ausgeschlitzten Löcher bei sehr fest sitzendem Nagel. Deshalb war die Entwicklung eines Nagels mit proximalem Innengewinde zur Montage eines Ausschlaginstrumentariums durch die AO eine beträchtliche Verbesserung.

Verbesserung der stabilisierenden Wirkung des Nagels

Von Beginn an wurden Versuche unternommen, ein Zusammensintern der Fragmente über dem Nagel im Falle von Defektfrakturen zu verhindern und die Rotationsstabilität der Nagelosteosynthese zu verbessern. Zu diesem Zweck wurden sehr viele verschiedene Nagelquerschnitte entwickelt oder spezielle Antirotationsvorrichtungen konstruiert.

Maatz beschrieb neue Nageldesigns wie z.B. konische Nägel und Spreiznägel bereits 1942.

1949 publizierten Küntscher den sogenannten „Kontensions-Nagel" mit gebogenen Enden. Herzog beschrieb 1958 den sogenannten „Rohrschlitz-Nagel", einen geschlitzten Nagel mit zusätzlichen ovalen Löchern über die ganze Nagellänge. Dieser Nagel erlaubte eine zusätzliche Stabilisierung durch über die ganze Länge des Nagels in die Löcher eingeflochtene Kirschnerdrähte oder durch Kirschnerdrähte, die in die Röhre des Nagels eingeführt und am distalen Ende gespreizt ausgeschlagen wurden. Herzog scheint auch der eigentliche Erfinder der Verriegelung zu sein, denn er hat bereits 1958 das Beispiel einer Femurtrümmerfraktur gezeigt, die von ihm genagelt und durch horizontal durch den Nagel geführte Kirschnerdrähte verriegelt worden war.

1964 gab Küntscher den sogenannten „Distanz-Nagel" zur Stabilisierung von Defektfrakturen an. Dieser Nagel war mit einer Metallplatte kombiniert, die durch Einschlagen eines zweiten dünneren Nagels aus dem zuerst eingeschlagenen Nagel ausgetrieben und in den Defekt plaziert wurde.

Um eine axiale Kompression zu erreichen, entwickelte Käßmann 1969 den sogenannten „Kompressions-Nagel".

1968 konnte dann Küntscher den ersten klinischen Fall zeigen, in dem er einen sogenannten „Detensions-Nagel" appliziert hatte. Diese Idee wurde dann von Klemm und Schellmann 1970 aufgegriffen und sie entwickelten einen Nagel, der durch Bolzen oder Schrauben proximal und distal verriegelt wird, den uns heute allen bekannten Verriegelungsnagel.

Dieser Nagel und seine Nachfolger führten in den letzten Jahren auch dazu, daß eine lange Zeit als Kontraindikation geltende Kondition, nämlich die Nagelung von Frakturen mit schwerer Weichteilkontusion oder offener Weichteilverletzung wieder neu überdacht werden muß. Rigide verriegelte Vollmetallnägel können ohne die aus biologischer Sicht suspekte Aufbohrung der Markhöhle offentsichtlich bei relativ geringen Durchmessern genügende Stabilität herbeiführen.

So schließt sich der Zirkel und die modernste Entwicklung der Marknagelung führt zum Ausgangspunkt der Idee Küntschers zurück.

Der Vollständigkeit halber muß noch eine letzte Gruppe von Nägeln erwähnt werden, dies schon deshalb weil bei der zu beobachtenden Renaissance des Marknagels heute Produkte auf den Markt kommen, die ihre Vorläufer in der Historie haben.

Bereits bei der ersten Präsentation seines Nagels im Jahre 1940 zeigte Küntscher die Möglichkeit, den Nagel mit einer Lasche zu kombinieren und dadurch auch pertrochantäre Frakturen zu stabilisieren. 1950 führte Lezius für dieselbe Indikation den sogenannten Rundnagel ein. 1966 war es wiederum Küntscher, der den sogenannten Trochanter- oder Condylen-Nagel zur Stabilisierung pertrochantärer Oberschenkelfrakturen empfahl. Der heute in etwas modernerem Design häufig verwendete Gamma-Nagel wurde von Küntscher und vielen anderen schon in den 50er Jahren häufig verwendet.

Literatur

1. Herzog Kt (1960) Die Technik der geschlossenen Marknagelung des Oberschenkels mit dem Rohrschlitznagel. Der Chirurg S 465–476
2. Hey Groves EW (1914) Experimental Principles of the Operative Treatment of Fractures and their Clinical Applikation. The Lancet, p 435–441
3. Johannsson S (1934) Operative Behandlung von Schenkelhalsfrakturen. G Thieme-Verlag Leipzig
4. Kaeßmann H-J (1966) Stabile Osteosynthese durch den Kompressionsnagel. Chirurg 37, S 272
5. Klemm K, Schellmann WD (1972) Dynamische und statische Verriegelung des Marknagels. Monatsschrift Unfallheilkunde 75, S 568–575
6. Küntscher G (1940) Die Marknagelung von Knochenbrüchen Verhandlungen 64. Tagung Deutsche Gesellschaft für Chirurgie, S 443–455
7. Küntscher G (1962) Praxis der Marknagelung. Schattauer-Verlag, Stuttgart
8. Küntscher G (1964) Die Nagelung des Defektrümmerbruches. Der Chirurg 35, S 277–280
9. Küntscher G (1968) Die Marknagelung des Trümmerbruches. Langenbecks Archiv 322, S 1063–1073
10. Küntscher G (1986) Praxis der Marknagelung. 2. Ausgabe, Reprint bei Karger, Germering

11. Maatz R (1943) Über Formschlüssigkeit bei der Küntscher-Nagelung (Neue Nagelformen). Zentralblatt Chirurgie 70, S 1641–1649
12. Müller-Meernach (1933) Die Bolzung der Brüche der langen Röhrenknochen. Zentralblatt Chirurgie 29, S 1718–1723
13. Rissler J (19119 Über die operative Behandlung von Knochenbrüchen (Osteosynthese). Zentralblatt Chirurgie 38, S 1305–1306
14. Rush LV, Rush HL (1939) Technique for Longitudenal Pin Fixation of Certain Fractures of the Ulna and of the Femur. Journal of Bone and Joint Surgery 21, p 619–623
15. Schöne G (1913) Münchner Medizinische Wochenschrift II, S 2327
16. Watson-Jones R, u.a. (1950) Medullary Nailing of Fractures after 50 years. Journal of Bone and Joint Surgery 32-B, p 694–705

Biomechanische Aspekte der intramedullären Stabilisierung. Vergleich verschiedener Implantate

S. Perren

(Manuskript nicht eingegangen)

Biologische Aspekte der gebohrten Marknagelung in Experiment und Klinik

K. M. Stürmer

Abteilung für Unfallchirurgie, Universitätsklinikum Essen, Hufelandstraße 55, D-45122 Essen

Vorbemerkung

Die Marknagelung stellt einen schweren Eingriff in die Gefäßversorgung eines Röhrenknochens dar, der unvermeidlich zu der bereits bestehenden Traumatisierung durch die vorangegangene Fraktur hinzukommt. Nur wenn man die morphologischen Folgen dieses Eingriffs kennt, kann man die Indikation zur Marknagelung in der Klinik richtig gegen alternative Behandlungsmethoden abwägen und – das ist besonders wichtig – man kann auftretende Komplikationen sofort gezielt behandeln. Eines sei an dieser Stelle aber besonders betont: der vorliegende Text darf nicht als negative Kritik der Marknagelung verstanden werden; es geht vielmehr darum, die Marknagelung als geniale Stabilisierungsmethode belasteter Röhrenknochen durch Kenntnis ihrer Probleme zu unterstützen und gegebenenfalls zu verbessern.

Hefte zu „Der Unfallchirurg", Heft 241
K. E. Rehm (Hrsg.)
© Springer-Verlag Berlin Heidelberg 1994

Ablauf der Frakturheilung

Es ist bekannt, daß die Knochenheilung bei der Marknagelosteosynthese über die Ausbildung von periostalem Kallus unter dem Bild der sekundären Knochenbruchheilung erfolgt. Diese periostale Kallusbildung ist gleichzeitig der Beweis, daß die Marknagelosteosynthese nicht absolut stabil ist. Im Frakturspalt ergeben sich immer Bewegungen, seien es auch nur Mikrobewegungen bei guter Verzahnung der Fragmente. Ein weiterer Faktor, welcher die Ausbildung einer periostalen Kallusspindel zumindest in der Frühphase unterstützt, ist das Austreten von Bohrmehl am Frakturspalt beim Aufbohren der Markhöhle. Im Tierversuch konnten wir beim Schaf nachweisen, daß dieses Bohrmehl zwar eine hohe osteogenetische Potenz besitzt und eine rasche Neubildung von Faserknochen induziert (Stürmer 1983), daß es aber im Vergleich zum Spongiosatransplantat in biomechanisch ungünstiger Position wesentlich frühzeitiger ersatzlos resorbiert wird. Das ist auch am Frakturspalt nach Marknagel-Osteosynthese der Fall.

Zur Untersuchung der Marknagelosteosynthese haben sich Schafe besonders bewährt, weil die Größe der Tibia und die Funktion unter Belastung bei Mensch und Schaf recht gut vergleichbar sind und Originalinstrumente wie in der Klinik verwendet werden können. Die Frakturheilung erfolgt nach Marknagelung ohne Verriegelung über die Ausbildung eines kräftigen periostalen Kallus. Dieser Kallus muß vorwiegend Rotations- und Distraktionsbewegungen neutralisieren. Hier werden wieder alle Prinzipien der Sekundären Knochenheilung wirksam: Querschnittsvergrößerung, Gewebsdifferenzierung und Resorption der Fragmentenden.

Mit Hilfe der Fluoreszenzmarkierung konnten wir im Tierversuch den Zeitpunkt und die Lokalisation der ersten knöchernen Überbrückung im Kallus bestimmen: Beim Schaf trat die Überbrückung entweder in 4.–8. Woche oder dann später – nach Resorption der Fragmentenden – in der 12.–21. Woche ein. Die Resorption der Fragmentenden stellt somit eine Art „zweite Chance" der Sekundären Knochenheilung dar. Lokalisiert wurde die erste Überbrückung bei 28 untersuchten Osteotomien fast ausschließlich im kortikalisnahen Kallus, also mechanisch in der Nähe der Rotationsachse (= Nagel!), weil dort die Bewegung im Spalt am geringsten sind. Innerhalb der nächsten 2 Wochen füllt sich dann der restliche Spalt im Kallus auf. Nun erst kommt es auch zur knöchernen Verbindung der eigentlichen kortikalen Fragmentenden. Durch langfristigen weiteren Umbau wird erst langsam die kortikale Kontinuität wiederhergestellt.

Kortikalisnekrosen und ihre Regeneration

Die eigentlichen osteotomierten kortikalen Hauptfragmente zeigen bis zur knöchernen Überbrückung des Kallus keinerlei eigene Heilungstendenz. Die Ursache liegt u.a. darin, daß beim Aufbohren der Markhöhle die zentrale Gefäßversorgung der Tibia weitgehend zerstört wird und es zu ausgedehnten, aseptischen Nekrosen der inneren Korticalisschichten kommt (Stürmer und Schuchardt 1979, 1980). Planimetrische Messungen an Serienschnitten nach Marknagelung des Schafes haben ergeben, daß unmittelbar nach dem Aufbohren der Markhöhle 72,4% der Kortikalis-Wanddicke nekrotisch werden. Diese Nekrosen werden erst langsam von periostal aus über einen intensiven Havers'schen Umbau schrittweise revaskularisiert. Mit Hilfe der Fluoreszenzmarkierung kann die Umbaurichtung eindeutig vom Periost in Richtung Markhöhle festgelegt werden. Durch den nachfolgenden Havers'schen Umbau können innerhalb von 8 Wochen 44,4% wieder revaskularisiert werden, so daß nur noch eine Restnekrose von 28% der Kortikalis-Wanddicke verbleibt.

Als klinischen Beweis für die nach Aufbohren der Markhöhle entstehende zentrale Knochennekrose kann wie bei der Nekrose unter der Platte auch hier wieder der Knocheninfekt herangezogen werden. Es kommt nach der Marknagelung beim Menschen, aber auch im Tierversuch zur Ausbildung ausgedehnter Ringsequester, die exakt den ansonsten aseptischen Nekrosezonen entsprechen.

Die normale Gefäßversorgung der Tibia

Arteriell wird der Tibiaschaft im wesentlichen über die A. nutritia versorgt, die etwas oberhalb der Schaftmitte von dorso-lateral in die Tibia eintritt (Rhinelander 1974). Kurz nach Verlassen des Kanals der A. nutritia in der Kortikalis teilt sie sich in einen aszendierenden und deszendierenden Hauptast auf. Die venöse Drainage des Tibiaschaftes erfolgt im wesentlichen über die periostalen Venenplexus, in welche sich auch die intramedullären venen entleeren. Mit Isotopen konnte nachgewiesen werden, daß 70% des Gesamtblutvolumens der Tibia den Cortex durchströmen und nur 30% das Knochenmark. Von diesen 70% werden wiederum 90% über die periostalen Venenplexus drainiert (Cofield et al. 1975, Lopez-Curto et al. 1980). Dies illustriert die außerordentliche Bedeutung des Periosts speziell für die venöse Drainage. Aus der Transplantationschirurgie wissen wir, daß eine Störung des venösen Abflusses in der Regel viel gefährlicher ist, als ein verminderter arterieller Zustrom.

Eine venöse Abflußstörung des Knochens ist wahrscheinlich auch von großer Bedeutung beim Kompartment-Syndrom, das ja erfahrungsgemäß besonders die knochennahen Kompartments an der Tibia betrifft. Es kommt hier frühzeitig zu einer nahezu kompletten Unterbrechung der venösen Drainage aus dem Knochen, was in der Folge zu ausgedehnten Knochennekrosen führen muß. Dies mag die klinischen Probleme der Knochenheilung und Infektion nach manifestem Kompartment-Syndrom am Unterschenkel erklären, die nicht selten später zur Amputation zwingen.

Problematik der intramedullären Druckentwicklung

Zum Aufbohren der Markhöhle für die Marknagelung wird zunächst der Bohrdorn für die Bohrwellen in die Markhöhle vorgeschoben. Der Knochen ist zwar durch die Fraktur oder Osteotomie in seiner Kontinuität durchtrennt, der Markhöhleninhalt ist aber noch erhalten. Er besteht in seiner Hauptkomponente aus hochviskösem Markfett, durchsetzt von zahlreichen kräftigen arteriellen und venösen Blutgefäßen. Schon das Vorschieben des Bohrdorns führt zu einer Volumensteigerung im Markraum, die nur durch Austreten von Markinhalt an der Fraktur oder an der Einführungsstelle ausgeglichen werden kann, soweit dies die hohe Viskosität des Markfetts erlaubt. Werden nun die Bohrer eingeführt, so schließen diese möglichst bündig mit der Wand der Markhöhle ab, weil sie dort Knochen abtragen sollen. Die vorhandenen Längsrillen setzen sich dabei rasch mit Bohrmehl zu. So wirkt der Bohrer wie ein hydraulischer Stempel auf die gefüllte Markröhre und kann nicht nur theoretisch zu sehr hohen Druckwerten führen, wie sie in der Technik bei hydraulischen Geräten genutzt werden.

Es entstehen Druckwerte bis über 2,5 bar, wie wir experimentell an Schafen messen konnten (Stürmer und Schuchardt 1979, 1980). Infolge dieses hohen Drucks wird Markfett in die durch das Aufbohren eröffneten Havers'schen Kanäle gepreßt. Markfett findet sich nicht nur markraumnah in der Kortikalis, sondern bis in die subkortikalen Schichten. Hierdurch kommt es zu einer zusätzlichen Störung der kortikalen Blutversorgung, die über die unvermeidliche Zerstörung der A. nutritia hinausgeht.

Dies korreliert mit klinischen Beobachtungen: Bei offener Marknagelungstechnik kann man beobachten, wie aus der Fraktur und aus Rissen oder Fissuren reichlich Markfett, Blut und Bohrmehl austritt, kurz bevor der Bohrer die Stelle passiert. Tupft man an deperiostierten Stellen den Knochen sauber ab, so erkennt man das plötzliche, punktförmige Austreten von Blut und Fett aus Kanälchen an der Knochenoberfläche, wenn der Bohrer innen vorbeiläuft.

In der Literatur wird wenig über den intramedullären Druck beim Aufbohren der Markhöhle berichtet. Küntscher (1962) gibt in seinem Standardwerk über die Marknagelung keine Druckwerte an, sondern teilt nur mit, daß „der Druck in der Markhöhle weit über den diastolischen Blutdruck ansteigt". Wehner et al. haben 1966 den Druck über Sternalpunktionskanülen gemessen und dabei keinen Wert über 120 mmHg gefunden. Nur Danckwardt-Lillieström (1969) hat Druckwerte über 300 mmHg in der Markhöhle von 2 Kaninchen angegeben, die er mit kugelförmigen Zahnarztbohrern aufgebohrt hat. Der Ruhedruck betrug 30 mmHg. Er beschreibt darüber hinaus Markfett in den Havers'schen Kanälen, subperiostal und in den abführenden Venen. Zucman et al. (1968) beobachteten ebenfalls bei Kaninchenversuchen ein von ihnen so genanntes „subperiostales Medullo-Hämatom". Die ersten eigenen Ergebnisse wurden 1979 nach Messungen des intramedullären Drucks beim Aufbohren der Markhöhle mit dem Meßbereich bis 1000 mmHg publiziert.

Die intramedulläre Druckentwicklung führt durch die Obliteration der Knochenkanäle zu lokalen Schädigungen der Knochendurchblutung (Stürmer und Schuchardt 1980). Darüberhinaus kommt es durch die Einschwemmung von gerinnungsaktivem Material, von Abbauprodukten der Makrophagen und von Markfett in den Kreislauf zu generalisierten Störungen intrapulmonal (Oettinger und Bach 1984, Wenda et al. 1988 und 1990). Dies spielt insbesondere bei Polytraumatisierten Patienten mit Schock-bedingter Vorschädigung der Lungen eine wesentliche Rolle (Pape et al. 1992).

Zwischen Markraumbohrer und Kortikalis kommt es infolge der Reibung zu teilweise nicht unerheblichen Temperatursteigerungen. Hier ist durchaus mit Hitzenekrosen der Kortikalis zu rechnen, wobei allerdings exakte Temperatur-Toleranzgrenzen der Knochenzellen nicht bekannt sind. Kritisch ist aber in jedem Fall die Eiweißkoagulationsgrenze von 56 °C. Darüberhinaus ist bekannt, daß einzelne Enzyme bereits bei Temperatursteigerungen von mehr als 5 °C über die Normaltemperatur denaturieren. Bei 25 Schafen wurde die beim Aufbohren entstehende Temperatursteigerung in den markraumnahen Kortikalisschichten über ein tangentiales Bohrloch und eine Temperatursonde gemessen. Die Spitzenwerte bei den einzelnen Tieren lagen im Mittel bei 45,8 °C, einzelne Höchstwerte erreichten bis zu 60 °C (Stürmer et al. 1981). Diese Befunde am Schaf sind grenzwertig, aber man muß bei wesentlich dickeren Knochen wie z.b. dem menschlichen Femur mit höheren Temperaturen rechnen. Bei Benutzung von stumpfen Bohrern oder bei Bohrern, die sich massiv mit Bohrmehl zugesetzt haben, kommt es sicher zu einer zusätzlichen Hitzeschädigung der Kortikalis. Auch hier schafft die Spül-Saug-Technik beim Aufbohren Abhilfe: die intrakortikale Temperatur konnte auf der Temperatur der Spüllösung gehalten werden und es kam in keinem Fall zu einem Zusetzen der Bohrer mit Bohrmehl.

Hinsichtlich der Lungenschädigung muß man nach dem heutigen Stand unseres Wissens feststellen, daß eine Marknagelung *alleine* – ohne eine zusätzliche ARDS auslösende Schädigung wie Schock oder Sepsis – offensichtlich nicht das „Fettemboliesyndrom" mit respiratorischem Versagen verursachen kann. Liegt dagegen eine zusätzliche Schädigung wie z.b. beim Polytrauma vor, so kann die Einschwemmung von Markrauminhalt zu einer gesteigerten ARDS-Gefährdung führen. Aus diesem Grunde ist eine primäre Marknagelung bei einem ARDS-gefährdeten Patienten (Polytrauma) kontraindiziert. Die frühzeitige Stabilisierung der Frakturen mit Fixateur externe oder Platte ist dagegen sinnvoll, um ständige Markeinschwemmungen in die Blutbahn zu verhindern, die bei Extensionsbehandlung durch Unruhe an der Fraktur auftreten.

Kann man den intramedullären Druckanstieg verhindern?

Die theoretischen Möglichkeiten der Minderung des intramedullären Druckanstiegs bei der Marknagelung mit und ohne Aufbohren der Markhöhle lassen sich anhand der hydraulischen Gesetze ableiten.

1. Die Spül-Saug-Technik.
2. Distales Entlastungsbohrloch.
3. Verzicht auf das Aufbohren.
4. Tiefer geriefte Bohrer.

Als nachgewiesen effektiv kann nur die Spül-Saug-Technik bezeichnet werden. Bei der Spül-Saug-Technik (Stürmer und Tammen 1986) wird der Bohrdorn durch ein Kanülenrohr ersetzt, durch welches kontinuierlich Ringerlösung nach distal in die Markhöhle eingeleitet wird. Über einen proximal in den Tibiakopf eingebrachten Absaugstutzen wird die Ringerlösung zusammen mit dem Markrauminhalt und dem anfallenden Bohrmehl während des gesamten Bohrvorgangs abgesaugt. Bei der Spül-Saug-Technik konnten bei 19 Schafen in keinem Fall unphysiologische Druckwerte, sondern vielmehr durchgehend negative Drucke gemessen werden. Die intrakortikale Temperaturmessung zeigte einen Kühleffekt der Methode. Keiner der Bohrer setzte sich mit Bohrspänen zu. Nach 8wöchiger Versuchsdauer wurden die Tibiae in unentkalkten Serienschnitten quer aufgearbeitet und qualitativ sowie planimetrisch verglichen. In der statistischen Varianzanalyse ergab sich ein signifikanter Unterschied (p < 0,05) zugunsten der Gruppe mit Spülung (N = 19): hier blieben primär 38,5% der

Kortikaliswand vital erhalten gegenüber nur 27,6% bei herkömmlicher Bohrtechnik (N = 16). Für die Praxis multipliziert sich der Anteil der Nekrose an der Wanddicke mit der dritten Potenz, weil man auf das Volumen des Knochens umrechnen muß.

Die Spül-Saug-Technik ist das effektivste Verfahren zur Vermeidung des Druckanstiegs. Durch den intramedullären Unterdruck werden Einschwemmungen in den Kreislauf sicher verhindert, so daß man trotz Aufbohrung nicht mit pulmonalen Komplikationen rechnen muß. Das Verfahren bedeutet aber einen zusätzlichen operativen Aufwand, so daß es bisher noch nicht in die klinische Praxis Eingang gefunden hat. Als Nachteil der Methode kann der Verlust des am Frakturspalt austretenden Bohrhämatoms angesehen werden, wodurch die Kallusbildung verzögert werden könnte. Vermehrte intraoperative Blutverluste oder Nachblutungen aus der Markhöhle wurden zumindest im Tierexperiment nicht beobachtet.

Eine weitere Möglichkeit, den Druckanstieg zu vermindern, ist die Anlage eines distalen Entlastungsbohrlochs oder das Einsetzen einer kanülierten Schraube, über die gesaugt werden kann, wie es Wenda et al. (1990) empfehlen. Eine solche distale Entlastung ist infolge der hohen Viskosität des Markrauminhalts jedoch nicht effektiv. Die vorliegenden Messungen haben gezeigt, daß auch im proximalen Fragment sehr hohe Druckwerte auftreten, obwohl über die Osteotomie bzw. Fraktur eine wesentlich bessere Entlastungsmöglichkeit gegeben ist, als durch ein nur mit 4,5 mm angegebenes Bohrloch. Schließlich kann der unmittelbar bei der Passage des Bohrers auftretende lokale Druck durch keine weiter distal liegende Entlastungsöffnung reduziert werden.

Der Verzicht auf das Aufbohren der Markhöhle und die Verwendung spezieller Verriegelungsnägel für die ungebohrte Marknagelung bietet sich heute als weitere Möglichkeit zur Druckminderung an. Es konnte gezeigt werden, daß zumindest die lokale Schädigung der Knochendurchblutung geringer ist als bei der konventionellen Technik (Klein et al. 1990). Den unphysiologischen Druckanstieg kann man mit der ungebohrten Nagelungstechnik jedoch sicherlich nicht vermeiden, wenn man bedenkt, daß alleine schon das vorsichtige Vorschieben des Bohrdorns zu extremen Druckspitzen führt. Der ungebohrte Nagel hat ein Vielfaches des Volumens des Bohrdorns und er muß im Gegensatz zu diesem mit Kraft und gelegentlich auch gegen Widerstand vorgetrieben werden. Er dichtet durch seine an die Markhöhle angepaßte Form zumindest in der Schaftenge sehr gut zur Knocheninnenwand hin ab und erfüllt damit nach den Gesetzen der Hydraulik alle Voraussetzungen für eine hohe Druckentwicklung.

Dies konnte auch in aktuellen tierexperimentellen Untersuchungen am Femur des Schafes gemessen werden (Neudeck 1993): der ungebohrte Nagel führte regelmäßig zu intramedullären Druckwerten um 200 mmHg, obwohl der Markraum des Schafsfemurs extrem weit ist (15 mm) und die Nägel (12 mm) in keinem Fall allseitigen Knochenkontakt hatten. Die Echokardiographie zeigte dabei Einschwemmungen von Markrauminhalt in die pulmonale Strombahn wie bei der konventionellen Technik. Das Verhalten der gemessenen Schockparameter ist noch nicht ausgewertet. Bei den Untersuchungen von Pape et al. (1992) hatte sich allerdings eine signifikant geringere PMNL-Aktivierung und Einschwemmung an Triglyceriden bei der ungebohrten im Vergleich zur konventionellen Marknagelung ebenfalls am Schafsfemur ergeben.

Auch die geringere Traumatisierung der Markhöhle bei Verzicht auf die Aufbohrung kann die Einschwemmung von Markrauminhalt in die pulmonale Strombahn
nicht verhindern, wie die Versuche von Wenda et al. (1990) zeigen: allein die intramedulläre Injektion von Kochsalzlösung über eine eingeschraubte Sonde führte zu
Druckspitzen bis 600 mmHg und im Echokardiogramm zu den typischen Einschwemmungen von Emboli in den Lungenkreislauf.

Literatur

(beim Verfasser)

Biologische Aspekte der ungebohrten Marknagelung im Experiment und in der Klinik

Dr. G. Oedekoven

Chirurgische Klinik und Poliklinik der TU München, Sektion Unfallchirurgie,
Klinikum rechts der Isar, Ismaningerstraße 22, D-81675 München

Zusammenfassung

In einer tierexperimentellen Untersuchung am Beagle-Hund wurden nach Versuchsgenehmigung durch Regier. v. Obb. verschiedene Versuchsserien operiert. Als Parameter zur Auswertung wurden die klinische Untersuchung mit eventuellen Instabili-
tätszeichen und Lahmheitsgraden, serielle Rö-untersuchungen und Skelettszintigra-
phien, entkalkte Histologien, polychrome Sequenzmarkierung und Kontakt-Rö-Auf-
nahmen sowie Angiographien herangezogen. Bei 9 Tieren aus der Langzeitstudie
wurden nach Metallentfernung Kernspin-Tomographien durchgeführt. Sämtliche Parameter weisen in die gleiche Richtung: Die Technik der Verriegelungsnagelung ohne
Aufbohren und dementsprech. Vorbereitung des Markraumes ist der aufgebohrten
Technik im Hinblick auf eine geringere Schädigung der Vaskularität des Knochens
überlegen.
    In der klinischen Erfahrung zeigt sich dies in niedrigen Infektionsraten sowohl bei
geschlossenen als auch bei offenen US-Frakturen (unter 3%) bei Pseudarthroseraten
um 7%.
    Konzept und Ziel der ungebohrten Verriegelungsnagelung ist die Schonung der
Vaskularität von Knochen- und Weichteilen unter gleichzeitiger Gewährleistung von
genügend Stabilität um alle Vorteile einer intramedullären Marknagelung für den
Knochenheilungsverlauf zur Geltung bringen zu können.

Hefte zu „Der Unfallchirurg", Heft 241
K. E. Rehm (Hrsg.)
© Springer-Verlag Berlin Heidelberg 1994

Einleitung

Verriegelungsnägel

Vorteile

- Stabilität
- „load sharing" (axiale Kompression)
- hohe Patientenakzeptanz
- Mobilisation (funktionell)
- weichteilschonend (geschlossen, frakturfern)
- einmalige OP.

Nachteile

- intramedulläre Blutzirkulationsstörungen
- OP-technisch anspruchsvoll
- zahlreiche intraop. Komplikationsmöglichkeiten.

Hypothese

Unerwünschte Bohreffekte und Komplikationen bei der Instrumentation sind durch Vereinfachung der OP-Technik vermeidbar bei gleichzeitiger Frakturen- und Weichteilstabilisation durch ungebohrte Verriegelungsnagelung.

Klinisch und tierexperimentell nachgewiesene negative Auswirkungen der gebohrten Marknagelung

- Zerstörung intramedullärer Blutgefässe
- Fettembolien
- intra- und extramedulläre Druckerhöhungen
- Knochenmehlverstopfung intrakortikaler Blutgefässe
- Hitzenekrosen
- Kontamination
- iatrogene Frakturen
- technische Bohrkomplikationen (z.B. Verklemmen, Materialbruch usw.)
- ökonomische Gesichtspunkte (Zeit, Personal, Materialmenge usw.).

Experimentelle Fragestellung

Kann durch eine Änderung des OP-Verfahrens an der Hunde-Tibia mit und ohne Frakturmodell, eine biologisch günstigere intramedulläre und kortikale Druchblutung oder Revaskularisation im mittel- und langfristigen Versuch erzielt werden?

Klinische Relevanz

Können II- und III°gradig offene US-Frakturen initial und endgültig mit ungebohrten Tibiaverriegelungsnägeln versorgt werden bei niedrigen Komplikationsraten im Hinblick auf Infektionen und Pseudarthrosen?

780

Konzept und Ziele

– Schonung der *Vaskularität* von Knochen und Weichteilen im unmittelbaren Bereich der Frakturzone.
– Gewährleistung *genügender Stabilität* bei Trümmerfrakturen um korrekte Längen und Achsen zu erzielen.

Instabilität führt zu Überbelastung (Dehnung-„strain") und Kallusbildung.

Operationsprinzip

Intramedulläre Schienung frischer Frakturen ohne Aufbohrung des Markraumes mit Lastträgern kleinkalibrigen Durchmessers und gleichzeitiger (statischer) Verriegelung der gelenktragenden Hauptfragmente.

Material und Methoden Gruppe I

– Spezies   Beagle-Hunde (n = 8)
– Anästhesie   Fentanyl, Sauerstoff/Lachgas, Halothan
– Modell   Marknagelung ohne Osteotomie
– Lokalisation   Tibia
– OP-Technik   rechts gebohrt, links ungebohrt
– Beobachtungszeit 0–8 Wochen.

Material und Methoden Gruppe II und III

– Spezies   Beagle-Hunde (Gruppe II: n = 12) (Gruppe III: n = 12)
– Anästhesie   Fentanyl, Sauerstoff/Lachgas, Halothan
– Modell   Verriegelungsnagelung mit diaphysärer Querosteotomie und 10 mm Deperiostalisierung
– Lokalisation   Tibia
– OP-Technik   12 Hunde mit Aufbohrung
                   12 Hunde ohne Aufbohrung der Markhöhle und anschliess. Stabilisierung durch soliden (ungeschlitzten) Marknagel.
– Beobachtungszeit Gruppe II: 0–8 Wochen
                   Gruppe III: Überlebenszeit mind. 16 Wochen.

Untersuchungsparameter

– Klinik (Stabilität, Lahmheitsgrade)
– Radiologie (Nativ- und Kontakt-Röntgen)
– 3-Phasen-Skelettszintigraphie
– Kernspintomographie (nur Gruppe III)
– Angiographie
– Histologie.

Postoperative Untersuchungsintervalle

- Klinik, Röntgen, Szintigraphie
  Zeitpunkte: t-o, 2, 4, 6, 8, 12 und 16 Wochen postop. bis Exitus.
- Kernspintomographie bei n = 9 nach ME,
  (ca. 16 Wo. postop.), weitere 2–20 Tage danach.

Ergebnisse

In Versuchsreihe I (keine Osteotomie) wird das Gefäßbild, die szintigraphische Aktivität und der postop. Umbauvorgang durch das Aufbohren deutlich beeinflußt, das „Knochenorgan" ist gezwungen, den entstandenen Schaden zu reparieren. 8 Wochen postop. hat sich das Gefäßbild auch auf der aufgebohrten Seite nahezu normalisiert. Als Residuum ist eine vor allem periostal gelegene knöcherne Aposition zu verzeichnen (Abb. 1).

Bei zusätzlichem Vorliegen einer Schädigung durch Osteotomie (Versuchsreihe II + III) verzögert der durch das Aufbohren entstandene Schaden den knöchernen Heilungsverlauf. Obwohl auch Osteotomien die mit aufgebohrten Verriegelungsnägeln versorgt waren, am Ende der 16wöchigen Beobachtungsdauer knöchern konsolidierten, läßt sich szintigraphisch und mit der polychromen Sequenzmarkierung ein quantitativer und qualitativer Unterschied zur aufgebohrten Technik feststellen. Die durch Kontakt-Röntgen beim Bohrvorgang nachgewiesenen Fissurfrakturen entfallen

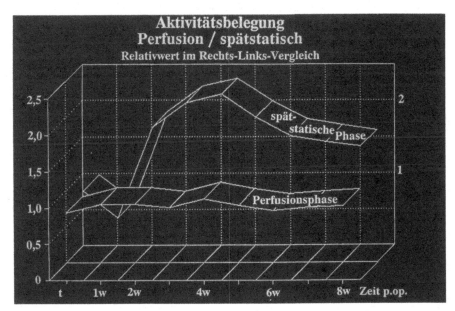

Abb. 1. Die szintigraphischen Untersuchungen zeigen im Re./Li.-Vergleich der gebohrten zur ungebohrten Tibia in der Perfusionsphase keine signifikanten Unterschiede, in der spätstatischen Phase ist in der 4. postop. Woche bei den mit gebohrten Tibiaverriegelungsnägeln versehenen Unterschenkeln ein Maximum an Aktivität zu verzeichnen im Vergleich zur ungebohrten Seite

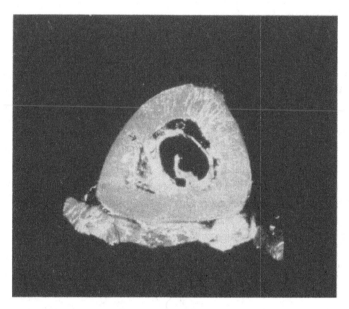

Abb. 2. Angiographie mit erhaltenem intramedullärem Blutgefäß, 8 Wochen nach ungebohrter Tibiaverriegelungsnagelung am Beagle-Hund

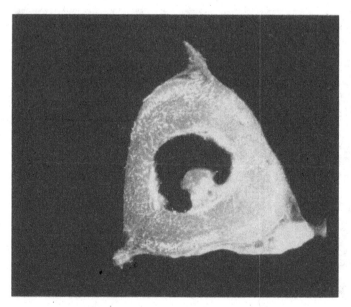

Abb. 3. Hypervaskularisation und deutliche periostale knöcherne Apposition nach gebohrter Tibiaverriegelungsnagelung, 8 Wochen postop., Histologie und angiographischer Befund in derselben Schnitthöhe wie Abb. 2

bei den ungebohrten Nagelungen. In den Angiographien der ungebohrten Nagelungen liessen sich z.T. erhaltene intramedulläre Markraumgefässe nachweisen (Aa. nuritiae) (Abb. 2, 3).

Ein weiterer wesentlicher Parameter zum Beweis einer weniger schädlichen Nagelungstechnik durch Vermeiden von Aufbohren und damit besseren Voraussetzung der physiologischen Durchblutung des Knochens konnte durch die Kernspintomographie nach Metallentfernungen aufgestellt werden (Abb. 4, 5).

Sowohl am intakten Röhrenknochen als auch im Frakturmodell sind im Vergleich zwischen unaufgebohrter und aufgebohrter Marknagelung Qualität und Quantität der Knochenumbaureaktion unterschiedlich, das Aktivitätsmaximum wird früher erreicht und eher durchlaufen. Die theoretisch denkbare erhöhte Instabilität bei dünnen Verriegelungsnägeln hatte früh-postop. und im Knochenheilungsverlauf keine negative Konsequenzen.

Schlußfolgerung

Grundprinzip bleibt die *Balance* zwischen Ausmaß der Stabilität und chirurgischer Traumatisierung der Gewebe, im Sinne einer Unterstützung der physiologischen Abläufe der Frakturheilung durch ein Minimum an operativen Maßnahmen. Mechanische und biologische Fakturen beeinflussen und ergänzen sich in einer Art Wechselwirkung bei der Knochenheilung.

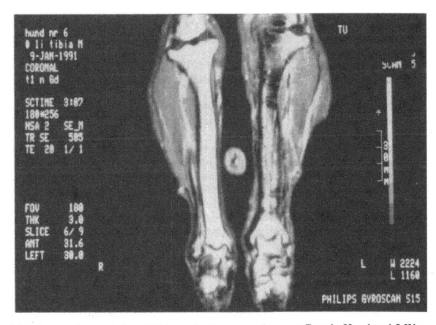

Abb. 4. 16 Wochen nach ungebohrter Tibiaverriegelungsnagelung am Beagle-Hund und 2 Wochen nach Metallentfernung zeigt sich in der Kernspintomographie, daß die Tibiadiaphyse im Vgl. zur gebohrten Tibianagelung (Abb. 5) ein für die Durchblutung normaleres „Signalverhalten" hat. Es hat eine knöcherne Durchbauung der Osteotomiestelle stattgefunden

784

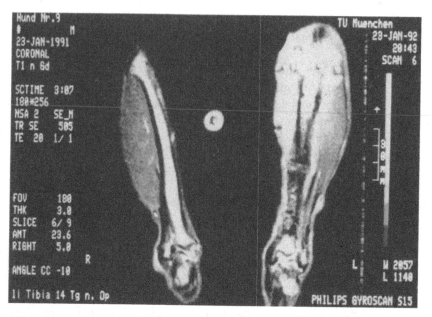

Abb. 5. 16 Wochen nach gebohrter Tibiaverriegelungsnagelung am Beagle-Hund, ungünstigeres Signalverhalten und sichtbarer Osteotomiespalt der linken Tibiadiaphyse

Literatur

1. Hughes S, Khan R, Davies R, Lavendar P (1978) The uptake by the canine tibia of the bone-scanning agent 99mTc-MDP before and after osteotomy. J Bone Joint Surg 60-B:579–582
2. Klein MPM, Rahn BA, Frigg R, Kessler S, Perren SM (1990) Reaming vs non-reaming in medullary nailing. Interference with cortical circulation of the canine tibia. Arch Orthop Trauma Surg 109:314–315
3. Nutton RW, Fitzgerald RH, Kelly PJ (1985) Early dynamic bone-imaging as an indicator of osseous blood flow and factors affecting the uptake of 99mTc-HMDP in bone healing. J Bone Joint Surg 67-A:763–770
4. Oedekoven G, Ascherl R, Langhammer H, Güssregen B, Scherer M, Blümel G (1992) Die unaufgebohrte Marknagelung: Vorteile bei der kortikalen und medullären Vaskularisation? Experimentelle Untersuchungen am Hund. Langenbecks Arch Chir (Suppl):73–76
5. Oedekoven G, Claudi B, Frigg R (1993) Treatment of Open and Closed Tibial Fractures with Unreamed Interlocking Tibial Nails. Orthopedics and Traumatology 2:115–128
6. Oni OA, Gregg PJ (1990) The Relative Contribution of individual Osseous Circulations to Diaphyseal Cortical Blood Supply. J Orthop Trauma Vol 4, No 4, pp 441–448
7. Rhinelander FW (1974) Tibial blood supply in relation to fracture healing. Clin Orthop 105:34–81
8. Sigmond ER, Cabanela M (1985) Intramedullary Nailing and Diaphyseal Blood Supply. Minnessota Medical:363–367
9. Schweiberer L, Dambe LT, Eitel F, Klapp F (1973) Revascularisation der Tibia nach konservativer und operativer Frakturbehandlung. Hefte zur Unfallheilkunde, 119:18–26

Technik der Aufbohrung

U. Pfister

Unfallchirurgie, Städtische Krankenanstalten, Moltkestraße 14, D-67655 Karlsruhe

Ziele

Gleichmäßig runder, begradigter Markkanal.
Aufweitung der Markhöhle.
Die Aufbohrung erlaubt das problemlose Einführen eines gut schienenden, genügend stabilen hohlen Marknagels.

Risiken

Erhöhung des intrakapitalen Drucks
Hitzeschaden
Schwächung des Cortex
Sprengung von Fissuren.

Instrumente

Bohrdorn, Maschine mit Winkelgetriebe, Bohrwellen mit Bohrköpfen, Weichteil-schutz, Tonnenzange.

Technik

Das Aufbohren wird grundsätzlich über einen Führungsdorn durchgeführt. Dieser sollte in Frakturhöhe und distal gelenknah in beiden Ebenen möglichst zentral liegen. Damit wird ein exzentrisches Aufbohren und eine spätere exzentrische Nagellage vermieden.

Die erste Bohrtour wird mit einem stirnseits schneidenden, an der Bohrwelle fest montierten Bohr-Kopf ausgeführt. Die Welle wird mit Hilfe einer Schnellkupplung an der Bohrmaschine fixiert und dann über den Bohrdorn vorgeschoben.

Um drei Weichteile an der Insertionsstelle vor dem scharfen Bohrkopf zu schüt-zen, wird ein Weichteilschutz verwendet und die Maschine erst in Gang gesetzt, nachdem durch leichtes Vorstoßen der Bohrkopf ganz im Knochen liegt. Damit ver-meidet man eine Traumatisierung des umliegenden Gewebes, v.a. des bei der Unter-schenkelnagelung in unmittelbarer Nähe liegenden Lig. pat.

Vor Ingangsetzen der Maschine wird am proximalen Ende des Bohrdornes der Haltegriff angebracht. Er verhindert eine Rotation des Bohrdornes und ein evtl. damit verbundenes Vordringen in das distale Gelenk.

Hefte zu „Der Unfallchirurg", Heft 241
K. E. Rehm (Hrsg.)
© Springer-Verlag Berlin Heidelberg 1994

Wie alle folgenden Bohrtouren wird auch die erste mit voller Geschwindigkeit der Maschine und leichtem Nachdrücken ausgeführt. Durch Druck auf den Handgriff entgegen der Bohrerdrehrichtung wird ein Mitdrehen der Maschine verhindert.

Bei stärkerem Widerstand und Drehen auf der Stelle sollte die Bohrwelle etwas zurückgezogen und dann wieder vorwärts geführt werden. Zeigt sich dabei, daß sich die Bohrwelle nicht zurückziehen läßt, sollte keine Gewalt angewendet werden. Die Maschine wird abgekuppelt, ein Schlaggewicht auf den Bohrdorn geschoben und dann der Bohrdorn zusammen mit dem klemmenden Bohrkopf und der Welle gegen eine proximal am Bohrdorn fixierte Tonnenzange ausgeschlagen.

V.a. während der ersten Bohrtour muß auf eine möglichst exakte Reposition der Fraktur geachtet werden, damit ein zentral liegender Bohrkanal zustande kommt.

Über die notwendige Länge des Bohrkanals herrschen unterschiedliche Meinungen. Meines Erachtens sollte nach distal bis zur vorgesehenen Nagellänge aufgebohrt werden. Bei nicht vollständig aufgebohrtem distalen Fragment kann es bei Vorliegen einer festen Spongiosa durch den Nagel zur Distraktion kommen.

Das weitere Aufbohren geschieht mit seitschneidenden auf die Bohrwelle aufgesteckten Bohrköpfen in 0,5-mm-Schritten. Beim AO-Instrumentarium muß bei 12,5 mm die Bohrwelle gegen eine kräftigere ausgewechselt werden, da sonst die Bohrköpfe verkippen können.

Bei jedem Zurückziehen der Bohrwelle muß der Bohrdorn gesichert werden, damit die Reposition erhalten bleibt. Dies geschieht zunächst durch den proximal montierten Haltegriff, dann nach dem Entfernen des Bohrkopfes aus dem Markkanal mit Hilfe einer Haltezange an der Insertionsstelle dicht am Knochen.

Bis zu welchem Durchmesser aufgebohrt werden soll, ist Gefühlssache. Zumindest bei der nicht verriegelten Nagelung sollte der Nagel in beiden Hauptfragmenten über eine möglichst lange Strecke Kortikaliskontakt haben, bei proximaler und distaler Verriegelung ist dies nicht so unbedingt erforderlich. An der Tibia werden in den meisten Fällen der Durchmesser 11–12 mm, am Femur 12–14 mm zur Anwendung kommen.

Abhängig von den mechanischen Eigenschaften der einzelnen Nagelfabrikate werden unterschiedliche Empfehlungen für die notwendige Aufweitung des Markkanales gegeben.

Während bei der Anwendung des AO-Universalnagels bis zum gewünschten Nageldurchmesser aufgebohrt wird, empfehlen andere Hersteller ein Überbohren bis zu 1 mm.

Auf jeden Fall sollte nie versucht werden, einen während des Einschlagens festlaufenden Nagel mit Gewalt weiter vorzutreiben. In einem solchen Fall muß der Nagel nochmals entfernt und zunächst 1 oder 2 Bohrtouren weiter aufgebohrt werden.

Intramedulläre Stabilisierung:
Intramedulläre Stabilisierung der Femurfraktur

Vorsitz: V. Vécsei, Wien

Intramedulläre Stabilisierung von Oberschenkel-Schaftfrakturen – konventionelle Marknagelung

D. Höntzsch

Berufsgenossenschaftliche Unfallklinik, Schnarrenbergstraße 95, D-72076 Tübingen

Einleitung

Mehr als 50 Jahre seitdem G. Küntscher die Marknagel-Osteosynthese in die Klinik eingeführt hat, ist nach einer vorübergehenden Rezession im Hinblick auf ihre Anwendung das biomechanische Prinzip der intramedullären Schienung bei Frakturen langer Röhrenknochen vor allem an der unteren Extremität (Femur und Tibia) erneut ins Zentrum des allgemeinen Interesses gerückt. Der Grund dafür ist, daß die sogenannte gedeckte Marknagelung mit den mittlerweile auch klinisch anwendbaren Verriegelungstechniken die heute wünschenswerten Voraussetzungen für eine sogenannte biologische Osteosynthese erfüllt. Nach Einführung des AO-Universalmarknagels für Femur und Tibia mit dem dazu erforderlichen verbesserten Instrumentarium lassen sich unter Beachtung indikatorischer Besonderheiten alle Nagelindikationen erfolgreich versorgen.

Klassifikation

Zur Marknagelindikation gehören nach der AO-Klassifikation alle Frakturen der Femurdiaphysen (Abb. 1).

Hefte zu „Der Unfallchirurg", Heft 241
K. E. Rehm (Hrsg.)
© Springer-Verlag Berlin Heidelberg 1994

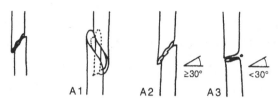

a A1 ...spiralförmig; A2 ...schräg; A3 ...quer

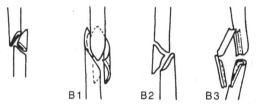

b B1 ...Drehkeil; B2 ...Biegungskeil; B3 ...Keil fragmentiert

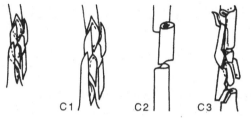

c C1 ...spiralförmig; C2 ...etagenförmig; C3 ...irregulär

Abb. 1a–c. Femur Diaphyse. **a** einfache Fraktur, **b** Keilfraktur, **c** komplexe Fraktur

Indikation

Im Hinblick auf die klinische Indikation werden unterschieden:

1. Gute Indikation
 - Querbrüche
 - Kurze Schrägbrüche
 - Verzögerte Heilung
 - Pseudarthrose

2. Erweiterte Indikation
 - Übergangsfrakturen
 - Segmentale Frakturen
 - Trümmerfrakturen

Für die erweiterte Indikation – wie auch für alle Anwendungen des sogenannten soliden Marknagels ohne Aufbohren der Markhöhle – gilt die absolute Forderung nach einer zusätzlichen stabilisierenden Maßnahme, die heute in der Regel mit der Verriegelung durchgeführt wird.

Kontraindikation

Aus der Sicht der AO ergeben sich heute für die Marknagel-Osteosynthese folgende Gegenanzeigen:

Schaftbrüche am wachsenden Skelett
Schaftbrüche an Radius und Ulna.

Ausnahmeindikationen stellen zunächst auch weiterhin die:
Schaftfrakturen am Humerus offene Frakturen 3. Grades (0 III) dar.

Vorzüge der Marknagelung (allgemein)

a) Funktions- und belastungsstabile Osteosynthese von Schaftfrakturen
b) Gedecktes Op-Verfahren
c) Keine zusätzliche Weichteilschädigung
d) Stimulierung der Frakturheilung durch autologe Spongiosaplastik (Bohrmehl)
e) Geringer Blutverlust
f) Möglichkeit der Erweiterung der Indikation mit zusätzlichen Hilfen (Verriegelung etc.).

Konventionelle Marknagelung

Als konventionelle Marknagelung wird MN ohne Verriegelung und mit Aufbohren bezeichnet. Solch ein Marknagel wird neben der Eintrittsstelle und dem Einschlagen in der distalen Metaphyse vor allem durch das Verklemmen im Schaftbereich gesichert. Im Regelfall wird die konventionelle Marknagelung ohne Verriegelung deshalb mit geschlitzten Rohrnägeln durchgeführt. Durch die zentri-petale Eigenelastizität kommt es zu einem Verklemmen des Nagels in dem vorgebohrten Markraum.

Verriegelungstechnik für erweiterte Indikation

Innere Systeme: Ausklinkdrähte
Haken
Spreizung

Äußere Systeme: Schrauben
Bolzen

Proximale Verriegelung

Mit Hilfe des Zielgerätes, welches mit dem proximalen Nagelende fest verbunden ist.

Distale Verriegelung

Bildverstärker und AO-Zielgerät/oder Bohrbüchse,
röntgendurchlässiges Winkelgetriebe,
andere Techniken (in der Regel röntgenoptisches Verfahren),
weitere und neue Entwicklungen.

Vorteile der konventionellen Marknagelung

Einfache Technik.
keine proximale und distale Verriegelung notwendig.
Preiswerte Instrumentation.
Preiswerte Nägel.
Bewährte Technik, wenn sie korrekt und bei richtiger Indikation durchgeführt wird.

Nachteile

Aufbohren notwendig.
Eingeschränkte Indikation.

Indikation für die konventionelle Marknagelung, d.h. ohne Verriegelung und mit Aufbohren

Querfrakturen des Schaftes im mittleren Drittel. Nach der AO-Klassifikation (siehe oben) A 3 bis A 2.
Pseudarthrosen in Schaftmitte. Hier wird im Aufbohren eine innere Decortikation und eine gewisse innere Spongiosaplastik (umstritten) zugeschrieben.
Wenn die Indikation gut gewählt ist und nicht zu weit aufgebohrt wird, lassen sich hiermit anerkanntermaßen gute Behandlungsergebnisse erzielen.
Für dieses Indikationsspektrum erspart man sich die aufwendige Verriegelungstechnik. Es muß ganz eindeutig auch heute noch anerkannt werden, daß die distale Verriegelung durchaus nicht nur beim Anfänger und mittelmäßig Geübten, sondern gerade auch dem Erfahrenen immer wieder Probleme macht.

Zusammenfassung

Die konventionelle Marknagelung ohne Verriegelung und mit Aufbohren sollte keineswegs vergessen werden. Für ein allerdings enges Indikationsspektrum von queren Schaftfrakturen in Schaftmitte und Pseudarthrosen in Schaftmitte ist dies ein auch heute noch bewährtes Behandlungsverfahren.
Die heute im Regelfall als Verriegelungsnägel vorliegenden Nageltypen lassen sich, wenn es sich um geschlitzte Rohrnägel handelt, im Regelfall auch in dieser beschriebenen konventionellen Weise verwenden.

Literatur

Höntzsch D, Weller S, Perren SM (1989) Der neue AO-Universal-Tibia-Marknagel. Klinische Entwicklung und Erfahrung. Aktuelle Traumatol 6:225–237

Küntscher G (1962) Praxis der Marknagelung. Schattauer, Stuttgart

Küntscher G, Maatz R (1945) Technik der Marknagelung. Thieme, Leipzig

Müller ME, Allgöwer M, Schneider R, Willenegger H (1990) Manual der Osteosynthese, 3nd edn. Springer, Berlin Heidelberg New York

Perren SM (1987) Biomechanische Untersuchung zur proximalen Verriegelung des Verriegelungsnagels. Annual Meeting of the German Society for Traumatologic Surgery, Berlin, 1987

Pfister U (1983) Biomechanische und histologische Untersuchungen nach Marknagelung der Tibia. Fortschr Med 101(37):1652–1659

Pfister U, Harmel U (1987) Technik und Ergebnisse der Nagelung mit dem AO-Universal-Femur-Marknagel. OP-Journal 3:29–31

Weller S (1972) Komplikationen bei der Marknagelung. Therapiewoche 22(47):4178

Weller S (1975) Die Marknagelung. Gute und relative Indikationen, Ergebnisse. Chirurg 46:152–154

Weller S (1987) Die Verriegelungsnagelung. OP-Journal 3

Intramedulläre Stabilisierung von Oberschenkelfrakturen: Verriegelungsnagelung

V. Vécsei

Univ. Klinik für Unfallchirurgie, Währinger Gürtel 18–20, A-1090 Wien

Die von Klemm und Schellmann inaugurierte auf Küntscher's Detensor basierende Verriegelungsnagelung hat sich in der Behandlung von Oberschenkelschaftfrakturen bestens bewährt. Ihre Grundlage bildet die geschlossene Marknagelung.

Der Nagel wird je nach Bedarf im Markraum liegend proximal oder distal (dynamische Verriegelungsnagelung) bzw. proximal und distal (statische Verriegelungsnagelung) mit Gewindebolzen verriegelt, wodurch die Schaftlänge und Achse gesichert werden.

Für die proximale Verriegelung sind bei allen Systemen präzise arbeitende Zielgeräte entwickelt worden, die distale erfolgt mit der sogenannten Freihandtechnik, mit dem strahlendurchlässigen Handgriff, oder Bohrmaschinenaufsatz oder mit Hilfe des auf den Röntgenbildwandler montierten Zielgerätes.

Vorteile der Oberschenkelverriegelungsnagelung sind:

1. gedecktes Verfahren,
2. Sicherung der Stabilität im Sinne der Länge, Achse und Rotation,
3. frühe Belastbarkeit,
4. einfache Implantatentfernung.

Hefte zu „Der Unfallchirurg", Heft 241
K. E. Rehm (Hrsg.)
© Springer-Verlag Berlin Heidelberg 1994

Als Nachteil schlägt die durch die Aufbohrung bedingte Fettintravasation und die intraoperative Röntgenstrahlenbelastung zu Buche.

Das Indikationsgebiet für die Verriegelungsnagelung sind alle Schaftfrakturformen, Pseudarthrosen und pathologische Frakturen bei multipler Metastasierung und kurzer Lebenserwartung, die proximal und distal intake Segmente (Minimum 7 cm) aufweisen, die die sachgerechte Implantataufnahme und Verriegelung, d.h. Verankerung am Nagel, gewährleisten.

Implantate

Die in Europa meist verwendeten Nagelsysteme sind

1. das System nach Klemm und Schellmann,
2. der Grosse-Kempf Nagel und
3. der Universalnagel der AO,
4. verschiedene Rekonstruktionsnagelsysteme der sogenannten „2. Generation".

Implantationstechnik

- Lagerung auf dem Extensionstisch – wir bevorzugen die Rückenlage
- gedeckte Reposition der Fraktur
- Inzision in Längsrichtung der Haut, der Faszie und der Muskulatur oberhalb der Trochanterregion
- Eröffnung des Markraumes an der Spitze des Trochanter major
- Einführen des Bohrspießes und sparsame Aufbohrung des Markraumes
- Nagelung: der Nagel schließt proximal mit der Trochanterspitze ab, distal wird eine Distanz von 1 cm von der Intercondylaroberfläche eingehalten
- Verriegelung proximal durch das Zielgerät, distal im orthograden Strahlengang des Bildwandlers von lateral
- Wundverschluß, epifasziales Redondrain proximal.

Nachbehandlung

- Verbandwechsel und Drainentfernung nach 48 Stunden
- Mobilisierung – nach Maßgabe – am 3. postoperativen Tag
- Teil- bis Vollbelastung, je nach Schmerzprofil und dynamischer Verriegelungsnagelung
- Teilbelastung bis zu den ersten röntgenologisch verifizierten Zeichen der kallösen Überbrückung nach statischer Verriegelungsnagelung
- regelmäßige Röntgenkontrollen nach 2 bzw. 4 Wochen und 3, 6 und 12 Monaten in 2 Ebenen
- Die Dynamisierung, die die Entfernung der Bolzen aus den längeren Schaftfragmenten beinhaltet, ist nach statischer Verriegelungsnagelung nicht routinemäßig notwendig. Sie erfolgt bei Zeichen der verzögerten Bruchheilung oder zur Opti-

mierung der Strukturierung des Kallus an Hand der Röntgenkontrollbilder. Cave Verkürzung und Instabilität einerseits, Implantatversagen andererseits.
- Implantatentfernung 1 bis 1,5 Jahre nach Implantation.

Fehler – Indikationsstellung

- Verriegelungsnagelung im latenten oder manifesten Schockzustand
- ungeeignete Frakturform.

Fehler – intraoperativ

- falsche Insertionsstelle
  a) zu weit lateral: Folge ist die laterale oder mediale Fragmentaussprengung
  b) zu weit medial: Gefahr der konsekutiven Femurkopfnekrose
- Diskrepanz zwischen Aufbohrung und gewähltem Nageldurchmesser (Vaskularität, Sprengung, Obstruktion)
- mangelhafte Reposition: Längendiskrepanz, Achsenfehler, Rotationsfehler; Distraktion an der Frakturstelle
- fehlerhafte Verriegelung

Fehler – postoperativ

- Unterlassung der nötigen ossären Defektauffüllung
- fehlerhafte Dynamisierung
- zu frühe Implantatentfernung – Gefahr der Refraktur.

Ergebnisse

An der Univ. Klinik für Unfallchirurgie in Wien haben wir zwischen 1975 und 1992 358 Oberschenkelverriegelungsnagelungen ausgeführt. In das Patientengut sind 200 Männer und 158 Frauen mit einem Durchschnittsalter von 38,4 Jahren (Minimum 17, Maximum 91 Jahre) aufgenommen. Die Unfallursache war in 70% der Verkehrsunfall. 13,7% (49 Patienten) waren polytraumatisiert. Bei 36 Patienten (10%) lagen offene Frakturen vor. 27 Patienten (7,5%) hatten pathologische Frakturen.

Wir haben die frühestmögliche operative Versorgung der Femurschaftfrakturen am Unfalltag angestrebt.

Bei 34 Patienten haben wir Komplikationen beobachtet, die wir in Tabelle 1 und 2 aufgelistet haben.

Tabelle 1. Intraoperative Komplikationen (n = 13 (3,6%))

Schaftsprengung	n = 2 (0,6%)
Rotationsfehler (> 5°, < 10°)	n = 7 (1,9%)
Längenfehler	n = 3 (0,8%)
Nagelperforation (distal)	n = 1 (0,3%)

Tabelle 2. Postoperative Komplikationen (n = 21 (5,9%))

Infektion (alle offen reponiert)	n = 6 (1,7%)
Nagelbruch	n = 6 (1,7%)
Nervenirritation (vorübergehend)	n = 3 (0,8%)
Refraktur	n = 1 (0,3%)
Pseudarthrose	n = 2 (0,6%)
Heamatom	n = 3 (0,8%)

Literatur

Klemm K, Vittali HP, Schellmann WD (1974) Der Verriegelungsnagel – Eine Erweiterung des Indikationsbereiches für die Markraumstabilisierung. Brun's Beiträge Klinische Chirurgie 221, S 301

Klemm K, Schellmann WD (1972) Dynamische und statische Verriegelung des Marknagels. Msch Unfallheilkunde 75, S 568

Küntscher G (1968) Die Marknagelung des Trümmerbruches. Langenbeck'sches Arch Klin Chir 322, S 1063

Schellmann WD (1976) Grundlagen der intramedullären Osteosynthesen. Hefte Unfallheilkunde 129, S 48

Vécsei V (1978) Verriegelungsnagelung. (Hrsg) Maudrich, Wien München Bern

Vécsei V (1980) Der Dübelbolzen – eine Ergänzung zur Verriegelungsnagelung. Unfallchirurgie 6, S 193

Vécsei V, Wruhs O, Hertz H, Trojan E (1981) Ergebnisse nach Verriegelungsnagelung. Unfallheilkunde 84, S 387

Vécsei V, Mockwitz J, Börner M, Wruhs O (1983) Fehlerhafte Technik und Komplikationen. Hefte Unfallheilkunde 161, S 143

Vécsei V (1986) Verriegelungsnagelung. Hefte Unfallheilkunde 182, S 21

Wruhs O, Kaltenecker G, Greitbauer M, Vécsei V (1993) Inzidenz von Komplikationen bei Verriegelungsnagelung nach Oberschenkelfrakturen (im Druck)

Intramedulläre Stabilisierung von hüftgelenksnahen Oberschenkelfrakturen

N. Haas

(Manuskript nicht eingegangen)

Hefte zu „Der Unfallchirurg", Heft 241
K. E. Rehm (Hrsg.)
© Springer-Verlag Berlin Heidelberg 1994

Ipsilaterale Schenkelhalsfraktur und Oberschenkelschaftfraktur

N. Haas

(Manuskript nicht eingegangen)

Ungebohrte Marknagelung am Oberschenkel. Derzeitige klinische Erfahrung und Möglichkeiten

B. Claudi

(Manuskript nicht eingegangen)

Hefte zu „Der Unfallchirurg", Heft 241
K. E. Rehm (Hrsg.)
© Springer-Verlag Berlin Heidelberg 1994

Intramedulläre Stabilisierung:
Intramedulläre Stabilisierung
der Unterschenkelfraktur

Vorsitz: D. Höntzsch, Tübingen

Konventionelle und Verriegelungsnagelung geschlossener und offener Unterschenkelfrakturen

H. Seidel

(Manuskript nicht eingegangen)

Ungebohrte Marknagelung geschlossener Unterschenkelfrakturen

Ch. Krettek

(Manuskript nicht eingegangen)

Ungebohrte Marknagelung offener Unterschenkelfrakturen

Dr. G. Oedekoven

Chirurgische Klinik und Poliklinik der TU München, Sektion Unfallchirurgie,
Klinikum rechts der Isar, Ismaningerstraße 22, D-81675 München

Zusammenfassung

Die chirurgische Behandlung II- und III°ig offener Tibiafrakturen stellt aufgrund der zerstörten oder schlecht durchbluteten Weichteilbedeckung und des jeweiligen Ausmaßes der Knochendestruktion mit hohen Komplikationsraten im Hinblick auf Infektion, Pseudarthrosen und Fehlstellungen weiterhin eine Herausforderung in der Akutversorgung dar.

Eine sinnvolle Alternative zur Fixatur externe-Anwendung bei offenen oder höhergradig geschlossenen Frakturen bietet die unaufgebohrte Verriegelungsnagelung, die genügend Stabilität für eine frühzeitige funktionelle Behandlung, grossen Patienten-

Hefte zu „Der Unfallchirurg", Heft 241
K. E. Rehm (Hrsg.)
© Springer-Verlag Berlin Heidelberg 1994

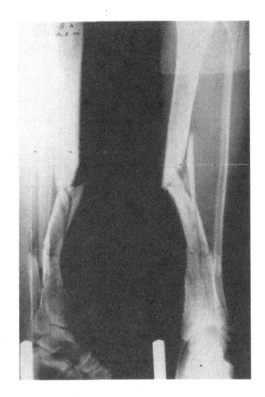

Abb. 1. Röntgenbilder einer 23jährigen Krankenschwester, auf dem Weg zur Arbeit beim Fahrradfahren vom Autobus überrollt, polytraumatisiert, erleidet u.a. eine III A offene Unterschenkelfraktur mit Sprunggelenksbeteiligung

komfort bei sofortiger Mobilisation und meistens Zweit-OP's (Umsteigen) nicht erfordert. Pintrakt-Infektionen entfallen und vergleichsweise geringere Komplikationsraten als bei gebohrten und unverriegelten Marknagelungen mit ähnlichen Verletzungsmustern lassen sich feststellen (Abb. 1–5).

Zielsetzung bei Behandlung von offenen Frakturen

1. Lebensrettung („Life before limb"),
2. Extremitätenerhaltung („Salvage"),
3. Vermeidung von tiefen Infekten,
4. Funktionserhaltung.

Klassifizierungsparameter

– Wundausmaße,
– Kontamination,
– Knochen frei ± Deperiostierung,
– Weichteilzerstörung,
– Neuro-vaskulärer Status,
– Unfallmechanismus (direkt-indirekt, etc.).

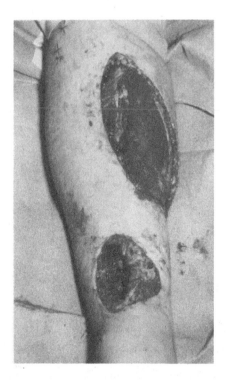

Abb. 2. 5 Std nach Unfall, am Ende der operativen Versorgung, nach Debridement, Jet-Lavage (10 Liter) und ungebohrter Tibiaverriegelungsnagelung. Klinischer Aspekt

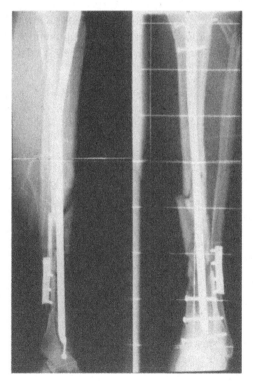

Abb. 3. Intraoperative Röntgendokumentation

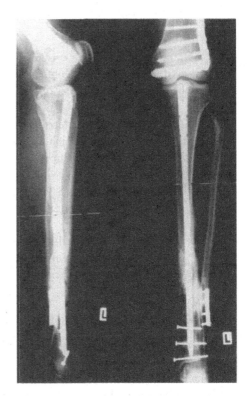

Abb. 4. a.p. u. seitliches Röntgenbild, 10 Monate postoperativ, inzwischen der Verriegelungsnagel ambulant dynamisiert, ansonsten keine zusätzlichen knöchern bedingte Operationen (auch keine Spongiosaplastik)

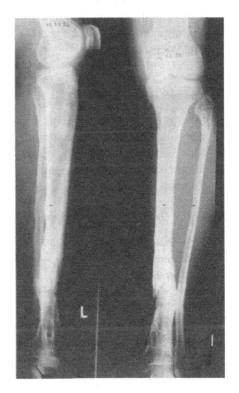

Abb. 5. 21 Monate nach Unfall, nach Metallentfernung

Gustilo Klassifizierung offener Frakturen

Typ I

Offene Fraktur, Wunde < 1 cm,
punktförmige, geringe Kontusion,
unbedeutende Kontamination.

Typ II

Offene Fraktur, Hautverletzung > 1 cm,
wenig devitalisiertes Weichteilgewebe,
mittelgradige Kontamination.

Typ III

a) „High energy trauma". Weichteildeckung des Knochens trotz ausgeprägter Haut- und Muskelzerreissung im Frakturbereich, starke Wundkontamination.

b) Ausgeprägte Weichteilverletzung mit deperiostiertem, freiliegendem Knochen. Gewöhnlich massive Wundkontamination vorhanden.

c) Offene Brüche mit Arterienverletzungen, die gefäßchirurgische Interventionen benötigen.

Epidemiologische Aspekte und Behandlungskonsensus

– Häufigste offene Fraktur langer Röhrenknochen,
– die meisten Komplikationen,
– Behandlungsprotokoll kontovers,
– chirurgischer Notfall,
– Tetanusimpfung und i.v.-Antibiotika-Gabe,
– Wundspülung (z.B. Jet-Lavage) und aggressives Debridement (innerhalb von 6 h),
– Frakturenstabilisierung,
– Wunden offen lassen.

Behandlungskontroversen

– Die Art und Wahl des Stabilisierungsverfahrens (extern-intern)
– die Dauer und Wahl der Antibiotikagabe,
– Management von Defektfrakturen („Segmental bone loss"),
– primär oder sekundäre Amputation (Zeitpunkt, Kriterien, MESS),
– Zeitpunkt einer Spongiosaplastik.

Häufigste Ursachen von Infektionen

– Unvollständiges Debridement,
– inadäquate Blutstillung oder wiederholte Hämatombildung,
– iatrogene Devaskularisierung,
– „monströse" Implantate unter oder in schlecht durchblutetem Gewebe (Knochen-Muskeln),
– Weichteilverschluß unter Spannung,
– nicht-erkannte Kompartment-Syndrome.

Stabilisierung

Prinzipien:

a) biomechanisch verlässlich,
b) biologisch akzeptabel.

Möglichkeiten (Optionen)

- Gips, Schalen, Schienen,
- Extension,
- Cerclagen,
- Fixateur externe Systeme,
- Platten-Schrauben Osteosynthesen,
- Marknagelungen.

Marknagel-Osteosynthesen

- Bündelnagelungen
- „einfacher" Marknagel
- Verriegelungsnagel
  - gebohrte Technik
  - ungebohrte Technik

Typ III-C Tibiafraktur

- MESS („Erhaltungsprotokoll")
- primäre Amputation (Entscheidungsfindung)
- Fixateur Externe!

Auf der Basis klinischer Erfahrungen von Arens, Kohlmann et al., Lottes und Sievers und Jacob haben wir von Dez. 88–Aug. 93 71 offene Tibiafrakturen mit ungebohrten Verriegelungsnägeln reponiert und stabilisiert.
    Folgende Indikationen. Offene Tibiafrakturen I-IIIB (Gustilo), Wechsel von initialer Fix. ext. Behandlung innerh. von 4 Wo. nach Unfall.

Kontraindikationen. Weniger als 6 cm intakter proximaler Tibiaknochen. Distale intraartikuläre Tibiafrakturen Typ Pilon II+III. Nicht abgeschlossenes Wachstum und akute Osteomyelitis. Ausgeschlossen blieben Defektfrakturen mit mehr als 3 cm initialem Knochenverlust, diese werden entweder einer Ilizarov-Ringfixateur Behandlung oder dem Monorail-Verfahren zugeführt.

Ergebnisse

Die Frakturen wurden wie folgt klassifiziert

Gustilo Typ I: 27, II: 25, III-A: 11 und III-B: 8
    Zur ungebohrten US-Verriegelungsnagelung standen uns 2 verschiedene Nageltypen zur Verfügung:

Wir benutzten in 70% der Fälle AO-UTN der Fa. Synthes und in 30% Russell-Taylor Delta Tibiaverriegelungsnägel der Fa. Smith and Nephew, Richards.

60% der Frakturen wurden mit Nägeln von 9 mm und 40% mit Nägeln von 8 mm Durchmesser stabilisiert.

Bis auf 2 der in über 9% akut, d.h. innerhalb von weniger als 6 h nach dem Unfall versorgten Frakturen wurden alle statisch verriegelungsgenagelt. 40% der Pat. waren polytraumatisiert.

Die häufigste Komplikation der ungebohrten Tibiaverriegelungsnagelung waren postop. Schraubenbrüche.

Beim UTN der AO brachen bei 12% aller Nägel, die Verriegelungsschrauben oder Bolzen (initial 3,5 mm Schrauben, später 3,9 mm Bolzen).

Beim Russell-Taylor Delta Nagel brachen die Verriegelungsbolzen bei 6% aller Nägel.

Tiefe Infektionen wurden bisher bei 2 (3%) der offenen Frakturen beobachtet. Die Non-Union Rate (Pseudarthrosebildung) liegt derzeit bei 7%. Amputationen wurden bei keinem Pat., der mit einer ungebohrten Tibiaverriegelungsnagelung nach oben genanntem Schema bei einer offenen Tibiafraktur behandelt wurde, bisher notwendig.

Literaturvergleich

Whittle et al. berichten über 50 offene Frakturen (68% III°), die mit dem Russell-Taylor Delta Nagel versorgt worden waren, über 8% tiefe Infektionen und 4% non-unions.

Court-Brown et al. berichten über 41 offene US-Frakturen vom Typ Gustilo II + III, sie benutzten gebohrte Grosse-Kempf-Verriegelungsnägel und sahen 11,1% tiefe Infektionen.

Bone et al. benutzten bei II- und III° offenen US-Frakturen gebohrte Marknägel unterschiedlicher Hersteller und sahen 25% tiefe Infektionen.

Velazco et al. beschrieben 50 offene Tibiafrakturen (64% Typ III), es wurde der Lottes-Nagel (ungebohrt, unverriegelt) benutzt und 6% tiefe Infektionen sowie 16% verzögerte Knochenheilungen festgestellt.

Krettek et al. sahen 24 offene US-Frakturen (Typ II + III), bei denen keine tiefe Infektionen und 3% non-unions auftraten (AO-UTN).

Howard et al., unter Benutzung des Lottes-Nagel (ungebohrt, unverriegelt) hatten bei 61 offenen Frakturen (17 Typ III) 13,1% tiefe Infektionen und 8,2% non-unions.

Oedekoven et al. berichteten 1992 zunächst über 27 offene Frakturen (16 Typ II + III) und sah keine tiefen Infektionen, aber 5% non-unions.

Schlußfolgerungen

Aufgrund unserer guten klinischen Erfahrungen mit ungebohrten Tibiaverriegelungsnagelungen bei II- und III°ig offenen US-Frakturen im Hinblick auf tiefe Infektionen können wir derzeit diese Methode empfehlen. Ganz entscheidend ist die zeitaufwendige frühe postoperative Weichteilnachbehandlung. Provisorische Weichteildeckung,

Second look-OP's Spalthaut-, Schwenk- oder freie Muskelhautlappen innerhalb von 2–14 Tage postop. sind essentiell wichtig.

Folgende Punkte müssen beachtet werden

- Festhalten an bekannten Behandlungsprinzipien für offene Frakturen, wie sie oben dargestellt wurden.
- Respekt vor der Knochen- und Weichteilbiologie.
- Individuelle traumatologische und Pat.-bedingte Varianten beachten!

Literatur

Arens W (1977) Muß und soll die frische Fraktur für die Küntschernagelung aufgebohrt werden? In: 40. Jahrestagung der Dt Gesellsch f Unfallheilkunde 1976, (Hefte zur Unfallheilkunde, 129: 57), Springer, Berlin Heidelberg New York

Bone LB, Johnson KD (1986) Treatment of tibial fractures by reaming and intramedullary nailing. J Bone Joint Surg 68A:877–887

Court-Brown CM, McQueen MM, Quaba AA, Christie J (1991) Gebohrte G-K-Nägel. J Bone Joint Surg 73-B:959–964

Howard MW, Zinar DM, Stryker WS (1992) The Use of the Lottes Nail in the Treatment of Closed and Open Tibial Shaft Fractures. Clin Orthop 279:246–253

Kohlmann H, Vécsei V, Rabitsch K, Häupl J (1988) Zur Indikation der Verriegelungsnagelung bei offenen Frakturen. Akt Traumatol 18:59–63

Krettek C, Haas N, Schandelmaier P, Frigg R, Tscherne H (1991) Der unaufgebohrte Tibianagel (UTN) bei Unterschenkelfrakturen mit schwerem Weichteilschaden. Unfallchirurg 94:579–587

Lottes JO (1987) Lottes nailing. In: Browner BD, Edwards CC (Eds) The science and practice of intramedullary nailing. Lea and Febiger, Philadelphia, p 281–290

Oedekoven G, Claudi B, Frigg R (1992) Die Osteosynthese der instabilen offenen und geschlossenen Tibiafraktur mit ungebohrtem Tibiaverriegelungsnagel. Operat Orthop Traumatol 4, Heft 2:86–99

Raschke MJ, Mann JW, Oedekoven G, Claudi BF (1992) Segmental transport after unreamed intramedullary nailing. Clin Orthop 282:233–240

Sievers U, Jcob R (1987) Die gedeckte Oberschenkelmarknagelung ohne Aufbohrung – eine 14jährige Bilanz. Akt Traumatol 17:271–276

Whittle PA, Russell TA, Taylor CJ, Lavelle DG (1992) Treatment of open fractures of the tibial shaft with the use of interlocking nailing without reaming. J Bone and Joint Surg 74-A:1162–1171

Verfahrenswechsel: Fixateur externe/ Intramedulläre Stabilisierung

D. Höntzsch

Berufsgenossenschaftliche Unfallklinik, Schnarrenbergstraße 95, D-72076 Tübingen

Einleitung

Femur- und Tibiaschaftfrakturen können erfolgreich mit der Marknagelosteosynthese behandelt werden. Durch die vereinfachte Technik der Verriegelung konnte in den letzten Jahren die Indikation auf Frakturen im proximalen und distalen Drittel und schwere Frakturformen wesentlich erweitert werden.

Die Marknagelung kann grundsätzlich zu drei verschiedenen Zeitpunkten durchgeführt werden:

- Primär als Erstversorgung
- sekundär nach konservativer Behandlung (z.B. Extension und/oder Gipsbehandlung)
- sekundär nach Fixateur externe Behandlung (im Sinne des Verfahrenswechsels).

Die primäre Osteosynthese hat den Vorteil, daß der Patient mit einer übungsstabilen Osteosynthese versorgt ist. Grenzen sind allerdings gesetzt bei polytraumatisierten Patienten, Kettenfrakturen mit oder ohne Gelenkbeteiligung und bei Frakturen mit schwerem Weichteilschaden (offen oder geschlossen!).

Die Marknagelosteosynthese muß unter dem Aspekt der technischen Durchführung und Instrumentation als anspruchsvoller und aufwendiger Eingriff gewertet werden [16, 23, 31, 34, 39, 41, 52]. Diese Tatsache darf trotz optimistischer Berichte über schnelle und einfache Operationen aus speziellen Zentren [16, 23, 31, 34, 41, 52] nicht vernachlässigt werden. Selbst Techniken ohne Aufbohren müssen hierzu gezählt werden [18, 38, 49].

Die Marknagelung belastet den Gesamtorganismus besonders beim Aufbohren des Femur. Wie weit dies bei unaufgebohrten Techniken weniger der Fall und daher signifikant ist, bleibt zunächst noch offen. Die Erfahrung zeigt zumindest, daß die unaufgebohrte Technik lokal und in ihrer Auswirkung auf den Gesamtorganismus schonender ist [16, 28, 31, 39, 41].

Beim Polytrauma stellt sich immer wieder die Frage, ob eine primäre Marknagelungsosteosynthese vorteilhaft und daher empfehlenswert ist [4]. Wenn es sich dabei um einen polytraumatisierten Patienten mit lediglich einer großen Schaftfraktur handelt, mag die innere Osteosynthese noch gut und unter speziellen Bedingungen schnell durchführbar sein. Beim Schwerverletzten mit mehreren großen Extremitätenfrakturen werden jedoch rasch die Grenzen der zulässigen Belastung für den Patienten erreicht [4]. Als Beispiel muß man sich dabei den zeitlichen, apparativen, instrumentellen und personellen Aufwand vorstellen bei einem Patienten, der mit zwei Ober-

Hefte zu „Der Unfallchirurg", Heft 241
K. E. Rehm (Hrsg.)

schenkel- und zwei Unterschenkelschaftfrakturen am Unfalltag primär mit Marknagelosteosynthesen versorgt wird!

Die Erfahrungen und Meinungen im Hinblick auf die Versorgung von sog. großen Schaftfrakturen beim polytraumatisierten Patienten sind auch weiterhin unterschiedlich [4]. Obgleich die Plattenosteosynthesen instrumentell und apparativ weniger aufwendig ist als die Marknagelosteosynthese, ist der zusätzliche Weichteilschaden wesentlich größer [15]. Die Plattenosteosynthese muß im Hinblick auf die Heilung am Femur weniger, aber an der Tibia als vermehrt komplikationsträchtig und riskant bezeichnet werden [3, 6, 14]. Eine vorausgehende Behandlung auf konventionell konservative Weise z.B. mit Extension oder Gipsverbänden muß vor allem bei ausgedehnter Weichteilschädigung als nachteilig gewertet werden [6, 11, 21, 26, 47].

Die Ansprüche an diagnostische Maßnahmen (CT, Spezialröntgen, Angiographie etc. mit entsprechenden Umlagerungen) sowie im Rahmen der Intensivpflege sind heute groß und können mit einer Extension nur sehr schwer erfüllt werden. Dies trifft ganz besonders für eine Intensivpflege mit konsequenter Behandlung von Lungenkomplikationen (ARDS), der Notwendigkeit zur regelmäßigen Umlagerung, Verwendung von Drehbetten oder gar Bauchlagerung zu. Eine solche Therapie ist mit einer Extension bei großen Frakturen nicht durchführbar.

Die Primärstabilisierung durch den Fixateur externe mit den erweiterten und vereinfachten Modulartechniken [10, 22] stellt ein Verfahren dar, mit welchem der polytraumatisierte Patient mit geringstem iatrogenem Aufwand (d.h. Ausrüstung, Personal- und Zeitbedarf) versorgt werden kann [5, 10, 11, 21, 51]. Diese Methoden mit dem Fixateur externe können nicht nur in großen Traumazentren, sondern vor allem in jedem Krankenhaus der Regelversorgung praktiziert werden. Die Technik ist relativ einfach und wenig aufwendig. Sie kann von jedem Arzt schnell erlernt und ohne größere Nachteile notfällig angewendet werden.

Mit Fixateur Externe können alle Frakturtypen einschließlich gelenknaher oder Gelenkfrakturen versorgt werden.

Isoliert oder in Gesellschaft mit Kettenfrakturen oder beim polytraumatisierten Patienten stellt der Weichteilschaden – geschlossen oder offen – primär und im Laufe der Weiterbehandlung ein ernstes Problem dar. Bei offenen Frakturen hat sich daher die konsequente Anwendung des Fixateur externe durchgesetzt. Auch Frakturen mit höhergradigem geschlossenem Weichteilschaden profitieren von der schonungsvollen Osteosynthese mit dem Fixateur externe [10]. Die Komplikationsrate ist signifikant geringer als bei primärer interner Osteosynthese [8, 9, 10, 17, 20, 24, 30].

Marknageltechniken ohne Aufbohren mit Verriegelung können möglicherweise in Zukunft, wenn sich die ersten Erfahrungen [15, 25, 32, 33] weiter bestätigen, mit Vorteil auch primär eingesetzt werden. Diese Technik ohne zusätzliche Aufbohrung aber mit Verriegelung kann auch für den Verfahrenswechsel genutzt werden.

Während sich die Hauptprobleme und Risiken mittels einer sog. internen Osteosynthese bei der Erstversorgung stellen [14, 28, 44], treten Komplikationen mit dem Fixateur externe vermehrt im Rahmen der Weiterbehandlung auf [11].

Grundsätzlich stehen zwei Wege offen:

– Ausbehandlung mit Fixateur externe
– Verfahrenswechsel und Übergang auf eine interne Osteosynthese.

Der Ausbehandlung mit dem Fixateur externe sind in vielen Fällen Grenzen gesetzt durch:

- Festigkeit der Pins im Knochen [11, 24]
- Reizzustand und Infektionsgefahr im Bereich der Pin-Löcher (sog. pin track-infection) [11, 43]
- Transfixation der Weichteile mit Mitbeeinträchtigung der Muskel- und Gelenkfunktion (z.b. kniegelenksnaher Oberschenkelbereich!) [11, 43]
- gelenküberbrückende Montagen über längeren Zeitraum [43]
- verzögerte Knochenbruchheilung bei zu starrer Fixateur externe-Montage [24].

Der Verfahrenswechsel zur internen Osteosynthese als zweite Möglichkeit wird kontrovers diskutiert.

Problem- und Fragestellung

In der BG Unfallklinik Tübingen hat sich seit Jahren der möglichst frühzeitige Verfahrenswechsel vom Fixateur externe auf den Marknagel – allerdings unter strenger Indikationsstellung – bewährt. Vereinzelt wurde hierüber bereits berichtet [25, 49]. Die eigenen guten Erfahrungen konnten andernorts bestätigt werden [5, 37]. Allerdings finden sich auch gegenteilige Auffassungen [9, 30].

In einer dreijährigen prospektiven Studie sollte anhand eines größeren Patientenguts die Fragestellung überprüft und die Ergebnisse kritisch ausgewertet werden.

Infektionsgefahr und sonstige Komplikationen beim Verfahrenswechsel vom Fixateur externe zur Marknagelosteosynthese wurden unter strengen Kriterien bei Frakturen wie Schaftfrakturen des Femur und der Tibia dokumentiert.

Der Verfahrenswechsel vom Fixateur externe
zur Marknagelosteosynthese im Spektrum der Literatur
(Tabelle 1)

In der Literatur finden sich größtenteils nur Einzelbeschreibungen. In den meisten Fällen handelt es sich um eine kleine Nebengruppe aus einem anderen Untersuchungsgut. Zum Beispiel handelt es sich bei den 16 Tibia-Verfahrenswechseln von McGraw [37] um Patienten aus einem Krankengut mit 356 Patienten, welche im Fixateur externe ausbehandelt wurden. Bei den 16 Patienten handelt es sich somit um die Fehlschläge.

Ähnlich verhält es sich bei der Untersuchung von Krettek 89 [30]. Die 14 Tibia-Verfahrenswechsel entstammen aus einem Krankengut von 202 Patienten, welche mit Fixateur externe ausbehandelt wurden.

Gezielt den Verfahrenswechsel haben Weise 87 [51], Höntzsch 90 [25], Heim 90 [19] und Kroitzsch 90 [33] beschrieben.

Eine Reihe der Veröffentlichungen sind lediglich Abstracts oder nicht vollständige Beschreibungen (z.B. Aho, Lindenmaier, Korkala u.a.).

Tabelle 1. Auflistung der Literaturangaben über Verfahrenswechsel vom Fixateur externe zur Marknagelosteosynthese. Bis auf wenige Ausnahmen müssen die Angaben als Einzelbeschreibungen angesehen werden. Nur bei den größeren Serien (n = 25–69) sind die Prozente („vom Hundert") angegeben. Ansonsten ist in der Reihe Infekt von/n die Zahlenrelation aufgeführt. (z.B. 7 Infekte bei n = 16 → 7/16)

Autor	n	Infekt von/n	%	Zeit
Olerud 72 [42]	15 Tibia	0/15		?
Ahlers 83 [1]	13 Tibia	0/13		> 16 Wo.
Aho 83 [2]	5 Tibia	0/5		?
Lindenmaier 85 [35]	28 Tibia	0/28	0%	> 20 Wo.
Weise 87 [51]	25 Tibia	0/25	0%	< 6 Wo.
	14 Tibia	5/14	30%	> 6 Wo.
Korkola 87 [25]	5 Tibia	4/5		
McGraw 83 [37]	16 Tibia	7/16		> 8 Wo.
Hansis 88 [17]	39 Tibia	3/39	7,8%	6 Wo.
Murphy 88 [40]	4 Femur	2/4		spät
Krettek 89 [30]	14 Tibia	2/14		>12 Wo.
Maurer 89 [36]	17 Tibia	1/17		8 Wo. ohne Pin-Infekt
	7 Tibia	5/7		8 Wo. + Pin-Infekt
Törnqvist 90 [45]	6 Tibia	4/6		spät
Johnson 90 [27]	13 Tibia	0/13		Pseudarthr.
Heim 90 [19]	10 Tibia	1/10		2 Wo.
Höntzsch 90 [25]	48 Tibia	1/48	2,1%	3–6 Wo.
Kroitzsch 90 [33]	62 Tibia			
	7 Femur	7/69	10%	8 Wo.
Blachut 90 [5]	41 Tibia	2/41	5%	< 3 Wo.

Sehr große Mühe und Vorarbeit haben Heim, Regazzoni, Perren 1992 [20] geleistet. Übereinstimmend mit Heim et al. zeigt das Literaturstudium eindeutig, daß „späte Verfahrenswechsel" ein hohes Infektrisiko haben (Tabelle 1). Alle Indizien sprechen aber dafür, daß der „frühe Verfahrenswechsel" durchaus mit einer niedrigen Infektionsrate verbunden sein kann. Für weitere Parameter ist die Literatur zu uneinheitlich und für die vorliegende Fragestellung nicht genügend exakt ausgerichtet.

Klinische Studie

Studiendauer: 1. August 1989 bis 31. Juli 1991
Nachkontrolle bis August 1992

Folgende Schaftfrakturen von Femur und Tibia wurden primär mit Fixateur externe versorgt:

- Bei Monotrauma, geschlossene Frakturen Grad II und III (G II, G III nach Tscherne/Östern [47])
- Alle offenen Frakturen (O I, O II, O III nach Tscherne/Östern [47]) bzw. Gustilo [12, 14]
- Bei Kettenfrakturen unabhängig vom Schweregrad
- Bei polytraumatisierten Patienten unabhängig vom Schweregrad.

Der Verfahrenswechsel mit Übergang zur Marknagelosteosynthese sollte jeweils so früh als vertretbar und möglich durchgeführt werden. Der Indikationsbereich für die Marknagelosteosynthese umfaßte alle Formen der guten und der erweiterten Indikation.

Ausgeschlossen vom Verfahrenswechsel waren Frakturen an der Tibia, die infolge Weichteilschadens eine interne Osteosynthese zu keinem Zeitpunkt für ratsam erscheinen ließen (Grad III b + c nach Gustilo [14]). Diese Entscheidung wurde während der ersten drei Wochen getroffen.

Standardisierte Bedingungen für den Verfahrenswechsel

- Einzeitiger Verfahrenswechsel nur bei völlig reizlosen Pin-Eintrittsstellen.
- Verfahrenswechsel am Femur einzeitig ohne Zeitbeschränkung.
- Verfahrenswechsel an der Tibia unter 3 Wochen einzeitig, über 3 Wochen zweizeitig, (freies Intervall nach Pin-Entnahme mit temporärer Ruhigstellung im Gipsverband bis zur Abheilung der Pin-Stellen).
- Zweizeitiges Verfahren bei allen gereizten Pin-Eintrittsstellen.
- Technik bei zweizeitigem Verfahrenswechsel:
  An der Tibia: Nach Pin-Entnahme vorübergehende Ruhigstellung im Oberschenkel-Liegegipsverband (Fenster über Pinstellen) bis zur reizlosen Abheilung der Pin-Stellen.
  Am Femur: vorübergehende Ruhigstellung mit supracondylärer Extension nach Jahna [26] entsprechend der „Böhler'schen Schule" bis zur Abheilung der Pin-Stellen.
- Beim Verfahrenswechsel antibiotischer Prophylaxe bis zum bakteriologischen Ergebnis des Abstriches beim Verfahrenswechsel.
- Antibiotische Therapie bei offenen Frakturen nach Keimspektrum der primären Kontamination, ansonsten nach dem hausintern bekannten und ständig kontrollierten Problemkeim-Spektrum [18].
- Bei positivem Abstrich vom Verfahrenswechsel erfolgt Abstrichwiederholung aus der Drainageflüssigkeit am 3.–5. postoperativen Tag nach dem Verfahrenswechsel. Bei negativem Keimnachweis Entfernung der Wunddrainage unter kurzfristigem Antibiotikaschutz für 24 Stunden. Bei Fortbestehen eines positiven Keimnachweises mit staph. aureus oder anderen hoch pathogenen Keimen Belassen der Drainage als Dauerdrainage bis zur knöchernen Ausheilung und der Möglichkeit der Metallentfernung.
- Antibiotikatherapie bis zum 10. postoperativen Tag entsprechend Laborparametern (BSG etc.) und klinischem Befund.

Operationsmethode beim Verfahrenswechsel

Bis auf einige Fälle am Oberschenkel (20 von 62) und eine Ausnahme am Unterschenkel (1 von 107) wurde vor der Marknagelung der Fixateur externe steril entfernt und der Patient auf dem Normaltisch oder Extensionstisch gelagert. Dann wurde die gesamte Extremität bis über den Beckenkamm (beim Femurmarknagel) oder das Knie (beim Tibiamarknagel) desinfiziert.

Die Pineintrittsstellen wurden mit Tupfern abgedeckt und diese Region gesondert mit einer großen Incisionsfolie zirkulär abgedeckt. Die Nagelimplantationsstelle über dem Trochanter major oder dem Lig. patellae wurde gesondert zusätzlich desinfiziert und mit einer zusätzlichen Incisionsfolie beklebt.

Nach dem Abwaschen und Abdecken nahmen die Operateure einen Handschuhwechsel vor (Überhandschuhe auszuziehen).

Wenn im Ausnahmefall der Fixateur externe als Repositionshilfe belassen wurde: Abbau bis auf das notwendige Minimum. Absprühen des Fixateur externe mit Sprühnebel und Druckluft in alle Richtungen, Ritzen und Rohre, Einwickeln in eine Incisionsfolie. Nach dem Einführen des Führungsdrahtes vor Aufbohren, Entfernen des restlichen Fixateur externe durch Assistenten mit gesondertem Instrumentarium neuerliches Aufbringen einer zirkulären Incisionsfolie und Handschuhwechsel.

Patientengut

Vom 1. August 1989 bis zum 31. Juli 1991 wurden entsprechend den Studienbedingungen am

Femur 62
und an der
Tibia 107

Patienten primär mit einem Fixateur externe stabilisiert und sekundär als Verfahrenswechsel mit einem Marknagel versorgt.

Die Alters- und Geschlechtsverteilung entspricht dem zu erwartenden und oft beschriebenen Spektrum großer unfallchirurgischer Zentren [3, 11, 13, 16, 21, 24, 30, 31, 34, 37, 46, 47, 49, 52].

Ebenso verhält es sich mit der Altersverteilung. Die Dezenien von 16 bis 19 und 20–29 Jahren und das männliche Geschlecht sind deutlich bevorzugt.

Die Verletzungen wurden eingeteilt in (Abb. 1a + b)

Monoverletzungen. Isoliert Femur- oder Tibiafraktur ohne schwere weitere Verletzung.

Kettenverletzung. 2 oder mehrere gravierende Verletzungen an einer Extremität (z.B. Femur- und Tibiafraktur, Femur- und Pilon-Tibiafraktur, Femur- oder Tibiafraktur und Kniebandverletzung).

Mehrfachverletzungen. 2 oder mehrere gravierende Verletzungen an zwei Extremitäten und/oder Körperregionen, ohne daß nach der Definition (s.u.) ein Polytrauma vorliegt (z.B. Femurfraktur rechts und Tibiafraktur links, Tibiafraktur bds., Tibiafraktur und Humerusfraktur usw.).

Ketten- und Mehrfachverletzungen. Kombination aus Ketten- und Mehrfachverletzung und

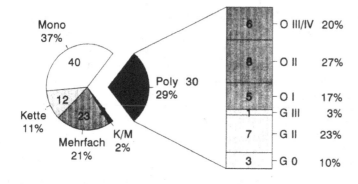

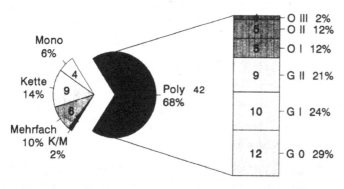

Abb. 1. Verletzungsschwere bei den Femurfrakturen (**a**) und Tibiafrakturen (**b**). Für die polytraumatisierten Patienten ist der Weichteilschaden nach Tscherne und Oestern [47] herausgezogen, um für diese Patientengruppe das Verteilungsmuster deutlich zu machen. Hieraus rekrutieren sich vor allem die zweizeitigen Operationen bei G O/I und O I

Polytrauma. Verletzung entsprechend der Definition von Tscherne [48]. Verletzungen mehrerer Körperregionen und/oder Körperhöhlen, wobei eine oder die Kombination der Verletzung lebensbedrohlich ist.

Gesamthaft war der Verfahrenswechsel am Femur 15 ± 8 Tage an der Tibia 24 ± 14 Tage und zusammengenommen 20 ± 11 Tage durchgeführt worden.

Infektion

Es ist zu unterscheiden in Kontamination und manifeste Infektion [3, 18]. Bei der Marknagelung handelt es sich um ein großes Implantat, und die Markhöhle ist ein empfindliches Organ für Infektionen. Deshalb nehmen Infektionen in der Markhöhle einen Verlauf, welcher klinisch und laborchemisch nicht zu übersehen ist [3, 8, 18, 34, 43]. Eine Kontamination, festgestellt durch einen intraoperativen bakteriologischen Abstrich, bedeutet nicht gesetzmäßig eine Infektion [18]. Diese entsteht erst durch ein Ungleichgewicht zwischen Kontamination und Infektpotential einerseits und Abwehrsituation andererseits. Bei vielfältigen Untersuchungen ist der Unterschied zwischen Kontamination und klinisch manifestem Infekt bekannt. Eingehend dargestellt wurde dies von Burri 1974 [6]. Biewener und Wolter 1988 [3] und Hansis 1990 [18].

Die manifest Infektion ist für diese Studie klar und streng an den klassischen Kriterien [6] geprüft worden. Wie beschrieben, ist bei der Marknagelosteosynthese der Verlauf einer eingetretenen Infektion eindeutig und nicht zu übersehen. Ohne adäquate Therapie ist ein ernsthafter und progredienter Verlauf nicht aufzuhalten [3, 6, 8].

Manifeste Infektion

		Infektion	%
Femur	n = 61	0	0
Tibia	n = 106	2	1,9
Gesamt	n = 167	2	1,2

Kontamination

Bei den offenen Frakturen wurde primär nach Entfernen des Notfallverbandes im Operationssaal ein bakteriologischer Abstrich entnommen. Beim Verfahrenswechsel wurde nach der ersten Markraumbohrung aus der Markhöhle die bakteriologische Probe entnommen. Die Probe wurde auf einen sterilen Watteträger getränkt und sofort in das standardmäßige Nährmedium verbracht. Die Auswertung übernahm wie

Tabelle 2. Kontamination beim Verfahrenswechsel (Femur n = 61 – Tibia n = 106)

Femur: n = 61	n	Tibia: n = 106 Kontam.	%
Femur			
Geschlossene Frakturen	45	6	12,5
Offene Frakturen	16	4	25,0
Gesamt	61	10	16,0
Tibia			
Geschlossene Fraktur	55	7	12,7
Offene Fraktur	51	6	11,8
Gesamt	106	13	12,3
Femur + Tibia	167	23	13,8

Tabelle 3. Keimspektrum beim Verfahrenswechsel

	Femur n = 10	% von 61	Tibia n = 13	% von 106	Total	% von 167
staph. aureus	0	0	4	3,8	4	2,4
staph. epid.	5	19,7	6	5,7	11	6,6
ps. aerug.	2	3,3	1	0,9	3	1,8
sonstige	3	4,9	2	1,9	5	3,0

für alle Abstriche im Haus das bakteriologische Institut der Universitätsklinik Tübingen (Ärztlicher Direktor: Professor Botzenhart).

Als positive Kontamination wurden alle positiven Befunde aufgenommen auch jene mit der Auswertung „nach Anreicherung geringer Keimnachweis" (Tabelle 2 und 3).

Der Hauptanteil der Kontaminationen wird vom minder pathologischen Keim staph. epid. eingenommen. Nur mit diesem Keim werden Kontaminationswerte über 5% gesehen. Ohne staph. epid. beträgt die gesamte Kontaminationsrate 13 von 167 = 7,2%.

Bei den Femurfrakturen wurden unter Antibiotikaschutz alle Drainagen bei klinischer und laborchemischer negativer Infektsituation auch dann gezogen, wenn der Abstrich positiv war. Dies war in allen Fällen möglich.

Bei den Tibiafrakturen wurden die Drainagen bei den 4 Kontaminationen mit staph. aureus zunächst bei 3 belassen. 1mal wurde die an sich richtig vorgesehene Therapie des Belassens „vergessen" (negative Beeinflussung der Studienbedingungen, s. Abschn. 8.1). Es wurde kein Infekt manifest. Die 2 Infektionsfälle an der Tibia waren beim Zwischenabstrich 1mal negativ und 1mal staph. epid. Bei 2 Patienten wurde die Drainage unter Antibiotikaschutz zwischen dem 11. und 14. Tag entfernt. 1mal wurde die Dauerdrainage bis zur knöchernen Ausheilung (14 Wochen) belassen, bis dann zum frühestmöglichen Zeitpunkt die Metallentfernung durchgeführt werden konnte.

Bei den 2 manifesten Infektionen wurde beidemal der Marknagel entfernt und gegen Fixateur externe ausgetauscht und 1mal der Nagel bei liegender Dauerdrainage bis zur knöchernen Ausheilung belassen.

Bei den 14 Kontaminationen der geschlossenen Frakturen muß von einer Neukontamination gesprochen werden.

Bei den offenen Frakturen verhielt es sich mit dem Keimwechsel wie folgt:

Femur   n = 4   2 x Keimwechsel
                2 x identisch mit Eingangskeim

Tibia   n = 6   5 x Keimwechsel
                1 x identisch mit Eingangskeim

Das Verhalten des Keimspektrums während der Behandlung offener Frakturen wurde während dieser Studie nicht nachkontrolliert. Ebenso wurden keine Abstriche von den

Tabelle 4. Infektionen beim Verfahrenswechsel im Zeitraum der Studie (1. Zeile) und im Zeitraum 8/91–12/92 unter gleichen Bedingungen (2. Zeile). In der 3. Zeile ist der gesamte Zeitraum von 8/89–12/92 aufgelistet

	Femur			Tibia			Gesamt		
	n	Infekt	%	n	Infekt	%	n	Infekt	%
8/89–7/91	61	0	0%	106	2	1,9%	167	2	1,2%
8/91–12/92	37	2	5,4%	58	1	1,7%	95	3	3,2%
Gesamt 8/89–12/92	98	2	2,0%	164	3	1,8%	262	5	1,9%

Pineintrittsstellen entnommen. Deshalb kann über die letztendliche Herkunft der Keime bei offenen Frakturen nicht abschließend entschieden werden. Für die Therapie und weitere Aussagen erschien dies nicht relevant (Tabelle 4).

Diskussion

Das Hauptanliegen dieser Studie war es, zu prüfen, wie sich unter standardisierten Bedingungen und möglichst frühem Verfahrenswechsel die Infektionsrate verhält.

Die Infektion ist das Hauptargument gegen das zweizeitige Verfahren [24].

Die beschriebenen ungünstigen Infektionsraten [24, 27, 43] basieren auf Studien, bei welchen der Verfahrenswechsel spät durchgeführt wurde und die an den Verfahrenswechsel keine so hohen Anforderungen gestellt haben. Über die Durchführung des Verfahrenswechsels finden sich keine Angaben. Ein streng durchgeführtes Regime des Verfahrenswechsels wirkt sich sicher günstig aus.

Während der 2jährigen prospektiven Studie waren im vorliegenden Krankengut am Femur keine Infektionen eingetreten. Bei den zur weiteren Evaluierung herangezogenen Patienten (Abschn. 9.4) trat dann bei 2 Patienten von 37 Femurfrakturen mit Verfahrenswechsel ein Infekt auf (1mal geschlossene Fraktur (G I), früher Verfahrenswechsel, 1mal offene Fraktur (O I) bei polytraumatisierter Patientin, Verfahrenswechsel nach 3 Wochen).

Die zwei Infektionen im Zeitraum 8/91 bis 12/92 zeigen, wie wichtig eine große Fallzahl ist. Aus 61 Femurfrakturen kann nicht geschlossen werden, daß die Infektrate 0% ist. Aus den weiteren 37 Femurfrakturen kann nicht geschlossen werden, daß die Infektrate 5,4% ist. Erst das Gesamtbild und die höheren Zahlen zeigen, daß am Femur beim Verfahrenswechsel die Infektionsrate wie an der Tibia bei 2% liegt.

Bei den Verfahrenswechseln an der Tibia zeigte sich in der 2Jahres-Studie mit 106 Patienten und den 58 Patienten aus der Nachstudie ein gleichmäßigeres Bild (Tabelle 4). Beim Verfahrenswechsel an der Tibia wurden 2 von 106 = 1,9% manifeste Infektionen gesehen. Dies konnte dann durch die Beobachtungen in den weiteren Monaten bestätigt werden.

Insgesamt kann von einer Infektionsrate von etwa 2% ausgegangen werden. In kleineren Zeiträumen bzw. Kollektiven ist die Streuung größer und es kann unter diesen Bedingungen von einem Infektionsrisiko von 2–5% gesprochen werden.

Die Kontaminationsrate, bei der zweiten Operation des Verfahrenswechsels untersucht, war mit insgesamt 14% deutlich höher.

Dabei ist aber zu berücksichtigen, daß von den insgesamt 24 positiven Abstrichen nur 1/5, nämlich 4, mit staph. aureus und in fast der Hälfte der Fälle, nämlich 11, mit dem harmloseren Gelegenheitskeim staph. epid. zu verzeichnen war. Die Keimbesiedlung mit diesem Keim darf aber nicht vernachlässigt werden, da sich hier durchaus ein Wandel zu nicht so harmlosen Spezies zeigt [18].

Die Differenz zwischen Kontamination und manifestem Infekt wurde aus anderen Kliniken, welche Verfahrenswechsel durchführen, z.B. Wentzensen/Grass 1993, bestätigt [53].

Die niedrige Infektionsrate und die Differenz zwischen Kontamination und manifestem Infekt kann als Indiz für den positiven Einfluß des frühen und des konsequent sicher durchgeführten Verfahrenswechsels gewertet werden. Die konsequente Antibiotikatherapie über mehrere Tage nach Bakteriogramm des Hauses bzw. nach vorangegangenem Antibiogramm spielt sicher eine entscheidende Rolle. Darauf sollte nicht verzichtet werden. Dies zeigt aber auch die Bedeutung der ständigen Überwachung und Kontrolle des hauseigenen Keimspektrums, damit die Antibiotikatherapie möglichst effizient eingesetzt werden kann.

Andererseits ist dies ein Ansatz dafür, daß bei längerem Zuwarten und vielleicht nicht so konsequent durchgeführtem Verfahrenswechsel hier ein potentielles Infektionsrisiko schlummert, welches dann die höheren Infektionsraten, wie sie nach späterem Verfahrenswechsel beschrieben werden [24, 27, 43], zwanglos erklärt.

Schlußfolgerung

Bei Femur- und Tibiafrakturen mit offenem oder geschlossenem Weichteilschaden sowie bei polytraumatisierten Patienten kann das zweizeitige Verfahren mit primärer Stabilisierung durch Fixateur externe und Verfahrenswechsel zur internen Marknagel-Osteosynthese bei geeigneten Bedingungen als Behandlungsalternative empfohlen werden.

Der Verfahrenswechsel sollte zum frühestmöglichen Zeitpunkt durchgeführt werden. Es sollten sichere und standardisierte Bedingungen eingehalten werden. Beide Operationstechniken und die Technik des Verfahrenswechsels müssen beherrscht werden. Bei der Marknagelung sollte möglichst wenig und vorsichtig aufgebohrt werden. Die Verwendung von nicht aufbohrender Nageltechnik (z.B. UTN der AO) wird die Ergebnisse sicher eher positiv beeinflussen. Es sollte zum frühestmöglichen Zeitpunkt umgestiegen werden. Bei Verfahrenswechsel nach 3 Wochen und/oder gereizten Pin-Eintrittsstellen sollte besonders an der Tibia ein Intervall bis zur Sanierung eingehalten werden. Eine Antibiotikatherapie möglichst nach Bakteriogramm ist dringend zu empfehlen.

Literatur

1. Ahlers J, Kirschner P, Weigand H, Ritter G (1982) Die Marknagelung bei verzögerter Knochenbruchheilung nach Fixateur externe-Osteosynthesen an der Tibia. Z Orthop 120:628
2. Aho AJ, Nieminen SJ, Nylamo EI (1983) External Fixation by Hoffmann-Vidal-Adrey Osteotaxis for Severe Tibial Fractures. Treatment and Technical Criticism. Clin Orthop 181:154–164
3. Biewener A, Wolter D (1988) Komplikationen in der Unfallchirurgie. Springer, Berlin Heidelberg New York
4. Border JR, Allgöwer M, Hansen ST, Rüedi ThP (1988) Blunt Multiple Trauma Comprehensive Pathophysiology and Care. Dekker, New York Basel
5. Blachut PA, Meek RN, O'Brien PJ (1990) External Fixation and Delayed Intramedullary Nailing of Open Fractures of the Tibial Shaft. J Bone J Surg 72A:729–735
6. Burri C (1979) Osteitis. Huber, Bern Stuttgart Wien
7. Chapman MW (1986) The role of intramedullary fixation in open fractures. Clin Orthop 212:26–34
8. Court-Brown CM, Klating JF, McQueen MM (1992) Infection After Intramedullary Nailing of the Tibia. J Bone J Surg Br 74B:770–774
9. DeBastiani G, Aldegheri R, Brivio LR (1984) The treatment of fractures with a dynamic axial fixator. J Bone J Surg Br 66B:538–545
10. Fernández A (1991) Modular External Fixation in Emergency using the AO Tubular System. Mar Adentro Montevideo
11. Gotzen L, Haas N, Schlenzka R (1984) Der Einsatz des Monofixateurs bei geschlossenen Unterschenkelfrakturen. Orthopäde 13:287–292
12. Green STA (1981) Complications of External Skeletal Fixation. Charles C Thomas, Springfield
13. Gustilo RB, Anderson JT (1976) Prevention of Infection in the Treatment of One Thousand and Twenty-five Open Fractures of Long Bones. J Bone J Surg 58A:453–458
14. Gustilo RB, Mendoza RM, Williams DN (1984) Problems in the management of type III (severe) open fractures: a new classification of type III open fractures. J Trauma 24:742–746
15. Haas N, Gotzen L (1987) Plattenosteosynthese. In: Schmit-Neuerburg KP, Stürmer KM (Hrsg) Die Tibiaschaftfraktur des Erwachsenen. Springer, Berlin Heidelberg New York
16. Haas N, Krettek C, Frigg R, Tscherne H (1991) Erste klinische Erfahrungen mit einem neuen intramedullären Implantat zur Versorgung von Unterschenkelfrakturen mit schwerem Weichteilschaden. 6 Dtsch-Österr-Schweiz Unfalltagung, Wien
17. Hansis M, Höntzsch D (1988) Infektionsgefahr und Infektprophylaxe beim Verfahrenswechsel von Fixateur externe zum Unterschenkelmarknagel. Unfallchirurg 91:465–468
18. Hansis M (1990) Wundinfektionen in der Unfallchirurgie. mph-Verlag, Wiesbaden
19. Heim D, Marx A, Hess P (1990) Der Fixateur externe als primäre definitive Behandlung der Unterschenkelfraktur mit schwerem Weichteilschaden. Helv Chir Acta 57:839–846
20. Heim D, Regazzonie P, Perren SM (1992) Current use of external fixation in open fractures (External Fixator: what next?). Injury 23, Suppl 2
21. Hierholzer G (1975) Stabilisierung des Knochenbruches mit Weichteilschaden mit Fixateur externe. Langenbeck's Arch Chir 339:505
22. Höntzsch D (1989) Erleichterung der Repositionsmanöver besonders am Oberschenkel mit dem Fixateur externe. Temporär angeklemmte lange „Griffe" bei der 3-Rohr-Modular-Technik mit dem AO-Rohr-System. Akt Traumatol 19:305–307
23. Höntzsch D, Weller S, Perren SM (1989) Der neue AO-Universalmarknagel für die Tibia. Klinische Entwicklung und Erfahrung. Akt Traumatol 19:225–237
24. Höntzsch D, Karnatz N, Jansen T (1990) Ein- oder zweizeitige Versorgung der schweren Pilon-Tibial-Fraktur. Akt Traumatol 20:199–204
25. Höntzsch D, Dürselen L, Weller S, Claes A (1993) Die begleitende Fibulaosteosynthese. Traumatologie aktuell II 93
26. Jahna H (1989) Konservative Frakturenbehandlung. Urban u Schwarzenberg, Wien

27. Johnson EL, Simpson L, Helfet D (1990) Delayed intramedullary nailing after failed external fixation of the tibia. Clin Orthop 253:251–257
28. Klein MPM (1990) Aufbohren oder nicht Aufbohren? Zirkulationsstörung durch Marknagelung an der Hundetibia. Dissertation, Universität Basel 1990
29. Korkala O, Tutti-Poika I, Karaharja EO (1987) La fixation externe dans les fractures ouvertes de la jambe. Rev Chir Orthop 73:637–642
30. Krettek C, Haas N, Tscherne H (1989) Behandlungsergebnisse von 202 frischen Unterschenkelfrakturen, versorgt mit einem unilateralen Fixateur externe (Monifixateur). Unfallchirurg 92:440–452
31. Krettek C, Haas N, Schandelmaier P, Frigg R, Tscherne H (1991) Der unaufgebohrte Tibianagel (UTN) bei Unterschenkelfrakturen mit schwerem Weichteilschaden. Unfallchirurg 94:579–587
32. Kreusch-Brinker R, Lambiris E, Demmler J (1986) Die Marknagelung als Methodenwechsel in der Versorgung verzögernd heilender oder pseudarthrotischer Ober- und Unterschenkelfrakturen. Akt Traumatol 16:110–116
33. Kroitzsch U, Egkher E, Schulz A (1990) Überlegungen zum Zeitpunkt des Verfahrenswechsels noch mit Fixateur externe versorgter offener Frakturen. Hefte zur Unfallheilkunde 211:253–255
34. Kuner EH, Schweikert Ch, Weller S, Ulrich K, Kirschner P, Knapp U, Kuroch W (1976) Die Marknagelung von Femur und Tibia mit dem AO-Nagel. Erfahrungen und Resultate bei 1591 Fällen. Unfallchirurg 2:155–162
35. Lindenmaier HL, Kuner EH (1985) Verfahrenswechsel nach fixateur externe am Unterschenkel. Z Orthop 123:739
36. Maurer DJ, Merkow RL, Gustillo RB (1989) Infection after intramedullary nailing of severe open tibial fractures initially treated with external fixation. J Bone J Surg 71A:835–838
37. McGraw JM, Edward VA (1988) Treatment of Open Tibial-Shaft Fractures – External Fixation and Secondarf Intramedullary Nailing. J Bone J Surg 72A:900–911
38. Müller ME, Nazarion S, Koch P, Schatzker J (1990) The comprehensive classification of fractures of long bones. Springer, Berlin Heidelberg New York
39. Müller ME, Allgöwer M, Schneider R, Willenegger H (1992) Manual der Osteosynthese AO Technik. Springer, Heidelberg New York
40. Murphy ChP, D'Ambrosio RD, Dabezies EJ (1988) Complex femur fractures: Treatment with the Wagner external fixation device or the Grosse-Kempf interlocking nail. J Trauma 28:1553–1561
41. Oedekhoven H (1992) Die unaufgebohrte Marknagelung der Tibia. Operative Orth u Traumatologie 2
42. Olerud S, Karlström G (1974) Secondary Intramedullary Nailing of Tibial Fractures. Clin Orthop 105:267–275
43. Puno RM, Teynor JT, Nogano J, Gustillo RB (1986) Critical analysis of results of treatment of 201 tibial shaft fractures. Clin Orthop 212:113–121
44. Schöttler H, Schöntag H, Langendorff HU, Dallek M (1981) Ergebnisse der operativen Stabilisierung bei 307 offenen Frakturen. Unfallchirurgie 7:256–259
45. Törnqvist H (1990) Tibia nonunions treated by interlocked nailing: Increased risk of infection after previous external fixation. J Orthop Trauma 4:109–114
46. Tscherne H, Magerl F, Fleischl P (1967) Die Marknagelung frischer offener und geschlossener Unterschenkelfrakturen. Langenbecks Arch Chir 317:209–218
47. Tscherne H, Oestern H-J (1982) Die Klassifizierung des Weichteilschadens bei offenen und geschlossenen Frakturen. Unfallheilkunde 85:111–115
48. Tscherne H (1991) Hannoveraner Polytraumaschlüssel. Unfallchirurg 17:400–420
49. Velazco A, Whitesides TE, Flaming LL (1983) Open fractures of the tibia treated with the Lottes nail. J Bone J Surg 65A:879–885
50. Wagner H, Zeiler G (1983) Funktionelle Frakturbehandlung mit dem Verlängerungsapparat. Orthopädie 12:163–171

51. Weise K, Höntzsch D (1987) Verfahrenswechsel nach Fixateur externe-Osteosynthese bei geschlossenen und erst- und zweigradig offenen Unterschenkelfrakturen. Hefte zur Unfallheilkunde 200:296
52. Weller S, Knapp U (1975) Die Marknagelung – Gute und relative Indikation, Ergebnisse. Chirurg 46:152–154
53. Wentzensen A, Grass U (1993) Persönliche Mitteilung. Ludwigshafen Tübingen

Defektfrakturen am Unterschenkel: Einsatzmöglichkeiten des Marknagels

B. Claudi

(Manuskript nicht eingegangen)

Hefte zu „Der Unfallchirurg", Heft 241
K. E. Rehm (Hrsg.)
© Springer-Verlag Berlin Heidelberg 1994

Intramedulläre Stabilisierung: Markraumschienung – Komplikationen der intramedullären Stabilisierung

Vorsitz: E. Brug, Münster

Elastische Markraumschienung

E. Brug

(Manuskript nicht eingegangen)

Marknagelung beim Polytrauma: Frühe oder aufgeschobene Versorgung? Therapiekonzept auf pathophysiologischer Grundlage

K. Wenda

Unfallchirurgische Klinik, Universität Mainz, Langenbeckstraße 1, D-55131 Mainz

Der Zeitpunkt der Versorgung von Ober- und Unterschenkelfrakturen wurde seit der Einführung der Marknagelung vielfach diskutiert. Bereits Küntscher setzt sich in seiner grundlegenden Schrift „Praxis der Marknagelung" [4] mit dem Versorgungszeitpunkt auseinander und empfiehlt generell die verzögerte Versorgung nach 5 bis 10 Tagen. Inzwischen ist die Marknagelung weltweit anerkannt und sowohl in den deutschsprachigen als auch den angloamerikanischen Ländern das Verfahren der ersten Wahl bei Schaftfrakturen von Ober- und Unterschenkel. Die zunehmend generell durchgeführte Verriegelung ermöglicht eine ausreichende Stabilisierung mit dünneren, schonenderen Nägeln. Weiterhin liegen eine Fülle von Erkenntnissen und Publikationen aus der Polytraumaforschung vor. Vor dem Hintergrund neuerer Untersuchungen soll im folgenden versucht werden, pathophysiologisch begründete Hinweise für den Versorgungszeitpunkt von Ober- und Unterschenkelfrakturen beim Polytrauma zu erarbeiten. Eine Fülle von Publikationen aus unterschiedlicher Sicht betont die Notwendigkeit der Frühversorgung von Schaftfrakturen beim polytraumatisierten Patienten. Johnson [3] zeigte eine höhere Inzidenz pulmonaler Komplikationen bei verzögert stabilisierten polytraumatisierten Patienten, insbesondere mit hohem ISS (Injury Severity Score). Bone [1] gelangte in einem prospektiven randomisierten Vergleich zwischen Sofortversorgung innerhalb der ersten 24 Stunden gegenüber Exten-

Hefte zu „Der Unfallchirurg", Heft 241
K. E. Rehm (Hrsg.)
© Springer-Verlag Berlin Heidelberg 1994

sion und späterer operativer Stabilisierung bei Mehrfachverletzten ebenfalls zu eindeutigen Vorteilen der Frühversorgung. Die methodischen Schwierigkeiten klinischer Studien werden jedoch in einer Analyse zahlreicher Publikationen von Nast-Kolb [5] zum günstigsten Operationszeitpunkt für die Versorgung von Femurschaftfrakturen beim Polytrauma deutlich, in der die Vergleichbarkeit der Gruppen in zahlreichen Studien in Frage gestellt wird. So wurde z.B. in einer Studie von Talucci et al. [11] die direkt nach dem Unfall eingelieferten Patienten sofort operiert und mit einer aus anderen Kliniken überwiesenen verzögert operierten Gruppe verglichen. Die methodischen Schwierigkeiten der klinischen Studien sind angesichts der Vielzahl der möglichen Einflüsse und Parameter offensichtlich und zeigen die Notwendigkeit von experimentellen Untersuchungen zur Klärung pathophysiologischer Zusammenhänge. Stürmer [10] zeigte in grundlegenden Untersuchungen erstmals den Anstieg des Drucks in der Markhöhle beim Aufbohren. Diese führt durch Einpressen von Marksubstanz zum einen zu einer Obstruktion der kortikalen Gefäße des jeweils aufgebohrten Knochens mit daraus resultierender lokaler Zirkulationsstörung und im Bereich des Oberschenkel zum Embolisation von Bestandteilen der Markhöhle in die Lunge [12, 13].

Angesichts der Viehlzahl der ohne klinisch erkennbare Beeinträchtigung durchgeführten Nagelungen wurde immer wieder die klinische Relevanz der Knochenmarkembolisation diskutiert. Aus der vergleichenden Analyse nachgewiesener pathophysiologischer Veränderungen nach Hüftprothesenimplantation, bei denen bei sicherlich größerem Ausmaß der Embolisation meßbare pulmonale Beeinträchtigungen regelmäßig nachgewiesen werden können, wurden Kofaktoren postuliert [14], die zusammen mit Knochenmarkembolien zu klinisch manifesten Komplikationen führen können.

Kofaktoren sind Volumenmangel und Schock, Polytrauma insbesondere mit Thoraxtrauma und vorbestehende restriktive Lungenerkrankungen. Tierexperimentelle Untersuchungen von Pape [6] haben inzwischen bestätigt, daß die Koinzidenz von Knochenmarkeinschwemmungen und Schock oder Thoraxtrauma zur pulmonalen Beeinträchtigung führt. Weitere Untersuchungen von Pape [7] haben gezeigt, daß die pulmonalen Beeinträchtigungen bei Nagelungen ohne Aufbohren nicht auftreten. In eigenen Untersuchungen zeigte sich, daß echokardiographisch sichtbare Embolie jeweils nach den intramedullären Drucksteigerungen nach Aufbohren des Oberschenkels zu beobachten waren, nicht aber nach Nagelung ohne Aufbohren mit einem konventionellen, hohlen Universalnagel. Insgesamt wird unter Berücksichtigung aller Untersuchungen deutlich, daß pulmonale Beeinträchtigungen dann auftreten, wenn es zu erheblichen Knochenmarkeinschwemmungen kommt, ohne daß der exakte Mechanismus bisher geklärt werden konnte. Für diesen Zusammenhang spricht auch der besondere Stellenwert des Oberschenkels bei der Auslösung pulmonaler Veränderungen, der in allen Trauma-Scores und der klinischen Erfahrung zum Ausdruck kommt, und der sich durch das im Vergleich zu allen anderen Röhrenknochen außergewöhnlich ausgebildete venöse Drainagesystem erklärt. Venen erheblichen Kalibers finden sich besonders im metaphysären Bereich des Oberschenkels, nicht dagegen in der distalen Tibia. Dementsprechend finden sich in der Literatur auch keine Fallberichte über klinisch offensichtliche Komplikationen nach Tibiamarknagelung, echokardiographisch können auch beim Aufbohren der Tibia keine wesentlichen Echos beobachtet werden. Somit kann die Tibianagelung mit und ohne Aufbohren auch beim Polytraumatisierten primär durchgeführt werden. Am Oberschenkel dagegen muß die Möglichkeit der Embolisation bei der Wahl des Osteosynthesverfahrens und des Operationszeitpunktes Berücksichtigung finden. Entscheidend bei der Behandlung von Polytraumatisierten ist heute die Vermeidung pulmonaler Komplikationen insbesondere des ARDS (Acute Respiratory Distress Syndrome). Es bedarf der Abgrenzung dieser Komplikationen von Fettemboliesyndrom, dessen Vollbild mit pulmonaler und neurologischer Symptomatik, Fieber und petechialen Blutungen weitaus seltener ist. Die Theorien über die Genese sind hinlänglich bekannt. Unseres Erachtens bedarf es zur Manifestation zusätzlicher Faktoren wie zum Beispiel Volumenmangel. Neueste Untersuchungen sprechen für eine Mitbeteiligung eines offenen foramen ovale. Pell et al. [9] beschreiben echokardiographische Aufzeichnungen bei einem Patienten, der nach Marknagelung verstarb, bei dem nach der Passage von Einschwemmungen eine Rechtsherzbelastung mit Erweiterung des rechten Herzens infolge Druckerhöhung beobachtet wurde. Anschließend kam es zur Eröffnung des foramen ovale mit Übetritt sonographischer Echos. Der Stellenwert eines offenen oder durch Rechtsherzbelastung eröffneten foramen ovale muß sicherlich weiter untersucht werden, nicht nur hinsichtlich des Vollbildes der Fettembolie sondern auch in Bezug auf passagere leichtere neurologische Störungen. Insgesamt steht heute die pathogene Rolle der Druckerhöhung in der Markhöhle des Oberschenkels mit nachfolgender Embolisation außer Frage – vor allem hinsichtlich der weitaus häufigeren pulmonalen Beeinträchtigung ohne klinische Zeichen einer Fettembolie und hinsichtlich einer Gerinnungsaktivierung. Saldeen [8] zeigte die Gerinnungsaktivierung nach experimenteller i.v. Applikation von Knochenmark. In neuesten tierexperimentellen Untersuchungen von Heim [2] zeigte sich auch nach Knochenmarkembolisation nach Nagelung eine Gerinnungsaktivierung. Welche Konsequenzen hinsichtlich des Versorgungszeitpunktes müssen nun aus der möglichen Beeinträchtigung der pulmonalen Funktion durch Knochenmarkeinschwemmungen gezogen werden. Grundlage von Empfehlungen muß die Untersuchung des intrafemoralen Druckes in Abhängigkeit von der Operationstechnik sein. Unsere Meßungen mittels einer supracondylär – im Gebiet des wichtigsten venösen Drainagesystems – eingebrachten Sonde zeigten, daß bereits Bewegungen in der Fraktur zu Druckanstiegen über 100 mm Hg und auch echokardiographisch nachweisbaren Einschwemmungen führen. Diese werden auf Grund der klinischen Erfahrung bei isolierten Oberschenkelfrakturen kompensiert. Bei Polytraumatisierten tragen kontinuierliche Einschwemmungen aus mehreren Frakturen zusammen mit anderen Traumafolgen und Schock jedoch zur pulmonalen Beeinträchtigung bei, so daß die Vorteile der Frühstabilisierung erklärt werden können. Entscheidend ist nun das Ausmaß der jeweiligen Einschwemmungen, das bei verschiedenen Techniken der notwendigen Stabilisierung auftritt. Auf Grund eigener Untersuchungen darf unzweifelhaft beim polytraumatisierten Patienten nicht konventionell aufgebohrt werden. Untersuchungen von Müller, die im Rahmen des Berliner Kongresses 1993 vorgestellt werden, zeigen, daß die Form des Bohrkopfes eine untergeordnete Rolle spielt, daß aber das Volumen der Bohrwelle und die Schärfe des Bohrkopfes wesentlich zur Druckerhöhung beitragen. Eigene Untesuchungen ergaben, daß die Geschwindigkeit des Vorschubs der Bohrwelle der entscheidende Auslöser des Druckanstiegs sind. Bei zahlreichen intraoperativen Beobachtungen dauerten die Bohrvorgänge zwischen 4 und 11 Sekunden. Testungen an isolierten Femora zeigten, daß diese Bohrgeschwindigkeit immer zu erheblichen Druckanstiegen führt. Dehnt man den einzelnen Bohrvorgang unter vorsichtigem Vorschub auf 30 Sekunden aus, so werden 100 mmHg auch im nicht frakturierten Femur nicht überschritten. Ein derart langsamer Vorschub bei mehreren Bohrgängen erscheint jedoch auf Grund menschlicher Erfahrung bei mehreren Bohrgängen weitgehend illusorisch. Bei der Einschätzung der Gefahr der Embolisation muß natürlich auch die Frakturform berücksichtigt werden. Die Trümmerfraktur mit kurzem distalem Fragment stellt sicher keine Gefahr dar, muß aber auch nicht wesentlich aufgebohrt werden. Anders eine subtrochantäre Fraktur mit langem geschlossenen Fragment die für die Implantation einiger Implantate bis 14 oder 15 mm aufgebohrt wird. Dabei ist zu berücksichtigen, daß nicht nur Knochenmark sondern auch das nach jedem Bohrgang nachfliessende und gerinnungsaktivierende Blut eingeschwemmt wird. Ein Entlastungsbohrloch vermindert den Druck nur geringgradig und die echokardiographisch nachweisbaren Einschwemmungen nur unwesentlich.

Offensichtlich ist der Gesamtquerschnitt der supracondylären Venen immer größer als ein vertretbares Bohrloch. Versuche einer anderen Gruppe mit einer supraconylären Saugdrainage sind derzeit noch nicht abgeschlossen. Weitaus sicherer hinsichtlich der Vermeidung einer Embolisation erscheint die Anwendung der ungebohrten Verriegelungsnagelung auch am Oberschenkel. Bei der Insertion von fünf ungebohrten hohlen Nägeln in geeigneten Fällen mit ausreichend weiter Markhöhle kam es im eigenen Krankengut zu keiner wesentlichen Druckerhöhung und echokardiographisch nur zu minimalen Echos. Solide Oberschenkelnägel zur ungebohrten Implantation standen uns nicht zur Verfügung, so daß wir hierzu keine Aussage machen können. Zur ungebohrten Oberschenkelnagelung ist anzumerken, daß Küntscher sicher nicht ohne Grund das Aufbohren zur Vermeidung intraoperativer Komplikationen eingeführt hat. Eine ausreichende Stabilisierung ohne Aufbohren wurde erst durch die Verriegelung möglich. Eine sorgfältige präoperative Beurteilung der Röntgenbilder ist unverzichtbar, denn gerade die bei polytraumatisierten jungen Patienten häufig vorliegenden engen Markhöhlen erlauben nicht immer die ungebohrte Nagelung. In Zweifelsfällen erscheint uns die Passage der Markhöhle mit einem Handbohrer sinnvoll. Diese ergab experimentell keine wesentlichen Drucksteigerungen und erhöht die Sicherheit hinsichtlich mechanischer Komplikationen beträchtlich. Wir benutzen einen durchbohrten Handgriff, so daß die Passage der Markhöhle mit einem an Hand der Röntgenbilder bestimmten Bohrkopf mit der üblichen Bohrwelle über einen Bohrdorn möglich ist.

Um zur Ausgangsfrage des Versorgungszeitpunktes zurückzukehren, ist die notwendige Primärversorgung der Oberschenkelfraktur des polytraumatisierten Patienten nach Einschätzung der Frakturform und der Weite der Markhöhle mit Insertionstechniken, die Druckanstiege in der Markhöhle vermeiden, möglich. Die ungebohrte Marknagelung erfordert jedoch Erfahrung und sollte in Grenzfällen bei proximalen und distalen Frakturen nicht erzwungen werden. Die Plattenosteosynthese führt in schonender Operationstechnik unter Vermeidung einer Devitalisierung der Fragmente ebenfalls zu guten Ergebnissen. Weiterhin steht der Fixateur externe insbesondere bei Patienten mit schwerem Polytrauma und hohem Verletzungsscore zur Primärstabilisierung zur Verfügung. Wegen der Pintract-Probleme insbesondere im Bereich der kräftigen Oberschenkelmuskulatur führen wir bei Schwerverletzten mit primärer Fixateur-Stabilisation eine frühzeitige einzeitige, sekundäre Verrieglungsnagelung durch, da der Marknagel unzweifelhaft biomechanisch und hinsichtlich des Belastungsaufbaus das Verfahren der ersten Wahl darstellt.

Zusammenfassend erfordert die Oberschenkelfraktur beim polytraumatisierten Patienten ohne Frage eine primäre Stabilisierung. Diese sollte, wenn möglich mit einem ungebohrten Verriegelungsnagel erfolgen. Alternativ sollten die Plattenosteosynthese und die Primärstabilisierung mit dem Fixateur in Betracht gezogen werden. Bei der Wahl des Osteosyntheseverfahrens ist die Knochemarkembolie ein Mosaikstein, der neben Verletzungsmuster, Frakturform, Zusatzerkrankungen und auch Ausstattung der Klinik und Erfahrung des Operateurs Berücksichtigung finden sollte.

Literatur

1. Bone LG, Johnson KD, Weigelt J, Scheinberg R (1989) Early versus delayed stabilization of femoral fractures. Journal of bone and Joint Surgery. Vol 71-A, No 3:336
2. Heim D, Schlegel U, Perren SM (1993) Lungenembolisation bei Femurmarknagelung: Tierexperimentelle Untersuchungen. Scientific Supplement of Injury (im Druck)
3. Johnson KD, Cadambi A, Seibert B (1985) Incidence of Adult Respiratory Distress Syndrome in Patients with Multiple Musculoskeletal Injuries: Effect of Early Operative Stabilization of Fractures. J of Trauma 25, 5:375
4. Küntscher G (1962) Praxis der Marknagelung. Schattauer Verlag, Stuttgart
5. Nast-Kolb D, Waydhas C, Jochum M et al (1990) Günstigster Operationszeitpunkt für die Versorgung von Femurschaftfrakturen beim Polytrauma. Chirurg 61:259
6. Pape HC, Dwenger A, Regel G et al (1992) Pulmonary Damage after Intramedullary Femoral Nailing in Traumatized Sheep – Is there an Effect from Different Nailing Methods? J of Trauma 33, 4:574
7. Page HC, Auf'm' Kolk M, Paffrath T et al (1993) Primary Intramedullary Fixation in Multiple Trauma Patients with Associated Lung Constusion – A Cause of Post-Traumatic ARDS? J of Trauma (im Druck)
8. Saldeen T (1969) Intravascular Coagulation in the Lungs in experimental Fat Embolism. Acta Chir Scand 135:653
9. Pell ACH, Hughes D, Keating J, Christie J, Busuttil A, Sutherland GR (1993) Fulinating Fat Embolism Syndrome caused by paradoxial embolism through a patent foramen ovale. New England Journal of Medicine, Vol 329, No 13:926
10. Stürmer KM, Schuchardt W (1980) Neue Aspekte der gedeckten Marknagelung und des Aufbohrens der Markhöhle im Tierexperiment. Unfallheilkunde 83:346
11. Talucci RC, Manning J, Lampard S et al (1983) Early Intramedullary Nailing of Femoral Shaft Fractures: A Cause of Fat Embolism Syndrome. American J of Surgery 146:107
12. Wenda K, Ritter G, Degreif J, Rudigier J (1988) Zur Pathogenese pulmonaler Komplikationen nach Marknagelung. Unfallchirurg 91:432
13. Wenda K, Ritter G, Ahlers J, Issendorff WD (1990) Nachweis der Effekte von Knochenmarkeinschwemmungen bei Operationen im Bereich der Markhöhle des Oberschenkels. Unfallchirurg 93:56
14. Wenda K, Ritter G, Ahlers J (1990) Bedeutung des Schocks bei der Verfahrenswahl der Oberschenkelfrakturen. Hefte zur Unfallheilkunde 212:101

Frühinfekt – Spätinfekt nach Verriegelungsnagelung: Was tun?

V. Vécsei

Univ. Klinik für Unfallchirurgie, Währinger Gürtel 18–20, A-1090 Wien

Die Infektionshäufigkeit nach Verriegelungsnagelung wird in der Literatur zwischen 1% (Vécsei, 1980) und 6,8% (Jenny, 1989) angegeben.

Die Infektionszahlen hängen neben allgemeinen Faktoren grundsätzlich:

1. vom Frakturtyp (offen = 10%, geschlossen > 2%),
2. von der Frakturlokalisation (Femur = 2–3%, Tibia = 4%),
3. von der Repositionsart (offen 5–6%, geschlossen 1–2%),
4. vom Frakturmechanismus (direkte oder indirekte Gewalteinwirkung) und
5. vom Verletzungsmuster (isolierte Verletzung = 1%, Polytrauma = 5%) ab.

Zur Illustration sollen die Infektionszahlen aus meinen Arbeitsgebieten dienen

1. I. Univ. Klinik für Unfallchirurgie Wien 1975–1991: Anzahl der Verriegelungsnagelung 692, Anzahl der manifesten ossären Infekte 11 (1,6%)
2. I. Chirurgische Abteilung des Wilhelminenspitals der Stadt Wien 1982–1991: Anzahl der Verriegelungsnagelungen 261, Anzahl der manifesten ossären Infekte 6 (2,3%).

Total: 953 Patienten mit 17 ossären Infektionen: 11 akute, 4 späte und 2 schleichende.

Analyse: *Femur*

Tabelle 1

	n	Osteomyelitis	Lokalrevision ossäre Heilung	Implantatentfernung Reosteosynthese	verstorben an Infekt
1)	358	6[*]	4	2	2[**]
2)	86	1	1	0	0

[*] alle offen reponiert.
[**] 1 Amputation.

Hefte zu „Der Unfallchirurg", Heft 241
K. E. Rehm (Hrsg.)
© Springer-Verlag Berlin Heidelberg 1994

824

Analyse: *Tibia*

Tabelle 2

	n	Osteomyelitis	Lokalrevision ossäre Heilung	Implantatentfernung Reosteosynthese
1)	334	5 (1*)	4	1**
2)	175	5	4	1**

* Amputation.
** mit Verriegelungsnagel.

An beiden Behandlungsstätten sind zusammen 86 offene Femur- und Tibiafrakturen behandelt worden (Femur ein- bis drittgradig; Tibia ein- bis zweitgradig), davon ist eine ossäre Infektion zu beobachten gewesen (auf 1,2%).

Dies sollte nicht als Aufforderung zur Nagelung offener Frakturen verstanden werden, sondern als Hinweis für eine richtige Indikationsstellung.

Grundsätzlich unterscheiden wir zwischen 3 Formen des Infektionsverlaufes.

1. *Akute Infektion.* Tritt während der Erstbehandlung in der postoperativen Phase auf (11/953)

Therapierichtlinien:
– Retention beseitigen
– Debridement: avitales Entfernen
– Stabilität verbessern (dynamische Verriegelung in statische umwandeln)
– Stabilität vorausgesetzt Implantat belassen!
– Antibiotikatherapie systemisch nötig, wenn deutliche Weichteilbeteiligung vorhanden und/oder Sepsiszeichen erkennbar
– knöcherne Konsolidierung abwarten
– Infektsanierung im Zuge der Implantatentfernung

2. *Schleichende Infektion.* In der postoperativen Phase treten lokale Rötung, Fieber, nächtliche Schmerzen ohne Fistelung auf. Laborbefunde (Blutsenkungsrate erhöht, Leukozytose) können positive Hinweise liefern (2/953).

Fragen:
– Stabilität gegeben?
– Frakturheilungsprozess regulär verlaufend?

Therapie:
– Blinde systemische Breitspektrumantibiotikatherapie (mit Wirksamkeit gegen Staphylococcus aureus!)
– Stabilität verbessern
– Implantatentfernung nach knöcherner Konsolidierung
– Bei der Nagelentfernung wird der Markraum um 2–3 mm weiter aufgebohrt, der Markraum mit mehreren Litern Ringerlösung gespült und zur lokalen Infektsanierung eine Gentamycin-PMMA-Kette eingeführt, eine Überlaufdrainage für 5 Tage

installiert. Die perkutan herausgeleitete Kette wird schrittweise bis zum 14. Tag nach der Operation entfernt.

3. *Spätinfektion.* Nach regulärem Verlauf treten 3 Monate post operationem oder später alle Symptome der manifesten Infektion auf (4/953).

Fragen:
– Stabilität gegeben?
– Revision nötig?
– Frakturheilung ausständig, im Gange, oder abgeschlossen?

Therapie:
– Verbesserung der Stabilität wenn möglich unter Belassung des Nagels
– radikales Debridement
– Beschleunigugng der knöchernen Konsolidierung
– Implantatentfernung nach Defektsanierung, wie beschrieben nach knöcherner Heilung

4. *Fortschreiten des Infektionsprozessen.* Verbesserung der Implantatstabilität nicht verwirklichbar, Frakturheilungsprozess unabsehbar, Ursache einer generalisierten Sepsis ist der Verrieglungsnagel.

Therapie:
– Systemische Antibiotikatherapie nach Antibiogramm
– Kontrolle der Blutversorgung (eventuell Angiographie)
– Implantatentfernung
– Aufbohren des Markraumes, Spülung, Drainage, Gentamycin-PMMA-Kette lokal
– Stabilisierung (wichtig!) meistens mit Fixateur externe
– Weichteilsanierung
– sekundäre Spongioplastik.

Schlußfolgerungen

95% aller Infektsituationen können mit bestem Erfolg unter Belassung des Verriegelungsnagels behandelt werden.

Die Therapieziele werden aufgesplittet: erstes Ziel ist die Erzielung der knöchernen Konsolidierung unter Kontrolle des Infektes (Drainage, Retentionsbeseitigung, eventuell Antibiotikatherapie).

Solange der Verriegelungsnagel in situ ist, ist mit dem Aufflackern des Infektes zu rechnen.

Infektsanierung durch lokale Maßnahmen erfolgt im Zuge der Implantatentfernung: Aufbohrung, Spülung, eventuell distale Fenestrierung und temporäre Implantation von Gentamycin-PMMA-Ketten.

Weichteilsanierungsmaßnahmen sind rechtzeitig zu überdenken.

Die routinemäßige Nagelentfernung vor Abschluß der Frakturheilung als Einzelmaßnahme ist grundsätzlich falsch.

Literatur

1. Gustilo RB, Anderson JT (1976) Prevention of infection in the treatment of one thousand and twenty-five open fractures of long bones. J Bone Jt Surg 58-A:453
2. Hierholzer G, Lob G (1978) Antibioticatherapie in der Unfallchirurgie. Unfallheilkunde 81:64–68
3. Imhoff M, Cullmann W, Tassler H (1988) Auswirkungen der systemischen Antibiotikatherapie auf Keimspektrum und Resistenzentwicklung bei chronischer Osteomyelitis. Unfallchirurg 91:197–204
4. Jenny G, Jenny JY (1993) Septische Komplikationen nach Verriegelungsnagelungen des Femur und der Tibia im Zeitraum von 1974 bis 1989. Osteosynth Int 1:30–35
5. Kaltenecker G, Wruhs O, Quaicoe S (1990) Lower infection rate after Interlocking Nailing in open fractures of femur and tibia. J Trauma 30:474–479
6. Klemm KW (1988) Gentamicin-PMMA chains for the local antibiotic treatment of chronic osteomyelitis. Reconstr Surg Traumat 20:11–35
7. Krüger-Franke M, Carl C, Haus J (1993) Die Behandlung der infizierten Marknagelosteosynthese. Akt Traumat 23:72–76
8. Naumann P (1979) Antibiotikaprophylaxe in der Traumatologie – Mikrobiologische Aspekte. Unfallheilkunde 82:270–274
9. Ochsner PE, Gösele A, Buess P (1990) The value of intramedullary reaming in the treatment of chronic osteomyelitis of long bones. Arch Orthop Trauma Surg 109:341–347
10. Schweiberer L, Lindemann M (1973) Infektion nach Marknagelung. Chirurg 44:542–548
11. Tscherne H (1983) Prinzipien der Primärversorgung von Frakturen mit Weichteilschaden. Orthopädie 12:9–22
12. Vécsei V, Hertz H (1977) Erfahrungen mit der Verriegelungsnagelung. Arch orthop Unfall-Chir 89:191–198

Frakturheilungsstörung und Pseudarthrosebildung nach intramedullärer Stabilisierung: Möglichkeiten der erneuten Marknagelung

P. Kirschner

Abteilung für Unfall- und Wiederherstellungschirurgie, St. Vincenz- und Elisabeth Hospital, An der Goldgrube 11, D-55131 Mainz

Die intramedulläre Stabilisierung wird heute unter verschiedenen, biomechanischen Gesichtspunkten durchgeführt.

Wir unterscheiden bei der Marknagelung das Prinzip der elastischen Verklemmung von der inneren Schienung mit Verriegelung – mit und ohne Aufbohren – der Markhöhle.

Nach Küntscher liegt der Grundgedanke der Marknagelung im Erzielen einer stabilen Osteosynthese.

Hefte zu „Der Unfallchirurg", Heft 241
K. E. Rehm (Hrsg.)
© Springer-Verlag Berlin Heidelberg 1994

Dies bedeutet, die Bruchenden sollen so festgehalten werden, daß über den Zeitraum der Heilung – außer der inneren Schienung – keine äußere Hilfsmaßnahmen erforderlich sind.

Dazu bedarf es zunächst eines stabilen Nagels, d.h. das Implantat muß einen bestimmten Querschnitt haben.

Die Festigkeit eines röhrenförmigen Gebildes steigt bekanntlich mit der 3. bis 4. Potenz, so daß z.B. die Verdoppelung des Nageldurchmessers seine Festigkeit um das 8 bis 16fache erhöht.

Die zweite Forderung an die stabile Osteosynthese mit dem Marknagel ist die elastische Verklemmung.

Da das Knochenrohr selbst nicht elastisch deformierbar ist, sondern Knochen fast glasähnlich zerspringt, hat Küntscher die Möglichkeit genutzt, den Querschnitt des Nagels in Form eines geschlitzten Knochenrohres elastisch zu gestalten.

Um das Indikationspektrum zu erweitern, hat er außerdem später das Aufbohren der Markhöhle eingeführt, um das Knochenrohr besser dem Marknagel anzupassen.

In dieser komplexen Technik sind nun die Ursachen von Frakturheilungsstörungen und Pseudarthrosebildungen zu suchen.

Das Aufbohren der Markhöhle führt zur Zerstörung der endostalen-medullären Blutversorgung und der mechanische Arbeitsvorgang zerstört außerdem die Innenseite des Corticalisrohres sowohl mechanisch als auch ggf. thermisch.

Somit ist die erste Ursache der Frakturheilungsstörung nach intramedullärer Stabilisierung in einer operationsbedingten Schädigung des Knochengewebes zu sehen.

Eine weitere Frakturheilungsstörung ist zu erwarten, wenn ein zu dünner Nagel verwendet wird.

Dadurch läßt sich keine stabile Osteosynthese erreichen und das Implantat wird einer Biegewechselbelastung unterworfen.

Es entwickelt sich eine Pseudarthrose und der Nagel bricht schließlich.

Nagelbrüche sind somit nicht in den Bereich von Materialfehlern zu setzen, sondern immer Ausdruck mangelnder Operationstechnik und Verwendung eines zu dünnen Implantates.

Bevor der Nagel bricht, kann er sich auch verbiegen. Im allgemeinen tritt jedoch die Nagelverbiegung durch ein erneutes, meist massives Trauma auf.

In diesem Falle handelt es sich dann um eine Sonderform der Frakturheilungsstörung, die durch Geradebiegen des Nagels und Auswechseln gegen ein neues Implantat zum Ausheilen gebracht werden kann.

Eine Pseudarthrose entsteht keineswegs dadurch, daß zuwenig Kallus gebildet wird. – Meist ist das Gegenteil der Fall.

Wir sprechen von einer hypertrophen Pseudarthrose, weil im allgemeinen ausreichende Reparationsvorgänge ablaufen.

Ursache der Pseudarthrosenbildung ist meistens, daß die Festigkeit des Kallus durch übermäßige Beweglichkeit im Frakturbereich überschritten wird.

Die Widerstandkraft von Kallus gegen Zug-, Scher- und Druckkräfte ist minimal. – Kallus zerreißt, wenn er mehr als 10% Dehnung erfährt.

Der Böhler'sche Grundsatz der dauernden, ununterbrochenen Ruhigstellung des Bruchspaltes muß also beobachtet werden. Wenn der Kallus, bevor er genügend kräftige knöcherne Struktur gebildet hat, zerreißt, so tritt eine Spaltbildung auf, die sich nicht ohne weiteres verschließt.

Hieraus entsteht entweder die Pseudarthrose oder über exakte Ruhigstellung und Aktivierung der mesenchymalen Proliferation des Kallus heilt die Fraktur schließlich aus.

Die Lexer'sche Auffassung, man müsse die Pseudarthrose freilegen, das Bindegewebe entfernen, die Knochenenden anfrischen und einen Knochenspan anlagern, ist zunächst unzutreffend.

Bei einer hypertrophen Pseudarthrose führt der Reiz des Aufbohrens zur Aktivierung der mesenchymalen Reaktion, also zur neuen Kallusbildung, und die stabile Osteosynthese ist mit einem adäquaten Marknagel zu erzielen, was letztlich zur Heilung führt.

Auch die areaktive, atrophe Pseudarthrose wird nach dem Prinzip der Kallusreaktivierung und stabilen Ruhigstellung behandelt und erst im Nachhinein ist ggf. eine Knochentransplantation erforderlich.

Jede Pseudarthrose, mit Ausnahme der Defektpseudarthrose, ist praktisch mechanisch bedingt und läßt sich am langen Röhrenknochen von Femur und Tibia mit einem Marknagel zur Ausheilung bringen.

Somit läßt insbesondere die auftretende Pseudarthrose nach Marknagelung den Schluß einer falschen Anwendung des Implantates zu.

Bereits Küntscher hat den Satz geprägt, daß bei falscher Anwendung der Marknagel das sicherste Mittel zur Erzeugung einer Pseudarthrose ist.

Nun haben jedoch Probleme bei der Marknagelung mit der Küntscher-Technik bei Spiral- und Trümmerbrüchen und insbesondere die Heilungsstörung bei markgenagelten, offenen Frakturen nach Auswegen und Alternativen suchen lassen.

Eine wesentliche Erweiterung der Indikation zur Marknagelung wurde mit der Verriegelung erzielt.

Mittels dynamischer und statischer Verriegelungstechnik können auch noch Frakturen in Gelenknähe stabilisiert und Trümmerbrüche in situ gehalten werden.

Auch diese Technik führt zu Frakturheilungsstörungen.

Hierbei muß besonderes Augenmerk auf die Kallusbildung in den Bruchspalten geworfen werden, um Heilungsstörungen durch Distraktion zu erkennen und eine frühzeitige Dynamisierung einzuleiten.

Überzeugende Ergebnisse mit statisch verriegelten Marknägeln bei Stück- und Trümmerbrüchen haben die unaufgebohrte Nageltechnik wieder auf den Plan gebracht.

Neben dem Vorteil der geringeren Zerstörung in der Markhöhle ist das Verfahren nur mit statischer Verriegelung anwendbar und daher eher wieder als intramedulläre Splintung anzusehen, das seine ausreichende Stabilität nur über die Verriegelungsbolzen erhält.

Zusammenfassung

Frakturheilungsstörungen und Pseudarthrosebildung bei der Anwendung intramedullärer Kraftträger sind Ausdruck fehlerhafter Operationstechnik.

Nur selten ist der Gefäßschaden der Markhöhle Ursache für ausbleibende Heilung. Meist gewährleistet der ausgesuchte Marknagel keine ausreichende Stabilität, er bricht oder verursacht die hypertrophe Pseudarthrose.

Durch Austauschen des Implantates ist diese Komplikation im allgemeinen beherrschbar.

Die Verriegelung führt am häufigsten über distrakte Frakturspalte zur verzögerten Heilung.

Eine frühzeitige Dynamisierung führt meist zur Ausheilung, jedoch ist auch hier ggf. der Implantatwechsel im Sinne der Umnagelung angezeigt, um eine sichere Heilung zu erzielen.

Intra- und postoperative Implantatprobleme und deren Lösung

Ch. Krettek

(Manuskript nicht eingegangen)

Hefte zu „Der Unfallchirurg", Heft 241
K. E. Rehm (Hrsg.)
© Springer-Verlag Berlin Heidelberg 1994

Sehnenverletzungen an der Hand: Beugesehne

Vorsitz: B. Petračić, Oberhausen

Funktionelle Anatomie der Beugesehnen der Hand

J. Koebke

Zentrum Anatomie der Universität zu Köln, Joseph-Stelzmann-Straße 9, D-50931 Köln

Die spezifische Morphologie der Fingerbeuger, die mit ihren Muskelbäuchen am Unterarm liegen und ihre langen Zugsehnen wie Transmissionriemen an die Phalangen entsenden, erbringt wesentliche funktionelle Gebrauchsvorteile für die Finger. Diese vermögen als nur aus „Haut und Knochen bestehende Leichtbauelemente" (Braus-Elze 1929) exakt abgestufte und feinste Bewegungen auszuführen.

Die Sehnenführung über die Bereiche des Karpus, des Metakarpus und der Phalangen allerdings ist „technisch aufwendig" und unter klinischen Gesichtspunkten nicht problemlos. Mit dem N. medianus ziehen die Sehnen durch den Canalis carpi auf engstem Raum, eingehüllt von einer gemeinsamen Sehnenscheide. Die exakte Kenntnis von Lage und Verlauf der Sehnen im Karpalkanal ist wichtig, werden doch im Handgelenkbereich häufiger mehrere Sehnen verletzt. Bei einer schnittbedingt notwendigen primären Rekonstruktion von Beugesehnen im Karpalbereich „ist die versehentliche Vereinigung eines Sehnenstumpfes mit einem Stumpf des N. medianus oder N. ulnaris verhängnisvoll" (Rudigier 1987).

Mit Verlassen der relativ geschützten Region der Palma manus und Eintritt in die digitalen Sehnenscheiden (Finger II–IV) betreten die Sehnen das sogenannte Niemandsland. Auch wenn diese heute nicht mehr als *die* verwachsungsgefährdete Zone bei primärer Versorgung von Beugesehnenverletzungen angesehen werden muß, so trifft man doch auf eine äußerst differenzierte Anatomie. Innerhalb der Sehnenscheide kommt es zur Durchbohrung der superfizialen seitens der profunden Sehnen, Voraussetzung für eine Drehmomentangleichung auf das Mittelglied. Die Vagina fibrosa besitzt ring- und kreuzförmige Verstärkungsbänder, die die Aufgabe haben, die Beugesehnen am Fingerskelett zu führen und gleiten zu lassen. Die funktionell bedeutsamsten Bänder (A_2 und A_4) findet man über der Grund- und Mittelphalanx. Sie übertragen die Sehnenkraft gezielt auf den Knochen und verhindern den „Bogensehneneffekt". Bei operativen Eingriffen müssen sie unbedingt geschont werden.

Die Ernährung der scheidenummantelten Sehnenabschnitte erfolgt sowohl unmittelbar über Gefäße als auch unmittelbar über die Synovialflüssigkeit. Für das Heran-

Hefte zu „Der Unfallchirurg", Heft 241
K. E. Rehm (Hrsg.)
© Springer-Verlag Berlin Heidelberg 1994

führen von Blutgefäßen sind die Vinculatendinum verantwortlich, zarte Faserzüge, die die Sehnen an der dem Knochen zugewandten Seite erreichen. Ihr Erhalt bei der Beugesehnenchirurgie ist oberstes Gebot. Die koordinierte Beugung in den Gelenken der Finger ist nicht nur an die normale Funktion der langen Flexorsehnen geknüpft. Es bedarf viel mehr, wie Landsmeer gezeigt hat, eines Dreizügelsystems, das sich aus einer Beuge-, einer Streck- und einer Schrägzugeinheit (Interossei) zusammensetzt.

Heilung der Beugesehnenverletzungen

H. Towfigh

Abteilung für Unfallchirurgie, Handchirurgie und plast. Wiederherstellungschirurgie, Malteser-Krankenhaus St. Josef, D-59075 Hamm

Fortschritte in der Beugesehnenchirurgie an der Hand beruhen im wesentlichen auf Forschungsergebnissen über die anatomische Gefäßversorgung der Sehne und auf der prinzipiellen Möglichkeit der primären Sehnenheilung bei ungestörter Vaskularisation und frühfunktioneller Zugbeanspruchung der genähten Sehne wie von Matthews und Richards sowie Lundborg und Wray festgestellt wurde.

Die besondere Anatomie der Blutversorgung, die durch die Sehnendurchtrennung unterbrochen wird, ist das Kernproblem der rekonstruktiven Sehnenchirurgie.

Der Heilungsprozeß der Sehne nach Durchtrennung wird bis heute uneinheitlich beurteilt. Skoog, Lindsay und Potenza beschreiben eine periphere Sehnenheilung, wonach die Sehnenzellen nach Verletzung inaktiv sind. Nach ihrer Auffassung geht die Sehnenheilung von dem umgebenden Gewebe aus, wobei die neuen Fibroblasten von Gefäßsprossen gebildet werden, die von der Peripherie her einwachsen. Von diesem Gewebe bzw. Peritendineum stammen die sogenannten Entzündungszellen, die die Lücke zwischen den Sehnenstümpfen mit Bindegewebe und Gefäßen ausfüllen bzw. eine völlige Verwachsung der Sehne mit der Umgebung stattfindet. Die Verwachsungen treten in solcher Stärke auf, je nachdem, wie ausgedehnt das Trauma bzw. die Verletzung der Sehne ist. Es können sich zuweilen derbe Verwachsungsstränge ausbilden, die dann nur opertiv beseitigt werden können.

Diese periphere Heilung der Sehne erfolgt nach Auffassung der obigen Autoren auch im Sehnenscheidenbereich.

Nach klinischen Erfahrungen von Verdan und Kleinert sowie experimentellen Untersuchungen von Matthews und Richards sowie McDowell und Lundborg wie auch eigenen Untersuchungen sind wir der Meinung, daß eine primäre oder axiale Sehnenheilung ohne Verwachsung möglich ist. Hierbei geht das Granulationsgewebe zwischen den Sehnenstümpfen vom gefäßtragenden Epitenon oder aber auch von den intratendionösen Gefäßen des Endotenons aus. Die Fibroblasten können im perivasculären Gewebe oder von den oberflächlichen Zellschichten in der Sehne stam-

Hefte zu „Der Unfallchirurg", Heft 241
K. E. Rehm (Hrsg.)
© Springer-Verlag Berlin Heidelberg 1994

men. Die Wiederherstellungsaktivität der Sehne erfolgt durch die Umwandlung der ruhenden Tenozyten in aktive Tenoblasten, die ihrerseits wiederum durch Proliferation in kurzer Zeit kollagene Fasern bilden. In allen Studien wird die Existenz einer Ernährung der Flexorsehnen durch die Synovialflüssigkeit betont.

Experimentelle Untersuchungen beweisen, daß neben guter Vaskularisation eine meßbare metabolische Aktivität der Sehne vorhanden ist. Die Sehne besitzt ein spezifisches biomechanisches Vermögen, das sich bei der Überprüfung der Zugstärke manifestiert. Da die Sehne eine gut vaskularisierte Struktur von großer Zählanzahl mit einer zweckvollen Zirkulation und eine meßbare Respirationstätigkeit ist, die eine spezifische Biomechanik und einen Metabolismus besitzt, muß sie als ein lebender Organismus betrachtet werden. Daher verfügt die Sehne als lebendes Gewebe über eine innere Heilungsfähigkeit und Zellproliferation. Experimentelle Untersuchungen weisen nach, daß immer eine Wiederherstellungsaktivität vorhanden ist, die jedoch lediglich durch sekundäre Faktoren wie Nahtmaterial und Immobilisation verhindert wird. Die Theorie von Matthews und Richards wird durch die Arbeit von Leistikow unterstützt, der bei intakter Blutversorgung eine vasculäre Nekrose mit Verwachsungen im Nahtgebiet aufzeigt, die durch die strangulierende (Bunnell) Naht verursacht waren. Andererseits konnte nachgewiesen werden, daß unter Abwesenheit von Nahtmaterial in einer intakten Sehnenscheide eine Zellproliferation und primäre Heilung der Sehne möglich ist.

In unseren experimentellen Untersuchungen konnten wir ab der 2. postoperativen Woche, in der Regenerationsphase der Sehne, Tenozyten und Tenoblasten in der Nahtstelle zwischen den Fasern beobachten und rasterelektronenmikroskopisch darstellen. Die kollagenen Fasern erscheinen bereits ebenso ab der 2. postoperativen Woche als dünne Fasern in der Lücke zwischen den Sehnenstümpfen. Im Laufe der weiteren Heilungsperiode erfahren die Fasern eine Reife und sind z.T. in der Längsachse der Sehne ausgerichtet. Die kollagenen Fasern durchlaufen je nach angewandter Nahttechnik früher oder später einen Reifeprozeß. Die zwischen den Fasern zu beobachtenden zellulären Elemente sind Tenozyten, die typisch für die Regenerationsphase der Sehne sind. Der Grund für die frühzeitige und signifikant höhere Ausrichtung der Längsachse der Sehne ist nicht zuletzt auf die Auswirkung der Spannung auf die Sehne zurückzuführen, wie bereits die Untersuchungen von Postacchini nachweisen konnten.

Die Möglichkeit der Kollagensynthese in verschiedenen Heilungsperioden kann abgesehen von Histologie und Rasterelektronenmikroskopie auch durch Überprüfung der Zugstärke dargestellt werden. Die Reißfestigkeitsüberprüfung stellt einen mechanisch-quantitativen Test der Sehnenernährung dar und wird als Bestätigung der Überbrückung der Nahtlinie betrachtet.

Die experimentellen Untersuchungen von Seifert, Rahn und Wray zeigen, daß die frühfunktionelle Zugbeanspruchung der genähten Sehne nicht nur das Ausmaß der Verwachsungen mit dem Gleitlager verhindert, sondern auch die rasche Wiederherstellung einer regelrechten Faserstruktur als Voraussetzung für die mechanische Belastbarkeit der Sehne begünstigt. Der Nachteil der bisherigen Nahttechniken besteht außerdem in einer entzündlichen Reizerscheinung des Sehnengewebes durch das Nahtmaterial und zusätzliche Verklebung, vor allem durch die Ruhigstellung.

Damit sind wir zusammen mit Lundborg, Matthews, McDowell und Greulich sowie anderen Autoren der Meinung, daß die Sehne bei entsprechender Voraussetzung eine innere Zellproliferation besitzt. Der Grund für die fehlende Fähigkeit der Zellproliferation bei den von Potenza angegebenen Untersuchungen ist, wie Matthews begründet, möglicherweise die Ernährungsstörung der Sehne durch das eingebrachte Nahtmaterial und so, ehe die sekundäre Heilung der Sehne durch Adhäsionen.

Die Ursache dessen, daß die durchtrennte Sehne unter Umständen eher durch Adhäsionen heilt als durch Tenoblastenaktivität, ist nach unserer Meinung weniger die Unfähigkeit des Gewebes als vielmehr die ungünsigen Bedingungen, die durch die chirurgische Wiederherstellung wie Naht und Trauma und die postoperativen Maßnahmen, wie z.B. durch Immobilisation, geschaffen werden. Die Untersuchung der Gefäße der Sehnen mit Mercox zeigen, daß bei optimaler Voraussetzung die neue Einsprossung und Anastomosierung der Gefäße an der Nahtstelle stattfinden. Die inneren Gefäße der Sehne sind ein wichtiges Parameter für die Sehnenheilung und dürfen bei der Versorgung der Sehne durch die Nähte nicht traumatisiert oder gar verletzt werden. Eine gut durchblutete Sehne kann ohne oder mit nur geringen Verwachsungen heilen, eine schlecht ernährte dagegen wird wie ein Transplantat ihre Ernährung von außen durch periphere Gefäße beziehen müssen. Damit überschreiten die Gefäßeinsprossungen den Synovialraum, so daß ausgedehnte Verwachsungen hervorgerufen werden. Ebenso spielt auch die Größe der Lücke zwischen den Sehnenstümpfen für die primäre Heilung und auch Adhäsionsbildung eine große Rolle.

Eine verwachsungsfreie oder -arme Sehnenheilung ist nur dann möglich, wenn die Lücke zwischen den Sehnenstümpfen klein ist und durch die mechanische Beanspruchung die feste Verbindung der Sehne mit der Umgebung verhindert und die Sehnenheilung mit regelrechter Zugrichtung der Faser gefördert wird. Die Gefäßeinsprossung im Bereich der genähten Sehne ist umso mehr longitudinal je dichter die Lücke zwischen den Sehnenstümpfen und je adäquater die Zugbeanspruchung im Verlauf der Heilung angesetzt wurde. Im Querschnitt der Sehne sind allerdings, wo die Knoten zu liegen kommen, vermehrt avasculäre Aneile feststellbar.

Zusammenfassend kann festgestellt werden, daß Sehnenheilung von Lokalisation und Schwere der Verletzung, atraumatischer Naht und Technik sowie Lage der Sehnennaht, Möglichkeit der Zugbeanspruchung der genähten Sehne und nicht zuletzt ständige Kontrolle und Einsicht sowie Kooperation des Patienten abhängt.

Mikroangiografische Untersuchungen zu einigen Sehnennahttechniken

M. Greulich

Klinik für Plastische Chirurgie, Marienhospital, Böheimstraße 37, D-70178 Stuttgart

Bei der Frühmobilisation von Sehnennähten geht man in schöner Selbstverständlichkeit davon aus, daß die Sehnennarbe insgesamt von den Sehnenstümpfen selbst gebildet werden kann. Die tägliche Praxis der primären Beugesehnenversorgung bestätigt dies auch durchaus. Im Experiment zeigt sich, daß diese Form der Sehnenheilung zwar möglich, jedoch nicht selbstverständlich ist (Abb. 1, 2).

Voraussetzung ist ein möglichst guter Kontakt der Sehnenstümpfe. Je größer die Lücke zwischen den Sehnenstümpfen ist, desto notwendiger und wahrscheinlicher sind Sehnenverwachsungen, die die Beweglichkeit der Sehnen zumindest in der Heilungsphase häufig aber auf Dauer blockieren (Abb. 3).

Mikroangiografische Untersuchungen, die vor allem den von der Durchblutung der Sehne abhängigen Anteil der Sehnenheilung deutlich machen, haben diese Verhältnisse zwischen Gefäßsprossen, die aus den Sehnenstümpfen selbst entspringen und solchen, die aus der Umgebung kommen und letztlich gefäßtragenden Sehnenverwachsungen entsprechen, demonstrieren können. Dies ergibt das in Abb. 4 gezeigte Modell für die Sehnenheilung bei großer und kleiner Lücke zwischen den Sehnenstümpfen.

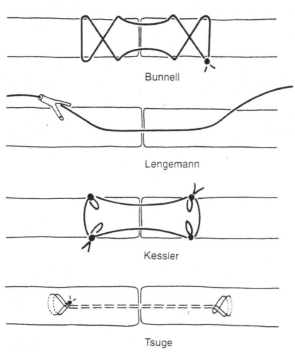

Bunnell

Lengemann

Kessler

Tsuge

Abb. 1

Hefte zu „Der Unfallchirurg", Heft 241
K. E. Rehm (Hrsg.)
© Springer-Verlag Berlin Heidelberg 1994

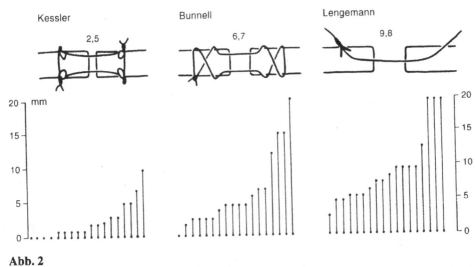

Abb. 2

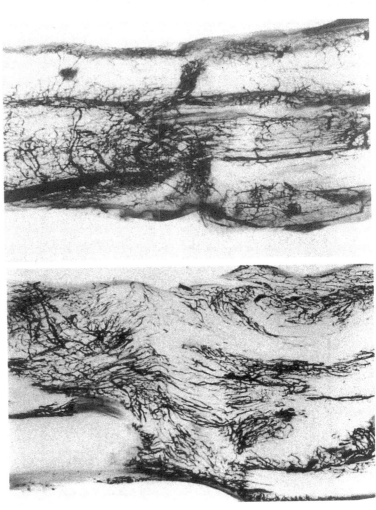

Abb. 3

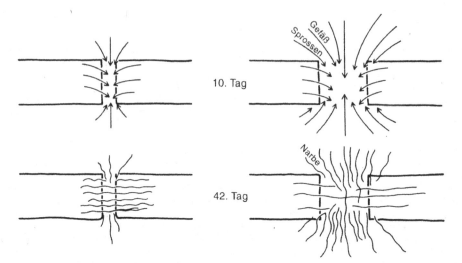

Abb. 4

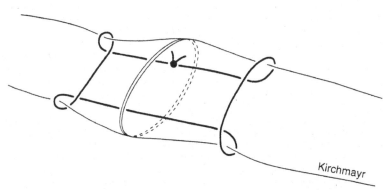

Abb. 5

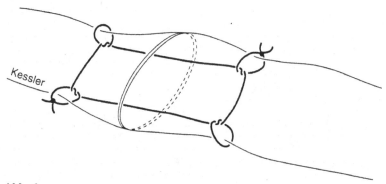

Abb. 6

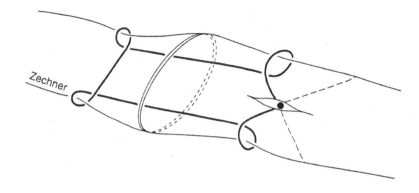

Abb. 7

Vergleichende Untersuchungen verschiedener Nahttechniken haben gezeigt, daß sich typische höchst unterschiedliche Lücken fanden (Bunnell-Naht 6,7 mm, Lengemann-Naht 9,8 mm, Kirchmayr-Kessler-Naht 2,5 mm (s. Abb. 2)).

Mittlere Lücken von 2–3 mm, die zwar keinen idealen aber doch einen akzeptablen Kontakt der Sehnenstümpfe erlauben, fanden sich nur bei Nähten vom Typ Kirchmayr (Abb. 5) und Kessler (1973) (Abb. 6 und 7) sowie Tsuge (1977) (Abb. 8 und 9)).

Prinzipiell wichtig sind dabei folgende Punkte:

1. Solide Verankerung fernab von der Schnittfläche
2. Axiale Fadenführung.

Neben dieser Kernnaht, die die Spannung der Sehnenstümpfe aufnimmt, ist die Feinadaptation der Sehnenstümpfe wichtig. Sie verhindert das Zurückgleiten der Stümpfe auf den axial liegenden Fäden und erhält den Kontakt zwischen den Schnittflächen aufrecht (Abb. 13).

Technische Anmerkungen:

1. Form der Verankerung: Fadenschlingen und Fadenschlaufen ziehen sich mit der Zeit zu und geben damit Fadenlänge nach zentral hin ab, wodurch die Lücke zwischen den Sehnenstümpfen hin vergrößert werden kann (Abb. 10 und 11).

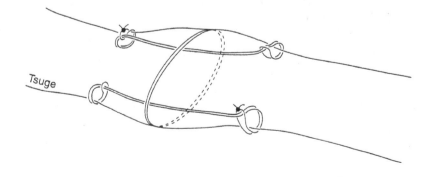

Abb. 8

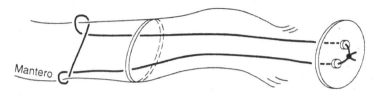

Mantero

Abb. 9

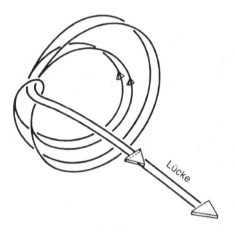

Lücke

Abb. 10

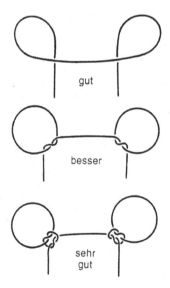

gut

besser

sehr
gut

Abb. 11

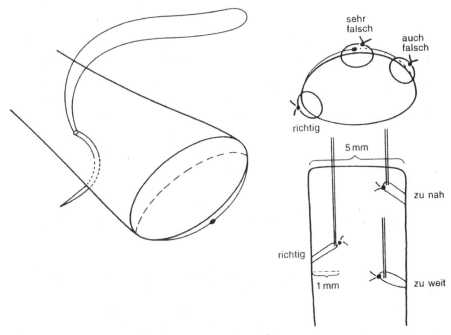

Abb. 12

2. *Ort der Verankerung:* Es darf das dorsale axiale Gefäß der Sehne nicht strangu-
   liert werden. Auch das gefäßtragende Epitenon sollte geschont werden. Am besten
   sitzt die Naht im härteren palmaren Anteil der Sehne (Abb. 12).
3. Kann die distale Verankerung einer Sehnennaht z.B. in Form einer Tsuge-Faden-
   schlinge in Periost, Ringbandansatz oder Knochen verlagert werden, d.h. in eine
   Struktur die härter ist als Sehne, so ist mit einer kleineren Lücke zwischen den
   Sehnenstümpfen zu rechnen (Abb. 14, 15).

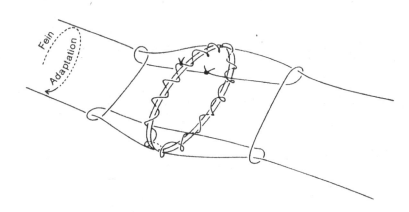

Abb. 13

840

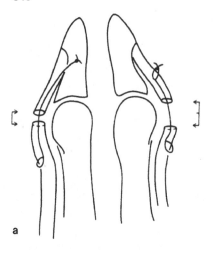

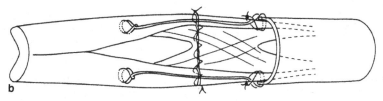

a

b

Abb. 14 a, b

4. Naht der Flexor superficialis, am besten mit Fadenschlingen, jedoch 3 Regionen:
   1. vor der Aufteilung
   2. Sehnenzügel
   3. Chiasma tendinum

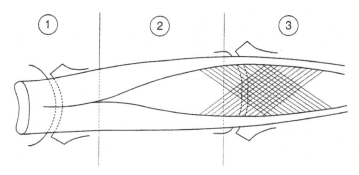

Abb. 15

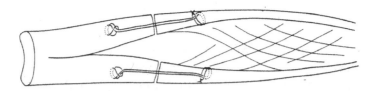

Abb. 16

Diagnostik der Beugesehnenverletzung

P. Reill

(Manuskript nicht eingegangen)

Primäre Therapie der Beugesehnenverletzung mit Videovorführung

W. Hintringer

(Manuskript nicht eingegangen)

Postoperative Behandlung von Beugesehnenverletzungen

H. Siebert

Abteilung für Unfall-, Hand-, Plastische- und Wiederherstellungschirurgie, Diakonie-Krankenhaus, Diakoniestraße 10, D-74523 Schwäbisch Hall

Die verschiedenen tierexperimentellen, histologischen und biomechanischen Untersuchungen zum Heilungsverlauf verletzter Sehnen unterstützen das empirisch entwikkelte Konzept einer frühzeitigen funktionellen Weiterbehandlung unter stufenförmiger Belastung der Sehnennaht.

Zwei konkurrierende Verfahren werden heutzutage eingesetzt:

1. Das Verfahren nach *Kleinert*, als entlastende, kontrollierte Mobilisation.
2. Das Verfahren nach *Duran* und *Houser*, einer kontrollierten passiven frühzeitigen Bewegung. Beide Verfahren sollen im zeitlichen Ablauf schematisch vorgestellt werden.

Hefte zu „Der Unfallchirurg", Heft 241
K. E. Rehm (Hrsg.)
© Springer-Verlag Berlin Heidelberg 1994

Verfahren nach Kleinert modifizierte nach Staehlin und Breier:

Bis 2. postop. Tag. Aktive Ellenbogen- und Schultergelenkbeweglichkeit, verletzter Finger an Gummizügel in Beugestellung der Fingergelenke, Anlage einer Schiene mit Handgelenkbeugung 40–60°, MP-Gelenk Beugung 40–60°. Die Schiene zieht dorsal bis Höhe DIP, Umleitung des Gummizügels im Hohlhandbereich zur korrekten Einstellung der Langfingergelenke in Beugestellung.

Ab 2. postop. Tag. Aktive Streckversuche unter ärztlicher Anleitung und Kontrolle, selbsttätiges Üben ca. 5 bis 10mal pro Stunde. Bei ambulanter Behandlung sollte eine einmalig wöchentliche Kontrolle durch behandelnden Arzt und/oder Krankengymnast stattfinden.

Ab. 4. Woche. Entfernung der Schiene mit Belassen des Gummizügels der an Bandage am Handgelenk fixiert ist, *Fixierung des MP-Gelenk* bei aktiver Streckung. Oder: Kürzen der thermoplastischen Schiene bis Höhe proximale Grundphalanx und Aufhebung der Handgelenkbeugestellung. Ärztliche Überprüfung der aktiven Beugemöglichkeit des DIP und PIP Gelenkes des verletzten Fingers.

Ab 6. Woche. Entfernung des Zügels, Anleitung zur aktiven Beugung der Fingergelenke unter Fixierung der einzelnen Gelenke und der benachbarten Fingergelenke. Intensive Krankengymnastik erforderlich, ergotherapeutische Zusatzbehandlung. Abschluß der Behandlung 10. bis 12. Woche.

Tenolyse bei intakten Weichteilen ab der 8. bis 10. Woche. Kooperationsfähigkeit des Pat. vorausgesetzt.

Verletzungen der Daumenbeugesehne

Verletzung *distal* des MP-Gelenkes: MP- und Sattelgelenk in 0°-Stellung bei leichter Oppositions- und Abdukionsstellung des I. Strahles in Schiene oder circulärem Gips ruhiggestellt, das IP-Gelenk wird durch Gummi-Zügel in Beugestellung gehalten. Der Zügel verläuft schräg zur Basis Matacarpale V ulnarseitig.

Bei *proximal* des MP Gelenkes lokalisierten Verletzungen wird der Daumen mit einer dorsalen Schiene ruhiggestellt, IP- und MP-Gelenk sind freigegeben. Ansonsten erfolgt die zeitliche Weiterbehandlung wie bei den Langfingern angegeben.

Kontrollierte passive Bewegungstherapie nach Duran und Houser

Ab dem 2. postoperativen Tag passive Bewegung des in einer Kleinert'schen Bewegungsschiene fixierten verletzten Fingers, wobei in Beugestellung des Hand- und MP-Gelenkes das PIP- und DIP-Gelenk passiv vorsichtig gestreckt wird. Dieses Verfahren soll vom behandelnden Arzt oder kompetenten Krankengymnasten 6–8mal pro Stunde durchgeführt werden.

Ab 5. Woche wird dorsale Schiene und Gummizügel entfernt und die ersten aktiven Bewegungsübungen vom Pat. unter Anleitung durchgeführt.

Für beide Behandlungsverfahren gilt: Häufige, kompetente Kontrolle der Schienenlage sowie der vom Patienten durchgeführten Bewegungsübungen. Rechtzeitiges

Erkennen von Komplikationen. Bei Beugesehnentransplantationen oder Beugeseh-. nenersatz durch Interposition wird die postoperative Nachbehandlung wie bei primärer Beugesehnennaht durchgeführt. Bei Sehnennahttechnik nach Towfigh (Doppelangelhakentechnik) kann die *aktive* Bewegung der Gelenke nach Eintritt der Wundheilung erfolgen.

Literatur

Geldmacher J, Köckerling F (1991) Sehnenchirurgie: Urban Schwarzenberg, München
Staehlin P, Breier S (1990) Beugesehnenverletzungen der Hand. In: Laffer U, Dürik M (Hrsg) Basler Beiträge zur Chirurgie. Karger, Basel
Towfigh A (1982) Unfallchirurgie 8

Sehnenverletzungen der Hand: Strecksehnen

Vorsitz: H. Siebert, Schwäbisch Hall

Funktionelle Anatomie des Streckapparates der Hand

J. Koebke

Zentrum Anatomie der Universität zu Köln, Joseph-Stelzmann-Straße 9, D-50931 Köln

Die Aufgabe der geordneten Zuführung der Strecksehnen vom Unterarm zum Handrücken wird von Retinakulum extensorum übernommen. Das Retinakulum stellt einen verstärkten Anteil der Unterarmfaszie dar und geht kontinuierlich in die Fascia dorsalis manus über. Von der Unterseite des Retinakulum erreichen vertikale Septen das Periost des Radius, die Kapsel des Handgelenks, die Kapsel des distalen Radioulnargelenks und den ulnokarpalen Komplex. Es entstehen so sechs osteofibröse Kanäle, die den Strecksehnenverlauf sichern und einen „Bogensehneneffekt" wie auch anormale radiale oder ulnare Sehnenverlagerungen verhindern.

Klinische Bedeutung können insbesondere das 1. und 3. Sehnenfach bekommen. Eine entzündliche Schwellung des Sehnengleitgewebes mit nachfolgender bindegewebiger Verdickung und Einengung des 1. Sehnenfaches führt zum Krankheitsbild der Tendovaginitis stenosans de Quervain. Rupturen des Sehne des M. extensor pollicis longus (3. Sehnenfach) auf Höhe des umlenkenden Listertuberkels kommen bei Polyarthritis und distalen Radiusfrakturen vor. Der scheidenfreie Mittelhandabschnitt der Strecksehnen ist zum einen durch die sehr variablen Connexus intertendnii gekennzeichnet. Diese dienen funktionell der Stabilisierung der Finger bei der Strekkung. Zum anderen existiert ein sehr differenziertes arterielles Gefäßsystem, das vom paratendinösen Bindegewebe aus die Sehnen versorgt und hierbei genügend Gleitamplitude gestattet.

Die Funktionsweise der Streckaponeurose der freien Finger läßt sich nur partiell von ihrem komplexen Aufbau her ableiten. Denn neben den extrinsischen Streckern (M. extensor digitorum, M. extensor indicis, M. extensor digiti minimi), die einen direkten Einfluß auf den Tractus intermedius der Dorsalaponeurose nehmen, interagieren intrinsische Muskeln (mm. lumbricales, Mm. interossei) und retinakuläre Bänder als Zusatzeinrichtungen.

Hefte zu „Der Unfallchirurg", Heft 241
K. E. Rehm (Hrsg.)
© Springer-Verlag Berlin Heidelberg 1994

Diagnostik der Verletzung des Streckapparates

R. Reill

(Manuskript nicht eingegangen)

Therapie frischer Strecksehnenverletzungen

H. Siebert

Abteilung für Unfall-, Hand-, Plastische- und Wiederherstellungschirurgie, Diakonie-Krankenhaus, Diakoniestraße 10, D-74523 Schwäbisch Hall

Ziel – wenn auch selten erreicht – ist eine „Restitutio ad integrum" des verletzten anatomischen Substrates und – dies wird häufiger erreicht – Wiederherstellung der Gebrauchsfähigkeit der Hand (Finger). Die Problematik der Behandlung verletzter Strecksehnen liegt zum einen in der *frühzeitigen* Erkennung *gedeckter* Verletzungen, insbesondere Zone I und III (subcutaner Abriß, Knopflochdeformität!) zum anderen in der großen Zahl komplexer Verletzungsmuster, wobei die Strecksehnenverletzung als Defektverletzung mit Weichteil- und ossärem Schaden einhergeht. Die Behandlungsvorschläge werden entsprechend der Zoneneinteilung gegliedert.

Zone I. Hier überwiegen die gedeckten die offenen Verletzungen: Liegt die Ruptur distal des Gelenkes (Landmeer'sche Bänder), besteht ein Streckdefizit um 20°, genügt Stack'sche Schiene oder die transcutan schräg verlaufende temporäre Arthrofixation mit einem dünnen Kirschnerdraht für 6 Wochen. *Proximal* des Gelenkes verlaufende Rupturen führen zu einem Streckdefizit über 20°. Bei fehlenden arthrotischen Gelenkveränderungen operative Versorgung mittels U-Nähten (5 x 0) sowie Arthrofixation. *Knöcherne Ausrisse:* Kleines Fragment: tranossäre Drahtnaht nach Legemann oder Bunnell. *Größere* Fragmente: alleinige Fragmentposition und Fixation mittels Mini-Osteosynthese und/oder Kirschnerdraht.

Zone II. Feine U-Nähte 5 x 0, protektiver Gipsverband, MP-Gelenk 10/20° Beugestellung, PIP- und DIP-Gelenk Streckstellung oder temporäre Arthrofixation PIP und DIP für 3 Wochen.

Zone III. Sorgfältige Versorgung aller verletzten Strukturen (Tracuts intermedius, Seitenzügel, Gelenkkapsel) mit feinen U-Nähten, entlastende Lengemann-Naht oder temporäre Arthrofixation in 0°-Stellung des PIP's. Bei knöchernem Ausriß des Tractus intermedius: transossäre Refixation und/oder Osteosynthese. Merke: Rechtzeitiges Erkennen der *gedeckten* Verletzungen: frühzeitige Revision.

Defektverletzungen (wie bei Komplexverletzungen häufig) entweder: primäre Arthrodese des PIP's oder Umkipp-Plastik nach Geldmacher o.a. zur Wiederherstellung

Hefte zu „Der Unfallchirurg", Heft 241
K. E. Rehm (Hrsg.)
© Springer-Verlag Berlin Heidelberg 1994

des Tractus intermedius, Rekonstruktion der Seitenzügel, Mini Fixateur externe, frühzeitige aktive MP-Gelenkbehandlung.

Zone IV und V. Funktionsausfall je nach Lokalisation der Läsion zur juncturae tendineae. Adaptierende Nähte – meistens U-Nähte – der Gelenkhaube und der Strecksehne, zusätzlich entlastende Legemann-Naht, temporäre Arthrofixation MP-Gelenk, Kirschnerdraht oder Mini Fixateur externe 0°-Stellung für 3 Wochen oder Gipsschiene.

Zone VI, VII und VIII. Ähnlich der Beugesehnenverletzungen im Gleitkanal: Naht der Sehnen durch modifizierte Kessler-Naht 4 x 0, adaptierend Nähte 6 x 0, eventuell Volarverlagerung des Retinaculum carpi transversum extensorum, frühzeitige entlastende Mobilisierung nach „umgekehrtem Kleinert" oder Ruhigstellung 2–3 Wochen, danach aktive Bewegung.

Defektverletzung: Interpositionsplastik mit Anteil der Palmaris longus Sehne, oder Sehnentransposition (z.B. Sehnenverletzungen am Handrücken insbesondere bei gedeckten Rupturen rheumatischer Genese). *Hautdefekte* müssen primär verschlossen werden. Die Sehnenrekonstruktion sollte in gleicher Sitzung erfolgen. Die Hautrekonstruktion erfolgt durch Nah- oder Fernlappen, seltener mikrochirurgischer Lappentransfer (Scapula, Oberarmlappen, Unterarm- oder Dorsalis pedis Lappen).

Daumenstrecksehnenverletzungen können primär versorgt werden wie in den verschiedenen Zonenverletzungen der Langfinger angegeben oder durch eine primäre Indicisplastik. Ruhigstellung durch temporäre Arthrofixation in Extensionsstellung des IP- und MP-Gelenkes.

Verletzungen der Streckaponeurose, Seitenzügel und Kollateralbänder sind durch adaptive feine Nähte zu versorgen, isolierte Verletzungen (Strecksehnensubluxation oder Luxation im Bereich der MP-Gelenke) bedürfen nach Diagnostik der operativen Behandlung, gegebenenfalls einer Plastik. Als Nahtmaterial wird polyfiles dem moniflen vorgezogen. Tenolyse nicht vor der 8. Woche bei guten Weichteilverhältnissen und Kooperationsfähigkeit des Pat.

Literatur

Geldmacher J, Köckerling F (1991) Sehnenchirurgie, Schwarzenberg
Wilhelm A (1980) Handchirurgie 12

Postoperative Behandlung mit Videovorführung

W. Hintringer

(Manuskript nicht eingegangen)

Hefte zu „Der Unfallchirurg", Heft 241
K. E. Rehm (Hrsg.)
© Springer-Verlag Berlin Heidelberg 1994

Sehnenverletzungen der Hand:
Veraltete Verletzungen der Beuge- und Strecksehnen

Vorsitz: R. Reill, Tübingen

Sekundäre Eingriffe bei veralteten Verletzungen der Beugesehnen der Hand

P. Reill

(Manuskript nicht eingegangen)

Tenodese und Arthrodese der Fingerendgelenke als alternatives Verfahren bei veralteten isolierten Verletzungen der tiefen Beugesehne der Hand

B. Petračić

Unfallchirurgische Klinik, St. Josefs Hospital, Sterkrade, D-46049 Oberhausen

Die hohen Anforderungen an die Feinmotorik der Finger einerseits und an die Kraft des Handgriffes andererseits, bewirkt oft bei einem im Erwerb stehenden Menschen, daß die Insuffizienz der Flexion des Endgliedes bei isolierter Verletzung der tiefen Beugesehne der Langfinger und insbesondere des Daumens als starke Beeinträchtigung bewertet wird. Dabei ist meistens die Flexionsfähigkeit des Mittelgelenkes durch nicht verletzte oberflächliche Beugesehne intakt geblieben. Wenn als Behandlungsziel die Wiederherstellung der feinen und groben Greiffähigkeit der Finger gesetzt wird und das Prinzip von Pulvertaft beherzigt wird, daß ein operatives Verfahren in keinem Fall zur Verschlechterung der Funktion der intakten Strukturen der Hand (PIP, GG) führen darf, wird eine Tenodese oder Arthrodese des Endgelenkes als ein sicheres, einfacheres in Behandlung kürzeres Verfahren mit für den Patienten befriedigenden Ergebnis eine freie Sehnentransplantation vorgezogen.

Bei der Wahl des Verfahrens, ob eine Tenodese oder Arthrodese geeigneter ist, wird neben den medizinisch-anatomischen Gesichtspunkten auch das Geschlecht, Beruf, Lebensgewohnheiten sowie soziales Umfeld des Patienten eine zusätzliche Rolle spielen.

Hefte zu „Der Unfallchirurg", Heft 241
K. E. Rehm (Hrsg.)
© Springer-Verlag Berlin Heidelberg 1994

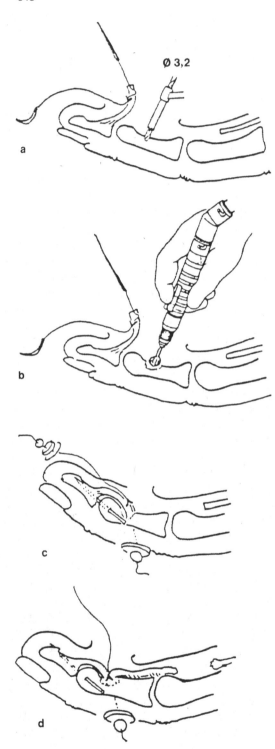

Ø 3,2

a

b

c

d

Abb. 1 a–d. Tenodese. Nach Mobilisierung des distalen Sehnenstumpfes wird derselbe mit eine Lengemann-Naht aufgefädelt. Zwischen mittleren und distalen Schaftanteil der Mittelphalanx wird die palmare Kortikalis mit einem 3,2 mm Bohrer aufgebohrt (Abb. 1 a). Mit der Kugelfräse wird die palmare Kortikalis so breit geöffnet, daß der Sehnenstumpf intraossär eingezogen werden kann (Abb. 1 b). Nach transossärem Durchzug der Lengemann-Ausziehnaht wird der Sehnenstumpf intraossär verlagert. Vor der Anspannung des Sehnenstumpfes und dorsaler Verplombung der Langemanndrahtnaht wird die endgültige Position des Endgelenkes in einer Flexion von 15–20° durch einen transartikulär angelegten Kirschner-Draht fixiert (Abb. 1 c). Bei längerem und bereits verwachsenem distalen Sehnenstumpf, um weitere Eröffnungen des Fingers zu vermeiden, kann eine Schlinge der Sehne mit Lengemann-Naht intraossär eingezogen werden (Abb. 1 d)

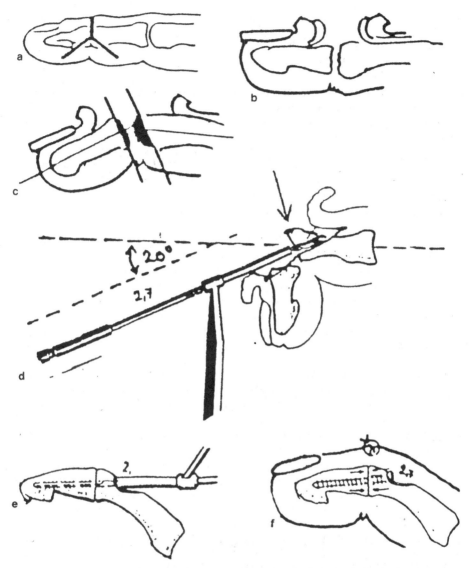

Abb. 2 a–f. Arthrodese. Die Freilegung des DIP-Gelenkes erfolgt dorsal über einen H- oder Hosenträgerschnitt. Die Streckaponeurose wird im Verbund mit der Haut incidiert und nach proximal und distal einschließlich Periost abpräpariert (Abb. 2 a, b). Die Arthrodese soll in einem Winkel von 10–20 Grad am Daumen und 10 Grad am Langfinger vorgenommen werden. Das Fingerendglied wird in dieser gewünschten Stellung gehalten und die Gelenkflächen parallel zueinander mit kleiner Oszillationssäge osteotomiert. Nach Aufklappen des Endgliedes wird dann ein Gleitloch 2,7 mm retrograd gebohrt und anschließend nach Adaptation der Arthrodese anterograd das Endglied in das Gewindeloch eingelegt. Anschließend wird die 2,7 oder 2,0er je nach Größe des Gelenkes, als Kompressionsschraube verwendet (Abb. 2 c–f)

850

Vorteile einer Tenodese des Fingerendgliedes

1. Erhaltung der Länge des Fingers;
2. kosmetisch günstiges Ergebnis;
3. einfachere Operationstechnik;
4. Reoperation, auch ohne Skelettsubstanzdefekte möglich;
5. Umsteigen auf Arthrodese möglich;

Nachteile einer Tenodese

1. nur in der Frühphase, solange der Beugesehnenstumpf mobilisiert und nicht verändert ist;
2. sekundäres Nachgeben der Tenodese;
3. schlechte Kraftübertragung;
4. dadurch nicht für manuell tätige Personen geeignet;

Vorteile der Arthrodese

1. dauerhaftes Verfahren;
2. gute Kraftübertragung;
3. dadurch geeignet für manuell tätige Personen;

Nachteile

1. leichte Verkürzung des Fingers;
2. dadurch kosmetisch ungünstiger Effekt;
3. Reoperation, nur unter weiterem Knochensubstanzopfer möglich;

Technik (Abb. 1–6)

Sekundäre Eingriffe und Behandlungen bei veralteten Verletzungen der Strecksehnen

J. Rudigier

Klinik für Unfall- und Handchirurgie, Kreiskrankenhaus, D-77654 Offenburg

Zunächst wird auf antomische Besonderheiten im Bereich der Strecksehnenverläufe an der Hand mit besonders komplikationsträchtigen Bereichen hingewiesen.

Anschließend erfolgt die Darstellung der veralteten Strecksehnenverletzungen und ihre operative Behandlung in den einzelnen Abschnitten bzw. Zonen, wobei begonnen wird mit den veralteten Strecksehnenverletzungen über dem Endgelenk. Gerade auf die Problematik der veralteten knöchernen Abrisse soll speziell eingegangen werden.

Hefte zu „Der Unfallchirurg", Heft 241
K. E. Rehm (Hrsg.)
© Springer-Verlag Berlin Heidelberg 1994

Nach Darstellung der üblichen Rekonstruktionsverfahren erfolgt eine kurze Anmerkung zu Verletzungen über dem Mittelglied, danach wird die komplexe Problematik der Strecksehnen über dem Mittelgelenk dargestellt, sowohl bezüglich der Knopflochdeformität, als auch der Zerstörung des Tractus medialis der Streckaponeurose, 1–2 Fallbeispiele veranschaulichen diese Sachlage.

Anschließend kommt die Problematik der Sehnenverletzungen über dem Grundglied zur Sprache, die insbesondere durch Verwachsungen mit dem Grundgliedknochen bzw. dem Periost gekennzeichnet ist. Auch hier werden Rekonstruktionsmöglichkeiten teils im Schema, teils im Beispiel aufgezeigt.

Die Verletzungen an den Strecksehnen über dem Grundglied schließen sich an mit Eingehen auf die Problematik der chronischen Luxation nach Verletzung des Sehnenhäubchens, was häufig übersehen wird und daher erst veraltet zur Therapie kommt. Auch hier wird subtil auf die Problematik und die verschiedenen Rekonstruktionsmöglichkeiten eingegangen.

Daran schließen sich die Verletzungen im Mittelhandbereich an, die teils die Langfinger betreffen, teils aber auch den Daumen. Nach Darstellung der Rekonstruktionsmöglichkeiten im Bereich der Langfingerstrecksehnen wird vor allem auf die Extensor indicis Plastik eingegangen.

Ergänzend werden Extrembeispiele für Strecksehnendefektverletzungen kurz gestreift.

Auf die Nachbehandlung wird in den jeweiligen Abschnitten nur kurz eingegangen, da dies Thema des nachfolgenden Vortrages ist.

Ansonsten orientiert sich der Vortrag an praxisnahen Fragestellungen und Problemfällen.

Nachbehandlung nach Zweiteingriffen

B. Petračič

Unfallchirurgische Klinik, St. Josefs Hospital, Sterkrade, D-46049 Oberhausen

Die physikalische und ergotherapeutische Behandlung wird eigentlich schon präoperativ eingesetzt, um die passive Beweglichkeit der betroffenen Fingergelenke zu erhalten oder wiederherzustellen. Erst wenn diese Voraussetzungen erreicht sind, wird ein Sekundäreingriff ein- oder zweiseitig vorgenommen.

Zur Erhaltung der passiven Beweglichkeit hat sich die dynamische Fixierung mit einem Tapeverband oder Doppelring an den benachbarten Finger sehr bewährt. Bei bereits vorhandenen Kontrakturen sind die Verordnungen von Quengel-, Streck- oder Beugeorthesen indiziert.

Bei zweiseitig durchgeführter Sehnentransplantation wird die Erhaltung der passiven Beweglichkeit des betroffenen Fingers das Ziel der Behandlung sein. Nach erfolgter Transplantation kann die dynamische Fixierung nach Kleinert erfolgen, wie bei primärer Sehnennaht.

Hefte zu „Der Unfallchirurg", Heft 241
K. E. Rehm (Hrsg.)
© Springer-Verlag Berlin Heidelberg 1994

Bei Tendo- und Arthrodesen werden Voraussetzungen zum operativen Eingriff, unabhängig vom Ausmaß der Beweglichkeit des betroffenen Gelenkes, jedoch mehr von der Beweglichkeit der benachbarten Gelenke, abhängen. Da bei gut durchgeführter Teno- oder Arthrodese des Endgliedes eine weitere Immobilsierung des Fingers nicht erforderlich ist, kann die bereits präoperativ begonnene aktive Bewegungstherapie der nicht betroffenen Gelenke auch postoperativ fortgesetzt werden.

Defektdeckung mit ortsständigem Gewebe I

Vorsitz: E. Biemer, München

Chirurgische Anatomie lokaler Lappenplastiken

E. Biemer

(Manuskript nicht eingegangen)

Anatomie distal gestielter fasziokutaner Lappen

P. Graf

(Manuskript nicht eingegangen)

Gestielte Muskellappen

J. E. Müller

Berufsgenossenschaftliche Unfallklinik, Schnarrenbergstraße 95, D-72076 Tübingen

Die Muskellappenplastiken haben in der Unfallchirurgie für die Weichteilsanierung offener Frakturen und septischer Problemfälle einen hohen Stellenwert. Ihre Anwendung ermöglicht die Revaskularisierung von frakturiertem Knochen und die Schaffung eines guten Knochentransplantatlagers. Sie ermöglichen die Vitalgewebeauffüllung von Knochendefekthöhlen. Die lokale Anwendung ist nur durch die Größe des Defekts und dessen Lokalisation, nicht sicher und ausreichend verfügbar ortsständiger Muskel, konkurrierend zu den mikrovaskulären Lappenplastiken begrenzt. Der *Zeitpunkt* der Defektdeckung erfolgt in der Regel postprimär, selten primär (second-look-management).

An der *oberen Extremität* stehen in vorderster Linie der an der A. thoracodorsalis gestielte Musculus latissimus dorsi für die Schulter und gesamte Oberam-Ellenbogen-Region zur Verfügung. Für den proximalen und mittleren Unterarm ist auch der A.

Hefte zu „Der Unfallchirurg", Heft 241
K. E. Rehm (Hrsg.)
© Springer-Verlag Berlin Heidelberg 1994

radialis recurrens gestielte *Musculus brachio-radialis* zu nennen. Bei seiner Anwendung ist allerdings eine Funktionseinbuße in Kauf zu nehmen.

An der unteren Extremität ist im Oberschenkelbereich eine Vielzahl an Muskel- und Hautmuskelplastiken zu benennen:

1. M. sartorius
2. M. gracilis,
3. M. gastrocnemius,
4. M. tensor fasciae latae,
5. M. vastus lateralis und medialis,
6. M. biceps femoris,
7. M. rectus femoris.

Entsprechend der vorgenannten Reihenfolge ist damit allerdings außer beim Musculus sartorius und gracilis eine graduelle Funktionseinbuße verbunden. Die Hebung der Muskeln 1 bis 3 ist risikoarm und vor allem der Musculus sartorius kann sowohl distal als auch proximal gestielt am Oberschenkel eingesetzt werden. Für den distalen Oberschenkelbereich eignen sich ebenfalls vorzüglich die Muskelbäuche des Musculus gastrocnemius, zumal sie auch mit sicheren fascio-cutanen Hautinselanteilen, bis zu 10 cm distal des Muskelbauchendes, präparierbar sind.

Im Unterschenkel- und Fußbereich findet sich ebenfalls eine Vielzahl von myalen Lappen:

1. M. gastrocnemius,
2. M. peronaeus longus/brevis,
3. M. soleus,
4. M. tibialis anterior,
5. M. extensor digitorum communis, hallucis longus,
6. M. flexor digitorum/hallucis longus,
7. M. abductor hallucis, digiti minimi,
8. M. flexor digitorum brevis.

Die Gastrocnemius-Muskelbäuche aus der Arteris poplitea über die Suralgefäße blutversorgt, stehen für die Kniegelenksregion, das proximale und mittlere Unterschenkeldrittel ohne relevanten Funktionsverlust und als sicher präparierbare Muskel/Muskelhautlappen zur Verfügung. Für das mittlere und distale Drittel des Unterschenkels zur Defektdeckung ist der Musculus soleus geeignet, allerdings bewirkt seine komplette Hebung einen Teilfunktionsverlust im Sinne der Kraftminderung. Deshalb ist der Hemisoleus, Hebung nur des medialen Muskelanteiles unter intermusculär-fascialer Präparation, zu bervorzugen (erhöhter technischer Aufwand). Mit einem ebenso abzuwägenden Funktionsverlust geht die Anwendung des Musculus tibialis anterior und extensor communis, proximal und distal gestielt einher. Funktionell weniger beeinträchtigend ist der Einsatz eines Peronaeus-Muskelbauches, da dieser im wesentlichen vom anderen M. kompensiert werden kann.

Im Fußsohlenbereich kann die Anwendung der kleinen Muskelgruppen eine sinnvolle Alternative zu den ansonsten notwendigen mikrovaskulären Lappen bei kleinen Defekten darstellen. Ihre Präparation macht allerdings eine sorgfältige Auseinandersetzung mit der Technik notwendig. Gleiches gilt für die Muskelplastik am distalen Unterschenkel, die mit ortsständigem Muskel nur durch distale Stielung möglich ist und einen entsprechenden Respekt für den plastisch nicht so erfahrenen Operateur verlangt. Hier ist die Alternative der mikrovaskuläre Gewebetransfer.

Gestielte fasziokutane Lappen

B. D. Partecke

(Manuskript nicht eingegangen)

Insellappenplastiken Unterschenkel und Fuß

A. Berger

(Manuskript nicht eingegangen)

Hefte zu „Der Unfallchirurg", Heft 241
K. E. Rehm (Hrsg.)
© Springer-Verlag Berlin Heidelberg 1994

Defektdeckung mit ortsständigem Gewebe II

Vorsitz: H. U. Steinau, Bochum

Hebedefektmorbidität bei gestielten Lappenplastiken

N. Lüscher

(Manuskript nicht eingegangen)

Defektdeckung durch Zehenfilettierung, VY-Lappen am Fuß

G. Germann

(Manuskript nicht eingegangen)

Hautexpansion vor lokaler Lappenplastik

H. U. Steinau

(Manuskript nicht eingegangen)

Lokale Lappenplastik bei Defekten der behaarten Kopfregion

K. Exner

(Manuskript nicht eingegangen)

Hefte zu „Der Unfallchirurg", Heft 241
K. E. Rehm (Hrsg.)
© Springer-Verlag Berlin Heidelberg 1994

Verletzungen der BWS und LWS:
Diagnostik und Stabilisierungsverfahren

Vorsitz: D. Wolter, Hamburg; J. Harms, Langensteinbach

Verletzungen der BWS und LWS Diagnostik, Klassifikation und typische Begleitverletzungen

Ch. Eggers und J. Grüber

Allgemeines Krankenhaus St. Georg, Abteilung für Unfall-,
Wiederherstellungs- und Handchirurgie, Lohmülenstraße 5, D-20099 Hamburg

Verletzungen im Bereich der Brust- und Lendenwirbelsäule treten gehäuft am thoraco-lumbalen Übergang auf. Die Tabelle 1 zeigt die Verletzungshäufigkeit in den einzlnen Wirbelsegmenten bei 581 im eigenen Hause operierten Wirbelfrakturen (Tabelle 1).

Richter-Turtur [4] sah bei knapp 30% aller polytraumatisierten Patienten eine Mitverletzung der Wirbelsäule. Diese Zahlen verdeutlichen die Notwendigkeit einer zielgerichteten Wirbelsäulendiagnostik beim verletzten Patienten.

Diagnostik

Bereits am Unfallort gibt die Amnese orientierende Hinweise über eine mögliche Wirbelsäulenverletzung. Dabei sind gezielte Fragen nach dem Unfallmechanismus, der Schmerzlokalisation, nach Funktionsstörungen und möglichen neurologischen Ausfällen richtungsweisend. Die sich anschließende klinische Untersuchung kann Hinweise zur Lokalisation einer Wirbelverletzung geben. Zeichen hierfür sind Hämatome und ein Druckschmerz im Verlauf der Wirbelsäule, unregelmäßige Abstände zwischen den Dornfortsätzen oder deren seitlicher Versatz sowie eine manifeste neu-

Tabelle 1

TH 5/6	TH 6/7	TH 7/8	TH 8/9	TH 9/10	TH 10/11	
0,6%	0,7%	1,2%	1,3%	0,6%	3,6%	

TH 11/12	TH 12/L1	L1/2	L2/3	L3/4	L4/5	L 5/S 1
16,6%	36,1%	18,3%	8,5%	5,9%	4,1%	2,5%

Hefte zu „Der Unfallchirurg", Heft 241
K. E. Rehm (Hrsg.)
© Springer-Verlag Berlin Heidelberg 1994

rologische Symptomatik. Von großer Bedeutung ist hierbei die exakte Dokumentation des sensiblen Niveaus mit Zeitangabe.

Entsprechend den anamnestischen und klinischen Angaben erfolgt die radiologische Untersuchung mit dem Ziel der exakten Beschreibung und Klassifizierung der Verletzung. Im Vordergrund steht die konventionelle Röntgenübersicht der gesamten Wirbelsäule.

Im cervico-thoracalen und thoraco-lumbalen Übergang sind gelegentlich Spezialprojektionen und Zielaufnahmen notwendig. Komplettiert wird die radiologische Diagnostik durch die Computertomographie, bzw. durch die Tomographie. Magnetresonanztomographie und Myelon-CT geben Hinweise auf eine Verletzung des Rückenmarks.

Beim Studium der Röntgenbilder sind im a.p.-Strahlengang Achsenabweichungen, Dornfortsatzsymmetrie, Bogenwurzelgeometrie, die Verbreitung der Wirbelkörper und Querfortsatzfrakturen zu beurteilen, während im seitlichen Strahlengang Höhendifferenzen der Wirbelkörper, Deck- und Bodenplatteneinbrüche, Kontorunterbrechungen an der Wirbelkörpervorder- und -hinterkante, Differenzen im Intervertebralraum, Bogenfrakturen, Gelenkfacettenfrakturen und der Abstand der Dornfortsätze bewertet werden.

Klassifikation

Mit der Entwicklung der opertiven Wirbelbruchbehandlung gingen die Bemühungen um eine einheitliche Klassifikation einher. Die Komplexität im Aufbau der Wirbelsäule und die daraus resultierende Vielfalt von Verletzungsmustern führte zu verschiedenen Ansätzen bei der Klassifikation. So geht auf Dennis [1] und Wolter [5] eine Einteilung nach pathomorphologischen Kriterien zurück. Dennis hatte eine vordere, eine mittlere und eine hintere Säule postuliert und die Bedeutung der mittleren Säule mit der Wirbelkörperhinterkante für die Stabilität hervorgehoben. In der Einteilung nach Wolter werden Verletzungen der vorderen Säule mit A, die der mittleren

Klassifikation von Wirbelsäulenverletzungen
nach Wolter

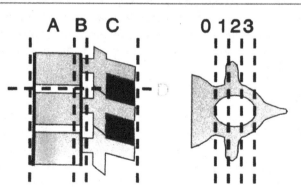

Abb. 1. Klassifikation von Wirbelsäulenverletzungen nach Wolter

Säule mit B und die der hinteren Säule mit C bezeichnet. Verletzungen vom Typ D betreffen den disco-ligamentären Komplex. Zusätzlich geht die Weite des Spinalkanals in Drittelabstufungen in die Klassifikation mit Zahlen von 0 bis 3 ein (Abb. 1). Eggers [2] hat diese Klassifikatin durch die zusätzliche Beschreibung von Gibbus, Rotation, Seitabknickung und Translation ergänzt.

Magerl, Harms und Gertzbein [3] stellten eine Klassifikation auf der Grundlage pathogenetischer Kriterien vor. Dabei werden Kompressions-, Distraktions- und Rotationsverletzungen mit A, B und C bezeichnet. Entsprechend dem Prinzip der AO-Klassifikation nimmt die Schwere der Verletzung von A nach C und in den einzelnen Untergruppen zu (Abb. 2).

Verletzungen vom Typ A (Abb. 2) sind instabil gegen Kompression.

Es werden Impaktionsbrüche (A1) Spaltbrücke (A2) und Berstungsbrüche (A3) unterschieden.

Verletzungen vom Typ B (Abb. 3) gehen mit Zerstörung der vorderen und hinteren Elemente mit Instabilität gegen Distraktion einher.

Es werden die dorsale Zerreissung der Gelenkkapseln und der interspinalen Bänder (B1), die dorsale Zerreissung durch den Wirbelbogen (B2) und die ventrale Zerreissung durch die Bandscheibe (B3) unterschieden.

Verletzungen vom Typ C (Abb. 4) beinhalten eine Zerstörung der vorderen und hinteren Elemente mit Rotationskomponente, instabil gegen Rotation. Diese hochgradig instabilen Verletzungen können mit Wirbelkörperkompression (C1), mit Distraktion (C2) und mit Rotationsscherbrücken (C3) einhergehen.

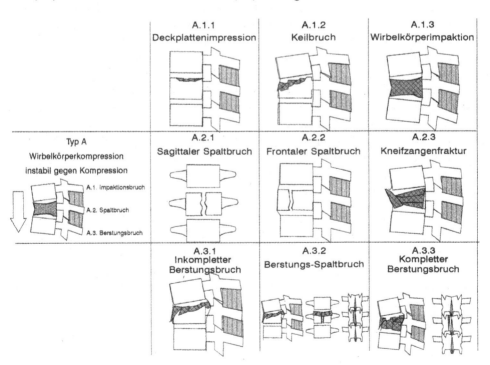

Abb. 2. Klassifikation von Wirbelsäulenverletzungen nach Harms, Gertzbein, Magerl, Aebi, Nazarian

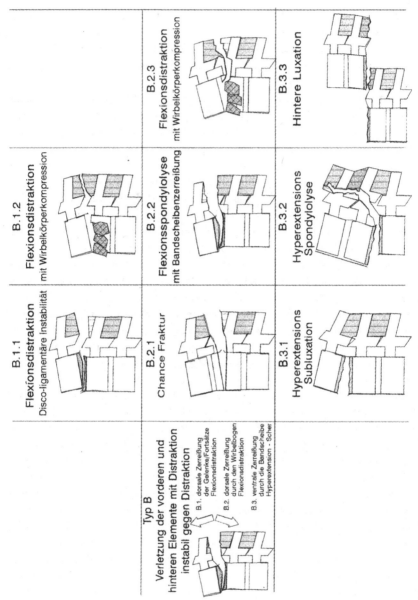

Abb. 3. Klassifikation von Wirbelsäulenverletzungen nach Harms, Gertzbein, Magerl, Aebi, Nazarian

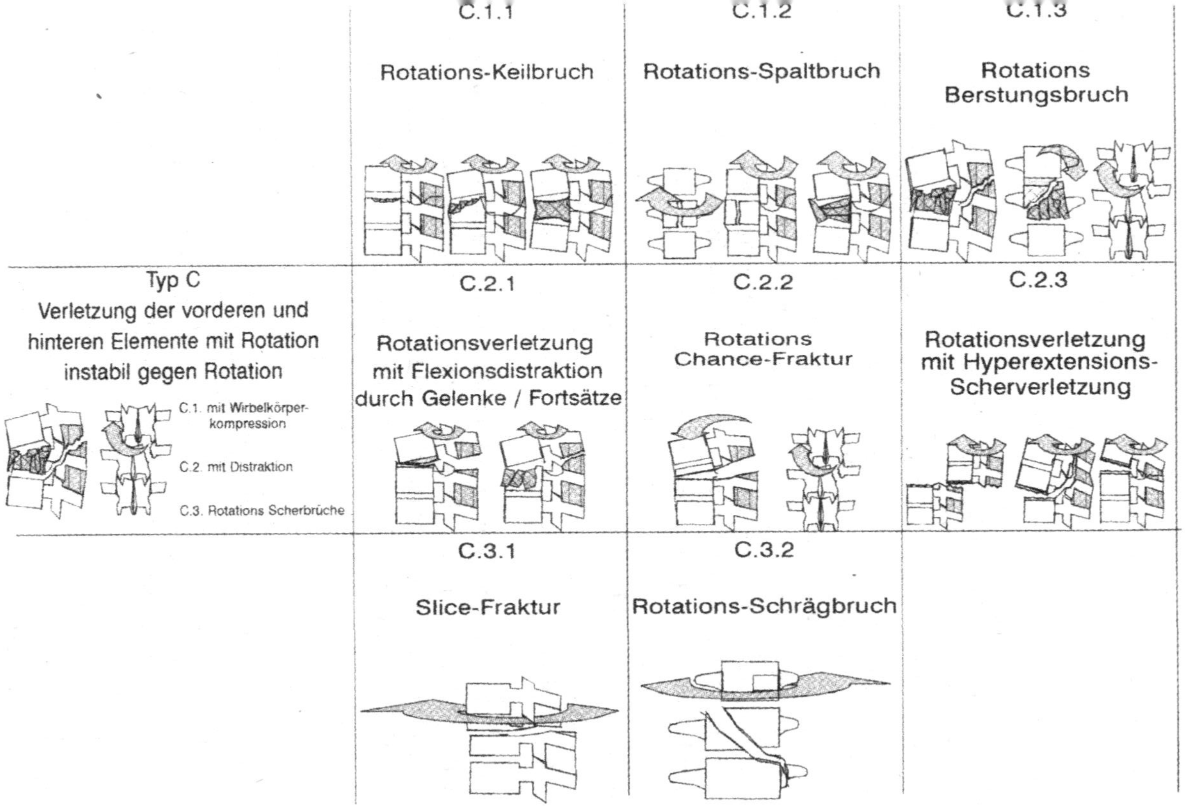

C.1.1

Rotations-Keilbruch

C.1.2

Rotations-Spaltbruch

C.1.3

Rotations
Berstungsbruch

C.2.1

Rotationsverletzung
mit Flexionsdistraktion
durch Gelenke / Fortsätze

C.2.2

Rotations
Chance-Fraktur

C.2.3

Rotationsverletzung
mit Hyperextensions-
Scherverletzung

C.3.1

Slice-Fraktur

C.3.2

Rotations-Schrägbruch

Typ C
Verletzung der vorderen und
hinteren Elemente mit Rotation
instabil gegen Rotation

C.1 mit Wirbelkörper-
Kompression

C.2 mit Distraktion

C.3 Rotations Scherbrüche

Abb. 4. Klassifikation von Wirbelsäulenverletzungen nach Harms, Gertzbein, Magerl, Aebi, Nazarian

Die exakte Klassifikation nach dem pathogenetischen Prinzip läßt eine Aussage über die Schwere und die Prognose der Wirbelkörperverletzung zu.

Begleitverletzungen

Entsprechend dem Unfallmechanismus ist mit typischen Begleitverletzungen zu rechnen. Die Kompressionsfrakturen vom Typ A entstehen durch Längsstauchung des Achsenorgans, beispielsweise beim Sturz auf das Gesäß oder beim Kopfsprung ins flache Wasser; dementsprechend muß mit Kopf- oder Beckenverletzungen gerechnet werden. Die Folge der axialen Wirbelkompression ist eine Wirbelverbreitung mit Einengung des Spinalkanals und Kompression des Myelon.

Distraktionsverletzungen vom Typ B entstehen bei Überbeugung oder Überstreckung der Wirbelsäule. In der Folge kommt es zu Zerreissung der Rückenstrecker, zu Rupturen der Pleura mit Hämatothorax, zum stumpfen Bauchtrauma bei Beckengurtverletzungen, zu Distraktion und Quetschung des Myelon.

Rotationsverletzungen vom Typ C zeichnen sich durch ihre Komplexität mit zusätzlichen Kompressions- und Distraktionskomponenten aus. Die Folge sind schwerwiegende Verletzungen am Thorax mit Rippenserien- und Sternumfrakturen, Pleuraruptur, Hämatothorax, Ruptur des Aortenbogens, Mesenterialverletzungen, Dura- und Myelonruptur.

Mit Zunahme der Schwere der Wirbelsäulenverletzung von A nach C nimmt auch die Wahrscheinlichkeit von typischen Begleitverletzungen, die dann im Vordergrund stehen können, zu. Das Management einer Wirbelsäulenverletzung muß dem bei Diagnostik, Einschätzung und Therapie Rechnung tragen.

Literatur

1. Dennis F (1983) The three column spine and its significance in the classification of acute thoracolumbar und spine injuries. Spine 8: 817
2. Eggers Ch (1988) Zielsetzung der operativen Wirbelbruchbehandlung und Indikation unter funktionell anatomischen Gesichtspunkten. Schriftenreihe Unfall-Medizinische Tagung der BG, Heft 68
3. Harms J (1987) Klassifikation des BWS- und LWS-Frakturen. Fortschr Med 105 (28):545
4. Richter-Turtur M (1992) Wirbelsäulenverletzung beim Polytraumatisierten. Langenbecks Arch Chir Suppl Kongreßbericht. Herausgeber Ungeheuer E, Gall FP:311–315
5. Wolter D (1988) Klassifikation und Prognose von Wirbelsäulenverletzungen. Langenbecks Arch Chir Suppl II:237

Indikation und Technik der dorsalen und ventralen Stabilisierung Th1–Th10

S. Nazarian

(Manuskript nicht eingegangen)

Hefte zu „Der Unfallchirurg", Heft 241
K. E. Rehm (Hrsg.)
© Springer-Verlag Berlin Heidelberg 1994

Indikation und Technik der dorsalen und ventralen Stabilisierung Th11–L4

J. Harms

(Manuskript nicht eingegangen)

Frakturen des Sakrums

O. Wörsdörfer

Klinik für Unfallchirurgie und Orthopädie, Pacelliallee 4, D-36043 Fulda

Längsfrakturen des Sakrums durch die Foramina intervertebralis werden in 45% der Beckenfrakturen als deren hintere Komponente gefunden.

Querbrüche des oberen Sakrumanteiles im Bereich des Iliosakralgelenks mit Dislokation des ersten bis zweiten Sakralwirbels stellen die Ausnahme dar. In der Literatur werden bis heute insgesamt weniger als 35 Fälle zum Teil in Einzelbeschreibungen dargestellt.

Aus dem eigenen Krankengut konnten 12 Patienten mit dislozierten oberen Sakrumfrakturen dokumentiert werden.

Pathomechanismus

Die Massae laterales und deren straffe Verbindung mit dem Beckenring machen eine einfache, das Sakrum in seiner gesamten Breite durchziehende Querfraktur unwahrscheinlich. Klinische, bildgebende und experimentelle Analysen ergaben, daß dabei die Wirbelsäule mit dem 1. bis 2. Sakralwirbel en-bloc aus dem Kreuzbein ausgebrochen ist, wobei die vertikalen Frakturlinien durch die ventralen Foramina intervertebralia und dorsal ebenfalls durch die Foraminia oder durch das Sakraldach verlaufen können. Der kraniale Frakturverlauf kann durch die Bogenwurzel von S1 durch die Interartikularportion von L5 durch die lumbosakralen Gelenke oder durch den Bogen von L5 ziehen. Nur dadurch wird eine Dislokation nach ventral möglich.

Die Kombination einer Flexions-Kompressionsbelastung mit einer Scherbelastung auf das fixierte Becken kann diese Verletzungsform verursachen. Je nach Haltung der Lendenwirbelsäule erfolgt die Dislokation mit Kippung und dorsaler Einstauchung bei Gewalteinwirkung in Kyphose, bei lordotischer Haltung tritt eine Hyperextensions-Scherverletzung mit horizontaler und kaudaler Verschiebung ein.

Hefte zu „Der Unfallchirurg", Heft 241
K. E. Rehm (Hrsg.)
© Springer-Verlag Berlin Heidelberg 1994

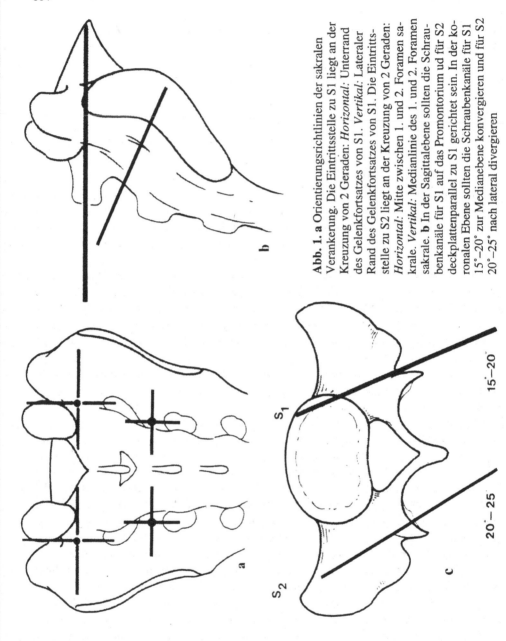

Abb. 1. a Orientierungsrichtlinien der sakralen Verankerung. Die Eintrittsstelle zu S1 liegt an der Kreuzung von 2 Geraden: *Horizontal:* Unterrand des Gelenkfortsatzes von S1. *Vertikal:* Lateraler Rand des Gelenkfortsatzes von S1. Die Eintrittsstelle zu S2 liegt an der Kreuzung von 2 Geraden: *Horizontal:* Mitte zwischen 1. und 2. Foramen sacrale. *Vertikal:* Medianlinie des 1. und 2. Foramen sakrale. **b** In der Sagittalebene sollten die Schraubenkanäle für S1 auf das Promontorium ud für S2 deckplattenparallel zu S1 gerichtet sein. In der koronalen Ebene sollten die Schraubenkanäle für S1 15°–20° zur Medianebene konvergieren und für S2 20°–25° nach lateral divergieren

Klassifizierung

Entsprechend der Dislokation des oberen Fragmentes lassen sich nach Roy-Camille drei Typen unterscheiden (Abb. 1).

Typ I: Flexionsbruch des 1. bis 2. Sakralwirbels mit Kippung.

Typ II: Flexionsbruch des 1. bis 2. Sakralwirbels des oberen Fragmentes nach dorsal.

Typ III: Hyperextensionsscherbruch mit ventraler und kaudaler Verschiebung des 1. bis 2. Sakralwirbels.

Bei allen Typen besteht eine Vertikalisierung des Beckens.

Neurologische Begleitverletzungen

Schädigungen der sakralen Cauda equina oder isolierte Wirbelverletzungen sind die Regel. Die Kippung des oberen Fragments verursacht eine Abknickung des Spinalkanals, die bei Typ 2 und 3 ausgeprägter ist als bei Typ 1. Im Vordergrund der neurologischen Verletzungen stehen Blasen-Mastdarmlähmungen sowie sensible Parasen unterhalb S1.

Diagnostik

Konventionelle Röntgenaufnahmen in frontaler und seitlicher Projektion lassen diese Verletzungen kaum erkennen. In der frontalen Projektion ergeben sich nur indirekte Hinweise beim Vorliegen von Bogenfrakturen und Querfortsatzfrakturen von L5.

Verläßliche diagnostische Verfahren sind seitliche Schichtaufnahmen sowie die axiale Computertomographie mit seitlicher Rekonstruktion.

Diese diagnostischen Maßnahmen sind bei Vorliegen einer posttraumatischen Blasen-Mastdarmlähmung, einer Reithosenanästhesie oder einer sakralen Wurzelschädigung eine unabdingbare Forderung.

Therapie

Die obere Sakrumquerfraktur stellt eine instabile Frakturform gegenüber Beugung und Axialbelastung dar. Von mehreren Autoren wurde eine Zunahme neurologischer Ausfälle nach Sofortmobilisation und Flexionsübungen berichtet. Lagerungen in Flexionsstellung sowie Flexionsübungen in der unteren Lendenwirbelsäule sollten daher bei konservativer wie auch nach operativer Behandlung vermieden werden.

Konservative Behandlung

Wenig dislozierte Frakturen mit spontaner neurologischer Remissionstendenz können durch konservative Ruhigstellung mit Flachlagerung über sechs Wochen behandelt werden. Die geschlossene Reposition einer dislozierten Fraktur ist theoretisch nur beim Typ 1 möglich. In unserem Krankengut konnte lediglich in 1 von 4 Fällen eine geschlossene Reposition mit neurologischer Verbesserung erreicht werden. Die abgeknickten Frakturen verursachen einen sakralen Gibbus mit Neigung zu Druckstellen über dem Sakrum. Bei einer Patientin mußte deswegen eine Resektion der sakralen Dornfortsätze erfolgen.

Operative Behandlung

Bei dislozierten Frakturen mit neurologischen Begleitverletzungen haben sich in der Literatur wie auch im eigenen Krankengut dekompressive, operative Maßnahmen bewährt. Mit einer ausgiebigen sakralen Laminektomie läßt sich der knöchern eingeengte Sakralkanal erweitern, wobei nicht nur das sakrale Dach entfernt wird, sondern auch die von ventral in den Sakralkanal gekippten Fragmente abgetragen und der vordere Teil des Sakralkanals eingeebnet werden muß. Von der Laminektomie ausgehend können nach lateral und ventral die Foramina intervertebralia erweitert werden und somit auch die Wurzeln dekomprimiert werden.

Stabilisierung

Stabilisierende Eingriffe bei Sakrumquerfrakturen sind dann indiziert, wenn eine wesentliche Dislokation mit Instabilität vorliegt. Die operative Reposition und Stabilsierung im Sakrum ist technisch außerordentlich schwierig, da die Fragmente häufig eingestaucht sind und mangels günstiger Hebelarme und oft unzureichender Verankerungsfestigkeit von Repositionsinstrumentarien nicht genügend Kraft zur Reposition eingeleitet werden kann. Die Verankerungsfestigkeit von Schrauben im Sakrum ist aufgrund der Knochenstruktur problematisch.

Als Repositionsinstrumentarium hat sich das Harrington-Instrumentarium bewährt, da die Reposition der Frakturen Typ I und II nur über ein kräftiges Distraktionsmanöver mit nachfolgender Korrektur des sakralen Gibbus gelingt. Dabei hat sich zur Verteilung der Auflagekräfte die Verankerung von Harrington-Haken in die Sakrallöcher I und II und unter die Lamina von L5 bewährt.

Nach der Reposition sollte eine interne Stabilisierung mit einem transpedunkulären Fixationssystem erfolgen, wobei in das Sakrum zu Erhöhung der Verankerungsfestigkeit jeweils Schauben in S1 und S2 implantiert werden.

Klinischer Erfahrungen und biomechanische Untersuchungen haben gezeigt, daß bei S1 die günstige Verankerung durch eine konvergierende Schraubenlage unter die Deckplatte erreicht wird.

Im 2. Sakralwirbel finden die Schrauben einen besseren Halt durch eine deckplattenparallele lateralwärts in die Massa lateralis gerichtete Lage.

Die anatomischen Orientierungen und Richtungen der Schraubenlage für S1 und S2 sind in Abb. 1 schematisch dargestellt.

Ergebnisse

Von insgesamt 12 Fällen führte eine operative Dekompression in 8 von 10 Fällen zu einer wesentlichen bis vollständigen Besserung der neurologischen Ausfälle. 2 operativ behandelte Wurzelkompressionsssyndrome erholten sich vollständig. In 6 von 8 Fällen mit Blasen-Mastdarmlähmung kam es nach operativer Dekompression zur weitgehenden Rückbildung mit geringen sensiblen Restparesen. In 2 Fällen war die operative Dekompression aufgrund der schweren Quetschverletzungen der sakralen Cauda equina erfolglos.

Zusammenfassung

Dislozierte Querfrakturen der beiden oberen Sakralsegmente gelten als seltene Verletzung und werden unter Berücksichtigung der konventionellen Zweiebenen-Röntgentechnik häufig übersehen. Neurologische Begleitverletzungen in Form von Blasen-Mastdarmlähmungen oder sakraler Wurzelschädigungen sind die Regel. Diagnostisch ist die seitliche Tomographie sowie die axiale Computertomographie mit seitlicher Rekonstruktion bei entsprechendem klinischen Hinweis zu empfehlen.

Dislozierte Frakturen sowie nicht spontan reversible neurologische Ausfälle stellen eine Indikation zur operativen Dekompression des Spinalkanals dar. Da diese Frakturform gegenüber Beugung und Axialbelastung nicht stabil ist, empfehlen sich zusätzlich instrumentelle Stabilisierungsverfahren.

Literatur

1. Roy-Camille R, Saillant G, Gagna G, Mazei (1985) Tansverse fracture of the upper sakrum – suicidal jumper's fracture. Spine 10:9, 838
2. Wörsdörfer O, Magerl F (1980) Sakrumfrakturen. Hefte Unfallheilkd 149. Springer, Berlin Heidelberg New York, S 203

Verletzungen der BWS/LWS: Indikation, Technik und Ergebnisse der dorsalen Stabilisierung der LWS durch Fixateur interne-System

Vorsitz: L. Kinzl, Ulm; D. Wolter, Hamburg

Druckplattenfixateur zur transpedikulären Spondylodese bei Brust- und Lendenwirbelsäulenverletzungen

L. Kinzl

Abteilung für Unfallchirurgie-, Hand-, Plastische- und Wiederherstellungschirurgie der Universität Ulm, Steinhövelstraße 9, D-89075 Ulm

Allgemein

Die Verletzungsmuster an Brust- und Lendenwirbelsäule unterscheiden sich nur wenig, weswegen die Versorgungstechniken für beide Wirbelsäulenabschnitte identisch sind und sich lediglich, wenn überhaupt, in der Dimensionierung der Implantate unterscheiden.

Dorsale Versorgungstechniken sind Standard, wobei sich transpedikuläre Stabilisationen unter Verwendung von Plattenimplantaten oder Fixateurmodellen während der vergangenen zehn Jahre eindeutig durchsetzten.

Der Druckplattenfixateur stellt eine Weiterentwicklung der von Roy Camille für die dorsale Plattenspondylodese entwickelten Plattenimplantate dar, weist Schlitzlochgeometrie für einen variablen Schraubenbesatz auf und garantiert unter Verwendung kleiner aufgesetzter Druckplättchen eine winkelstabile Schrauben-Platten-Verbindung.

Operationsindikation und Zeitpunkt

Absolute Indikationen zur unverzüglichen operativen Intervention bestehen bei offenen Verletzungen
sowie Wirbelsäulenläsionen mit zunehmendem oder nach freiem Intervall entstandenem neurologischen Defizit.

Eine relative Indikation liegt vor bei

– geschlossenen irreponiblen Frakturen und Luxationen,
– Instabilität,

Hefte zu „Der Unfallchirurg", Heft 241
K. E. Rehm (Hrsg.)

– prognostisch ungünstigen Verletzungen (z.B. discoligamentäre Läsionen) sowie
– gravierenden Wirbelsäulendeformitäten.

Eine weitgestellte Indikation zur internen Stabilisation in Abwägung gegen konservative, insbesondere orthetische Maßnahmen ergibt sich bei Polytraumatisierten, unkooperativen oder psychotischen Patienten.

Auch bei relativer Indikationsstellung liegt eine nur aufgehobene Dringlichkeit vor.

Die Intervention erfolgt möglichst früh, auf jeden Fall innerhalb der ersten Tage.

Die frühsekundär durchgeführte Reposition gestaltet sich technisch einfacher und weniger komplikationsträchtig als im Rahmen eines Späteingriffes nach mehr als zwei Wochen.

Operationsprinzip

Das operative Vorgehen zielt ab auf

– Reposition
– Rekonstruktion des Spinalkanals
– Revision von Myelon und Nervenwurzeln sowie
–. Stabilisation durch Spondylodese.

Die korrekte Reposition führt am schnellsten und sichersten zur Dekompression komprimierter neuraler Strukturen.

Den Spinalkanal einengende Diskusanteile werden entfernt und Hinterkantenfragmente des Wirbelkörpers nach Möglichkeit reponiert, andernfalls ausgeräumt, was je nach Zerstörungsgrad des Wirbelkörpers nur über eine partielle oder totale Spondylektomie gelingt.

Die Reposition eines komprimierten Wirbels oder die Enttrümmerung des Spinalkanals führt zu knöchernen Defekten, die vorzugsweise mit autogenem corticospongiösen Knochen aufgefüllt werden.

Nach Ausräumen der zerstörten Bandscheibe ermöglicht die Auffüllung des Intervetebralraumes langfristig eine definitive Fusion des verletzten Bewegungssegmentes.

Die zur Sicherung der knöchernen Ausheilung erforderliche primäre Stabilität wird durch eine kurzstreckige Instrumentierung gewährleistet, die nur das betroffene Bewegungssegment überbrückt.

Dabei wirkt die Verwendung winkelstabiler Implantate Sinterungsvorgängen während des Heilungsverlaufes entgegen.

Druckplattenfixateur

Der Druckplattenfixateur ist ein übungsstabiles, für einige Frakturen auch belastungsstabiles dorsales Fixationssystem für kurz- und langstreckige Fusionen zur Behandlung von Frakturen, Luxationen und tumorbedingten Instabilitäten.

Wirbelaufrichtung und Stabilisation erfolgen mit ihm nach dem Prinzip der Dreipunktabstützung.

Je nach Frakturtyp und vorhandener ventraler knöcherner Abstützung im Bereich der vorderen Säule übernimmt der Druckplattenfixateur zuggurtende oder abstützende Funktion.

Die Steifigkeit des Systems wird erhöht, wenn das verletzte Segment durch eine Spongiosaschraube transpedikulär in die Monatage einbezogen werden kann.

Die Option zur transpedikulären Spongiosaplastik bleibt selbst bei montierter Grundplatte offen. Je nach Verletzungstyp ist die mono- bis mehrsegmentale dorsale Stabilisierung mit diesem Implantat möglich.

Operatives Vorgehen

Der Patient befindet sich in Bauchlage, zweckmäßigerweise in einem Schaumstoffviereckrahmen.

Neben der guten seitlichen Führung des Patienten bei Kippbewegungen des OP-Tisches bietet dieser Rahmen den Vorteil einer effektiven abdominellen venösen Druckentlastung.

Nur ein in Beckenhöhe abkippbarer Lagerungstisch ermöglicht im Bedarfsfall die intraoperative Reposition der thorakolumbalen Übergangsregion bzw. der Lendenwirbelsäule durch Lordosierung und vorsichtigen Zug an Armen und Beinen.

Bei der Lagerung und während der Operation ist die röntgenologische Kontrolle durch Bildwandler zu empfehlen, insbesondere auch für die exakte Identifikation der Pedikel.

Die Eintrittspforte zu den thorakalen Bogenwurzeln liegt 1 mm caudal des Gelenkfortsatzes. Der Bohrkanal verläuft geringfügig um 5 bis 10° zur Mittellinie konvergierend und ist um 10 bis 20° nach caudal abgesenkt.

Der lumbale Insertionsort zu den Bogenwurzeln liegt in der Mitte des Querfortsatzes in Projektion auf die laterale Kante des cranialen Gelenkfortsatzes.

Der Bohrer verläuft in einem Winkel von 10 bis 15° konvergierend zur Mittellinie und parallel zur Deckplatte.

Die Verankerung der Schrauben wird vorrangig durch die solide Pedikelspongiosa erreicht, bei osteoporotischen Wirbelkörpern kann die Einbeziehung der Wirbelkörpervorderwand einen Stabilitätsgewinn bedeuten.

Nach dem Anlegen transpedikulärer Schraubenkanäle verbleiben die Bohrer in situ. Sie dienen der Positionierung der Grundplatte, die durch schrittweises Auswechseln der Bohrer gegen Schrauben fixiert wird.

Reicht das Vorbiegen der Grundplatte für die Distraktion des zu reponierenden Bewegungssegmentes nicht aus, kommt die Distraktionszange zur Anwendung. Sie erlaubt, die Pedikelschraube und damit den Wirbelkörper gegen das Plattenende hin zu verschieben.

Das Aufschrauben der Druckplättchen, die die Winkelstabilität vermitteln, beendet die Instrumentation.

Der Repositionserfolg eines den Spinalkanal einengenden Kantenfragmentes ist durch intraoperative Myelographie oder Sonographie zu kontrollieren. Bei ungenügendem Repositionsergebnis sollte in Abhängigkeit von der Läsionshöhe über eine Hemilaminektomie oder Transversektomie die Enttrümmerung des Spinalkanals vorgenommen werden.

Kontraindikation

Die dorsalseitige Vorgehensweise mit Druckplattenspondylodese verbietet sich bei lokalem Kontusions- und Gewebeschaden sowie bei allgemeinen Kontraindikationen, die sich beispielsweise bei einem Polytraumatisierten ergeben können.

Nachbehandlung

Je nach Frakturtyp, mono-/mehrsegmentaler Stabilisation und individuellen Faktoren des Patienten sowie der Begleitverletzung ist die Nachbehandlug individuell festzulegen. Im Prinzip sollte aber so früh wie möglich mit der Übungsbehandlung begonnen werden. In Fällen einer effizienten ventralseitigen Abstützung kann sogar sofort mit der Belastung und Laufübungen ohne zusätzliche externe Fixation begonnen werden.

Komplikationen und Gefahr

Neben allgemeinen Komplikationen, wie Infekt und Hämatomen, die eine sofortige Revision erforderlich machen, sind Schraubenfehllagen und unsachgemäße Anwendung der Implantate zu beobachten.

Ist der Spinalkanal betroffen, so werden Verletzungen am Rückenmark und den Nevenwurzeln die Folge sein, wohingegen die extraossäre Lage der Schrauben zu Verletzungen an den großen Gefäßen führen kann.

Bei der Durchführung transpedikulärer Spongiosaplastiken ist stets darauf zu achten, daß kein Knochenmaterial in den Spinalkanal eindringen kann.

Im Prinzip sollte postoperativ eine Kontroll-CT angefertigt werden, um eine exakte Aussage über Implantatlage und Spinalkanalsrekonstruktion zu ermöglichen.

Metallentfernung

Überbrückt ein Druckplattenfixateur ein nicht fusioniertes Segment, so besteht die Notwendigkeit zur zeitgerechten Materialentfernung nach einem halben Jahr, was zusätzlich zu einer Entlastung der unter dem Plattenimplantat liegenden kleinen Wirbelgelenke führt. Wird die Materialentfernung versäumt, so besteht die Gefahr der Materialermüdung und des Bruches von Pedikelschrauben, deren Entfernung jedoch meist unproblematisch möglich ist.

Alternativverfahren

Andere Fixateur externe-Systeme, ventralseitige Stabilisationsverfahren sowie ein kombiniert ventrodorsales Vorgehen.

Literatur

1. Kinzl L, Fleischmann W, Arand M (1993) Trauma der Wirbelsäule. In: Breitnersche Operationslehre, Band IX:28–35
2. Wolter D (1993) Transpedikuläre Spondylodese. Hefte zu der Unfallchirurg 232:745–750
3. Dick W (1993) Versorgung von LWS-Frakturen mit dem Fixateur interne. Hefte zu der Unfallchirurg 232:750–753

Der AO-Fixateur

F. Magerl

Klinik für Orthopädische Chirurgie, Kantonsspital St. Gallen, CH-9007 St. Gallen

Das Ziel der Behandlung von Wirbelverletzungen ist die Wiederherstellung einer schmerzfreien Wirbelsäule mit möglichst geringfügig beeinträchtigter Form und Funktion. Mit der Einführung winkelstabiler Fixateur Systeme wurde sowohl eine Beschränkung der Fixationsstrecke auf die verletzten Bewegungssegmente als auch eine frühfunktionelle Nachbehandlung ohne zusätzliche äußere Fixation möglich. Diese Vorteile haben besonders die Rehabilitation von Paraplegikern enorm erleichtert. Schon bald nach der Entwicklung des ersten Fixateur interne (FI) durch W. Dick [1, 2] (AO-Fixateur) hat es sich gezeigt, daß dieses System sich nicht nur zur Stabilisation von Frakturen, sondern für jegliche Indikation zur internen Stabilisierung der mittleren bis unteren Brust- und Lendenwirbelsäule eignet.

Traumatologische Indikationen für den FI bilden instabile Verletzungen der Brust- und Lendenwirbelsäule mit Zerstörung des Wirbelkörpers; d.h. Verletzungen, in deren Rahmen der Wirbelkörper seine Druckfestigkeit verloren hat.

Prinzip des Fixateur interne

Der AO-FI besteht aus vier Schanzschrauben, die über verstellbare Klemmbacken winkelstabil an zwei Schraubenspindeln befestigt sind. Zur Optimierung der Rotationsstabilität steht ein Querverbinder zur Verfügung. Bei dem in Abb. 1 dargestellten FI handelt es sich um das von Dick entwickelte Basismodell. Die im Rahmen des „Universal Spine System" neu entwickelten und in verschiedener Hinsicht verbesser-

Hefte zu „Der Unfallchirurg", Heft 241
K. E. Rehm (Hrsg.)

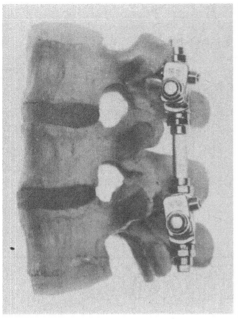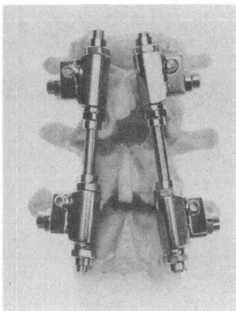

Abb. 1. Der AO-Fixateur interne nach Dick

ten Modelle werden zur Zeit klinisch erprobt. Das Wirkungsprinzip des FI ist jedoch gleich geblieben: Der AO-FI ist zum Unterschied von zahlreichen anderen FI-Systemen sowohl ein Repositions- als auch ein Stabilisationsgerät. Er gestattet Distraktion, Kompression, sowie Korrekturen in allen drei Ebenen. In biomechanischer Hinsicht hat der FI gewöhnlich Überbrückungs- oder Abstützfunktion.

Operationstechnik

Um eine sichere Verankerung des FI im Wirbelkörper zu gewährleisten werden die transpedikulären Schanzschrauben an bestimmten „Landmarken" (Abb. 2) konvergierend eingesetzt [5]. Bei sagittaler Implantation könnten sie durch die Seitenwand des Wirbelkörpers ausbrechen. Implantation der Schanzschrauben, Reposition der Fraktur und transpedikuläre Spongiosaplastik sollen mit dem BV kontrolliert werden. Die wesentlichsten Schritte der Reposition und Stabilisation werden in Abb. 3 dargestellt.

Behandlungsergebnisse

Nachuntersucht wurden 111 Patienten mit Frakturen der Brust- und Lendenwirbelsäule (Beobachtungszeit 6–52 Monate) [2]. Der präoperative Kyphosewinkel betrug 20,4°, der postoperative 5,1°. Durchschnittlicher Korrekturverlust im Wirbelkörper 1°. Zusätzliche Kyphosierung durch Kollaps benachbarter Bandscheiben 2°–4°.

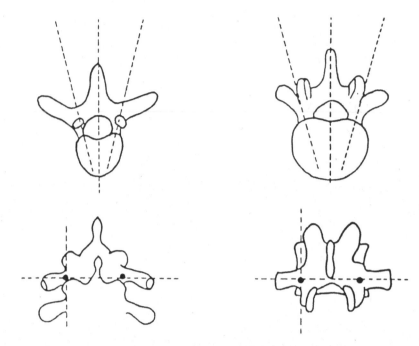

Abb. 2. Eintrittstellen und Konvergenz der Schanzschrauben. Die lumbale Eintrittstelle liegt am Schnittpunkt der die Außenfläche des Gelenkfortsatzes tangierenden und den Querfortsatz halbierenden Geraden. Die thorakale befindet sich knapp distal vom Unterrand des Intervertebralgelenks, 2 mm lateral von der Gelenksmitte. Konvergenz: An der LWS von kranial max. 5° nach kaudial bis auf 15° zunehmend. An der BWS, durchschnittlich 7°–10°, am thoracolumbalen Übergang maximal 5°

90 Patienten hatten neurologische Ausfälle. Patienten der Frankelgruppen A–C waren nach 22 Tagen im Rollstuhl mobilisiert. Die der Gruppen D und E konnten nach 13 Tagen gehen oder stehen. Nach 158 Tagen hatten sich die Lähmungen um durchschnittlich eine Frankelstufe zurückgebildet.

Komplikationen und komplikationsbedingte Sekundäreingriffe: 1 exitus letalis (polytraumatisierter Patient); 3 Reinstrumentationen wegen ungenügender Kyphosekorrektur und einem Schanzschraubenbruch; 1 ventrale Spondylodese wegen verzögerter Heilung; 2 vorzeitige Entfernungen des Fixateur interne mit eine interkorporellen Spondylodese (Kyphosekorrektur) wegen Infektes. In beiden Fällen heilte der Infekt ohne Entwicklung einer Spondylitis aus. 6 Brüche von Schanzschrauben und 1 Gewindeabbruch ereigneten sich nach Konsolidierung der Fraktur und hatten keinen Einfluß auf das Behandlungsergebnis.

An Patienten mit neurologischen Ausfällen erzielte Behandlungsergebnisse werden im Artikel von Lindsey und Dick diskutiert [3].

Eine Messung der segmentalen Beweglichkeit nach Entfernung des Fixateur interne [4] ergab residuelle Beweglichkeiten der am Frakturwirbel unmittelbar anliegenden Bewegungssegmente von 1,34°–3,08° und der nächstoberen bzw. -unteren von 3,22°–6,88°. Weiter entfernte Segmente waren normal beweglich. Daraus geht hervor, daß verletzte Segmente, auch wenn sich nicht fusioniert werden (fusioniert wurden

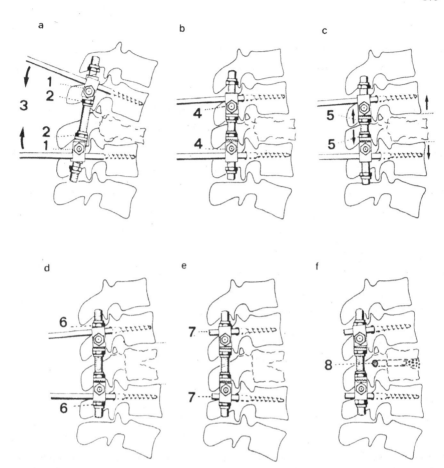

Abb. 3 a–f. Reposition und Stabilisation eines Berstungsbruchs mit dem FI. **a** Korrektur der Kyphose vor der Wiederherstellung der Wirbelkörperhöhe! Bei umgekehrten Vorgehen würde die Spannung des Lig. longitudinale anterius die Korrektur verhindern. Die Muttern der Klemmbacken (*1*) sind lose, die Spindelmuttern (*2*) müssen eine gewisse Annäherung der Klemmbacken gestatten, ebenfalls um eine vorzeitige Anspannung des Lig. long. anterius zu vermeiden. **b** Fixierung der Lordose nach Korrektur der Kyphose durch Festdrehen der Klemmbackenmuttern (*4*). **c** Wiederherstellung der Wirbelkörperhöhe. Erst nach den Schritten a und b darf mit Hilfte der Spindelmuttern (*5*) distrahiert werden. **d** Fixierung der Klemmbakken an die Schraubenspindeln durch Festdrehen der Spindelmuttern (*5, 6*). **e** Kürzen der Schanzschrauben mit Hilfe eines speziellen Bolzenschneiders. **f** Auffüllen des Defektes im Wirbelkörper mit transpedikulärer eingestopfter autologer Spongiosa

nur in 28% der Fälle) stabil bleiben und die Beweglichkeit unverletzter Segmente wenig bis gar nicht durch den Eingriff beeinträchtigt wird.

Anmerkung: Die Abb. 1 und 3 sind mit Genehmigung des Autors wiedergegeben aus: Dick W: Innere Fixation von Brust- und Lendenwirbelfrakturen. 2. Aufl. Schriftenreihe Aktuelle Probleme in Chirurgie und Orthopädie, Bd. 28. Hans Huber 1987.

Literatur

1. Dick W, Kluger P, Magerl F, Wörsdorfer O, Zäch G (1985) A new divice for internal fixation of thoracolumbar and lumbar spine fractures: The „Fixatuer Interne". Paraplegia 23:225–232
2. Dick W (1987) Innere Fixation von Brust- und Lendenwirbelfrakturen. 2. Aufl. Schriftenreihe Aktuelle Probleme in Chirurgie und Orthopädie, Bd. 28. Hans Huber
3. Lindsey RW, Dick W (1991) The fixateur interne in the reduction and stabilization of thoracolumbar spine fractures in patients with neurologic deficit. Spine 16:140–145
4. Lindsey RW, Dick W, Nunchuck S, Zäch G (1993) Residual intersegmental spinal mobility following limited pedicle fixation of thoracolumbar spine fractures with the fixateur interne. Spine 18:474–478
5. Magerl F (1984) Stabilization of the lower thoracic and lumbar spine with external skeletal fixation. Clin Orthop 189:125–141

Der Wirbelsäulenfixateur

P. Kluger

Orthopädische Abteilung im RKU, Orthopädische Klinik der Universität,
Oberer Eselsberg 45, D-89081 Ulm

Geschichtliche Entwicklung

Bis zum Ende der 70er Jahr mußten zur posterioren Stabilisierung an Brust- und Lendenwirbelsäule bei den meisten Instabilitätsformen mindestens je 2 Segmente oberhalb und unterhalb der Läsion fusioniert werden, weil weder die Laminaverankerung der Harringtonhaken oder der Luqueschlingen noch die Verbindung der transpedikulären Schrauben mit der Roy-Camille-Platte ausreichend winkelstabil waren.

Bötel kombinierte dann eine Harringtonsystem oder später eine Platte als kurzen Distanzhalter mit einer dahinter gelegenen Zuggurtung in Form der Weiß-Feder und konnte durch die damit entscheidend verbesserte Winkelstabilität die Fusionsstrecke auf die betroffenen Bewegungssegmente verkürzen. Wir finden diese Philosophie heute noch in der Hybridmontage von Daniaux oder im Doppelplattensystem von Berentey, jüngst auch im diagonal verspannten System von Harms.

Magerl zeigte mit seinem Fixateur externe eine neue Perspektive auf: Die stufenlose Längen- und Winkelverstellbarkeit erlaubte nicht nur die Anpassung und Fixation entsprechend der individuellen Situation als winkelstabile, kurzstreckige Überbrückungsmontage, durch die langen Hebelarme des Fixateurs und durch das variable Hypomochlion seiner Längsträger konnte nun auch gezielt mit dem Instrumentarium selbst reponiert werden.

1982 formulierten Dick und Kluger unabhängig voneinander die Idee, das mechanische Prinzip des Fixateur externe in einem voll implantierten System zur instru-

Hefte zu „Der Unfallchirurg", Heft 241
K. E. Rehm (Hrsg.)
© Springer-Verlag Berlin Heidelberg 1994

mentellen Reposition und winkelstabilen Fixation zu übernehmen, es entstand der Fixateur interne. Das notwendig während der Stellungsänderung längenverstellbare Repositonshypomochlion diente als Vertikalträger für die bleibende Stabilisierung, die als Repositionshebel wirkenden Verlängerungen der Verankerungsschrauben werden vor Wundverschluß abgetrennt.

Dick's Vorschlag wurde als FI der AO realisiert und ist heute weit verbreitet. Die grundlegende Konzeption des nach Abtrennen der Repositionshebel intern implantierbaren Fixateur externe wurde in zahlreichen Modifikationen und auch Plagiaten übernommen. Wegen der Handhabungsschwierigkeiten mit den „richtigen" Fixateuren dieser ersten Generation und auch aus Kostengründen wurde daneben eine ganze Familie von Implantatsystemen entwickelt, bei denen auf die Repositionsmöglichkeiten der Fixateure mit Hebelarmen und längenvariablen Hypomochlion mehr oder weniger verzichtek, aber doch die winkelstabile Überbrückungsmontage geboten wird. Hier ist der sogenannte Druckplattenfixateur von Wolter oder das VSP-System von Steffee und besonders das vielfach abgewandelte Cotrel-Dubousset-System beispielhaft zu nennen. Bei diesem Verfahren und seinen Modifikationen ergab sich die erweiterte Möglichkeit einer polysegmentalen Ausdehnung der Instumentationsstrecke.

Der Wirbelsäulenfixateur

Grundlegend für die Entwicklung des Wirbelsäulenfixateurs als zweite Generation der Fixateure war die Überlegung, daß der eigentliche Repositionsvorgang vor Wundverschluß beendet ist und das Implantat dann lediglich stabilisierende Funktionen hat. Alle ausschließlich der Reposition dienenden mechanischen Bestandteile konnten also nach außerhalb der Wunde mechanisch umgelenkt und vom bleibenden Stabilisierungsimplantat abnehmbar gestaltet werden. Durch die Umlenkung ist das längenvariable Hypomochlion wesentlich leichter zu handhaben und der überbrückte Wirbelsäulenabschnitt bleibt während der Reposition und in der Repositionsstellung frei zugänglich, bis die der bleibenden Stabilisierung dienenden Längsträger montiert werden. Durch die Abnehmbarkeit des Repositionsinstrumentars ist die Menge des implantierten Materials geringer, das Implantat trägt weniger auf und kann problemlos auch bei geringer Weichteildeckung etwa an der mittleren und oberen BWS eingesetzt werden.

1986 wurde der Wirbelsäulenfixateur nach einem ersten Feldversuch vorgestellt und hat seither weite Verbreitung gefunden. Ebenfalls nach außen umgelenkte und abnehmbare Vorrichtungen für die Stellungsänderung in Sagittalrichtung verbesserten die Möglichkeiten für die Reposition von Olisthesen und Rotationsfehlstellungen.

Eine akute Innovation dieses „Fixateurs der zweiten Generation" ist die Schrägkopfschraube. Die nach medial weisende Rasterfläche für die Befestigung des Längsträgers war ursprünglich parallel zur Achse der Knochenschraube angeordnet. Schon die Montage des Längsträgers von medial bot Handhabungsvorteile gegenüber der lateral gelegenen Klemmbacke des Fixateur interne der AO. Sie förderte zudem die möglichst konvergierende Plazierung der Schraube als wichtigsten biomechanischen Schutz gegenüber Translations- und Rotationsverschiebungen. Bei der neuen Schrägkopfschraube ist die Rasterfläche gegenüber der Schraubenachse außerdem um 30° zur Horizontalen hin geneigt, so daß zusammen mit der gewünschten Konvergenz der Schraubenrichtung der Verbindungsbolzen fast von oben mit einem 6-Kant-Schraubendreher eingebracht werden kann. Die Winkelvariabilität der Verbindung von Knochenschraube und Längsträger liegt trotzdem über 80° und extraossäre Bauhöhe hat sich nicht erhöht; im Gegenteil konnte das Implantat noch weiter abgerundet und geglättet werden. Die Verbindung der neuen Verlängerungsstäbe mit den Schrauben ist absolut zugstabil.

Perspektive

Seit etwa zwei Jahren arbeiten wir an einem neuen Prinzip zur polysegmentalen winkelstabilen Reposition und Fixation insbesondere für die Skoliosechirurgie. Auch bei diesem System, der sogenannten Zentralträgermontage, wird die Stellungskorrektur – inklusive Derotation – mit einem nach außen umgelenkten Instrumentarium durchgeführt. Die Montage des dauerhaft stabilisierenden Zentralträgers mit seinen Querarmen zu den Verankerungsschrauben wurde durch die Schrägkopfschrauben wesentlich erleichtert. Die Neigung der Rasterfläche bei den neuen Schrauben erlaubt weiterhin die Kombination des Systems mit angebogenen Doppelstäben entsprechend dem CD-Prinzip, ohne wie dort auf Verlängerungsstäbe an den Verankerungsschrauben als Repositionshebel verzichten zu müssen.

Die Bedeutung der transpedikulären Knochentransplantation

H. Daniaux

Univ.-Klinik für Unfallchirurgie Innsbruch, Anichstraße 35, A-6020 Innsbruck

Indikation

Verletzugnen der thorakolumbalen Wirbelsäule zeigen fast ausnahmslos eine zumindest zentrale Diskuszerreißung sowie eine Wirbelkörperfraktur im Sinne eines Kompressions-Berstungsbruches im weiteren Sinne des Wortes (Abb. 1 a). Somit liegt fast immer eine komplexe Verletzung eines ganzen Bewegungssegmentes vor, was einen schicksalshaften Funktionsverlust dieser Bewegungseinheit zur Folge hat. Neben dem dadurch bedingten obligaten Höhenverlust des verletzten Bandscheibenraumes, was eine Kyphose von bis zu 8 Grad bedingen kann, kommt es häufig trotz kunstgerechter konservativer Behandlung nach L. Böhler zu einer nicht ausreichend tragfähigen Heilung des gebrochenen Wirbels, nachdem sich insbesondere Spongiosaimpaktionen durch gedeckte Reposition nicht ausreichend entfalten, was auch seitens des

Hefte zu „Der Unfallchirurg", Heft 241
K. E. Rehm (Hrsg.)
© Springer-Verlag Berlin Heidelberg 1994

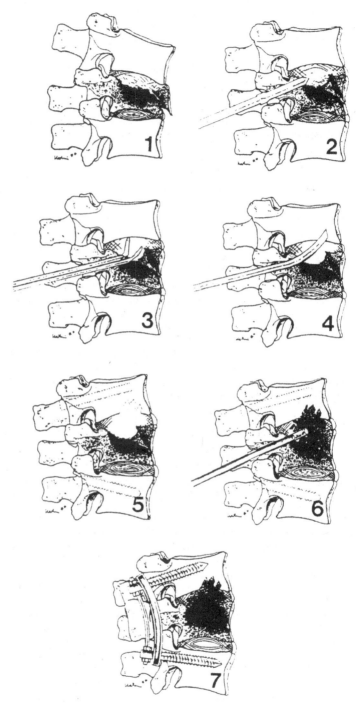

Abb. 1 a–g. Operationsschritte zur Spongiosa-Transplantation

Wirbelkörpers zu erheblichen posttraumatischen Kyphosen führen kann. In Analogie zur operativen Behandlung von Schienbeinkopf-, Pilon-Tibial-Frakturen etc., wo zur Rekonstruktion imprimierter Bruchareale eine autogene Spongiosaplastik schon seit Jahrzehnten eine Selbstverständlichkeit darstellt, haben wir seit 1981 dieses Prinzip als transpedikuläre Spongiosaplastik auch in die Behandlung von Wirbelkörperfrakturen übertragen. Seit 1986 haben wir unser Vorgehen in der Weise erweitert, daß nach transpedikulärer Diskusresektion auch der verletzte Intervertebralraum mit dem Ziel einer Blockwirbelbildung im verletzten Bewegungssegment mit autogener Spongiosa aufgefüllt wird. Ganz allgemein formuliert sehen wir immer dann eine Indikation zu diesem Vorgehen, wenn die Analyse der Röntgen- und CT-Bilder bei rein konservativer Behandlung eine erhebliche posttraumatische Kyphose erwarten läßt.

Operationstechnik

Bauchlage des Patienten. Reposition der Fraktur durch Längszug an Armen und Beinen sowie Unterlegen von Schultern und Becken zur leichten Lordosierung, wodurch sich fast ausnahmslos bei frischen Verletzungen eine praktisch anatomische Reposition der Achse, meist auch eine annähernd anatomische Reposition zumindest der äußeren Wirbelkörperkonturen, häufig aber nicht der Spongiosaimpressionen erzielen läßt. Typischer dorso-medianer Zugang mit Darstellung der dorsalen Elemente des verletzten sowie der benachbarten Wirbel. Besetzten der Bogenwurzeln mit Bohrdrähten nach den Landmarken nach Magerl, dann Kontrolle der richtigen Lage der Bohrdrähte im Bildwandler. Schrittweises Aufreiben einer Bogenwurzel des verletzten Wirbels in Richtung Intervertebralraum mit einer aufsteigenden Reihe von 3 bis 6 mm dicken Steinmannägeln, welche eine Manschette tragen, die ein tieferes Eindringen als 35 mm sicher verhindern (Abb. 1 b). Über diesen Kanal in der Bogenwurzel Resektion der verletzten Bandscheibe mit konventionellen geraden und gekröpften Rongeuren, ebenso Resektion der vorderen Anteile der Deckplatte des verletzten Wirbels (Abb. 1 c). Auch in das Corpus eingedrungenes Bandscheibengewebe, welches sich an seiner Konsistenz gut erkennen läßt, wird entfernt. Anfrischen der Grundplatte des oberen unverletzten Wirbels mit einem scharfen Löffel oder gebogenen Meisel (Abb. 1 d), wodurch nun ein das Bewegungssegment überbrückender Raum von der Grundplatte des unverletzten Wirbels bis in den mehr oder minder intakten unteren Anteil des verletzten Wirbels geschaffen ist, der von allen Seiten her vaskulären Anschluß finden kann. Es folgt nun die Instrumentation der dem „Arbeitspedikel" gegenüber liegenden Seite mit einem winkelstabilen Platten-Schrauben-Implantat (Abb. 1 e), wodurch die Wirbelsäulenachse nunmehr definitiv reponiert und einseitig stabilisiert wird. Als nächster Schritt wird nun mit einem speziellen röhrenförmigen Trichter, welcher ebenfalls eine Manschette trägt und 35 mm tief in das Corpus eindringt, zerkleinerte autogene Spongiosa vom hinteren Beckenkamm eingebracht, bis die Höhle im Bewegungssegment komplett mit Spongiosa aufgefüllt ist (Abb. 1 f). Dadurch wird à la longue eine tragfähige Heilung des verletzten Bewegungssegmentes im Sinne der Blockwirbelbildung erzielt. Als letzter Schritt erfolgt die Instrumentation der zweiten Seite (Abb. 1 g).

Nachbehandlung

Je nach neurologischer Situation erfolgt die sitzende oder gehende Vollmobilisation der Patienten nach Anlage eines abnehmbaren Rahmenstützmieders 4 bis 6 Tage nach der Operation, gleichzeitig wird mit einem konsequent durchzuführenden Miederturnen begonnen. Das Rahmenstützmieder wird ununterbrochen durch ca. 6 Wochen, weitere 6 Wochen noch tagsüber getragen. Die Metallentfernung erfolgt ca. 1 Jahr nach dem Eingriff.

Gefahren und Komplikationen

Voraussetzunen für die Methode sind eine exakte Kenntnis der Wirbelsäulenanatomie und der Topographie der Bogenwurzeln sowie der gezielte Einsatz eines gut funktionierenden Bildwandlers. Dadurch läßt sich eine parapedikuläre Implantat- oder Transplantatlage mit Sicherheit verhindern. Insbesondere das fatale Auffüllen das Spinalkanals mit Spongiosa läßt sich durch die Verwendung eines geeigneten Trichters mit absoluter Sicherheit ausschließen.

Alternative Methoden

Prinzipiell stellt das dargestellte Verfahren von biomechanischer Seite her bezüglich des Implantates ein abstützendes Verfahren dar, welches bei Vorliegen einer Distraktionsverletzung gleichzeitig letztlich auch zuggurtend wirkt.

Die biologische Maßnahme der Knochentransplantation in das verletzte Bewegungssegment sichert eine tragfähige Heilung, somit ebenfalls letztlich eine Abstützung. Grundsätzlich vergleichbar sind kombinierte Spondylodesen, wo nach teilweiser oder gänzlicher Korporektomie tragfähige Knochenspäne von ventral eingebracht werden, die gegebenenfalls noch durch ein Implantat ventral gesichert werden, und wo dorsal additiv noch eine Zuggurtung implantiert wird.

Literatur

1. Daniaux H (1986) Transpedikuläre Reposition und Spongiosaplastik bei Wirbelkörperbrüchen der unteren Brust- und Lendenwirbelsäule. Unfallchirurg 89:197–213
2. Daniaux H, Seykora P, Genelin A, Lang T, Kathrein A (1991) Application of Posterior Plating and Modifications in thoracolumbar Spine Injuries. Spine 16:125–133

Das Management von Komplikationen bei der dorsalen Spondylodese der LWS

H.-R. Kortmann und C. Jürgens

Abteilung für Unfall- und Wiederherstellungschirurgie,
Berufsgenossenschaftliches Unfallkrankenhaus
Bergedorfer Straße 10, D-21033 Hamburg

Einleitung

Die lokale Komplikationsrate bei der dorsalen Spondylodese liegt höher [1] als bei der Versorgung von Extremitätenfrakturen [2, 3] und verweist auf den Schwierigkeitsgrad des operativen Vorgehens. Dabei entstehen die Komplikationen durch operationstechnische Fehler, Heilungsstörungen oder patientenspezifische Faktoren.

Im eigenen Patientengut einer geschlossenen Serie von 200 Patienten, die von Oktober 1985 bis September 1989 in der Abteilung für Unfall-, Wiederherstellungs- und Handchirurgie des AK St. Georg sowie von Oktober 1989 bis Dezember 1990 im BG-Unfallkrankenhaus Hamburg operativ an thorakolumbalen Wirbelfrakturen versorgt wurden, traten 20 lokale Komplikationen (= 10%) auf. Im Vordergrund standen neurologische Verschlechterungen, Infekte, op.-technische Fehler und Hämatome (Abb. 1).

Postoperative neurologische Verschlechterungen

Bei je 4 Patienten betraf die neurologische Verschlechterung entweder eine zunehmende Querschnittsymptomatik oder aber zunehmende radiculäre Ausfälle. Ursächlich für die zunehmende Querschnittssyndrome waren entweder eingesprengte große

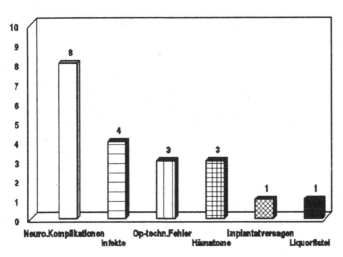

Abb. 1. Postoperative lokale Komplikationen nach dorsaler Spondylodese bei 200 Patienten

Hefte zu „Der Unfallchirurg", Heft 241
K. E. Rehm (Hrsg.)
© Springer-Verlag Berlin Heidelberg 1994

Hinterwandfragmente (n = 3), bzw. in einem Fall eine in Fehlstellung fixierte Fraktur. In allen 4 Fällen erfolgte die operative Revision, zweimal wurde eine Laminektomie, einmal eine Hemilaminektomie durchgeführt, um die Fragmente entweder zu entfernen oder in der Wirbelkörper einzustößeln. In einem weiteren Fall erfolgte aufgrund der unzureichenden Primärversorgung – die Wirbelsäule wurde in Fehlstellung fixiert – die Respondylodese im Zusammenhang mit einer Laminektomie und der Reposition des Fragmentes. Bei den radiculären Verschlechterungen traten 3 dieser Veränderungen unmittelbar postoperativ und bei einem Patienten erst am 3. Tag nach dem Eingriff auf. Während sich in den ersten drei genannten Fällen computertomografisch kein Anhalt für eine Bedrängung oder Irritation der Nervenwurzel durch das Implantat oder durch Knochenfragmente ergab, wurde in dem letztgenannten Fall eine Schraubenfehllage als ursächlich erkannt. Die Entfernung dieser Schraube führte zur vollständigen Remission der neurologischen Symptomatik innerhalb einer Woche. Bei der Nachuntersuchung aller Patienten mit neurologischen postoperativen Verschlechterungen, die anläßlich der Metallentfernung bzw. im Rahmen von Begutachtungen durchgeführt wurde, war bei zwei Patienten mit radiculären Verschlechterungen eine vollständige Remission eingetreten, in einem Fall bildeten sich die radiculären Ausfälle bis auf sensible Störungen zurück. Bei den Patienten mit zunehmender Querschnittssymptomatik wurde einmal eine vollständige Remission beobachtet, in zwei Fällen traten deutliche Besserungen auf, so daß der Status der präoperativen Ausgangssituation entsprach, in einem Fall blieb die Neurologie unverändert (Abb. 2).

Voraussetzung für ein erfolgreiches Management bei neurologischen Komplikationen ist das rasche Handeln nach Auftreten der neurologischen Verschlechterungen. Eine Computertomografie ist hier unerläßlich, ggf. kann eine Myolografie oder aber ein Myolo-CT die Diagnostik erweitern und verbessern helfen. Der Revisionseingriff sollte sich zeitlich unmittelbar der Diagnostik anschließen.

Als weitere Ursache für eine neurologische Verschlechterung kommt neben der Bedrängung des Myelons oder aber der Wurzel durch fehlplazierte Schrauben bzw. komprimierende Fragmente ein Massenprolaps des Discus intervertebralis in Frage.

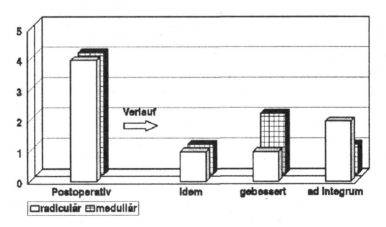

Abb. 2. Postoperative neurologische Komplikationen und Entwicklung im weiteren Verlauf

Ein Fall wurde kürzlich beobachtet. Hier erfolgte die Laminektomie in Kombination mit der Discektomie.

Eine Zunahme der Querschnittssymptomatik durch fehlplazierte Schrauben wurde in der genannten Serie bei 200 Patienten nicht beobachtet, stellt aber nach unseren früheren Erfahrungen eine weitere Möglichkeit dar [5]. Dabei konnte beobachtet werden, daß eine zu starke Konvergenz der Schraubenspitze, welche die Mittellinie überschreitet, einen Hinweis auf die Fehllage gibt. Es muß daher festgehalten werden, daß das röntgenologische Bild einer die Mittellinie überkreuzenden Schraube immer den Verdacht auf eine Schraubenfehlposition nahelegt. Die rechtzeitige Diagnose erfordert entsprechend eine intraoperative Aufnahme im antero-posterioren Strahlengang.

Bei hochgradigen Spinalkanaleinengungen mit großen Hinterkantenfragmenten sollte zur Vermeidung einer fortbestehenden Einengung intraoperativ die Myolografie durchgeführt werden, die allerdings aufgrund der Umfließung des Fragmentes durch das Kontrastmittel nicht immer einen sicheren Hinweis geben kann. Im Zweifelsfall sollte bereits primär die Laminektomie und Revision des Spinalkanls erfolgen.

Frühinfekte

Bei den vier beobachteten Frühinfekten lagen als begünstigende Faktoren in zwei Fällen schwere Hautkontusionen mit Schürfung vor, in einem weiteren Fall handelte es sich um eine Respondylodese.

Die 4 Infektionen bedingten insgesamt 7 Revisionseingriffe, in einem Fall wurde eine Spülsaugdrainage angelegt, in 4 weiteren Fällen erfolgte ein ausgiebiges Debridement und die Einlage von PMMA-Ketten. Zwei weitere Eingriffe waren zur Entfernung dieser Ketten erforderlich, verbunden mit einem neuerlichen ausgedehnten Debridement. In 2 Fällen war die Infektion so massiv, daß die Implantate innerhalb von 6 Wochen post operationem vollständig entfernt werden mußten. In einem weiteren Fall handelte es sich um einen einseitigen Plattenlagerinfekt, so daß die partielle Materialentfernung ebenfalls innerhalb der ersten 6 Wochen erfolgte. Bei einem 4. Patienten konnte das Implantat bis zur zeitgerechten Metallentfernung gehalten werden. Die ungünstige Auswirkung der frühzeitigen Implantatentfernungen wurde anläßlich einer späteren Nachuntersuchung dieser 4 Patienten deutlich. Es bestanden zum Teil erhebliche sekundäre Deformitäten, die in zwei Fällen eine Spätkorrektur erforderten. Die Nachuntersuchung, die durchschnittlich 4,2 Jahre nach dem Infekt erfolgte, ergab lediglich bei einem Patienten eine volle Arbeitsfähigkeit, bei 3 Patientinnen war sowohl die Arbeitsfähigkeit wie auch die Sportfähigkeit eingeschränkt.

Aus den Krankenverläufen ist zu folgern, daß beim schweren kontusionellen Weichteilschaden die Indikation zur dorsalen Spondylodese streng gestellt werden sollte. In derartigen Fällen muß zur Vermeidung postoperativer Infektionen die porphylaktische Einlage von PMMA-Ketten bei der Primärversorgung empfohlen werden.

Von großer Bedeutung für den Patienten ist die Früherkennung des Infektes. Bei anhaltenden subfebrilen Temperaturen in den ersten Tagen mit ansteigendem C-reaktiven Protein, ggf. in Kombination mit Zunahme einer Leukozytose sowie steigender BSG, sollte frühzeitig die Revision erfolgen, um eine Infektion bis in die Tiefe der

Schraubenkanäle zu vermeiden. Bei diesem Vorgehen kann in der Regel das Material belassen werden. Es erfolgt das ausschließliche Debridement und die Einlage von PMMA-Ketten. Hierdurch lassen sich günstigere Ausheilungsergebnisse des zentralen Achsenorgans erzielen.

Ein weiterer begünstigender Faktor für die Entstehung eines Infektes sind die entweder unfall- oder aber operativ bedingten Schädigungen der Muskulatur. Hier sollte prinzipiell ein ausgeprägtes Debridement erfolgen, um minderdurchblutete Muskelanteile zu entfernen. In diesem Zusammenhang sei darauf hingewiesen, daß eine etwas großzügigere Schnittführung vermeiden hilft, die Rückenmuskulatur einer zu starken Kompression durch Selbsthalter auszusetzen.

Hämatome/Serome

Die drei beobachteten Hämatome bzw. Serome erforderten zweimalig einen Revisionseingriff. Einmal handelte es sich hierbei um eine Patientin mit einer fulminanten Lungenembolie, bei der infolge der Lysetherapie ein massives Hämatom auftrat. Eine derartige Komplikation haben wir in den letzten Jahren nicht mehr beobachten müssen, andererseits werden Hämatome in diesem Bereich erst bei größerer Ausdehnung evident und erfordern auch nur dann den Revisionseingriff. Prophylaktisch wird hier die Einlage wiederum von PMMA-Ketten empfohlen.

Schraubenfehllagen

Anhand von 120 Patienten, bei denen postoperativ bzw. nach Materialentfernung eine Computertomografie vorlag, fanden sich in unserem Krankengut bei 492 Pedikelschrauben insgesamt 24 Schrauben, die den Pedikel in Richtung des Spinalkanals sowie 17 weitere, die den Pedikel nach lateral verließen und zum Teil den Wirbelkörper lediglich tangierten, ohne ihn richtig zu fassen. Dies entspricht einer Schraubenfehllage von 8,3%. Diese Beobachtungen wurden nicht als operationstechnische Komplikationen gewertet, da sie zu keinen weiteren folgenreichen Komplikationen führten. Vielmehr entspricht diese Rate fehlplazierter Schrauben von 8,3% Zufallsbefunden anläßlich einer speziellen Nachuntersuchung und deutet die Fehlermöglichkeit und mögliche Komplikationen an. Wörsdörfer hat deutlich höhere Zahlen fehlplazierter Schrauben bei der dorsalen transpedikulären Spondylodese angegeben [4]. Auch diesbezüglich sollte allerdings auf die Erfordernis einer intraoperativen Aufnahme im antero-posterioren Strahlengang hingewiesen werden.

Liquorfisteln

Die Verletzung der Dura mit konsekutiver Liquorfistel findet ihre Ursache meist in der Verletzung der Wurzeltasche. In der Regel werden diese Verletzungen intraoperativ bemerkt, das Bohrloch kann mit Hämostyptika oder Muskulatur verschlossen werden, ggf. auch mit Knochenmaterial. Die Verwendung von Fibrinklebern ist in derartigen Fällen in Anbetracht der ungeklärten Situation von Blutersatzstoffen und -derivaten sicher nicht mehr zu empfehlen. Wird eine Verletzung intraoperativ nicht bemerkt, so wird der Inhalt der Redonflasche in den darauffolgenden Tagen den Rückschluß auf eine Liquorfistel zulassen. In derartigen Fällen sollte über mehrere Tage Bettruhe eingehalten werden, die Drainage lediglich als Überlaufdrainage angelegt sein, ohne zusätzlichen Sog und die Mobilisation erst nach Sistieren der Liquorrhoe erfolgen.

Die Verletzung der Wurzeltasche stellt letztlich eine seltene Komplikation dar und sollte bei Verwendung eines Bildwandlers im exakten seitlichen Strahlengang während des Bohrvorganges vollständig zu vermeiden sein.

Fehlplazierte Spongiosa

Die Fehlplatzierung der Spongiosa in den Spinalkanal oder aber vor den Wirbelkörper wurde im Rahmen der genannten Studie in keinem Fall beobachtet. Sie kann jedoch insbesondere bei intraspinaler Applikation zu erheblichen sekundären Komplikationen führen. Auf die Verwendung entsprechender Trichter und die entsprechend tiefe Einführung bis in den Wirbelkörper sollte hingewiesen werden. Bei zu tiefer Einführung des Trichters und bei Verletzung des vorderen Längsbandes wurde bei einem Patienten in unserem Hause kürzlich das Einbringen des Spongiosa vor den Wirbelkörper beobachtet. Die Kontrolle der Eindringtiefe des Trichters zur Applikation der Spongiosa erfordert die intraoperative Kontrolle im seitlichen Strahlengang.

Literatur

1. Eysel P, Meinig G, Sanner F (1991) Vergleichende Untersuchung unterschiedlicher dorsaler Stabilisierungsverfahren bei frischen Frakturen der Rumpfwirbelsäule. Unfallchirurgie 17:264
2. Gerngroß H, Burri C (1983) Lokale Frühkomplikationen nach operativen Eingriffen am Bewegungsapparat. Unfallheilkunde 86:1
3. Kortmann HR, Wolter D (1989) Operationsbedingte Frühkomplikationen bei Osteosynthesen der oberen und unteren Extremität. In: Mittelmeier H, Heisel J (Hrsg) Komplikationen in der Plastischen und Wiederherstellungschirurgie. Hefte zur Unfallchirurgie, Plastischen und Wiederherstellungschirurgie, Karl Sasse, Rotenburg (Wümme):147
4. Wörsdörfer O (1991) Intraoperative Komplikationen und operationstechnische Fehler bei dorsaler Spondylodese. 6. Internationales Seminar Wirbelsäulenchirurgie. 7.–9. November, Hamburg
5. Wolter D, Kortmann HR, Jürgens C (1991) Gefahren und Komplikationen bei der Spondylodese der verletzen Wirbelsäule durch Metallplatten oder Plattenfixateur interne. In: Wolter D, Zimmer W (Hrsg) Die Plattenosteosynthese und ihre Konkurrenzverfahren, Springer-Verlag

Sachverzeichnis